U0651975

全国中医药行业高等教育"十四五"规划教材
全国高等中医药院校规划教材（第十一版）

中西医结合
急救医学

（新世纪第四版）

（供中医学、针灸推拿学、中西医临床医学等专业用）

主　编　方邦江　刘清泉

中国中医药出版社
·北 京·

图书在版编目（CIP）数据

中西医结合急救医学 / 方邦江，刘清泉主编 . —4 版 . —北京：中国中医药出版社，2023.8（2024.8重印）

全国中医药行业高等教育"十四五"规划教材

ISBN 978-7-5132-8175-1

Ⅰ . ①中… Ⅱ . ①方… ②刘… Ⅲ . ①急救—中西医结合疗法—中医学院—教材 Ⅳ . ① R459.7

中国国家版本馆 CIP 数据核字（2023）第 089776 号

融合出版数字化资源服务说明

全国中医药行业高等教育"十四五"规划教材为融合教材，各教材相关数字化资源（电子教材、PPT 课件、视频、复习思考题等）在全国中医药行业教育云平台"医开讲"发布。

资源访问说明

扫描右方二维码下载"医开讲 APP"或到"医开讲网站"（网址：www.e-lesson.cn）注册登录，输入封底"序列号"进行账号绑定后即可访问相关数字化资源（注意：序列号只可绑定一个账号，为避免不必要的损失，请您刮开序列号立即进行账号绑定激活）。

资源下载说明

本书有配套 PPT 课件，供教师下载使用，请到"医开讲网站"（网址：www.e-lesson.cn）认证教师身份后，搜索书名进入具体图书页面实现下载。

中国中医药出版社出版

北京经济技术开发区科创十三街 31 号院二区 8 号楼

邮政编码　100176

传真　010-64405721

万卷书坊印刷（天津）有限公司印刷

各地新华书店经销

开本 889×1194　1/16　印张 33.25　字数 895 千字

2023 年 8 月第 4 版　2024 年 8 月第 2 次印刷

书号　ISBN 978-7-5132-8175-1

定价　108.00 元

网址　www.cptcm.com

服务热线　010-64405510　　微信服务号　zgzyycbs
购书热线　010-89535836　　微商城网址　https://kdt.im/LIdUGr
维权打假　010-64405753　　天猫旗舰店网址　https://zgzyycbs.tmall.com

如有印装质量问题请与本社出版部联系（010-64405510）

全国中医药行业高等教育"十四五"规划教材
全国高等中医药院校规划教材（第十一版）

《中西医结合急救医学》
编委会

匡海学（黑龙江中医药大学教授、教育部高等学校中药学类专业教学指导委员会主任委员）

吕志平（南方医科大学教授、全国名中医）

吕晓东（辽宁中医药大学党委书记）

朱卫丰（江西中医药大学校长）

朱兆云（云南中医药大学教授、中国工程院院士）

刘　良（广州中医药大学教授、中国工程院院士）

刘松林（湖北中医药大学校长）

刘叔文（南方医科大学副校长）

刘清泉（首都医科大学附属北京中医医院院长）

李可建（山东中医药大学校长）

李灿东（福建中医药大学校长）

杨　柱（贵州中医药大学党委书记）

杨晓航（陕西中医药大学校长）

肖　伟（南京中医药大学教授、中国工程院院士）

吴以岭（河北中医药大学名誉校长、中国工程院院士）

余曙光（成都中医药大学校长）

谷晓红（北京中医药大学教授、教育部高等学校中医学类专业教学指导委员会主任委员）

冷向阳（长春中医药大学校长）

张忠德（广东省中医院院长）

陆付耳（华中科技大学同济医学院教授）

阿吉艾克拜尔·艾萨（新疆医科大学校长）

陈　忠（浙江中医药大学校长）

陈凯先（中国科学院上海药物研究所研究员、中国科学院院士）

陈香美（解放军总医院教授、中国工程院院士）

易刚强（湖南中医药大学校长）

季　光（上海中医药大学校长）

周建军（重庆中医药学院院长）

赵继荣（甘肃中医药大学校长）

郝慧琴（山西中医药大学党委书记）

胡　刚（江苏省政协副主席、南京中医药大学教授）

侯卫伟（中国中医药出版社有限公司董事长）

姚　春（广西中医药大学校长）

徐安龙（北京中医药大学校长、教育部高等学校中西医结合类专业教学指导委员会主任委员）

高秀梅（天津中医药大学校长）

高维娟（河北中医药大学校长）

郭宏伟（黑龙江中医药大学校长）

唐志书（中国中医科学院副院长、研究生院院长）

彭代银（安徽中医药大学校长）

董竞成（复旦大学中西医结合研究院院长）

韩晶岩（北京大学医学部基础医学院中西医结合教研室主任）

程海波（南京中医药大学校长）

鲁海文（内蒙古医科大学副校长）

翟理祥（广东药科大学校长）

秘书长（兼）

陆建伟（国家中医药管理局人事教育司司长）

侯卫伟（中国中医药出版社有限公司董事长）

办公室主任

周景玉（国家中医药管理局人事教育司副司长）

李秀明（中国中医药出版社有限公司总编辑）

办公室成员

陈令轩（国家中医药管理局人事教育司综合协调处处长）

李占永（中国中医药出版社有限公司副总编辑）

张峘宇（中国中医药出版社有限公司副总经理）

芮立新（中国中医药出版社有限公司副总编辑）

沈承玲（中国中医药出版社有限公司教材中心主任）

前　言

为全面贯彻《中共中央 国务院关于促进中医药传承创新发展的意见》和全国中医药大会精神，落实《国务院办公厅关于加快医学教育创新发展的指导意见》《教育部 国家卫生健康委 国家中医药管理局关于深化医教协同进一步推动中医药教育改革与高质量发展的实施意见》，紧密对接新医科建设对中医药教育改革的新要求和中医药传承创新发展对人才培养的新需求，国家中医药管理局教材办公室（以下简称"教材办"）、中国中医药出版社在国家中医药管理局领导下，在教育部高等学校中医学类、中药学类、中西医结合类专业教学指导委员会及全国中医药行业高等教育规划教材专家指导委员会指导下，对全国中医药行业高等教育"十三五"规划教材进行综合评价，研究制定《全国中医药行业高等教育"十四五"规划教材建设方案》，并全面组织实施。鉴于全国中医药行业主管部门主持编写的全国高等中医药院校规划教材目前已出版十版，为体现其系统性和传承性，本套教材称为第十一版。

本套教材建设，坚持问题导向、目标导向、需求导向，结合"十三五"规划教材综合评价中发现的问题和收集的意见建议，对教材建设知识体系、结构安排等进行系统整体优化，进一步加强顶层设计和组织管理，坚持立德树人根本任务，力求构建适应中医药教育教学改革需求的教材体系，更好地服务院校人才培养和学科专业建设，促进中医药教育创新发展。

本套教材建设过程中，教材办聘请中医学、中药学、针灸推拿学三个专业的权威专家组成编审专家组，参与主编确定，提出指导意见，审查编写质量。特别是对核心示范教材建设加强了组织管理，成立了专门评价专家组，全程指导教材建设，确保教材质量。

本套教材具有以下特点：

1.坚持立德树人，融入课程思政内容

将党的二十大精神进教材，把立德树人贯穿教材建设全过程、各方面，体现课程思政建设新要求，发挥中医药文化育人优势，促进中医药人文教育与专业教育有机融合，指导学生树立正确世界观、人生观、价值观，帮助学生立大志、明大德、成大才、担大任，坚定信念信心，努力成为堪当民族复兴重任的时代新人。

2.优化知识结构，强化中医思维培养

在"十三五"规划教材知识架构基础上，进一步整合优化学科知识结构体系，减少不同学科教材间相同知识内容交叉重复，增强教材知识结构的系统性、完整性。强化中医思维培养，突出中医思维在教材编写中的主导作用，注重中医经典内容编写，在《内经》《伤寒论》等经典课程中更加突出重点，同时更加强化经典与临床的融合，增强中医经典的临床运用，帮助学生筑牢中医经典基础，逐步形成中医思维。

3.突出"三基五性"，注重内容严谨准确

坚持"以本为本"，更加突出教材的"三基五性"，即基本知识、基本理论、基本技能，思想性、科学性、先进性、启发性、适用性。注重名词术语统一，概念准确，表述科学严谨，知识点结合完备，内容精炼完整。教材编写综合考虑学科的分化、交叉，既充分体现不同学科自身特点，又注意各学科之间的有机衔接；注重理论与临床实践结合，与医师规范化培训、医师资格考试接轨。

4.强化精品意识，建设行业示范教材

遴选行业权威专家，吸纳一线优秀教师，组建经验丰富、专业精湛、治学严谨、作风扎实的高水平编写团队，将精品意识和质量意识贯穿教材建设始终，严格编审把关，确保教材编写质量。特别是对32门核心示范教材建设，更加强调知识体系架构建设，紧密结合国家精品课程、一流学科、一流专业建设，提高编写标准和要求，着力推出一批高质量的核心示范教材。

5.加强数字化建设，丰富拓展教材内容

为适应新型出版业态，充分借助现代信息技术，在纸质教材基础上，强化数字化教材开发建设，对全国中医药行业教育云平台"医开讲"进行了升级改造，融入了更多更实用的数字化教学素材，如精品视频、复习思考题、AR/VR等，对纸质教材内容进行拓展和延伸，更好地服务教师线上教学和学生线下自主学习，满足中医药教育教学需要。

本套教材的建设，凝聚了全国中医药行业高等教育工作者的集体智慧，体现了中医药行业齐心协力、求真务实、精益求精的工作作风，谨此向有关单位和个人致以衷心的感谢！

尽管所有组织者与编写者竭尽心智，精益求精，本套教材仍有进一步提升空间，敬请广大师生提出宝贵意见和建议，以便不断修订完善。

国家中医药管理局教材办公室

中国中医药出版社有限公司

2023 年 6 月

编写说明

　　急救医学在我国医学领域是一门既古老又年轻的学科，我们的祖先早在几千年前就已经开始急危重症的救治，并形成了一套系统救治体系，在临床中具有极其重要的地位。为了进一步适应新时期高等中医药教育教学的发展需要，根据全国中医药行业高等教育"十四五"规划教材编写工作原则和意见，依据全国各中医药院校使用该教材的反馈信息，我们组织全国30余所中、西医高等医药院校和科研单位长期从事医、教、研一线工作的急诊科、ICU专家参与《中西医结合急救医学》教材的修订工作。依据近年来急救领域的研究进展，对上一版教材内容进行修订，紧扣教学与临床实际，更新知识点，突出中西医结合急救医学的特点，客观反映中西医结合急救医学的基本理论、基本知识和基本技能，完善医患沟通课程思政建设。

　　教材分为二十一章，包括绪论、院前急救、急诊常见症状的病情评估及分层救治、各种急危重症的救治、急诊危重症监测及管理、急诊检查与治疗技术等章节。急危重症的救治部分重点介绍中西医结合诊治心脏骤停、休克、脓毒症、多器官功能障碍综合征、呼吸系统急症、心血管系统急症、消化系统急症、内分泌与代谢急症、血液系统急症、肾与泌尿系统急症、神经系统急症、急性中毒、理化因素损伤、急性创伤、儿科急症、妇科急症等。

　　本教材是在汲取既往有关高等中医药院校中西医急诊、重症医学教材和教学经验的基础上进行的改进和创新，突出中西医结合急救优势和特色，是中医学、中西医结合、针灸推拿学等专业急诊、重症医学教学首选教材，同时也是研究生、西医院校教学的重要参考书。

　　教材编写分工如下：第一章由方邦江、刘清泉、李雁、叶勇、孔立编写，第二章由胡仕祥编写，第三章由方邦江、李桂伟、芮庆林、梁群、严首春、罗真春、王岗、吴秋成编写，第四章由李雁编写，第五章由苏和编写，第六章由刘清泉、陈腾飞编写，第七章由叶勇编写，第八章由乔之龙、马骏麒、卢云编写，第九章由李刚、文爱珍编写，第十章由曹承楼、曹敏、吴秋成编写，第十一章由刘南编写，第十二章由宋景春编写，第十三章由陈分乔编写，第十四章由刘祖发、王岗编写，第十五章由邓海霞编写，第十六章由何煜舟编写，第十七章由赵文辉、陈杨编写，第十八章由金国强编写，第十九章由邓扬嘉编写，第二十章由文爱珍、苏和、曹敏、陈杨、宋景春编写，第二十一章由赵信科、陈海铭、马骏麒、李雁、张阳普编写。全书由方邦江、刘清泉统一审定。数字化教材由方邦江、刘清泉负责。彭伟、杨宇飞承担学术秘书工作。

　　本教材的修订，得到了各参编院校领导的支持，对保证教材质量发挥了重要作用，谨此一并致谢！

《中西医结合急救医学》编委会

2023 年 6 月

目　录

扫一扫，查阅本章数字资源，含PPT、音视频、图片等

第一节　中西医急救医学的发展史

急救医学作为临床医学重要救治手段，是一门古老而又年轻的学科。我们的祖先早在几千年前就已经开始急危重症救治，并形成了完整救治体系，积累了丰富的经验。急救医学是一门综合性、交叉性学科，在医学领域中具有极其重要的地位，它代表了一个地区乃至一个国家的医学发展水平。中西医结合急救医学作为我国急救医学的一大特色，是我国医学体系的重要组成部分，更是中西医结合医学学术发展的重要体现。

一、中医急救医学的发展

（一）中医急救医学基础理论体系的奠基期

先秦两汉时期是中医学理论体系初步形成的阶段。该时期标志性的著作是《黄帝内经》（简称《内经》，包括《黄帝内经素问》《灵枢经》两部分）、《神农本草经》等。《内经》的问世是中医学理论形成的重要标志，同时也奠定了中医急救医学的理论基础。该书详细地论述了相关急症的名称、临床表现、病因病机、诊治要点及预后，同时对中医急救医学临床思维有了纲领性的认识。如《灵枢·厥病》云"厥心痛，与背相控，善瘛，如从后触其心……真心痛，手足青至节，心痛甚，旦发夕死，夕发旦死"，较详细地记载了厥心痛、真心痛的临床表现及预后，与西医学的急性心肌梗死、心绞痛相当吻合。

《内经》时代已初步形成了中医急救医学病机理论，首先对虚实的病机进行了论述。如《素问·通评虚实论》"邪气盛则实，精气夺则虚"。《内经》中已有"阴阳不和"的论述，提出了阴阳俱衰、阴阳逆乱、阴阳格拒、阴阳离决的急症病机。《内经》还论述了气血津液失调、六气致病、脏腑病机等，初步奠定了中医急救医学的病机雏形。

《神农本草经》收载中药365种，将药物分为上、中、下三品，并概括出药物的四性五味，奠定了中医急救药物学的理论基础。

（二）中医急救医学临床理论体系的形成期

两汉时期，医圣张仲景著《伤寒杂病论》一书，对前人的理论和经验进行了总结，首次提出"六经辨证学说"，建立了中医急救医学的辨证救治体系。书中论及急症条文三百余条，涉及的急症有发热、喘证、呕吐、下利、黄疸、腹痛、胸痛、胁痛、头痛、神昏、抽搐、心悸、吐血、呕

血、便血、厥证、眩晕等近二十种。治疗上依据六经辨证纲领，灵活运用汗、吐、下、和、温、清、消、补等法，并创立了相应的方药。

《伤寒杂病论》注重观察患者汗出、呼吸、脉象、肢温等情况，如"伤寒……其人汗出不止者，死"；"少阴病六七日，息高者死"；"若脉不还，反微喘者，死"；"少阴病，下利，若利自止……手足温者，可治……手足逆冷者，不治"等。对危重病监测及预后判断有重大意义。

《伤寒杂病论》使中医急诊急救理论有章可循，有法可依，有方可使，有药可用，临床疗效得到了很大提高。此外该书还记载了猝死、中毒等的急救方法，为中医急诊急救技术的发展奠定了基础。

（三）中医急救医学理论体系的兴盛期

晋唐时期，中医急救医学理论体系逐渐兴盛。葛洪《肘后备急方》是第一部中医急救手册，书中总结了魏晋南北朝治疗内外妇儿及五官各科急症的经验，记载多种给药途径及外用方346首，在中医急救医学的发展中有十分重要的地位。在病因学上重点论述了"毒、疠"的概念，指出"疠"具有传染性，应"断温病令不相染"；"毒"具有致病的特异性，如寒毒、温毒、狂犬所咬毒、风毒等。诊断方面，注重症状的诊断及鉴别诊断，重视疾病的动态观察，对急危重病进行了科学的分类。在治疗抢救方面，提出了"急救治本，因证而异，针药摩熨，综合治疗"的学术思想。首先记载了口对口人工呼吸、蜡疗、烧灼止血、放腹水、小夹板固定等急救技术，对急救技术的发展做出了巨大的贡献。并发现了一些药物的特效，如青蒿治疗疟疾、羊肝治疗雀目暴盲等。青蒿治疗疟疾是该书最早记载的，据此，中国中医科学院中药研究所屠呦呦研究团队用青蒿提取青蒿素获得成功。

隋唐时期，巢元方所著《诸病源候论》是我国第一部论述病因病机的专著，共载67类病种1739种证候，其中急诊病种占1/4以上，急诊证候约占1/6。病因方面，在"三因"基础上，首次提出了津液紊乱，如论述消渴："五脏六腑皆有津液，若脏腑因虚实而生热者……则津液竭少，故渴也。"此外，注重冻伤、烧伤、溺水、外伤等物理性致病因素的研究；同时注重针灸治疗，强调综合急救处理，创扩创引流术。孙思邈之《备急千金要方》《千金翼方》，明确提出备急方27首专供急救，至今仍广为应用，如犀角地黄汤、苇茎汤、温胆汤等。对急性出血、急性腹痛、暴吐暴泻、厥脱等的论述，颇为详尽。对急症的治疗倡导使用综合疗法：内服与外用相结合，针灸、按摩与药物相结合，药疗与食疗相结合。在急救技术上，孙思邈是世界上第一位使用导尿术的医家。

金元时期，"金元四大家"学术思想各有侧重。刘完素阐发火热病机，成为后世温病学派奠基人，针对外感热病提出了热病热治的主张，强调六气中的风、湿、燥、寒皆可化火。对火热证的治疗突出表里辨证方法，并制定了防风通圣散等著名方剂。在《伤寒论》急下存阴的启发下，提出了胃中必须保持润泽的真知灼见。

"攻邪派"张从正著有《儒门事亲》一书。力主攻邪，强调病邪是一切病证之总根。"汗吐下"是张氏攻邪三要法，认为此三法可灵活运用，体弱则不可猛攻，只可缓图，而且在用药上应注意"中病即止，不必尽剂"。

朱丹溪著《丹溪手镜》《丹溪心法》等书，倡导"阳常有余，阴常不足"，后世尊为"滋阴派"。重视痰、气在急症发病中的地位。在火热论治中侧重于火热由体内化生，主张滋阴降火，对后世温病学派滋阴、救津、填精等治则的形成产生了深远影响。

李杲作为"补土派"代表人物，著《脾胃论》《兰室秘藏》等书，创立"内伤脾胃，百病由生"的论点，认为饮食不洁、劳逸过度和精神刺激是内伤病的主要病因，开辟了内伤急症证治的新途径。对内伤发热提出"阴火"的概念，认为元气不足则阴火内生。治疗上，多以益脾胃、升阳气为主，采用"甘温除大热"之法。此外，重视活血化瘀法的运用，在其创制的三百余首方剂中，具有活血化瘀作用者达八十余首，对后世治疗有重要的指导作用。

（四）中医急救医学理论学术争鸣昌盛期

明清时期是中医急救医学发展的昌盛时期，温病学说是中医急救理论发展的典范。

吴又可著《温疫论》，创立"疠气学说"，提出时疫之邪能传染于人。并认为"温病乃伏邪所发"，其邪伏于"膜原"，提出了辨气、色、舌、神、脉是识别温疫的大纲，在治疗上尤重下法的运用，更创达原饮以治疗本病。

叶天士在六经辨证基础上，创卫气营血辨证作为非疫性温病辨证纲领，将温病发展分为四个阶段，并制定相应治疗大法，即"在卫汗之可也，到气才可清气，入营犹可透热转气……入血就恐耗血动血，直须凉血散血"，成为温病治法纲要。并认识到温病传变的特殊规律，即邪入心包，乃温病急候。提出观察舌质、舌苔的色泽、润枯和形态等变化，作为辨别属卫属气属营属血，以及判断津液存亡、病情转归和预后的重要指征。在治疗上重视顾护津液，强调保护胃肾之阴液，提出"救阴不在血，而在津与汗"。叶氏用药以轻灵见长，从而形成温病学派用药的独特风格。在中风治疗上，由于重视"内虚暗风"理论，而采用滋肾平肝的治法。

吴鞠通著《温病条辨》，创立三焦辨证，指出"上焦病不治，则转中焦，胃与脾也；中焦病不治，即传下焦，肝与肾也"，揭示了温病急症的传变规律。与叶天士的卫气营血辨证相辅相成，并补充了后者在虚证论述上的不足，对温病后期阴液耗竭所致的下焦大虚之证进行了概括。吴鞠通又提出了湿温治疗三禁三法，进一步为湿温病的治疗提出了理论依据。创立了银翘散、三仁汤、加减复脉汤等大量温病急症方剂。吴氏谓"温为阳邪……最善发泄，阳盛必伤阴"，确立温病养阴法则，根据温病各个发展阶段伤阴的不同情况，提出了甘寒生津、咸寒养液、酸甘化阴以及苦甘合化等养阴方法，临床可根据症情相互配合应用。

薛雪对湿温病的论述，使湿温病的辨证和治疗区别于一般的温热病；杨栗山创立著名的升降散至今仍在广泛地使用；王孟英著《温热经纬》，对温病学的发展进行了总结，并在书中对"伏气"和"新感"进行了详辨。

明清时期还有一些医家对急诊学的发展做出了重大贡献。如张景岳提出表里寒热虚实六变，以阴阳统之，已具八纲之形。对急症的治疗以阴阳虚实而定纲目，再按病机、证候分证论治，提纲挈领，便于掌握。主张用药捷效，并将人参、熟地黄、附子、大黄称为"药中四雄"，在实践中提出了"探病"一法，对急症中一时难辨之证的诊断颇有启迪意义。王清任在《内经》气血理论和"血实宜决之，气虚宜掣引之"治则的基础上，强调气和血是人体的基本物质，"无论外感、内伤……所伤者无非气血"，故"治病之要诀，在明白气血"。尤重气虚和血瘀及二者的相互关系，提出补气活血和逐瘀活血两个治法，创立了补阳还五汤、通窍活血汤、血府逐瘀汤等著名方剂。

（五）近代中医急救医学的发展历程

近代中国受鸦片战争等因素影响，中医在急症治疗方面发展相对缓慢。新中国成立以来，中医急救医学逐步得到了发展，中医在急危重症治疗方面也取得了丰硕的成果。1954年石家庄地区运用温病理论治疗流行性乙型脑炎，取得了显著疗效。此后急症的研究范围不断扩大，如对急腹症、冠心病、流行性出血热等治疗都获得了一定的疗效。尤其是20世纪80年代开始，国家中医管理局为促进中医急救医学的发展，成立了全国中医急症十大协作组，包括热病、中风、厥脱、胸痹心痛、多脏衰、呼吸病急症、剂型改革等协作组，制定了高热、中风等11个中医急症诊疗规范，研制了53种适用于急症的必备中成药。中华中医药学会急诊分会于1998年成立，全国11家中医急症诊疗中心建立，标志着我国中医急救医学这一临床学科的诞生，我国中医急救学正式进入学术建设轨道。此后在老一辈中医专家任继学、王永炎、邓铁涛、周仲瑛等教授的带领下，中医急救医学在医教研三方面都有了明显的进步。全国三级以上中医院都建立了一定规模的急诊科，所有中医院校均开设了中医急救医学课程，对于学科的发展、人才培养起到了积极作用。近十年来，在开展临床工作的基础上，中医急救学者开始寻求学科的内涵建设及科研的切入点，围绕中风病、脓毒症、休克、急性中毒、急性心衰、急性发热等疾病，在提高临床抢救成功率、降低死亡率上，开展了临床和基础研究。2008年国家中医药管理局再次组织成立中医急诊协作组，并且确立了具有中医急救内涵、特色和优势的主攻病种，推动中医急救学科的发展。2014年由上海中医药大学方邦江教授首任会长，成立了国际中西医结合急救组织世界中医药学会联合会急症专业（WHO正式学术组织），表明中医、中西医结合治疗危急重症正式进入国际社会。

二、西医急救医学的形成与发展

急救医学发展历史相对比较短。在急救医学成为一门独立学科之前，临床各学科均有各自的急救专业组，进行本专科的急救处理。但随着医学科学的进步和全球城市化的快速发展，对急救医学的需求迅猛增加，上述模式已不能适应人们日益增长的健康保健需求。因此在政府的支持下，急救医学服务体系（EMSS）和急救网络日趋完善，院内急诊科作为急救医疗的主体也在政府和医院的支持下发展壮大，形成有自身特色的理论、教学和管理体系以及独特的运行模式。在这样的背景下，急救医学作为一门独立的二级临床学科诞生了。

1968年美国急诊医师学会成立，并实行急诊专业住院医师制度，1972年美国医学会认可急诊医学作为一门独立学科。1979年世界灾害和急诊医学会（WADEM）成立，标志着国际上急诊医学专科的创立，正式承认急诊医学是医学专业领域中的第23门专科。

我国早在20世纪50年代中期已在若干大中城市建立了急救站。1980年原卫生部颁布了《关于加强城市急救工作的意见》的文件，次年卫生部医政司召开了主题为"综合性医院成立急诊科的措施和步骤"的讨论会。1983年颁布了《有关急诊工作的建议》，同年北京协和医院院长陈敏章教授批准在医院设立独立的急诊科，成立我国第一个医院内急诊科，邵孝鉷教授为第一任主任。此后，各地有条件的医院先后成立急诊科，急诊医学在我国发展很快，急诊队伍也不断壮大。1985年北京协和医院获准设立"急诊医学临床硕士研究生"培训点，是我国第一个急诊医学临床硕士研究生点。邵孝鉷教授和蒋朱明教授主编了我国第一部急诊医学大型专著《急诊临床》，此后又相继主编了《急诊医学》《现代急诊医学》《危重症鉴别诊断学》等大型专著，为我国现代急诊医学发展做出了巨大贡献。同年中国中西医结合学会急救专业委员会成立，这是我国第一个急诊急救和危重病专业的学术组织。1986年通过了《中华人民共和国急救医疗法》，极大地推动了我国急诊医学的发展。1987年正式成立了中华医学会急诊医学学会，各省市区亦相继成立了急诊医学分会，创办《中国急救医学杂志》《中华急诊医学杂志》等专业杂志，重视院前急救，建立城市急救网或急救中心，统一规定急救专用电话为"120"，建立重症监护病房，建设符合我国国情的急诊医疗体系。到20世纪90年代末期，全国县及县以上医院基本建立了急诊科，大中城市建立了独立或附属于医院的急救中心，至此急诊医学学科体系初见雏形。2005年3

月中华医学会重症医学分会成立，经过二十多年的建设，院前急救、院内急诊、急危重症监护都得到了快速的发展，三者紧密联系，组成三环模式的急救链环，构成中国特色的急诊医疗体系。急诊医学的发展是医学科学进步和社会需要的必然结果，并必将伴随我国经济社会的快速发展而进入发展的快车道。

三、中西医结合急救医学的形成与现状

中西医学在诊断治疗急危重症方面各有利弊，学会扬长避短，将中西医学有机地结合起来，更好地为人民的生命健康服务，是我们新一代医务工作者的义务和责任。新中国成立后，在广大医务工作者的努力下，中西医结合急诊救治有了长足的发展，并积累了丰富的经验。20 世纪60～70 年代，吴咸中教授对阑尾炎、溃疡病穿孔、急性肠梗阻等常见急腹症采取中西医结合救治，在西医诊断的前提下，按照中医理论将阑尾炎的病理过程分为瘀滞期、蕴热期和毒热期，根据不同的证型与分组，设立了阑尾化瘀汤、阑尾清化汤和阑尾清解汤三种方剂，临床使用后疗效良好，大大缩短了病程。对心源性休克采用回阳救逆、滋阴复脉等法则治疗取得了满意的效果。中西医结合治疗急性心肌梗死，在缺乏急诊再灌注治疗手段的前提下，取得了接近当时国际先进水平的临床疗效。20 世纪末到 21 世纪初，中西医结合治疗危重症取得了可喜的进展和突破。例如在急性脑卒中和高热昏迷的抢救方面，传统的安宫牛黄丸、至宝丹等依然发挥着作用。胡庆余堂早在 1874 年就专注安宫牛黄丸生产和临床高热、昏迷患者救治，积累了丰富的临床经验，并取得显效。现代临床中使用大剂量安宫牛黄丸治疗脑出血和大面积脑梗死仍能获得成功。临床研究发现使用清热解毒、通里攻下、活血化瘀中药配合西药治疗，可显著降低多器官功能障碍综合征（MODS）的病死率。20 世纪 80 年代末期，王今达教授率领科研团队研制成中药针剂"血必净"，对 MODS 和脓毒血症的治疗有效，为中药跨入急救医学打下了扎实的基础。此外，石菖蒲挥发油制剂治疗脑炎昏迷，应用"止痉散"治疗抽搐等均取得了良好的效果。上海中医药大学方邦江教授构建了"急性虚证"理论体系，首次提出"急性虚证"是"突感外感六淫、疫疠、中毒、失血、失液、各种外伤等急性的、严重的病理因素导致人体正气迅速耗伤的一种病理状态"的明确定义，界定了"急性虚证"与"一般虚证"的区别，打破了"急则治其标，缓则治其本"的传统治疗原则，开创了"急则亦可治其本"的中医治疗危急重症新模式，进一步完善了中医治疗危急重症的学术理念体系；提出"三通疗法"治疗外感高热病，根据《内经》"平治于权衡，去宛陈莝……开鬼门，洁净府"、《瘟疫论》"邪从窍入，未有不从窍出"传统理论，在继承朱良春国医大师"先发制病，发于机先"的学术思想基础上，创造性提出了"三通疗法"治疗外感高热病，以发表、泻下、通利三法并举的"截断逆转"治疗方略，广泛应用于上呼吸道感染、肺部感染、脓毒症等感染性疾病，2020 年该疗法在武汉雷神山医院治疗新型冠状病毒肺炎效果显著，临床对照研究无一例普通型新型冠状病毒肺炎转重或死亡，明确中医药可降低重症/危重症患者死亡率，并阻止疾病进展；创造性提出了重症脑病"元气虚损为根本，痰瘀互结、脑窍闭阻，神灵失用"的核心病机，倡导"复元醒脑""荣脑醒神法"治疗体系，针、药并举，力用人参、大黄等中医"雄药"，重用安宫牛黄丸等救治措施，临床效果显著；借鉴张仲景传统心肺复苏技术，探索出"胸路不通走腹路"的新途径——腹部提压心肺复苏仪，创新性运用"腹部提压心肺复苏法"，广泛应用于具有胸骨骨折等临床禁忌证的心脏骤停患者，同时针对患者肺部痰液引流不畅，可有效解决重症新型冠状病毒肺炎患者因此而引起的呼吸困难和感染加重等临床疑难问题。体外血浆脂蛋白过滤（delipid extracossoseal lipoprotein filter from plasma，DELP）由上海江夏血液技术有限公司自主研发，体外血浆脂类吸附过滤器，简称 JX‒DELP 系统，该系统用于

缺血性脑卒中的治疗，它可以通过降低血脂水平及降低血液黏稠度从而实现缺血性梗死治疗中的抗凝、降纤及血液稀释等治疗。它能在 2 小时内迅速有效地降低总胆固醇、低密度脂蛋白、脂蛋白 α、甘油三酯等成分含量从而降低血液黏稠度，在改善血液流变学方面，能全面降低高切、低切血液黏度，血浆黏度，改善微循环，提高红细胞携氧能力及脑组织供氧能力，降低红细胞的聚集指数，清除自由基和炎性介质等，为急性脑梗死患者尤其是脑梗死合并有高脂血症的患者的治疗提供了一条新方法，且不受时间窗的限制。有关临床多中心研究表明，该方法对急性脑梗死中医各个证型均具有良好效果，尤其是对危重阶段的中脏腑的"闭证"具有显著疗效。近年来中药口服快速免煎剂在临床急救中发挥了重要作用，四川新绿药业科技发展有限公司制作的新型颗粒剂体积小，有效成分高，服用方便，为提供临床快速急救口服中药开辟了一条新的途径。新型冠状病毒肺炎疫情期间，中医药在降低重症转化率和病死率方面疗效突出，为疫情防控做出了巨大贡献。中西医结合，中西药并用，是这次疫情防控的一大特点，也是中医药传承精华、守正创新的生动实践。

目前，中西医结合急救医学已经形成了相对完善的理论体系，并在临床实际应用中取得了一定的成绩，但是中西医结合急救的研究工作仍存在不少问题，如急救辨证论治体系与理论创新，中医特色疗法应用与急救先进技术手段，中西医结合理论与临床切入点等。因此，为了加快中西医结合急救研究工作进展，仍需要进一步加强对中西医结合急救理论体系的构建及对研究思路和方法学的探讨，组织多学科联合攻关，只有如此，中西医结合急救事业方能蓬勃发展。

第二节　急救临床思维与方法

临床思维方法是作为临床医学主体的工作人员，在某一时期内认识医学对象，研究和处理医学问题起主导作用的思维模式。它是临床实践过程中的精髓部分，树立正确的临床思维方法，是抓住主要矛盾的充分体现，也是解决临床问题的关键所在。尤其是对于急诊专业医生，要求在很短时间内迅速明确患者的诊断，因此掌握科学的思维方法显得更加重要。

一、概述

急救的工作突出一个"急"字，急诊、ICU 医生在面对复杂的疾病时，必须在最短的时间内做出较正确的诊断和及时合理的治疗。这就要求急诊医生除了要有高度的责任心、广博的专业知识、熟练的专业技能和丰富的临床经验外，还要自觉运用科学的系统思维方法，以系统的思维把握人的自然属性和社会属性、心理与生理、内外环境各要素之间、内外环境间以及各系统各层次的辩证统一。为此，急诊医生必须重视临床思维过程，掌握科学的系统思维方法。

二、急救临床思维的五个关系

（一）抓住主要矛盾

在疾病的发展过程中，往往许多矛盾并存，但其中有主次之分。主要矛盾引起一系列的变化和相应的症状体征，决定着疾病的发展过程和发展方向。此外，人体也是多层次的统一，各个层次的功能相互作用、相互影响进而综合成整体的功能。疾病过程亦是如此。这就要求在疾病的诊断过程中要能抓住主要矛盾及关键层次。

"急则治其标，缓则治其本"就是抓主要矛盾的充分体现。在抢救中可能会同时出现几个治疗矛盾，其中必定会有一个主要矛盾决定和影响着其他矛盾的存在和发展。必须首先找出威胁患者生命的主要矛盾并立即解决，才能使抢救获得成功。

（二）透过现象看本质

人体是一个有机整体，任何疾病的发生发展和转归，都不是一种孤立的现象，临床医生应该透过现象，从各个系统、器官、组织的相互联系、相互作用、相互影响中来分析病情的变化，以揭示疾病的本质和发展规律。临床医生的认识如果只停留在病象表面，不做深入的研究，就容易被现象所蒙蔽，难免发生误诊和漏诊。

通过以表知里的方法，依据内外整体联系的理念，发挥医者望、闻、问、切的基本技能，全面收集患者的临床表现，以防误诊误治，这种方法是任何现代诊查方法都无法取代的。

（三）持续动态评估病情

疾病是一个发展变化的病理过程，对于疾病认识的临床诊断也是一个发展变化的过程。要把握具体病例中矛盾的特殊性和病程的演变规律，往往只有在疾病的运动中才能实现。有些疾病的特征病象并不表现在整个过程，而是只在其发展的某个阶段才表现出来；有些疾病之间的相互区别，只有当疾病演进到一定程度时才能看得出来；有些疾病过程中出现的假象，只有反映疾病本质的主要征象出现时才能识别。

因此，临床医生应该在疾病发展的过程中始终对疾病进行动态观察，随时注意病情的变化，随着病程的演进，不断地对照、检查、修正自己的印象诊断，以逐步取得对疾病本质的认识，最后确定诊断。

（四）共性与个性的关系

在临床实践中要学会抓住疾病共性与个性之间的关系。所谓共性，实际上就是疾病诊断中的一些规律，抓住这些规律，可简化临床诊断过程。所谓个性，实际上就是疾病本身的一些特征，抓住这些特征，可迅速明确诊断。二者结合应用，可使诊断和治疗过程更加简便和准确。

（五）局部与整体的关系

人体是一个复杂的多层次的系统整体，任何一种疾病都在不同程度或层次上涉及整体，是一个复杂的病理变化过程。疾病是通过各种症状、体征表现出来的，完全局限于某一系统或器官的疾病是比较少见的。在临床诊断中，医生只有对这些复杂的症状、体征进行认真全面的分析，才有可能揭示疾病的本质，做出正确的诊断。如果把疾病的某一表现夸大，以点带面、以偏概全，轻率地肯定或否定，就会导致误诊。

三、临床思维的培养

急诊临床思维要使理论思维和经验思维相贯通、形象思维和抽象思维相结合、逻辑思维和辩证思维相渗透。应该有意识地培养开放动态的思维，做到临床思维多形式、多层次、多渠道的渗透与统一，避免进入思维倒转、思维简化、思维惰性的误区。为使临床思维纳入优化循环，应当培养和训练自己的思维方法。

树立正确的临床思维方法，抓住临床实践的本质，充分发挥科学方法论在临床工作中的重要作用，是临床医生减少误诊的重要途径。此外，在临床工作中，还应该积极思考，在思考中产生怀疑，在怀疑里运用想象，在想象后进行规律总结，在总结后开始理念的创新，这是发展临床思维的重要步骤。

在临床实践中，医生应具有"敢于向权威挑战、勇于向书本质疑"的精神。避免唯上思维（对权威的言论不加思考的盲信和盲从）、唯同思维（"别人怎样说我也怎样说，别人怎样做我也怎样做"的想法）、唯书思维（对书本上的东西不假思索、机械记忆、绝对遵从）、唯我思维（过度强调既往经验的作用）。

四、中西医结合急救研究的思路与方法

（一）强化中医急救意识，更新急救观念

中医急救医学首先要解决的问题是观念的更新。这种更新不仅是突破本学科固有束缚的更新，突破中医学者头脑中固有的学科性质的更新，而且是站在时代发展的前沿，综合多学科发展的历史成就，预测未来发展的趋势，是更高层次的更新。只有立足这样一个基本点，才能够适应社会的发展，打破封闭僵化、生搬硬套的桎梏，以活跃敏锐、积极进取的思想，创造一个全新的中医急救医学。

（二）突出特色，提高急救临床疗效

好的临床疗效是所有医学学科存在的前提，没有疗效就没有存在的价值，中医急救医学赖以生存的重要条件就是好的临床疗效。所以，我们要立足基础理论，做好继承和发扬，在突出特色的基础上达到提高临床疗效的目的。同时我们还要坚持辨证论治的中医特色思维，脱离这一理法将无法取得临床疗效，也将可能逐步脱离中医的特色。在现代科技发展的新形势下，应充分运用现代科学技术，拓宽中医急诊急救的手段，加快中医急救药物的改革，研制高效的中药注射液，发挥中医药的优势，从不同给药途径出发，提高临床疗效。在现代科技的指导下，如何创立中医急救新技术，也是中医急救医学发展的关键。

（三）寻求切入点，加强中西医结合急救科学研究

中医急救临床研究以专科急诊为切入点和突破口进行深入的探索。如王永炎院士等以中风病急性期为主，探讨出血性中风和缺血性中风证候演变规律、辨证论治体系和系列方药等，提出了"毒损脑络"的新病机，发现"清开灵注射液"是治疗中风病的有效药物，并认为风痰瘀血阻络证是中风病最常见的证型。陈绍宏教授认为中风病以元气虚为发病之根本，痰瘀互结、痰热生风为病机核心，据此创制出治疗中风病的中风醒脑口服液和中风醒脑颗粒，在临床上取得了显著疗效。这些不仅推动了中医脑病学科的建立，而且极大地鼓舞了中医急救研究者的工作热情，使其坚信中医学在急危重病诊治上具有独特优势。

心脏骤停是临床上最为危重的病证，国际上开展了大量的研究，先后推出了不同版本的心肺复苏指南，对于规范心脏骤停的抢救起到了重大作用，但患者的出院率仍然较低，是国际急危重病研究的难点。近年来中医药逐步介入该病证的研究，并取得了一定的研究成果，如早期生脉注射液、参附注射液的运用，在一定程度上提高了复苏的成功率；同时主要针对复苏后综合征开展的研究，提高了复苏后治疗的成功率。

新型冠状病毒肺炎疫情期间在党中央领导之下，国家卫生健康委和国家中医药管理局组织整个中医、中西医结合行业，从临床救治到基础研究进行了持续攻关，充分发挥了中医急救优势，

降低了新型冠状病毒肺炎病死率，确立出化湿败毒方、宣肺败毒方、清肺排毒汤等"三药三方"，极大促进了中医及中西医结合急救事业的发展。

第三节　中西医结合在急救医学中的优势及特色

中医治疗急危重症历史悠久、内容丰富，有很多宝贵经验有待继承和发扬。目前中医急救的研究虽然取得了进展，但由于现代西医学急诊急救技术的迅速发展，对临床急危重症的救治形成了一套较为完整的指南，大众逐步形成了"中医治慢、西医救急"的观念。在当今的医学领域，相当一部分人认为急救乃至整个急诊医学是西医的专利，中医只能治疗慢性疾病，殊不知在中国几千年的历史文明中，中医学、中医急救一直占有无可替代的统治地位。只要医者胆大心细、辨证准确、用药得当，中医药不仅可以治疗急危重症，且有着很大的优势。而中西医结合在急救医学中的优势与特色必然会随着人们认识的提高而更加显著。

临床上，我们可将疾病根据病情危重程度分为 3 个等级，即急症、重症、危症。急症，指疾病发生发展比较紧急，但不一定危及生命；重症，对患者带来的痛苦比急症要重，而且病情严重，很可能会危及生命；危症，这类疾病一旦发生，患者的生命随时会受到威胁。其中中医比较擅长的是对于急症和重症的诊断和治疗，在危症的抢救过程中也有一定的疗效。不论是从中医学几次大的飞跃和中医学发展最为繁荣的几个阶段来看，还是从近现代国内外数次大疫情暴发时中医药的参与情况、近代中医急救的研究进展来看，都足以显示中医药治疗急症、危重症的作用。

一、中西医结合急救医学的特色

中西医结合急救医学最显著的特色是西医的辨病与中医的辨证，其精髓是整体观念和辨证施治，也包括辨证施护。

（一）辨证论治

目前很多西医院也在使用中药类制剂，但是多数对中药的使用都没有做到辨证施治，也不了解中医中药的使用方法和宜忌条件。甚至一些中药制剂的研发也偏离了中医传统的理法方药及辨证体系，这导致临床上的应用也出现了误区。比如丹参注射液属于中医活血化瘀类药物，中医的活血化瘀法并不简单等同于西医学的抗凝、扩张血管治疗。丹参注射液用于心脑血管疾病中的实证治疗常可以见到较好效果，但对于虚证的治疗效果则欠佳甚至可能出现一些不良反应。另一方面，现代药理研究发现，丹参注射液还有抗炎、杀菌作用，可以用于部分肺炎患者的治疗，但无法用抗凝、扩张血管来解释。而从中医辨证角度来看，这类患者虽然病属肺炎，但其临床表现可能就是中医的瘀血证，正好符合丹参注射液的使用。又比如急性脑梗死的患者，西医治疗是有指南可循的，而从中医理论上分析，根据其临床表现可辨证分为脱证和闭证，辨证不同则处理方法完全不一样，一旦辨证错误，可能会造成严重后果。只有正确地辨证施治，才可以更有效地使用中医药。早在清代，名医张锡纯的《医学衷中参西录》就记载了大量的病例方剂，他尝试沟通中西医学，用中医理论辨证使用西药。

（二）辨证施护

中西医结合护理的优势也是很明显的。在西医护理中可观察病情，通过观察瞳孔的变化来判断颅脑的损伤及转归，通过观察呼吸的性质来判断呼吸系统的疾病，通过观察皮肤巩膜黄染及大便颜色来断定胆道梗阻的程度；而中医护理，是以整体观为指导思想，以四诊手段进行综合评估，因人、因时、因证而采取不同的护理措施。如高热的患者，西医常规是物理降温，而中医则要分清寒热、虚实、表里，分别采取不同的方法降温，以免闭门留寇或汗出过多而虚脱。在观察病情时，除运用西医理论外，按中医理论要求，结合舌脉变化进行观察，既辨病又辨证，不仅克服了各自的不足，而且丰富了病史资料以及病情观察的内容，给医护人员提供了更为准确的临床信息，有利于医护人员对病情轻重、疾病的预后做出正确判断，也有利于护理质量的提高。

另外，应用中西医结合理论指导心理护理也有一定的优势。急诊的护理对象多数以急、危、重险症为主，常伴有烦躁、易怒、沮丧，严重者还会出现抑郁、焦虑、恐惧等心理问题，因此，做好心理护理尤其重要。西医护理心理学观点与中医"七情"致病学说有相通之处，对患者精神状态的观察分析及护理措施均有其特色和针对性。中医认为，任何一种情志过激，均能使人体阴阳失调、脏腑功能紊乱，进而导致疾病的发生。心理因素能"致病"也能"治病"，可直接影响疾病的变化。因此，在护理上要使患者身心尽可能处于康复的最佳状态，就必须做到根据不同的心理需要进行不同的心理护理及情志调节。如对慢性疾病患者，让其知道"七情致病"的道理，以便患者更好地配合治疗，肝病患者戒怒，心脏病患者防止过分的兴奋激动，肺病患者保持乐观情绪等。

二、中西医结合急救医学的优势

（一）显著提高抢救成功率，降低毒副作用

既往在使用通腑泻下法治疗急腹症以及在急性心肌梗死、心衰疾病的治疗中，中医已经被证明不仅有非常重要的地位，而且有确切的疗效。2006年获得全国科学大奖的活血化瘀成果中最重要的一点就是活血化瘀法在心血管疾病这一领域的治疗。针刺、刮痧、放血等非药物手段，在发热、中暑、昏迷等疾病的抢救及治疗过程中疗效显著。在西医抢救措施进行时，配合针刺人中、十宣、涌泉等穴位，给予参脉、参附注射液静点及大剂量人参煎服等多种中医方法同时参与抢救，对于提高抢救成功率、减少抢救用药、降低后遗症发生概率有明确作用。中医护理如耳穴压丸对术后排气的促进、捏脊对小儿消化不良的改善、刮痧对高热患者的降温等均效果显著。西药的常见用法包括静脉注射、肌肉注射、皮下注射，结合中医经络学说采用穴位注射、针刺疗法，配合使用西药或中药，能在减少药物剂量甚至使用安慰剂、不使用药物的同时，保持相等或叠加的效果。如发热患者给予曲池穴注射柴胡注射液；腹痛患者针刺足三里穴；呕吐患者针刺内关穴；牙痛患者针刺颊车、合谷穴。因此，中西医的联合运用，可以发挥各自的特点和作用，丰富整体治疗及护理的手段和方法，提高治疗和抢救效果。

（二）在解决新发、突发传染病和临床抗生素耐药等方面大有可为

在抗生素出现前，中医药对于急性感染性疾病，包括新发、突发传染病，一直是主要的治疗方法。20世纪抗生素问世后，感染性疾病的病死率明显下降。但是随着时间的推移，临床上出现了大量的耐药菌株，尤其是一些重症感染用抗生素治疗后出现的不良反应、二重感染、耐药等情况，西医学暂时没有很好的解决方法。临床研究发现，通过中医药的介入和应用，二重感染和不良反应等问题得到了改善，联合使用中药有助于抗生素降级、减量，甚至对于耐药菌群也有一定的影响。针刺、刮痧、放血等非药物手段的应用，还可避免或降低急危重症患者常见的因大量使用药物造成的不良反应。此外，中医药的干预可减少有创操作的频次，避免二次及医源性损伤。

中医对于出血类疾病，尤其是中等量的出血的治疗具有优势，如消化道出血特别是溃疡类、肿瘤晚期的出血，通过中医治疗可很快止血，从而可以减少内镜下或手术止血的比例。重症哮喘治疗过程中有许多环节需要中医药参与以弥补西医的不足，通过中西医结合治疗可以达到良好的效果和目的，并且可以缩短疗程。急性呼吸衰竭，尤其是慢性呼吸衰竭出现的急性发作，如果危及患者生命，西医首先考虑机械通气，但是上呼吸机后面临脱机、感染、营养等其他一系列问题，这些问题都是机械通气不能解决的，而且这些问题可能还会延长机械通气时间、加重脱机难度，导致治疗失败甚至死亡。而正确使用中医药可减少上机比例、缩短上机时间、减少并发症的发生。

综上可见，中西医互补、中西医结合在急救医学中快捷、有效，优势互补，是急救医学的必由之路。以后的发展应从以下五个方面着手：诊断、疗效的标准化及规范化，辨证方药突出序列化，抢救手段综合化，急救理论创新化，研究方法科学化。

第四节　急救医学医患沟通技巧及人文关怀

急救医学是对急性伤病做出及时判断，评估危险状况，并进行针对性处置，以避免进一步的恶化或死亡，并为其他专科进一步救治创造有利条件的临床专科，也包括对突发卫生事件的紧急医疗救援。医院急诊科的患者通常为危重患者，其严重创伤会危及患者的健康和生命。在医治过程中，由于患者家属的情绪较为激动，对医务工作者的期待度比较高，容易产生医患矛盾。因此良好利用沟通技巧能有效地建立患者和医护人员之间的信任感，帮助医护人员在有限的时间内了解患者的病情和内心感受，为患者提供更准确的救治方案，提高患者的救治率。

一、急救医学医患沟通技巧原则

（一）共情

在医患沟通中，要充分了解患者，详细询问病史，感受患者疾病体验，努力减轻患者恐惧及担忧心理，充分尊重患者、尊重生命。如一位 25 岁年轻女性因突发剧烈头痛来院，头颅 CT 诊断"急性蛛网膜下腔出血"，面对心急如焚的家属，医务人员及时安慰患者不要紧张，告知其头痛症状在应用药物后会很快缓解，医生会尽一切努力救治患者，经过治疗后患者会很快康复，同时及时告知家属此病的发病机制、风险及诊治原则，完善检查的同时及时联系神经介入科会诊，患者及时转至神经介入科进行手术治疗，患者病情稳定，医务人员得到患者及家属的一致认可，从而避免了医患纠纷的发生。

（二）倾听

仔细、专注的倾听是建立良好医患关系的重要途径。倾听不仅是听对方口头表达的内容，还要观察其非口语的行为表达的意义。倾听的过程中要表达对患者的同情和关心，有效利用非语言技术如轻松自然的坐姿、频繁的目光接触、点头等可明显提高患者满意度。

（三）态度

医务人员端正的态度是医患沟通、构建和谐医患关系的基石。这里的态度包括面对家属时严谨的工作态度和端正的服务态度。面对患者时要认真、负责。对患者病情客观、公正地评价。急诊患者大多起病急、病情危重，多数属于突发情况，患者及家属往往没有心理准备。部分医务人员服务态度冷淡、说话生硬，甚至对家属呼来喝去，易激发患者及家属的反感心理，甚至引发冲突。

（四）尊重患者权利

患者权利是患者在医疗活动中的消费权利，包括法律及道德上的权利。急诊科医务人员要充分尊重患者的隐私权、知情权、选择权等。对一些特殊患者如女性患者、残疾患者、精神病患者、性病患者、生理有缺陷的患者，要充分保护患者隐私，不在诊疗活动外向他人谈论患者病情。保证患者的知情权，对患者及家属充分交代病情，对患者及家属提出的问题耐心解答，收取的医疗费用要有理有据、公开透明，不乱收费、多收费，尽量减轻患者经济负担。当涉及对疾病治疗方案的选择时，充分尊重患者及家属的选择权。如在高额医疗耗材、中医急救疗法或者中药使用前，要征得患者及家属同意并签署知情同意书。中医院急诊科室尤其要加强应用中医药进行急救的沟通。医生和患者都应高度重视中药注射液不良反应的严重性，明确认识中药注射液已不同于传统制剂，应强调其"注射剂"的概念，不可盲目用药，做到因病施治，合理用药。此外，合理应用中药注射液，还要注意药物间的相互作用和配伍禁忌。临床使用中药注射液最好不要与其他药物配伍。剂量大、浓度高、疗程长是应用中药注射液时较常见的不合理现象，是影响用药安全性的重要因素。

（五）加强中医药急救疗效的宣传

部分急诊患者或者家属对于急诊抢救中应用中医疗法持怀疑态度，认为中医只能应用于一些慢性疾病，而对于急诊患者，只能起到辅助或者心理安慰的作用。实际上中西医结合的方式应用于急诊往往具有单纯西医救治无法比拟的优势，但由于质疑或者抗拒治疗的现象存在，抢救的效果经常受到影响，甚至导致医患矛盾的产生。因此，中医院急诊科室要加强对中医急救优势的宣传工作。急诊医护人员要就中医药急救的疗效做好对患者或家属的沟通工作，增强患者及家属对中医急救的认知。

综上所述，急救中医患沟通是一门特殊的艺术，急诊科医患关系好坏是急诊工作成功与否的关键。急诊科医务人员应在上述处理原则下不断提高自身素质，不断改进沟通技巧及方式。根据急诊患者的临床特点，针对个性进行语言、非语言等形式的沟通，在抢救患者生命的同时，进一步融洽护患关系，用优质的服务、良好的沟通技巧提高患者及其家属的满意度，最大限度地避免各种护理缺陷、差错和纠纷的发生，从而构建和谐的医患关系。

二、急救医学人文关怀

（一）急救医学与人文关怀的关系

急救医学是与人类生命息息相关的一门学科，急诊科是体现医院精神文明的一个窗口，急诊医生是一个极其重要的角色。当代医学模式已从生物医学转变为生物-心理-社会模式，人文关怀是对人的生存状况的关注，对人的尊严与符合人性的生活条件的肯定，以及对人类解放与自由的追求。急诊医生每天面对的是急危重症患者，更应突出"人本思想"，体现"人文关怀"。

"人文"的核心是"人"，以人为本，也就是我们平常所说的人文关怀。医学在诞生之初，就涵盖了人文关怀的精髓。古希腊医学家希波克拉底就曾在誓言中写到"我竭力忠实为患者筹算，严禁对患者的一切毒害与妄为"，体现了一种朴素的人文主义思想，是人文关怀在医学诊治过程中的实践。随着医学模式的改变，心理因素、社会因素对人体健康的影响备受重视，为患者提供整体化、人性化的医疗服务是新医学模式的要求，尊重、爱护、关怀患者是西医学发展的必然结果。

（二）仁心仁爱的中医药传统文化特质与以人为本相结合

在中国历史上，仁学的产生以孔孟儒家学派的产生为标志。首先，将医学定位为"仁术"，赋予医学以仁慈至善的精神内涵，同时也强化了医生职业的神圣与高尚。其次，将医生良好的德行称为"仁心"，鼓励、鞭策医者以仁爱之心，尊重生命、善待患者、博爱群生。最后，将德行好的人或医德好的医生称为"仁人"，把"仁"作为评判医生资格及其道德操守的基本标准。由上可见，"仁术""仁心""仁人"是中医传统文化仁学内涵的三大要素，只有"心存仁义之心"，才能将医学真正变成济世活人的"仁术"。尊重生命是医学最重要的思想基础和最突出的人文特征。《内经》指出："天覆地载，万物备悉，莫贵于人。"张景岳在《类经图翼·自序》中论及："医之为道，性命判于呼吸，祸福决自指端，诚不可猜摸尝试，以误生灵。""夫生者天地之大德也，医者赞天地之生者也，人参两间，惟生而已，生而不有，他何计焉？"急诊科是一个特殊的科室，其特点是患者多，随机性大，而且病种繁多，应急性强；病情变化快，危重而紧急，须分秒必争；患者及家属对医生期望值较高，要求快诊断，快治疗，快显效。急诊医生无论在急诊急救还是日常查房中，都要胸怀仁善，充分尊重患者的人格，理解其心情，以善良的心地和科学的态度，关心患者疾苦，一视同仁，高度负责。

（三）重视对患者及家属的人文关怀

患者及家属抱怨最多的是医护人员缺乏人文素养。急诊患者有心理需求，是社会的人，而不仅仅是生物学意义的人，因此他们在接受医疗服务时也需要人文关怀。因病情危急，急诊患者及其家属易慌乱、急躁、焦虑，往往不知所措，不能很好地配合医生。此时医生不应以粗暴、生硬的态度对待患者，而应亲切、和蔼地告诉患者或者家属如何才能配合医生，以便及早诊断、及早治疗，减轻患者的痛苦，挽救患者的生命。接诊一个病情危重患者，首先由接诊护士分诊，监测生命体征，迅速建立静脉通路，同时通知相关科室的医生，按相关的流程抢救，必要时由急诊医生护士陪同检查、住院，并携带一些必要的抢救设备，随时准备抢救，让患者及家属放心。

第五节 急诊科、ICU 建设要求及标准

急诊科、重症医学科（intensive care unit，ICU）是我国急救医学重要的两个组成部分，急诊科是独立于其他各个学科之外的一级临床科室，重症医学科是近年来成立的医院集中监护和救治重症患者的专业二级临床科室，两者肩负的任务是对急危重症患者进行密切监护和强化治疗。

一、急诊科建设要求及标准

（一）急诊科的医疗团队建设

1. 急诊科医护人员的专业化技能标准

（1）急诊医师资质：必须具有 3 年以上的中西医临床经验，能用中西医两法对各种创伤、各种急性大出血、各种急性中毒、高热惊厥、烧伤、颅脑外伤、脊髓损伤、昏迷、休克、溺水、触电、急腹症等急危重患者进行院前急救、途中抢救和院内抢救。并且急诊值班的医师应做到遵守

急诊科规章制度，随叫随到，能够及时参加急诊抢救工作，进修医师和实习医生不得单独值急诊班。急诊医师应相对固定。实行急诊医师轮换制的急诊科应以半年至 1 年轮换为宜。要注意新老搭配，保护急诊科医师专业结构的合理性及工作的连续性，保证急诊工作质量。

（2）急诊医护人员掌握的诊疗技术：包括常见危急重症和生命支持治疗的基本技术，如心血管危重症、张力性气胸、脑血管意外等。所有医护人员均应掌握心肺复苏术、人工呼吸、气管插管术、心脏除颤起搏、洗胃等急救技术操作。

（3）护理人员实行单独建制：急诊科护理人员建制独立，由主管院长及护理部领导。在医疗任务上由急诊科室主任统一安排。护士要具有扎实的专业基本功，具有中西医临床实践经验，责任心强，服务态度好。

2. 急诊科医护人员配置标准

急诊门诊及观察室医护人员的配置，应根据《中医医院分级管理办法与标准》规定执行，构成比例应符合下列要求：二级医院为 1∶1.3～1∶1.5；三级医院为 1∶1.5～1∶1.7。二、三级医院各级医师构成比（主任医师∶副主任医师∶主治医师∶住院医师），二级医院为 1∶2∶4∶8，三级医院为 1∶3∶5∶7，构成一个合理的医师结构。

3. 急诊科队伍的培养要求

（1）队伍年轻化：医院急诊科是院内各种危急重症诊治的第一环节，需要应对各种突发公共卫生事件及灾害救援，遇到大型救援事件，急诊医疗队伍要长时间坚守工作第一线。急诊急救工作具有不确定性、突发性、繁忙性、紧迫性等特点，急救任务完成要求高效、迅速。这就要求急诊队伍年轻化，具备良好的身体素质，高度的责任心，迅速敏捷的临床思维能力，以有效胜任繁重的急救工作，保证 24 小时处于积极的待命状态，保证急救工作的高效完成。

（2）技术专业化：急救医学是一门独立的临床医学专业，它以"抢救生命，缓解症状，稳定病情，安全转运"为目的。目前，我国急诊从业人员大多数尚未接受过全面、系统、正规的急救医学教育和培训，多是由其他专科转而从事急诊工作的，但对急诊急救知识的掌握处于低水平，对每种疾病的独特诊治流程及抢救措施也了解甚少。这就要求从事急诊的医疗人员具有独特的思维方式、知识体系和临床技能。尤其在灾害频发的今天，急诊医疗队伍不但要具有灾害医学救援本领，还必须具备指挥、调度、协调能力。诸上因素都要求急诊医疗队伍技术专业化。例如在青海玉树地震中，灾区急诊医疗团队统一指挥，在进行灾害救援手术统筹协调时，结合灾害救援信息和伤员分流情况，对手术高峰和可能的手术类型做出早期评估，从而在手术室人力、器械、物资供应方面进行动态调整，伤员得到了分流，使灾区伤员得到了及时的救治。

4. 急诊科队伍的培养标准

（1）住院医师进行三年规范化培训：应具备急诊能力，贯穿"多专业、跨学科"理念，进行三年规范化培训，重点应放在医师急救意识的训练及急救综合技能的培训上。

（2）急诊医生的学习制度：专业进修学习应制度化、规范化、专业化，应有一个长远的急诊人才培养发展计划，以适应医学知识不断更新及社会快速发展的要求。

（二）急诊科的基础建设

1. 急诊科基础建设要求

（1）功能多样化：欧美等发达国家大多拥有紧急医疗救援服务体系，其紧急救护电话号码与警察、消防同为一个号码，实行联网互动、资源共享。灾害发生后，各部门同时出发，共同参与灾害救援。而我国是发展中国家，急诊急救网络建设尚未完善，加之地域辽阔，山区面积广，突发公共卫生事件及灾害事件发生后医疗队伍虽然通常第一个到达急救现场，但由于现场环境不安全、专业知识局限及装备不齐等原因，医疗队伍无法及时开展救援工作。结合国情及地域情况，我国急诊医疗队伍功能必须多样化，不但有医疗救治能力，还需掌握一定的搜索、营救能力，掌握火灾、洪灾、雪灾、地震等救援知识，配备救援相关设备并掌握使用方法，推动我国急诊医疗队伍向高标准建设迈进。

（2）装备现代化：装备不能局限于一辆救护车配备一个急救箱和一副担架，更应装备如多功能呼吸机、除颤仪、气管插管等设备，能对患者进行高级生命支持，争取急救的黄金时间。另一方面，医疗队伍个人防护装备也同等重要。在可能产生有害雾剂或引发咳嗽的情况下，如插管、吸痰、气道正压和雾化吸入过程中，医疗人员需要更高级的个人防护现代化装备。因此，急诊医疗队伍急救设备、个人防护装备及与灾害救援相关的仪器配备是未来急诊医疗队伍装备建设方向。

2. 急诊科建筑标准

（1）急诊科应独立或相对独立成区，位于医院的一侧或前部，其大厅及走廊要宽敞明亮；急诊科内的各室布局，以减少院内交叉感染和节省时间为原则进行设计；应有配套的建筑及房间，如诊室、治疗室、值班室、医护办公室、输液室以及厕所等；应有方便的走廊与住院处、病房相连。

（2）急诊科应有单独出入口，运送患者的车辆可直接到达急诊科或抢救室门前。

（3）急诊科应有标志和路标，其标志应醒目，路标应准确，二者均应昼夜可见。

（三）急诊科病区划分

完善急诊科的院前急救、院内急诊抢救、急诊留观、急诊病区、重症监护一体化建设是急诊医学科的发展模式。中医院急诊科可以根据急诊人次、疾病种类、急诊人才梯队等实际情况进行合理分配，病区运行模式按急诊内科、急诊外科分组设置。中医院的急诊病区的开设有利于急诊医师动态观察患者病情变化，有利于急诊医师的临床经验积累，有利于住院医师规范化培训，有利于急诊医学科的一体化管理，有利于急诊医学科的科教研发展。重症监护是急诊医学科的实力体现。

急诊功能区应分为治疗功能区和辅助支持功能区两部分。治疗功能区包含：分诊挂号、抢救室、各科诊室、输液室和留观病房，应有手术室和EICU。支持区包括收费、药房、医技检查、医生办公等。也可将急诊科依据功能划分为六个区域：诊疗区、急救区、留观区、医技区、公共区、辅助区。

1. 诊疗区 它包括诊断和治疗两部分空间。诊断空间为普通和急症患者确诊病情，急诊诊室主要包括内科、外科、骨科、妇科、五官科等。治疗室为确诊患者提供治疗空间，主要包括石膏室、清创室等。

2. 急救区 主要包括抢救室、手术室、EICU等，是院内救治功能的核心部分。①抢救室：可依据内科、外科分设，其内设施有悬挂式X光机、移动生理监护仪、悬吊式麻醉机、人工呼吸器、起搏器、除颤仪等。②手术室：大型综合医院宜在急诊部单独设置供紧急抢救使用的手术室。③处置室：是进行注射、穿刺、灌肠、洗胃、导尿等操作的空间。重症监护病房是维持危重患者生命的区域，有专职护理人员和相关检测设备支持。

3. 留观区 主要包括病房区与输液室两部分。留观病房可收治未达到住院要求，但病情发展有需要的患者，其收治时间不宜长于三天。输液区为患者提供静脉、肌肉注射治疗，由座椅输液区、病床输液区、医护工作区三部分组成。

4. 医技区 急诊医技区由检查科室和化验科室两部分组成：医技检查主要包括X光、CT、B

超等；医技化验包括采血、生化、尿检等。

5. 公共区　急诊公共空间主要为患者及家属提供问询、等待、挂号取药等必要服务。公共区域主要包含入口大厅、小卖部、挂号收费、登记、药房、卫生间、楼电梯等。

6. 辅助区　辅助区是为诊疗、救治功能提供服务的区域总称。按使用者的不同，包括医护值班室、更衣室、家属谈话间；按污洁分区不同，包括污洗间、缓冲间、洁净物存放间；按设施存储角度不同，包括急救换床处、配药间、手术准备间等。

（四）急诊科必备医疗仪器设备

急诊科应配备相应的仪器设备：心电图机、自动洗胃机、电动吸引器、胃肠减压吸引器、吸氧装置、输液装置、超声雾化器、针灸治疗仪、简易呼吸器、多功能抢救床、心脏除颤器、心电监护仪、臂式无影灯、救护车（车上应配备吸氧、吸引、输液、人工呼吸装置，心电图机，除颤、起搏器等）、各种基本手术器械及敷料等。

（五）急诊科管理制度的标准

1. 严格执行《全国医院工作条例》中有关急诊方面的各项规章制度，并应根据条例有关制度的要求，参考急诊科基本制度条目，建立适合自己医院急诊工作的制度及有关规定。急诊科基本制度条目有以下24项：急诊范围，急诊工作制度，急诊分诊制度，抢救室工作制度，治疗室工作制度，处置室工作制度，抢救及记录制度，ICU制度，急诊病历书写制度，护理制度，查对制度，病例讨论制度，转诊及转院制度，会诊制度，查房制度，出诊制度，消毒隔离制度，会议及请求报告制度，值班及交接班制度，卫生工作制度，陪护制度，综合功能检查室制度，观察室工作制度，急诊观察患者须知等。

2. 制定切实可行的各项急诊抢救技术操作常规，急救程序，护理常规及质量标准。

二、重症监护病房建设要求及标准

重症监护病房的整体布局应使放置病床的医疗区域、医疗辅助用房区域、污物处理区域和医务人员生活辅助用房区域等有相对的独立性，以减少彼此之间的互相干扰并有利于感染的控制。

重症监护病房病床数量应符合医院功能任务和实际收治重症患者的需要。三级综合医院重症医学科床位数为医院病床总数的2%～8%，床位使用率以75%为宜，全年床位使用率平均超过85%时，应该适度扩大规模。重症医学科每天至少应保留1张空床以备应急使用。

重症监护病房建筑装饰必须遵循不产尘、不积尘、耐腐蚀、防潮防霉、防静电、容易清洁和符合防火要求的总原则。

重症监护病房应具备良好的通风、采光条件。医疗区域内的温度应维持在24±1.5℃。具备足够的非接触性洗手设施和手部消毒装置，单间每床1套，开放式病床至少每2床1套。地面覆盖物、墙壁和天花板应该尽量采用高吸音的建筑材料。

重症监护病房的基本辅助用房包括医师办公室、主任办公室、工作人员休息室、中央工作站、治疗室、配药室、仪器室、更衣室、清洁室、污废物处理室、值班室、盥洗室等。有条件的重症医学科可配置其他辅助用房，包括示教室、家属接待室、实验室、营养准备室等。辅助用房面积与病房面积之比至少应达到1.5:1。

重症监护病房每床使用面积不少于15m²，床间距大于1m；每个病房最少配备一个单间病房，使用面积不少于18m²，用于收治隔离患者。

扫一扫，查阅本章数字资源，含PPT、音视频、图片等

第一节　概　述

院前急救（pre–hospital emergency，PHE）是与院内急诊相对而言的，也称院外急救，是指所有的伤（病）员在进入医院之前，对其进行的各种紧急医疗救治活动及院前处置的整个过程，包括检伤分类、现场处置、快速转运、监护救治等。其处置需遵循一些基本的急救原则；其方法包含复苏、止血、包扎、固定、搬运等常用最基本的救护技术。院前急救是各类灾难事故、意外伤害、突发急症等紧急处置的首要环节和前沿阵地，是后续进一步生命救治的前提和基础。院前急救作为急诊医疗服务体系（emergency medicine service system，EMSS）的重要组成部分，其功能的完善与先进与否，是衡量一座城市、一个国家的应急救援反应与社会安全保障水平的重要标志。

院前急救既古老又年轻。中医学里，虽然没有"院前急救"一词，但是历代医籍对医家们所从事的现场急救等医疗活动，却大有记载，且历史悠久，仅从下列各代问世的中医急救专著，便可窥见一斑。

"急救"一词最早出自公元341年刊行的《肘后备急方》（简称《肘后方》）一书，是由东晋时期医学家葛洪（284—364）撰著，可称作是我国第一部临床急救手册（书名"肘后"：意即携兜衣袖、随手翻阅，以备应急）。该书主要记述对各种突发伤病、意外，以及某些急性发作的慢性病，进行简便救治的方药、针灸、技法等。

我国第一部冠以"急救"书名的中医学专著在南宋末期应运而生，即《急救仙方》问世（约成书于1278年，系宋人所撰，现存本辑自《永乐大典》）。此书收集了大量民间各类救急的验方，分为6卷，是一部救急便用的综合性方书。此后，各类冠以"急救"书名的临床中医书籍不断涌现。如明代张时彻编写的《急救良方》（1550年刊行）、清代胡其重撰著的《急救危症简便验方》（1673年成书）、清末程鹏程自撰的《急救广生集》（1803年出书）等。

不仅如此，我国古代的一些简朴的"急救"理念，也与当今院前急救的专业原则保持一致，仅从下列举例，便可充分印证。

一如"早期救治"原则——"上工救其萌芽，下工救其已成"。这可谓是迄今为止在我国医学文献里所见最古老、最简明的"急救原则"，出自两千多年前《内经》里的明确记载，体现出早期救治、快速救治的观点，与当今的急救理念完全吻合。

二如"战伤救护"原则——"军人被创，即给医药"。春秋时期，对战伤的现场救护已提出专门要求，如《六韬·复军诫法》一书中明确规定"军人被创，即给医药，使谨视之；医不即

视，鞭之"，意指战地救护人员必须及时给受伤士兵快速医治，而不得怠慢或延误；否则，将会受到"鞭刑"的严惩。足见对医者要求之严格！

三如"早期发现"原则——"若觉早，犹可救"。出自隋代著名医学家巢元方编撰的《诸病源候论》一书（610年），这是我国现存最早的论述病因、病机及证候学的专著。在隋代，"若觉早，犹可救"的朴素理论就已应用于自缢、溺水等的抢救之中。只有早期发现，才可能及早救治，也才会有好的救治效果，二者显然相辅相成。能够在一千四百多年前提出如此观点，也属难能可贵。

综上所述，院前急救既体现古代传承，又展示现代发展。如今，院前急救早已经成为与百姓关系最为密切的、保障大众生命健康安全的、不可替代的一门实用性医学专业学科。

第二节　院前急救技术

院前急救主要包括四层含义：患者发病地点在医院以外，急救的时间是在进入医院以前；患者病情紧急、严重，必须进行及时抢救；院前急救是患者进入医院以前的初期救治，而不包括医院内救治的全过程；经院前急救的患者需要及时、安全地输送到医院进行延续、系统救治。

院前急救的主要目的是"救命"而不是"治病"，以维持生命与对症治疗为主，最大限度地救护伤病员、降低死亡率、减轻伤残率、提高抢救成功率。

院前急救的基本原则是：遇到意外伤害发生时，要保持镇静，并设法维持好现场秩序，迅速判明需要急救的地点、事件和人数；如发生意外而现场无人时，应向周围大声呼救，请求来人帮助或设法联系有关部门，不要单独留下伤病员无人照管；到达现场的医疗卫生救援应急队伍，要迅速将伤员转送出危险区，本着"先救命后治伤，先救重后救轻"的原则开展工作；采取行之有效的现场急救措施，早呼救、早心肺复苏、早实施急救技术；按照国际统一的标准对伤病员进行检伤分类，分别用绿、黄、红、黑四种颜色，对轻、重、危重、死亡人员做出标记；在急救的同时，注意保护自己免受伤害；对伤情稳定，估计转运途中不会加重伤情的伤病员，迅速组织人力，利用各种交通工具分别转运到附近的医疗单位急救；现场抢救一切行动必须服从有关领导的统一指挥，大批伤病员，在多人抢救时，应听从最高职称医生指挥；遇到严重事故、灾害或中毒时，除急救呼叫外，还应立即向有关政府、卫生、防疫、公安、新闻媒介等部门报告。

一次完整的院前急救包括以下过程：伤病员或目击者呼救、急救中心接受呼救和调度出车、急救人员上救护车出动、救护车行驶到达现场、急救人员接近伤病员、对伤病员的现场诊治、把伤病员搬运至救护车、转送医院行驶及途中的监护、抵达医院交接、急救人员向调度汇报完成任务及救护车返回。

技术（skill）是人类在劳动生产方面的经验、知识和技巧，也泛指其他方面的技巧。院前急救技术是指在疾病发生到患者进入医院前这段时间对患者进行的急救措施，其中，现场急救和呼救、心肺复苏术、止血、包扎、固定、搬运等技术比较常用。

一、现场急救和呼救

在急、危、重伤患者的发病或受到伤害的现场，第一个发现者是患者自己，其次是在现场的其他人。一旦出现伤病情况，应及时向周围人呼叫，请求援助，并尽可能地采取自救措施。现场抢救阶段主要有三个内容：一是评估伤（病）情；二是实施抢救；三是稳定病情。如遇危重伤病员，常需要一边评估，一边抢救，一边稳定病情，即对已存在的或潜在的威胁伤病员生命的各种病情进行及时的发现和处理。

（一）现场观察，保证安全

当院前急救医生面对意外事故时，首先应观察现场环境有无危险存在，同时寻找患者受伤害的线索，这对判断伤情很有必要。如现场仍有危险，应先除去危及在场人员生命或影响救治的因素，再进行救治，确保伤者和救援人员的安全。

（二）病情评估及救治

遇到可疑急危重症者，在保障自己和患者安全的情况下，首先识别患者有无反应。如果有反应、有呼吸，则要明确病情，进行求救，给予合适的体位（如恢复体位）；如果无反应，则要开放气道；如果无呼吸，则要人工呼吸，给予复苏体位，识别有无循环体征，必要时给予心肺复苏。

向清醒的伤员或旁人全面地询问伤（病）史，询问病史的同时要通过视觉、听觉、嗅觉发现伤病员的阳性体征，综合所有临床资料做出诊断或推断；对急重症患者首先要掌握其生命体征，先救命后治病，一边稳定生命指征，一边做出初步诊断；急救医生应第一时间对伤病员进行一次基本检查，判断是否有致命的伤情，判断意识清醒程度、判断气道是否通畅、判断是否有呼吸、判断是否有脉搏；属于心脏骤停则立即实施心肺复苏等抢救措施。

（三）急救呼救

急救呼救包括两个内容，一是呼叫周围的人给予帮助，协助抢救患者；二是对专业院前急救单位进行呼救。呼救应注意：提供伤病员的主要病情、讲清伤病员所在详细地点（有醒目的标志或到醒目标志地点引导救护车出入）、伤病员电话或呼救者电话（保持通畅）、救护车等候地点、现场周围情况，重大意外事故须报告伤病员人数、伤害性质、事故缘由、伤病情况等。

二、止血

出血属于中医"血证"范畴，早在《内经》中就有"血溢""血泄""便血"等记载。陈实功在《外科正宗》中强调"血飞不住，治宜如圣金刀散掺伤处，纸盖，绢扎，血即止"的综合止血术，其中纸盖是压迫止血，绢扎是结扎止血。本文主要讨论创伤出血的止血方法。

（一）指压法

指压法是在创伤现场暂不具备医疗物品时，紧急情况下的临时止血方式。

1. 直接压迫止血法　紧急状态下用手（最好有保护措施）直接压在伤口的出血部位上，达到止血目的。

2. 间接压迫止血法　即指压动脉止血法。本法适用于头部和四肢的动脉出血，用手指压在出血的近心端，把动脉压迫闭合在骨面上，使血管闭塞，阻断血流，达到迅速和临时止血的目的。

（1）颞动脉压迫止血法：用于头顶及颞部动脉出血。方法是用拇指或食指在耳前正对下颌关节处用力压迫。

（2）颌外动脉压迫止血法：用于肋部及颜面部的出血。用拇指或食指在下颌角前约半寸外，将动脉血管压于下颌骨上。

（3）锁骨下动脉压迫止血法：用于腋窝、肩部及上肢出血。方法是用拇指在锁骨上凹摸到动脉跳动处，其余四指放在患者颈后，以拇指向下内方压向第一肋骨。

（4）颈总动脉压迫止血法：常用在头、颈部大出血而采用其他止血方法无效时使用。方法是在气管外侧，胸锁乳突肌前缘，将伤侧颈动脉向后压于第五颈椎上。但禁止双侧同时压迫。

（5）肱动脉压迫止血法：用于手、前臂及上臂下部的出血。方法是在患者上臂的前面或后面，用拇指或四指压迫上臂内侧动脉血管。

（6）股动脉压迫止血法：用于下肢的止血。方法是抬高伤肢，两拇指叠放于腹股沟中下方动脉搏动处，或双掌根部压迫股动脉搏动处。

（7）腘动脉压迫止血法：适用于小腿部位的出血，方法是一拇指压迫腘窝横纹中点的动脉搏动处，余四指固定于髌骨处。

（8）其他动脉压迫止血法：压迫足背动脉用于足部止血，一拇指压迫足背中点近踝处足背动脉搏动点，一拇指压迫内踝下凹陷处的胫后动脉搏动点。压迫桡尺动脉用于手部出血，双手拇指分别向桡尺骨方向压迫腕横纹上方两侧的桡尺动脉搏动点。压迫指动脉用于手指出血，拇指、食指压迫指根处两侧指动脉搏动点。

（二）加压包扎止血法

本法适用于头颈、躯干、四肢等体表血管受伤时的出血。可用无菌纱布或洁净敷料覆盖伤口，对较深较大的出血伤口，宜用敷料填充，再用绷带加压包扎，力量以能止血而远端肢体仍有血液循环为度。

（三）填塞止血法

本法适用于颈部、臀部、腹股沟、腋窝、鼻腔、宫腔出血以及盲管伤、组织缺损等，或其他部位较大、较深而难以加压包扎的伤口，不能采用指压止血法或止血带止血法的出血部位，以及实质性脏器的广泛渗血等。方法是用无菌的棉垫、纱布等，紧紧填塞在伤口内，再用绷带或三角巾等进行加压包扎，松紧以达到止血目的为宜。

（四）止血带止血法

本法适用于四肢较大动脉如腘动脉、肱动脉损伤引起的大出血以及股动脉不能用加压包扎止血时。止血带使用部位：上臂大出血应扎在上臂上 1/3，前臂或手外伤大出血应扎在上臂下 1/3 处，下肢大出血应扎在股骨中下 1/3 交界处；先在伤口部位用纱布、毛巾或伤者衣服垫好，然后以左手拇指、食指、中指拿止血带头端，另一手扭紧止血带绕肢体两圈，将止血带末端放入左手食指、中指间拉回固定；止血带松紧以刚达到远端动脉搏动消失、阻断动脉出血为度；连续扎止血带时间一般小于一小时，每小时应放松 1～2 分钟，必须做出显著标志，注明和计算时间。注意止血带不宜直接结扎在皮肤上，应先用三角巾、毛巾等做成平整的衬垫缠绕在要结扎止血带的部位，然后再上止血带。

（五）钳夹止血法

在伤口内用止血钳夹住出血的大血管断端，钳夹出血点时要求准确，最好一次成功，不要过多带入健康组织，连止血钳一起包扎在伤口内。注意不要盲目使用此法，避免损伤周围的血管或神经，影响修复。

三、包扎

包扎是外伤现场应急处理的重要措施之一，包扎的目的是保护伤口、减少污染、协助止血、固定敷料和夹板。

（一）包扎的材料

绷带，三角巾，或就地取材如毛巾、床单撕成条等。

（二）包扎的方法

包扎前应先清洁伤口，用清水洗净伤口周围皮肤脏物、泥土等，酌情取出大而易取的异物。包扎时，要做到快、准、轻、牢。快，即动作敏捷迅速；准，即部位准确、严密；轻，即动作轻柔，不要碰撞伤口；牢，即包扎牢靠，不可过紧，以免影响血液循环，也不能过松，以免纱布脱落。

1. 绷带包扎法

（1）环形包扎法：最常用的绷带包扎法，多用于手腕部或肢体粗细相等的部位。方法：第一圈环绕稍作斜状，第二圈、第三圈作环形，并将第一圈斜出的一角压于环形圈内，最后用胶带将尾固定，或将带尾剪开成两头打结。

（2）螺旋包扎法：适用于上下肢粗细差不多的外伤。方法：先按环形法缠绕数圈固定，然后上缠每圈盖住前圈的 1/3 或 2/3 成螺旋形。

（3）"8"字包扎法：适用于屈曲的关节，如肩、髋、膝、踝等。方法：一圈向上，再一圈向下，每圈在正面和前一周相交叉，并压盖前一圈的 1/2。

（4）回返包扎法：适用于没有顶端的部位如指端、头部、截肢残端。方法：环形包扎两周，右手将绷带向上反折与环形包扎垂直，先覆盖残端中央，再交替覆盖左右两边，左手固定住反折部分，每周覆盖上周 1/3 ～ 1/2，再将绷带反折环形包扎 2 周固定。

2. 三角巾包扎法 三角巾包扎法可用于头部、面部、腹部、前胸部或背部、臀部、上肢、手、足等部位的包扎。

（1）头面部伤包扎法

1）头顶部包扎法：将三角巾底边向上反折约 3cm，将其正中部放于伤员的前额，与眉平齐，顶角拉向头后，三角巾的两底角经两耳上方，拉到枕后交叉，再绕到前额，打结固定，将顶端上翻塞入。

2）风帽式包扎法：将三角巾顶角和底边中央各打一结，即成风帽状，将顶角结放于额前，底边结放于后脑勺下方，包住头部，两角往面部拉紧，两角边向外反折包绕下颌，拉到枕后，打结固定。

3）面部面具式包扎法：将三角巾顶角打一结，放于下颌，将三角巾罩于面部（可在鼻孔、眼睛、口腔处各剪一小口），将左右两角拉到枕后交叉，再绕到前额打结。

（2）眼部伤包扎法

1）单眼包扎法：将三角巾折叠成四指宽的带状，将其斜放于眼部，将下侧较长的一端经枕后绕到额前压住上侧较短的一端后，再环绕头部到健侧颞部，与翻下的另一段打结。

2）双眼包扎法：将折叠成四指宽的带巾中央部先盖住一侧眼睛，下端从耳下绕枕后，经对侧耳上至眉间上方压住上端，继续绕头部到对侧耳前，将上端反折斜向下，盖住另一只眼，再绕耳下与另一端在对侧耳上打结。

（3）肩、胸、背部伤包扎法

1）燕尾巾包扎单肩：将三角巾折叠成燕尾状，大角在上，小角在下，把燕尾巾夹角向颈，横放在伤侧肩上，大角在后，小角在前，燕尾底边包绕上臂部打结，大角经背部小角经胸部拉到对侧腋下打结。

2）燕尾巾包扎双肩：将三角巾折叠成燕尾状，两燕尾角等大，夹角朝上对准项部，燕尾披在双肩上，两燕尾角分别经过左、右肩，拉到腋下与燕尾底角打结。

3）三角巾包扎胸部：将三角巾底边横放在胸部，高度约在肘窝上 3cm，顶角越过伤侧肩，垂向背部，三角巾的中部盖在胸部的伤处，两端拉向背部打结，顶角也和该角一起打结。

4）燕尾巾包扎胸部：将三角巾折成燕尾状，在底部反折一道边，横放于胸部，两角向上，分放于两肩上并拉到颈后打结，将底部顶角带子绕到对侧腋下与另一底角打结。

（4）腹、臀部伤包扎法

三角巾包扎腹部：三角巾顶角朝下，底边横放于脐部，拉紧底角至腰部打结，顶角经会阴拉至臀上方，同底角余头打结。

（5）四肢伤包扎法

1）三角巾包扎上肢：将三角巾一底角打结后套在伤侧手上，结之余头留长些备用，另一底角沿手臂后侧拉到对侧肩上，顶角包裹伤肢，前臂屈至胸前，拉紧两底角打结。

2）三角巾包扎手部：手指对着三角巾的顶角，将手平放于三角巾中央，底边位于腕部，将顶角提起放于手背上，拉两底角在手背部交叉，再绕回腕部，与掌侧或背侧打结。

注：足的包扎与手相同。

3）三角巾包扎小腿和足部：将脚放在三角巾一底边的一侧，提起较长一侧的巾腰包裹小腿打结，再用另一边底角包足，绕脚腕打结于踝关节处。

（三）包扎的要求及注意事项

1. 包扎的动作要轻、快、准、牢，避免碰撞伤口，以免增加伤员的疼痛、出血和感染。
2. 对充分暴露的伤口，尽可能先用无菌敷料覆盖伤口，再进行包扎。
3. 不要在伤口上打结，以免压迫伤口而增加痛苦。
4. 包扎不可过紧或过松，以免滑脱或压迫神经与血管，影响远端血液循环。四肢包扎时，要露出指（趾）末端，以便观察肢端血液循环。

四、固定

对骨折部位尽早进行临时固定，可以有效防止因骨折断端的移位而损伤血管、神经、内脏等组织，减轻伤员痛苦，主要用于固定四肢、骨盆和脊柱。

（一）固定原则

注意伤员全身情况，对外露的骨折端暂不应送回伤口，对畸形的伤部也不必复位，固定要牢靠，松紧要适度。

（二）固定目的

限制受伤部位的活动度，避免再伤，便于转运，以防在搬运与运送中增加伤者的痛苦。

（三）固定材料

夹板、敷料、颈托等。

（四）固定方法

1. 夹板固定法　用扎带或绷带把木板、竹板、硬纸或塑料制成的夹板固定在骨折肢体上，多用于上下肢骨折。晋代葛洪《肘后备急方》载："疗腕折、四肢骨破碎及筋伤蹉跌方：烂捣生地黄熬之，以裹折伤处，以竹片夹裹之。令遍病上，急缚，勿令转动。"我国现存最早的骨伤科专著《仙授理伤续断秘方》载："凡用杉皮，浸约如指大片，疏排令周匝，用小绳三度紧缚。"这开创了夹板固定术的先河，特别适用于现场急救设备紧缺的情况，简单有效。

（1）材料选择：①夹板：要求具备可塑性、有一定牢度和弹性三种性能；夹板的规格、长度视骨折的部位不同，分为不超关节和超关节夹板两种；夹板两端和边缘要呈圆角钝边；夹板宽度可按肢体形状分为大致相等的四块或两宽两窄的四块，包扎时夹板间留有 0.5～1cm 的空隙。②压垫：常选用质地柔软、能吸潮、透气、维持一定形态、对皮肤无刺激性的材料制作；压垫的面积要足够大。③扎带：常用 1cm 左右宽的纱带，其长度以能在夹板外环绕两周并打结为度，也可用绷带。

（2）操作方法：根据骨折的具体情况，选好适当的夹板、压垫、绷带等材料；向患者及家属交代夹板固定后注意事项；清洁患肢，皮肤有擦伤、水疱者，应先换药或抽空水疱；压垫要准确地放在适当位置上，并用胶布固定，以免滑动；捆绑束带时用力要均匀，其松紧度应使束带在夹板上可以不费力地上下推移 1cm 为宜；抬高患肢，密切观察患肢血运，如发现肢端严重肿胀、青紫、麻木、剧痛等，应及时处理。

2. 自体固定法　用绷带或三角巾将健肢和伤肢捆绑在一起，适用于下肢骨折。应注意将伤肢拉直，并在两下肢之间骨突处放上棉垫或海绵，以防局部压伤。

3. 颈托固定法　使受伤者呈仰卧位，急救人员首先要小心地将其颈部置于"正中位"，即头部仰至嘴角和耳垂的连线与地面垂直，鼻尖与肚脐呈一直线；急救人员用手指度量受伤者由下颌角下方到锁骨的距离，然后选择适合受伤者的颈托；将颈托小心地穿入后颈，慢慢地将下颌垫小圆点与受伤者的下颌吻合；小心绑紧颈托，注意避免移动受伤者的头颈和脊椎。使用颈托时颈部的松紧要合适，以佩戴颈托后颈部旋转与肩部同步转动为宜。本法适用于颈椎骨折、脱位，颈椎间盘突出症等。

五、转运

（一）目的

使伤员及时、迅速、安全地搬离事故现场，避免伤情加重，并迅速送往医院进一步救治。

（二）徒手搬运方法

1. 扶行法　一名或两名救护人员托住伤病员的腋下，也可由伤病员一手搭在救护人员的肩上，救护人员一手拉住，另一手扶伤病员的腰部，然后和伤病员一起缓慢移步。适用于清醒、无骨折、伤势不重、能自行行走的伤者。

2. 背负法　救护人员先蹲下，然后将伤病员上肢拉到自己胸前，使伤病员前胸紧贴自己后背，再用双手托住伤病员的大腿中部，使其大腿向前弯曲，救护人员站立后上身略向前倾斜行走。适用于老幼、体轻、清醒的伤者。呼吸困难的伤病员，如患有心脏病、哮喘、急性呼吸窘迫综合征等以及胸部创伤者不宜使用此法。

3. 拖行法 将伤病员的一侧上肢搭在自己的肩上，然后一手抱住伤病员的腰，另一手抱起大腿，手掌托其臀部，伤病员的躯干绕在搬运者颈背部，上肢垂于搬运者胸前，搬运者一手压其上肢，另一手托其臀部。适用于体重、体形较大的伤者，不能移动，现场又非常危险需立即离开者。

4. 轿杠式 两个救护人员站立于伤病员的两侧，然后两人弯腰，各用一手伸入伤病员大腿下方相互十字交叉紧握，另一手彼此交替支持伤病员背部；或者救护人员右手紧握自己的左手手腕，左手紧握另一救护人员的右手手腕，形成口字形搬运，适用于清醒伤者。

5. 双人拉车式 一个救护人员站在伤病员的头侧，两手从伤病员腋下抬起，将其头部抱在自己胸前，另一救护员面向前方蹲在伤病员两腿中间，同时夹住伤病员的两腿，两人步调一致慢慢将伤病员抬起。适用于意识不清的患者。

（三）担架搬运方法

方便省力，适用于病情较重，不宜徒手搬运，又需要转送较远路途的伤员。

1. 四轮担架 可从现场平稳地推至救护车、救生艇、飞机舱或在医院内转接伤员。

2. 铲式担架 适用于脊柱损伤等不宜随意翻动、搬运的危重伤员。

3. 帆布折叠式担架 适用于一般伤员的搬运，不宜转运脊柱损伤的伤员。

4. 楼梯担架 适用于高层建筑上下楼梯转移患者。

（四）床单、被褥搬运

本法适用于在狭窄楼梯道路，担架或其他搬运工具难以搬运，或天气寒冷，徒手搬运会使伤病员受凉的情况下所采用的一种方法。搬运方法：取一条牢固的床单（被褥、毛毯），把一半平铺在床上，将伤病员轻轻搬到被单上，然后把另一半盖在伤病员身上，露出头部，搬运者面对面抓紧床单两角，保持伤病员脚前头后（上楼者相反）的体位缓慢移动。这种搬运方法会使伤病员肢体弯曲，故胸部创伤、四肢骨折、脊柱损伤以及呼吸困难等伤病员不能使用。

（五）椅子搬运

本法适用于楼梯比较窄和陡直时，可以用固定的竹木椅搬运。伤病员取坐位，并用宽带将其固定在椅背上，两位救护人员一人抓住椅背，另一人抓握椅脚，搬运时向椅背方向倾斜45°角，缓慢地移动脚步。一般情况下，失去知觉的患者不宜用此法。

（六）不同部位损伤搬运方式

1. 一般患者 脊柱损伤搬运时，顺应伤员脊柱轴线，使脊柱固定或减少弯曲，滚身移到硬担架上，取仰卧位。或者2～3人协调一致，平起平放，慎勿弯曲，禁用搂抱或一人抬头一人抬足的方法。

2. 颈椎损伤患者 上颈托以防止颈椎继发损伤，如果没有颈托，要有专人托扶头部，沿纵轴向上略加牵引，使头、颈、躯干一同滚动，严禁随便强行搬动头部，在背部垫上软枕，使颈部略向后伸展，头两侧各垫软枕或折好的衣物。

3. 胸椎腰椎损伤患者　胸腰部应垫软枕或折好的衣物以防止移位，避免继发损伤。转运途中密切观察生命体征的变化，包括感觉、反射以及大小便情况等，尤其要注意呼吸频率的改变。监护上注意持续的心电监护和氧疗，持续的扩容治疗和升压。

4. 昏迷、颅脑损伤患者　应足朝前、头朝后放置。

（七）搬运患者时要注意的问题

根据患者的病情和搬运经过通道情况决定搬运的方法和体位；担架搬运时一般患者脚向前，头向后，医务人员应在担架的后侧，以利于观察病情，且不影响抬担架人员的视线；患者一旦上了担架，不要再轻易更换，以免增加患者不必要的损伤和痛苦；担架上救护车时，患者的头一般向前，减少行进间对头部的颠簸并利于病情的观察；昏迷的患者头偏向一侧，防止呕吐物误吸阻塞呼吸道，引起窒息。在搬运的过程中，要密切观察患者的病情变化，如有意外情况，随时停车进行处理。

第三节　院前转运的监护和救治

院前急救，是急救医学的首要环节，是我国卫生事业中的重要组成部分，它在广义上是指在患者发病时由护理人员或者目击救助者在发病现场进行的紧急抢救，而狭义上的院前急救则是具有医疗基本要素、运输和通讯工具而构成的专业急救机构在患者未到达医院前进行的现场抢救，以及在患者转运过程中进行的监护活动。

多数急症均在突发场合下发生，在现场进行争分夺秒的必要救治，对患者恢复健康至关重要。伤后 1 小时被称为急救"黄金时间"，而 6 小时以上则被称为"死亡时间"，由此可见院前急救时间段至关重要。

院前转运是院前急救中一个重要组成部分，是患者发病之初或在受伤现场进行初步有效处理后，用配有急救器材的运输工具（救护车、直升机、轮船等），把患者护送到医院急诊科途中的急救。它对挽救患者生命，阻止疾病和伤情的恶化，减少伤残和病情，使患者得到及时有效的处理极为重要，为医院进一步的救治奠定了基础。

一、转运原则

1. 使用最便利的运输工具。
2. 保障患者的生命安全。
3. 尽量减轻患者的痛苦。
4. 预防并发症，提高抢救成功率。

二、转运要求

转运前：①意识清醒的患者做好解释工作，给予相应的心理安慰，以取得患者配合。②根据患者病情给吸氧、吸痰，建立静脉通道，必要时气管插管、机械通气，备好药品（依据不同的病种及途中可能发生的风险，备用不同的急救药品），对于有鼻饲的患者通知医院转运前停止鼻饲，以防转运途中呕吐或反流而引起误吸。③设备检查：根据每位患者的病情，再次检查所带医疗设备是否齐全以及车载电源是否运行良好。

转运中：①应密切观察患者病情变化，包括神志、血压、呼吸、心率等，一旦发现问题应及时采取急救处理和调整措施，必要时应停车抢救。②应及时检查伤病及治疗的具体情况，如外伤包扎固定后有无继续出血、肢体肿痛变化、远端供血是否缺乏、固定是否松动、引流是否通畅、输液供养情况。③途中应注意行车安全，确保不发生事故，避免开快车，以防危险和交通事故的发生。

三、转运方法

院前转运工具的选择需要综合考虑患者当时的疾病特征、转运距离、转运缓急、转运环境、路况和天气等实际情况。

（一）担架转运

转运过程中，患者的脚在前、头在后以便于观察，先抬头，后抬脚，放下时先放脚，后放头。担架员应步调一致；向高处抬时，伤员头朝前，足朝后（如上台阶、过桥），前面的担架员要放低担架，后面的要抬高，以使患者保持水平状态，向低处抬时相反。

（二）救护车转运

救护车转运是我国主要的转运方式，其所配设备、药品及人员，各地区和医院之间存在明显的差异。其优点是花费少，启动迅速，不易受不良天气状况的影响，转运途中易于监测，发生生理紊乱的可能性更低。

（三）直升机转运

适合长距离转运，当陆路通行困难或要求更快时间内转运时可以考虑。因飞行转运的准备时间较陆路转运明显延长，且起飞前及着陆后仍需车辆转运，对医院场地也有特殊要求，可能拖延转运，因此需综合考虑。

（四）轮船转运

当海上或海岛上发生事故时，可以选择轮船转运，其优点是平稳、舒适，但速度缓慢，可引起晕船，并要防止意外落水。

四、各类患者的转运

（一）重症患者转运

危重患者的转运治疗是急诊急救工作中的重要组成部分，也是院前急救工作的重要环节。随着重大灾害事故的频繁发生，对危重患者进行快速而安全的转运与救治显得尤为重要。

1. 危重患者转运前的评估与救治　危重患者转运前，应认真评估病情，制订转运计划。对可能出现的风险加以防范，降低风险发生率。根据患者的病情采用相应的急救处置，如给予氧气吸入，建立静脉通道，监测血压、血糖、血氧饱和度，并持续心电监护，甚至心肺复苏。

（1）对于昏迷患者，根据患者情况采取合适体位，保持气道通畅，吸氧，及时吸痰。

（2）频繁躁动者，可适当应用镇痛、镇静剂，但应尽可能保留其自主呼吸。

（3）对于心脏出现骤停的患者，立即进行 CPR、除颤，并静脉注射肾上腺素等。

（4）对于呼吸困难的患者，立即给予口咽通气管，吸痰，气管插管，面罩呼吸球囊辅助通气等。

（5）对于循环不稳定的患者，积极寻找原因，纠正可逆病因，如输液、抗休克等。保证各种引流管、输液管路通畅，固定牢固，防止管道扭曲、折叠。

2. 危重患者转运过程中的监护　危重患者转运全过程应严密监测心电图、脉搏、血氧饱和度、无创血压及呼吸频率，尤其是呼吸循环中枢神经系统的监测，密切观察患者病情变化，随时采取措施维持患者生命体征平稳，并尽可能降低转运过程对患者原有监测治疗的影响。机械通气患者需要记录气道插管深度，监测呼吸频率、潮气量、气道压力、吸呼比，氧气供应情况等，根据患者病情需要，随时改变呼吸机通气模式和参数，必要时可高浓度给氧，使 $SPO_2 \geqslant 90\%$。对于脑出血或脑外伤患者，密切观察患者的神志、瞳孔及生命体征变化，如发生脑疝应立即采取甘露醇脱水等抢救措施。在途中护士需注意输氧管、输液管、导尿管、胃管、负压吸引管等各种管道是否通畅。转运过程中患者的情况及医疗行为须全程记录。

（二）创伤患者转运

在我国，创伤是继心脏疾病、恶性肿瘤、脑血管疾病之后的第四大死亡原因，且发生率逐年增高，在45岁以下人群死因中居首位。我国多数地方还是以创伤患者占据院前急救的第一位，在过去的几十年中，创伤的救治已引起高度的重视，但死亡率仍居高不下，并且大多数患者的死亡发生在院前阶段。因此，创伤的院前救治显得尤为重要。

1. 创伤患者的现场救治　出血是创伤患者引起休克的主要因素，快速正确地控制出血尤为关键。四肢体表出血，应用止血带或加压包扎，并记录时间，观察末梢循环，防止肢体缺血坏死。深部伤口出血可用纱布或凡士林填塞止血。四肢骨折需夹板临时固定，夹板固定时要跨关节，外露骨折断端不送回复位，以敷料包扎。怀疑颈椎骨折要上颈托固定，胸腰椎骨折用脊柱板固定。开放性血气胸者用凡士林油纱厚敷料覆盖创口、包扎。闭合性气胸致严重呼吸困难者应立即给予胸部穿刺减压术。连枷胸者，以厚敷料盖骨折部，加压包扎至反常呼吸消失。体内异物严禁拔出，周边垫高，敷料覆盖。

2. 保持正确转运体位　烦躁不安的患者会影响检查及转运的安全，应根据病情予以镇静或用约束具约束等处理。平车转送时必须拉上两侧护栏，注意安全。

（1）脊柱骨折患者的转运：脊柱骨折的患者，在固定骨折或转运时要防止脊椎弯曲或扭转。因此，不能用普通软担架转运，要用铲式担架，严禁用一人抬胸、一人抬腿的拉车式转运。首先要有专人牵引，固定头部，然后一人托肩，一人托臀，一人托下肢，动作一致抬放到硬板担架上，颈下必须垫一小垫，使头部与身体成直线位置。颈两侧用沙袋固定或用颈托，肩部略垫高，防止头部左右扭转和前屈、后伸，这样可以避免因患者的脊柱强度弯曲而造成脊髓断裂和下肢瘫痪的严重后果。

（2）骨盆骨折患者的转运：应使患者仰卧，两腿髋、膝关节半屈，膝下垫好衣卷，两大腿略向外展。用三人平托式放在铲式担架上搬运。

（3）腹部内脏脱出患者的转运：内脏脱出应首先用消毒纱布与碗来覆罩固定脱出的内脏，搬运时患者应采取仰卧位，膝下垫高，使腹壁松弛，减少痛苦，同时还应根据伤后的纵横形式采取不同的卧位。如腹部伤口是横裂的，就必须把两腿屈曲；如是直裂伤口就应把腿放平，使伤口不易裂开。

（4）颅脑损伤患者的转运：搬运颅脑损伤（包括脑膨出）的患者时，应让患者向健侧卧位或稳定侧卧位，以保持呼吸道畅通，头部两侧应用衣卷固定，防止摇动并迅速送医院。

（5）颌面伤患者的转运：患者应采取健侧卧位或俯卧位，便于口内血液和分泌物向外流，保持呼吸道的通畅，以防止窒息。若伴有颈椎伤时，应按颈椎伤处理。

3. 转运过程中的监测　患者转运的全过程应严密监测生命体征，尤其是对呼吸、循环功能支持效果的观察，特别是多发伤患者。具体做法如下。

（1）对呼吸循环功能的监测：包括心率、血压、呼吸、气道压力、潮气量、无创血氧饱和度以及呼吸音的监测。同时注意结合简单易行的体格检查综合分析，如患者脉率、脉搏强度、肢端末梢温度及毛细血管的充盈时间，可以大致地反映出患者循环功能及外周脏器灌注情况；皮肤、黏膜及颜色变化，有无发绀，患者的呼吸运动状态及双肺呼吸音检查结果可以简单评价患者呼吸功能情况。简单的体格检查还可以发现仪器误差带来的误导，如血压过低时经甲床无创血氧饱和度的监测结果有可能失真，血压过高或过低时无创血压的监测数据也有可能失真等。尤其是多发伤患者，往往伴有不同程度的低血容量性休克，应防止搬动过程中由于体位变化引起重要脏器灌注不足。

（2）各管道监测：很多情况下，转运患者可能同时带有气管插管、中心静脉导管、导尿管、胃管、胸腔引流管等，此时的处理以固定防脱落、观察是否通畅为主。

（3）重要的原发病及并发症的监测：如颅脑外伤，腹腔内大出血，血气胸患者的神志、瞳孔、昏迷评分、创伤评分的变化，并随时告知随车的医生，及时采取应对措施，并做好记录。保持输液管道通畅，维持有效循环。

（三）特殊患者转运

1. 新生儿转运　新生儿转运包括宫内转运、院内转运及院间转运等。积极做好规范的新生儿院前急救与转运，可明显提高危重新生儿抢救成功率、降低新生儿的病死率。新生儿转运队伍应该由新生儿专科医师和护士组成，相关人员须接受过新生儿专科培训、急救培训和转运培训。转运工具包括救护车，新生儿专用转运保暖箱，可移动的呼吸机、监护仪以及其他新生儿急救物品。

转运前需对患儿进行新生儿危重病例评分，评估患儿病情，再决定是否转运，并向家属说明病情的危险性，转运过程中可能发生的意外。对早产或低体温儿，应予保温箱保温治疗，对休克患儿应及时扩容纠酸。对频繁抽搐、昏迷患儿，及时予以降颅压及对症治疗。在转运途中，必须对新生儿进行生命体征、神志、SPO_2 等的监测。

2. 孕产妇转运　转运前需了解孕产妇的孕周及宫缩频率，阴道是否流血，是否破膜，根据了解的情况准备所需物品。转运人员必须是经验丰富的产科医师和护士。需要准备的器械和物品除常规的急救设备和物品外，还有多普勒胎心仪，一次性产包，会阴切开包等。转运孕产妇时要做好随时接生的准备，将产妇抬放到担架上，担架上铺一层棉被，最上层用一次性无菌防渗漏床单，将产妇平稳托放上车并固定好担架。一般产妇取平卧位或左侧卧位，血压低休克者取中凹位。胎膜早破者可垫高臀部，减少羊水流出。护士在转运途中密切观察产妇的面色、神态、体温、宫缩、阴道流血情况，如有情况立即报告医生，及时采取相应措施，确保产妇和胎儿的安全。

在转运途中若孕妇马上要分娩，需立即停于安全处或平稳行使，医生和护士需立即在转运车上为其接生，一切措施需快速准确，危重情况及时处理，其他情况尽量回医院处理。途中持续观察新生儿哭声、面色、呼吸、体温情况，病情变化及时向医生报告并及时抢救处理。同时现场电话通知院内产科及新生儿科做好接待及抢救准备。到达医院后与提前接到通知的病房医护人员交接，将母婴病情、急救处理用药、护理措施进行详细交代。

3. 传染病患者转运　院前转运传染病患者时，各种传染病患者和病原携带者，会对急救人员的健康构成威胁。这要求我们平时加强对院外急救人员感染的监控和管理，并实施科学有效的防护措施，才能将风险与危害降到最低。院前急救人员需做好自我防护，应佩戴口罩、帽子及防护眼罩，穿隔离衣裤及隔离靴，戴双层手套。在转运前后需做好急救物品的消毒灭菌和管理，加强救护车消毒与管理。

对转运人员加强培训学习，了解各类传染病接触传播、飞沫传播、体液传播等传播途径的特点，充分掌握各类传染病的临床特点，学习一、二、三级防护知识和技巧，消毒隔离知识，人员、车辆、设备洗消和医疗垃圾处理等知识。

第四节　突发公共卫生事件的紧急处理

随着我国经济的快速发展，近年来突发公共卫生事件频繁发生，突发公共卫生事业受到了社会各界的广泛关注，建立完善的突发公共卫生事件应急已成为当前国家发展的重要内容。2003年发生的 SARS 事件，不仅是一次烈性传染病的传播，也是一场在开放和信息多元化背景下的全球性公共事务危机，这不仅对我国的政府治理机构和治理能力提出了重大挑战，而且也是对全球协同应对危机能力的严峻考验。这使得我们不得不重新审视近年国内外发生的重大突发公共卫生事件。

一、概述

突发公共卫生事件是指突然发生，造成或可能造成社会公众身心健康严重损害的重大传染病，群体性不明原因疾病，重大食物、职业中毒和其他群体性中毒，以及因自然灾害、事故、灾难或社会安全等事件引起的严重影响公众身心健康的事件。世界各国根据其面临的主要健康威胁的不同，对突发公共卫生事件的定义和关注点也会有所不同。

（一）突发公共卫生事件的分类

突发公共卫生事件按发生原因可分为以下八类。

1. 生物病原体所致疾病　主要指传染病（包括人兽共患传染病）、寄生虫病地方病区域性流行、暴发流行或出现死亡，预防接种或预防服药后出现群体性异常反应、群体性医院感染等。

2. 有毒有害因素污染造成的群体中毒　这类公共卫生事件是由污染所致，如水体污染、大气污染等，波及范围极广。

3. 食物中毒事件　指人摄入含有生物性、化学性有毒有害物质后，或把有毒有害物质当作食物摄入后，所出现的非传染性的急性或亚急性疾病，属于食源性疾病的范畴。

4. 自然灾害　指由于地震、火山爆发、泥石流、台风、洪水等灾害的突然袭击造成人员伤亡。同时，还会带来严重的包括社会心理问题在内的诸多公共卫生问题及其引发的多种疾病，特别是传染性疾病的发生和流行。

5. 职业中毒　由高温、低压、有毒气体、粉尘等职业暴露因素造成的人数众多或者伤亡较重的中毒事件。

6. 意外事故引起的死亡　包括煤矿瓦斯爆炸、飞机坠毁、空袭等重大安全事故。该类事件由于没有事前准备和预兆，往往会造成巨大的人员伤亡和经济损失。

7. 不明原因引起的群体发病或死亡　该类事件的原因不明，公众缺乏相应的防护和治疗知识。同时，日常也没有针对该事件的特定的监测预警系统，因此，该类事件常常造成严重的后果。此外，由于原因不明，在控制上也有很大的难度。

8. 三恐事件　指生物、化学、核辐射恐怖事件。

（二）突发公共卫生事件分级

按照突发公共卫生事件的性质、严重程度、可控性和影响范围，可分为四级：Ⅰ级（特别重大）、Ⅱ级（重大）、Ⅲ级（较大）和Ⅳ级（一般），分别对应红色、橙色、黄色和蓝色预警。对突发公共卫生事件进行分级，目的是落实应急管理的责任和提高应急处置的效能。

Ⅰ级由国务院负责组织处置；Ⅱ级由省级政府负责组织处置；Ⅲ级由市级政府负责组织处置；Ⅳ级由县区级政府负责组织处置。

（三）突发公共卫生事件的特点

1. 危害性　突发公共卫生事件关系到人类的生存和发展，与人们的利益休戚相关。处理不当便会造成社会公众的健康、生命财产的损害，导致社会恐慌的传播。如果控制不当还会导致社会正常生活和工作秩序的破坏，影响社会稳定，破坏经济建设，诱发一系列继发危机事件并造成多重社会组织危害。

2. 突发性和紧迫性　突发公共卫生事件往往是突如其来、不易预测的，因此需要人们进行各种能力准备和物资储备。紧迫性首先体现在对事件本身的要求，其发展变化的不确定性和瞬息万变的特点，迫切要求应对的及时性。其次，紧迫性还体现在应对者所面临的巨大的时间和心理压力。事件发生时，要求决策者必须在有限的时间、信息及决策支持条件下，进行快速决策。由于事发突然、情况紧急、危害严重，如果不能在充满不确定性的条件下尽快决策，可能导致最有效的应对契机稍纵即逝。再次，突发事件的紧迫性还体现在能否在各种制度、体制、机制束缚条件下，迅速调动人、财、物、信息资源，实现对各种资源有效的协调与整合。这种资源调动的紧迫性会给应对者带来巨大的压力。

3. 不确定性和复杂性　突发公共卫生事件的不确定性主要是由以下几方面因素造成的：首先，突发公共卫生事件本身的不确定性，其产生、发展、演变轨迹具有不确定性，受制于多重因素的影响和驱动。其次，由于信息本身带来的不确定性，一方面由于信息缺乏会加大决策的不确定性，另一方面，高强度的信息需求也会催生信息过量，使混乱而嘈杂的信息充斥于各种信息载体。在缺乏有效信息过滤手段的情况下，会导致决策者无所适从，加大决策难度。最后，危机借助于各种媒体产生的放大效应，公众迫切的诉求和压力，以及危机管理者对危机的认知、管理和应对能力的差异性，也会成为导致危机不确定演变轨迹和结局的重要原因。

突发公共卫生事件的复杂性主要是由以下几方面因素造成的：首先，突发公共卫生事件成因的复杂性可能由自然因素、人为因素等多种原因造成。其次，还表现为突发公共卫生事件后果的复杂性。在全球化的背景下，各种因素之间的相互依赖、交织和互动效应的存在，往往会导致事件借助于人类多重连带机制的作用引发多米诺骨牌效应，进而导致事件后果的复杂性和多样性。最后，事件本身及其连锁效应所诱发的多种危害，需要人们通过多部门的合作及综合的应对策略和手段来处置。

4. 群体性和公共性　无论是传染病疫情暴发还是食品安全事件的发生都会给公众的生命和健康安全带来威胁，并引发一系列连锁危机。突发公共卫生事件的群体性和公共性往往会通过其造成的群体性危害、群体行为、群体事件、群体社会压力等方式表现出来。事件所引发的媒体和公众的聚焦，又会进一步将其推向政府和公众的议事日程，使之成为整个社会关注的重大公共问题。突发公共卫生事件影响和危害的广泛性，使得事件发展和演变过程及处置过程具有明显的群体性和公共性特征。

5. 快速播散性和全球性　我们正处于一个复杂、充满不确定性、高度依存的社会系统中。这一系统具有集聚性、关联性、相互依存性等特征。不同于普通组织危机，突发公共卫生事件所具有的公共危机特性使其在现代高度信息化的社会中具备了极快的播散能力，其快速播散性体现在两个方面：一是事件信息和影响的快速传播性；二是传染病疫情本身的快速传播性。在信息化时代，媒体在突发公共卫生事件危机中扮演了一个独特的角色。媒体声音的缺失及媒体对危机事件的过度报道，在很大程度上影响和左右了人们对危机事实的判断，特别是互联网及全球传播网络的无缝连接，会在一定程度上加剧突发事件诱导的心理危机的跨国、跨疆界的传播。而媒体对危机事件的反复、爆炸式报道，也会在一定程度上导致群体性恐慌、焦虑等情绪的全球传播。

二、预防与应急处理基本程序

突发公共卫生事件预防与应急处理应遵循预防为主、常备不懈的方针。预防为主是我国卫生工作的基本方针，同时也是处理突发公共卫生事件应遵循的有效而经济的基本方针，是须常备不懈的方针，是人们长期与疾病进行斗争的经验总结，也是处理突发公共卫生事件应建立的长效机制。

（一）工作目的

突发公共卫生事件预防与应急处理的工作目的在于预防和控制突发公共卫生事件所造成的危害，及时保障人民身体健康与生命安全，维护正常的社会秩序和促进社会经济的发展。具体目的：①预防和控制突发公共卫生事件的发生和蔓延；②快速救治突发公共卫生事件中的受害公众；③维护社会秩序和增强公众健康意识。

（二）基本原则

预防与应急处理突发公共卫生事件，应遵循《突发公共卫生事件应急条例》中明确规定的"统一领导、分级负责，反应及时、措施果断，依靠科学、加强合作"原则。

（三）基本要求

突发公共卫生事件预防与应急处理包括平时的预防和战时的处理两个方面。平时的预防，主要是做好对突发公共卫生事件的监测和预警；战时的处理，主要是做好对突发公共卫生事件的就地处理和控制蔓延。具体要求：①做好对突发公共卫生事件的科学监测；②拟定突发公共卫生事件应急反应计划；③制定突发公共卫生事件应急预案；④及时对突发公共卫生事件进行科学预警。

（四）工作程序

突发公共卫生事件的预防与应急处理是一项系统工程，需要政府的统一领导和统一指挥，也需要各部门、各单位的广泛参与，各负其责，相互配合。其工作流程如图 2-1。

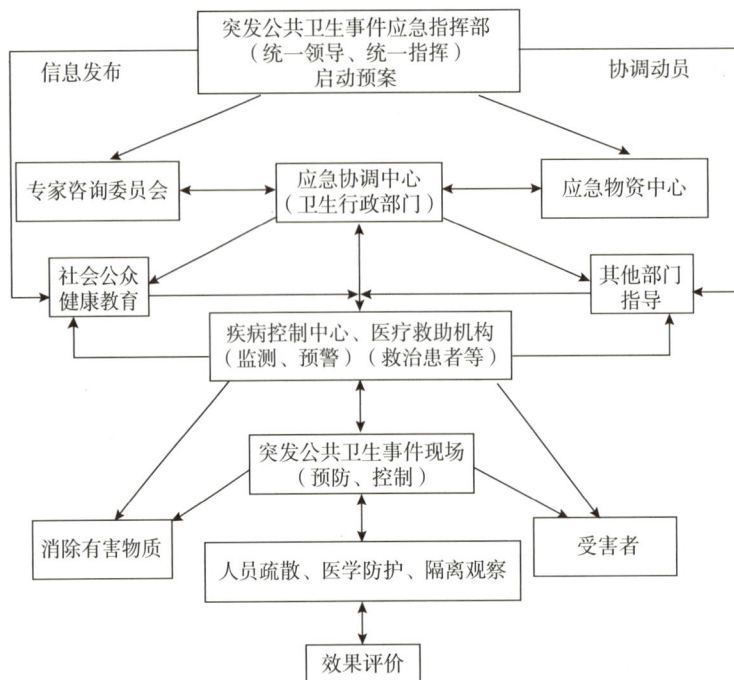

图 2 - 1   突发公共卫生事件的预防与应急处理工作流程

三、食物中毒

食物中毒是指食用了被生物性、化学性有毒有害物质污染的食品或者食用了含有有毒、有害物质的食品出现的急性、亚急性食源性疾病。而食用了非可食状态的食物，暴饮暴食，摄入食物而感染了传染病、寄生虫病，或以慢性毒害为主要特征的食源性疾病，不属于食物中毒。食物中毒常为群体性暴发，亦可为散发。发生地点多在学校、集体食堂、餐饮单位或家庭。

其特点：①潜伏期短，多在进食后数小时至 2 天内发生，呈暴发性，短期内有大量人员发病，病程较短；②发病者有共同进食某种食物的病史，未进食者不发病，停止进食该食品后，发病很快停止；③食物中毒患者与健康人无直接传染，发病曲线突然升高后又突然降低，无传染病具有的余波；④患者的临床表现类似，多以急性胃肠道症状为主。

1. 食物中毒分类（按病因）

（1）细菌性食物中毒：包括细菌感染型中毒、毒素型中毒和混合型中毒。常由沙门菌属、变形杆菌属、肉毒杆菌毒素、致病性大肠杆菌等污染食物引起。

（2）化学性食物中毒：在食品的制作、加工、储藏等过程中发生了污染或食品本身成分发生改变引起的中毒，常见于有毒有害物质如农药、重金属等化学物污染食物；将化学物误认为食品或食品添加剂食用；食用变质腐败食品等。化学性食物中毒涉及毒物种类甚多，其毒性代谢各异，临床表现不同，且病因隐匿不易查找，往往会造成严重后果。

（3）有毒动、植物性食物中毒：常由四季豆、发芽马铃薯、毒蕈、河豚、动物腺体等引起。

（4）真菌毒素和霉变食物中毒：食入被产毒霉菌污染而含有大量霉菌毒素的食物，如霉变甘蔗，黄变米等。

（5）原因不明的食物中毒：食入可疑中毒食品而引起的食物中毒，其发病特点及临床表现符合食物中毒的规律，但无法确定引起中毒的原因。

2. 现场工作人员的防护　食物中毒事件发生后，疾病控制和卫生监督人员应立即到达事故现场，对可能引起中毒的各个环节进行调查和监测。引起食物中毒的有毒有害物质直接污染、损伤医疗卫生部门现场工作人员的可能性较小，故工作时进行一般性常规防护即可：①调查监测及取样人员应穿着符合国家有关标准的防护工作服，佩戴口罩、帽子、手套。②使用采样工具和监测仪器进行工作，不能直接用手抓摸、接触有毒有害物质，更不能直接嗅闻、舔尝可疑食品，以避免中毒发生。③流行病学调查人员在对患者进行个案调查询问时，其被污染引起中毒的可能性很小，一般不需特殊防护。④少数引起食物中毒的有害物质如毒鼠强等，亦可经皮肤及呼吸道侵袭人体引起损害，或因防护不当等在监测、采样时被污染，进入体内引起中毒。处理此类事件时应适当加强防护，穿戴相应的防护服、手套、口罩或防毒面具。⑤对病原微生物引起的某些经口传播的传染病如霍乱、痢疾等，虽不属于食物中毒，但在调查时如情况可疑，其防护参照传染病的流行病学调查防护方法进行。现场调查工作结束后应按照防护规范进行正规清洗和消毒。

医疗单位的医护人员在医院内从事一般食物中毒患者的救治工作时，在临床诊疗、检查、操作中可按照对待普通患者接诊的防护，穿戴医用工作服、医用帽子、纱布口罩即可，一般无须进行特殊防护；接触处理患者的分泌物、排泄物及洗胃液的工作人员应佩戴橡胶或高分子材料手套；接触处理可疑传染性微生物或高毒物质时应穿着防护服，戴防护口罩及眼镜，穿长筒胶鞋。每次接触患者前后按标准洗手法（6步、双手交替）洗手和规范消毒。

四、核事故医学应急处理与准备

核事故医学应急处理与准备是核事故应急工作中的一部分。在核事故医学应急中，卫生与医护人员承担着医学救治任务，应当对核事故医学应急的相关知识有所了解。

（一）核事故医学应急的概念

核事故医学应急是指设施发生事故或事件，使核设施场内、外的某些区域内处于紧急状态，要求立即采取医学行动，最大限度地减轻核事故造成的损失和不良后果，避免和减少伤亡。核事故医学应急救援是整个核事故应急工作的一个重要组成部分。

（二）核事故医学应急的内容

1. 对伤员进行救治

（1）救治放射损伤和放射性复合伤：是核事故救援工作中特有的任务，对这类伤员可实行分级救治，即现场救治、地区（或地方）救治及专科医院救治。因为放射损伤有其特殊的病程，救治不同于一般的疾病，因而需专门的诊治理论、技术、设施及经验，故应尽早送往专科医院进行救治。

（2）对非放射损伤和疾病的救治：事故中发生的非放射损伤（如烧伤、窒息、出血、休克、创伤、骨折等）和疾病，与一般医学救治无明显的差别，按常规医学救治体系、程序和方法进行。

2. 做好卫生防疫工作　核事故条件下，人们正常的生产和生活秩序受到影响、干扰，由于污染区的疏散、撤离，人员的流动，精神紧张疲劳等，使得机体免疫功能下降，呼吸道、肠道传染病等易于扩散流行，所以做好卫生防疫也是核事故医学应急救援的一项重要任务。

3. 对公众宣传教育和心理咨询　核事故条件下，人们心理上容易产生畏惧和恐慌，因此应对公众进行宣传教育和健康咨询，使公众对辐射危害及防护措施有科学的、正确的认识，消除紧张和恐惧心理，减轻核事故造成的社会心理影响和不良后果。

4. 过量受照人员的医学观察　对事故中受过量照射的人员进行医学观察是指在过量受照后早期的医学处理和观察，并有计划、有重点地对过量受照人员进行照后数年至几十年（长期）的医学观察，观察的原则要求和技术方法等参照国家有关的标准进行。

5. 国际救援　我国是《核事故或辐射紧急情况援助公约》的成员国，必要时有责任和义务实施医学应急国际救援任务。

（三）核事故医学应急的范围

历次核事故的经验表明，范围可以从场内到场外、从职业人员到公众、从国内到国外、从近期到远期，没有一个确切的范围，需根据事故的级别和影响来确定。

（四）核事故医学应急的组织管理

1. 分级管理体制

（1）制定并组织实施核辐射事故医学应急计划，包括医疗应急处理原则与程序等。

（2）组织做好医学应急处理中所需设施、设备、药品的准备。

（3）组织各类人员的医学应急处理培训、演练，使人员做到常备不懈。

（4）组织适当力量开展辐射损伤的临床和实验研究。

（5）认定哪些医疗机构对辐射损伤的救治具有资质。

（6）保障通讯畅通。

2. 建立事故报告登记制度

（1）核设施职工医院负责上报和登记过量照射人员的损伤情况。

（2）内容包括受照人姓名、性别、受照地点、受照时间、事故类型、等级、受照经过、受照剂量、受照部位、损伤程度及医学处理情况等。

（3）建立核辐射事故登记处。

（4）医学处理的全部资料按规定全部归档。

（五）核辐射事故医学应急计划与准备

1. 应急状态。为有效地实施应急计划，首先要了解核设施可能出现的应急状态。以核动力厂为例可分为应急待命、厂房应急、厂区应急、厂外应急。

2. 医学应急计划。核设施内发生的事故，都有可能造成工作人员污染或受到过量照射，为了对这类事故中的人员采取医学应急措施，核营运机构和核设施附近的地方政府都应制订相应的医学应急计划。核设施厂矿单位的医学应急组织，应根据厂内的总体应急计划有针对性地制定出医学应急计划和方案。医学应急计划的基本内容：①应急救治组织的领导、成员、职责及分工。应急后援单位的任务、负责人、职责和分工。②落实应急急救装备、器材、药品的发放及使用办法、说明。③制定值班、通信联络、厂内外相互支援计划、检查制度。④制定各类伤员和过量受照人员的救治方案、转运程序和接口等。⑤规定事故应急的响应程序。⑥预测不同事故情况下伤员和居民的安置方案。⑦教育、培训、演习和宣传计划的实施方案。

3. 有关技术法规和标准的准备。

4. 有关药品、器材和物资的准备。核事故医学应急救援与一般灾害性损伤常规救治有共性，也具有其特殊性。因此，必须考虑积极兼容，在避免浪费的原则下做好药品、器材和物资的准备，确保医学应急工作的基本条件。

5. 宣传教育、培训和演习。

（1）宣传教育的对象：是核设施工作人员、家属及周围公众，主要的目的是使人们对设施的重要性、安全性及潜在危险有科学、正确的认识，消除疑虑和恐惧心理，一旦出现事故，在场外应急时能统一认识，采取正确、协调的行动。

（2）专业技术培训：根据不同对象分别进行，对工作人员应着重介绍防护措施和自救互救的基本知识与技能。对一般医疗卫生单位中有救治任务的医务人员进行放射损伤的基础知识和防护诊治的培训，使其基本上能胜任医学救治任务，对承担专科医治的专业技术人员应进行全面、系统的专业培训。

（3）演习：是检查应急组织、应急计划是否完善合适。通过演习使救援人员进一步明确任务，掌握原则、程序和方法，从实践中发现存在的问题，使专业技术和物资准备进一步完善。

（六）核事故医学应急的分级医疗救治和处理原则

各核工业先进国家均建立了核辐射事故医疗救护分级管理体系。我国根据实际情况，多主张划为三级。三级医疗机构间要职责明确、互相衔接、通力协作。

1. 一级医疗救治（现场急救）　由核设施的医疗卫生机构组织医务人员和安防人员来实施。

（1）现场急救：主要是发现和救出伤员，对伤员进行一级分类诊断，抢救需做到迅速有效，边发现边抢救，先重后轻。对可延迟处理者，经自救互救和初步除污染后迅速脱离现场。

（2）可延迟处理伤员的处理原则和一般程序

1）进入急救站之前，全部伤员均需对体表、伤口做放射性污染测量，若超过污染控制水平，应及时去污直至低于控制水平。

2）考虑可能接受过量照射者，给予适当的抗放药。

3）询问病史、临床症状，进行必要的临床检查，如检查有无皮肤红斑，检查血常规、淋巴细胞绝对计数并做好详尽的记录。

4）条件许可时采血做淋巴细胞染色体培养，留取各样生物样品作为进一步诊断的参考依据。

5）对症状轻微的伤员、白细胞计数和淋巴细胞计数变化不明显的伤员不一定留诊观察，可在事故后 12、24、48 小时复查。

6）有明显症状，如呕吐、皮肤明显水肿、白细胞计数明显升高或降低、淋巴细胞计数减少较明显的伤员，尽快送到二级医疗机构。

7）对内污染超过规定剂量限值的人员，应及时采取阻吸收和促排治疗。

概括起来，一级医疗机构的主要职责如下：①对威胁生命的损伤实施急救处理；②监测体表污染的范围和程序，并进行去污洗消；③初步确定人员的受照方式和类型，进行初步分类诊断；④判断是否有内污染，必要时促排；⑤尽可能收集、留取可供人员进行受照剂量估算的物品和生物样品；⑥酌情给予抗放药或阻吸收剂；⑦迅速组织转送伤员。

2. 二级医疗救治（就地医治）　由就地医疗机构负责实施。就地医院应由若干名经过一定放射医学训练的医生和护士、剂量监测人员，以及外科、血液科、烧伤科、检验科等专业人员组成，承担医院就地医治工作。具体职责范围：①对有生命危险的伤员继续抢救；②进一步确定人员受照的方式和类型，并进行分类诊断；③对受照射人员进一步确定受照剂量，并做出留治或转送的决定；④对体内污染的人员初步确定污染核素的种类和数量，采取相应的医学处理措施（阻吸收、促排等）并决定污染严重或难以处理者的及时转送；⑤对体表沾污者进行详细的监测并彻底清除沾污。

3. 三级医疗救治（专科救治）　由指定的具有放射损伤专科医治能力的综合医院负责实施。专科医院的职责范围：①对不同类型、不同程度的放射损伤和放射复合伤做出确定性诊断，并进行专科医学救治；②对有严重体内、伤口、体表放射性污染的人员进行全面检查，确定污染核素的组分和污染水平，估算出人员的受照剂量，并进行全面有效的医学处理；③派出有经验的专家队伍协助一、二级医疗单位进行医学救治。

4. 核事故医学应急处理的原则

（1）过量外照射人员的初期医学处理原则：初期处理取决于估算的受照剂量，并将临床表现作为判断受照严重程度的参考，具体见表2-1。

表2-1　过量外照射人员的初期医学处理原则

受照剂量（Gy）	处理原则
0.05～0.10	调查受照情况，核实受照剂量等管理方面的措施
0.10～0.25	详尽的管理方面的调查，必要的医学管理和医师的监督
＞0.25	详尽的医学检查、正确的剂量估算
＞1.00	专人专门医疗机构进行严密的医学监督，镇静剂及对症处理

局部受高剂量照射后，对局部皮肤要进行细致观察，详细记录病情演变；若头部受到高剂量照射，应做神经、精神检查，必要时查脑电图；胸部受照剂量较高时，则应对心血管系统做详细的检查。

（2）对体表放射性外污染的医学处理原则

1）对受污染皮肤清除沾染的目的是尽可能清除掉放射性物质，把沾染水平降低到体表沾染控制水平以下，并防止放射性核素进入体内。

2）首先要做正确、及时的洗消及清创处理。对健康皮肤要尽早使用事先准备好的去污剂进行洗消去污。

3）对创口体表的及时去污和清创处理比对健康体表的处理更为重要，伤口除沾染可与一般外科处理相结合，主要采用冲洗、扩创、清创等方法，必要时可以用络合剂。

4）应有必要的技术储备，设有去污洗消的设施设备和去污洗消盒、药盒。

（3）放射性核素内污染的医学处理原则

1）收集好估算剂量用样品，尽早做分析测量，或全身整体测量估算出摄入量，以指导医学处理和对预后的估计。

2）医学处理的目的是尽最大可能减少核素的内污染量，以防止或减少对机体的内照射，预防可能发生的远后效应。

3）医学干预水平建议当摄入量低于年摄入量限值（ALI）时，不考虑治疗；摄入量可能超过2ALI时，应估算摄入量，并考虑治疗。

4）对内污染进行医学处理的主要措施为阻止或减少初始污染部位核素的吸收及促进体内核素的排除。

5）对污染严重的伤员，特别是有伤口的伤员，应采集血、尿、粪便标本进行化学分析，了解是否有内污染。

五、传染病

传染病（communicable diseases）是由各种病原体如朊病毒、病毒、立克次体、支原体、细菌、螺旋体等感染人体和动物体后所引起的一组具有传染性的疾病。寄生虫病（parasitosis）系由原虫和蠕虫感染人体引起的疾病，由于其大多具有传染性，故一般被纳入传染病学研究范畴。

（一）疾病特点

传染病包括以下基本特征：①有病原体：传染病大多有特异的病原体；②具有传染性（infectivity）：大多数传染病都是由感染而获得，并可以传播给他人；③流行性（epidemicity）：传染病可以在人群中散发（sporadic），也可连续传播造成不同程度的流行（epidemic）。短时间内（数日内）集中发生多数病例称暴发（outbreak）。流行范围超越国界，甚而超越州界的强大流行，称为大流行（pandemic）。

（二）主要临床表现

1. 病程发展的阶段性　大多数传染病病程的发展，都有明显的阶段性，常见分期：①潜伏期（incubation period）：自感染至发病之间的这段时间，称为潜伏期；②前驱期（prodromal period）：从潜伏期末到出现特殊症状之间，可称前驱期；③发病期（period of apparent manifestation）：传染病的特有症状和体征在此期内逐渐出现，由轻到重，然后逐步缓解；④恢复期（convalescent period）：在此期内症状和体征逐步消失。

2. 发热及热型　传染病患者的发热，并不是由寄生物成分或其产物直接刺激而引起，而是通过巨噬细胞及重型粒细胞产生的介质，即内生性致热源（endogenous pyrogens，EP）而引起。许多传染病各有其有特殊发热规律的热程和热型。

3. 炎症　在无特异性抗体的情况下，组织液是大多数细菌的良好培养基，细菌繁殖会不可避免地引起炎症。

4. 皮疹（rash，eruption）　是由于病原体或其毒素造成的损害或过敏，使毛细血管扩张、渗出或出血。皮疹常见于各种病毒、立克次体或细菌性传染病，对辅助诊断有重要意义。

5. 血象（blood picture）　血象的变化也是多数传染病的特征，临床工作者仔细观察血片，是不能忽略的常规工作。除在血片中或血液中查找有关病原体之外，特别应注意血细胞的形态学改变，例如疟疾患者的血片中常有疟色素沉着；由于贫血常有靶形红细胞及网织红细胞增加，发生弥散性血管内凝血（DIC）时，血片中除贫血特点外，尚可见到裂细胞（schistocyte）及盔形红细胞（helmet cell）。

（三）救治及原则

1. 治疗原则　传染病的治疗目的不仅是要治愈患者，还在于控制传染源，防止疾病进一步传播和扩散。因此，对传染病要坚持综合治疗的原则，即治疗护理与隔离消毒并重，对症治疗与特效治疗并重。

2. 治疗方法

（1）一般及支持治疗：是指非针对病原而是针对机体采取的具有支持与保护性的治疗。

1）隔离：根据传染病传染性的强弱、传播途径的不同和传染期的长短，采取相应隔离措施并做好消毒工作。

2）护理：病室保持安静清洁，空气流通新鲜，使患者保持良好的休息状态。对病危患者应注意观察生命体征和病情变化，注意防止各种并发症。

3）支持疗法：根据病情给予流质、半流质、富含营养、易消化的软食或静脉输液等，保持足够的热量、液体量、电解质、维生素及酸碱平衡。

4）心理治疗：医护人员良好的工作作风、服务态度和同情心，有助于提高患者战胜疾病的信心，加快机体的康复。

（2）病原治疗：针对不同的病原体给予相应病原治疗，既能杀灭消除病原体，更快地控制病情，彻底治愈患者，又可以控制传染源，防止传染病继续传播和扩散。

1）抗菌药物：对细菌、螺旋体、立克次体等感染可选用有效抗生素，最好根据病原培养及药敏试验结果选药。危重患者则需联合用药并采取静脉途径给药以提高疗效。病毒感染性疾病如无继发细菌感染则不宜选用抗菌药物。

2）抗病毒药：对病毒感染性疾病，如病毒性肝炎、流行性感冒、流行性出血热、流行性乙型脑炎、疱疹病毒感染、艾滋病等均可早期或适时应用抗病毒治疗，以缩短病程、促进康复、改善生活质量。

3）化学制剂：多用于治疗蠕虫病及原虫感染，如氯喹治疗疟疾，吡喹酮治疗血吸虫病，乙胺嗪治疗丝虫病，甲硝咪唑治疗阿米巴病。喹诺酮类药物对各种革兰阴性菌、厌氧菌、支原体、衣原体有较强的杀菌作用。

4）抗毒素：针对细菌毒素致病的疾病需应用抗毒素治疗。常用于白喉、破伤风、肉毒杆菌食物中毒等。

（3）对症治疗：可减轻患者症状，调整各系统功能，保护重要器官，促进机体康复。如通过口服及静脉输液及时纠正酸碱失衡及电解质紊乱，严重毒血症时采取肾上腺糖皮质激素疗法，高热时采取物理措施和化学药物合理降温，抽搐时给予镇静药物治疗，昏迷时给予苏醒措施，脑水肿时采取各种脱水疗法，休克时给予抗休克治疗，心力衰竭时采用强心、利尿措施等，均有利于患者度过危险期并及早康复。同时，针对并发症进行及时合理的治疗也是提高传染病治愈率的重要措施。

（4）中医药及针灸治疗：传染病在中医学属"温病"范畴，一般按"卫、气、营、血"辨证施治，治法常采取清热、解表、宣肺、生津、利湿、泻下、滋阴、息风、开窍等法。中医药对调整患者各系统功能起相当重要的作用，许多中药具有抗菌、抗毒、调节免疫功能的作用。针灸疗法对传染病有退热、止痉、镇痛的作用，对肢体瘫痪及其他后遗症均有不同程度的治疗效果。

第五节　灾难的紧急医学救援

灾难（disaster）是指任何能引起设施破坏、经济严重损失、人员伤亡、人的健康状况及社会卫生服务条件恶化的事件，当其破坏力超过了发生地区所能承受的限度，不得不向该地区以外的地区求援时，称为灾难。灾难主要分为自然灾难、人为灾难、复合灾难三大类。灾难医学是研究临床医学与社会管理学在防灾、救灾、减灾过程中如何紧密结合，发挥医疗救援作用的新兴学科。因此，在学习临床医学的同时，学习有关灾难救援和管理知识，是培养灾难救援和管理复合型人才的重要途径。灾害和灾难是时常被混用的同义词。一般来说，灾害的程度较轻，当灾害造成的损害超出当时地区的承受能力时则成为灾难。

我国是一个多灾的国家，自然灾难频发且强度逐渐升级，人为灾难也在不断衍生和发展，尤其需要提高全民的抗灾防灾意识，更需要对医务人员进行灾难医学专业教育。新世纪合格的医学人才必须接受灾难医学的专业培训，掌握灾难事故的特征规律、各项卫生防疫应急处理的基本技能及急救的基本知识，从而提高医务人员对各种灾难和突发事件的应急反应能力与医疗救援水平。

一、救援知识、技能的普及

我国地域辽阔，人口众多。地震、洪灾、干旱、台风、泥石流等自然灾害经常发生。随着社会与经济的发展，灾难谱也有所扩大。除了上述自然灾难外，日常生产生活中的交通事故、火灾、矿难、群体中毒等人为灾难也常有发生。我国已成为继日本和美国之后，世界上第三个自然灾难损失最严重的国家。各种重大灾难，都会造成大量人员伤亡和巨大经济损失。据统计，近十年来，我国每年因自然灾难造成的经济损失都在 2000 亿元以上，如 2003 年的 SARS，2008 年雨雪冰冻灾难和汶川地震灾难，直接经济损失达 1 亿元以上。除此之外，人为灾难也损失惨重。比如，2009 年全国共发生三十八万余起事故，平均每天一千余起，事故造成的死亡人数达到 83196 人，大概一天要死亡 230 人。2010 年，全国共发生道路交通事故三十九万余起，造成六万余人死亡、二十五万余人受伤，直接经济损失 9.3 亿元。可见，灾难离我们并不遥远，甚至可以说，多种灾难就在我们每个人的身边。因此，人人全力以赴，为防灾、减灾、救灾作出贡献已成为社会发展的必然。

现代灾难医学救援的"三七分"理论："三分救援，七分自救；三分急救，七分预防；三分业务，七分管理；三分战时，七分平时；三分提高，七分普及；三分研究，七分教育"。灾难医学救援强调和重视"三分提高、七分普及"的原则，即要以三分的力量关注灾难医学专业学术水平的提高，以七分的努力向广大群众宣传普及灾难救生知识，要以七分普及为宽广基础，让亿万民众参与灾难救援，这是灾难医学事业发展之必然。

（一）分级普及救灾知识的培训机构和网络

1. 建立急救知识培训基地　相关医疗单位在做好医疗急救工作的同时，积极通过急救技术进城乡、进社区、进学校、进厂矿、进部队等形式，逐步深入开展急救知识、技术普及培训，配置专职人员并设立专项工作经费，对全民开展规范的救生培训，并定期复训、检查。

2. 建立灾难医学培训网络系统　实施现代化教学，在充分利用现有教育资源的基础上，选择有条件的高等医学院校或培训中心，逐步建立起以国家级培训中心为龙头、省级培训中心为骨干、临床及社区培训基地为基础的灾难医学培训网络。运用现代教育技术，建立形式多样的培训方法，建立灾难医学教育信息网络系统，满足课堂教育与网络教育需要，进行网上培训演练。

（二）建设高素质的师资队伍

若想加强群众救灾知识的普及培训，应培养一支能担任基本生命支持培训和基本创伤生命支持（basic trauma life support，BTLS）培训任务的师资队伍。随着灾难医学教育的陆续展开，便有了众多可以担当这一培训任务的教师。然后，再由这些经过培训的教师在各个社区及基层组织从事普及培训的工作。2011 年起，国务院应急办已着手编写统一的灾难救援培训师教材，在全国范围内分区域培训省一级灾难救援培训师，再去培训市一级灾难救援培训师，再由培训师来培训社区民众。

（三）宣传普及防灾、抗灾、减灾的知识

针对我国民众过分依赖政府管理灾害风险的传统观念，必须把转化大众传统思想观念作为普及救援知识工作的前提。教育引导广大民众充分认识在现代人们的生活中，灾害问题无处不在，无时不在。每一个人必须树立预防意识，自觉掌握防灾、抗灾的基本知识和技能，从而增强自身防范本领。结合我国各地区域实情和灾害特点，通过多种途径和方式，建立区域性的培训中心，增强各类灾害预防及应对知识的普及教育，增强救援知识的区域针对性、实用性。

救援知识的普及离不开舆论宣传引导和媒体传播，既充分利用广播、电台、电视、网络、报刊杂志等平台宣传普及救援知识，同时拓展宣传渠道，创新普及方法，通过宣传展板、横幅标语、散发宣传材料、组建宣讲团等灵活多样的宣传形式，增强宣传效果，营造良好氛围，引导民众不仅要强化防灾、防险意识，更要主动学习救援知识和技能。

二、进行防灾、抗灾的演练

模拟灾害发生现场，如地震、火灾、洪水等，定期在市场、商场、车站等人口相对密集区域组织开展应急避险、自救互救等群众互动演练活动，增强其防灾抗灾能力，尤其要重视中小学生的演练和普及教育，大力开展救援知识进学校活动，把救援知识纳入学生素质教育计划，充分利用学校教育资源的优势，普及青少年的救援知识，不要仅仅把防灾、抗灾演练当作一种表演，而应十分认真严肃地对待，要做到十分逼真，让全民参与进来。

三、关注重点人群

普及与灾害有关的救援知识时，应十分关注相关的重点人群。重点人群是指医学以外其他行业经常接触灾难事件并为救援服务的人员，诸如经常可以成为第一目击者的警察、消防队员、教师、宾馆服务员、车站码头服务人员，以及各种重大集会的志愿者。对重点人群定期开展灾难预警演练，加强灾难状态下的心理素质锻炼，尤其对交通警察、司机、消防队员等进行人工呼吸、心肺复苏、压迫止血等基本知识培训，以提高其对灾难事件的医疗救援意识，如每年组织大型急救演习，包括车辆调动、救护、心肺复苏演练、急救知识测验、自救等技术，以提高应对灾难的救生能力。只要重视灾难医学知识的普及培训，并且持之以恒，就会得到应有的回报，在灾难降临时会有无数的生命获救。

四、灾难现场的医学救援

灾难现场的医学救援是在现场、临时医疗场所等医院外环境中，针对各种灾难导致的人员伤亡所实施的救援，包括现场急救、伤员分拣、分级救治和伤员转运等灾难伤员医学救援技术，救援人员的生存技能和自我防护，以及大宗尸体处理与死者身份鉴定。

灾难救援关键环节是针对伤员的医学救援，现场急救技术是灾难救援中各级救治机构的主要急救手段，急救人员应当根据现场环境和条件灵活组织与运用。正确掌握急救技术，可以降低伤死率、伤残率，为后续治疗争取时间，为确定性治疗提供机会。

（一）基本生命支持

灾难现场基本生命支持的首要措施是保持危重伤员呼吸道通畅，对其呼吸、循环功能进行支持。

1. 保持呼吸道通畅 受伤致气道阻塞可于数分钟内因窒息而导致呼吸及心搏停止，保持气道通畅和防止误吸是创伤患者救治的首要措施，特别是颌面、颅脑、颈椎和胸部受伤者应特别注意导致气道梗阻的因素。如口腔、颌面部损伤时气道的危险因素包括血凝块、碎骨块、泥土等异物吸入呼吸道所致梗阻；颅脑损伤时气道的危险因素包括颅底骨折导致血管损伤出血而快速阻塞呼吸道，脑疝影响呼吸功能；颈椎损伤固定颈椎时须优先考虑保持气道通畅。

2. 呼吸功能支持 对有呼吸功能障碍的伤员应及时寻找原因予以排除，有条件给予吸氧。判断患者有无自我呼吸，如无自主呼吸则应立即行人工呼吸，有开放性气胸应密封包扎伤口。出现进行性呼吸困难、气管偏移、广泛皮下气肿等考虑张力性气胸时，应立即穿刺抽气减压。

3. 循环功能支持 除须行心肺复苏的伤员外，灾难现场救援中的循环功能支持的措施还包括控制出血，如判断为胸、腹腔内严重出血时，须紧急处理后送到有条件进行紧急手术止血的医疗单位。

（二）高级生命支持

在灾难现场应根据出血情况，在控制出血后进行充分、足量的液体复苏，必要时建立2～3个静脉通道补液，快速输注等渗盐水或平衡盐液1500～2000mL，然后再补适量的全血或血浆及其代用品，并监测中心静脉压、尿量等。成人尿量超过30～50mL/h说明液体复苏充分，如果低血容量不能纠正，应怀疑仍存在大出血，或评价是否存在心脏压塞、张力性气胸和急性心源性休克。

（三）内脏损伤的判断

应严密观察有无脏器活动性出血。颅脑伤后要严密观察神志、瞳孔大小和肢体活动，胸部伤后要严密观察有无心包或胸腔内积血，有条件时可行胸腔穿刺以明确诊断及判断伤情严重程度，腹部钝性伤后要特别注意有无腹部移动性浊音，有条件时可行腹腔穿刺以明确诊断及判断伤情严重程度。

（四）灾难伤员的创伤急救

灾难现场最常见的外伤为出血、骨折。除生命支持措施外，多采用止血、包扎、骨折固定、搬运等急救技术。

五、伤员的现场分拣

现场分拣（triage）也称检伤分类，是根据生理体征、明显的解剖损伤、致伤机制及伤员一般情况等，对患者伤情做出判断，以便有效对伤员实施救治和后送转运，发现可能危及生命的重要损伤。

（一）分拣目的

当伤员数量超过了救治能力或医疗资源时，救治的前提是分拣，以明确现场救治和转运的先后顺序。为了尽可能救治多的受害者，仅在救援人员数量、仪器、药品和血液等可获得的资源有限时采用，也是战争及和平时期发生批量伤员救治时的基本原则。

1. 分配急救优先权 即确定伤员救治的顺序，区分需紧急救治、需手术但非紧急手术、暂时不需要手术和已死亡的伤员。在分拣后必须确立处理优先次序，确立不同阶段的优先方案，即零优先（黑色）、第一优先（红色）、第二优先（黄色）和第三优先（绿色）。

2. 确定需后送的伤员　分级救治的基础、基本策略是"最好的医疗资源用于最大量的患者"，而不是平时单个或少量伤员救治时的"最好的医疗资源用于最严重的伤员，轻中度伤员仅等待处理"。

（二）分拣方法

现场分拣方法在到达现场后即开始，小型灾害现场一个分拣小组即可，地震、洪水等大型灾难时需多个分拣组。分拣是从现场到转运途中的持续过程，患者情况改变可能需要调整开始的分拣策略和结论。分拣包括以下几种。

1. 收容分类　是接触伤员时的第一步，目的是快速将伤员分别安排到相应的区域，接受进一步检查和治疗，如直接将需要紧急抢救的危重伤员分拣出来，送往抢救室或立即就地抢救。

2. 救治分类　应首先判定创伤的严重程度和主要损伤，然后确定救治措施，再根据救治措施的紧迫程度，结合伤员数量和救治条件统筹安排救治顺序。

3. 转运分类　以伤员尽快到达确定性治疗机构为目的，根据各类救治措施的最佳实施时机、转运工具及转运环境的特点，区分伤员转运的顺序、工具、地点，以及体位等医疗要求，完成 3 个目的：识别需要立即抢救的伤员，同时将危害环境和他人的伤员与其他人分开；将轻、中、重患者分开，以便确定救治优先权；判定患者耐受能力和转运的紧急性。

（三）分拣依据

所有参加创伤救治的人员应具备创伤损伤机制、影响因素等知识，但尚无确定的单一因素能确保分拣成功，除伤前状态、医疗和环境资源等因素外，分拣时应考虑以下因素评估伤情。

1. 生理体征　存活的患者需立即明确有无威胁生命的损伤、有无需快速治疗和转运的异常生理体征：脉搏 < 60 次/分；呼吸 < 10 次/分，或 > 29 次/分；收缩压 < 90mmHg；昏迷指数（GCS）< 14 分；修正创伤评分（RTS）< 12 分。

2. 解剖损伤　明显的解剖损伤提示需急诊手术和专科治疗，包括头、颈、躯干、四肢近端穿透伤；浮动胸壁；两处以上近侧长骨骨折；> 15% 体表面积、面部和呼吸道的烧伤；骨盆骨折；瘫痪；肢体毁损。

3. 致伤机制　现场分析致伤机制有助于准确分拣，以下致伤机制提示重伤或需进一步检诊：救出时间 > 20 分钟；6m 以上的坠落伤；交通伤中的从机动车中弹出，同车乘客中有死亡者，翻滚事故，高速撞击，机动车撞击行人时速度 > 5km/h，摩托车撞击速度 > 20km/h，或从自行车上摔下等。

4. 伤前状态　以下伤前状态提示需到医院进一步检诊：年龄 < 5 岁或 > 55 岁；心脏或呼吸系统疾病；糖尿病（特别是使用胰岛素者）；肝硬化或肝病；肥胖；出血病史等。

5. 其他因素　存在导致患者生理功能衰竭，需要到医院进一步救治的因素，包括长时间掩埋、封闭、饥饿等。

（四）分拣标签

野外分拣通常采用 4 色分拣标签。

1. 红色　优先救治组（priority group）的标签，指伤势严重，威胁生命，需紧急救治和转运。如开放性损伤伴大出血、休克、严重颅脑伤、胸腹伤、严重烧伤。应维持和（或）恢复患者生命功能，包括基本的创伤 ABC 复苏措施和生命功能检查，维持患者呼吸、循环功能的稳定。

2. 黄色 延迟救治组（delayed group）的标签，指伤势较重，但暂无生命危险。如腹部创伤不伴有休克，胸部损伤无呼吸障碍，不伴休克的下肢损伤、头部损伤、颈椎损伤及轻度烧伤。应迅速明确并控制创伤后病理生理紊乱，包括进行有针对性的检查和实施各种确定性的救治措施。

3. 绿色 等待救治组（expectant group）的标签，指伤势较轻，暂时不需手术，可自行转院者。如软组织损伤、颌面部外伤无呼吸障碍和精神急症。应及时确定并处理一些隐匿的病理生理性变化，如低氧血症、代谢性酸中毒等。

4. 黑色 用于标示已死亡或无法救治的致命损伤。

（五）分拣场所

通常需要设立分拣室（帐篷）或分类场。在收治大批量伤员的各级救治机构入口附近，设立专门的场地来接收到达的伤员。应尽量安置在具备通讯、转运、水电供应及物资供应的场所。一般分为下车区、分类区和车辆调整区，伤员应单向流动。要防止轻伤员擅自进入抢救区，必须让他们集中在周围较宽阔的区域中。由于事故或灾难常常突发，所以各项工作需因地制宜，在环境恶劣时，不必苛求条件，而应分秒必争地抢救伤员。有时甚至需要直接在转运运输工具上进行分类。

（六）分拣步骤

1. 判断受伤情况 检查伤员意识状态、呼吸、循环、出血、损伤部位和类型等情况，对判别伤情轻重及生存希望具有很大意义。重伤员中休克最为常见，只通过简单检查即做出判断有可能会出现救治顺序不当，因此，在可疑的情况下宁可把伤情估计得严重些。

2. 确定伤员处置顺序 明确在现有情况下，需多少时间实施治疗；伤后已过了多少时间；再后送转运需多少时间；有无后送转运的必要性，包括伤员是只需要非手术治疗，还是需要接收其他专科治疗和特殊手术治疗，如眼科和神经外科治疗等；有无转运的可能性，包括伤情能否经受一定时间的转运；有无合适的运输工具；环境及卫生情况是否允许转送等。

3. 反复分拣 因为伤情的动态变化，如需紧急处置的伤员在复苏过程中出现并发症恶化，或经短时间复苏治疗无效，特别是在患者数量较大时，就不得不将其归入期待医疗级。另外在救治的各个环节中，只要有批量伤员等待处置，就必须分出救治顺序。为避免无效分拣或较高的二次分拣率，为后继的救治工作带来困难，分拣不应由低年资医师承担。

六、伤员的分级救治

分级救治（medical treatment in echelons）是分阶段、分层次救治伤病员的组织形式和工作制度，又称阶梯治疗。目的是充分利用有限资源，及时救治危重者，提高救治效果，降低死亡率。主要用于两种情况：①医疗资源相对于伤病员的需求不足，需要将有限的资源首先用于最需要救治和救治效果最显著的伤员；②危及生命或肢体的严重创伤需要紧急救治，不允许长时间转运到大型医疗中心或创伤中心，只能就近在黄金时间内给予紧急救治。

（一）分级救治原则

1. 及时合理 所谓及时，就是要求伤员在受伤后 10 分钟内获得现场急救，3 小时内获得紧急救治，6 小时内得到早期治疗，12 小时内接收专科治疗。为此，应做好现场的抢救，并积极后送，勿使伤员在现场过多、过久滞留。条件允许时，救治机构尽量靠前配置，必要时，可加强一线救治力量，或上级救治力量前伸，以争取救治的时机。对大批伤员的救治，必须坚持群体救治的高效性，也就是说，以有限的人力、物力资源服务于最大多数的伤员，以尽可能多地救治伤员为目标，不宜在前线采取不恰当的措施治疗少数伤员而影响多数伤员的及时救治。

2. 连续继承　分级救治本身就是将完整的救治过程分工、分阶段进行。因此，为保证救治工作的完整，各级救治应连续继承，使整个救治工作不中断，各级救治不重复。前一级救治要为后一级做好准备，后一级救治要在前一级的基础上补充其未完成的救治，并采取进一步的措施，使前后紧密衔接，逐步完善，共同形成一个完整、统一的救治过程。为此，每一个医务人员要对伤情的特点、病理过程和伤病员处理原则有统一的认识和理解，每一个救治机构要采取某一种相应的救治形式，并按规定的任务和救治范围实施救治。另外，必须按规定填写统一格式的医疗后送文书，在分级救治中准确传递伤病员伤情及处置的信息，使前后继承有所依据，保证伤病员分级救治的连续性和继承性。

3. 治送结合　后送的目的是使伤病员逐级获得完善的治疗。所以，医疗与后送应相辅相成、缺一不可。各级救治机构应根据环境情况、伤病员数量及结构特点、本机构所担负的救治任务及卫生资源状况、分级救治体系的配置和医疗后送力量等，因时因地制宜，不能只强调治疗而延误伤病员向下一级救治机构后送，也不能一味后送而不采取必要的治疗措施，从而造成伤病员在后送途中伤病情恶化。

（二）分级救治组织

对短时间内发生大批伤员的救治，最主要的不是急救技术，而是高效的组织。当灾难发生时，短时间内会出现大批伤员，而且受灾地医疗机构存在不同程度的破坏，很多伤员需要后送治疗。

1. 救援模式　一般分为二级和三级模式：①二级救援模式，即"灾区内基层医院－灾区内三级医院（建制完整、运行良好）"。②三级救援模式，更大的灾难发生时，则需启动灾区外的医疗资源，形成三级救援模式，即"灾区内基层医院－灾区内三级医院（建制完整、运行良好）－灾区外医院"。

2. 救援任务　指各级救治机构担负伤病员救治工作的责任，是实施分级救治的基本条件。救治范围是按照统一的救治体制和救治原则，对各级救治机构所规定的伤病员救治技术措施的项目、内容和程度要求，是使分级救治不间断、不重复的保证。救治形式是根据灾难或战争环境、伤员的病理发展过程和救治范围，对救治措施所做的区分。

灾区内医疗单位具体承担哪一阶段救治任务，应根据医疗单位受灾情况、单位时间内的伤员流量、救治技术和条件、与下一级医疗单位间交通状况及转运条件等确定，原则上应主要承担紧急和早期救治任务，特殊情况可兼顾紧急和早期救治、专科救治。

本章按三级模式叙述，二级模式中的第二级承担了三级模式中的第二、三级的任务。

（1）一级救治（现场急救）：主要是紧急处理危及生命的损伤和预防严重并发症发生，维持机体生命功能，保证伤员能安全后送转运。技术范围包括通气、止血、包扎、固定、搬运、基础生命支持（如抗休克）等内容。

（2）二级救治（灾区附近医院的早期治疗）：担任紧急救治和早期救治任务，主要是处理危及伤员生命的损伤和并发症，防止并发症发生。其技术范围主要是3～6小时内实施紧急手术，如截肢术、大血管修补、吻合或结扎术，对开放性气胸行伤口封闭及闭式引流术，张力性气胸行闭式引流术，实施剖胸、剖腹探查术及手术止血，开颅减压术，或进行较完善的清创术等。

1）伤员分拣：灾区附近城市的医院是伤员救治的关键环节，因为大量伤员很快集中于此，特别是重伤员多，需要手术治疗的伤员多。良好的救治组织中最重要的一项是分拣工作，对中、重度伤员应合理安排手术顺序，确定治疗方案，及时实施早期治疗和专科治疗。

2）伤员分配：灾难发生时多数伤员被送到最近的医院，这样容易造成一个医院不仅接收最多的伤员，并且接收最重的伤员，而到达其他医院的伤员则较少，导致资源的浪费，因此，应合理分配伤员到不同的医院。

（3）三级救治（后方医院的专科治疗）：主要进行专科治疗和确定性手术，对伤后并发症进行综合性治疗，并开展康复治疗。远离灾区的后方医院主要接受治疗时间较长的中、重度伤员。由于环境条件好，技术水平高，资源充足，因此在伤员治疗上无更多特殊之处，但应及时空出床位，调整医疗力量，做好伤员入院的分类、治疗顺序和方案的制订，及时进行专科手术和综合治疗，并及时开展康复治疗。

第三章
急诊常见症状的病情评估及分层救治

第一节　发　热

发热是指病理性体温升高，是致热源作用于人体体温调节中枢，使体温调节中枢的调定点上移而引起的临床上常见的症状。临床分为感染性发热和非感染性发热。引起感染性发热的有各种病原体，如细菌、病毒、支原体、衣原体、真菌、螺旋体及寄生虫等。非感染性发热多由于恶性肿瘤、结缔组织病、内分泌疾病、体温调节中枢功能异常和药物等引起。正常人体体温为 36 ～ 37.3℃。当体温高达 39 ～ 41℃时称为"高热"。高热是人体对疾病的强烈反应，在临床上属于危重症范畴。如发热过高（体温超过 41℃）或过久，会使人体各系统和器官发生障碍，特别是对脑、肝、肾等重要器官造成损伤，应及时采取必要的降温措施。

发热是急诊患者最常见的症状，是许多发热性疾病重要的病理过程和共同症状，特别是近年来传统传染病卷土重来、新的传染病不断出现，如何加强对发热患者的管理，提高对发热患者的诊断、鉴别诊断和救治水平，是医院管理者和医务人员共同面临的新课题。2003 年非典型肺炎流行期间，各级正规医院门诊部按照上级要求设立发热门诊，专门用于在防控急性传染病期间排查疑似传染患者，治疗发热患者。

中医学认为，发热是体温高出正常标准，或自觉有身热不适的感觉，分为外感、内伤两类。发热是温病的主症、必见症，是机体对温邪的一种全身性防御反应。中医学对外感发热的病因病机和治疗法则的记载首见于《内经》，为热病的理论奠定了基础。东汉末年张仲景所著《伤寒论》是我国第一部研究外感热病的专著。该书系统论述了外感热病的病因病机和证治规律，以阴阳为纲，创造性地提出了六经辨证理论，成为后世对外感热病辨证论治的纲领。金代刘完素提出"六气皆从火化"，主张"热病只能作热治，不能从寒医"，治疗"宜凉不宜温"，突破了金代以前对外感热病必从寒邪立论，治疗多用辛温的学术束缚，是外感热病理论的一大进步。清代叶天士《外感温热篇》对外感热病的感邪、发病、传变规律、辨舌验齿等诊治方法都有详细的阐述，创立了卫气营血辨证纲领。清代薛生白《湿热病篇》对外感湿热发病的证治特点做了详细论述。清代吴鞠通《温病条辨》对风温、湿温等各种外感热病做了条分缕析的论述，不仅制定了一批治疗外感热病行之有效的方药，同时创立了外感热病的三焦辨证理论。卫气营血辨证和三焦辨证的创立，标志着温病学说的形成，从而使外感热病的理论和临床实践臻于完善。

一、病因与发病机制

造成发热的原因是多方面的，归纳起来有以下原因。

（一）感染性疾病引起的发热

感染引起的发热最为常见。常见的感染性疾病有流感、流行性腮腺炎、麻疹、风疹、传染性单核细胞增多症、流行性出血热、急性病毒性肝炎、流行性脑膜炎、艾滋病、支原体肺炎、流行性斑疹伤寒、细菌性肺炎、细菌性痢疾、军团菌肺炎、传染性非典型肺炎等。这些疾病分别由不同病原体，如病毒、肺炎支原体、立克次体、细菌、螺旋体、真菌、寄生虫等感染所致，其中最常见的感染病原为细菌，其次为病毒、真菌、寄生虫等。近年来结核菌感染、病毒感染比例呈明显上升趋势，且脑结核、淋巴结结核、骨结核等肺外结核更多见，病毒感染以巨细胞病毒和 EB 病毒感染更多见。寄生虫感染中临床意义最大的属弓形体病和疟疾，此外还有阿米巴病、锥虫病等。

（二）非感染性疾病引起的发热

非感染性疾病，如系统性红斑狼疮、皮肌炎、结节性多动脉炎、药物热、恶性肿瘤发热、血液病发热、甲亢危象、肾上腺皮质功能减退危象、中枢性高热、中暑、恶性高热等。目前恶性肿瘤引起发热的比例有所增加，在中国主要是原发性肝癌、淋巴瘤、恶性组织细胞病、白血病等。而结缔组织病则主要是系统性红斑狼疮、风湿热、类风湿病等。其发病机制有以下几种。

1. 无菌性坏死物质吸收　机械性、物理性或化学性损害，如大手术后组织损伤、内出血、大血肿、大面积烧伤等；因血管栓塞或血栓形成而引起的心、肺、脾等内脏梗阻或肢体坏死；组织坏死与细胞破坏，如癌、肉瘤、白血病、淋巴瘤、溶血反应等。许多药物均可致发热，不合理的抗生素药物滥用值得关注。

2. 抗原－抗体反应　结缔组织病和炎性血管性疾病较多见，如系统性红斑狼疮、原发性干燥综合征、未分化结缔组织病、成人 Still 病等；其次为结节性多动脉炎、冷球蛋白血症、多肌炎、坏死性肉芽肿性血管炎和结节病等。

3. 内分泌与代谢障碍　如甲状腺功能亢进可引起产热过多，重度失水引起散热过少等。

4. 皮肤散热减少　如广泛性皮炎、鱼鳞癣等。慢性心功能不全时由于心输出量降低、皮肤血流量减少，以及水肿的隔热作用，致散热减少而引起发热，一般为低热。

5. 体温调节中枢功能失常　物理性，如中暑；化学性，如重度安眠药中毒；机械性，如脑出血、硬膜下出血、脑震荡、颅骨骨折等。

6. 自主神经功能紊乱　由于自主神经功能紊乱而影响正常体温调节，常表现为低热。诊断时应首先排除各类疾病后才能确定。

二、中医病因病机

中医学认为，外感发热的病因病机是外邪入侵，人体正气奋起抗邪，正邪交争引起脏腑气机逆乱，阴阳失调。

1. 外感六淫　由于气候反常，或人体调摄不慎，风、寒、暑、湿、燥、火乘虚侵袭人体而发为外感热病。外感六淫之中，以火热暑湿为主要病邪，风寒燥邪亦能致外感发热，但它们常有化热的病理过程。六淫可以单独致病，亦可以两种以上病邪兼夹致病，如风寒、风热、湿热、风湿热等。外感发热病因的差异性，与季节、时令、气候、地区等因素有关。

2. 感受疫毒　疫毒又称疠气、异气，为一种特殊的病邪，致病力强，具有较强的季节性和传染性。疫疠之毒，其性猛烈，一旦感受疫毒，则起病急骤，传变迅速，较快出现高热。

外感发热由于感邪的性质和病邪所作用的脏腑部位不同，产生的病变和临床表现也不同。其病机以阳胜为主，进一步发展则化火伤阴，亦可因壮火食气而气阴两伤，若病势由气入营入血，或疫毒直陷营血，则会发生神昏、出血等危急变证。凡是不因感受外邪所导致的发热，均属内伤发热的范畴。一般起病较缓，病程较长。临床上多表现为低热，但有时也可以是高热。

三、临床表现

（一）症状与体征

患者常表现为面色潮红、皮肤烫手、呼吸及脉搏增快，常伴有寒战、皮疹、皮下出血点、淋巴结肿大、结膜充血、肌痛、关节痛、肝脾肿大等症状与体征。

（二）发热分度

低热，37.3 ～ 38.0℃；中等度热，38.1 ～ 39.0℃；高热，39.1 ～ 41.0℃；超高热，>41.0℃。

（三）发热的临床过程

在临床上，发热的过程大致可分为 3 期，各期的临床症状有所差异。

1. 体温上升期　此期主要表现为皮肤苍白、干燥、畏寒或寒战，口唇发绀，自觉外界非常寒冷。体温升高可呈急升型或缓升型。急升型多于数十分钟内体温升至高峰，常 39℃以上，伴寒战，常见于疟疾、败血症、大叶性肺炎、输液或输血反应等。缓升型则体温逐渐上升，需数小时或数日才达高峰，常见于伤寒、结核病、布鲁氏菌病等。

2. 高温持续期　是体温达高峰并保持于一定水平的时期。当体温升高到一定程度的时候，体温调节中枢会自动加强对体温的调节作用，散热过程开始加强，但由于体内仍受致热原的不断刺激，产热效应尚未降低，故产热与散热在新的基础上重新建立相对的平衡，使体温维持在一定的高水平上。临床上主要表现为皮肤潮红而灼热，呼吸加速加强，头痛，烦躁和口渴等。此时可有少量出汗。此期可持续数小时或数天，前者如疟疾，后者如肺炎、伤寒、流行性出血热、乙型脑炎、败血症等。

3. 体温下降期　由于机体的自卫作用使致热原被清除，或因患者接受了解热药物治疗，体温调节中枢会使机体产热减少、散热增多，从而导致体温逐渐下降，达到正常水平。体温下降时可呈骤降型或渐降型。骤降型是指患者的体温于数小时内骤退至正常水平，常见于疟疾、大叶性肺炎、恙虫病、输液反应等；渐降型是指体温于数日内才能降至正常水平，如风湿热、结核病、隐球菌性脑膜炎、伤寒等。由于骤降型患者于体温下降时常大量出汗，故较易发生虚脱或休克。

（四）热型

热型是指发热时的体温曲线类型。临床常见稽留热、弛张热、间歇热、波状热、回归热、不规则热、双峰热等热型。

1. 稽留热　是指体温明显升高在 39 ～ 40℃及以上，24 小时内体温波动相差不超过 1℃的热型。

2. 弛张热　是指体温在 39℃以上，24 小时之内体温波动相差在 2℃以上的热型。

3. 间歇热　是指体温骤升达高峰后持续数小时，又迅速降至正常，无热期可持续 1 天到数天，高热与体温正常交替出现，反复发生的热型。

4. 回归热　是指体温高达 39℃ 以上，持续几天后降至正常，隔几天又发生高热，反复发生的热型。

5. 波状热　是指体温逐渐上升达 39℃ 或以上，发热数日后逐渐下降，数日后又再发热数日的热型。

6. 不规则发热　是指发热患者体温曲线无一定规律的热型。

7. 双峰热　是指 24 小时之内出现两次体温高峰的热型。

四、诊治要点

（一）西医常见疾病的诊断

1. 问诊

（1）起病情况，如起病缓急、环境、诱因等。

（2）伴随症状，如恶寒、寒战、头痛、咳嗽、胸痛、腹泻、腹痛、腰痛、尿频、尿急、尿痛、关节痛、皮疹、尿血、便血等。

（3）常见热型。

（4）既往病史、用药史、传染病接触史、旅游史，家人同事有无类似症状。

2. 体格检查　全面细致的体格检查，能给我们提供很多诊断依据。但在急诊科的特殊条件下，根据问诊提示，有针对性地体检，效率可能更高。常有一些容易遗漏，但非常重要的检查内容：是否触及全身淋巴结肿大，是否看到皮肤黄染、出疹紫癜和红肿，有无关节肿胀，有无颈部抵抗、Kernig 征或 Brudzinski 征阳性，能否听到心脏杂音，这些都会对诊断起到决定性的作用。

3. 辅助检查

（1）血、尿、便常规，C 反应蛋白，PCT，生化检查，血气分析，胸片及心电图是必查项目。血、痰、尿培养，必须在抗生素治疗前留取标本。

（2）根据生命指征情况，判断病情是否适合立即进行 X 线、CT、核磁、B 超等相关辅助检查，必要时病情稳定后或在监护下进行。

（二）诊疗思路

1. 热型与疾病诊断　由于抗生素、糖皮质激素及解热剂的应用和个体的差异性，仅根据热型难以进行诊断和鉴别。

（1）稽留热：多见于大叶性肺炎、伤寒、斑疹伤寒。

（2）间歇热：多见于疟疾、急性肾盂肾炎、局灶性化脓性感染等。

（3）弛张热：多见于脓毒症、风湿热、重症结核、渗出性腹膜炎、化脓性炎症等。

（4）回归热：常见于回归热、霍奇金淋巴瘤、鼠咬热等。

（5）波状热：多见于布鲁氏菌病、恶性淋巴瘤、脂膜瘤等。

（6）不规则发热：多见于结核病、感染性心内膜炎、风湿热等。

（7）双峰热：多见于革兰阴性菌引起的脓毒症。

2. 病程与疾病诊断

（1）急性发热：病程在两周以内，以感染性疾病最为常见。细菌、病毒、支原体、衣原体、真菌、螺旋体是主要病原体，常有受凉、疲劳、外伤或进不洁饮食等诱因，发热前伴有寒战者多属化脓性细菌感染、疟疾；而非感染性发热，以及结核、伤寒、立克次体和病毒感染则无明显寒战。

（2）长期发热：病程超过两周以上，包括病因明确的慢性发热和长期不明原因发热（fever of unknown origin，FUO）。FUO 指发热持续 3 周以上，体温超过 38.5℃，≥1 周完整的病史询问、体格检查及常规的实验室检查暂时不能明确诊断者。其中感染、肿瘤、结缔组织病占大多数，最终诊断不明者近 10%。

3. 心率变化与疾病诊断 一般来讲，体温每升高 1℃，心率增高 12～15 次/分。若体温升高而心率无增高者，应考虑伤寒、支原体感染。如果体温升高 1℃，心率增高超过 15 次/分，见于甲亢、风湿热、脓毒症、心衰合并感染等；若心率增高不足 12 次/分，见于伤寒、甲状腺功能低下、房室传导阻滞。

4. 伴随症状与疾病诊断

（1）伴寒战：常见于大叶性肺炎、败血症、急性胆囊炎、急性肾盂肾炎、流行性脑脊髓膜炎、钩端螺旋体病、疟疾及急性溶血性疾患等。

（2）伴结膜充血：常见于麻疹、咽结膜热、流行性出血热、斑疹伤寒、恙虫病、钩端螺旋体病等。

（3）伴单纯疱疹：可见于大叶性肺炎、流行性脑脊髓膜炎、间日疟等多种急性发热疾病。

（4）伴出血：常见于重症感染与血液病。前者如重症麻疹、流行性出血热、登革热、病毒性肝炎、斑疹伤寒、恙虫病、脓毒血症、感染性心内膜炎、钩端螺旋体病等，后者如急性白血病、急性再生障碍性贫血、恶性组织细胞病等。

（5）伴淋巴结肿大：可见于传染性单核细胞增多症、风疹、恙虫病、淋巴结结核、局灶性化脓性感染、丝虫病、白血病、淋巴瘤、转移癌等。

（6）伴肝、脾肿大：可见于传染性单核细胞增多症、病毒性肝炎、肝及胆道感染、布鲁氏菌病、疟疾、黑热病、急性血吸虫病、结缔组织病、白血病、淋巴瘤等。

（7）伴关节肿痛：可见于败血症、猩红热、布鲁氏菌病、结核病、风湿热、结缔组织病、痛风等。

（三）中医辨证要点

1. 辨外感内伤 外感发热与内伤发热均以发热为主症，但病因、病程、热势及伴发症等方面有所不同。外感发热，由感受外邪所致，体温较高，多为中度发热或高热，发病急，病程短，热势重，常见于其他外感热病之兼症，如恶寒、口渴、面赤、舌红苔黄、脉数，多为实热证。内伤发热，由脏腑之阴阳气血失调所致，郁而化热，热势高低不一，常呈低热而见间歇，其发病缓，病程长，常持续数周、数月以至数年，多伴有内伤久病虚性证候，如形体消瘦，面色少华，短气乏力，倦怠纳差，舌质淡，脉数无力，多为虚证或虚实夹杂之证。

2. 辨证候之虚实 在确诊为内伤发热的前提下，应依据病史、症状、脉象等辨明证候的虚实，这对治疗原则的确定具有重要意义。由气郁、血瘀、湿停所致的内伤发热属实；由气虚、血虚、阴虚、阳虚所致的内伤发热属虚。邪实伤正及因虚致实者，则既有正虚，又有邪实的表现，而成为虚实夹杂的证候。

3. 辨热型 热型在一定程度上可以反映外感发热的病位、病势、病邪性质等，因此，外感发热的辨证要点是辨识热型。

（1）发热恶寒：指发热的同时伴有恶寒，一般发热重而恶寒轻。主要见于温病初期，邪袭肺卫，热郁卫表之证。

（2）寒热往来：指恶寒与发热交替出现，定时或不定时发作。为邪郁少阳（募原），枢机不利。提示病位在少阳、肝胆，或由疟邪所致。

（3）壮热：指热势炽盛，不恶寒但恶热，通体皆热且热势浮盛。常为阳明里热炽盛，蒸腾于外。

（4）日晡潮热：日晡即申、酉时，相当于午后3～5时，日晡潮热指发热于下午3～5时为甚。多见于热结肠腑之证。

（5）身热不扬：指身热稽留而热象表现不显著，即虽然体温升高而自觉热势不盛，初扪体表不觉很热，但扪之稍久则觉灼手，面不红赤而反淡黄，口不渴而反黏腻，大便不结而反溏。为湿热病邪蕴阻卫气，湿重于热，热为湿遏，热势不能外达，湿蕴热蒸所致。

4. 辨寒热真假　在高热证中，寒热真假的出现，是由于热极或寒极之际，出现与其本病之寒热不相符合的假象。真寒假热之鉴别要点：身虽热，而反欲得衣被，口虽渴，但喜热饮，脉虽数，并不鼓指，按之乏力，微细欲绝，苔虽黑而润滑。真热假寒的鉴别要点：身大热，而四肢厥冷但反不欲近衣被，口渴而喜冷饮，胸腹灼热，按之蒸手，脉滑数，按之鼓指，苔黄燥起刺，或黑而干燥。

五、急救处理

（一）西医急救处理

1. 注意生命体征，监测病情变化　生命体征（心率、血压、呼吸、体温、意识、血氧饱和度）应该尽早监测。尤其已有循环衰竭、呼吸窘迫，均提示病情危重，更应严密监测，同时积极寻找病因，进行对因治疗。

2. 稳定生命体征，对症治疗

（1）降温

1）物理降温：冰袋、冰帽、冰毯。

2）药物降温：阿司匹林、对乙酰氨基酚等。应避免大量应用退热药物，尤其对于老年患者，以免造成脱水、循环衰竭。

3）高热伴有惊厥可给予人工冬眠治疗。

（2）支持疗法

1）开放静脉通道，进行液体支持，对高热患者是有益的，应该尽快实施。

2）血管活性药物：对已进行充分补液，而血压仍不恢复者，可使用去甲肾上腺素、多巴胺等提升血压。在病因未明时，即使血压正常或偏高，血管扩张剂亦应慎用。

3）氧疗和呼吸机使用：对于呼吸窘迫、呼吸衰竭的患者，应尽早使用呼吸机。

3. 病因治疗

（1）对于确诊或高度怀疑细菌感染者，应尽快（1小时内）经验性使用抗生素。抗感染的经验性治疗方案，其主要内涵：①开始抗感染治疗即选用单一、广谱、强效的抗生素，以尽量覆盖可能导致感染的病菌；②之后（48～72小时）根据微生物检查和药敏结果调整抗生素的使用，即"序惯性目标治疗"，使之更具有针对性。

（2）如确诊为急腹症、脓肿，应尽快联系手术。

（二）中医急救处理

1. 退热

（1）中成药：可选柴芩清宁胶囊、清解退热颗粒、疏风解毒胶囊，以及醒脑静、热毒宁注射液，加入适量葡萄糖或生理盐水中静滴，对肺系感染高热疗效较好。

（2）药物擦浴

1）用荆芥 15g，薄荷 15g，煎水擦浴，得微汗而解，适用于风寒外感高热。

2）用麻黄 10g，薄荷 15g，用法及适应证同上。

（3）针刺：一般选穴，上肢取曲池、合谷，配内关、手三里；下肢取足三里、阳陵泉、三阴交，手法均采用泻法。亦可用柴胡注射液、银黄注射液进行穴位注射。常取曲池（双）、足三里（双），每穴注射 0.5～1mL，每 4～6 小时一次，至热退为止。

（4）灌肠

1）大黄枳实汤：生大黄 15g，枳实 15g，甘草 10g，山药 15g，寒水石 20g，煎水取汁200mL，高位直肠滴注或灌肠（保留 30 分钟左右），每隔 2～4 小时一次，体温下降后应视病情而减少灌肠次数或停用。本方适用于各种外感高热。

2）清热灌肠汤：生石膏 30g，连翘 15g，荆芥 15g，薄荷 15g，芦根 30g，赤芍 15g，煎水取汁 200mL，用法同上。本方适用于卫分证、气分证或卫气同病之高热。

3）大柴胡汤：柴胡 15g，大黄 15g，枳实 15g，黄芩 15g，半夏 10g，白芍 15g，煎水取汁 200mL，用法同上。本方主要用于胆系高热。

4）大承气汤：大黄 15g，枳实 15g，芒硝 20g，厚朴 15g；或用大黄 30g；或用番泻叶 30g。各煎汤取汁 150～200mL，用法同上，其中大承气汤对于急性坏死性胰腺炎效果较好。

以上灌肠诸方，均应冷却后使用。

2. 止痉 凡高热伴抽搐，牙关紧闭，颈项强直，甚则角弓反张者称为"痉"，即热盛动风。乃热邪亢盛，引动肝风，风火相扇所致。法当急治其标，可选用下列方法（同时配合退热等方法）。

（1）针刺：主穴为百会、人中、大椎；配穴为少商、委中。

（2）灯火灸法：用灯心草蘸清油点燃，以明火对准印堂、人中、颊车、角孙、神阙、大椎等穴，一触即起，可听见"啪"声，止痉速效。

（3）至宝丹：每次 1 粒，每日 3 次。

（4）紫雪丹：每次 1 粒，每日 3 次。

3. 开闭 高热闭证，即热入心包，多为热邪内陷所致，每见神昏谵语，口禁目闭，两手握固，痰壅气粗。治当醒神开窍，可选用下列方法（同时应配合退热等法治之）。

（1）针刺：用三棱针于十宣放血；或刺人中、曲泽、委中，使之出血；亦可针刺人中、涌泉、素髎。

（2）安宫牛黄丸：每次 1 丸，每日 3 次，用于热闭。亦可用万氏牛黄清心丸、紫雪丹，用法同上。

（3）清开灵针：每次用 20～40mL，加入 5% 葡萄糖液 250mL 中静滴，用于热闭，亦可用于痰闭。

4. 固脱 脱证多为高热炽盛，邪毒内陷，阴精耗竭，阳气欲脱所致，即所谓阴竭阳脱，每见大汗淋漓，四肢厥逆，脉微欲绝。救治方法如下。

（1）针灸：凡阴脱者宜用灸法，阳脱者宜用针刺。取神阙、关元、气海，采用灸法，每穴灸

15～20分钟；或针刺素髎、内关，配少冲、少泽、中冲、涌泉，一般中强刺激，留针，间断捻转。

（2）参脉注射液：用50～100mL，加入5%葡萄糖液100mL中静滴，适用于阴脱。

（3）红参：10g，水煎频服，用于阴脱。

（4）参附注射液：选择参附注射剂，日剂量可在首次负荷剂量50～100mL基础上，日总量1000～1500mL。

（5）参附汤：红参10g，制附片10g，水煎频服，用于阳脱。

六、中医治疗

（一）治疗原则

中医对外感高热证，常按"卫气营血"辨证来分型治疗。除此之外，还需遵循以下几点。

1. 分清主次　即分清高热和兼症的主次。外感高热，不论其热型、热势如何，其高热均属主症。如高热兼见出血，其主要病机乃邪毒内陷，损伤脉络，迫血妄行，治当清热凉血为本、为急、为先。

2. 预防传变　即观察分析由高热而伴发的变症与高热的关系。外感高热凡并发昏谵、厥逆、出血、抽搐等候，均提示邪毒内传、营血耗伤，此时除治高热外，尤当急治变症，加用开窍、固脱、凉血、息风之剂，以应其急。

3. 综合治疗　高热急症，复杂多变，临床多采取擦浴、刮痧、针刺、灌肠、口服、注射等外治与内治综合治疗。

（二）辨证论治

1. 卫分证

（1）风热袭表证

治法：辛凉解表。

方药：银翘散加减。热甚者加黄芩、板蓝根、青蒿；口渴甚者加天花粉；痰多者加贝母、杏仁；小便黄者加车前草。若有咽痛、咽干灼热、咽黏膜充血等可用甘桔冰梅片、蓝芩口服液。

（2）风寒束表证

治法：辛温解表。

方药：荆防败毒散加减。寒甚者加麻黄、桂枝；咳嗽加杏仁、贝母。

（3）暑湿在表证

治法：清暑除湿解表。

方药：新加香薷饮加减。热甚者加生石膏；恶心呕吐者加藿香、半夏。

2. 卫气同病

治法：辛凉解表，清气泄热。

方药：银翘白虎汤（验方）。随卫分与气分症情孰轻孰重加减用药。中成药可选用清解退热颗粒。

3. 气分证

（1）肺热证

治法：清热平喘。

方药：麻杏石甘汤加减。热甚者加金银花、连翘、蚤休、鱼腥草；胸痛、咳吐脓痰者加金荞麦。

（2）胃热证

治法：清热生津。

方药：白虎汤加减。卫气同病者加金银花、连翘、芦根；体弱脉虚大者加太子参；大便秘结者加大黄、芒硝；发斑者加犀角、玄参；胃气上逆、心下痞闷者，用镇逆白虎汤。

（3）腑实证

治法：苦寒泻下，通便导滞。

方药：大承气汤加减。热结阴亏，燥屎不行者加生地黄、麦冬、玄参；邪热炽盛，胸膈烦热、口舌生疮者加栀子、黄柏、连翘、薄荷、淡竹叶。

（4）胆热证

治法：清热利胆。

方药：大柴胡汤加减。热重者加板蓝根、金银花、连翘、败酱草；便秘者重用大黄、芒硝、厚朴；疼痛重者加延胡索、川楝子；呕吐者加竹茹；食欲不振者加藿香、佩兰、山楂；瘀血加桃仁、当归、赤芍、红花；发黄者重用茵陈、金钱草、栀子、青蒿。

（5）脾胃湿热证

治法：辛开苦降。

方药：王氏连朴饮加减。热甚者加黄柏；湿重者加藿香、佩兰。

（6）大肠湿热证

治法：清肠化湿。

方药：葛根芩连汤加减。热甚者加栀子、黄柏；气滞腹痛者加广木香、槟榔、枳壳；痢下赤白者加白头翁、马齿苋。

（7）膀胱湿热证

治法：清热利湿。

方药：八正散加减。热甚者加柴胡、黄芩、金银花、连翘、蒲公英、白花蛇舌草；排尿困难者加石韦、冬葵子；小腹坠胀者加枳壳、乌药。

4. 气营（血）两燔证

治法：清气凉营（血）。

方药：清瘟败毒饮加减。热毒炽盛者加板蓝根、升麻；斑疹密布者加白茅根；神昏谵语者加服万氏牛黄清心丸。

5. 营分证

（1）热灼营阴证

治法：清营解毒，泄热救阴。

方药：清营汤加减。鼻衄、咯血、肌衄者加牡丹皮、白茅根、侧柏叶。

（2）热入心包证

治法：清心开窍。

方药：清宫汤加减。高热烦躁，神昏谵语，可选用中成药柴芩清宁胶囊、安宫牛黄丸、紫雪丹。

6. 血分证

（1）热盛动风证

治法：清热凉血。

方药：犀角地黄汤加减。热毒炽盛者加黄连、栀子、大黄；出血甚者加生侧柏叶、大蓟、小蓟、白茅根。

（2）血热动风证

治法：凉血息风止痛。

方药：羚角钩藤汤加减。腑实者加大黄、芒硝；肌肤发斑者加犀角、牡丹皮。中成药选柴芩清宁胶囊、安宫牛黄丸、紫雪丹。

第二节　心　悸

心悸通常对应于西医学的心律失常，是指因各种原因所致的心脏电冲动频率、节律起源部位、传导速度、传导途径及激动顺序中发生异常的一类疾病。正常心电冲动源于窦房结，经左右心房传导至房室结，后经左右束支、浦肯野纤维网传导至心室，引起心房及心室顺序收缩及舒张，其中任何环节发生异常均可导致心律失常。心悸常见原因为心脏本身的供血、结构、电传导发生异常改变，同时系统性疾病造成的电解质改变、激素水平分泌异常等也有可能引起该病的发生，临床中在明确心悸具体心电图诊断后，还应积极排除可能的诱发疾病。

中医学对心悸的记载始于张仲景的《伤寒论》与《金匮要略》，《金匮要略·惊悸吐衄下血胸满瘀血病脉证治》指出"寸口脉动而弱，动即为惊，弱则为悸"，认为因虚而心悸。同时，书中还提到"水在肾，心下悸"等，指出心悸为水停心下所致。又在《伤寒论·辨太阳病脉证并治》里说："伤寒脉结代，心动悸，炙甘草汤主之。"炙甘草汤沿用至今，是治疗心悸的重要方剂之一。《诸病源候论》已认识到"虚劳损伤血脉，因为邪气所乘，则使惊而悸动不已"，本虚标实是心悸的主要病机。宋代严用和《济生方·惊悸怔忡健忘门》认为惊悸为"心虚胆怯之所致也"，"或因事有所大惊，或闻虚响，或见异相，登高涉险，惊忤心神，气与涎郁，遂使惊悸"。治宜"宁其心以壮胆气"，选用温胆汤、远志丸作为治疗方剂。元代朱丹溪又提出了血虚致病的理论，认为惊悸与怔忡均由血虚所致，并强调了痰的致病作用。《丹溪心法·惊悸怔忡》说："惊悸者血虚，惊悸有时，以朱砂安神丸"；"怔忡者血虚，怔忡无时，血少者多；有思虑便动，属虚；时作时止者，痰因火动"。明清时期，对心悸的认识，百家争鸣，虞抟认为惊悸怔忡与肝胆有关，盖因"母能令子虚，因而心血为之不足……故神明不安而惊悸怔忡之证作矣"。张景岳在《景岳全书·怔忡惊恐》中认为，惊有因病而惊和因惊而病二证，因病而惊者当查客邪，以兼治其标；若因惊而病，宜"安养心神，滋培肝胆"。并提出怔忡"惟阴虚劳损之人乃有之"，治宜"养气养精，滋培根本"。清代王清任对瘀血导致的心悸做了补充，其在《医林改错·血府逐瘀汤所治症目》中云："心跳心忙，用归脾安神等方不效，用此方（血府逐瘀汤）百发百中。"

一、病因与发病机制

造成心悸的原因主要可分为心脏基础疾病与非心脏基础疾病。

（一）心脏基础疾病

1. 遗传性　目前可确定的主要为长 QT 综合征、短 QT 综合征、Brugada 综合征。该类疾病多有家族病史或家族人员早亡病史，往往青壮年发病，且起病急骤，病情凶险，甚至可能发生心源性猝死。

2. 后天获得性　主要以器质性心脏疾病为主，如冠状动脉粥样硬化性心脏病、风湿性心脏病、心肌炎、肺源性心脏病、高血压性心脏病等。该类疾病多发病于老年患者，多有慢性病病史，且常反复发作。

（二）非心脏基础疾病

1. 电解质与酸碱平衡紊乱　为临床中较为常见的非心脏基础疾病病因，如血钾异常、低血镁、低血钙、酸中毒等，多为急性发病，发病前多有其他疾病作为诱因，心悸多为原发疾病的伴随症状等。

2. 内分泌疾病　主要包括甲状腺功能亢进症、嗜铬细胞瘤，多为慢性发病，可能仅有心悸表现，故新发症状并确诊为心律失常患者，应排除相关疾病诊断。

3. 其他病因　主要包括各种原因导致的贫血、各种感染所致的全身炎症反应综合征、低体温综合征、胆源性疾病、中枢性疾病及药物中毒等。

（三）发病机制

心律失常的电生理机制大致可分为冲动发生异常、冲动传导异常及两者联合存在。冲动发生异常表现为冲动发生于正常起搏点心电除极过快或过慢、无自律心肌细胞产生自律性、快反应心肌细胞自律性升高及动作电位后除极触发激动等；冲动传导异常多因心肌细胞膜电位改变，继而冲动传导减慢或阻滞，形成正向与逆向的两条传导通路，导致折返环路形成，在一定条件下形成折返激动。

二、中医病因病机

（一）病因

1. 感受外邪　风寒湿三气杂至，合而为痹。痹证日久，复感外邪，内舍于心，邪阻于脉，阻塞经隧，心血运行受阻；或风、寒、湿、热等外邪，由血脉内侵于心，耗伤心气或心阴，皆可引起心悸怔忡之症。温病、疫证日久，邪毒灼伤营阴，心神失养，或邪毒传心扰神，亦可引起"心中澹澹大动"等心悸之症。如春温、风湿、暑湿、白喉等病，常常伴发心悸。

2. 情志所伤　平素心虚胆怯之人，如遇惊恐、情志不畅、悲哀过极、忧思不解等七情扰动，触犯心神，不能自主而发心悸；恼怒伤肝，肝气郁滞，日久化火，气火扰心则心悸；若气滞不解，久则血瘀，心脉瘀阻，亦可心悸；忧思伤脾，阴血亏耗，心失所养则心悸；大怒伤肝，大恐伤肾，怒则气逆，恐则精却，阴虚于下，火逆于上，亦可动撼心神而发惊悸。

3. 饮食失调　过食肥甘醇酒，损伤脾胃，运化失司，湿聚成痰，日久痰浊阻滞心脉，或痰蕴化火，痰火上扰心神，诱发心悸；脾失健运，气血生化乏源，心失所养，亦可致心悸。

4. 劳欲过度　房劳过度，损耗肾精，精血亏虚，心失所养；或烦劳不止，劳伤心脾，心气受损，均可发生心悸。

5. 他病失养　咳喘日久，心肺气虚，或肺虚及肾，心肾虚衰可引发心悸；水肿日久，或中阳不运，水饮内停，继而水饮凌心而心悸；温热病邪，稽留不除，扰乱心神，可致心悸；急性大出血或长期慢性失血均可致心血亏虚，心失所养而心悸。

6. 药物影响　服药过量，或服有毒药物，均可耗伤心气，甚则损伤心质，引起心悸。

（二）病机

心悸病机变化主要有虚实两方面，以虚证居多，也可因虚致实，虚实夹杂。虚者为气、血、阴、阳亏损，使心失所养，而致心悸；实者多由痰火扰心，水饮上凌，或心血瘀阻，气血运行不畅而引起。虚实之间可以相互转化。实证日久，正气亏耗，可分别兼见气、血、阴、阳之亏损，而虚证则又往往兼见实象。如阴虚可致火旺或夹痰热，阳虚易夹水饮、痰湿，气血不足易伴见气血瘀滞。痰火互结，每易伤阴，瘀血可兼痰浊。

三、临床表现

1. **发病特点**　自觉心悸、心慌，或有落空感、停搏感、咽部堵胀感等。
2. **发病时间**　多无固定时间段，可为阵发，自行终止，也可为持续发作。
3. **发病诱因**　寒冷、情绪波动、暴饮暴食、过度劳累、剧烈运动均可诱发。
4. **伴随症状**　通常多有呼吸急促、情绪紧张等伴随症状，严重者可出现意识不清、汗出明显、胸闷胸痛、休克等危重症状。

四、诊治要点

（一）西医常见疾病的诊断

1. **窦性心动过速**　临床所见窦性心动过速常见于心肌缺血、贫血、心力衰竭、休克、低氧血症、发热、血容量不足、甲亢等情况。窦性心动过速若心率过快（如超过 150 次/分）时，心电图 P 波可与前一心动周期的 T 波融合而不易辨别，易误认为室上性心动过速或房性心动过速。窦性心动过速常表现为心率逐渐增快或减慢，在心率减慢时可暴露出 P 波，有助于鉴别。寻找引起窦性心动过速的原因，病因治疗是根本措施。在窦性心动过速的原因没有根本纠正之前，单纯或过分强调降低心率，反而可能带来严重不良后果。

2. **室上性心动过速**　临床表现多为阵发性，无器质性心脏病患者大多仅有心悸症状，有器质性心脏病患者可加重原有疾病表现，可诱发胸闷、胸痛症状，甚至可引起急性心力衰竭、休克乃至猝死。心电图特点：心率多在 150～250 次/分，节律规则，为室上性 QRS 波，可为房性或室性期前收缩诱发，P 波多为逆行，可在 QRS 波群前、埋藏在 QRS 波群内或位于终末部分。阵发性室上性心动过速多见于中青年，老年或有严重器质性心脏病患者新出现窄 QRS 波心动过速，应与心房扑动相鉴别，在 Ⅱ、V₁ 导联寻找心房扑动波有助于诊断，必要时可行食管导联心电图进行分辨。

3. **心房颤动与心房扑动**　心房颤动与心房扑动的症状与基础心脏情况、心功能情况及室率快慢有关，部分患者可无典型症状，多数患者可出现心悸感，并伴原有症状加重，极少数患者可发生血栓栓塞并发症或晕厥症状。心电图特点：典型心房颤动 P 波消失，代之以细小不规则的基线波动（f 波），频率为 350～600 次/分，室率极不规整，频率通常在 100～160 次/分，但可能因原发病或年龄因素导致增快或减慢，QRS 波形通常正常，当心率过快时可能发生室内传导差异，QRS 波形增宽变形。典型心房扑动呈现规律的锯齿状扑动波（F 波），扑动波间的等电线消失，波形以在 Ⅱ、Ⅲ、aVF、V₁ 导联最为明显，频率常为 250～300 次/分，室率是否规则及快慢取决于房室传导比例，QRS 波形通常正常。部分心房颤动伴快速心室率或心房扑动 2∶1 下传时可能被误诊为室上性心动过速，较长时间监测心电图可进行分辨。心房颤动或心房扑动伴差异性传导时，应与室性心动过速相鉴别，具体可参考 Brugada 标准。

4. **持续单形性室性心动过速**　多为持续性心悸伴有濒死感，可有急性心力衰竭、进行性缺血性胸痛、晕厥、意识障碍等血流动力学不稳定表现，部分血流动力学稳定患者症状不明显，可能仅有心悸、胸闷感。心电图特点：心率多在 140～200 次/分，发作持续时间 >30 秒，需药物或电复律才能终止；或发作时间 <30s，但伴血流动力学不稳定；QRS 波群宽大畸形，时限 >0.12s，形态单一；PR 间无固定关系，P 波多隐藏在 QRS 波群中。大部分持续性单形性室性心动过速发生在有器质性心脏病患者原发病加重过程中，治疗基础心脏病、纠正诱发因素是治疗基础；少部分持续不间断、不伴血流动力学障碍的称为不间断室性心动过速，室率多在 120～160 次/分，可维持数天乃至数十天，一般药物治疗无效，多见于结构性心脏病或抗心律失常药物引起；极少数无器质性疾病的单形性室性心动过速称为特发性室性心动过速，大多数血流动力学稳定，发作时有特征性心电图图形，室性异常冲动起源于右室流出道时，表现为 QRS 波群呈左束支传导阻滞和电轴正常或右偏，左心室特发性室性心动过速发作时 QRS 波群呈右束支传导阻滞和电轴左偏。

5. 尖端扭转性室性心动过速　可能有一过性心悸症状，后常反复发作为阿-斯综合征，重者发生心源性猝死。心电图特点属于多形性室性心动过速的一个特殊类型，发作时 QRS 波群的振幅与波峰呈周期性改变，呈自限性发作，频率多在 200～250 次/分，QT 间期延长（校正间期女性 >480ms，男性 >470ms），有发作与自动终止周期，可进展为心室颤动。通常分为获得性和先天性，前者可有间歇依赖现象，即长 RR 间歇依赖的巨大 T 波和 U 波，后者相对较少。获得性尖端扭转性室性心动过速通常由药物（某些抗心律失常药、利尿药、三环类抗抑郁药）、电解质紊乱（低钾、低镁、低钙）、心脏原发性疾病、酗酒所致，容易转变为室性颤动。先天性尖端扭转性室性心动过速为少见遗传性心脏病，典型发作呈肾上腺素能依赖性，即突然运动、恐惧、疼痛、惊吓和情绪刺激时发作，多有家族史及既往发作史。

6. 心室颤动　为恶性心律失常，开始数秒钟患者可能有心悸表现，但很快进展为意识不清、抽搐等阿-斯综合征表现。临床表现为意识丧失、颜面苍白、抽搐、呼吸停止，甚至死亡，听诊心音完全消失、外周大动脉触及不到，血压测不出。心电图特点为 QRS-T 波完全消失，出现大小不等、形态不一的心电波形，是心脏骤停的常见波形。常见病因为缺血性心脏病，部分可引起 QT 间期延长的抗心律失常药物可导致，其他情况多见于严重缺血、缺氧、酸中毒等危重情况。

（二）诊疗思路

1. 病史　问询患者基础心脏病病史、内分泌疾病、贫血性疾病病史，注意既往类似发作史。

2. 症状　问询患者发作症状的持续时间、发作频率，明确有无胸痛、黑蒙、晕厥、抽搐等高危症状。

3. 查体　血压、心率、心脏瓣膜听诊区杂音、有无意识改变。

4. 理化检查　心电图、动态心电图、超声心动图、电解质及内分泌相关血液检查。

心悸诊断流程见图 3-1。

（三）中医辨证要点

1. 辨病变的虚实兼夹　心悸的病变特点多虚实相兼，所谓虚者指五脏气血或阴阳的亏虚，实则多指痰饮、瘀血、火邪之夹杂。痰饮、瘀血、火邪等虽属病理产物或病理现象，但在一定的情况下，如水停心下，或痰火扰心，或瘀血阻于心脉，均可成为心悸的直接病因。因此，在辨证时不仅要重视正虚的一面，亦应注重邪实的一面。另外，临证时亦应分清虚实的程度。一般说来，其正虚程度与脏腑虚衰的多寡有关，一脏虚损者轻，多脏亏损者重。在邪实方面，单见一种夹杂者轻，多种夹杂者重。

```
                    ┌──────────┐
                    │  心动过速  │
                    └─────┬────┘
                          │
         ┌────────────────┴──────────────┐        ┌──────────┐      ┌──────────┐
         │ 评估血流动力学状态：是否         │        │ 血流动力  │      │ 紧急电    │
         │ 有低血压、进行性缺血性胸         │───────▶│ 学状态    │─────▶│ 复律      │
         │ 痛、急性心力衰竭或原有心         │        │ 不稳定    │      │          │
         │ 衰明显加重、意识不清或神         │        └──────────┘      └──────────┘
         │ 志改变、休克症状或体征          │
         └────────────────┬──────────────┘
                          │
                    ┌─────┴─────┐
                    │ 血流动力学  │
                    │ 状态稳定    │
                    └─────┬─────┘
                          │
                 ┌────────┴─────────┐
                 │ 心电图QRS波是否    │
                 │ 增宽（≥0.12s）    │
                 └────────┬─────────┘
               是 ┌───────┴────────┐ 否
          ┌───────┴────┐      ┌────┴───────┐
          │ QRS波是否   │      │ QRS波是否   │
          │ 规整        │      │ 规整        │
          └─────┬──────┘      └─────┬──────┘
          是 ┌──┴──┐ 否         是 ┌──┴──┐ 否
```

| 单形性室性心动过速，室上性心动过速伴束支阻滞，室上性心动过速伴旁路前传，诊断不明的宽QRS波心动过速 | 心房颤动伴束支阻滞，预激综合征伴心房颤动，多形性室性心动过速 | 室上性心动过速，房性心动过速，心房扑动 | 房颤 |

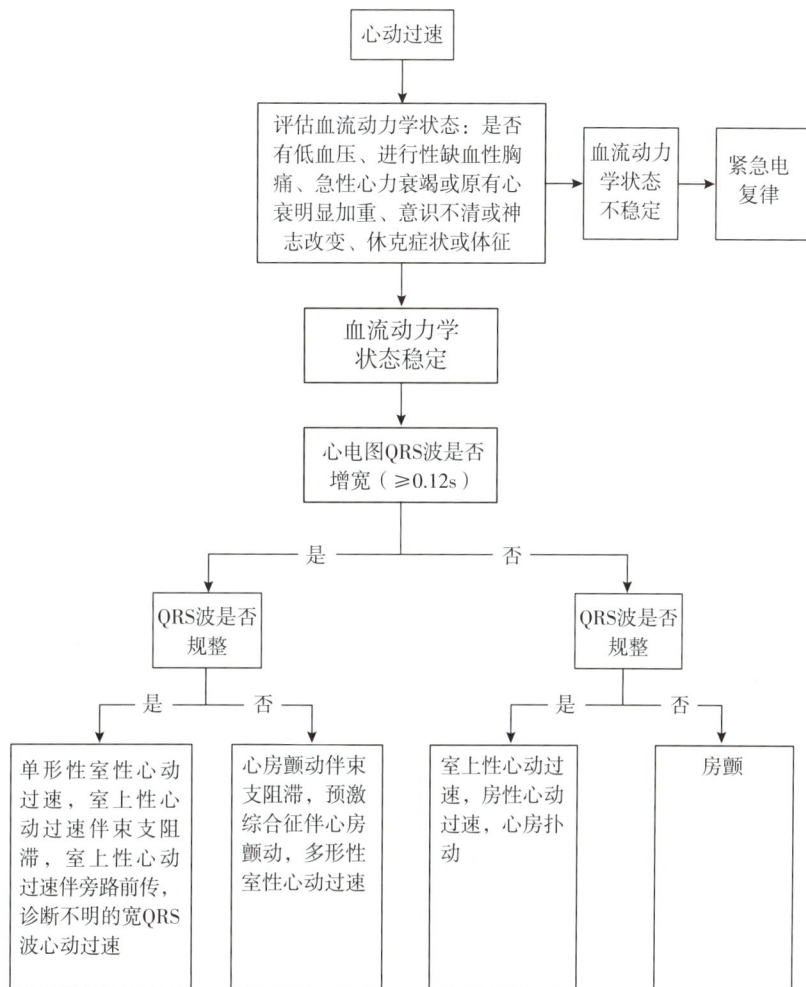

图 3-1 心悸诊断流程图

2. 辨脏腑的虚损程度 由于本病以虚为主，而其本虚的程度又常与脏腑虚损的多寡有关，故应详辨。脏腑之间相互联系，相互影响。心脏病变可以导致其他脏腑功能失调或亏损，即如《灵枢·口问》谓"心动则五脏六腑皆摇"；同样，其他脏腑病变亦可直接或间接影响于心。或因肾水不足，则"心肾失交"；或因肝血亏虚不能养心；或由脾肾阳虚而致心气虚弱等，病情较为复杂。在一般情况下，仅心本身虚损致病者，病情较轻，夹杂症少，其临床表现仅以心悸、心慌、胸闷、少寐为主。而与他脏并病，兼见腰部酸痛、阴冷阳痿、尿频、肢凉畏冷、手足心热，或头晕耳鸣、目眩口苦、烦躁胁痛，或纳呆、脘胀、身倦乏力、舌苔白腻等症状者，则病势较重。大抵初发则轻，常以单脏病变为主；病久则重，多为数脏同病。

3. 辨脉象 脉象对本病的病名与类型诊断具有特征性、决定性意义。数脉一息六至，疾脉一息七至，极脉一息八至，脱脉一息九至，可以断定为过速性心悸；迟脉一息三至，缓脉一息四至，损脉一息二至，败脉一息一至，夺精脉二息一至，可以断定为过缓型心悸；涩脉、促脉、代脉、结脉、雀啄脉等可以断定为节律不齐型心悸。另外，心悸之脉象变化较大，有上述快、慢及参伍不调之异，各有其临床意义，宜加详辨。凡脉缓而虚大无力为元气不足，脉象沉迟为阳虚内寒；细弱而缓为气血俱虚；结为虚甚，或痰瘀阻滞；代为脏气衰微；涩为夹瘀，散脉病多危重；数脉而弦滑为痰火内盛；脉搏参伍不调者为气血亏损、阴阳俱虚之候。凡久病体虚而脉象弦滑搏指者为逆，病情重笃而脉象散乱模糊者危。

4. 辨病与辨证相结合 临证还应详询病史，了解发病经过，结合体检及现代仪器检查，以明确引起心悸的原发疾病，在辨证的基础上配合辨病治疗，治病求于本，也属必要。

5. 辨轻危缓急

（1）发病辨缓急：因外感、惊恐、失血等引发者，一般发病较急，因饮食劳倦而致者，发病较缓。心悸的发作有阵发和持续之别，阵发者，轻则数日或一日一次，重则一日数次或频繁发作，发作时心悸甚剧，过后则无明显不适；持续发作者，则终日心悸不安，难以自持，"心中惕惕然动摇而不得安静，无时而作者是也"。心悸发作时多伴有气短、乏力、汗出等症，甚者厥脱、昏迷。

（2）变证辨轻危：心悸变证早期伴有心痛、胸闷、憋气、头昏欲吐者，要考虑是气滞血瘀、血脉瘀阻或痰湿阻络；若见心悸，喘促水肿，起卧不安，甚者迫坐，脉疾数而微，多为心肾阳虚之危证；若见颜面苍白，大汗淋漓，四肢厥冷，喘促欲脱，甚则遗溺，脉微细欲绝，神识淡漠，乃心悸加重，转入厥脱之危候，正气虚衰，元气欲脱；若兼见脉搏极乱、极疾、极迟，面色苍白，口唇紫绀，意识突然丧失，或并发抽搐、昏厥等症，属阴阳离绝之候。

五、急救处理

（一）西医急救处理

1. 判断危险情况 当出现心律失常时，首先应明确心电图诊断，并积极寻找可能病因及诱因，明确病因诊断；但当心律失常引起血流动力学不稳定状态时，则应优先进行紧急处理，采取电复律等措施，迅速纠正心律失常，维持生命体征，明确诊断可适当延后。血流动力学不稳定状态包括进行性低血压、休克、急性心力衰竭、进行性缺血性胸痛、晕厥、意识障碍等。对于室颤或其他心律失常合并上述症状，可首选进行电复律，对于室颤或尖端扭转型室速可选用双向波200J不同步复律，其他类可选用双向波200J同步复律。对于出现呼吸心跳停止患者应立即进行心肺复苏，并进行相关有创抢救。对于意识清醒、血压稳定，表现为原有疾病如冠心病等症状加重患者，可根据心电图诊断选择静脉或口服药物控制心律失常。

2. 明确疾病病因 心律失常是心脏基础疾病或病生理状态的临床表现，基础疾病和心律失常可能互为因果。当血流动力学稳定时，应积极探寻原发疾病或诱因，并进行针对性治疗，对于异常的病生理状态，也应进行纠正。通常需要了解简要病史、既往心脏病史及用药史，警惕抗心律失常药物的致心律失常作用，在血流动力学稳定的前提下快速完成心电图记录，以此作为治疗方案以及预后判断依据。通常恶性心律失常病因多为急性冠脉综合征、心包填塞、病毒性心肌炎、低氧、低血容量、低钾或高钾血症、酸中毒等，在进行电复律或药物复律的同时，应积极进行原发性疾病救治，以纠正可逆性病因。对于血流动力学稳定患者，应进行病因排除性诊断。

3. 合理治疗选择 目前对于心律失常治疗主要包括药物治疗以及非药物治疗，伴随着医学的进步，药物治疗的局限性已逐渐获得广泛认识，非药物治疗的有效性也越来越得到重视。通常，对于快速恶性心律失常影响血流动力学者应首选电复律，电复律不能纠正或纠正后反复发作者，需联合药物治疗；心动过缓者可使用提高心率药物或置入临时起搏治疗；恶性心律失常终止后一般都需使用药物预防其发作，部分患者根据病情需选择射频消融或起搏治疗。对于非威胁生命的心律失常治疗，更应该考虑治疗安全性，过度治疗可能造成原有心律失常复杂化，增加救治难度，浪费医疗资源。

血流动力学稳定的心律失常主要有如下几种情况：

（1）窦性心动过速：积极寻找原发病因，在症状明显或心动过快时可选用美托洛尔口服控制心室率，原有心衰症状加重患者可选用静脉缓推去乙酰毛苷以改善症状。

（2）室上性心动过速：可首选静脉滴注维拉帕米和普罗帕酮，使用后要警惕低血压及心动过缓等负性肌力效应；腺苷对窦房结和房室结传导抑制力强，有可能导致短暂的窦性停搏或房室传导阻滞，但其代谢迅速，对于无器质性心脏病和哮喘患者也可使用；当上述药物存在用药禁忌时，可选用胺碘酮及洋地黄类药物；食管调搏术可用于所有室上性心动过速患者，如伴窦房结功能障碍、孕妇等；严重低血压和心功能不全者应选用同步电复律终止其发作，食管调搏术也可作为备选。

（3）房颤或房扑：在排除可逆性病因后，通常分为复律或控制心室率两种治疗策略。疾病早期可考虑进行复律，先应进行血栓栓塞危险评估并进行规范抗凝治疗，然后再进行复律。复律方法分为电复律或者药物复律，电复律采用同步方式，起始电量 100～200J（双相波），若单次复律无效，最多可进行 3 次再复律，再复律应将电量固定在 200J（双相波）。药物复律多适用于血流动力学稳定但症状明显患者，须将使用药物安全性放在首位，对于无器质性心脏病患者推荐静脉应用普罗帕酮，有器质性心脏病患者推荐静脉应用胺碘酮，不推荐使用洋地黄类药物、维拉帕米、索他洛尔、美托洛尔用于心房颤动转复。控制心室率主要应用于长期慢性疾病患者，急性发作期室率目标为 80～100 次/分，不伴心力衰竭、低血压或预激综合征的患者，可选用静脉 β 受体阻滞剂（美托洛尔、艾司洛尔），也可选用非二氢吡啶类钙离子拮抗剂（地尔硫卓、维拉帕米）；对于合并心动能不全、低血压者可选用胺碘酮或洋地黄类药物，但需保证血清钾离子浓度在适当水平；合并急性冠脉综合征时，首选静脉胺碘酮或 β 受体阻滞剂，但需对心功能做出适当评价。在静脉给予药物控制室率同时，应根据病情进行口服药物的序贯治疗，以期尽早停用静脉药物。

（4）持续单形性室性心动过速：有血流动力学障碍者应立即同步直流电复律，血流动力学稳定持续发作时间过长者也应进行同步电复律。药物治疗使用血流动力学稳定及电复律后难以维持窦律者，通常首选胺碘酮静脉注射，并应用口服序贯治疗，需注意各种禁忌证和并发症；利多卡因适用于胺碘酮治疗无效患者，需密切监测其并发症；对于不间断室性心动过速可合并应用胺碘酮和 β 受体阻滞剂，必要时可试用心脏射频消融术治疗。

（5）尖端扭转性室性心动过速：对于获得性患者需纠正危险因素，硫酸镁缓慢静推用于发作频繁且不易转复者，积极补钾至 4.5～5.0mmol/L，临时起搏适用于并发心动过缓或有长间歇患者，在此基础上可考虑应用 β 受体阻滞剂和利多卡因，明确获得性可试用阿托品或异丙肾上腺素提高心率，不推荐使用其他抗心律失常药物；对于先天性尖端扭转性室性心动过速应减少避免诱发因素，通常发作后可自行停止，不能停止者可尝试予电复律治疗，首选 β 受体阻滞剂，可使用非选择性制剂普萘洛尔，通常应用剂量较大至耐受量，部分口服利多卡因或美西律可能有效，应在急性处理后评估是否应用埋藏式体内除颤器（ICD）。

（二）中医急救处理

心悸病属本虚标实之证，临床见证多是标本夹杂、虚实互见，治疗须扶正与祛邪合用，临床上应根据正邪斗争的趋势，权衡正邪的盛衰，从而分别采用扶正或祛邪，或正邪兼顾的方法。急则治其标，心悸的标实主要是气滞、血瘀、痰热，故以理气活血、清热化痰为主要治法，然心悸急危重症多为心悸之变证。心悸变证多为心、肾气血阴阳的虚损，因此在临证治疗时，又须区别正邪的主次强弱而有下述不同治法：若正虚邪实互见，以正虚较急重的，应以扶正为主，兼顾驱邪；相反，邪实较明显者，应以祛邪为主，兼顾扶正。

1. 急救中成药

（1）虚证：心悸危重症多为虚证，故应注意扶正为主，如缓慢性心律失常选用参附注射液。根据临床辨证选用生脉注射液、黄芪注射液、稳心颗粒、天王补心丹、六味地黄丸等。

（2）实证：苏合香丸、麝香保心丸等主要用于气滞型心悸；复方丹参滴丸、复方丹参注射液、速效救心丸、安宫牛黄丸、朱砂安神丸、清开灵注射液主要用于痰热型心悸。

2. 针灸

（1）体针：主穴分为两组，内关和心俞、间使和厥阴俞；配穴取神门、足三里、膻中、郄门、三阴交等。两组交替轮换，每日针刺一次，获得针感后，留针 15 分钟。

（2）耳针：选耳穴神门、交感、皮质下、小肠，每次选用 2～3 穴，中等刺激，每次留针15～20 分钟，隔日一次，10～15 天为一疗程，疗程间隔 3～5 天。

（3）穴位注射：选心俞、脾俞、肾俞、肝俞、内关、神门、足三里、三阴交。药用复方当归注射液，或复方丹参注射液，或维生素 B_{12}，每次选 2～3 穴，每穴注射 0.5～1mL，隔日注射1 次。

（4）电针：快速型心律失常选内关、公孙、郄门、三阴交；缓慢型心律失常选百会、素髎、心俞、间使、通里。针刺得气后，通以脉冲电流，中等刺激，每次留针 15～30 分钟，每日 1 次。

（5）温和灸：选百会、气海、关元、足三里，用温和灸，每日 1 次，10 次为 1 疗程。主要适用于缓慢型心律失常。

六、中医治疗

（一）治疗原则

1. 补虚为基本治则，由于病变部位主要在心，证候特点是虚实相兼，以虚为主，故补虚是治疗本病的基本治则。

2. 兼以祛邪，当视脏腑亏虚情况的不同，或补益心血，或调理阴阳虚衰，以求阴平阳秘，脏腑功能恢复正常，气血运行调畅。

（二）辨证论治

1. 心虚胆怯证

主要证候：心悸不宁，善惊易怒，坐卧不安，不寐多梦而易惊醒，恶闻声响，食少纳呆，苔薄白，脉细略数或细弦。

治法：镇惊定志，养心安神。

方药：安神定志丸加减。若气短乏力，头晕目眩，动则为甚，静则悸缓，为心气虚损明显，重用人参，加黄芪；兼见心阳不振，用肉桂易桂枝，加附子；兼心血不足，加阿胶、何首乌、龙眼肉；兼心气郁结，心悸烦闷，精神抑郁，加柴胡、郁金、合欢皮、绿萼梅；若气虚夹湿，加泽泻，重用白术、茯苓；若气虚夹瘀，加丹参、川芎、红花、郁金。

2. 心血不足证

主要证候：心悸气短，失眠健忘，面色无华，倦怠乏力，纳呆食少，舌淡红，脉细弱。

治法：补血养心，益气安神。

方药：归脾汤加减。若五心烦热，自汗盗汗，胸闷心烦，舌淡红少津，苔少或无，脉细数或结代，为气阴两虚，治以益气养血，滋阴安神，用炙甘草汤加减；兼阳虚而汗出肢冷，加附子、黄芪、煅龙骨、煅牡蛎；兼阴虚，重用麦冬、生地黄、阿胶，加沙参、玉竹、石斛；兼纳呆腹胀，加陈皮、谷芽、麦芽、神曲、山楂、鸡内金、枳壳；兼失眠多梦，加合欢皮、夜交藤、五味子、柏子仁、莲子心等；若热病后期损及心阴而心悸者，用生脉散加减。

3. 阴虚火旺证

主要证候：心悸易惊，心烦失眠，五心烦热，口干，盗汗，思虑劳心则症状加重，伴耳鸣腰酸，头晕目眩，急躁易怒，舌红少津，苔少或无，脉象细数。

治法：滋阴清火，养心安神。

方药：天王补心丹合朱砂安神丸。肾阴亏虚，虚火妄动，遗精腰酸者，加龟甲、熟地黄、知母、黄柏，或加服知柏地黄丸；若阴虚而火热不明显者，可单用天王补心丹；若阴虚兼有瘀热者，加赤芍、牡丹皮、桃仁、红花、郁金等。中成药可用六味安神胶囊。

4. 心阳不振证

主要证候：心悸不安，胸闷气短，动则尤甚，面色苍白，形寒肢冷，舌淡苔白，脉象虚弱或沉细无力。

治法：温补心阳，安神定悸。

方药：桂枝甘草龙骨牡蛎汤合参附汤加减。若形寒肢冷者，重用人参、黄芪、附子、肉桂等；大汗出者重用人参、黄芪、煅龙骨、煅牡蛎、山萸肉等，或用独参汤煎服；兼见水饮内停者，加葶苈子、五加皮、车前子、泽泻等；夹瘀血者，加丹参、赤芍、川芎、桃红、红花；兼见阴伤者，加麦冬、甘枸杞、玉竹、五味子；若心阳不振以致心动过缓者，酌加炙麻黄、补骨脂，重用桂枝，中成药可选用参附注射液。

5. 水饮凌心证

主要证候：心悸眩晕，胸闷痞满，渴不欲饮，小便短少，或下肢浮肿，形寒肢冷，伴恶心，欲吐，流涎，舌淡胖，苔白滑，脉象弦滑或沉细而滑。

治法：振奋心阳，化气行水，宁心安神。

方药：苓桂术甘汤加减。若兼见肺气不宣，肺有水湿，咳喘、胸闷，加杏仁、前胡、桔梗、葶苈子、五加皮、防己；兼见瘀血者，加当归、川芎、刘寄奴、泽兰叶、益母草；若见因心功能不全而致浮肿、尿少、阵发性夜间咳喘或端坐呼吸者，当重用温阳利水之品，如真武汤，中成药可选用参附注射液。

6. 瘀阻心脉证

主要证候：心悸不安，胸闷不舒，心痛时作，痛如针刺，唇甲青紫，舌质紫暗或有瘀斑，脉涩或结或代。

治法：活血化瘀，理气通络。

方药：桃仁红花煎合桂枝甘草龙骨牡蛎汤。若气滞血瘀，加用柴胡、枳壳；因虚致瘀者去理气之品，气虚加黄芪、党参、黄精；血虚加何首乌、枸杞子、熟地黄；阴虚加麦冬、玉竹、女贞子；阳虚加附子、肉桂、淫羊藿；络脉痹阻，胸部窒闷，加沉香、檀香、降香；夹痰浊，胸满闷痛，苔浊腻，加瓜蒌、薤白、半夏、广陈皮；胸痛甚，加乳香、没药、五灵脂、蒲黄、三七粉等。

7. 痰火扰心证

主要证候：心悸时发时止，受惊易作，胸闷烦躁，失眠多梦，口干苦，大便秘结，小便短赤，舌红，苔黄腻，脉弦滑。

治法：清热化痰，宁心安神。

方药：黄连温胆汤加减。若痰热互结，大便秘结者，加生大黄；心悸重者，加珍珠母、石决明、磁石等；火郁伤阴，加麦冬、玉竹、天冬、生地黄等；兼见脾虚者加党参、白术、谷麦芽、砂仁等。

第三节　呼吸困难

呼吸困难为患者不同强度、不同性质的空气不足、呼吸费力及窒息等呼吸不适感的主观体验，可伴或不伴呼吸费力表现，如张口呼吸、鼻翼扇动、呼吸肌辅助参与呼吸运动等，也可伴有呼吸频率、深度与节律的改变。患者的精神状况、生活环境、文化水平、心理因素及疾病性质等对其呼吸困难的描述具有一定的影响。

对呼吸困难性质的分类有多种，按病程分为急性呼吸困难与慢性呼吸困难；急性呼吸困难是指病程 3 周以内的呼吸困难；慢性呼吸困难是指持续 3 周以上的呼吸困难。按病因可分为肺源性呼吸困难、心源性呼吸困难、中毒性呼吸困难、血源性呼吸困难和神经精神性呼吸困难。

呼吸困难在中医学归属于"喘证"范畴。早在《素问·至真要大论》就有云："诸痿喘呕，皆属于上。"《灵枢·五邪》说："邪在肺，则病皮肤痛，寒热，上气喘，汗出，喘动肩背。"《素问·痹论》论："心痹者……暴上气而喘。"《灵枢·经脉》云："肾足少阴之脉，是动则病……喝喝而喘"，说明了肺、心、肾是喘证的病位。《素问·逆调论》认为"不得卧，卧而喘者，是水气之客也"，认为水气是导致喘证的主要病理因素。张仲景在《伤寒论》及《金匮要略》中列方治疗，如"太阳与阳明合病，喘而胸满者，不可下，宜麻黄汤"，"发汗后，不可更行桂枝汤，汗出而喘，无大热者，可与麻黄杏仁甘草石膏汤"。金元时期以朱丹溪为代表的诸多医家充实了"内伤致喘"的证治。明代张介宾在《景岳全书》中将喘证分为"虚、实"两证，明确了本病的辨证纲领。《灵枢·本脏》提出肺为主病之脏，喘虽以肺为主，亦涉及他脏。《医贯·喘论》指出喘证的病理性质实喘在肺，虚喘当则之肺、肾两脏。清代叶桂在《临证指南医案》中论"喘症之因，在肺为实，在肾为虚"。柳宝诒在《柳选四家医案》指出"在上治肺胃，在下治脾肾，发时治上，平时治下，此一定章程"。

一、病因与发病机制

引起呼吸困难的原因以呼吸系统疾病和心血管系统疾病为多见，其次为神经精神类疾病、中毒及血液疾病等。

（一）呼吸系统疾病导致的呼吸困难

各种原因导致的上、下气道阻塞，胸廓与膈运动障碍，呼吸肌力减弱与活动受限，使肺通气量降低、肺泡氧分压降低等均可引起呼吸困难，其可分为吸气性、呼气性和混合性呼吸困难。

1. 吸气性呼吸困难　多为上气道的阻塞或狭窄引起。常见于喉与气管疾病如急性喉炎、喉水肿、喉与气管异物，出现急性呼吸困难，患者表现为吸气困难，有明显的呼吸窘迫，张口抬肩，胸骨上窝、锁骨上窝、肋间隙在吸气时下陷，有紫绀、烦躁，甚至意识障碍等急性缺氧表现。喉头水肿、喉癌、气管肿瘤、气管受压（甲状腺肿大、纵隔肿瘤等）导致大气道通气受阻，患者表现为逐步出现并持续加重的吸气性呼吸困难，可伴有咽喉部堵塞感，伴有胸闷、气短，活动耐力下降。

2. 呼气性呼吸困难　多见于下气道的梗阻或狭窄病变引起。常见于支气管疾病，如支气管哮喘、慢性支气管炎、支气管肺癌等，以小气道通气功能障碍为主，故以呼气性呼吸困难为特征。支气管哮喘有反复发作的病史，发作时可闻及典型的哮鸣音。慢性支气管炎多发生于老年人，有长期吸烟、粉尘接触等病史，表现为反复发作的、持续进展性的呼吸困难，活动耐力逐步下降，可伴有咳嗽咳痰等症状。

3. 混合性呼吸困难　由肺组织病变致肺呼吸面积减少引起。最多见的为肺部感染性疾病：各种病原菌导致的肺部感染如病毒性肺炎、肺炎链球菌性肺炎、军团菌肺炎、支原体肺炎、肺部真菌病、肺结核等导致肺实质性病变、肺脓肿。此类疾病导致肺的通气功能和弥散功能障碍，患者出现呼吸困难，甚至呼吸衰竭。其次为急性肺水肿、急性呼吸窘迫综合征、各种原因导致的肺不张、肺尘埃沉着症、弥漫性肺间质纤维化。再次为胸廓、胸膜疾病：如气胸、大量胸腔积液、广泛显著胸膜增厚、胸廓外伤和严重胸廓脊柱畸形等，导致肺容量、肺通气量下降，而致呼吸困难。此外，还有神经-肌肉疾病，如脊髓灰质炎和运动神经元疾病累及颈髓、急性多发性神经根神经炎、重症肌无力、药物（肌松剂等）致呼吸肌麻痹等，患者呼吸功能受限，导致通气量下降而出现呼吸困难。再者就是膈运动障碍，如膈麻痹、高度鼓肠、大量腹水、腹腔巨大肿瘤、胃扩张和妊娠末期，导致膈肌上抬或者膈肌运动幅度降低，胸腔容量和顺应性下降，胸腔压力升高，肺膨胀受到限制，肺顺应性下降，且肺血管阻力增加，气血比例失调，导致缺氧，加重呼吸困难。

（二）心血管系统疾病导致的呼吸困难

1. 各种原因所致心力衰竭　常见于急性心肌梗死、高血压性心脏病、冠状动脉粥样硬化性心脏病、风湿性心瓣膜病、心肌炎、心肌病。多为左心功能不全引起的肺淤血、肺水肿影响肺的弥散和通气功能，患者出现呼吸困难，甚至端坐呼吸，以咳吐粉红色泡沫样痰为特点，体格检查除了原有心脏病体征外，可闻及舒张期奔马律、两肺湿啰音和哮鸣音。急性心肌梗死突发呼吸困难，起病急骤。右心衰竭发生呼吸困难的主要机制为：①右心房与上腔静脉压升高，刺激压力感受器反射性兴奋呼吸中枢；②血氧含量减少，乳酸、丙酮酸等酸性代谢产物增多，刺激呼吸中枢；③淤血性肝肿大、腹水和胸水，使呼吸运动受限，肺受压，气体交换面积减少。

2. 心包填塞　急性心包炎、创伤、主动脉夹层等可以导致急性心包填塞，心室舒张功能受阻，回心血量减少，肺循环压力迅速增加，导致气血比例严重失调，缺氧明显，且心脏泵血功能下降，组织灌注不足，加重缺氧。多方面因素相互影响，最终导致患者出现呼吸困难，伴有心音遥远，血压下降，脉压减少，颈静脉怒张等体征。

3. 原发性肺动脉高压和肺栓塞（血栓栓塞、羊水栓塞、脂肪栓塞常见）　栓子阻于肺血管导致肺血流中断或减少，肺动脉压力增加，气血比例失调，患者出现呼吸窘迫，以顽固的低氧血症为主要特点，典型表现为呼吸困难、胸痛、咯血三联征。

（三）中毒性呼吸困难

1. 刺激性气体吸入中毒、有机磷杀虫药中毒和严重过敏反应　因气道分泌功能亢进、肺毛细血管通透性增加致气道、肺泡内分泌物、漏出物增多，导致呼吸功能障碍，甚至肺水肿，患者出现呼吸困难。

2. 各种原因引起的酸中毒　如感染性休克、急慢性肾衰竭、糖尿病酮症酸中毒、肾小管酸中毒等，H^+ 刺激颈动脉窦及主动脉体化学感受器，或直接兴奋呼吸中枢，出现深大呼吸（Kussmaul 呼吸）。

3. 药物和化学物质中毒 ①吗啡类、巴比妥类、苯二氮䓬类药物等：抑制呼吸中枢，导致呼吸浅慢或伴有节律变化。②一氧化碳、亚硝酸盐类、苯胺类、氰化物（包括含氰化物较多之苦杏仁、木薯）中毒等，导致组织缺氧，刺激呼吸中枢出现呼吸困难。

（四）神经精神性呼吸困难

1. 器质性颅脑疾患 如颅脑外伤、脑血管病、脑炎、脑膜炎、脑脓肿及脑肿瘤等，因呼吸中枢兴奋性受颅内压增高和供血减少的影响而降低，患者呼吸困难可以出现呼吸减慢和节律的变化，如潮式呼吸等。

2. 精神或心理疾病 如癔病等。由于受到精神或心理因素影响，呼吸频率明显增快，严重者出现过度通气。

（五）血液系统疾病导致的呼吸困难

重度贫血者，因红细胞携氧减少，血氧含量降低，组织氧供不足，刺激呼吸中枢导致呼吸困难。大出血或休克时的呼吸加速，则与缺血和血压下降刺激呼吸中枢有关。急慢性溶血也可以出现呼吸困难。

二、中医病因病机

（一）病因

1. 外邪侵袭 起居不慎，六淫外袭，风热或风寒之邪侵袭于肺，肺为清虚之脏，邪气犯肺，壅阻肺气，肺气失于宣肃，升降失常，肺气上逆而发为喘证。如《灵枢·五阅五使》："肺病者，喘息鼻张。"寒主收引，风寒闭肺，肺气上逆而见气喘、畏寒。表邪未解，入里化热或肺热素盛，寒邪外束而见表寒内热，患者气喘、汗出、烦躁。或风热犯肺则为汗出而喘，无畏寒。若患者有宿痰伏饮，复感外邪，入里化热，痰热内蕴可见气喘、咳黄色黏痰。

2. 饮食不当 《灵枢·邪气脏腑病形》提出"形寒饮冷则伤肺"。暑热之季，或大热大汗后，津气两伤，复冷饮过度，寒邪直中，手太阴肺经起于中焦，寒饮上犯于肺，肺气上逆而见气喘。恣食生冷、肥甘厚味，嗜酒者，脾气受损，久之脾失健运，"脾为生痰之源"，痰浊内生，而"肺为贮痰之器"，痰浊上干于肺，壅阻气道，肃降失常而发为喘证。或素体虚弱，肺脾气虚，素有痰饮，饮食不当，或热化则痰火交阻于肺，肺气不降而致喘；或寒化则寒饮伏肺，外邪引动伏痰，壅阻气道而喘。

3. 情志所伤 肝主疏泄，肺主气，两者在气机的运行上相互协调。当情志不遂，忧思气结，肝气郁结，肺气痹阻，气机不降而上逆则发为喘证。或恼怒伤肝，肝气上逆乘肺，肃降失常，升多降少而发为喘证。

4. 劳欲久病 患者素有肺疾，如慢性咳嗽、哮病、肺胀、肺痨等，久病伤肺，肺气、肺阴不足，气失所主；久病不已，由肺及肾，肾元亏虚，肾不纳气而发为喘证，动则喘甚。房劳过度，精气内夺，肾元受损，失于摄纳，逆气上奔则气喘。或肾阳亏虚，水泛无主，上凌心肺，心阳不振，肺气上逆而见喘促不得平卧。

（二）病机

"肺为气之主"，"诸气者，皆属于肺"，"肾为气之根"。外邪侵袭、痰热或寒饮内阻、肝郁气逆等引起肺失宣降、肺气上逆而出现实喘；或肺气亏虚，宣降失司及肾不纳气，气无所降而致虚喘。因此病性为邪实、正虚、虚实夹杂。病位在肺、肾、心，实证以肺为主，外邪、痰浊、肝郁、气逆致肺气宣降不利；虚证以肺、肾为主，肺虚失主则气少不足以息，肾元不固，则摄纳失常气不归原，气逆于肺而喘；病情复杂者每可下虚上实并见，或正虚邪实，虚实夹杂；病情严重者可出现喘脱危候，为心气心阳暴脱，阴阳离决。

三、临床表现

1. 起病急缓　反复发作性呼吸困难最常见于支气管哮喘。起病急骤者见于气管异物、喉头水肿、肺栓塞、急性呼吸窘迫综合征、气胸、急性心包填塞、急性心肌梗死、急性左心衰、迅速增长的胸水及肺不张等。起病缓慢者多见于慢性心肺疾病，如慢性阻塞性肺病。

2. 呼吸困难特点　①吸气性呼吸困难：多为上呼吸道或大气道机械性梗阻或狭窄所致，可伴干咳和高调喉鸣，呼吸肌紧张，胸骨上窝、锁骨上窝、肋间隙在吸气时下陷（三凹征），如气管异物、喉癌、气管肿瘤等。②呼气性呼吸困难：多见于肺组织弹性减退或小支气管狭窄、痉挛，见于支气管哮喘、慢性阻塞性肺病等，呼气费力，呼气时间延长，听诊可闻及哮鸣音。③混合性呼吸困难：见于肺呼吸面积减少或因胸部疼痛而限制呼吸时，表现为吸气和呼气均困难，如广泛性肺实质病变（大叶性肺炎、肺水肿）及大量胸腔积液、自发性气胸等。

3. 伴随症状和体征　伴有高热者见于急性感染性疾病，如肺炎、肺脓肿，以及脓毒症；伴有胸痛者可见于肺栓塞、自发性气胸、大叶性肺炎、肺癌、胸膜炎、急性心包炎、急性心肌梗死等；端坐呼吸、夜间阵发性呼吸困难多见于左心衰者，也见于重症哮喘；咳粉红色泡沫样痰为左心功能不全的特征；伴有喘鸣者见于支气管哮喘或慢性喘息性支气管炎；神志改变多见于肺性脑病、代谢性酸中毒、水电解质紊乱及神经系统疾病等。

4. 相关病史　患者的相关病史可以为呼吸困难的鉴别诊断提供线索。有误吸风险的注意气道异物；有过敏因素的考虑喉头水肿、哮喘；有冠心病高危因素、突发的劳力性呼吸困难，需要考虑急性心肌梗死和心功能不全；形体偏瘦，或有肺大疱者剧烈咳嗽后、扛重物时突发呼吸困难，应考虑为气胸；心房颤动，长期卧床，近期骨折制动或手术后，有下肢深静脉血栓，或广泛腹部、盆腔手术后出现急性呼吸困难，首先考虑是肺栓塞；矽肺、石棉沉着病者有职业接触史；有药物和毒物接触史者注意排除中毒。

四、诊治要点

（一）西医常见疾病的诊断

1. 慢性阻塞性肺病急性加重　发生于老年人，有吸烟或烟草暴露、粉尘接触等病史，或有慢性阻塞性肺病的家族史，既往可有慢性支气管炎病史，表现为反复发作的、持续进展性的劳力性呼吸困难，活动耐力逐步下降，并伴有慢性的咳嗽、咳痰。肺功能显示为持续的肺通气功能障碍，$FEV_1/FVC < 0.7$ 可以诊断为慢性阻塞性肺病。感染是导致慢性阻塞性肺病急性发作的最常见诱因，故可伴有发热，咳嗽咳痰症状较以往加重；查血常规、C 反应蛋白、PCT、巨细胞介素 -6（IL -6）、肝素结合蛋白（HBP）等炎症指标升高；影像学检查除了原有的肺气肿，甚至肺动脉高

压表现外，可见新发的感染灶；可合并有呼吸功能的急剧恶化，表现为低氧血症和二氧化碳潴留。

2. 支气管哮喘发作期 支气管哮喘具有反复发作的特点，患者在发作前有接触过敏物、运动或感染等诱因，表现为呼气性呼吸困难，胸闷气急，或伴有咳嗽，严重时伴有出汗、心率加快、紫绀，言语不能成句，过度通气，甚至呼吸衰竭。肺部听诊可闻及散在或弥漫性以呼气相为主的哮鸣音，呼气相延长。胸部 X 线可见肺部透亮度增加。查支气管激发试验阳性、舒张试验阳性、昼夜呼气峰值流速变异率≥20% 可确诊。

3. 急性呼吸窘迫综合征 起病 1 周以内具有明确的危险因素如各种休克、脓毒症、多发伤、急性胰腺炎等，在 1 周以内出现新的或突然加重的呼吸系统症状。呼吸衰竭不能完全用心力衰竭或液体过负荷解释；如无相关危险因素，需行客观检查（多普勒超声心动图）以排除静水压增高型肺水肿。胸部 X 线或者 CT 见两肺透亮度减低影，不能用渗出或小叶、肺不张或结节影来解释。当 CPAP/PEEP >5cmH$_2$O 时，氧合指数 PaO$_2$/FiO$_2$ <300mmHg。患者表现为呼吸窘迫，严重低氧血症，需要机械通气支持治疗。

4. 气胸 在剧烈咳嗽或用力抬物后突发的胸膜性胸痛，多为一侧胸痛，伴有气短，休息不能缓解，咳嗽和呼吸时加重，体检可发现患侧呼吸音消失、叩诊过清音或鼓音、气管移位等，查胸部 X 线或 CT 见肺透亮度增加，肺纹理消失，可见肺压缩线和气管移位。

5. 重症肺炎 ①新近出现的咳嗽、咳痰或原有呼吸道疾病症状加重，伴或不伴脓痰、胸痛、呼吸困难、咯血；②发热；③肺实变体征和（或）闻及湿啰音；④外周血白细胞（WBC）计数 >10×10^9/L 或 <4×10^9/L，伴或不伴细胞核左移。符合以上任何 1 项，并有胸部影像学检查显示新出现的斑片状浸润影、磨玻璃影或间质性改变，伴或不伴胸腔积液，并除外肺结核、肺部肿瘤、非感染性肺间质性疾病、肺水肿、肺不张、肺栓塞、肺嗜酸性粒细胞浸润症及肺血管炎等后，诊断为肺炎。重症肺炎进展很快，迅速出现呼吸衰竭时导致患者明显呼吸困难，多需要呼吸支持治疗。

6. 肺栓塞 有骨折、卧床、肿瘤、长期口服避孕药等诱发深静脉血栓的因素，患者突发呼吸窘迫，或出现呼吸困难、胸痛、咯血三联征，呼吸频率和心率加快、血压下降，肺部听诊闻及湿啰音和哮鸣音，肺动脉瓣区可出现第 2 心音亢进或分裂。大面积肺梗塞可以出现血流动力学不稳定，出现晕厥、休克。以顽固的低氧血症为主要特点，D-二聚体异常升高。心电图可表现为胸前导联 V1～V4 及肢体导联Ⅱ、Ⅲ、aVF 的 ST 段压低和 T 波倒置，V1 呈 QR 型，S$_1$Q$_Ⅲ$T$_Ⅲ$，不完全性或完全性右束支传导阻滞。心脏彩超直接征象为发现肺动脉近端或右心腔血栓，间接征象多是右心负荷过重的表现。肺血管 CTA 直接征象为肺动脉内低密度充盈缺损，部分或完全包围在不透光的血流之内的"轨道征"，或远端血管不显影。肺动脉造影是诊断的"金标准"，直接征象有肺动脉内造影剂充盈缺损，伴或不伴"轨道征"的血流阻断。

7. 急性心肌梗死 呼吸困难与严重的疼痛刺激和（或）合并心源性肺水肿有关。多数患者有典型的缺血样胸痛表现，部分患者尤其糖尿病患者胸痛不明显，而以呼吸困难为主要症状，常有放射性胸部压迫感、出汗和气短感，活动耐力明显下降。查体可无阳性体征，或可发现心律失常及心力衰竭。心电图可见 ST-T 的动态改变，病理性 Q 波，或合并有心律失常。查肌钙蛋白、心肌酶谱进行性升高可以明确诊断。心脏彩超可见病变心肌呈节段性运动异常，或合并有收缩功能下降，EF 值下降，或有二尖瓣脱垂、室间隔破裂等机械并发症。行冠状动脉造影可以明确病变血管的部位及严重程度。

8. 急性心包填塞 急性心包炎、创伤、主动脉夹层、累及心包的肿瘤等原因导致短时间内出现大量的心包积液，心室舒张功能受阻，回心血量减少，心脏每搏输出量减少，血压下降，心率加快,脉压减小;肺循环压力迅速增加,气血比例失调加重缺氧,患者出现急性病容、呼吸困难,前倾坐位,面色苍白或紫绀,汗出,伴有颈静脉怒张等体征,查心脏彩超可以明确诊断。必须紧急行心包穿刺以维持心脏功能和稳定血流动力学。

9. 心功能不全　患者有基础心脏病,在诱因下出现心功能急剧恶化,多出现心源性肺水肿,患者表现为端坐呼吸,以夜间阵发性呼吸困难及咳吐粉红色泡沫样痰为特点,心率加快,血压升高,体格检查除了原有心脏病体征外,可闻及第 3 心音或舒张期奔马律、肺部啰音和哮鸣音等,和(或)颈静脉怒张、肝颈静脉回流征阳性、双下肢水肿。查血清利钠肽(BNP)、N 末端 B 型利钠肽原(NT – proBNP)水平明显升高。胸部影像学检查可见双肺渗出性改变,X 线上可见克氏 B 线。心脏彩超可见心脏结构的异常,LVEF 下降提示左心室收缩功能减退。

(二)诊疗思路

1. 临床症状评估和严重程度评估

(1)关注生命体征:密切监测患者呼吸频率、指脉氧、心率、心律、血压、意识状态,迅速判断气道、呼吸和循环情况。

(2)评价患者呼吸困难的程度和类型:如呼吸深浅、频率、节奏,有无呼吸肌辅助呼吸、端坐呼吸,有无明显的烦躁、出汗,判定吸气性或呼气性呼吸困难对明确病变部位、性质有帮助。

(3)及时快速检查心肺功能评估病情:全胸片、胸部 CT、动脉血气分析、肌钙蛋白、NT – proBNP、D – 二聚体以及心电图、心脏彩超等。

2. 快速诊断与鉴别诊断

(1)患者呼吸困难症状的描述,医生对呼吸困难的客观观察两方面结合来进行呼吸困难的评价。

(2)简单、快速、准确地病史询问。

(3)体格检查,以心肺为主的全面体格检查。

(4)临床检验:血常规、CRP、PCT、心肌酶谱、生化、凝血功能等。

(5)检查:肺脏超声是有助于快速鉴别诊断的床边检测技术,胸部 X 线、胸部 CT、肺 CTA,心脏超声心动图,肺功能,核素扫描等。

3. 呼吸困难诊治流程　具体流程见图 3 – 2。

(三)中医辨证要点

1. 辨虚实　实喘者,为新病,起病急骤,声音高大,伴痰鸣咳嗽,呼吸深长有余,以呼出为快,气粗,脉数而有力。虚喘者,为久病,或急性发作,病势徐缓,时轻时重,遇劳即甚,声音低微,少有痰鸣咳嗽,呼吸短促难续,吸气不利,脉微弱或浮大中空。病情复杂者每可下虚上实并见,或正虚邪实,虚实夹杂,如慢性喘咳者肺肾虚弱,复感外邪而发作,外邪、痰浊壅阻肺气而上盛,肾不纳气则下虚。

2. 实喘辨外感与内伤　外感者,起病急,病程短,多伴表证。内伤者,起病缓,病程长,反复发作,无表证。

3. 辨病位　病位在肺者,见于外邪侵袭、痰浊壅肺、肝郁气逆,邪壅肺气导致肺气失于宣肃,肺气上逆而喘。病位在肺肾者,见于久病劳欲,肺肾气虚,肾不纳气而喘者。病情严重者累及心,水气凌心或心阳暴脱而见喘促倚息不得卧。

4. 辨危候　实喘邪气闭肺,喘息上气,胸闷如窒,呼吸窘迫,身热不得卧,脉急数;虚喘

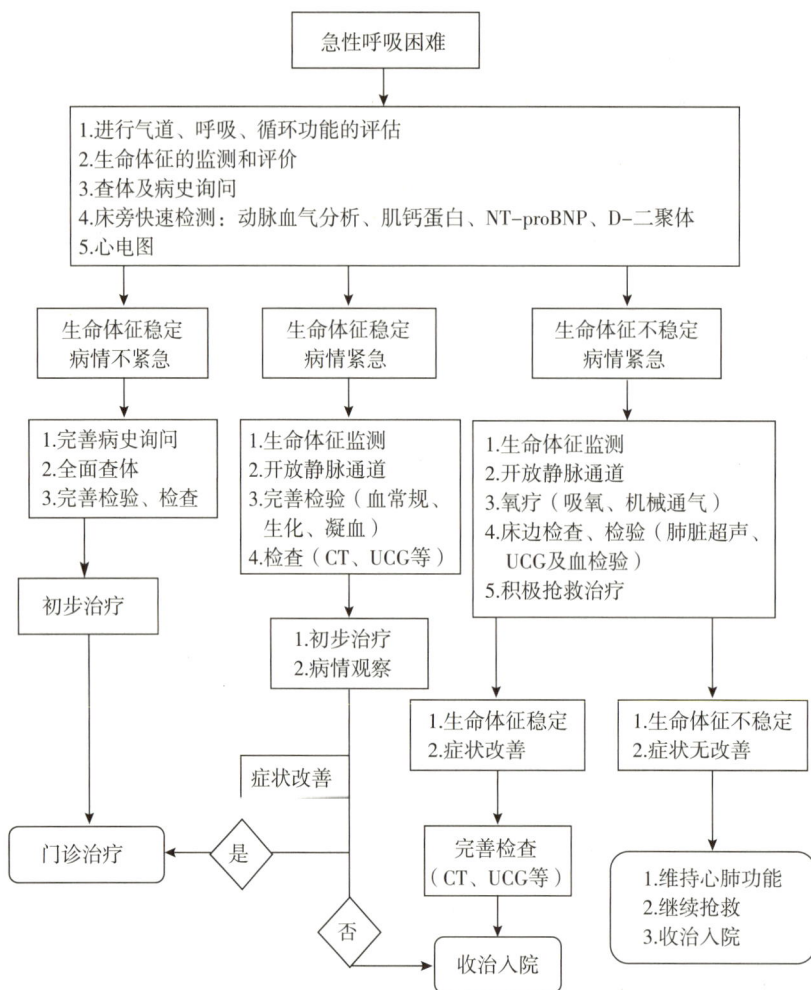

图 3 – 2   呼吸困难诊治流程图

足冷头汗，如油如珠，喘息鼻扇，摇身撷肚，张口抬肩，胸前高起，面赤烦躁，两目直视，大便溏泄，脉浮大急促无根，为上盛下虚，阴阳离决，孤阳浮越，冲气上逆。

五、急救处理

（一）西医急救处理

迅速完成气道、呼吸、循环功能的评价，完善生命体征的评估与监测，开放静脉通道，快速床旁检测，准确判断病因，并尽早开始临床干预。

1. 一般处理   保持气道通畅、采取合适体位，给予吸氧、心电监护、开放静脉通道。一般患者可采用鼻导管吸氧，若无二氧化碳潴留风险者，根据情况给予面罩吸氧。监测生命体征、神志、尿量。

2. 病因治疗   解除气道梗阻，定时翻身拍背、吸痰，保证气道通畅；解痉平喘（雾化、静脉激素等）缓解支气管痉挛。大量胸腔积液或气胸者行胸腔穿刺术。急性心肌梗死、肺栓塞者紧急行经皮导管介入或溶栓治疗。创伤导致连枷胸时妥善固定，并予以机械通气支持治疗。对于明确肺部感染或脓毒症患者，根据感染严重程度、宿主因素、本地区致病微生物流行特点，尽早给予合理的经验性抗感染治疗，并留取相关标本寻找病原学证据，以指导后续的目标性抗感染治疗。

3. 呼吸功能支持　慢性阻塞性肺病患者采用持续低流量鼻导管吸氧，若合并有呼吸衰竭，建议机械通气。急性左心衰患者可采用50%酒精吸氧，并予面罩吸氧，若症状改善不明显，尽早给予机械通气。对于急性呼吸窘迫综合征应当尽早机械通气。若患者神志清楚可给予无创呼吸机辅助通气，如果患者出现意识障碍、人机配合差、复查动脉血气结果没有改善甚至恶化者，应果断予气管插管、行有创机械通气以达到呼吸支持的目的。针对急性呼吸窘迫综合征采用肺通气保护策略，小潮气量、适当的PEEP和允许性高碳酸血症，肺复张和俯卧位通气有利于改善氧合。机械通气时注意体位，多采用斜坡卧位，加强气道管理，注意气道的湿化、温度的调节、痰液的引流，预防呼吸机相关性肺炎的出现。

4. 容量管理与循环功能支持　休克患者积极扩容维持血压以保证脏器有效灌注。急性心肌梗死必须积极控制血压和心率，给予适当止痛和镇静，并尽快行再灌注治疗。急性心包填塞者尽快行心包穿刺以恢复心脏泵血功能和血流动力学的稳定。在保证有效循环血量，保证重要脏器灌注的前提下，给予限制性液体输入，监测出入量，保证适度的出超状态可以减少肺水蓄积，有利于改善氧合。尤其是各种原因导致的急性肺水肿、急性呼吸窘迫综合征，肺间质大量渗出，减少肺水是治疗的第一步。急性左心衰以利尿、扩血管为主要治法，若为顽固性心衰或合并有肾功能不全者，可行血液滤过治疗。

5. 对症处理　急性支气管哮喘用支气管扩张药经静脉或口喷平喘；心绞痛者用硝酸酯类药物扩张冠脉血管；器质性颅脑疾病在维持呼吸功能稳定的前提下尽早采用脱水治疗以减轻颅内高压；腹腔高压时采取针对性治疗，如腹水的引流、腹腔炎症的控制、保持大便通畅等。吗啡类、巴比妥类、苯二氮䓬类等药物和有机磷中毒者，给予特异性解毒剂及水化治疗，必要时行血液透析治疗。神经肌肉疾病者可采用血浆置换、激素冲击联合机械通气的治疗方法。贫血患者给予输血治疗。精神或心理疾病，可给予适当镇静、心理疏导治疗。

6. 内环境的稳定和营养支持　呼吸困难患者由于呼吸频率、节律、深度改变，可造成酸碱失衡，有呼吸性酸中毒、代谢性酸中毒合并呼吸性酸中毒，或者代酸、代谢合并呼酸，或过度通气导致呼碱，因此维持酸碱平衡至关重要，也是评价治疗是否有效的重要指标。患者呼吸功能障碍导致进食困难，或基础疾病同时伴随电解质的紊乱，治疗中有补液和利尿的不同，因此，应当重视电解质的监测。同时，在生命体征稳定的前提下尽早开始营养支持，根据患者基础疾病和胃肠道的耐受情况选择不同的营养方式。

（二）中医急救处理

呼吸困难是临床急症，治疗时应当辨病与辨证相结合，中西医发挥各自优势。

1. 中成药　心阳暴脱之喘脱危候，予以参附注射液益气回阳救逆；若汗出如油之阴脱者可予以生脉注射液静滴。痰热壅肺之喘证可用痰热清注射液。真心痛者用速效救心丸等，心血瘀阻、心脉痹阻者可用丹参、红花及血栓通注射液活血化瘀，通络止痛。

2. 针刺　严重呼吸困难的患者烦躁不安，针刺治疗存在银针滑动、误穿的风险，故临床应用较少，但可以采用强刺激、不留针的方法，取天突、肺俞、孔最、涌泉、丰隆等穴位以化痰、降气、平喘。

六、中医治疗

（一）治疗原则

实喘者治肺，祛邪利气、降气平喘。寒者温宣肺气，热者清肃肺热，痰浊者化痰理肺，并配合理气肃肺之品。虚喘者治在肺肾，以肾为主，培补摄纳。根据病位又分为补肺、健脾、益肾的不同，根据八纲辨证有益气、滋阴、温阳、纳气的不同。虚实夹杂，下虚上实者要分清主次，标本兼治。喘脱者扶正固脱，镇摄潜纳，阳虚者温阳益气，阴虚者滋阴填精，阴阳两虚者阴阳两顾。

（二）辨证论治

1. 实喘

（1）风寒壅肺证

主要证候：咳喘气逆，呼吸急促，胸部胀闷，痰多稀薄而带泡沫，兼头痛、鼻塞、无汗、恶寒、发热，舌苔薄白而滑，脉浮紧。

治法：宣肺散寒。

方药：麻黄汤合华盖散。表证重者加桂枝、细辛；寒痰阻肺，痰白清稀量多有泡沫，加细辛、白芥子。

（2）表寒肺热证

主要证候：喘逆上气，息促，鼻翼扇动，咳而不爽，吐痰稠黏，胸胀或痛，形寒身痛，无汗，苔薄白或身热汗出，口渴烦闷，苔黄，脉浮数。

治法：解表清里，化痰平喘。

方药：麻杏石甘汤加减。痰热加贝母、瓜蒌；痰鸣息涌加葶苈子、射干。中成药可选用清解退热颗粒。

（3）痰热郁肺证

主要证候：喘咳气涌，胸部胀痛，痰稠黏色黄，或有血痰，伴胸中烦闷，身热，有汗，口渴喜冷饮，咽干，面红，尿迟便秘，苔黄腻，脉滑数。

治法：清热化痰，宣肺止咳。

方药：桑白皮汤。痰多黏稠加瓜蒌、海蛤粉；喘不得卧，痰涌便秘，加大黄、葶苈子；痰黄有腥味，加鱼腥草、芦根、蒲公英；身热甚加石膏、知母。

（4）痰浊阻肺证

主要证候：喘而胸闷，甚则胸盈仰息，咳嗽痰多，黏腻色白，咳吐不利，兼有呕恶纳呆，口黏不渴，苔白厚腻，脉滑濡。

治法：祛痰降逆，宣肺平喘。

方药：二陈汤合三子养亲汤。加苍术、厚朴、枳壳、紫菀、款冬花以燥湿理气，化痰平喘。

（5）肺气郁闭证

主要证候：每因情绪刺激而诱发，发作突然，呼吸短促，息促气憋，胸闷胸痛，咽中如窒，常伴精神抑郁，失眠心悸，苔薄，脉弦。

治法：开郁降气平喘。

方药：五磨饮子。肝气郁结重者，加柴胡、郁金；气滞便秘者加大黄；心悸失眠者加百合、酸枣仁、合欢花、远志；精神恍惚，悲伤欲哭者加甘麦大枣汤。

（6）水凌心肺证

主要证候：喘咳气逆，倚息难以平卧，咳痰稀白，心悸，面目肢体浮肿，小便量少，畏寒肢冷，面青唇紫，舌胖暗，苔白滑，脉沉细。

治法：温阳利水，泄壅平喘。

方药：真武汤合葶苈大枣泻肺汤。

2. 虚喘

（1）肺气虚耗证

主要证候：喘促短气，气怯声低，喉有鼾声，咳声低弱，痰吐稀白，自汗畏风，舌质淡红，脉软弱。或呛咳，痰少质黏，烦热口渴，咽喉不利，面颧潮红，苔剥，脉细数。

治法：补肺益气养阴。

方药：生脉散合补肺汤加减。痰黏难出，加贝母、瓜蒌、桔梗、炙百部。

（2）肾虚不纳证

主要证候：喘促日久，呼多吸少，气不得续，动则喘甚，咳而小溲出或尿后余沥，形瘦神疲，汗出肢冷，面唇青紫，或有浮肿，舌淡苔薄，脉沉弱。或见喘咳，面红烦躁，口咽干燥，足冷，汗出如油，舌红少津，脉细。

治法：补肾纳气。

方药：肾气丸或六味地黄丸合参蛤散。加冬虫夏草、紫河车、紫石英、二仙汤以温肾纳气；若上实下虚者，见喘咳痰多，气急胸闷，苔腻，治以化痰降逆，温肾纳气，主方选苏子降气汤。

（3）正虚喘脱证

主要证候：咳逆甚剧，张口抬肩，鼻扇气促，端坐不能平卧，动则喘甚，心悸，烦躁不安，面唇青紫，汗出如珠。脉浮大无根，或见歇止。

治法：扶阳固脱，镇摄肾气。

方药：参附汤送服黑锡丹 3～4.5g，蛤蚧粉 1.5g，中成药可选用参附注射液。

第四节　抽搐

抽搐是指多种疾病引起的不自主的发作性骨骼肌痉挛，包括伴意识障碍的惊厥和无意识障碍的手足搐搦。抽搐可呈强直性即持续性的肌收缩，也可呈阵挛性即断续性的肌收缩，或二者兼有，可引起关节不自主运动和强直。抽搐大多表现为全身性的，至少是双侧的，局限性抽搐仅见于局限性癫痫。

抽搐属中医学中的"痫证""瘛疭""痉证""抽风"范畴。古代医家认为抽搐是一种恶候。如《东医宝鉴·小儿》说："小儿疾之最危者，无越惊风之证。"《幼科释谜·惊风》也说："小儿之病，最重惟惊。"皆因感受风、寒、暑、湿、疫毒之邪，引动肝风，或久病内耗津液，筋脉失养而拘急所致。

一、病因与发病机制

（一）病因

造成抽搐的原因是多方面的，归纳起来可分为特发性病因与症状性病因。

特发性病因：常由于先天性脑部不稳定状态所致。

症状性病因分为以下几种：

1. 脑部疾病

（1）感染：如脑炎、脑膜炎、脑脓肿、脑结核瘤、脑灰质炎等。

（2）外伤：如产伤、颅脑外伤等。

（3）肿瘤：包括原发性肿瘤、脑转移瘤。

（4）血管疾病：如脑出血、蛛网膜下腔出血、高血压脑病、脑栓塞、脑血栓形成等。

（5）寄生虫病：如脑血吸虫病、脑包虫病、脑囊虫病等。

（6）其他：①先天性脑发育障碍；②原因未明的大脑变性：如结节性硬化、播散性硬化、核黄疸等。

2. 全身性疾病

（1）感染：如急性胃肠炎、中毒型菌痢、链球菌败血症、中耳炎、百日咳、狂犬病、破伤风等。小儿高热惊厥主要由急性感染所致。

（2）中毒：①内源性：如尿毒症、肝性脑病；②外源性：如酒精、苯、铅、砷、汞、氯喹、阿托品、樟脑、白果、有机磷等中毒。

（3）心血管疾病：高血压脑病或 Adams – Stokes 综合征等。

（4）代谢障碍：如低血糖、低钙及低镁血症、急性间歇性血卟啉病、子痫、维生素 B_6 缺乏等。其中低血钙可表现为典型的手足搐搦症。

（5）免疫系统疾病：如系统性红斑狼疮、脑血管炎等。

（6）其他：如突然撤停安眠药、抗癫痫药。还可见于热射病、溺水、窒息、触电等。

3. 神经症　如癔症性抽搐和惊厥。

（二）发病机制

抽搐的发生机制极其复杂，至今仍未阐明。根据引起肌肉异常收缩的兴奋信号的来源不同，基本上可分为两种情况：①大脑功能的短暂性障碍：这是脑内神经元过度同步化放电的结果。当异常的电兴奋信号传至肌肉时，则引起广泛肌群的强烈收缩而形成抽搐。在正常情况下，脑内对神经元的过度放电及由此形成过度同步化，均有一定控制作用，即构成所谓抽搐阈。许多脑部病变或全身性疾病可通过破坏脑的控制作用，使抽搐阈下降，甚至引起抽搐。②非大脑功能障碍：引起肌肉异常收缩的电兴奋信号来源于下运动神经元，主要是脊髓的运动神经元或周围运动神经元，如破伤风杆菌外毒素、各种原因的低钙血症等。

二、中医病因病机

（一）病因

1. 感受外邪

（1）邪壅经络：外感六淫之邪，侵袭肌腠，壅滞经脉，致营卫不通，津液失于输布；或感邪之后，郁而化热，热盛于里，窜扰经络，消灼津液，筋脉拘急；或邪热内传营血，热盛动风；或湿热之邪侵及经络，筋脉失养而抽搐。

（2）风毒入侵：外伤后风毒之邪由伤口侵入经脉，风毒灼耗津液或营血被阻，不得宣通，以致筋脉失养而发生强直、抽搐。

2. 内伤

（1）肝阳化风：肾阴亏损，水不涵木，肝阳上亢，肝风内动而抽搐；或情志失调，肝失疏泄，肝郁化火生风而抽搐。

（2）阴液亏虚：素体气血亏虚或汗下太过，或失血过多，或热邪久羁，耗损真阴，筋脉失养而发抽搐。

（3）风痰夹瘀：大惊卒恐，伤及肝肾；或饮食不节，脾胃受伤，运化失常，聚湿生痰，痰浊上壅，阻滞清窍。

3. 其他　外伤瘀血，气血逆乱，精血失于输布而致抽搐。

（二）病机

本病病理因素总以痰为主，每由风火触动，痰瘀内阻，蒙蔽清窍而发病。以心脑神机失用为本，风火痰瘀治病为标。其中痰浊内阻，脏气不平，阴阳偏胜，神机受累，元神失控是病机的关键所在。本病的发生与五脏均有关联，但主要责之于心肝，顽痰痹阻心窍，肝经风火内动是本病的主要病机特点。病机转化决定于正气的盛衰及痰邪深浅，发病初期，痰瘀阻窍，肝郁化火生风，风痰痹阻或痰火炽盛等以实证为主；日久不愈，损伤正气，表现为虚实夹杂。

三、临床表现

1. 全身性抽搐　以全身骨骼肌痉挛为主要表现，典型者为癫痫大发作，表现为患者突然意识模糊或丧失，全身强直、呼吸暂停，继而四肢发生阵挛性抽搐，呼吸不规则，尿便失控、发绀、抽搐发作约半分钟自行停止，也可反复发作或呈持续状态。发作时可有瞳孔散大，对光反射消失或迟钝、病理反射阳性等。发作停止后不久意识恢复。

2. 局限性抽搐　以身体某一局部肌肉抽动，如仅一侧肢体抽动，或面肌抽动，或手指、脚趾抽动，或眼球转动，眼球震颤、眨眼动作、凝视等。而手足搐搦症则表现为间歇性双侧强直性肌痉挛，以上肢手部最典型，呈"助产士手"表现，见图 3 - 3。

3. 高热惊厥　主要见于 6 个月到 4 岁小儿在高热时发生抽搐。高热惊厥发作时间短暂，发作

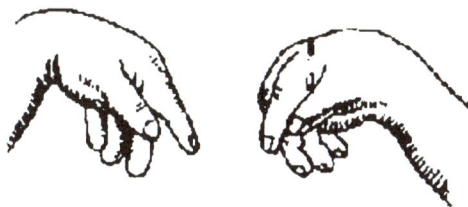

图 3 - 3　助产士手

后神志恢复快，多发生在发热的早期。在一次患病发热中，常只发作一次抽搐，可以排除脑内疾病及其他严重疾病，且热退后一周做脑电图正常。

四、诊治要点

（一）西医常见疾病的诊断

1. 原发性癫痫　慢性反复发作性短暂脑功能失调综合征，以脑神经元异常放电引起反复痫性发作为特征，是发作性意识丧失的常见原因。其病因未明，首次发病多在 20 岁以前，有反复发作的倾向，起病急，发作前可有短暂的感觉运动和精神性先兆，发作时意识完全丧失，并常有尖叫声，随即有四肢强直及阵挛性抽搐，发作持续 3～5 分钟，然后停止，进入昏迷。查体可见面色先发红，后发紫，头向后仰，两眼球偏向病灶侧，常有跌伤和咬破舌头，口吐泡沫，大小便失禁。脑电图异常为不规则杂乱的多棘波及慢波。

2. 流行性脑脊髓膜炎　是由脑膜炎双球菌引起的化脓性脑膜炎，致病菌由鼻咽部侵入血液循环，形成菌血症，最后局限于脑膜及脊髓膜，其发作具有明显的季节性，多发于春季 3～4 月份。发作时伴高热头痛，恶心呕吐，皮肤可见瘀斑，口唇可见疱疹，脑膜刺激征阳性，严重者出现烦躁不安、昏迷、抽搐，有的还可出现呼吸衰竭和循环衰竭。脑脊液检查初期压力升高，外观可澄清，稍后即可见混浊或脓样，白细胞明显增多，以中性粒细胞为主，蛋白升高，糖与氧化物

减少。血常规检查现白细胞明显增多，一般在 20000/mm^3 左右，中性粒细胞占 80% 以上。皮肤瘀斑、口唇疱疹涂片可查到脑膜炎双球菌。

3. 流行性乙型脑炎　脑实质、脑膜部发炎，严重者脑实质坏死软化，其发作有明显的季节性，多发于 7、8、9 三个月。主要由蚊虫叮咬传播，多发于几岁儿童。发作时高热持续不退，体温可达 40℃ 以上，抽搐和意识障碍。体格检查现脑膜刺激征（＋），浅反射消失，深反射亢进，病理反射（＋）。脑脊液检查呈无色透明，压力正常或稍高，白细胞增多，在 50～500/mm^3，个别可高达 1000/mm^3 以上，以淋巴细胞为主。

4. 高热惊厥　常见于小儿上呼吸道感染、扁桃体炎，少数见于消化道感染或出疹性疾病，抽搐发生在急骤高热的初期，体温在 39～40℃ 或以上，多发于 6 个月至 4 岁的儿童。高热消退，抽搐即缓解，神志也恢复正常。抽搐发作形式多为单次，全身性强直阵挛性发作。脑电图常有节律性变慢或枕区高幅慢波，在退热后 1 周消失。

5. 高血压脑病　指在当血压突然升高超过脑血流自动调节的阈值（中心动脉压大于 140mmHg）时，脑血流出现高灌注，毛细血管压力过高，渗透性增强，导致脑水肿和颅内压增高，甚至脑疝的形成。发病时先出现头痛、恶心呕吐、颈项强直等脑膜刺激征症状，随即出现抽搐。辅助检查：胸片、心脏彩超可见左室大，血压升高。

6. 心血管疾病　常因心室停搏或心室纤颤导致急性脑缺血，引起晕厥及抽搐发作，患者常有心脏病史。结合心电图、心脏电生理、心脏彩超、胸片等可明确诊断。

7. 破伤风　是破伤风杆菌经由皮肤或黏膜伤口侵入人体，在缺氧环境下生长繁殖，产生毒素而引起肌痉挛的一种特异性感染。抽搐从头面嚼肌开始，然后向其他部位的肌肉扩展，表现为牙关紧闭，颈项强直，角弓反张，呈苦笑面容。抽搐间歇期，肌肉仍呈紧张强硬状态。发病时患者神志始终清楚，能述说抽搐过程和所造成的痛苦，伴有排尿和吞咽困难，有轻微声光刺激就可诱发强烈的阵发性抽搐。伤口分泌物细菌培养可查到破伤风杆菌。

8. 某些代谢性疾病

（1）低血糖：常见于糖尿病病史应用胰岛素后，或饥饿后。抽搐前首先有短暂的倦怠、乏力、饥饿、出汗、手颤震、复视、激动、意识模糊等先驱症状。抽搐发作时，伴有心动过速，全身出汗（冷汗），血压升高，瞳孔散大等交感神经兴奋症状。血糖监测可见正常成年人空腹血糖浓度低于 2.8mmol/L，糖尿病患者血糖浓度低于 3.9mmol/L。

（2）手足搐搦症：多发于未成熟儿和佝偻病患者，也可见于甲状旁腺功能减退与肾功能衰竭者。抽搐呈鹰爪状（肘腕及掌指关节屈曲，指间关节伸直，大拇指内收，双脚下攀，膝髋关节屈曲），沃斯特克氏征（缺钙弹指试验）阳性（弹耳前面神经，该侧眼睑口角收缩）。特鲁索氏征阳性（压迫阻止肱动脉，在数分钟，出现鹰爪手）。生化检查血钙低于 1.9mmol/L，心电图提示 Q－T 间期延长。

9. 癔症　发病前有情感刺激因素，发作时意识并无丧失，对外界刺激有反应，暗示或强刺激可终止其发作。发作时四肢抽搐无节律，双眼常紧闭，无舌咬伤及吐血沫等特点，无瞳孔变化和病理反射。发作时脑电图正常，头颅 CT、MRI 检测无异常。

（二）诊疗思路

1. 一般情况　年龄、是否为首发、是否怀孕及家族史。

2. 发作情况　发病前有无先兆、感染、外伤、手术、犬咬伤、突然停药、情绪激动等；发病时有无意识丧失、为局部发作或全身发作、发作持续时间、发作频率；发病后有无遗留头痛、头晕、全身乏力、偏身肢体功能障碍。

3. 既往情况　包括出生史、生长发育史、寄生虫感染史、特殊药物服用史，有无颅脑、心、肝、肾、内分泌疾病病史。

4. 体格检查　生命体征如体温（高热）、心率（较长停搏及室颤）、呼吸（急促或缓慢）、血压（异常高压）；全面体格检查，重点检查神经系统及心血管系统。神经系统如神经系统定位体征、脑膜刺激征、病理反射、意识、瞳孔。心血管系统如严重的心律失常。

5. 辅助检查　血常规、尿常规、便常规、血气分析、肝肾功能、电解质、血糖、心电图、脑电图、头颅 CT 或者 MRI，必要时进行脑脊液检查及颅脑血管造影。

抽搐诊断流程见图 3－4。

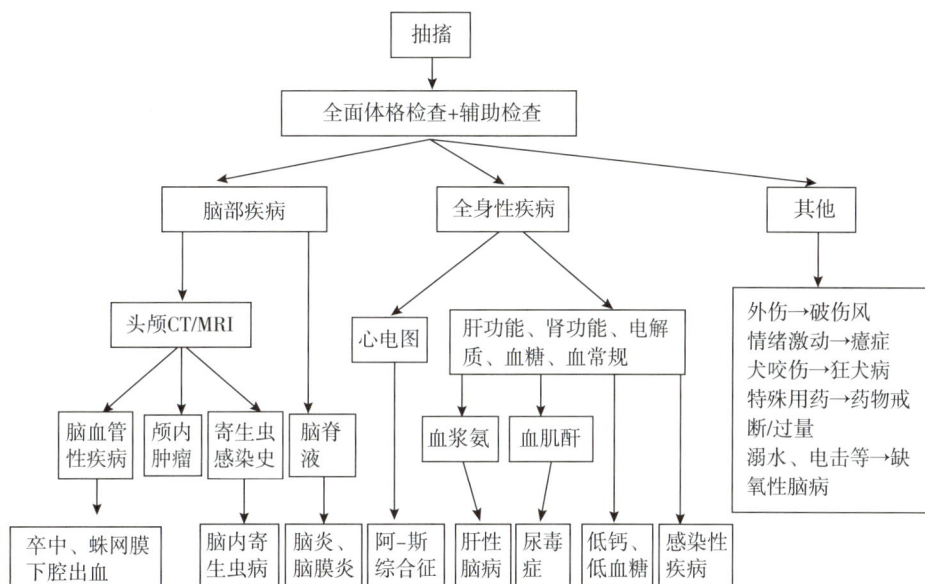

图 3－4　抽搐诊断流程图

（三）中医辨证要点

1. 发作期　如起病急骤，四肢抽搐伴头痛项强，手脚挛急，口噤流涎，舌质红，苔白腻或黄腻，脉弦数或弦滑为阳痫；如发病时昏愦不知，面色晦暗，手足清冷，舌质淡，苔白腻，脉多沉细或沉迟为阴痫。

2. 休止期　急躁易怒，心烦失眠，喉间痰鸣，便秘溲黄多为痰热；头部刺痛，痛有定处而拒按，口唇青紫多为瘀阻脉络；神疲倦怠，纳呆，面色㿠白或萎黄，四肢欠温多为脾虚；腰膝酸软，两目干涩，耳轮焦枯不泽多为肝肾阴虚；头晕，露睛，手足蠕动，爪甲无华多为气血不足。

五、急救处理

（一）西医急救处理

在以抽搐为主要表现的疾病中，需迅速判断患者神志是否清楚。对于较重的抽搐性疾病，如癫痫持续状态、高热抽搐等强直－阵挛性抽搐，急救以迅速控制抽搐状态为治疗目的，稳定生命体征；对于诊断明确的患者，在积极稳定生命体征的前提下，积极进行病因治疗。

1. 稳定生命体征，对症治疗

（1）平卧于空气流通处，解开衣扣，保持呼吸道通畅；头偏向一侧，防止患者误吸；用开口器将上下牙齿分开防止舌咬伤。

（2）立即肌注地西泮 10mg 或苯巴比妥 0.1g，必要时 2～4 小时可重复。小于 6 个月的婴儿慎用。

（3）对症治疗：低钙性抽搐者可予 10% 或 5% 葡萄糖酸钙 20mL 静注（＞10min）；癫痫持续状态控制抽搐时，应予脱水剂减轻脑水肿，如 20% 甘露醇 125mL、甘油果糖 250mL、呋塞米（速尿）20mg 等降低颅内压；高热抽搐性疾病应迅速降低体温。

2. 病因治疗　如癫痫持续状态可转神经内科进行治疗；高热抽搐针对不同病原微生物给予抗菌治疗或抗病毒治疗。

（二）中医急救处理

在抽搐急性发作期或休止期，均可根据病情积极采用中医疗法，如中药注射剂、中成药、针灸治疗等。

1. 急救中成药　属痰火扰神者可选用痰热清注射液以清热解毒、化痰止痉；痰蒙清窍者可选用醒脑静注射液以清热解毒，凉血活血，开窍醒脑；也可选用安宫牛黄丸、柴芩清宁胶囊、紫雪丹以清热解毒、镇惊开窍等，服药方法采用口服或鼻饲。

2. 针灸治疗　急性发作期常选水沟（人中）、内关、合谷、太冲行毫针泻法；伴神昏者配十宣、涌泉；痰盛者配阴陵泉、丰隆；血虚者配血海、足三里；发热者配大椎、曲池；高热者可选十宣行三棱针点刺放血；惊风者可选素髎、承浆、地仓、合谷行灯火灸；休止期可选印堂、鸠尾、间使、太冲、丰隆等行毫针泻法；耳针法可选耳穴皮质下、肝、脾、耳中、心等。

六、中医治疗

（一）治疗原则

发展期，病急则开窍醒神，豁痰定痫治其标；休止期，病缓则补虚扶正以治其本。临证时前者多以豁痰息风、开窍定痫为法，后者宜健脾化痰、补益肝肾、养心安神，配合祛痰化瘀。

（二）辨证论治

1. 发作期

（1）阳痫

主要证候：病发前多有眩晕，头痛而胀，胸闷乏力等先兆症状，旋即仆倒，不省人事，面色青紫，牙关紧闭，两目上视，四肢抽搐，口吐涎沫，或喉中痰鸣，或发怪叫，甚则二便自遗。发作后除感到疲乏、头痛外，一如常人。舌质红，苔白腻或黄腻，脉弦滑或弦数。

治法：急以开窍醒神，继以泄热息风。

方药：定痫丸。急以针刺人中、十宣、合谷醒神开窍。热甚者以黄连解毒汤送服定痫丸。

（2）阴痫

主要证候：发病时面色晦暗，手足清冷，昏愦，或抽搐时作，口吐涎沫。醒后周身疲乏，或如常人。舌质淡，苔白腻，脉多沉细或沉迟。

治法：急以开窍醒神，继以温化痰涎。

方药：五生饮合二陈汤加减。急以针刺人中、十宣穴开窍醒神。本型可配合参附注射液静脉滴注。

2. 休止期

（1）痰火扰神证

主要证候：急躁易怒，心烦失眠，咳痰不爽，口苦咽干，便秘溲黄。舌红，苔黄腻，脉多沉弦滑而数。

治法：清肝泻火，化痰宁神。

方药：龙胆泻肝汤合涤痰汤加减。

（2）瘀阻脑络证

主要证候：继发于颅脑外伤、中风病、产伤、颅内感染性疾患等。平素头部刺痛，痛有定处，常伴单侧肢体抽搐，或一侧面部抽动，颜面口唇青紫。舌质暗红或有瘀点、瘀斑，脉涩或沉弦。

治法：活血化瘀，息风定痫。

方药：通窍活血汤加减。

（3）脾虚痰盛证

主要证候：神疲乏力，体瘦，胸闷或恶心泛呕，或痰多，纳差便溏，四肢不温。舌质淡，苔白腻，脉濡或弦细。

治法：健脾化痰。

方药：六君子汤加减。

（4）肝肾阴虚证

主要证候：痫证频作，神思恍惚，面色晦暗，头晕目眩，两目干涩，耳轮焦枯不泽，健忘失眠，腰膝酸软，大便干燥。舌红，苔薄黄少津，脉沉细而数。

治法：滋养肝肾。

方药：大补元煎加减。

上述各证的痫证，可在临床辨证治疗的基础上，加入适量全蝎、蜈蚣等虫类药物，以息风解毒、活络解痉，可提高疗效。一般研粉，每服 1～1.5g，每日 2 次为宜，小儿量酌减。

第五节　意识障碍

意识是指大脑的觉醒程度，是中枢神经系统对自身和周围环境进行感知、理解，并对内、外环境刺激做出有意义应答反应的能力，主要通过语言、躯体运动和行为等表达出来。这种应答能力的减退或消失就是不同程度的意识障碍。急性意识障碍是常见急症，其病因复杂，且往往导致生命危险，因此，要对意识障碍患者进行快速、系统的检查，对潜在疾病和发展预后进行判断，迅速采取诊治措施，避免脑组织造成更为严重或不可逆的损害。

意识障碍的分类：①以觉醒度改变为主的意识障碍，包括嗜睡、昏睡、昏迷（浅昏迷、中度昏迷、深昏迷）；②以意识内容改变为主的意识障碍，包括意识模糊、谵妄状态；③以意识范围改变为主的意识障碍，包括蒙眬状态、漫游性自动症；④特殊类型的意识障碍：包括最低意识状态、去大脑皮质状态、植物状态。

昏迷和晕厥皆是意识障碍的主要内容。昏迷是最严重的意识障碍，表现为意识完全丧失，对内、外界刺激不能做出有意识的反应，随意运动消失，生理反射减弱或消失，出现病理反射，是急诊科常见的急症之一，应及时做出判断和处理。中医古代文献中，昏迷常称为"神昏""昏蒙""昏愦""昏谵"等，亦可见于内伤杂病中的"中风""厥脱""癫痫"等病证。晕厥（syncope）是由于短暂的全脑组织缺血导致大脑抑制状态，出现的短暂意识丧失和身体失控。其特点为发生迅速的、短暂的、自限性的并且能够完全恢复的意识丧失，又称昏厥。晕厥属中医"厥证"范畴。轻者一般在短时间内苏醒，重者昏厥时间较长，严重者可一蹶不复而导致死亡。《内经》《伤寒论》《景岳全书》等均有关于"厥证"的相关论述。

一、病因与发病机制

（一）病因

1. 重症急性感染　如败血症、肺炎、中毒型菌痢、伤寒、斑疹伤寒、恙虫病和颅脑感染等。一般表现为先发热然后有意识障碍。

2. 颅脑非感染性疾病　如①脑血管疾病：出血性、缺血性和高血压脑病等；②脑占位性疾病：脑肿瘤、脑脓肿等；③颅脑损伤：脑外伤等。

3. 内分泌与代谢障碍　如尿毒症、肝性脑病、肺性脑病、甲状腺危象、甲状腺功能减退、糖尿病性昏迷、低血糖、妊娠中毒症等。患者多有基础疾病进而突然出现意识改变。

4. 水、电解质平衡紊乱　如低钠血症、低氯性碱中毒、高氯性酸中毒等。

5. 外源性中毒　如安眠药、有机磷杀虫药、氰化物、酒精和吗啡等中毒。一氧化碳中毒口唇呈樱红色。

6. 物理性及缺氧性损害　如高温中暑、日射病、触电、高山病等。

（二）发生机制

影响意识最重要的结构是脑干非特异性上行网状激活系统，该部位受到损害则不能维持觉醒状态，出现意识障碍。由于脑缺血、缺氧、酶代谢异常等因素引起脑细胞代谢紊乱，从而导致网状结构功能损害和脑活动功能减退。意识有两个组成部分，即意识内容及其"开关"系统。意识内容即大脑皮质功能活动，急性广泛性大脑半球损害或压迫丘脑或中脑时，则可引起不同程度的意识障碍。"开关"系统不同部位与不同程度的损害，可发生不同程度的意识障碍。

二、中医病因病机

（一）病因

1. 感受外邪　外感时邪，蕴结化热，传变入里，或热结胃肠，邪热炽盛，扰及神明，而致神昏；或邪热入营，内陷心包；或风热闭肺，邪热壅滞上焦，热毒逆传心包；或传染疫毒，热毒炽盛，内陷心营；或猝冒秽浊之气，郁闭气机，清窍不利；或酷暑高温，热郁气逆，闭塞清窍等均可导致晕厥或昏迷。

2. 饮食不节　嗜食酒酪肥甘，损伤脾胃，脾虚不运，湿聚成痰，痰湿内阻，或痰郁化热，痰热互结，上蒙清窍，神明不用，导致晕厥或昏迷。

3. 五志过极　主要是指恼怒、惊骇、恐吓的情志变动，使心肝功能失调，心气不疏，肝失条达，心肝气郁而发晕厥；或因大怒而气血并走于上，以致气机突然逆乱，阴阳不相顺接而发厥证；或心火偏盛，肝阳暴亢，阴虚阳实，阳热上炎，或夹痰火，上扰清窍，令神明瞀乱而致昏迷。

4. 久病、重病　久病脾肾阳虚，体内精微和水液的运化、输布功能发生严重障碍，产生水湿浊阴之邪，浊阴上犯，蒙蔽清窍，导致晕厥或昏迷；重病正气消耗，邪盛正衰，或邪已去而正将亡，元气耗竭，心神耗散，表现为阳气欲脱或真阴欲绝的昏迷脱证。

5. 瘀血阻滞　头部受到撞击后，脑络损伤，导致气血逆乱，周流不畅，瘀血痹阻脑窍，或出血占据脑窍，神明失用，故见伤后晕厥或昏迷。或五脏功能障碍，气机运行失常，导致瘀血内生。瘀血内阻，闭阻经络，瘀塞心窍，使营卫不通，加之情志刺激，阴阳气血不能顺接而形成晕厥或昏迷。

（二）病机

意识障碍的形成与心、脑有关。心主神明，脑为元神之府，故凡病邪蒙蔽神明，或上扰清窍，或脏腑内伤导致心、脑受邪，窍络不通，以及阴虚阳脱，心神耗散均可导致昏迷。而厥证根据不同病因而有气厥、血厥、痰厥、暑厥、寒厥、酒厥、色厥、食厥等的不同，其病性概而言之，不外乎虚、实、寒、热几个方面。病位虽涉及五脏六腑，但与肝的关系尤为密切。

本病病位在脑，涉及心、脾、肝、肾诸脏。发病初期，以瘀血内阻、痰浊蒙窍等实证为主；随着病程的延长，患者静卧不动，久卧伤气，病久多虚，后期则以气虚血瘀、精气不足等虚证为主；但痰浊瘀血贯穿疾病始终。

三、临床表现

（一）觉醒度改变

1. 嗜睡　是程度最浅的一种意识障碍，患者精神萎靡，动作减少，表情淡漠，经常处于睡眠状态，给予较轻微的刺激或呼唤即可被唤醒，醒后意识活动接近正常，醒来后能正确回答和做出各种反应。但对周围环境的鉴别能力较差，反应迟钝，刺激停止后又复入睡。各种生理反射存在，生命体征无改变。

2. 昏睡　处于较深睡眠，接近人事不省的意识状态。一般外界刺激不能被唤醒，不能对答，较强烈刺激（如压迫眶上神经、摇动患者身体等）可被唤醒，醒后答话模糊或含糊不清，当刺激减弱后很快进入睡眠状态。

3. 昏迷　意识活动完全丧失，对外界各种刺激或自身内部的需要不能感知。可有无意识的活动，任何刺激均不能被唤醒。按刺激反应及反射活动等可分为以下三度：

（1）浅昏迷：意识丧失、随意活动消失，可有自发动作。对强烈的疼痛刺激可见有痛苦表情、呻吟、防御动作、呼吸加快等，各种生理反射（吞咽、咳嗽、角膜反射、瞳孔对光反应等）存在，体温、脉搏、呼吸多无明显改变。

（2）中昏迷：对各种一般刺激均无反应，对强烈疼痛刺激可出现防御反射。眼球无运动，角膜反射减弱、瞳孔对光反射迟钝，呼吸减慢或增快，脉搏血压也可有改变，大小便潴留或失禁，可伴有或不伴有四肢强直性伸展。

（3）深昏迷：全身肌肉松弛，强烈的疼痛刺激也不能引出逃避反应。眼球固定、瞳孔显著扩大，瞳孔对光反射、角膜反射、眼前庭反射、吞咽反射、咳嗽反射、跖反射等全部消失。病理反射持续存在或消失。可有呼吸不规则、血压下降、大小便失禁等。

（二）意识内容改变

1. 意识模糊 为意识水平下降的一种状态。基本的反应、简单的精神活动仍然保持，但对客观环境的认识能力及反应能力轻度受损，注意力涣散、记忆力减退，对周围事物的理解和判断失常，表现在对时间、地点、人物的定向力完全或部分发生障碍。

2. 谵妄状态 为意识模糊伴有知觉障碍（幻觉、错觉）和注意力丧失。精神运动性兴奋是突出的症状，常烦躁不安、活动增多、辗转不安、语无伦次、幻觉、错觉，激惹、焦虑、恐怖，对所有的刺激反应增强，而且很多是不正确的。可呈间歇性嗜睡，甚则彻夜不眠。

四、诊治要点

（一）西医常见疾病的诊断

1. 重症急性感染 是指各种严重感染引起的一种脑部症状反应，但不是病原体直接感染中枢神经系统。临床特点为：①有明显的前驱感染性疾病病史，如肺炎、痢疾等；②在原有疾病的高峰期出现神经系统症状、体征；③脑病症状与原有疾病的转归相一致；④必要的辅助检查排除脑炎、脑膜炎诊断；⑤发病机制主要为中枢神经系统的低氧血症、高碳酸血症。

2. 颅内感染 细菌性、病毒性、结核性，以及其他特殊类型病原微生物所致的颅内感染均可导致意识障碍。临床特点为：①有前驱感染病史以及症状、体征，如受凉、咽痛、蚊虫叮咬等；②急性或亚急性起病；③有脑实质、脑膜受累的表现；④血常规及生化检查，脑脊液检查支持颅内感染诊断；⑤脑电图、头颅 CT 或 MRI 可出现异常改变；⑥血或脑脊液检查可测定病原抗体。

3. 脑血管疾病 主要见于脑出血、蛛网膜下腔出血、脑梗死等。前两者临床特点为：①平素健康，突然起病，常有用力、咳嗽、情绪激动等诱因；②伴有颈项强直、颅内压增高征象；③严重者 24h 内出现高热、贫血以及神经系统症状、体征；④早期脑脊液检查有血性脑脊液，压力增高，36～48h 变为黄色；⑤CT、MRI、MRA 可发现颅内出血。后者则有突然发病或反复发病的病史；伴有肢体瘫痪、失语、复视、病理反射阳性等神经系统症状与体征；CT、MRI 显示相应病灶。

4. 癫痫 癫痫引起意识障碍主要见于癫痫持续状态、癫痫连续发作、边缘叶癫痫伴自动症或癫痫频繁发作时出现惊厥后脑损伤 4 种情况。有时癫痫发作与继发性颅内压增高互为因果，互相影响。临床特点为：①既往有癫痫病史；②意识障碍是在癫痫发作前后发生的，既可是癫痫发作的一个独立发作形式，也可是癫痫发作的一个组成部分；③意识障碍的同时，可有瞳孔、神经系统病理性体征；④EEG 显示痫样放电；⑤CT 或 MRI、脑脊液检查可进行鉴别诊断。

5. 颅脑外伤 一般比较容易诊断。临床特点为：①有明确的颅脑外伤病史，多发生于脑震荡、脑挫裂伤时；②完整的查体可见颅脑外伤的证据；③有不同程度的意识障碍；④CT、MRI、EEG、颅骨 X 线片可发现颅脑病变的部位及性质；⑤严重的颅脑外伤可出现头皮损伤、颅骨骨折、颅内出血等表现，易留有神经系统永久后遗症。

6. 颅内肿瘤 因肿瘤部位、性质及生长速度不同而表现出不同程度的意识障碍。急性发展的肿瘤随肿瘤的迅速生长和颅内压增高逐渐出现由浅而深的意识障碍。当肿瘤较小或尚未出现明显的颅内压增高时多由于肿瘤伴发颅内出血而迅速出现意识障碍。临床特点为：①具有颅内压增高征象；②具有神经系统定位阳性体征；③有意识障碍和其他精神症状；④脑脊液、EEG、CT

或 MRI 检查可确定肿瘤的部位和初步推测肿瘤的性质。

7. 内分泌　主要见于糖尿病及各种危象，如甲状腺功能亢进、甲状腺功能低下、肾上腺皮质功能减退、垂体前叶功能减退等。甲状腺功能亢进危象者既往有甲亢病史，诱因可能是感染、发热、腹泻、停药或漏服药物，临床主要表现为高热、面红、大汗淋漓、心率快、血压增高。甲状腺功能低下危象一般多见于既往诊断为甲低或没有确诊突然发病的患者，诱因为合并严重感染、突然停药、寒冷等。临床表现为低体温、低血压、心动极度过缓、脑乏氧（由于血流不足导致）、一氧化碳中毒而出现意识障碍。急性肾上腺危象可见于不同年龄者，诱因主要为感染、手术、突然停用激素药或遇有严重应激反应时。临床表现为既往有肾上腺皮质功能减退，没有确诊者多有皮肤皱褶处、黏膜黝黑，消瘦等症状；发病时出现恶心、呕吐、呼吸急促、末梢发凉、低血压、脱水、高热、休克、甚至昏迷。糖尿病酮症酸中毒时现深大呼吸、脱水、心率增快，血压早期增高，晚期降低，严重时昏迷。

8. 遗传代谢病　常见的病因为：①尿素循环酶缺陷所致高氨血症；②有机酸血症；③糖原异生缺陷；④线粒体脂肪酸氧化异常等。遗传代谢病可通过血、尿氨基酸及有机酸分析，DNA分析，皮肤、肌肉、肝脏活检进行鉴别。

9. 中毒　引起意识障碍的中毒病因常见于以下几种：①医用药物中毒：抗精神病药、抗焦虑药、抗躁狂药、抗抑郁药、镇痛麻醉药、镇静催眠药、中枢兴奋药、抗胆碱药、激素类药、抗结核药、呼吸中枢兴奋药及致幻药等；②急性酒精中毒后出现酩酊状态、意识蒙眬状态、谵妄状态甚至昏迷；③有机磷中毒；④急性工业物质中毒：铅、锰、汞、锌、砷、苯、二氧化硫、一氧化碳、氰化物等；⑤食物中毒：有大量服用、接触、吸入、食用某些物质史；起病急骤，有不同程度意识障碍，并可持续数小时或数天；有中毒物质特有的躯体或神经系统症状和体征；相应实验室化验测定可发现中毒物质；高度怀疑某种物质中毒时给予特异的拮抗剂治疗有效。

（二）诊疗思路

1. 发作情况　了解起病方式及缓急、是否有明确的诱因及病因（如感染、中毒、药物、理化、外伤等）、发病时的伴随症状。

2. 既往史　有无颅脑、心、肝、肾、肺、内分泌慢性疾病病史。

3. 体格检查　生命体征如体温、脉搏、呼吸、血压；应做全面的体格检查，并重点检查神经系统如颅神经、肢体定位体征、脑膜刺激征、病理反射、瞳孔；有无水肿、脱水、黄疸、发绀、出血点；头部有无外伤；呼出的气味等。

4. 辅助检查　血常规、尿常规、便常规、血气分析，肝肾功能、电解质、血糖、甲状腺功能检查，心电图、脑电图、头颅 CT 或者 MRI，必要时脑脊液检查。

意识障碍诊断流程见图 3-5。

（三）中医辨证要点

1. 急性期　人事不省，躁扰不宁，高热，或半身不遂，或项强抽搐，脉弦、沉实有力为实证；神志昏聩，二便自遗，脉微欲绝为虚证；伴面色㿠白，唇舌无华为亡阳证；伴面红身热，唇舌干燥皲裂，口干欲饮为亡阴证。

2. 恢复期　多有情志异常诱因，头痛眩晕，昏仆欲倒，脉弦细为肝气不疏；喉间痰鸣漉漉，胸脘憋闷，苔白腻或黄腻，脉沉滑数为痰浊内阻；面赤唇紫，舌暗红，脉弦有力多为瘀血阻络；久病体虚，眩晕昏厥，面色萎黄，纳差，舌淡，边有齿痕，脉沉细微为脾气亏虚；面色苍白，口

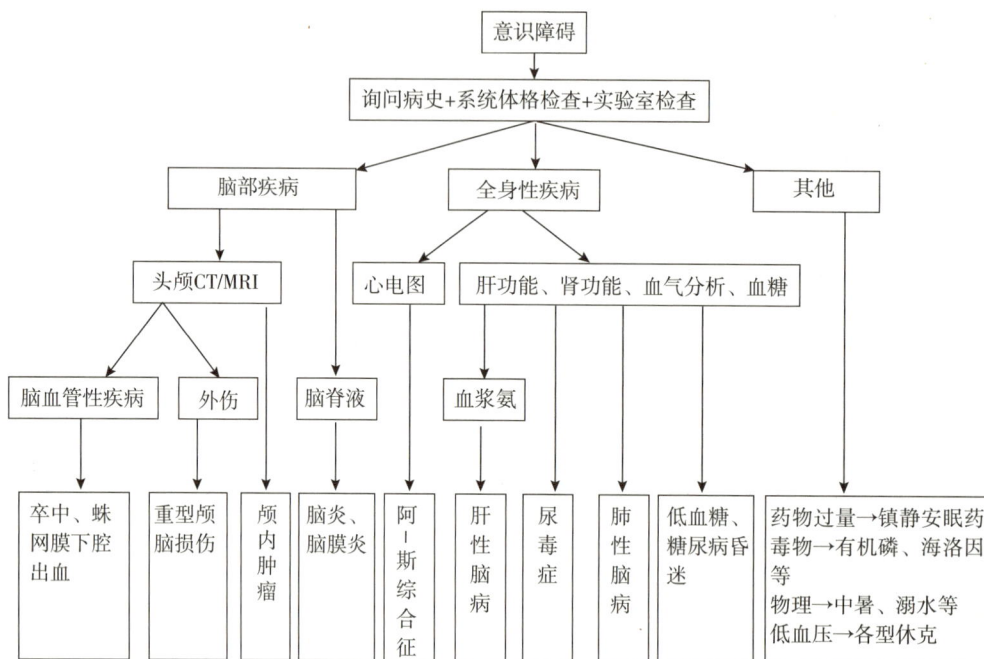

图 3 – 5　意识障碍诊断流程图

唇无华，自汗肢冷，舌质淡，脉芤或细数无力多为气血亏虚。

五、急救处理

（一）西医急救处理

在以意识障碍为主要表现的疾病中，急救处理是以稳定患者生命体征为首要救治目标；对于诊断明确的患者，在积极稳定生命体征的前提下，积极寻求病因，进行病因治疗。

1. 稳定生命体征，对症治疗

（1）保持呼吸道通畅，防止患者因呕吐导致窒息，避免气道梗阻；吸氧，必要时行气管插管或气管切开行人工辅助通气。

（2）维持有效血液循环容量，避免因缺氧导致其他脏器进一步损害，针对不同病因采用补液扩容或使用升压药物如多巴胺、去甲肾上腺素等。

（3）对症治疗：颅内高压者给予降低颅内压药物，如20%甘露醇、呋塞米（速尿）、甘油果糖等降低颅内压等，必要时可行侧脑室穿刺引流；糖尿病酮症酸中毒、高渗性高血糖者予以0.9%生理盐水补充血容量，胰岛素泵入控制血糖；蛛网膜下腔出血者予控制血压、镇静、镇痛。伴抽搐或烦躁者用地西泮（安定）、苯巴比妥（鲁米那）等止搐、镇静。

2. 病因治疗　如低血糖者立即给予50%葡萄糖40mL静注；动脉瘤破裂致蛛网膜下腔出血或脑出血可行介入栓塞等治疗；肺栓塞者可行溶栓治疗；颅内感染性疾病针对不同病原微生物给予抗菌治疗或抗病毒治疗。

（二）中医急救处理

一旦识别并确定为意识障碍，应立即启动相应的急救措施，中医治疗方面，中成药及针灸运用是主要的急救方式。

1. 中药治疗　安宫牛黄丸、柴芩清宁胶囊、紫雪丹常用于热病，邪入心包，神昏谵语者；醒脑静注射液常用于气血逆乱，脑脉瘀阻者；生脉注射液或参麦注射液常用于气阴两虚，脉微欲脱者；参附注射液常用于阳气暴脱者；伴发热者可选用痰热清注射液、清开灵注射液等。

2. 针灸治疗　常用穴有水沟（人中）、中冲、涌泉、足三里，水沟、中冲、足三里用毫针泻法，涌泉用平补平泻法。虚证者配气海、关元、百会，实证者配合谷、太冲，配穴按虚补实泻法操作。气海、关元、百会可用灸法。实证亦可选十二井穴、十宣、大椎行刺络法。耳针法可取耳穴神门、肾上腺、心、皮质下等。

六、中医治疗

（一）治疗原则

意识障碍乃危急之候，当及时救治，醒神开窍是其主要治疗原则。急性期当豁痰、开窍、回阳、固脱；缓解期应按病情辨证治疗；对于失血过急过多者，还应配合止血、输血，以挽其危。

（二）辨证论治

1. 急性期

（1）痰热瘀闭证

主要证候：突然昏倒，不省人事，躁动不安，牙关紧闭，口噤不开，两手握固，面赤身热，痰涎壅盛，气粗口臭，二便自闭。舌质红，苔黄腻，脉弦滑数。

治法：清热化痰行瘀，开窍醒神。

方药：羚羊角汤配合灌服或鼻饲安宫牛黄丸。痰盛，可加服竹沥水 20～30mL。热甚可加黄芩、栀子。

（2）痰蒙清窍证

主要证候：突发神昏，痰声辘辘，面白唇暗，静卧不烦，二便自遗，或周身湿冷。舌质暗淡，苔白腻，脉沉滑或沉缓。

治法：温阳化痰，醒神开窍。

方药：涤痰汤配合灌服或鼻饲苏合香丸。四肢不温，寒象明显，加桂枝；舌有瘀斑、瘀点，加桃仁、红花、川芎、地龙。

（3）瘀血阻窍证

主要证候：常发于头部受到撞击后或暴怒后突发晕厥或昏迷，面唇紫暗。舌有瘀点或瘀斑，脉弦涩或细涩。

治法：活血化瘀，通窍醒神。

方药：通窍活血汤加减。

（4）元气败脱证

主要证候：突然神昏，肢体瘫软，手撒肢冷汗多，重则周身湿冷，二便失禁，舌蜷缩，舌质紫暗，苔白腻，脉微欲绝。

治法：益气回阳固脱。

方药：参附汤。汗出不止加黄芪、煅龙骨、煅牡蛎；兼有瘀象者，加丹参、赤芍、当归。

（5）暑厥证

主要证候：发于暑热夏季，面红身热，突然昏厥，甚至谵妄。舌红干，脉洪数。

治法：开窍醒神，清暑益气。

方药：急用清开灵注射液，万氏牛黄清心丸或紫雪丹，继用白虎加人参汤加减。

2. 缓解期

（1）气虚血瘀证

主要证候：神昏，面色㿠白，自汗，便溏，手足肿胀，舌质暗淡，有齿痕，舌苔薄白或白腻，脉沉细。

治法：益气活血，扶正祛邪。

方药：补阳还五汤加减。气虚明显者，加党参、太子参；血瘀重者，加穿山甲、水蛭、鸡血藤。中成药可选用八味芪龙颗粒。

（2）肝肾亏虚证

主要证候：神昏，手足瘫缓不收，或拘挛变形，肌肉萎缩。舌质淡红，脉细。

治法：补益肝肾。

方药：地黄饮子加减。肾阳虚加巴戟天、肉苁蓉；阳虚虚火上浮加制附子、肉桂。

（3）气血两虚证

主要证候：多有失血史，神昏，面色苍白，口唇无华，四肢震颤，自汗肢冷，目陷口张，呼吸微弱。舌质淡，脉芤或细数无力。

治法：补养气血。

方药：人参养营汤加减。自汗肤冷，呼吸微弱者，加附子、干姜；口干少津者，加麦冬、玉竹、沙参。

第六节　急性出血

急性出血是指出血量大，病势险恶，或有广泛出血倾向的一组危急重症。本章节讨论的急性出血主要是指咯血、吐血、便血，相当于西医学的呼吸系统及消化系统疾病引起的出血，如支气管扩张、肺癌、肺结核、食管胃底静脉曲张破裂、胃溃疡、胃癌、结肠癌等。

急性出血属于中医"血证"的范畴，表现为血液不循常道，或上溢于口窍，或下泄于后阴。血动于上，出于肺则为咯血；血出于胃则为呕血；血出于大肠则为便血。《内经》中称血证为"血病""血溢""血泄""血枯""脱血"等。《素问·三部九候论》提出"血病"的名称及血证的经络治法。《伤寒杂病论》对血证的辨证论治、禁忌、预后等内容有所论述，为后世医家血证的临证治疗奠定了基础。《诸病源候论》在《内经》与《伤寒杂病论》的基础上，结合临床的实践经验，对中医各种血证的病因、病机、病位与临床脉证的辨证诊治，做出了详细的记载。清代唐容川所著的《血证论》是论述血证的专书，对于各种血证的病因病机、辨证论治均有完整的叙述，并提出"止血、消瘀、宁血、补血"的治血四法，实为治疗血证的纲领性著作。

一、病因与发病机制

（一）呼吸道急性出血常见病因及发病机制

1. 感染性：肺结核、支气管炎、支气管扩张症。

2. 支气管肺癌。

3. 心血管病：风湿性心脏病。

4. 全身性疾病：血液病、尿毒症。

（二）消化道急性出血常见病因及发病机制

1. 上消化道急性出血

（1）胃及十二指肠疾病，其中溃疡占绝大多数，占40%～50%，尤以十二指肠球部溃疡居多；其次为急性胃黏膜损伤，如药物水杨酸制剂（阿司匹林）、激素类药、洋地黄、氨茶碱均会引起急性胃黏膜损伤或不同程度地加重溃疡病而导致上消化道出血。

（2）食管胃底静脉曲张破裂。

（3）胃部恶性肿瘤。

（4）胆胰病变。

（5）食管疾病。

（6）全身性疾病：血液病、尿毒症、应激性溃疡。

2. 下消化道急性出血　炎症性结肠病、肠道息肉、肠道恶性肿瘤。

二、中医病因病机

（一）病因

1. 感受外邪　风、热、燥邪损伤上部脉络，引起咯血、吐血；热邪或湿热损伤下部脉络，引起便血。

2. 情志过极　肝郁化火，肝火犯肺引起咯血；肝火犯胃引起吐血。

3. 饮食不节　饮酒过多、过食辛辣、多食肥甘厚味，则湿热内生，热伤脉络，引起吐血、便血；损伤脾胃，脾胃气虚，气不统血，引起吐血、便血。

4. 劳倦过度　心主神明，神劳伤心；脾主肌肉，体劳伤脾；肾主藏精，房劳伤肾。劳倦过度会导致心、脾、肾气损伤，气虚不能摄血，以致血液外溢则吐血、便血。

5. 久病或热病　阴精伤耗，阴虚火旺，迫血妄行而致出血；正气亏损，气虚不摄，血溢脉外而致出血；久病入络，血脉瘀阻，血行不畅，血不循经而致出血。

（二）病机

血证的基本病机可以归纳为虚实两类。实则火热熏灼、迫血妄行；虚则气虚不摄、血溢脉外。病位：咯血病位在肺；呕血病位在胃；便血病位在胃肠，三者均与肝、脾、肾有关。病理性质亦有虚实之分。虚为上焦肺阴虚、中焦脾胃气虚、下焦肝肾阴虚；实为肺热、胃热、肝火、风燥、湿热。

三、临床表现

（一）咯血

多为声门以下呼吸道或肺组织出血，血由肺、气道而来，经咳嗽而出，血呈弱碱性，颜色鲜红，泡沫状，多混有痰液，咯血后数日仍可咳出血痰。一次咯血量＞200mL，或者24小时内咯血量＞400mL称为大咯血。多见于：①肺部感染（肺炎、肺结核、支气管扩张），有发热、咳嗽、咳痰、肺水肿的表现，听诊可闻及肺部啰音或呼吸音减低；②心血管病，有心脏病、肺动脉高压或高血压病史，心脏听诊可闻及杂音，肺部可闻及啰音，常伴颈静脉怒张等表现；③肺癌，注意年龄、吸烟史、呼吸道症状，肺部及转移征象；④出血性疾病，有贫血、白血病、血小板减少等病史，面色苍白，有出血倾向（瘀斑、出血点等）。

（二）呕血、黑便

1. 上消化道出血　主要症状是呕血和黑便，以及由于大量出血而引起的全身症状。幽门以下出血多见黑便；幽门以上出血多见呕血并伴有黑便，出血量少者可无呕血；十二指肠出血量多时，部分血液可反流至胃内引起呕血。上消化道出血严重者可有失血性休克表现；肝硬化所致食管胃底静脉曲张破裂者可见肝病面容、腹水、腹壁静脉曲张、肝掌、蜘蛛痣等，呕血量大常呈喷射状，色鲜红；胃炎及溃疡病患者常有上腹部压痛。

2. 下消化道出血

（1）直肠癌：早期便血多为鲜血便，后期因感染的发生多为脓血便，患者多有肛门下坠感和大便次数增多。

（2）结肠癌：左半结肠癌多为少量脓血便或黏液样血便，并伴里急后重；右半结肠癌多伴腹痛和腹部肿块，大便为咖啡样或果酱样呈紫红色，亦有呈柏油样，贫血明显。

3. 息肉　一般为少量或中等量多次便血，血便多附在大便外，便条上时有明显的压迹，低位息肉指诊可触及表面光滑带蒂且活动、圆形或卵圆形的息肉。

4. 炎症性肠病　多为脓血便、黏液便，排便后腹痛缓解，大便次数多少不定，亦可腹泻或便秘交替出现，偶有鲜血便。

四、诊治要点

（一）西医常见疾病的诊断

1. 咯血

（1）多有慢性咳嗽、支气管哮喘、支气管扩张、肺结核、肺癌等病史。

（2）血由肺、气道而来，经咳嗽而出，或觉喉痒胸闷一咯即出，血色鲜红，或夹泡沫；或痰血相兼、痰中带血。

（3）实验室检查：如白细胞及分类、血沉、痰培养细菌、痰检查抗酸杆菌及脱落细胞，以及胸部 X 线检查、支气管镜检或造影、胸部 CT 等，有助于进一步明确咯血的病因。

2. 呕血

（1）多有胃炎、胃溃疡、十二指肠溃疡、肝硬化、胃癌等病史。

（2）发病急骤，吐血前多有恶心、胃脘不适、头晕等症。

（3）血随呕吐而出，常会有食物残渣等胃内容物，血色多为咖啡色或紫暗色，出血量大时也可为鲜红色，大便色黑如漆，或呈暗红色。

（4）实验室检查，呕吐物及大便潜血试验阳性。纤维胃镜、上消化道钡餐造影、B 超等检查可进一步明确引起吐血的病因。

3. 便血

（1）多有胃肠道溃疡、肿瘤、炎症、息肉、憩室、肝硬化等病史。

（2）大便色鲜红、暗红或紫暗，或黑如柏油样，次数增多。

（3）实验室检查如大便潜血试验阳性。胃镜、肠镜有助于进一步明确便血的病因。

（二）诊疗思路

如血液从口腔而出，首先应鉴别出血部位，是呼吸道还是消化道，具体可以从以下几方面鉴别，具体见表 3 - 1。

表 3 - 1　咯血与呕血的鉴别

	咯血	呕血
原发病	原有各种呼吸道疾病（肺、支气管扩张）	原有各种消化道疾病（胃溃疡、食管静脉曲张）
前驱症状	胸闷、胸痛、喉痒、咳嗽	上腹部不适、恶心呕吐
血液性状	色鲜红，泡沫状，伴痰液，呈碱性	色暗红，凝块状，伴食物残渣，呈酸性
演变	大咯血后常持续痰血数天；除非咽入多量血液，否则少见黑便	呕血停止后无持续痰血，但黑便、便血常见

【咯血】

1. 多数起病较急，患者初次咯出鲜血多伴有恐惧感。少数由于侵犯较大静脉或动脉发生的大咯血，甚至可引起气道阻塞导致窒息。

2. 辅助检查

（1）影像学检查：胸部 X 线可了解病变性质和出血部位；胸部 CT，尤其是高分辨率 CT（HRCT）可明确病变性质和范围；HRCT 和核素扫描可明确心肺血管病变及占位病变。

（2）纤维支气管镜检查：可发现出血部位，同时进行局部灌洗，留取样本行病原学和细胞学检查。

（3）痰液的细菌、真菌和细胞学检查，有助于诊断和治疗。

（4）血常规、凝血功能检查对出血性疾病的诊断有帮助。

（5）动脉血气分析有助于判断病情危重患者的肺功能状态。

【呕血、便血】

1. 消化道急性大出血常伴有血容量减少引起的急性循环障碍，出血量超过 1000mL 或血容量减少 20% 以上，可危及生命。

2. 辅助检查

（1）隐血试验：大便或呕吐物隐血试验阳性是诊断消化道出血的重要依据。

（2）血常规：可判断失血的程度及性质。

（3）血尿素氮：出血数小时后升高。

（4）内镜检查：提高出血病因诊断的准确性。

（5）X 线检查：对十二指肠降段以下小肠段的病变有一定诊断意义。

（6）选择性血管造影：适用于紧急内镜检查未能确诊的活动性出血。对消化道出血的诊断及选择性血管介入治疗有双重价值。

（7）放射性核素显像：有助于鉴别上、下消化道出血。

（三）中医辨证要点

血证有实证及虚证的不同，一般初病多实，久病多虚；由实火所致者属实，由阴虚火旺、气虚不摄血甚至阳气虚衰所致者属虚；若反复出血或出血过多，亦可发生由实证向虚证的转化。血证由火热熏灼，热迫血行引起者为多，但火热之中，有实火及虚火的区别。

【咯血】

1. 实证 常见于青壮年，以起病急、病程短、咳嗽频作为特点，常伴有胸痛发热，烦躁易怒，口苦，舌质红，苔黄，脉滑数。

2. 虚证 常见于老年体弱者，以起病缓、病程长、反复咯血、咳声低微为特点，常伴有神疲气弱，自汗，口干咽燥，颧红，潮热盗汗，舌质红，脉细数。

【呕血】

1. 实证 常见于青壮年，或大量呕血的早期。多因饮食不节，情绪激动诱发。起病急，病程短，呕吐频作，呕血色红或紫暗，常伴有口苦，口臭，烦躁易怒，舌质红，苔黄，脉滑数。

2. 虚证 常见于老年体弱者，或反复发作，持续呕血不止者。多因劳累和情志不遂诱发。胃痛绵绵或不痛，呕血时轻时重，色淡或暗，神疲乏力，心悸气短，面色苍白，汗出，舌质淡，脉细数。

【便血】

1. 实证 常见于青壮年，或便血早期，或初次发病。多因饮食不节诱发。便血紫暗或紫黑或鲜红，常伴有胃脘胀闷疼痛，口苦、口干、口臭，舌燥苔黄，脉细数。

2. 虚证 常见于老年体弱者，大病后期，或反复便血不止者。多因劳累诱发。便血紫暗，持续不愈，时轻时重，脘腹疼痛隐隐，面色无华，神疲乏力，舌质淡，脉细。

五、急救处理

（一）西医急救处理

【咯血】

咯血的急诊处理重点是维持呼吸道通畅和及时止血，同时进行病因治疗，防治并发症。

1. 对症处理

（1）稳定患者情绪，保持环境安静，让患者取患侧卧位（可减少出血和避免血液流向健侧）。

（2）情绪紧张、烦躁，但无严重呼吸功能障碍者可适当给予镇静药，口服或肌肉注射地西泮。严重者可用苯巴比妥口服或肌肉注射，每次 0.1g，必要时重复。

（3）咳嗽剧烈者，予镇咳药（如磷酸可待因片 30mg，口服）对症治疗。

（4）气促者予以吸氧。

（5）输血。持续大咯血出现循环血容量不足现象，收缩压 <100mmHg，应及时补充血容量，宜少量、多次输新鲜全血（每次 100～200mL），除补充血容量外，还有止血作用。

（6）定期记录咯血量，测呼吸、脉搏和血压，若有口渴、烦躁、厥冷、面色苍白、咯血不止或窒息表现者，应及时抢救。

2. 止血措施

（1）垂体后叶素：疗效迅速而显著，使肺循环压力降低而迅速止血。

（2）普鲁卡因：用于对垂体后叶素有禁忌者，具有扩张血管，降低肺循环压力的作用，用前应皮试。

（3）纠正凝血障碍药物：常用的有氨基己酸、氨甲苯酸、止血环酸、鱼精蛋白、凝血酶原复合物等。

（4）其他药物：卡巴克洛（安络血）、酚磺乙胺（止血敏）、血凝酶（立止血）等。

3. 手术治疗　对出血部位明确，无手术禁忌的大咯血患者，可急诊外科手术治疗。

【呕血、便血】

急性消化道出血的患者，应对出血性休克采取抢救措施，寻找出血点，止血，针对病因治疗。

1. 对症处理

（1）须卧床休息，保持安静，暂时禁食，取平卧位并将下肢抬高，保持呼吸道通畅。

（2）严密观察患者各项生命体征、神志、呕血、黑便情况，记出入量。

（3）定期复查红细胞计数、血红蛋白、红细胞比容与血尿素氮。

（4）必要时输血。

2. 止血措施

（1）去甲肾上腺素 8mg 加入 100mL 冰生理盐水中，分次口服或胃管滴入。

（2）垂体后叶素 5～10 单位加入 5% GS 500mL，缓慢静滴，每次极量 20 单位；紧急情况下可将垂体后叶素 5～10 单位加入 5% GS 20mL，缓慢推注。

（3）生长抑素首次用 250μg 静注，继以 250μg/h 持续静滴。

（4）急性胃黏膜损害或消化性溃疡可用奥美拉唑钠 40mg 加入 5% GS 100mL 中静滴。

（5）三腔二囊管压迫止血，适用于食管静脉曲张破裂出血。

（6）内窥镜直视下止血。

3. 手术治疗　药物及内镜治疗不能控制者，可外科手术治疗。

（二）中医急救处理

急性出血的患者，常常会有恐慌的情绪，从而导致不易止血，甚至加重出血，大出血不止时可危及患者的生命。因此，镇静、止血、加强原发病的治疗都十分重要。

1. 急救中成药　花蕊石散、石灰散、云南白药、中药三粉散（上海中医药大学附属龙华医院急诊科验方：白及粉、大黄粉、三七粉）等冲服。

2. 针灸治疗

（1）咯血：选用尺泽、鱼际、足三里、太溪、涌泉、孔最等穴位。

（2）呕血：选用上脘、大陵、郄门、神门、中脘等穴位。

（3）便血：选用脾俞、大肠俞、关元、三阴交、承山等穴位。

3. 中医外治法　以蒜泥敷涌泉穴，引热下行，可治疗咯血、呕血。

六、中医治疗

【咯血】

1. 治疗原则　以清热润肺、清肝泻火、滋阴润肺为基本治疗原则。

2. 辨证论治

（1）燥热伤肺证

主要证候：喉痒咳嗽，痰中带血，口干鼻燥，或有身热，舌质红，少津，苔薄黄，脉数。

治法：清热润肺，宁络止血。

方药：桑杏汤。出血较多者，可加用云南白药或三七粉冲服。兼见发热，头痛，咳嗽，咽痛等症，为风热犯肺，加金银花、连翘、牛蒡子；津伤较甚，而见干咳无痰，或痰黏不易咳出，苔少舌红少津者，可加麦冬、玄参、天冬、天花粉等；症见发热，面红，咳嗽，咯血，咳痰黄稠，舌红，苔黄，脉数者，为痰热壅肺，肺络受损，可改用清金化痰汤去桔梗，加大蓟、小蓟、茜草等；热势较甚，咯血较多者，加金银花、连翘、黄芩、芦根，并冲服三七粉。

（2）肝火犯肺证

主要证候：咳嗽阵作，痰中带血或纯血鲜红，胸胁胀痛，烦躁易怒，口苦，舌质红，苔薄黄，脉弦数。

治法：清肝泻火，凉血止血。

方药：泻白散合黛蛤散。肝火较甚，头晕目赤，心烦易怒者，加牡丹皮、栀子、黄芩；若咯血量较多，纯血鲜红，可用犀角地黄汤加三七粉冲服。

（3）阴虚肺热证

主要证候：咳嗽痰少，痰中带血或反复咯血，血色鲜红，口干咽燥，颧红，潮热盗汗，舌质红，脉细数。

治法：滋阴润肺，宁络止血。

方药：百合固金汤。可加白及、藕节、白茅根、茜草等止血，或合十灰散；反复咯血及咯血量多者，加阿胶、三七；潮热、颧红者，加青蒿、鳖甲、地骨皮、白薇等；盗汗加糯稻根、浮小麦、五味子、牡蛎等。

【呕血】

1. 治疗原则   以清胃火、泻肝火、健脾益气为基本治疗原则。

2. 辨证论治

（1）胃热壅盛证

主要证候：脘腹胀闷，甚则作痛，吐血色红或紫暗，常夹有食物残渣，口臭，便秘，大便色黑，舌质红，苔黄腻，脉滑数。

治法：清胃泻火，化瘀止血。

方药：泻心汤合十灰散。胃气上逆而见恶心呕吐者，可加代赭石、竹茹、旋覆花；热伤胃阴而表现口渴、舌红而干、脉象细数者，加麦冬、石斛、天花粉。

（2）肝火犯胃证

主要证候：吐血色红或紫暗，口苦胁痛，心烦易怒，寐少梦多，舌质红绛，脉弦数。

治法：泻肝清胃，凉血止血。

方药：龙胆泻肝汤。可加白茅根、藕节炭、旱莲草、茜草，或合用十灰散；胁痛甚者，加郁金、制香附。

（3）气虚血溢证

主要证候：吐血缠绵不止，时轻时重，血色暗淡，神疲乏力，心悸气短，面色苍白，舌质淡，脉细弱。

治法：健脾养心，益气摄血。

方药：归脾汤或人参甘草汤加减。可酌加仙鹤草、白及、乌贼骨、炮姜炭等。若气损及阳，脾胃虚寒，症见肤冷、畏寒、便溏者，可改用柏叶汤。

上述三种证候的吐血，若出血过多，导致气随血脱，表现面色苍白、四肢厥冷、汗出、脉微者，亟当益气固脱，可用独参汤等积极救治。

【便血】

1. 治疗原则   以清化湿热、益气摄血、健脾温中为基本治疗原则。

2. 辨证论治

（1）肠道湿热证

主要证候：便血色红，大便不畅或稀溏，或有腹痛，口苦，舌质红，苔黄腻，脉濡数。

治法：清化湿热，凉血止血。

方药：地榆散合槐角丸。若便血日久，湿热未尽而营阴已亏，应清热除湿与补益阴血双管齐下，以虚实兼顾，扶正祛邪，可选用清脏汤或脏连丸。两方比较，清脏汤的清热燥湿作用较强，而脏连丸的止血作用较强，可酌情选用。

（2）气虚不摄证

主要证候：便血色红或紫暗，食少，体倦，面色萎黄，心悸，少寐，舌质淡，脉细。

治法：益气摄血。

方药：归脾汤。可酌加槐花、地榆、白及、仙鹤草。

（3）脾胃虚寒证

主要证候：便血紫暗，甚则色黑，腹部隐痛，喜热饮，面色不华，神倦懒言，便溏，舌质淡，脉细。

治法：健脾温中，养血止血。

方药：黄土汤。可加白及、乌贼骨、三七、花蕊石。阳虚较甚，畏寒肢冷者，可加鹿角霜、炮姜、艾叶等。

轻症便血应注意休息，重症者则应卧床。可根据病情进食流质、半流质或无渣饮食。应注意观察便血的颜色、性状及次数。若出现头昏、心慌、烦躁不安、面色苍白、脉细数等症状，常为大出血的征象，应积极救治。

第七节　急性胸痛

急性胸痛是一种常见的临床急症，据统计以胸痛为主诉的患者占全部急诊患者的5%。心血管、呼吸、消化等系统疾病均可导致胸痛，而不同疾病胸痛的性质、部位、诱因及持续时间等均不相同，给临床诊断和治疗带来了诸多困难。急性胸痛按起病的急骤及对生命的威胁程度可分为高危性胸痛和低危性胸痛。其中急性冠脉综合征（acute coronary syndrome，ACS）、主动脉夹层、肺栓塞和张力性气胸均属于急性胸痛的高危病因，严重危害人类健康，若诊治不及时可导致死亡。因此，在急性胸痛的诊治中，将新技术新方法运用于急性胸痛患者病因及危险度的早期识别，从而依据病因和危险度的不同制定出适合个体最佳的治疗方案，能真正实现急性胸痛的合理分流、正确救治，从而减少高危患者的漏诊和误诊，使医疗资源得到高效利用。

中医认为胸为心肺之外廓，胸胁为肝胆经脉之所过，气机升降之道路。肾之经脉从肺出络于心，故胸痛多与心肺疾病、肝胆气逆、肾气亏虚等有关。《内经》中多篇文章都涉及胸痛，比如《素问·脏气法时论》《素问·举痛论》《灵枢·五邪》《素问·阳明脉解》等。胸痛的中医病机为外伤、火热内灼、痰饮内阻、气滞血瘀等所致。肺、心、食管、胸膈的多种疾病，如胸痹、肺痛、肺热病、悬饮、气胸、百日咳、肺癌、膈疝、食管裂孔疝、食管癌、胸部损伤等均可伴见胸痛。由此可见，胸痛所涉脏腑器官疾病病症复杂，临床治疗应分清疾病轻重缓急，注重辨病与辨证治疗的结合。

一、病因与发病机制

造成急性胸痛的原因很多，主要涉及循环及呼吸系统，具体见表3-2。

表3-2 造成急性胸痛的原因

类别	主要特征	疾病
循环系统	劳累诱发，休息缓解	稳定型心绞痛
	突然发作或持续时间>20分钟。与呼吸困难和自主神经症状相关	急性冠状动脉综合征
	尖锐、胸膜炎样痛，身体前倾可缓解	心包炎
	剧烈胸痛，向背部放射	主动脉夹层
呼吸系统	突发，局限于患侧，针刺样或刀割样疼痛	气胸
	胸膜炎，感染症状	胸膜炎，肺炎
	胸膜炎，呼吸困难	肺栓塞
消化系统	饱餐后发作，抑酸治疗可缓解	胃食管反流病
	抑酸治疗可缓解	消化性溃疡病
	上腹部剧烈疼痛	胰腺炎
	常在油腻饮食后发作	胆囊疾病
运动系统	触诊时症状明显加重	软骨炎
	有外伤史	外伤
神经系统	颈部运动引起	颈椎病
感染性疾病	烧灼样痛或有皮损	带状疱疹
精神心理疾病	过度通气	恐慌发作

胸痛的主要机制包括：任何炎症、外伤、肿瘤、缺血、血管痉挛及其他理化因素造成的组织损伤，刺激肋间神经的感觉纤维、脊髓后根传入纤维、支配心脏及主动脉胸段的感觉纤维、支配气管与支气管及食管的迷走神经纤维，或膈神经的感觉纤维等，均可引起胸痛。致痛物质是组织损伤时释放的化学物质，如K^+、H^+、组胺、5-羟色胺、缓激肽、P物质和前列腺素等。这些化学物质作用于神经末梢的痛觉受体，产生疼痛。游离神经末梢细胞膜有糖蛋白的唾液酸残基，像天线的触角一样荷负电荷，致痛物质K^+、H^+、缓激肽类均荷正电，由于正负电荷间相互吸引的亲和力，形成痛觉冲动。通过脊髓丘脑束投射到大脑皮质第一、二感觉区，以分辨疼痛的性质、程度和定位。一般认为K^+、H^+、组胺与快痛有关，如损伤时K^+、H^+释放；缓激肽、P物质、5-羟色胺与慢痛有关，如心肌梗死时血液中5-羟色胺和缓激肽含量升高。快痛是指刺痛、锐痛，慢痛是指钝痛、灼痛；前者为有髓鞘的Aδ纤维传导，后者为无髓鞘的C纤维传导。肺和脏胸膜对痛觉不敏感，可能与分布在这些脏器上的神经纤维少有关，故胸膜炎、肺炎、气胸、肺结核等的胸痛都是波及脏胸膜所致。心绞痛是由于心肌缺血缺氧、局部代谢产物积聚所致；此外，内脏病变除产生局部疼痛外，尚可产生牵涉痛，如心绞痛时除心前区胸骨后疼痛外，尚可产生其他部位的牵涉痛。这是由于患病内脏与放射至体表的传入神经在脊髓后角终止于同一神经元，通过脊髓丘脑束传入大脑，大脑皮层把来自内脏的痛觉误认为是相应体表的痛觉。

二、中医病因病机

（一）病因

1. 外邪内侵 《内经》认为，胸痛可因感受外邪，气郁水结，气滞寒凝等病因所引发，以气滞血瘀为主，胀痛多属气滞，刺痛多属血瘀。实证发病剧烈，虚证发病缓慢。《内经》认为，引发胸痛证的外感病因以寒、热多见。若素体阳虚，则胸阳不振，阴寒之邪易乘虚而入，寒凝气滞，寒邪最易伤阳，致胸阳不展，血运不畅，进而痹阻胸阳发为胸痛；热邪最易伤肺，热邪蒸于肺，致肺热壅盛，气滞痰凝，发为胸痛之证。

2. 情志内伤　《内经》认为，情志失调，可致肝郁气滞，肝气通于心气，肝气滞则心气乏，故可致胸痛；体虚劳倦久则伤肾，肾之经脉络于心，肾气衰微，肾阳虚衰则不能温心阳，心阳不振则寒凝胸中致胸痛；水饮之邪是为阴邪，上犯心胸最易伤胸中之阳，气机不利，故见胸痛。因此，胸痛的总体病机当为《金匮要略》所总结的"阳微阴弦"，单从脉象来看，关前为阳，关后为阴，阳微指寸脉微，阴弦指尺脉弦。从病机来看，此处阳微是心阳不振，阳虚之象，阴弦为阴寒内盛之征。故胸中阳虚，阴寒之邪上乘，发为胸痛。

（二）病机

胸痛是指自觉胸部疼痛。因心、肺同居于胸部，故心病常见心胸疼痛，称为胸痹心痛；又肝胆居于胁下，其病又多涉及胸胁，所谓胸胁苦满者。一般而言，胸痛多由外邪入侵、痰瘀交阻、水饮内停所引起，以实证为主，常伴有胸闷、气短、咳嗽、发热等症状。

三、临床表现

1. 疼痛的部位与放射　胸部各处病变均可引起疼痛，疼痛部位可位于胸骨后、心前区、左侧肩胛部、胸部左侧或右侧面、前胸或后背等处。部位可以局限，也可以弥漫；胸壁的疼痛往往定位明确，而胸腔内脏器官病变引起的疼痛往往无法清楚定位。例如位于胸骨后的疼痛，常提示是心绞痛、急性心肌梗死、主动脉夹层、食管疾病，以及纵隔疾病等；以心前区为主要部位的疼痛则见于心绞痛、急性心包炎、左侧肋间神经炎、肋软骨炎等。

与胸痛部位一样，放射部位也是提示胸痛病因的重要线索。胸痛可以放射至颈部、咽喉部、下颌部、牙齿、左肩、左臂内侧等部位。例如放射到颈部、下颌部、左臂尺侧的胸痛往往是心脏缺血性胸痛的典型症状，此外也可见于急性心包炎；放射到背部的胸痛可见于主动脉夹层、急性心肌梗死。有些患者可以没有胸痛，仅表现为放射痛。

2. 疼痛的性质　胸痛的程度可自轻微的隐痛至剧烈的疼痛，性质也有所不同。胸痛可表现为刺痛、绞痛、酸痛、胀痛、压榨痛、烧灼痛、刀割痛等；疼痛的程度可描述为隐痛、钝痛、剧痛等。肋间神经痛呈阵发性灼痛或刺痛；肌痛常呈酸痛或锥痛；食管炎、膈疝常呈锥痛或烧灼痛；心绞痛或心肌梗死常呈压榨样痛并常伴有压迫感或窒息感；原发性肺癌、纵隔肿瘤可有胸部闷痛。

3. 疼痛时限　胸痛可表现为阵发性，也可表现为持续性或持续性伴阵发性加剧。持续时间短者为一瞬间或数秒，长者可持续数小时、数天或更长。疼痛持续的时限对胸痛具有较强的鉴别诊断价值，特别是对于心肌缺血性胸痛和非心肌缺血性胸痛的鉴别。只是一瞬间或不超过 15 秒的胸痛，不支持心肌缺血性胸痛，而更可能为肌肉骨骼和神经性疼痛、食管裂孔疝的疼痛或是功能性疼痛。

4. 诱发和缓解因素　有些胸痛常有诱发因素和缓解因素。心肌缺血性胸痛，特别是劳力型心绞痛多由劳力或情绪激动诱发，而休息或含服硝酸甘油后，由于心脏耗氧需求的减少，胸痛有所缓解。心肌梗死常呈持续性剧痛，含服硝酸甘油无法缓解。胸膜炎、自发性气胸、心包炎的胸痛常因咳嗽或深呼吸而加剧，胸膜炎或气胸引起的胸痛在屏气时可以减轻。肌肉骨骼或神经性胸痛往往在触摸或胸部运动时加重。过度通气性胸痛由呼吸过快诱发，用纸袋回吸呼气后可缓解。因此了解胸痛的诱因和缓解因素有助于分析可能的病因。

5. 伴随症状　不同病因引起的胸痛常有不同的伴随症状。胸痛伴有皮肤苍白、大汗、血压下降或休克可见于心肌梗死、主动脉夹层、主动脉窦瘤破裂或急性肺栓塞；胸痛伴咳嗽见于气管、支气管、胸膜疾病；胸痛伴咯血可见于肺结核、肺栓塞、支气管肺癌等呼吸系统疾病；胸痛伴呼吸困难可见于肺炎、气胸、胸膜炎、肺栓塞、过度换气综合征等；当胸痛伴有明显的呼吸困难时往往提示病变严重累及心肺功能，如急性心肌梗死、肺栓塞、大叶性肺炎、自发性气胸、纵隔气肿等情况；伴有吞咽困难的胸痛多见于食管疾病；胸痛伴有深吸气或打喷嚏加重时，可见于胸椎疾病；胸痛伴血流动力学异常（低血压或颈静脉怒张）可见于致命性胸痛（急性心肌梗死、大面积肺栓塞、主动脉夹层、心包压塞）；而当胸痛患者出现明显的焦虑、抑郁、唉声叹气症状时则多见于心脏神经官能症等功能性胸痛。

四、诊治要点

（一）西医常见疾病的诊断

1. 急性冠状动脉综合征（ACS）　ACS 指冠心病中急性发病的临床类型，包括不稳定型心绞痛、非 ST 段抬高型心肌梗死和 ST 段抬高型心肌梗死，为急诊常见病、多发病。ACS 患者的心绞痛发作常有劳累、寒冷刺激、饱餐等诱发因素，疼痛多位于胸骨后、心前区，也可出现在咽喉部。疼痛发作时可有出汗、恶心、呕吐、心悸或呼吸困难等表现。此外胸痛发作时患者可出现脸色苍白、皮肤湿冷，体检时可发现一过性的第三心音或第四心音，以及由二尖瓣反流引起的一过性收缩性杂音，为乳头肌功能不全所致。症状发作时的心电图有重要诊断意义，心肌血清标志物是鉴别不稳定型心绞痛和非 ST 段抬高型心肌梗死的主要标准，后者往往有心肌损伤标志物（肌红蛋白、CK－MB、肌钙蛋白）升高，且有动态变化。考虑行血运重建术的患者，尤其是经积极药物治疗症状控制不佳或高危患者，应尽早行冠状动脉造影，明确病变情况以帮助评价预后和指导治疗。对于低危患者，在早期药物治疗控制症状后，也要根据无创性负荷试验的检查结果评价预后，并进一步指导治疗。

2. 稳定型心绞痛　患者大多表现为劳累及活动后或是情绪激动后发生胸痛，疼痛的症状在 1～3 个月内相对稳定，即每日和每周疼痛发作的次数大致相同，部分患者还会在唱歌、咳嗽、性生活或是突发的快速性心律失常时发生胸痛。稳定型心绞痛患者的胸痛主要表现为心前区的压迫感、疼痛及窒息感。心绞痛的位置通常位于胸骨后或胸骨后的中下部，并向颈部、下颌、肩膀及左上肢内侧放射。偶伴有呼吸困难、疲劳及嗳气等临床症状。静息的心电图往往是正常表现，但运动平板试验及发作时的心电图可以表现为 ST 段异常。此外，冠状动脉造影是确诊稳定型心绞痛的金标准，通过冠状动脉造影可以明确病变的部位以及病变的严重程度；而冠状动脉的血管内超声检查可以通过血管内超声图像，进一步准确地了解冠状动脉的病变情况。

3. 主动脉夹层　是指血液渗入主动脉壁中层形成夹层血肿并沿主动脉壁延伸剥离的一种心血管系统的危重疾病。临床表现复杂，死亡率极高。主动脉夹层引起的胸痛多在前胸部靠近胸骨处，并向后背部扩展。疼痛程度极为剧烈，难以忍受，成撕裂样或刀割样，患者常伴有烦躁不安、大汗淋漓、恶心、呕吐、晕厥等。同时可出现血压升高，两侧脉搏不等或触及搏动性肿块，突发性主动脉瓣区出现舒张期吹风样杂音，脉压增宽等体征。超声心动图可见主动脉根部扩张，夹层处主动脉壁由正常的单条回声带变为两条分离的回声带，其间形成假腔。CT 和 MRI 检查可以清楚地显示游离的内膜片段和主动脉夹层的真假两腔征。主动脉造影是诊断主动脉夹层的重要手段，包括选择性动脉造影和数字减影血管造影术，诊断准确率＞95%，可显示内膜撕裂的部位、范围、出口、入口以及主动脉分支及主动脉瓣受累情况。

4. 肺栓塞　是来自全身静脉系统或右心的内源性或外源性栓子阻塞肺动脉及其分支，引起肺循环和呼吸功能障碍的临床综合征。急性肺栓塞表现为突发的呼吸困难，胸骨后压榨性或紧缩感样胸痛，也可由于心肌缺血而产生胸痛。如果肺栓塞进展为肺梗死，常表现为刀割样剧烈疼痛，若肺栓塞面积较大，可引发休克甚至猝死。此外患者还可伴有头晕、黑蒙、晕厥、心源性休克等症状。严重肺栓塞患者常常表现出急性右室功能衰竭的体征。D - 二聚体水平升高反映机体凝血和纤溶系统被激活，D - 二聚体对急性肺栓塞诊断的灵敏度达 92%～100%，但特异度仅为 40%～43%，因此在临床应用中 D - 二聚体对急性肺栓塞有较大的排除诊断价值。胸部增强 CT 是诊断肺栓塞的"金标准"，影像学上表现为肺动脉栓塞段缺失，能明确肺栓塞及判断肺栓塞的部位。肺动脉造影是通过静脉系统行右心导管检查，可以直接进行肺血管造影，准确地评价肺动脉栓塞情况及测定肺动脉压力。

5. 气胸　症状的轻重与有无肺部基础疾病及肺部功能状态、气胸发生速度、胸膜腔内积气量及其压力大小有关。发病前，部分患者有持重物、屏气、剧烈体力活动等诱因，胸痛主要位于发生气胸的一侧胸部，可向肩背部、腋部和前臂放射，但持续时间短暂，继之呼吸困难和刺激性咳嗽。张力性气胸时胸膜腔内压骤然升高，肺被压缩，纵隔移位，迅速出现严重呼吸循环障碍，患者可有表情紧张、胸闷、挣扎坐起、烦躁不安、血压下降、发绀、大汗淋漓、四肢厥冷等症状。少量气胸体征不明显，当肺压缩30%以上时，气管向健侧移位，患侧胸部隆起，呼吸运动和触觉语颤减弱，叩诊呈鼓音，心或肝浊音界缩小或消失，听诊呼吸音减弱或消失。胸部 X 线检查一般能确诊，必要时可行胸部 CT 检查，但有时气胸和肺大疱很难鉴别。气胸时血气分析可提示低氧血症；左侧气胸时心电图提示电轴右偏，心前区导联 R 波减低，QRS 波群幅缩小及 T 波倒置。

6. 胃食管反流病　指胃十二指肠内容物反流至食管引起的不适症状和（或）组织学改变，包括反流性食管炎、非糜烂性反流病和 Barrett 食管。患者一般为成年人，且多为体形偏胖者，男女发病率基本相等。多数患者的主诉都有前胸痛伴消化不良、烧心、前胸紧束感或压迫感，其胸痛部位都位于胸骨后或剑突下方，疼痛可直接放射至后背，时间可持续几分钟、几小时或几天。很多患者服用抑酸药物可以缓解或减轻胸痛发作。食管 pH 监测是确诊胃食管反流病的重要手段，能反映昼夜酸反流的情况。食管压力测定是诊断食管动力异常的重要手段，可了解食管对反流的酸碱的清除功能。此外还可以优先考虑选择诊断性试验为抗反流抑酸的经验性治疗，成功的经验性治疗可避免进行更多的诊断测试。

（二）诊疗思路

诊断急性胸痛主要有两个目的，首先是快速识别高危患者，包括 ACS、主动脉夹层、肺栓塞、张力性气胸和自发性食管破裂等高危疾病，并迅速采取措施。其次是排除低危患者，对于无生命危险的非心源性胸痛，如骨骼和肌肉源性的胸痛、胃食管疾患或焦虑综合征，若将这类患者误收住入院，不但会给患者和家属带来不必要的精神压力，而且也会对有限的医疗资源造成一定的浪费。因此要重视对胸痛诊断的危险分层，在减少漏诊的同时筛选真正需要住院的高危性胸痛患者。

在接诊急性胸痛患者时，应在对其进行详细的病史询问、体格检查、心电图、血液生化指标检查后，进行危险度分层。急性胸痛诊断流程见图3-6。

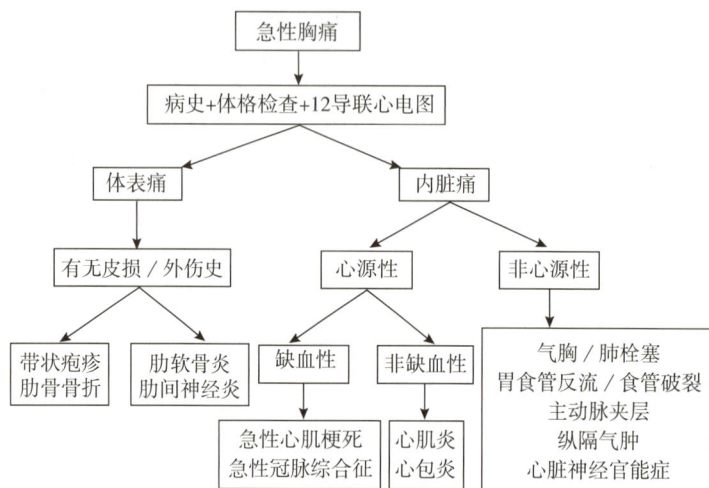

急性胸痛
↓
病史+体格检查+12导联心电图
↓
体表痛　内脏痛

体表痛 → 有无皮损/外伤史
内脏痛 → 心源性　非心源性

有无皮损/外伤史 →
带状疱疹 肋骨骨折 ｜ 肋软骨炎 肋间神经炎

心源性 → 缺血性　非缺血性
缺血性 → 急性心肌梗死 急性冠脉综合征
非缺血性 → 心肌炎 心包炎

非心源性 →
气胸/肺栓塞
胃食管反流/食管破裂
主动脉夹层
纵隔气肿
心脏神经官能症

图3-6　急性胸痛诊断流程图

来院就诊的急性胸痛患者可大致分为以下三类：

（1）大部分症状明显的ST段抬高型急性心肌梗死患者，依据病史、心电图表现、心肌酶谱可以迅速判断。

（2）大部分症状明显的非ST段抬高型ACS患者，在临床上通常较易识别，危险程度可根据心电图和肌钙蛋白测定予以评估。

（3）最需要给予关注的是第三类胸痛患者，这些患者通常是新近起病，没有典型的高危性胸痛的症状，心电图不典型、心肌酶和肌钙蛋白均为阴性。这种患者多以"胸痛原因待查"为诊断，需要根据患者具体病情进行相关的影像学检查。

十二导联心电图、胸部X线、肌钙蛋白和心肌酶标志物是胸痛患者的必要检查。结合病史、心电图和心肌损伤标志物检查可初步判断胸痛的危险程度。可进一步区分出哪些是需要紧急住院并行急诊溶栓或急诊血运重建的患者，哪些是需要住院并根据病情选择抗凝等药物强化治疗、择期血运重建或保守治疗的患者，哪些是需要紧急住院并需要紧急处理的非冠心病高危患者，以及哪些是无生命危险的非冠心病的低危患者。胸痛危险分层的目的在于尽早识别高危患者，尽早行介入治疗，因为高危患者介入性治疗的获益最大，同时对低危患者行保守治疗。

（三）中医辨证要点

1. 辨疼痛部位　局限于胸膺部位，多为气滞或血瘀；放射至肩背、咽喉、脘腹，甚至臂属、手指者，为痹阻较著；胸痛彻背、背痛彻心者，多为寒凝心脉或阳气暴脱。

2. 辨疼痛性质　是辨别胸痹心痛的寒热虚实、在气在血的主要参考，临证时再结合其他症状、脉象而做出准确判断。属寒者，疼痛如绞，遇寒则发，或得冷加剧；属热者，胸闷、灼痛，得热痛甚；属虚者，痛势较缓，其痛绵绵或隐隐作痛，喜揉喜按；属实者，痛势较剧，其痛如刺、如绞；属气滞者，闷重而痛轻；属血瘀者，痛如针刺，痛有定处。

3. 辨疼痛程度　疼痛持续时间短暂，瞬间即逝者多轻，持续不止者多重，若持续数小时甚至数日不休者常为重病或危候。一般疼痛发作次数与病情轻重程度呈正比，即偶发者轻，频发者重。但亦有发作次数不多而病情较重的情况，必须结合临床表现，具体分析判断。若疼痛遇劳发作，休息或服药后能缓解者为顺证，若服药后难以缓解者常为危候。

五、急救处理

（一）西医急救处理

在以急性胸痛为主诉的疾病中，需迅速准确地分辨胸痛的危险程度。对于威胁生命的高危性胸痛，例如 ACS、主动脉夹层、肺栓塞、张力性气胸及自发性食管破裂等，急救以稳定生命体征为重点；对于诊断明确的患者，在积极稳定生命体征的前提下，积极进行病因治疗。

1. 稳定生命体征，对症治疗

（1）保持呼吸道通畅，常规给予鼻导管吸氧，以纠正因肺淤血和肺通气/血流比例失调所致的低氧血症。

（2）开放静脉通路。

（3）监测生命体征：对于高危性胸痛患者均应持续心电监护、血压和血氧饱和度监测，及时发现和处理心律失常、血流动力学异常和低氧血症。

（4）对症治疗：剧烈胸痛使患者交感神经过度兴奋，产生心动过速、血压升高和心肌收缩功能增强，从而使心肌耗氧量增加，主动脉夹层患者加重出血、肺栓塞和气胸患者加重缺氧、AMI患者容易诱发快速性室性心律失常，所以高危性胸痛患者在诊断明确的前提下应迅速给予有效镇痛剂。临床上常使用吗啡止痛，注射后应注意观察患者的血压和呼吸。

2. 尽快完善明确诊断所需的相关检查　对于急性胸痛患者，尽快完善基本的实验室检查，例如 12 导联心电图、心肌标志物、胸部 X 线检查等，有助于明确初步诊断，进而指导下一步诊治方案。

3. 病因治疗　如对 ST 段抬高型心肌梗死患者来说，除使用各种药物治疗外，还可以进行再灌注治疗（溶栓治疗、经皮冠状动脉介入术）。对于肺压缩大于30%的气胸患者应行胸腔穿刺术或胸腔闭式引流进行排气治疗。而主动脉夹层的治疗主要包括传统外科技术和腔内修复技术。

（二）中医急救处理

胸痹心痛属内科急症，其发病急、变化快、易恶化，在急性发作期应以消除疼痛为首要任务，可选用或合并运用以下措施。病情严重者，应积极配合西医救治。

1. 速效救心丸（川芎、冰片等）每日 3 次，每次 4～6 粒含服，急性发作时每次 10～15 粒。功效活血理气，增加冠脉流量，缓解心绞痛，治疗冠心病胸闷憋气，心前区疼痛。

2. 苏合香丸（《太平惠民和剂局方》）每次服 1～4 丸，疼痛时用，功效芳香温通，理气止痛，治疗胸痹心痛，寒凝气滞证。

3. 配合选用丹参注射液、生脉注射液静脉滴注。

六、中医治疗

（一）治疗原则

胸痛由痰热水饮、瘀血闭阻引起，总属脉络不通、血行不畅，以活血通络为总的治疗原则。轻则以理气通络为主；重则化瘀定痛为治。

（二）辨证论治

1. 风热犯肺证

主要证候：胸痛突然发作，或串痛连及胁部，或伴发热、恶寒、咳嗽、咳痰、咽痛。舌苔薄黄，脉浮数。

治法：疏风清热，宣肺解表。

方药：银翘散加减。若热邪入里，寒热往来、咳嗽胸痛、喘息不畅，用小柴胡汤合小陷胸汤。

2. 痰热壅肺证

主要证候：胸痛咳嗽剧烈、喉中痰声，咳吐黄甚而浓稠腥臭痰。发热口渴，心烦汗出，小便黄，大便秘结，或伴喘息。舌红、苔黄，脉数滑或洪数。

治法：清热化痰，通络宣肺。

方药：麻杏石甘汤合小陷胸汤加减。热毒甚者，用苇茎汤合五味消毒饮加减。

3. 饮邪停聚证

主要证候：突然胸痛，气急喘息，不得平卧，饮及胁部，转侧或咳嗽胸痛加重。肋间胀满，胸腔积液，或伴发热、咳黄痰。舌红苔薄或黄，脉弦滑。

治法：逐饮泻肺，利水通阳。

方药：葶苈大枣泻肺汤合五苓散加减。症状轻者，无胸腔积液或量少者，用香附旋覆花加减；症状重，咳嗽气逆，胸痛引胁，时有水声，脉沉弦而体强证实者，可暂用十枣汤，芫花、大戟、甘遂等份研磨，每服 1.5～3g，大枣 10 枚煎汤送下。

4. 气滞血瘀证

主要证候：胸痛，部位固定，有明显触压痛，呼吸、咳嗽时疼痛加重，或局部红肿青紫，或沿肋间引痛呈锥刺、烧灼、刀割样，可有外伤史。舌暗红或有瘀点，脉弦涩。

治法：活血化瘀，通络止痛。

方药：复元活血汤加减。也可用血府逐瘀汤加减。

第八节　急性腹痛

腹痛是指由于各种原因引起的腹腔内外脏器的病变，而表现在腹部的疼痛。急性腹痛是临床最常见的急症之一，其病因繁杂，病情多变，涉及内、外、妇、儿等多学科，如诊断处理不当，常可造成恶果，因而对急性腹痛必须尽快做出定位、定性及病因诊断，以防误诊、漏诊及误治。对生育期女性的急性腹痛须请妇产科医生会诊，以排除妇产科急腹症。

《内经》最早提出腹痛的病名，并提出腹痛由寒热之邪所致，《素问·举痛论》曰："寒气客于肠胃之间，膜原之下，血不得散，小络急引故痛"；"热气留于小肠，肠中痛，瘅热焦渴，则坚干不得出，故痛而闭不通。"《金匮要略·腹满寒疝宿食病脉证治》对腹痛的辨证论治做了较为全面的论述，"病者腹满，按之不痛为虚，痛者为实，可下之。舌黄未下者，下之黄自去"，开创了腹痛证治先河。《古今医鉴》针对各种病因提出了不同的治疗法则，"是寒则温之，是热则清之，是痰则化之，是血则散之，是虫则杀之，临证不可惑也"。

一、病因与发病机制

引起急性腹痛的疾病很多，根据常见病因，主要分类如下：

（一）炎症性疾病

1. 急性胆囊炎　表现为进食油腻食物后或夜间突发右上腹剧烈疼痛，向右肩背部放射，伴有恶心、呕吐，病情重者可出现寒战、高热。查体 Murphy 征阳性，右上腹有明显的压痛、反跳痛和肌紧张。实验室检查可见白细胞增多、核左移、血清转氨酶升高。B 超为首选检查方法。

2. 急性胰腺炎　水肿型症状轻，最多见，积极内科治疗有效。出血坏死型病情危重，死亡率高。常因暴饮暴食、酗酒、胆道梗阻诱发，表现为突发剧烈腹痛，呈持续性，常向左腰背部放射，可伴腹胀、恶心、呕吐、发热，查体可发现上腹部或全腹明显压痛、肌紧张。血、尿淀粉酶测定对确诊有重要意义。

3. 急性梗阻性化脓性胆管炎　表现为右上腹痛、寒战、高热、黄疸等，严重者可出现休克或精神症状。B 超可了解胆道梗阻的部位和病变性质，以及肝内外胆管扩张情况，对诊断很有帮助。

4. 急性阑尾炎　以转移性右下腹痛为特点。右下腹麦氏点局限性固定压痛，结肠充气试验常阳性。需注意婴幼儿、老年人、妊娠妇女等特殊人群的急性阑尾炎。

（二）消化道穿孔

1. 胃十二指肠溃疡急性穿孔　病程经过可分为三个阶段：第一阶段为化学刺激期，系酸性胃内容物流入腹腔形成化学性炎症刺激腹膜，腹膜刺激征明显；第二阶段为反应期，因穿孔 6～8 小时后细菌开始繁殖并逐渐转变为细菌性腹膜炎，大量腹腔炎性渗出中和了胃酸，腹痛反而减轻；第三阶段为化脓性感染期，通常病情危重，死亡率高。腹部立位 X 线平片常可见膈下游离气体，有助于诊断。

2. 胃癌急性穿孔　患者年龄通常超过 40 岁，全身情况差，明显消瘦，曾呕吐咖啡样胃内容物，穿孔前腹痛不规律，口服碱性药物或抑酸药物无效。

3. 急性肠穿孔　可因肠坏死、溃疡或外伤等原因引起，多见于肠伤寒、肠结核、慢性结肠炎、急性出血性坏死性肠炎、结肠阿米巴病等。

（三）梗阻或绞窄性疾病

1. 胆道系统结石　胆总管结石、胆囊结石、肝内胆管结石均可引起急性右上腹痛或右季肋部疼痛，伴发热或黄疸等表现，为结石梗阻胆道、继发感染所致。

2. 急性肠梗阻　急性机械性肠梗阻最常见，确诊机械性肠梗阻后须进一步判断是单纯性还是绞窄性，并明确病因（粘连、嵌顿性疝、肠扭转、肠道肿瘤、肠道蛔虫、肠套叠等）。

3. 腹腔脏器急性扭转　胃、大网膜、脾、卵巢等均可发生急性扭转，但很少见。

（四）腹腔脏器破裂出血性疾病

可因外伤、肿瘤、炎症等原因引起，均有类似的急性失血乃至休克表现，常表现为突发腹痛、肤色苍白、冷汗、手足厥冷、脉细数、进行性红细胞与血红蛋白减少等。有外伤史者应注意肝、脾等实质性脏器破裂出血的可能。有肝区疼痛、消瘦等表现者，应考虑肝癌破裂出血的可能。生育年龄妇女应注意有无异位妊娠破裂的可能。

（五）腹腔血管性病变

1. 肠系膜血管缺血性疾病 可由肠系膜动脉栓塞或血栓引起，也可因肠系膜静脉血栓形成而致。急性肠系膜动脉栓塞的栓子多来自心脏，如心脏瓣膜病、房颤、感染性心内膜炎；肠系膜动脉血栓多是在动脉硬化或狭窄基础上形成的；肠系膜静脉血栓形成可继发于腹腔感染、肝硬化门脉高压致血流瘀滞、高凝状态及外伤或手术造成的血管损伤。腹痛剧烈，难以用一般药物缓解，但腹部体征与其不相称，开始时腹软不胀、轻压痛，之后腹部逐渐膨胀、压痛明显、肠鸣音消失。肠管缺血坏死后可有明显腹膜刺激征。腹部选择性动脉造影有较高的诊断价值。

2. 腹主动脉瘤 典型症状是急性腹痛和腰背痛，迅速发生休克。破裂时约70%出血破入腹膜后，约25%出血向前破入游离腹腔，死亡率极高。

（六）其他疾病

腹外脏器疾病和全身性疾病所致急性腹痛亦应引起重视。某些胸部疾病，如肺炎、肋间神经痛、膈胸膜炎、急性心包炎、急性心肌梗死、急性右心衰竭等均可引起不同程度的腹痛。慢性铅中毒、急性铊中毒、糖尿病酮症酸中毒、肝性血卟啉病、原发性高脂血症等中毒或代谢障碍性疾病亦伴发不同程度的腹痛，会造成诊断困难。腹型紫癜、腹型风湿热、某些原因造成的急性溶血亦可表现为急性腹痛，应注意鉴别。

因引起腹痛的疾病多种多样，其发病机制也各有不同。来自腹腔各器官的刺激通过自主神经传入中枢神经系统，内脏神经的传入纤维属自主神经系统，其神经末梢的感受器广泛存在于空腔脏器的腔壁和实质脏器被膜中，腹腔内大部分器官的传入神经纤维循交感神经通路上行，经腹腔神经丛及内脏大、小神经，交感干神经节和白交通支，进入脊髓后神经节达脊髓后角，交换第2神经元交叉至对侧，沿脊髓上行至丘脑。膀胱底部、肾脏、子宫体部及底部、卵巢、输卵管、睾丸和腹腔其他器官一样，传入纤维循交感神经通路上行，而来自盆腔的膀胱体部、膀胱颈部、前列腺、子宫颈部、直肠和乙状结肠末端的传入神经纤维则循盆腔副交感神经通路，经下腹部神经丛进入骶髓。而腹壁和壁层腹膜的感觉则是通过躯体神经（即脊神经）传入，和体表的神经反射感觉无明显差异。

二、中医病因病机

（一）病因

1. 外感时邪 外感风、寒、暑、热、湿邪，侵入腹中，均可引起腹痛。伤于风寒则寒凝气滞，经脉受阻，不通则痛。若伤于暑热，或寒邪不解，郁而化热，或湿热壅滞，可致气机阻滞，腑气不通而见腹痛。

2. 饮食不节 暴饮暴食，饮食停滞，纳运无力；过食肥甘厚腻或辛辣，酿生湿热，蕴蓄胃肠；或恣食生冷，寒湿内停，中阳受损，均可损伤脾胃，腑气通降不利而发生腹痛。其他如饮食不洁，肠虫滋生，攻动窜扰，腑气不通则痛。

3. 情志失调 情志不遂，则肝失调达，气机不畅，气机阻滞而痛作。《证治汇补·腹痛》谓："暴触怒气，则两胁先痛而后入腹。"若气滞日久，血行不畅，则瘀血内生。

4. 阳气素虚 素体脾阳亏虚，虚寒中生，渐致气血生成不足，脾阳虚损而不能温养，出现腹痛，甚至病久肾阳不足，相火失于温煦，脏腑虚寒，腹痛日久不愈。

此外，跌仆损伤，络脉瘀阻；或腹部术后，血络受损，亦可形成腹中血瘀，中焦气机升降不利，不通则痛。

（二）病机

腹痛性质各异，若因外感，突然剧痛，伴发症状明显者，属于急性腹痛；若因内伤，起病缓慢，痛势缠绵者，则为慢性腹痛。腹痛发病涉及脏腑与经脉较多，病理因素主要有寒凝、火郁、食积、气滞、血瘀。病理性质不外寒、热、虚、实四端。总之，本病的基本病机为脏腑气机阻滞，气血运行不畅，经脉痹阻，"不通则痛"，或脏腑经脉失养，不荣而痛。

三、临床表现

（一）腹痛部位

腹痛的定位是病史采集的第一步，包括发病时最先疼痛的部位、腹痛的转移部位、腹痛的扩散以及牵涉痛的部位。疼痛部位多为病变所在部位。如胃十二指肠和胰腺疾病，疼痛多在中上腹部；胆囊炎、胆石症、肝脓肿等疼痛多在右上腹部；急性阑尾炎疼痛常发生在右下腹麦氏点；小肠疾病疼痛多在脐部或脐周；结肠疾病疼痛多在下腹或左下腹部；弥漫性或部位不定的疼痛见于急性弥漫性腹膜炎、机械性肠梗阻、急性出血性坏死性小肠炎、腹型过敏性紫癜等。

（二）腹痛性质

突发的中上腹剧烈刀割样痛、烧灼样痛，多为胃十二指肠溃疡穿孔；中上腹持续性隐痛多考虑慢性胃炎及胃十二指肠溃疡；上腹部持续性钝痛或刀割样疼痛呈阵发性加剧多为急性胰腺炎；胆石症或泌尿系结石常为阵发性绞痛；阵发性剑突下钻顶样痛是胆道蛔虫症的典型表现；持续性、广泛性剧烈腹痛伴腹壁肌紧张或板样强直，提示为急性弥漫性腹膜炎。

（三）腹痛程度

梗阻或化学性刺激引起的腹痛最为剧烈，如脏器穿孔、胰腺炎、输尿管结石、胆道蛔虫症等；出血性腹痛次之，如肝脾破裂、宫外孕等；急性炎症更次之。

（四）伴随症状

腹痛的伴随症状在鉴别诊断中尤为重要。

1. 呕吐　腹痛明显时可反射性引起恶心呕吐，一般不需特殊处理；剧烈呕吐常为肠梗阻表现，呕吐物为酸性胃液、胆液为高位梗阻，呕吐物呈粪臭味则为低位梗阻。

2. 发热　先发热后腹痛一般为内科疾病；先腹痛后发热则以外科疾病为主。

3. 腹泻　多见于急性胃肠炎、急性中毒、阑尾炎、盆腔炎等。

4. 血便　多见于肠套叠、绞窄性肠梗阻、急性出血性坏死性肠炎、缺血性结肠炎、腹腔内大血管急性阻塞。

5. 血尿　多为泌尿系结石或感染。

6. 休克　多见于急性内出血、急性梗阻性化脓性胆管炎、急性胰腺炎、绞窄性肠梗阻、胃十二指肠溃疡急性穿孔、腹腔脏器扭转、急性心肌梗死等。

四、诊治要点

（一）西医常见疾病的诊断

1. 胃十二指肠溃疡穿孔 多有溃疡病史及情绪波动、过度疲劳等诱因，突发上腹部撕裂或刀割样疼痛，迅速扩散至全腹，伴恶心呕吐。全腹压痛、反跳痛，腹肌紧张强直呈板状腹，肝浊音界减小，移动性浊音，肠鸣音减弱或消失。立位 X 线检查可见膈下游离气体影，血白细胞常增高。

2. 急性胰腺炎 常有胆囊炎或胆石症病史及暴饮暴食、高脂饮食等诱因。突发剧烈上腹部疼痛，常向背部放射，伴腹胀、恶心、呕吐、发热、黄疸等；重症可见腹膜炎及心动过速、血压下降等休克表现；腰脐部皮肤青紫（Grey Turner 征、Cullen 征）。血、尿淀粉酶测定是本病诊断的主要手段之一。血钙降低超过 2.0mmol/L 与血糖升高超过 11.0mmol/L 提示病情危重。血白细胞计数、动脉血气分析对病情程度的分期有意义，超声、CT 及 MRI 可显示病变程度，常作为病情严重程度分级及预后判别的标准。

3. 急性阑尾炎 典型的腹痛开始发作于中上腹或脐周，6～8 小时后转移并局限于右下腹，伴恶心、呕吐，严重时出现中毒症状。右下腹麦氏点压痛是本病的重要体征。出现反跳痛、腹肌紧张、肠鸣音减弱或消失等提示炎症加重，可见化脓、坏疽或穿孔等病理改变。血常规检查可见白细胞计数升高，腹部平片、B 超检查均可协助诊断。

4. 急性梗阻性化脓性胆管炎 急性起病，腹痛、寒战和发热、黄疸，可出现休克和意识障碍。脉搏和呼吸增快，体温达 39～40℃，有明显的腹膜刺激征，肝大并有触痛，胆囊亦肿大。本病的理化检查中常见白细胞计数及中性粒细胞数升高，胞浆内出现中毒性颗粒。血清胆红素、ALT、ALP、GGT 升高。B 超、CT 及 MRI 可显示肝肿大、肝内胆管及胆总管扩张，胆管内结石、虫体及肿瘤的影像；内镜逆行胰胆管造影及经皮肝穿刺胆道造影可准确地显示梗阻的部位及结石、虫体、肿块等。

5. 急性肠梗阻 主要表现为痛、呕、胀、闭。阵发性绞痛多在腹中部或偏于梗阻所在的部位；早期呕吐呈反射性，吐出物为食物或胃液；腹胀程度与梗阻部位有关。高位肠梗阻腹胀不明显，低位肠梗阻及麻痹性肠梗阻腹胀遍及全腹，停止自肛门排气排便。机械性肠梗阻常可见肠型和蠕动波，单纯性肠梗阻可有轻度压痛，但无腹膜刺激征。绞窄性肠梗阻有固定压痛和腹膜刺激征，压痛的包块常为受绞窄的肠袢。绞窄性肠梗阻腹腔有渗液，移动性浊音阳性。机械性肠梗阻有肠鸣音亢进、气过水声或金属声。麻痹性肠梗阻肠鸣音减弱或消失。直肠指检如触及肿块，可能有直肠肿瘤。单纯性肠梗阻早期变化不明显，随着病情发展可见酸碱失衡、电解质紊乱。立位或侧卧位 X 线片可见多个液平面及气胀肠袢。当怀疑肠套叠、乙状结肠扭转或结肠肿瘤时，可做钡剂灌肠以助诊断。

6. 急性肠系膜上动脉栓塞 临床表现为突发剧烈持续性腹痛，伴有呕吐或腹泻。腹痛以症状、体征分离为特征：初期腹痛剧烈而腹部体征轻微；当患者呕吐血性水样物或排暗红色血便时，腹痛症状反而减轻，但腹膜刺激征、肠鸣音转弱等体征却明显。腹部叩诊有移动性浊音时，腹腔穿刺可抽出血性渗出液，提示肠管已发生梗死。心脏听诊可有心房颤动或心脏杂音等体征，随着病程进展患者可出现腹胀、脉数无力、口唇紫绀、指端青紫、皮肤湿凉等周围循环衰竭的征象。选择性肠系膜上动脉造影被认为是诊断急性肠系膜上动脉栓塞的金标准，可以在肠梗死及剖腹探查术前明确诊断。腹部 CT 检查对诊断无特异性；CT 血管成像诊断的特异性和敏感性可高达 100% 和 73%，影像学表现除肠系膜上动脉主干因栓塞而充盈缺损外，尚可见肠壁强化减弱，肠壁增厚，肠管弥漫性积气扩张，肠系膜水肿和腹水；多普勒彩色超声检查可判断有无栓塞及栓塞的部位，但梗阻时肠管扩张可干扰诊断的正确性；X 线检查早期可见大小肠均有轻度或中度扩张充气，难以明确有无肠缺血的现象，只作排除其他疾病用，晚期见腹部普遍密度增高，提示肠腔和腹腔内有大量积液。实验室检查显示血液白细胞计数明显升高，多在（25～40）×10^9/L，并有血液浓缩；D－二聚体水平升高，血生化 LDH、AKP、CK 升高，血气分析有代谢性酸中毒时，要考虑本病的可能。

7. 胆道感染、胆石症　好发于中年以上女性，可有类似发作史，腹痛发作与进食油腻饮食有关。以中、右上腹剧烈绞痛，阵发性加剧，并向肩背部放射为特点。超声下胆道结石多表现为高振幅回声及声后阴影。

8. 胆道蛔虫病　患者多有蛔虫病史，多见于青少年及儿童，痛前常有服蛔虫药史。腹痛以上腹剑突下区阵发性剧烈绞痛，有钻顶感，并有明显间歇期为主。早期白细胞及中性粒细胞正常或轻度升高，当出现合并症时则显著增高，嗜酸性粒细胞多增高。呕吐物、十二指肠引流液、胆汁或粪便中可查见蛔虫虫卵。

9. 泌尿系结石　以侧腹部阵发性剧烈绞痛，并向会阴部或腰部放射为主症，腰部有叩击痛，尿检镜下可见大量红细胞。

10. 急性胃肠炎　多表现为上腹部、脐周围或全腹阵发性绞痛，常有饮食不洁史，伴有呕吐或腹泻，腹软，无固定压痛，肠鸣音亢进，粪检可见大量白细胞。

11. 心绞痛、心肌梗死　多见于中老年人，有高血压、动脉硬化等病史。多表现为上腹部胸骨后缩窄样痛，或紧迫感，疼痛常向左肩、左臂或颈部放射。心电图检查可见典型的 ST 段和 T 波改变。

12. 宫外孕破裂　以一侧下腹部剧烈腹痛扩展至全腹为主要临床表现，伴见面色苍白、休克，下腹部压痛、反跳痛。妇科检查可见宫颈抬举痛，后穹隆穿刺有血液吸出。

13. 卵巢囊肿扭转　多表现为一侧下腹部阵发性剧烈绞痛，痛侧下腹部有压痛、反跳痛，阴道腹部双合诊可触及肿块。

（二）诊疗思路

1. 问诊　腹痛部位、腹痛性质、腹痛程度、伴随症状及既往史。

2. 体格检查

（1）视诊：应观察腹壁切口瘢痕、腹股沟嵌顿疝、肠型及肠蠕动波。腹式呼吸的减弱或消失多见于弥漫性腹膜炎；舟状腹多为急性胃十二指肠溃疡穿孔的早期表现；全腹膨胀多见于肠梗阻、肠麻痹、急性内脏出血；上腹胀满见于急性胃扩张；肠型和蠕动波见于肠梗阻。

（2）触诊：检查的重点是压痛、反跳痛、腹肌紧张的部位和程度，是检查腹部疾患的重要环节。急性胃肠穿孔可见压痛、反跳痛，腹肌紧张呈板状腹；局限性腹膜炎可见局部腹肌紧张；弥漫性腹膜炎可见全腹硬如板状；结核性腹膜炎的腹壁多呈柔韧感。

（3）叩诊：移动性浊音多提示内脏出血、腹膜炎；肝浊音界消失和缩小多提示胃肠穿孔或高度肠胀气；全腹叩诊鼓音多为肠梗阻；肾区叩击痛多为结石。

（4）听诊：主要检查肠鸣音存在、亢进或消失，肠鸣音减弱或消失见于腹膜炎、肠麻痹；肠鸣音亢进见于肠道炎症；气过水声为机械性肠梗阻的典型表现；上腹部震水声多见于幽门梗阻或急性胃扩张。

（5）直肠指诊：直肠指诊有时可发现对腹痛诊断有重要意义的线索，应列为常规检查。

3. 理化检查 血常规、急诊生化、血气分析、急诊胰腺功能、腹腔穿刺的常规或生化检查、腹部影像学检查、心电图、内镜检查等。

腹痛诊断流程见图 3-7。

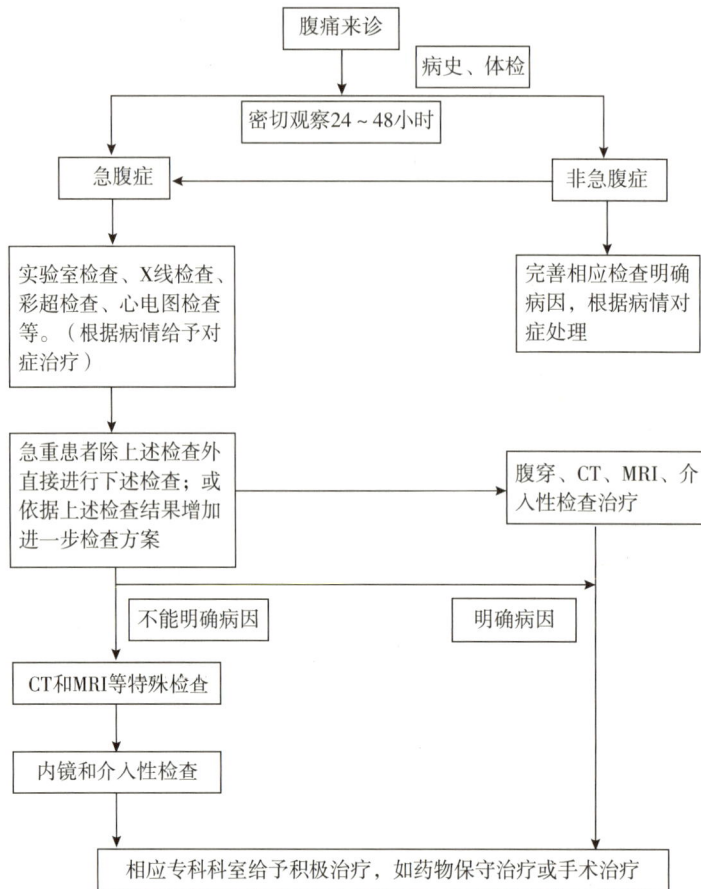

图 3-7 腹痛诊断流程图

（三）中医辨证要点

1. 辨腹痛性质 腹痛拘急，疼痛暴作，痛无间断，坚满急痛，遇冷痛剧，得热则减者，为寒痛；痛在脐腹，痛处有热感，时轻时重，或伴有便秘，得凉痛减者，为热痛；腹痛时轻时重，痛处不定，攻冲作痛，伴胸胁不舒，腹胀，嗳气或矢气则胀痛减轻者，属气滞痛；少腹刺痛，痛无休止，痛处不移，痛处拒按，经常夜间加剧，伴面色晦暗者，为血瘀痛；因饮食不慎，脘腹胀痛，嗳气频作，嗳后稍舒，痛甚欲便，便后痛减者，为伤食痛。暴痛多实，伴腹胀，呕逆，拒按等；久痛多虚，痛势绵绵，喜揉喜按。

2. 辨腹痛部位 胁腹、少腹痛多属肝经病证；脐以上大腹疼痛，多为脾胃病证；脐以下小腹痛多属膀胱及大小肠病证。

五、急救处理

（一）西医急救处理

1. 快速评估 迅速检查呼吸、脉搏、血压、神志和体温，并据病情及时给予对症处理。

（1）危重：先救命后治病。如腹主动脉瘤破裂、异位妊娠破裂并休克等。快速纠正休克、生命支持，采用急诊手术或介入方法控制出血。

（2）较重：诊断治疗结合。如消化道穿孔、绞窄性肠梗阻等，在尽快完成各项相关检查的同时，改善患者状况，及时请外科医生会诊，准备急诊手术或相关治疗。

（3）普通：有潜在危险性。寻找危及生命的潜在因素，如消化道溃疡、胃肠炎、泌尿系结石等。按急诊常规诊疗程序诊治，及时追回诊断相关辅助检查结果，尽早明确诊断，切忌贻误病情。

2. 稳定生命体征　对症支持治疗。

（1）防治休克，纠正水、电解质紊乱和酸碱平衡失调。

（2）对伴有发热、血象高的炎症性急性腹痛，应用抗生素有效控制感染。

（3）需禁食、胃肠减压者，注意补充营养。

（4）慎用止痛剂，未能排除肠坏死、肠穿孔者不用灌肠剂和泻药。

3. 去除病因　必要时剖腹探查。指征如下：

（1）怀疑腹腔内持续性出血。

（2）怀疑有肠坏死或肠穿孔伴有严重腹膜炎。

（3）经密切观察和积极治疗后腹痛不缓解，腹部体征不减轻，全身情况无好转，反而加重者。

（二）中医急救处理

中医急救处理以通腑、行气止痛为主。

1. 内科治疗　大承气汤煎水内服并灌肠。

2. 中医外治　四黄水蜜外敷痛处，中药热奄包或温水袋局部热敷。

3. 平衡针　主穴：胃痛穴（口角下 20mm，以针刺三叉神经第 3 支后出现针感为宜），男取左侧，女取右侧，平刺，向对侧口角下进针 25～40mm，针感以局部酸、麻、胀为主。腹痛穴：腓骨小头前下方凹陷处，以针刺腓总神经或腓浅神经后出现针感为宜，采用上下提插针刺法，直刺，进针 25～40mm。配穴：伴有恶心呕吐者加胸痛穴，以针刺前臂背侧皮神经和骨间背侧神经出现针感为宜，采用上下提插针刺法，斜刺，进针 40～50mm，针感以局部酸、麻、胀为主。获得针感后立即出针，针刺时间在 3 秒以内。

4. 体针与电针　以上脘、中脘、梁门、天枢、气海、关元、足三里、合谷、内关等穴为主。由于急腹症多属里实热证，故多用泻法。

5. 穴位注射　根据不同病证采用不同的药物与穴位治疗，如胆道蛔虫症，取鸠尾穴用阿托品 0.5mg 注射；对胆绞痛，取胆囊穴用维生素 K 3～4mg 注射；对阑尾炎，取阑尾穴用红花注射液 1mL 注射等。

六、中医治疗

（一）治疗原则

治疗腹痛多以"通"字立法，应根据辨证的虚实寒热，在气在血，确立相应治法。在通法的基础上，结合审证求因，标本兼治。属实证者，重在祛邪疏导；对虚痛者，应温中补虚，益气养血，不可滥施攻下。对于久痛入络、绵绵不休之腹痛，可采取活血通络之法。

（二）辨证论治

1. 寒邪内阻证

主要证候：腹痛拘急，遇寒痛甚，得温痛减，恶寒身蜷，手足不温，口淡不渴，小便清长，大便清稀或秘结，舌质淡，苔白腻，脉沉紧。

治法：散寒温里，理气止痛。

方药：良附丸合正气天香散加减。服药后疼痛仍不缓解者，加高良姜、荜茇、乌药；寒湿偏盛，伴见恶心呕吐，胸闷纳呆，倦怠身重，苔白腻者，加姜半夏、厚朴、藿香、苍术、吴茱萸；兼风寒表证者，加桂枝、紫苏、白芷、防风，去人参、干姜；夏暑之季感邪者，加香薷、藿香、苍术、佩兰等；若大便不溏反秘结或大便不通者，此为寒邪夹积滞，加大黄。

2. 湿热壅滞证

主要证候：腹部胀满，痞满拒按，胸闷不舒，烦渴引饮，潮热汗出，大便秘结或溏滞不爽，小便短黄，舌质红，苔黄燥或黄腻，脉滑数。

治法：泄热通腑，行气导滞。

方药：大承气汤加减。伴见口渴不欲饮，身热，苔黄腻，加薏苡仁、豆豉、黄芩、栀子；暑湿之季发病者，可用黄连香薷饮；肝郁化火引起者，加金铃子散。

3. 饮食积滞证

主要证候：腹部胀满，疼痛拒按，嗳腐吞酸，厌食呕恶，腹痛欲泻，泻后痛减，粪便奇臭或大便秘结，舌苔厚腻，脉滑。

治法：消食导滞，理气止痛。

方药：枳实导滞丸加减。腹部胀痛拒按，恶食嗳腐，大便或秘或痛而欲泻，泻后痛减，气滞明显者，加用枳壳、厚朴、砂仁、陈皮、神曲、麦芽、莱菔子。

4. 肝郁气滞证

主要证候：腹痛胀闷，痛无定处，痛引少腹，或兼痛窜两胁，时作时止，得嗳气或矢气则舒，遇忧思恼怒则剧，舌质红，苔薄白，脉弦。

治法：疏肝解郁，理气止痛。

方药：柴胡疏肝散加减。肝郁较重，痛连两胁者，加延胡索、川楝子；内有郁热，舌红苔黄者，加黄芩、栀子、知母、黄柏。中成药可选用痛泻宁颗粒。

5. 瘀血内停证

主要证候：少腹疼痛，痛势较剧，痛如针刺，痛处固定，甚则腹有包块，经久不愈，舌质紫暗，脉细涩。

治法：活血化瘀，活络止痛。

方药：少腹逐瘀汤加减。若胁下疼痛拒按，可选用膈下逐瘀汤；若腹部术后作痛，可加泽兰、红花；若跌仆损伤作痛，可加丹参、王不留行。

6. 中脏虚寒证

主要证候：腹痛绵绵，时作时止，喜温喜按，饥饿劳累后加重，得食休息后痛减，形寒肢冷，神疲乏力，气短懒言，胃纳欠佳，面色无华，大便溏薄，舌质淡，苔薄白，脉沉细。

治法：温中补虚，缓急止痛。

方药：小建中汤加减。气虚偏重者，伴见倦怠懒言，头晕目眩，舌质淡，舌体胖大，有齿痕，加炙黄芪、党参、白术；血虚者，伴见面色萎黄或面色㿠白，心悸，加炙黄芪、当归；服药后腹痛仍不缓解，加熟附子、干姜，去生姜；若伴有恶心呕吐者，用千金吴茱萸汤。

第九节　急性头痛

头痛是指外眦、外耳道与枕外隆突连线以上部位的疼痛，一般发病 2 周以内的称为急性头痛。引起头痛的原因很多，大致可分为原发性和继发性两类。前者不能归因于某一确切病因，也可称为特发性头痛，常见的如偏头痛、紧张性头痛；后者病因可涉及各种颅内病变，如脑血管疾病、颅内感染、颅脑外伤，全身性疾病如发热、内环境紊乱以及滥用精神活性药物等。临床上原发性头痛较为常见，但继发性头痛更为重要和严重，部分可危及生命。

中医学对头痛的记载源于《黄帝内经素问》，《素问·风论》有"脑风""首风"之称，《素问·五脏生成》记载："是以头痛颠疾，下虚上实。"东汉张仲景《伤寒论》六经条文中有太阳病、阳明病、少阳病、厥阴病头痛。《诸病源候论》已认识到"风痰相结，上冲于头"可致头痛。宋代医著《三因极一病证方论》对内伤头痛已有较充分的认识，认为"有气血食厥而疼者，有五脏气郁厥而疼者"。《东垣十书》指出外感、内伤均可引起头痛，并进一步分类。《丹溪心法·头痛》还有痰厥头痛和气滞头痛的记载，并提出头痛"如不愈各加引经药，太阳川芎，阳明白芷，少阳柴胡，太阴细辛，厥阴吴茱萸"，清代医家王清任大倡瘀血之说，临证运用通窍活血汤等系列方剂，至今对临床仍有指导意义。

一、病因与发病机制

造成头痛的原因是多方面的，归纳起来有以下原因：

（一）颅内病变引起的头痛

疼痛多较剧烈，多为深部的胀痛、炸裂样痛，常不同程度地伴有呕吐、神经系统损害体征、抽搐、意识障碍、精神异常及生命体征的改变。常见的有：

1. 脑膜脑炎　属于脑膜刺激性头痛，颈项部也多疼痛，有脑膜刺激征。起病多较急骤，并有发热和脑脊液的阳性所见。

2. 脑血管病　包括出血性脑血管病，多在用力或情绪激动后突发剧烈头痛、呕吐，也具有脑膜刺激性头痛特点。如缺血性脑血管病、高血压脑病等。

3. 颅内肿物及颅内压增高　包括脑瘤、脑脓肿、颅内血肿、囊肿（蛛网膜炎）、脑寄生虫等。一方面，肿物本身对颅内疼痛敏感组织的压迫、推移，可引起局部及邻近部位的头痛；另一方面，患者有颅内压增高，全头部呈现胀痛、炸裂痛，以后逐渐为持续性痛，在咳嗽、用力后因颅压突增，头痛加重，并有呕吐、视乳头水肿、视网膜出血、精神症状、癫痫等。

4. 颅脑损伤后头痛　颅脑损伤头痛与软组织损伤、脑水肿、颅内出血、血肿、感染等有关。

（二）颅外头颈部病变引起的头痛

1. 血管性头痛　临床最为常见，呈现与脉搏一致的搏动性痛或胀痛，低头、受热、用力、咳嗽等均可使头痛加重。颞动脉隆起，搏动增强，压迫后头痛可减轻，常见有偏头痛类与非偏头痛类。偏头痛类包括偏头痛、丛集性头痛、颈性偏头痛等。非偏头痛类多为全身性疾患使颅内外血管扩张引起，如感染，中毒，高热，高血压，各种缺氧状态（脑供血不足、心肺功能不全、贫血、高原反应）以及低血糖等。

2. 头颈部神经炎性头痛　枕大神经、眶上神经和耳颞神经等，均可因受寒、感染或外伤引起头部神经的神经痛，三叉神经第一支也可因感染、受寒等，引起前头部持续性或伴发短暂加剧的发作痛。

3. 头颈部皮肤、肌肉、颅骨病变引起的头痛　头皮的急性感染、疖肿、颅骨肿瘤均可引起局部头痛，多因头颈部肌肉持续收缩所致。

4. 五官及口腔病变引起的头痛　头痛是由原病灶部位的疼痛扩散而来，属"牵涉性头痛"，有明显的原发病征象。病变部位可涉及鼻部病变如鼻窦炎、鼻咽腔癌肿；眼部病变如青光眼、眼部急性感染；耳部病变如急性中耳炎、乳突炎；口腔病变如牙痛、颞颌关节痛。

（三）头颈部以外躯体疾患引起的头痛

头颈部以外躯体疾患引起头痛的原因大致可分为非偏头痛类血管性头痛、牵引性头痛、神经衰弱性头痛等。其中牵引性头痛，常见于心功不全、肺气肿等，因颅内静脉淤血，引起轻度脑肿胀所致；神经衰弱性头痛，多见于慢性感染和内分泌代谢疾患。

（四）神经官能症及精神疾病引起的头痛

此类头痛可能与对疼痛的耐受阈降低有关，但有患者因血管功能失调或精神紧张，头痛具有血管性头痛或肌收缩性头痛的特点。焦虑症头痛多伴有明显的焦虑不安表现。抑郁患者也常有头痛，抑郁症状反被忽略。癔症的头痛多部位不定，性质多变，且有其他癔症表现，如发病的情绪因素以及躯体的其他种种不适等。有时也可出现急性头痛发作，症状夸张，常嚎哭、翻滚、呼叫，除有零乱的感觉障碍和双侧腱反射亢进外，无其他异常。

产生头痛的主要机理包括：颅内外动脉的扩张、颅内痛觉敏感组织被牵引或移位、颅内外感觉敏感组织发生炎症、颅外肌肉的收缩、传导痛觉的颅神经和颈神经直接受损或发生炎症、五官病变疼痛的扩散等。在发生头痛的过程中，常伴有致痛的神经介质参与，如 P 物质、神经激肽 A、5 羟色胺（5 - HT）、降钙素基因相关肽（CGRP）、血管活性肠肽（VIP）和前列腺素（PGE）等。

二、中医病因病机

（一）病因

1. 感受外邪　风寒湿热等外邪上犯于头，清阳之气受阻，气血不畅，阻遏络道而发为头痛。外邪以风为主，"伤于风者，上先受之"，"颠高之上，唯风可到"。但"风为百病之长"、六淫之首，可夹寒、热、湿邪致病。若夹寒者，寒凝血脉，脉络不畅则失养，绌急而头痛；若夹热邪，风热上炎，犯于清窍，气血逆乱，精血受伤，脉络失荣而头痛；若夹湿邪，风伤于颠，湿困清阳，或中焦失运，痰湿内生，清窍蒙蔽，脑髓、脉络失充而头痛。因而《医碥·头痛》认为："六淫外邪，惟风寒湿三者最能郁遏阳气，火暑燥三者皆属热，受其热则汗泄，非有风寒湿袭之，不为害也。然热甚亦气壅脉满，而为痛矣。"

2. 情志不遂　长期精神紧张忧郁，肝气郁结，肝失疏泄，络脉失于条达拘急而头痛；或平素性情暴逆，恼怒太过，气郁化火，日久肝阴被耗，肝阳失敛而上亢，上扰清窍，发为头痛。气壅脉满，清阳受扰而头痛。

3. 其他　饮食不节，损伤脾胃，运化失常，痰湿内生，上蒙清窍，清阳不展而头痛。或外伤跌仆，或久病入络则络行不畅，血瘀气滞，脉络失养而易致头痛。

（二）病机

头为神明之府，"诸阳之会"，"脑为髓海"，五脏精华之血，六腑清阳之气皆能上注于头，即头与五脏六腑之阴精、阳气密切相关。凡能影响脏腑之精血、阳气的因素皆可成为头痛的病因，归纳起来不外外感与内伤两类。病位虽在头，但涉及肝、脾等脏腑。风、火、痰、瘀为致病之主要因素。脉络阻闭，神机受累，清窍不利为其基本病机。

三、临床表现

1. 头痛部位 区分单侧或双侧、局限或弥散、颅内或颅外等。一般而言，颅内病变所致头痛多弥散而深在，颅外病变所致头痛多局限而表浅。如：高血压脑病、颅内感染、颅内压增高性疾病常为弥漫性头痛；蛛网膜下腔出血头痛位于前额、枕部、全头部，其始发部位常与动脉瘤破裂部位有关，可扩散至颈部、腰背部；颅后窝损伤所致疼痛位于病变同侧后枕部；偏头痛、丛集性头痛多为一侧头痛；紧张性头痛出现在头顶部和枕部；三叉神经痛、眶上神经痛、枕神经痛分别局限于三叉神经、眼眶、枕后神经分布区；小脑幕上病变一般位于额、颞、顶区，幕下病变通常位于枕部、耳后部和上颈部。

2. 头痛性质 有剧痛、钝痛、胀痛、刺痛、搏动性头痛之分，如：绝大部分蛛网膜下腔出血患者有突发剧烈的局限性爆裂样头痛，呈持续性；高血压脑病发生脑水肿、颅内压增高时，头痛剧烈，以胀痛、跳痛或深部炸裂样疼痛为主，部位不固定，疼痛较为弥散；紧张性头痛可出现重压感、紧箍感、钳夹样痛；血管性头痛可出现搏动性头痛；神经痛可出现电击样、烧灼样、针刺样锐痛。

3. 头痛时间 部分头痛发生时间有规律性。如：颅内占位性病变往往清晨加剧；有先兆的偏头痛多发生于清晨或白天，约半小时疼痛程度达顶点，若不经治疗疼痛可持续数小时甚至更长，一般数周发作一次。

4. 起病速度 蛛网膜下腔出血、高血压脑病、偏头痛及器质性病变引起的头痛多突然发作，数分钟达到高峰。

5. 诱因 常为情绪变化、疲劳、气候改变等。如高血压脑病所致头痛在情绪激动、过度疲劳、气候改变、突然停用降压药等情况下可诱发；蛛网膜下腔出血所致头痛常见诱因有情绪激动、剧烈运动、过量饮酒等；偏头痛可因生气、焦虑、激动等引起发作。

6. 伴随症状 伴呕吐多见于高颅压，如脑出血、脑肿瘤、脑脓肿所致颅内压增高；伴眩晕多见于小脑肿瘤、椎基底动脉供血不足；伴视力障碍多见于眼源性头痛如青光眼；伴复视可见于脑动脉瘤、蛛网膜炎、结核性脑膜炎，偏头痛发作前多有视觉先兆如闪光性暗点和偏盲，某些脑肿瘤可出现短暂性视力障碍；伴自主神经症状如面色苍白、多汗、心悸等，多见于偏头痛。

四、诊治要点

（一）西医常见疾病的诊断

1. 急性脑血管意外 包括急性脑出血、急性脑梗死及蛛网膜下腔出血，为急诊常见病、多发病，常在劳累或情绪激动时突然发生，常表现为剧烈头痛，伴恶心、呕吐或意识障碍。其中以蛛网膜下腔出血头痛最明显，有明显的脑膜刺激征；急性脑梗死的头痛程度不如急性脑出血及蛛网膜下腔出血时剧烈，查体患者可有不同程度的意识障碍，伴局灶神经系统定位体征；急性脑出血患者多有血压升高表现，有明显的肢体瘫痪症状和体征。头部 CT 检查可鉴别。如果 CT 检查见蛛网膜下腔高密度影，或腰穿脑脊液呈血性，镜检见大量红细胞，可明确诊断为蛛网膜下腔出血；如 CT 检查见脑实质和（或）脑室内高密度影，则为脑出血；如果头部 CT 正常者可于 24h 或 48h 后复查，或行 MRI 检查，以明确或除外急性脑梗死诊断。

2. 高血压脑病 指在原来高血压的基础上，血压进一步升高，可达（200～260）/（140～180）mmHg。常引起脑水肿和颅内压增高，主要表现为剧烈头痛、喷射性呕吐、神智改变、视力障碍（如偏盲、黑蒙），有时出现一过性偏瘫、半身感觉障碍、失语及癫痫样抽搐，眼底检查有局限性或弥漫性视网膜小动脉痉挛。本病为排除性诊断，应先除外脑血管意外、头外伤、脑炎等疾病。

3. 颅内静脉窦血栓形成 较多发生于海绵窦，次为乙状窦和上矢状窦。最常由于眼睑、鼻部、上唇等处的化脓性病变，通过眼静脉进入海绵窦发病。本病有两大特征，即全身感染症状和海绵窦损害症状。患者有急性或亚急性全身感染症状，头痛、恶心、呕吐、表情淡漠或昏迷；继而出现病侧眼球突出，眼睑、结膜及前额部明显水肿，眼底可见视网膜静脉扩张、纡曲，视网膜水肿、出血，甚至有轻度视乳头水肿。由于通过海绵窦的第 3、4、6 脑神经受压迫，可引起瞳孔散大，直接、间接光反射消失，眼外肌麻痹，眼球固定，角膜知觉消失以及三叉神经第一支分布区的疼痛等。上述静脉回流受阻及脑神经受累的症状，可因疾病的继续发展而于数日内迅速扩延至对侧。可行头部 CT 及 MRI 明确诊断。

4. 颅内肿瘤 可引起急性头痛，头痛开始为间歇性，以后为持续性逐渐加重或发作剧烈；颅内高压时头痛为全头痛，伴呕吐和眼底视乳头水肿。早期由于肿瘤对颅内敏感组织的牵引、压迫，在病灶侧头痛逐渐加重，随后出现颅内压增高，表现为持续性弥漫性头痛，咳嗽和排便等用力动作均可使头痛加剧。在早期，2/3 的患者头痛位于肿瘤同侧，在临床上有定位价值，幕上肿瘤的头痛多位于头顶、前额或颞部，幕下肿瘤的头痛常位于枕部或上颈部，鞍部肿瘤的头痛位于前额和眼眶周围。头 CT 和 MRI 可示肿瘤病灶。

5. 颅内感染 包括各种原因所致的脑膜炎和脑炎，伴有发热、呕吐，头痛程度往往剧烈，部位多在全头部，查体有不同程度的意识障碍、脑膜刺激征，可通过腰椎穿刺行脑脊液常规、生化检查及脑脊液培养以进一步明确感染原因。头痛的特点是痛前先有发热，或头痛发热同时出现，头痛在颅内感染的急性期或疾病极期最为剧烈，随疾病好转而减轻，为弥漫性胀痛、跳痛或撕裂样痛。

6. 偏头痛 是一种周期性发作的神经 - 血管功能障碍引起的头痛。女性发病率为男性的 3～4 倍，发病年龄多在 25～34 岁，发作时常伴有恶心、呕吐。最常见的有典型偏头痛及普通偏头痛两种类型。典型偏头痛多有家族史，发作时多有先兆，以视觉表现最常见，随即发生搏动性头痛，开始多偏向一侧，头痛常从额部、颞部及眶后部开始，向半侧或全头部扩散，多持续数小时至十余个小时，反复发作。普通型偏头痛发作无先兆，头痛发作的部位、性质和伴发症状等均与典型偏头痛相似，头痛持续时间较长，可达数天。

7. 神经性头痛 也称功能性头痛，临床特点是部位不定或弥漫不定，头痛性质多样化；头痛常年存在，头痛的轻重与患者情绪的改变、精神紧张、疲劳、失眠等有关；常合并大脑皮质功能减弱症状，如头晕、失眠、早醒、多梦等症状，常见于神经症、脑震荡后遗症、更年期综合征。

（二）诊疗思路

1. 体格检查　观测生命体征如血压、脉搏、呼吸、体温等。

2. 神经系统检查　如意识，脑神经检查（重视眼底检查），感觉、运动功能检查，脑膜刺激征，病理反射等。

3. 五官检查　怀疑五官病变时进行相应的专科检查。

4. 理化检查　血常规，急诊生化，血气分析，颅脑 CT、MRI，经颅多普勒（TCD），脑电图，脑血管造影（DSA），脑脊液（CSF）检查等。

头痛诊断流程见图 3-8。

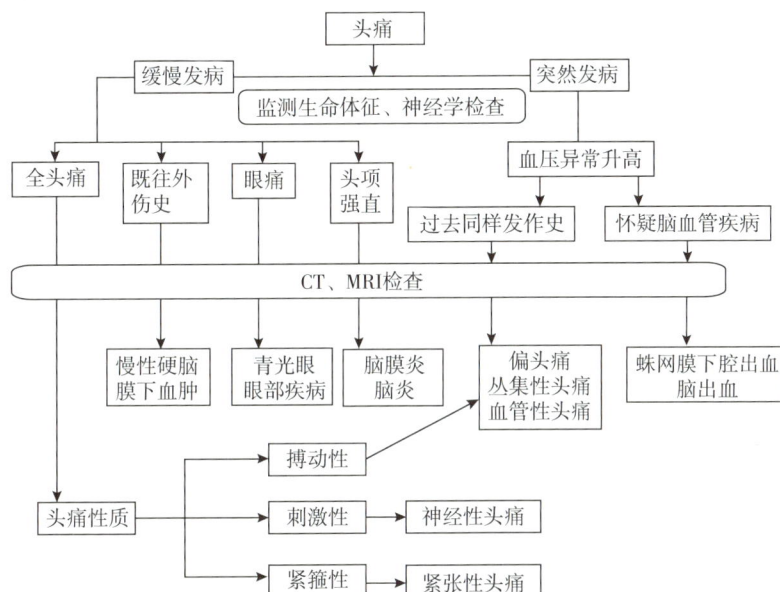

图 3-8　头痛诊断流程图

（三）中医辨证要点

1. 辨外感内伤　外感头痛一般发病较急，病势较剧，多表现为掣痛、跳痛、胀痛、重痛，痛无休止，每因外邪所致。内伤头痛一般起病缓慢，痛势较缓，多表现隐痛、空痛、昏痛，痛势悠悠，遇劳则剧，时作时止。

2. 辨部位　太阳经头痛多在脑后部，连及项背。阳明经头痛多在前额部及眉棱骨等处。少阳经头痛多在头之两侧，连及耳部。厥阴头痛多在颠顶，或连于目。

3. 辨疼痛性质　掣痛、跳痛多为阳亢、火热所致；重痛多为痰湿；冷感而刺痛，为寒厥；刺痛固定，常为瘀血；痛而胀者，多为阳亢。

五、急救处理

（一）西医急救处理

在以头痛为主诉的疾病中，需迅速分辨是威胁生命的头痛疾病，还是非威胁生命的头痛疾病。对于威胁生命的头痛疾病如蛛网膜下腔出血、高血压性脑出血、大面积脑梗死，急救以稳定生命体征为重点；对于诊断明确的患者，在稳定生命体征的前提下，积极进行病因治疗。

1. 稳定生命体征，对症治疗

（1）保持呼吸道通畅，防止患者因呕吐而导致窒息；吸氧，必要时气管切开或插管行人工辅助通气。

（2）维持有效血液循环。

（3）对症治疗：颅内高压者给予降颅压药物，如20%甘露醇、呋塞米（速尿）、甘油果糖等降低颅内压，必要时进行侧脑室穿刺引流等；用地西泮（安定）、苯巴比妥（鲁米那）等制止抽搐；血压过高，可用拉贝洛尔、尼卡地平等控制高血压。对于病因不能立即纠正的继发性头痛及各种原发性头痛急性发作，可给予止痛治疗。

2. 病因治疗　对于诊断已明确的患者，在稳定生命体征前提下，积极进行病因治疗。如出血量大的患者，有手术适应证的可转脑外科进行治疗；颅内感染性疾病患者针对不同病原微生物给予抗菌治疗或抗病毒治疗。

（二）中医急救处理

对于急性头痛，无论是威胁生命的疾病，还是非威胁生命的疾病，均可视患者具体病情，单独或中西医结合采用中药、中成药及针灸治疗等。

1. 急救中成药　对痰热蒙窍、肝阳上亢型头痛，中成药可选柴芩清宁胶囊、安宫牛黄丸、紫雪丹等，以及注射剂醒脑静注射液；风热型头痛可选择热毒宁注射液；瘀血痹阻型头痛可选用川芎嗪注射液、苦碟子注射液等。

2. 针灸治疗　中风病肝风内动型头痛可采用"十宣放血法"；痰浊蒙窍型头痛取穴太阳、头维、丰隆、阴陵泉等；瘀血痹阻型取穴血海、合谷、三阴交、阿是穴；外伤头痛，以太阳、风池、百会为主穴，风寒配风门、合谷，风热配曲池、合谷，风湿配合谷、头维、阴陵泉。

六、中医治疗

（一）治疗原则

外感头痛属实证，以风邪为主，故治疗主以疏风，兼以散寒、清热、祛湿。内伤头痛多属虚证或虚实夹杂证，虚者以滋阴养血，益肾填精为主；实证当平肝、化痰、散瘀；虚实夹杂者，酌情兼顾并治。

（二）辨证论治

1. 外感头痛

（1）风寒头痛证

主要证候：头痛连及项背，常有拘急收紧感，或伴恶风畏寒，遇风尤剧，口不渴，苔薄白，脉浮紧。

治法：疏风散寒止痛。

方药：川芎茶调散加减。咳嗽加半夏，寒象显著者加藁本。中成药可选用都梁软胶囊。

（2）风热头痛证

主要证候：头痛而胀，甚则头胀如裂，发热或恶风，面红目赤，口渴喜饮，大便不畅，或便秘，溲赤，舌尖红，苔薄黄，脉浮数。

治法：疏风清热止痛。

方药：芎芷石膏汤加减。热盛者加黄芩、栀子、薄荷；大便燥结，口鼻生疮者，加大黄；伴流浊涕者加苍耳子、辛夷。

（3）风湿头痛证

主要证候：头痛如裹，肢体困重，胸闷纳呆，大便或溏，苔薄白，脉濡。

治法：祛风胜湿通窍。

方药：羌活胜湿汤加减。胸闷不舒、纳呆加苍术、厚朴；恶心呕吐加半夏、陈皮、藿香；小便不利加薏苡仁、淡竹叶。

2. 内伤头痛

（1）肝阳头痛证

主要证候：头昏胀痛，两侧为重，心烦易怒，夜寐不宁，口苦面红，或兼胁痛，舌红苔黄，脉弦数。

治法：平肝潜阳息风。

方药：天麻钩藤饮加减。肝肾阴虚加生地黄、女贞子、枸杞子；睡眠不宁者加酸枣仁；头痛剧烈，目赤、口苦、胸痛、便秘者加龙胆、大黄。

（2）痰浊头痛证

主要证候：头痛昏蒙，胸脘满闷，纳呆呕恶，舌苔白腻，脉滑或弦滑。

治法：健脾燥湿，化痰降逆。

方药：半夏白术天麻汤加减。胸闷、苔白腻者加厚朴；口苦，苔黄腻者去白术，加胆南星、黄芩；痰浊化热者加黄连、竹茹。

（3）瘀血头痛证

主要证候：头痛经久不愈，痛处固定不移，痛如锥刺，或有头部外伤史。舌紫暗，或有瘀斑、瘀点，苔薄白，脉细或细涩。

治法：活血化瘀，通窍止痛。

方药：通窍活血汤加减。疼痛较甚者，加全蝎、蜈蚣、乳香、没药；头晕者加菊花、枸杞子。

第十节　瘫痪

瘫痪（paralysis）是指肢体失去或降低随意运动的功能。是神经系统的常见症状之一，是由于运动神经元和周围神经的病变造成的骨骼肌活动障碍。如神经完全损害，则表现为完全性瘫痪；如部分受损，则为不完全性瘫痪，或称轻瘫。瘫痪可分为三种：偏瘫，为一侧肢体的随意运动丧失；单瘫，为单一肢体的随意运动丧失；截瘫，多为双下肢或四肢随意运动丧失。本症多见于西医学神经系统"肌肉病变""周围神经病变""脊髓病变""中枢神经系统脱髓鞘疾病"等。

瘫痪属于中医学"痿证"的范畴，是指肢体筋脉弛缓，手足痿软无力，不能随意运动的一种病证。有关痿证的记载，首见于《内经》。《素问·痿论》指出："肺热叶焦，则皮毛虚弱急薄，著则生痿躄也。心气热，则下脉厥而上，上则下脉虚，虚则生脉痿，枢折挈，胫纵而不任地也。肝气热则胆泄口苦，筋膜干，筋膜干则筋急而挛，发为筋痿。脾气热，则胃干而渴，肌肉不仁，发为肉痿。肾气热，则腰脊不举，骨枯而髓减，发为骨痿。"根据五脏外合五体的理论，提出了

"五脏使人痿"的学术观点。又以"肺热叶焦"则生痿暨冠其首，强调肺气热是痿证发生的主要病机。对于痿证的治疗，《素问·痿论》提出了治痿独取阳明，"各补其荥而通其俞，调其虚实，和其逆顺，筋脉骨肉，各以其时受月，则病已矣"等重要法则。《内经》中有关痿证的理论，为后世提供了指导，至今仍有效地指导着临床实践。

一、病因与发病机制

（一）病因

造成瘫痪的原因是多方面的，从病因学上归纳起来常见以下几种：

1. 感染性疾病 细菌、病毒等感染均可导致神经损伤。一是炎症直接侵蚀蔓延，二是其他部位细菌感染的血行播散在椎管形成急性脓肿或慢性真性肉芽肿，三是一些特异性感染如结核、真菌、寄生虫等感染，造成神经损伤。

2. 外伤 多为机械性的。根据临床表现及病理所见可分为：①神经失用，指由神经外伤所致的暂时性传导阻滞；②轴突断伤，轴突断离而远端发生沃勒变性，但围绕轴突的细胞和基底层、神经内膜结缔组织正常，故轴突还可以再生而恢复功能；③神经断伤，是轴突及其周围结缔组织支架均断离，仅有很少一部分轴突可再生，故恢复缓慢而不完全。

3. 压迫 如肿瘤、骨痂、滑膜增厚和纤维带等压迫导致周围神经损伤，轻微压迫可引起脱髓鞘，严重者导致轴突变性。如神经通过狭窄的解剖通道并经历反复的缩窄性压迫则可导致脱髓鞘，称为嵌压性神经病。

4. 血管性疾病 包括脊髓血管病和脑血管病。脊髓血管病常见于缺血性脊髓病（作为其他疾病的并发症）、椎管内出血、脊髓血管畸形。脑血管病引起的瘫痪属于中医"中风病"的范畴。

5. 中毒及与环境有关的疾病 各类毒物中毒均可以导致神经轴突变性及节段性脱髓鞘的病理改变。多见于：①药物：如呋喃类、异烟肼、磺胺类、氯霉素、链霉素、两性霉素、乙胺丁醇、呋喃唑酮、甲硝唑、苯妥英钠、长春新碱、顺铂、肼苯达嗪、保泰松、甲巯咪唑和丙咪嗪等，长期服用异烟肼可干扰维生素 B_6 的代谢而致多发性神经病；②化学品：二硫化碳、三氯乙烯、丙烯酸胺等；③有机磷农药和有机氯杀虫剂；④重金属：如铅、砷、汞等中毒；⑤白喉毒素等。

6. 营养缺乏和代谢障碍 如 B 族维生素缺乏、慢性酒精中毒、妊娠、慢性胃肠道疾病或手术后等；代谢障碍性疾病也可继发营养障碍，如糖尿病、尿毒症、血卟啉病、黏液性水肿、肢端肥大症、淀粉样变性和恶病质等所致的代谢障碍。

7. 全身系统性疾病伴发的神经损害 多种内分泌系统疾病、呼吸系统疾病、心血管疾病、肝脏和肾脏疾病、结缔组织疾病；某些疾病的外科治疗，可以并发神经系统损害。可呈急性、慢性或亚急性起病，神经系统症状分布广泛，演变过程与系统疾病有密切关系。

8. 不明原因等 神经系统有些疾病发病原因尚不清楚，如运动神经元病，是一组病因未明，选择性侵犯脊髓前角细胞、脑干运动神经元、皮质锥体细胞和锥体束的慢性进行性变性疾病。可能与遗传因素、免疫因素、中毒因素、慢性病毒感染及恶性肿瘤等有关。

（二）病机

瘫痪的主要机理是多种原因导致的直接或间接神经损伤，以及神经压迫、外伤机械性神经损伤，发生神经轴突变性及节段性脱髓鞘和神经断伤的病理改变。

二、中医病因病机

（一）病因

1. 燥热伤肺脏　感受温热之邪，每致肺热熏灼，《素问·痿论》指出"肺热叶焦，则皮毛虚弱急薄，著则生痿躄也。"明代李中梓《医宗必读》也指出："五脏之热火熏蒸，则金被克而肺热叶焦，故致疾有五脏之殊。"说明五脏热病皆可累及于肺。在正常情况下，后天水谷精微，经脾气散精，上归于肺，使肺之津气得充。肺主一身之气，朝会百脉，将津气转于全身，筋骨经脉得其濡养，则能维持正常的运动功能。若邪热犯肺，或病后邪热未清，肺金受邪热熏灼，则津液受伤，水亏火旺，上焦津气生化无源，以致筋脉失其濡润，故手足痿弱不用，痿证乃成。

2. 饮食不节　过食肥甘厚味，饮食不节，损伤脾胃，以致湿热蕴积，壅滞络脉，影响气血运行，可渐至成痿。《症因脉治》说："脾热痿软之因，或因水饮不谨，水积热生，或膏粱积热，湿热伤脾，脾主肌肉，故常不仁，脾主四肢，故常痿软。"清代李用粹《证治汇补·痿躄》亦指出："湿痰痿者，肥盛之人，血气不能运动其痰，致湿痰内停，客于经脉，使腰膝麻痹，脉来沉滑……膏粱酒湿之故，所谓土太过，令人四肢不用举是也。"若饮食伤脾，脾胃受纳运化功能失常，气血生化之源不足，亦可致筋脉失养成痿。

3. 外感湿热　久处湿地，或涉水淋雨，感受外来之湿邪，积渐不去，郁而生热，浸淫经脉，以致筋脉弛缓不用，成为痿证。《素问·生气通天论》说："因于湿，首如裹，湿热不攘，大筋软短，小筋弛长，软短为拘，弛长为痿"。《素问·痿论》又说："有渐于湿，以水为事，若有所留，居处相湿，肌肉濡渍，痹而不仁，发为肉痿。"说明这一类痿证与居住环境及感受外邪关系至为密切。

4. 体虚房劳　《素问·痿论》指出："思想无穷，所愿不得，意淫于外，入房太甚，宗筋弛纵，发为筋痿。"肝属血，主筋，为罢极之本；肾藏精，主骨，为作强之官。精血充盛，则筋骨坚强，活动正常。如因房劳过度，久病体虚，导致精血亏虚，精虚不能营养，筋骨经脉因而失去濡养，导致本病。诚如《景岳全书·杂证谟》说："痿证之义……元气败伤则精虚不能灌溉，血虚不能营养亦不少矣。"

5. 外伤、产后　产后恶露未尽，流于腰膝，或跌仆外伤，血液瘀阻不得畅行，以致四肢失其营养而病痿。金代朱丹溪《丹溪心法》、清代林珮琴《类证治裁》等书均将"瘀血"作为痿证的成因之一。清代王清任《医林改错》治疗痿证用黄芪五物汤，亦以气虚瘀血论治。可见历代医家对这一病因的重视。

（二）病机

本病发病机理总由津液、气血、精髓亏耗，不能濡养肌肉、筋脉所致。津液能濡养肌肤，濡润关节、筋脉；气血能营养脏腑，灌溉四肢百骸。若温热之毒邪犯肺，肺受热灼，耗伤津液，则肌肤筋脉失其濡养，可致手足痿弱不用。或因脾胃虚弱，运化不健，气血生化乏源，脾不能为胃行其津液，肌肉、筋脉失于濡养，以致肢体痿软无力。精血同源，互为转化。精藏于肾，肾主骨，生髓；血藏于肝，肝主津。若久病体虚，劳欲太过，肝肾精血亏损，不能濡养筋骨，皆可导致骨弱筋软无力。本病的病变脏腑关系到肺、脾胃、肝、肾，但以肝肾为主。因肝肾主藏精血，本病迁延日久，势必损及肝肾，耗伤精血，而致肌肉消瘦，筋骨痿弱不用。

三、临床表现

（一）弛缓性瘫痪

弛缓性瘫痪（flaccid paralysis）又称下运动神经元瘫痪或周围性瘫痪。下运动神经元是指脊髓前角细胞和脑干神经运动核及其发出的神经轴突，是运动冲动到达骨骼肌的唯一途径。

1. 临床表现   瘫痪肌肉的肌张力降低或者消失，腱反射减弱或者消失。病变可侵犯某个肌群，多由一个或数个相邻脊神经根病变所致；也可引起一个肢体瘫痪，是由多根周围神经病变所致；四肢瘫痪如格林－巴利综合征、多发性神经病等是由于多发性神经根或周围神经病变引起的。

2. 损伤部位

（1）周围神经：瘫痪分布与每支周围神经的支配部位一致并伴有相应区域感觉障碍。如面神经受损出现它支配的面部表情肌瘫痪，表现为患侧额纹变浅或消失、口角低垂、鼻唇沟变浅及皱眉、闭目、鼓腮、露齿等动作不能；桡神经麻痹则表现伸腕、伸指及拇伸肌瘫痪，手背拇指和第一、二掌骨间隙感觉减退或消失；多发性神经病变时出现对称的四肢远端弛缓性瘫痪，伴肌肉萎缩、手套－袜子形感觉障碍及皮肤营养障碍等。

（2）神经丛：常引起一个肢体的多数周围神经瘫痪、感觉及自主神经功能障碍。如臂丛的上丛损伤，可有三角肌、肱肌和肱桡肌等瘫痪，手的小肌肉则不受累，感觉受损范围包括三角肌区、手及前臂桡侧。

（3）前根：呈节段性分布的弛缓性瘫痪，前根损害多见于髓外肿瘤压迫、脊髓膜炎症或椎骨病变，因后根亦常同时受到侵犯，常伴有根性疼痛和节段性感觉障碍。

（4）脊髓前角细胞：瘫痪呈节段性分布，无感觉障碍。急性起病者多见于脊髓前角灰质炎，慢性者多因部分损伤的前角细胞受到病变刺激可出现肉眼可分辨的肌纤维跳动，称肌束颤动，或者肉眼不能识别而仅在肌电图上显示的肌纤维颤动。舌下神经核进行性病变可见舌肌萎缩，并同时出现肌束颤动，常见于进行性脊髓萎缩症、肌萎缩性侧索硬化症、进行性延髓麻痹及脊髓空洞症等。

（二）痉挛性瘫痪

痉挛性瘫痪（spastic paralysis）又称上运动神经元瘫痪，因其瘫痪肢体肌张力增高而得名。上运动神经元是指中央前回运动区大锥体细胞及其下行轴突形成的锥体束。在人类中，局限于运动区的病变仅产生对侧肢体弛缓性瘫痪，如相邻的运动前区同时受累，锥体外系纤维被阻断则可导致相应肢体肌无力、痉挛和腱反射增强，即表现为痉挛性瘫痪。

1. 临床表现   由于皮质运动区及下行的锥体束较集中地支配肌群，故病损常常导致整肢瘫痪，表现为单瘫、偏瘫、截瘫、四肢瘫。瘫痪肌肉无肌束颤动，不出现肌肉萎缩，但长期瘫痪后活动减少，可出现失用性肌萎缩。患肢肌张力增高，腱反射亢进，浅反射减弱或消失，出现病理反射。急性严重病变如急性脑卒中、急性脊髓炎，由于锥体束突然中断出现脊髓休克期，肌肉牵张反射受抑制呈现软瘫，腱反射减低或消失。持续数日或数周牵张反射恢复，转为肌张力增高、腱反射亢进。

2. 损伤部位   上运动神经元不同部位病变可引起不同的临床表现。

（1）皮质：皮质运动区局限破坏性病损可引起对侧单肢瘫，大范围病灶可造成偏瘫；当病变为刺激性时，对侧躯体相对应部位出现局限性阵发性抽搐，口角、拇指常为始发部位。

（2）皮质下白质（放射冠区）：皮质与内囊间的投射纤维形成放射冠，此区的运动神经纤维越近皮质越分散，该处局灶性病损也可引起类似于皮质病损的对侧单瘫；病损部位较深或范围较大时可能导致对侧偏瘫，多为不均等性，如上肢瘫痪重于下肢。

（3）内囊：因运动纤维集中，即使病灶较小也足以损及整个锥体束，造成对侧较均等性偏瘫，包括中枢性面瘫、舌下神经瘫；内囊后肢锥体束之后为传导对侧半身感觉的丘脑辐射及传导两眼对侧视野的视辐射，该处损害还可能引起对侧偏身感觉减退及对侧同向性偏盲，称为"三偏"征。临床观察发现，较小的内囊腔隙性病灶的临床症状可较轻，并因受累部位不同而表现各异。

（4）脑干：一侧脑干病损产生交叉性瘫痪，因病变累及该平面的脑神经运动神经核及尚未交叉的皮质脊髓束和或皮质核束，表现为病灶水平同侧脑神经下运动神经元性瘫及对侧肢体上运动神经元性瘫，可包括病变水平以下的对侧脑神经的上运动神经元性瘫。

（5）脊髓：脊髓半切损害表现为病变同侧损伤水平以下痉挛性瘫痪及深感觉障碍、病变对侧损伤水平以下痛温觉障碍；由于脊髓面积小，其病变常损伤双侧锥体束，尤其在横贯性损害时产生受损平面以下两侧肢体痉挛性瘫痪、完全性感觉障碍及括约肌功能障碍。病变位于颈膨大水平以上，产生四肢上运动神经元性瘫；颈膨大病变累及两侧前角与皮质脊髓侧束时，产生双上肢下运动神经元性瘫与双下肢上运动神经元性瘫；胸髓病变累及两侧皮质脊髓侧束导致痉挛性截瘫；腰膨大病变出现双下肢下运动神经元性瘫痪。

四、诊治要点

（一）西医常见疾病的诊断

诊断瘫痪为主症的疾病应了解瘫痪的部位、发病诱因、既往病史、起病缓急，瘫痪的性质、进展的速度，伴发症状如感觉障碍、失语、疼痛、发热、肌肉萎缩、抽搐等。

1. 肌肉病变 肌肉是运动的效应器，病变可出现在肌肉或神经接头处。常见的疾病有以下几种：

（1）重症肌无力：是神经-肌肉接头处传递障碍的一种自身免疫性疾病。临床主要特征是眼肌、延髓支配肌肉、呼吸肌甚至全身肌肉极易疲劳，呈波动性肌无力，经休息或使用胆碱酯酶抑制剂后可缓解，在活动后则加重，晨轻暮重；可疑的骨骼肌疲劳试验阳性；药物试验阳性；血清乙酰胆碱受体抗体阳性；重复电刺激受累肌肉运动神经阳性。

（2）进行性肌营养不良症：是一组侵犯肌肉的遗传性疾病，是肌源性肌萎缩症中最具代表性的一种。临床特征是缓慢进行性加重的对称性肌无力和肌肉萎缩，多累及肢体和头面部肌肉，少数可涉及心肌；肌电图和肌活检均提示肌源性损害；基因检测和抗肌缩蛋白检测阳性；可有心电图异常。

（3）周期性麻痹：是一组反复发作、以突发性骨骼肌弛缓性瘫痪为特征的疾病，发作时多伴有血清钾离子含量的改变；补钾和醋氮酰胺治疗有效，有家族史者更容易诊断。

2. 周围神经疾病 周围神经多为混合神经，受损后通常出现相应支配区域的感觉、运动和自主神经障碍，为下运动神经元瘫，腱反射减弱或消失。常见的疾病有以下几种：

（1）单神经病：指单一的神经病损产生与该神经分布一致的临床症状。如桡神经麻痹则手腕下垂；正中神经麻痹则手握力消失，前臂不能旋前；尺神经麻痹则手部小肌肉运动功能丧失，手指精细动作困难；腓总神经麻痹则足下垂，步行时呈跨域步态，足跟行走困难；胫神经麻痹则足和足趾不能趾屈、足尖行走困难。

（2）多发性神经病：以往称为末梢神经炎，病情发展由肢体远端向近端，缓解则由近端向远端。出现感觉障碍，表现为肢体远端对称性各种感觉缺失，呈手套、袜子形状分布，运动障碍为肢体远端下运动神经元性瘫痪，表现为肌无力、肌肉萎缩和肌束颤动，四肢腱反射减弱或消失。

（3）急性炎症性脱髓鞘性多发性神经病：又称格林－巴利综合征（GBS），是以周围神经和神经根的脱髓鞘及小血管周围淋巴细胞及巨噬细胞的炎性反应为病理特点的自身免疫性疾病。病前1～4周有感染史，急性或亚急性起病，四肢对称性弛缓性瘫痪，表现为肢体和躯干肌均受累，可有感觉异常、末梢型感觉障碍、脑神经受累，常伴呼吸肌麻痹，常有脑脊液蛋白细胞分离，神经传导速度异常等电生理改变。

3. 脊髓疾病　脊髓不同部位受累表现的瘫痪形式不同，侧索中皮质脊髓束损害产生上运动神经元瘫痪，脊髓灰质前角或前根病变产生下运动神经元瘫痪，两者均有损害则产生混合性瘫痪。脊髓受损后出现的症状、体征和演变过程与病变的部位、性质及发病缓急等因素有关，常见的疾病有：

（1）急性脊髓炎：是指急性发展的脊髓非特异性、横断性炎症性损害。其临床表现包括三个方面：在受损平面以下运动功能受累，即肢体瘫痪；感觉功能受累，深、浅感觉缺失；自主神经功能受累。根据急性起病、病前感染史和迅速出现的脊髓横贯性损害，结合脑脊液检查和 MRI 检查可以诊断。

（2）脊髓压迫症：是指由多种病因导致的脊髓或椎管内占位性病变造成脊髓、脊神经根及其供应血管的压迫综合征。其主要临床表现为脊髓受累平面以下运动、感觉、括约肌功能及皮肤营养障碍。感觉障碍的最高平面、运动障碍、深浅反射改变和自主神经功能障碍可以大致确定脊髓损害平面。横贯性损害可出现受损平面以下运动、感觉及自主神经功能障碍，表现为完全或不完全性截瘫、传导束性感觉障碍和括约肌功能障碍。

（3）脊髓空洞症：为慢性进行性脊髓变性疾病，可累及多个脊髓节段，好发于颈部脊髓，若累及延髓时称为"延髓空洞症"，可单独发生或并发。节段性分离性感觉障碍、肌无力及萎缩、皮肤关节营养障碍等是诊断本病的依据；脊柱后凸及侧凸，发病年龄以及有无脊柱外伤、脊柱出血、脊髓炎病史均可作为诊断参考；通过 CT 延迟扫描和 MRI 检查确定病变部位大小及部分病因。

（4）运动神经元病：是一组病因未明，选择性侵犯脊髓前角细胞、脑干运动神经元、皮质锥体细胞和锥体束的慢性进行性变性疾病。表现为肌无力、肌萎缩和锥体束征的不同组合。通常分为四型：肌萎缩性侧索硬化；进行性脊肌萎缩症；进行性延髓麻痹；原发性侧索硬化。中年以后隐袭起病，进行性加重，表现为上下运动神经元受累，远端肌无力、肌萎缩、肌束震颤，伴腱反射亢进（或减退）、病理征等；无感觉障碍；典型神经源性肌电图改变等是诊断本病的依据。

4. 中枢神经系统脱髓鞘疾病　是以神经纤维的髓鞘脱失为主，而神经细胞和轴索则保持相对完整的一组疾病。常见的疾病有以下几种：

（1）多发性硬化：是以中枢神经系统白质脱髓鞘病变为特点的自身免疫性疾病。典型病例以青壮年发病、中枢神经系统病损、病灶多发、病程波动、有缓解复发为主要的诊断依据。80％的患者有运动障碍，一侧或双侧下肢无力是最常见且最早出现的症状，以后发展为痉挛性截瘫，也可呈偏瘫，可出现小脑性共济失调，偶见痛性强直肌痉挛；可伴有感觉障碍、语言障碍、视力障碍、眼肌麻痹、眼球震颤及其他颅神经受损症状。

（2）急性播散性脑脊髓炎：是一组发生在某些感染性疾病或接种后免疫介导的中枢神经系统急性脱髓鞘疾病。多有感染和预防接种史，急性起病；有脑和（或）脊髓多个病灶和体征，临床表现多样，与受累部位有关，如大脑病损表现为意识障碍、偏瘫、失语、智能障碍等，脑干病损可出现脑神经麻痹和交叉性瘫痪等，脊髓病损表现为截瘫或四肢瘫等；CT 和 MRI 示脑和脊髓以白质为主的多个长 T_1、长 T_2 信号。

（二）诊疗思路

结合起病方式、发病诱因、疾病进展演变过程、个人史、家族史及临床检查资料，经过分析，确定诊断。根据不同的神经损伤选做有关的电生理、X 线或 CT、MRI、脑血管造影、脑脊液等检查以明确病因及判断预后。根据病因选用激素治疗、免疫治疗、抗感染治疗、血浆置换、营养治疗、手术治疗、支持治疗、对症治疗和原发病治疗以及并发症防治。

瘫痪诊断流程见图 3－9。

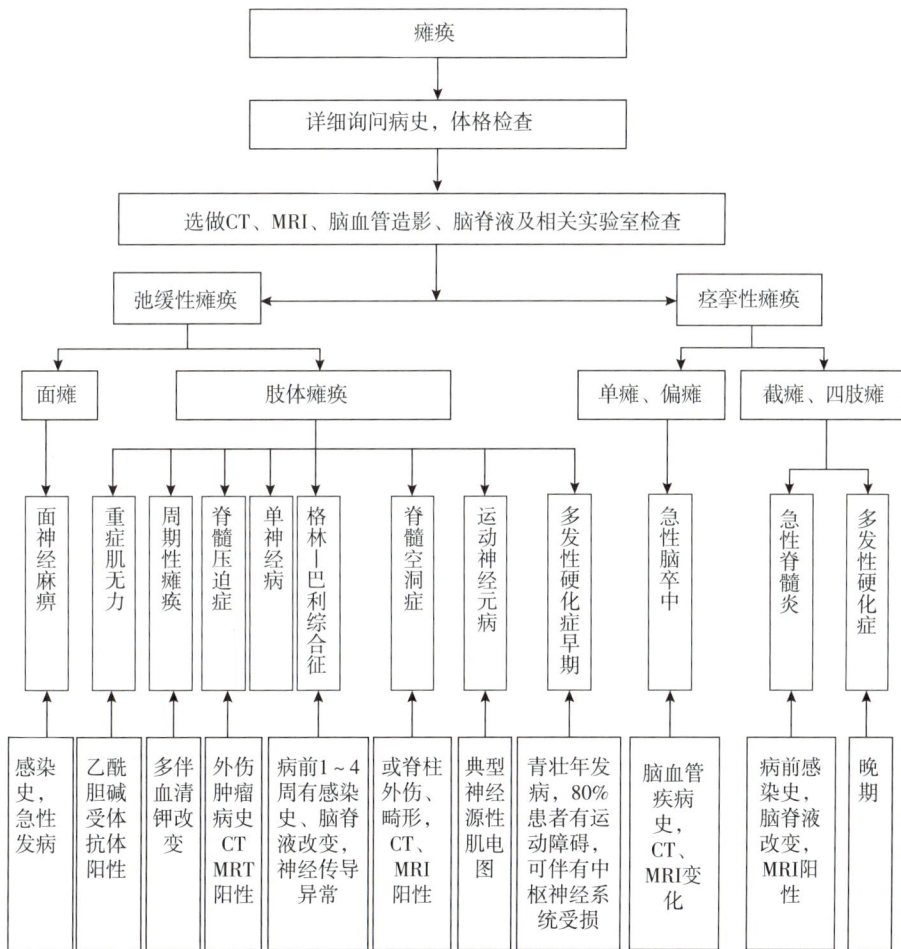

图 3－9　瘫痪诊断流程

（三）中医辨证要点

1. 辨病位　根据其不同临床表现可辨为以下几种：

（1）脉痿：症见四肢关节如折，不能举动，筋骨纵而不收，足胫软弱，不能站立着地。《素问·痿论》云："心主身之血脉……心气热，则下脉厥而上，上则下脉虚，虚则生脉痿，枢折挈，胫纵而不任地也。"

（2）肉痿：症见肌肉麻痹不仁，四肢不能举动。《素问·痿论》云："脾主身之肌肉……脾气热，则胃干而渴，肌肉不仁，发为肉痿。"又说："有渐于湿，以水为事，若有所留，居处相湿，肌肉濡渍，痹而不仁，发为肉痿。"

（3）骨痿：症见腰脊不能伸举，下肢痿弱。《素问·痿论》云："肾主身之骨髓……肾气热，则腰脊不举，骨枯而髓减，发为骨痿。"又说："有所远行劳倦，逢大热而渴，渴则阳气内伐，内伐则热舍于肾。肾者，水脏也。今水不胜火，则骨枯而髓虚，故足不任身，发为骨痿。"

（4）筋痿：症见筋纵拘挛，渐至痿弱不用。《素问·痿论》云："肝主身之筋脉……肝气热则胆泄口苦，筋膜干，筋膜干则筋急而挛，发为筋痿。"

（5）皮痿：症见皮毛枯萎或见呛咳气逆等症。《素问·痿论》云："肺主身之皮毛……肺热叶焦，则皮毛虚弱急薄，著则生痿躄也。"

2. 辨证候

（1）肺热津伤证：热病后突然出现肢体痿软不用，渐至肌肉消瘦，皮肤枯燥，心烦口渴，呛咳无痰，咽喉不利，小便短赤热痛，舌红苔黄，脉细数。

（2）肝肾亏虚证：病久肢体痿软不用，甚至步履全废，形销骨立，腰膝酸软，头晕耳鸣，或二便失禁，舌红绛少苔，脉细数。

（3）湿热浸淫证：肢体逐渐痿软无力，下肢尤重，身重微肿，麻木不仁，或发热面黄，胸脘痞闷，小便赤涩热痛，舌质红，苔黄腻，脉濡数。

（4）脾胃虚弱证：起病缓慢，渐见下肢痿软无力，时好时差，甚则肌肉萎缩，平素神倦，气短自汗，食少便溏，面色少华，舌淡红，苔白，脉细缓。

（5）瘀阻脉络证：四肢痿软，麻木不仁，肌肤甲错，时有拘挛，或有外伤史，舌紫暗，或有瘀斑、瘀点，苔薄白，脉涩不利。

3. 病证鉴别　本病应与痹证、痱证、偏枯病鉴别。

（1）痹证：《儒门事亲》说："不仁或痛者，为痹，弱而不用者为痿……痿之为状，两足痿弱不能用。"痹证多由正气不足，感受风寒湿邪，痹阻于经络关节之间，而致骨节重着、麻木、疼痛，骨节肿大、畸形、活动障碍，严重者发为肌肉萎缩。鉴别要点在于痹证有明显的疼痛症状，而痿证以肢体痿软不用为特点，无疼痛症状。

（2）痱证：《灵枢·热病》说："痱之为病也，身无痛者，四肢不收，智乱不甚，其言微知，可治，甚则不能言，不可治也。"《医学纲目·总论》说："痱病有言变志乱之证，痿病则无之也……痱病发于击仆之暴，痿病发于怠惰之渐也。"由此可见，痿与痱主要鉴别要点是：痱证有神志病变，起病突然，而痿证无神志症状，起病缓慢。

（3）偏枯：亦称半身不遂，多由营卫俱虚，真气不能充于全身，或兼邪气侵袭，因而发病。病见一侧上下肢偏废不用，或兼疼痛，久则患肢肌肉枯瘦，神志无异常变化。《灵枢·热病》说："偏枯，身偏不举而痛，言不变，志不乱，病在分腠之间。"故与痿证有别。

五、急救处理

在以瘫痪为主诉的疾病中，需迅速分辨是否是威胁生命的瘫痪，对于威胁生命的瘫痪，急救以稳定生命体征为重点；对于瘫痪急重症，应尽快解除急症；对于明确诊断的患者，在稳定生命体征的前提下，积极进行病因治疗。

1. 呼吸肌麻痹　呼吸肌麻痹是瘫痪的主要危象。若患者出现呼吸困难，提示并发呼吸肌麻痪，中医辨证可参照"喘证"的诊疗常规处理。若症状逐渐加重，可导致呼吸衰竭，病情凶险，应密切观察患者呼吸困难程度，当出现缺氧症状，肺活量降低至 20～25mL/kg 以下，血气分析动脉氧分压低于 70mmHg，应及早使用辅助呼吸；通常可先行气管内插管，如 1 天以上无好转，则行气管切开，并使用呼吸机维持呼吸功能，根据患者的临床情况及血气分析资料，调节其通气量和压力。适当应用抗生素预防呼吸道感染及并发症。

2. 延髓麻痹　患者饮食吞咽无力，提示吞咽肌麻痹，宜及早插胃管鼻饲，进食及食后 30 分钟宜取坐位。

3. 急性脊髓压迫症　急性脊髓压迫症须抓紧时机，最好在 6 小时内减压，行手术清除病灶。如切除椎管内占位性病变，行椎板减压术，有明显椎旁脓肿及椎体广泛破坏者，应及早切开引流等。手术效果与神经组织受压时间、范围、程度及病变的性质关系密切。

4. 急性尿潴留　小便量少，点滴而出，甚则排尿困难，闭塞不通，提示并发急性尿潴留，可采取小腹膀胱区按摩或热敷；亦可以针刺足三里、中极、三阴交、阴陵泉等穴，强刺激；体虚者可灸关元、气海等穴。中医辨证可参照"癃闭"的诊疗常规处理。必要时予以导尿。

六、中医治疗

（一）治疗原则

由温邪、湿热等病邪形成的痿证，病起之时，因邪热偏重，阴津耗伤不甚，多属于实证，治以祛邪为先。若邪留不去，久必伤正，治以扶正为主。如湿热流注，则易耗伤肝肾阴血，因津液、气血、精髓严重亏耗，病情由实转虚，表现为虚实夹杂证，又当兼顾治之。继则虚多实少，以虚为主，补虚为要。《素问·痿论》确立了"治痿独取阳明"的原则，是针刺治疗痿证的原则，一般指补益后天或消化阳明湿热而言。痿证日久，可导致气血不行，因此，可以配合通经活血消瘀之品。若元气亏损，气虚血滞成痿者，又当补气化瘀。因七情六欲太过而成痿者，必以调理气机为法，即吴师机所谓的"气血流通即是补"。

（二）辨证论治

1. 肺热伤津证

主要证候：热病后突然出现肢体痿软不用，渐至肌肉消瘦，皮肤枯燥，心烦口渴，呛咳无痰，咽喉不利，小便短赤热痛，舌红苔黄，脉细数。

治法：甘寒清肺，生津润燥。

方药：清燥救肺汤加减。疫毒伤肺者，可加水牛角、桔梗；口燥咽干甚者，可加石斛、麦冬、天冬、山药。

2. 肝肾亏虚证

主要证候：病久肢体痿软不用，甚至步履全废，形销骨立，腰膝酸软，头晕耳鸣，或二便失禁，舌红绛少苔，脉细数。

治法：滋阴清热，补益肝肾。

方药：虎潜丸合六味地黄丸加减。若久病阴损及阳，配以淫羊藿、补骨脂，或鹿角胶丸。

3. 湿热浸淫证

主要证候：肢体逐渐痿软无力，下肢尤重，身重微肿，麻木不仁，或发热面黄，胸脘痞闷，小便赤涩热痛，舌质红，苔黄腻，脉濡数。

治法：清热化湿，滋阴生津。

方药：加味二妙散加减。如形体消瘦，两足奇热，心烦，舌边尖红，或剥苔，加薏苡仁、山药、沙参、天花粉。

4. 脾胃虚弱证

主要证候：起病缓慢，渐见下肢痿软无力，时好时差，甚则肌肉萎缩，平素神倦，气短自汗，食少便溏，面色少华，舌淡红苔白，脉细缓。

治法：健脾益气，和中养胃。

方药：补中益气汤加减。若伴见心悸气短者，重用人参、黄芪，加枸杞子；若见腹满胀痛，恶心嗳气，加炒麦芽、神曲。

5. 瘀阻脉络证

主要证候：四肢痿软，麻木不仁，肌肤甲错，时有拘挛，或有外伤史，舌紫暗，或有瘀斑、瘀点，苔薄白，脉涩不利。

治法：活血化瘀，益气养营。

方药：圣愈汤合桃仁红花煎加减。若手足麻木，舌痿不能伸缩，加穿山甲、三七、橘络、木通；若肌肤甲错，用大黄䗪虫丸。

（三）其他疗法

1. 中成药 湿热浸淫证可选用二妙丸、三妙丸等清热利湿类中成药；脾胃虚弱证可选用香砂六君丸、补中益气丸等健脾益气类中成药；肝肾亏虚证可选用左归丸、六味地黄丸、二至丸等补益肝肾类中成药；气虚血瘀证可选用八味芪龙颗粒。

2. 针灸疗法 以取足阳明经穴为主，根据其病因和所犯脏腑之不同，配伍相应经脉的穴位。采用不同的手法，"补其荥而通其俞，调其虚实，和其顺逆"，祛除病邪，濡养筋骨。

主穴：上肢肩髃、曲池、合谷、阳溪，下肢髀关、梁丘、足三里、解溪等穴。

配穴：肺热加尺泽、肺俞；湿热加阴陵泉、脾俞；肝肾阴亏加肝俞、肾俞、悬钟、阳陵泉等穴。

3. 推拿疗法 上肢拿肩井，揉捏手三里、合谷，点肩髃、曲池等穴，搓揉臂肌数遍。下肢拿阴廉、承山、昆仑，捏揉伏兔、承扶、殷门，点腰阳关、环跳、足三里、委中、犊鼻、解溪、内庭等穴，搓揉股肌数遍。手劲刚柔相济，以深透为主。

4. 理疗及功能锻炼 加强肢体功能活动，使经脉气血流通，有助于提高疗效。可结合患病肢体情况，在理疗科或康复科医师指导下进行有针对性的肢体理疗及功能锻炼。

第四章

心脏骤停

扫一扫，查阅本章数字资源，含PPT、音视频、图片等

心脏骤停（cardiac arrest）是指患者的心脏在正常或无重大病变的情况下受到严重打击，如急性心肌缺血、电击、低血容量、低氧血症、严重水电解质平衡和代谢紊乱、低体温、中毒、心脏压塞、张力性气胸、冠状动脉栓塞、肺动脉栓塞等，致心脏突然停搏，心脏泵血功能消失，引起全身严重的缺血、缺氧。及时采取正确有效的复苏措施，是恢复的关键。心肺复苏（cardiopulmonary resuscitation，CPR）是一系列提高心跳呼吸骤停后患者生存机会的抢救措施。随着技术的进步，患者恢复自主呼吸和循环的可能性有了很大的提高，但CPR后存活患者常常遗留不可逆的永久性脑损害，1984年美国心脏学会提出复苏全过程应该为：心肺脑复苏（cardiopulmonary cerebral resuscitation，CPCR）。目前多数文献中CPR和CPCR是通用的。

心脏骤停属于中医学"卒死"范畴，是指各种内外因素导致心、肺、脑等重要脏器受损，阴阳之气突然离决，气机不能复返的危象。"卒死"之名始见于《灵枢·五色》："人不病卒死，何以知之？黄帝曰：大气入于脏腑也，不病而卒死矣。"晋代葛洪《肘后备急方》曰："卒死……皆天地及人身自然阴阳之气，忽有乖离否隔上下不通，偏竭所致。"

一、病因与发病机制

除心脏本身的病变外，休克、缺氧、严重水电解质平衡和代谢紊乱、中毒和呼吸系统疾病等均可导致心脏骤停。可按"6H4T"的提示分析停跳原因：hypovolemia 低血容量、hypoxia 低氧血症、hydrogenion（acidosis）酸中毒、hyper –/hypokalemia 高钾/低钾血症、hypoglycemia 低血糖、hypothermia 低体温；toxins 中毒、tamponade（cardiac）心脏压塞、tension pneumothorax 张力性气胸、thrombosis of the coronary/pulmonary vasculature 冠状动脉/肺动脉栓塞。

二、中医病因病机

1. 邪实气闭　瘀浊内闭心脉，或气逆血冲致心神大乱或伏遏不行，开合之枢机骤停；脑髓突被痰瘀、邪毒所闭，脑气与脏真之气不相顺接，枢机闭塞；气道为异物梗阻，肺气内闭而衰绝等，均可导致心气骤损、肺气耗散，脏腑气机阻隔，升降之机闭塞，伏而不行，气息不用，神机化灭而发生猝死。

2. 真气耗散　久病或重病之体，正虚于内，精气衰竭，或遇外邪，邪虚相搏，阴竭于内，阳隔于外，阴阳二气壅闭骤竭而猝死；或情志暴乱，气机厥逆，枢机开合之机骤停，使五脏气绝，心脑气散而发猝死。

三、临床表现

（一）一般临床表现

早期可有诱发疾病的表现及非典型性先兆症状，如心慌、无力、精神改变等。心脏骤停可导致呼吸、循环、神经系统等改变，如点头或叹气样呼吸、面色苍白或发绀、心跳及大动脉搏动消失、呼之不应或伴有癫痫发作等。

（二）体征

1. 意识丧失　拍打或摇动患者，并大声呼唤患者没有反应。

2. 呼吸异常或停止　观察胸廓有无隆起，同时将耳面部靠近患者口鼻，感觉和倾听有无气息。若不能肯定，应视为呼吸不正常，立即采取复苏措施。

3. 心跳停止　食指和中指触摸到甲状软骨，向外侧滑到胸锁乳突肌前缘凹陷处即可触及颈总动脉搏动，若未扪及可视为心跳停止。

四、诊治要点

（一）诊断

心跳呼吸骤停的判断越快越好，只需对有无应答反应、呼吸及心跳三方面进行判断。判断与措施尽可能同时进行，且在 10 秒内完成。

（二）辅助检查

1. 心电图　可以明确心律失常、急性心肌梗死或肺栓塞等疾病。

2. 血常规　如为感染性疾病可有白细胞、中性粒细胞升高；即使无感染存在，由于应激反应，白细胞计数也可升高或出现核左移。

3. 血气分析　多呈严重代谢性酸中毒，可根据氧分压情况调节呼吸支持强度。

4. 电解质　可以发现高钾、低钾、低钙血症等电解质紊乱。

5. 心肌损伤标志物　常有肌钙蛋白、肌红蛋白升高。

6. 凝血功能　可有凝血时间延长或 D - 二聚体升高。

7. 肝肾功能　随病情进展可有升高，提示肾损伤。

五、急救处理

心脏骤停后，成功的复苏需要一整套协调的措施，即生存链，包括：预防和准备，启动应急反应系统，高质量 CPR 包括早期除颤，高级心肺复苏干预措施，心脏骤停恢复自主循环后治疗，康复。加强生存链中各环节联系是成功复苏的关键。

心肺复苏程序分为三个阶段：基本生命支持、高级生命支持、复苏后处理。

（一）基本生命支持（basic life support，BLS）

指心脏骤停发生后就地进行的抢救，在尽可能短的时间里进行有效的人工循环、呼吸，为心脑提供最低限度的血流灌注和氧供。BLS 大多在没有任何设备的情况下进行，即徒手心肺复苏。

BLS 包括胸外心脏按压、开放气道、人工呼吸三大措施，即 CAB（circulation，airway，breathing）三部曲。

1. 胸外心脏按压（circulation）　胸外按压通过心泵和胸泵机制原理产生血流。高质量的胸外按压要点如下：①仰卧于硬质平面；②按压部位：胸骨中下 1/3 交接处，将手掌置于胸部中央相当于双乳头连线水平；③一手掌根置于按压点，另一手掌重叠于其上，手指交叉并翘起；双肘关节与胸骨垂直，利用上身的重力快速下压胸壁，按压和放松时间相当，放松时让胸廓完全回弹，手掌不离开胸壁，但施救者应避免在按压间隙倚靠在患者胸上；④深度 5～6cm，频率 100～120 次/分；⑤按压/通气比：单人为 30∶2，适于小儿和成人；2 名以上施救者 15∶2。应尽量减少中断按压时间和次数，避免过度通气。如有多位施救者，每隔 2 分钟轮换。

医院内复苏可使用按压器械，Steven 等人进行系统评价提示胸外按压器械在 CPR 中与传统人工胸外按压相比并没有明显的益处或损害。但在进行高质量人工胸外按压比较困难或危险的特殊条件下（如施救者人数有限、长时间心肺复苏、低温心脏骤停时进行心肺复苏、在移动的救护车内进行心肺复苏、在血管造影室内进行心肺复苏，以及在准备体外心肺复苏期间进行心肺复苏），机械活塞装置可以作为传统心肺复苏的替代品。胸外按压的并发症包括：肋骨骨折、心包积血、心脏压塞、气胸、血胸、肺挫伤等。

2. 开放气道（airway）　开放气道前须清除气道及口腔异物，取下义齿。方法包括：仰头抬颏法、托颌法。仰头抬颏法针对除外颈椎损伤的患者：施救者一手食指、中指抬起下颏，另一手放于患者前额部用力加压，使头后仰，下颌尖、耳垂连线垂直于地面。托颌法适用于怀疑存在颈椎损伤的患者：施救者食指及其他手指置于下颌角后方，向前上方用力托起，并用拇指轻轻向前推动颏部使口张开。

3. 人工呼吸（breathing）　应用气囊面罩：单人施救时一手拇指和食指扣压面罩，中指及其他手指抬起下颌，另一只手捏气囊。通气量需使胸廓隆起，频率保持在 8～10 次/分，避免快速和过分用力加压通气。通常情况下有效胸外按压可以保证心脏骤停情况下足够的通气。建立高级人工气道患者每 6 秒给予 1 次呼吸（每分钟 10 次呼吸）。

可以整合患者的生理反应如主动脉舒张压与右心房舒张压差（CPP）、舒张压、呼气末二氧化碳分压（PETCO$_2$）和定量反馈 CPR 质量参数（深度、速度、留置），以最好地实现最佳 CPR。

4. 心肺复苏有效的指标

（1）动脉搏动：每次按压可摸到颈动脉搏动，若停止按压搏动消失则应继续心脏按压。若停止按压后脉搏仍有跳动，说明患者心跳恢复。成人复苏能否成功，取决于复苏时能否将患者的舒张压始终维持在 25mmHg，否则应改进、优化心肺复苏及给予血管加压药物，有效按压期间可测到血压在 60/40mmHg 左右。

（2）色泽：由发绀转为红润，如变为灰白，则无效。

（3）神志：有眼球活动，睫毛反射与对光反射出现，甚至手脚开始抽动，肌张力增加。

（4）自主呼吸：存在即有效，但呼吸微弱者应该继续人工呼吸或给予其他呼吸支持。

（5）瞳孔：由大变小，对光反射出现。如由小变大、固定、角膜混浊，则无效。

5. 电除颤　针对可电击心律包括心室纤颤（VF）和无脉性室性心动过速（无脉 VT），及早除颤可增加复苏成功率。除颤仪准备好前持续胸外按压，双相波（AED）用 120J，单相波初始及后续电击均采用 360J，不了解所用设备的有效能量范围时，首次电击 200J，其后选用相同或更大能量。若复发，采用先前成功除颤的能量再次电击；最常用电击部位是胸骨心尖位（sternal－apical position），电极分别置于胸骨右缘第二肋间和左第五肋间腋中线。对于院外心脏骤停患者，如果任何施救者目睹发生院外心脏骤停且现场有 AED，施救者应从胸外按压开始进行心肺复苏，并尽快使用 AED；如果院外心脏骤停的目击者不是急救人员，现场没有 AED，则急救人员到达后先进行 1.5 ~ 3 分钟的心肺复苏，然后再尝试除颤。而对于院内有心电监护的患者，从心室颤动到给予电击的时间不应超过 3 分钟，并且应在等待除颤器就绪的过程中进行心肺复苏。单次除颤后立即 CPR，完成 5 个 30：2 周期（约 2 分钟）CPR 后，再检查是否恢复自主心律。

6. BLS 的终止

（1）院前：①恢复自主循环；②治疗交给高级抢救队伍接手；③抢救人员由于自身筋疲力尽不能继续复苏，在对自身产生危险的环境中或继续复苏将置其他人员于危险境地时；④确认为死亡；⑤发现有效的书面"不复苏遗嘱"。

（2）院内：持续 CPR 30 分钟以上，仍无自主呼吸、循环，瞳孔散大，各导联心电图均为直线，并经两名医务人员确认，可终止复苏。

（3）对于发生心脏骤停，且怀疑心脏骤停的病因可能可逆的患者，可以考虑以体外心肺复苏（ECPR）替代传统心肺复苏，即在按压同时辅以体外膜肺氧合技术（ECMO）。一般用于年龄 18 ~ 75 岁、合并症较少的患者，患者发生了心源性的心脏骤停，并在接受了超过 10 分钟的传统心肺复苏后仍未恢复自主循环（ROSC）。

（二）高级生命支持（advanced life support，ALS）

ALS 是指由专业医务人员在心跳呼吸骤停现场，或在向医疗机构转送途中进行的抢救。

1. 通气和氧供 ALS 需继续维持气道的开放状态，无自主呼吸患者应及早进行气管插管，利用简易球囊、呼吸机进行机械通气，频率 10 ~ 12 次/分，保证氧分压正常范围，避免再灌注时氧供突然增加而引起大量氧自由基形成。气管插管时应尽量减少暂停胸外按压的时间。气管插管患者，可用定量的 CO_2 波形图监测 CPR 质量、优化胸外按压和检测有无 ROSC。如果 $PETCO_2$ < 10mmHg，应提高 CPR 的质量。如果 $PETCO_2$ 突然升高到正常值（35 ~ 40mmHg），可以认为这是 ROSC 的标志。

2. 复苏药物治疗 应及早建立复苏用药通路，可选用外周和中心静脉，必要时考虑骨髓腔用药和气管内给药。

（1）肾上腺素：是 CPR 首选药物，应用于电击无效 VF，无脉 VT，心脏停搏和无脉电活动。首剂静推 1mg，每 3 ~ 5 分钟 1 次。

（2）多巴胺：用于低血压，特别是 ROSC 后，常用剂量为 5 ~ 20μg/（kg·min），与多巴酚丁胺合用为治疗复苏后低血压的有效组合。

（3）多巴酚丁胺：一般剂量为 2 ~ 20μg/（kg·min），大剂量时可使心率增快超过 10%，加剧心肌缺血。

（4）去甲肾上腺素：适用于严重低血压（收缩压 < 70mmHg）及周围血管阻力低的患者，容量不足为相对禁忌证。最初剂量为 0.5 ~ 1.0μg/min，根据反应调节剂量。

（5）胺碘酮：用于无效 VF 或无脉 VT，初始剂量为 300mg，随后可追加 150mg。

（6）利多卡因：不建议常规使用利多卡因，但是 VF 或无脉 VT 导致心脏骤停，在出现 ROSC 后，可以考虑立即开始或继续施用利多卡因。剂量为 100mg（1 ~ 1.5mg/kg）。若 VF 或 VT 持续存在，每隔 5 ~ 10min 追加 0.5 ~ 0.75mg/kg，第 1 小时内总剂量不超过 3mg/kg。

（7）硫酸镁：用于：①电击无效的顽固性 VF、室性快速性心律失常伴有低镁血症；②尖端扭转型室性心动过速；③洋地黄中毒。初始剂量为 2g，1 ~ 2min 内注射完毕，可于 10 ~ 15min 后重复。

（8）阿托品：用于：①心室停顿；②节律＜60次/分的无脉搏电活动；③血流动力学不稳定的窦性、房性或交界性心动过缓。3mg静脉注射一次。

（9）钙剂：高钾、低钙血症时使用。

（10）碳酸氢钠：pH＜7.1（碱剩余为10mmol/L以下）时可考虑应用。原本就有代谢性酸中毒、高钾血症、三环类抗抑郁药过量时使用可能有益。

（11）参附注射液、生脉注射液：二者单用或者连用能更好地保护缺血后的心脏功能，维持良好的血液循环，保护心、脑、肾等重要器官功能，提高心肺复苏成功率。心肺复苏开始时50～100mL静推。

（三）复苏后处理（post – resuscitation care）

自主循环恢复后，应在ICU等场所实施以脑复苏为中心的全身支持治疗。由于心脏停搏等因素导致全身长时间的缺血，机体进入新的病理生理过程，如：脑损伤、心肌功能损伤、全身性缺血–再灌注损伤、原发病对相应器官的进行性损伤等。这种病理生理状态曾被称为复苏后综合征（post – resuscitation syndrome，PRS），近来称为心脏停搏后综合征（post – cardiacarrest syndrome，PCAS）。

1. 复苏后监测 应进行血流动力学、脑电图、脑水肿、pH、电解质、凝血及其他各器官功能的动态监测，根据监测结果调整器官支持的强度。

2. 呼吸支持 无自主呼吸或恢复不完善者应机械通气。对脑功能障碍者，应气管插管以保障气道通畅。有肺损伤者需小潮气量通气（4～7mL/kg）。目前有证据显示持续的高血氧分压对患者最终预后有害，主张在循环稳定后维持正常的动脉氧分压。

3. 循环支持 全脑缺血后可发生脑水肿，需更高的脑灌注压才能维持充分的脑血流，适当提高血压水平是合理的，至少不应低于患者平时的血压水平。需行有创动脉血压监测，有条件者，可在颅内压监测的导向下，维持平均动脉压为颅内压加脑灌注压（60～90mmHg）的水平。如有心力衰竭可在血流动力学监测的引导下使用血管活性药物或机械性辅助装置增加心搏量以满足机体的需要。

4. 中枢神经系统支持 由于心脏骤停患者几乎皆有不同程度的中枢神经功能损害，且脑功能的损害程度决定患者的远期预后，故脑功能的监测和支持就显得尤为重要。

（1）减轻脑水肿：较长时间的心跳停顿，必然会出现不同程度的脑水肿，治疗脑水肿可一定程度上减轻脑细胞的继发损害。可用20%甘露醇0.25～0.75g/kg，静脉快速注射，2～4次/日，或7.5%氯化钠110mL静脉快速注射，1～2次/日。

（2）目标温度管理（TTM）：所有在心脏骤停后恢复自主循环的昏迷（即对语言指令缺乏有意义的反应）的成年患者都应采用TTM，目标温度选定在32～36℃，并至少维持24小时。在TTM后积极预防昏迷患者发热。

在恢复自主循环（ROSC）后几分钟至几小时开始实施，要点如下：①适应证：ROSC后仍无意识的成人。②中心体温控制在32～36℃，降温越早越好，至少持续12～24小时。③降温方法：选择具有温度反馈调控装置的新型全身体表低温技术或血管内低温技术开展低温治疗。如不具备条件，也可选择传统全身体表降温方法（包括冰毯、冰帽、冰袋）完成低温治疗。静脉输注冷液体降温可以更快地将中心体温精确控制在目标体温。④并发症：低温治疗可能增加感染发病率，导致心血管功能不稳定、凝血功能障碍、血糖升高及电解质紊乱，应做相应处理。低温过程中易发生寒战，可酌情使用镇静剂。⑤复温：每小时回升 0.25～0.5℃ 为宜。复温过程中应避免出现高热。对于复跳后血流动力学稳定、自发出现的轻度低温（>32℃），不必主动升温。

（3）控制高热：心脏骤停后发热的病因学与炎症因子的启动有关，这和脓毒症类似。有研究显示较低的存活率与发热≥37.6℃相关。可使用退热药或使用主动降温技术将体温控制至正常。

（4）癫痫及抽搐的控制：5%～20% 的心脏骤停昏迷存活者都会发生。一旦出现需立即控制。

（5）神经营养剂：心脏骤停后导致神经退行性变，可选用依达拉奉、纳洛酮等抗氧自由基；选用 1,6 二磷酸果糖、神经节苷脂等改善钙超载，减轻脑损伤。目前临床试验的数据表明在心脏骤停后用神经保护药物并不能改善预后。

5. 急性冠脉综合征处理 ROSC 后做 12 导联 ECG 检查是否有发生急性 ST 段抬高。当高度怀疑急性心肌梗死时，应立即启动针对急性心梗的治疗，恢复冠脉灌注。不应因患者昏迷或接受亚低温疗法而延缓介入治疗。

6. 镇静、镇痛管理 对需机械通气或抑制寒战的危重患者，要考虑使用镇静及镇痛处理。

7. 血糖调整 心脏骤停后患者可发生代谢异常。对于 ROSC 者，适度控制血糖在 8～10mmol/L 范围，避免低血糖。

8. 高压氧治疗 成功心肺复苏患者往往因缺血缺氧性脑病成为植物状态。血流动力学稳定、器官功能恢复者可应用高压氧改善脑功能。

9. 血液净化和体外血浆脂类去除技术 该系统用于缺血缺氧性脑病的治疗，它不仅可通过降低血脂水平及降低血液黏稠度从而达到缺血性梗死治疗中的抗凝、降纤及血液稀释目的，还能迅速有效地降低总胆固醇、低密度脂蛋白、脂蛋白（a）、甘油三酯等成分从而降低血液黏稠度。在改善血液流变学方面，能全面降低高切、低切血液黏度及血浆黏度，改善微循环，提高红细胞携氧能力及脑组织供氧能力，降低红细胞的聚集指数，清除自由基和炎性介质等。

10. 其他 包括感染控制、营养支持、皮肤的保护等。

六、中医治疗

（一）治疗原则

复苏成功后以扶正祛邪，调理脏腑阴阳、气血，挽欲绝之脏气为法。针灸治疗可参照厥证、脱证、高热、痉证等。

（二）辨证论治

1. 元阳暴脱证

主要证候：神志不清，面色苍白，四肢厥冷，舌质淡暗，脉微欲绝或伏而难寻，或六脉全无。

治法：回阳固脱。

方药：通脉四逆汤加减。大汗淋漓者加黄芪、五味子；手足冰冷者，加肉桂。中成药可选择静滴参附注射液。

2. 心气不足、心血亏损证

主要证候：呼吸短促，唇淡面白，或汗出肢冷，口唇青紫，神志模糊或昏迷，脉细数，苔少或无。

治法：益气补血，温阳活血。

方药：柴胡四物汤加味。症见口唇淡红，心悸不已者可加龙眼肉、制首乌。

3. 中焦阻滞证

主要证候：腹部胀满或疼痛，或呕吐，甚或呕血黑便，舌淡苔白腻或黄腻，脉弦数。

治法：行气燥湿，益气通腑。

方药：四加减正气散加味。

4. 邪实正虚、肺气欲绝证

主要证候：烦躁，点头伸颈，汗出如油，面色紫绀，脉数。

治法：温肾潜阳，纳气平喘。

方药：潜阳丹加味。

5. 肾阳不足、气化失司证

主要证候：尿少甚或点滴不出，或有水肿，舌质淡红，苔白或白腻，脉沉。

治法：温阳化气行水。

方药：济生肾气丸加味。

6. 元气离散、气不摄血证

主要证候：全身各个部位出血，或有出血倾向。

治法：温肾固涩，大补元气。

方药：破格救心汤加味。

7. 痰瘀蒙窍证

主要证候：神志恍惚或昏不知人，气息粗涌，喉间痰鸣，或息微不调，面色晦暗或面赤，口唇、爪甲暗红，舌质隐青，苔厚浊或白或黄，脉沉实，或沉伏。

治法：豁痰化瘀，开窍醒神。

方药：菖蒲郁金汤。中成药首选安宫牛黄丸，并可静脉滴注醒脑静注射液。

8. 气阴两脱证

主要证候：神昏不语，面白肢冷，大汗淋漓，尿少或无尿，舌质深红或淡，少苔，脉虚极，或微，或伏而不出。

治法：益气救阴。

方药：生脉散加减。中成药可静脉滴注参麦注射液。

第五章

休　克

　　休克又称急性循环衰竭，是指各种原因导致的机体有效循环血量明显下降，引起组织器官灌注不足，细胞代谢紊乱和器官功能障碍的临床病理生理过程，它是一个由多种病因引起的综合征。临床常表现为意识障碍、呼吸表浅、肢体湿冷或皮肤花斑、尿量减少、血压下降等。临床上各种危急重症均可出现休克，如严重感染的患者约有31%发生休克；伴有颅脑损伤的多发伤患者，其休克发生率高达26%～68%；心肌梗死患者发生心源性休克的比例约为7.5%。休克还可增加其疾病的致死率，如严重脓毒症病死率约为30%，而合并休克患者病死率可达50%。

　　在中医学中并无"休克"的单独论述，根据其临床表现、病因病机，休克当属于中医学"厥脱证"范畴。由于厥与脱常易合并出现，故早期方书每以厥概脱，或以脱概厥。全明清时有将厥与脱合而并称者，如《景岳全书·厥逆》云："气并为血虚，血并为气虚，此阴阳之偏败也。今其气血并走于上，则阴虚及于下，而神气无根，是即阴阳之气相离之候，故致厥脱而暴死。"清代吴鞠通进一步认识到温热病出现厥脱则预后不良，如《温病条辨》九十七条云："温病内陷，下痢，最易厥脱。"1987年国家中医管理局厥脱证协作组对厥脱进行了定义：厥脱是指邪毒内陷，或内伤脏气，或亡津失血所致的气血逆乱，正气耗脱的一类病证。以脉微欲绝、神志淡漠或烦躁不安、四肢厥冷为主症。

一、病因与发病机制

（一）病因与分类

　　按病因可分为失血性休克、失液性休克、烧伤性休克、创伤性休克、感染性休克、过敏性休克、心源性休克、神经源性休克等。按血流动力学特点把休克分为4类：

1. 分布性休克　常见于严重感染、过敏、神经源性、中毒、酮症酸中毒和甲减危象。

2. 低血容量性休克　常见于创伤出血、热射病、严重呕吐、腹泻等液体丢失的情况。

3. 心源性休克　常见于急性心梗、恶性心律失常、心肌病变、瓣膜病等。

4. 梗阻性休克　常见于张力性气胸、肺栓塞、心包填塞等。

（二）发病机制

1. 微循环障碍　休克早期，在交感－肾上腺轴、肾素－血管紧张素系统作用下，外周血管收缩。因此，此阶段微循环血流特点是"少灌少流"。随着休克的进展，组织缺氧加重，大量酸性代谢产物堆积，舒血管物质如组织胺、激肽、乳酸等使毛细血管前括约肌舒张。但由于括约肌在微循环后对这些物质敏感性较低，处于相对收缩状态；或是由于微血栓形成，或血流滞缓、层流消失使血液成分析出聚集，从而使后阻力增加，形成"多灌少流"特点。结果是微循环内血流较前缓慢，静水压和通透性也有所增加，血浆外渗、血液浓缩，加剧了组织细胞缺血缺氧，并使回心血量和心排血量进一步下降。如果休克仍得不到纠正，则上述损害进一步加剧，变成不可逆性损害。此时细胞变性坏死，微循环内几乎完全被微血栓所填塞，血液"不流不灌"。此为休克晚期，即所谓"弥漫性血管内凝血（DIC）期"。

2. 代谢变化 休克时组织低灌注和细胞缺氧，糖的有氧氧化受阻，无氧酵解增强，三磷酸腺苷生成显著减少，乳酸生成显著增多，同时组织机体代谢障碍，乳酸、CO_2等蓄积，导致出现乳酸性酸中毒，进而造成不可逆性组织细胞和重要生命器官发生损伤，最终发生多器官功能障碍综合征（MODS）。

3. 重要器官损伤 休克的持续发生与发展，微循环障碍逐渐加重，加之机体代谢障碍，导致组织缺血缺氧、细胞凋亡，进而出现脏器功能性或器质性损害，如急性呼吸窘迫综合征、心律失常和心功能不全、急性肾功能衰竭、脑水肿、颅内压升高及急性肝损伤等。

二、中医病因病机

（一）病因

1. 外中邪毒、虫毒、金创 外感邪毒、疫气之邪，以及猝中虫毒、接触某些药物或者毒品，病邪来势迅猛，可致邪毒内陷，阳脱阴竭，阴阳之气不相顺接。而严重创伤所导致的大出血更可造成阴阳离决之势。

2. 内伤七情 情绪紧张、暴怒惊恐、疼痛等因素诱发宿疾导致气机逆乱，阴阳离决。

3. 饮食不节、亡津失液 酗酒、误食毒馊，可致气机逆乱，脏腑衰竭；久病重病或失治误治，亡津失液而促成正气欲脱之势。

（二）病机

本病病机主要是气机逆乱，脏腑衰竭，阴阳离决。阴阳离决，阴阳耗脱是厥脱发病的关键。气血失调，脉道不利是重要的病理基础。厥脱为多脏同病，整体衰竭，主要在于心、肺、肾，可涉及肝、脾。

三、临床表现

（一）一般临床表现

1. 意识状态 表情淡漠或烦躁不安，严重休克时，意识逐渐模糊，甚至昏迷。

2. 末梢灌注 皮肤和黏膜苍白、潮湿，有时可发绀。肢端发凉，周围静脉收缩、塌陷。

3. 血压变化 在代偿早期，可能有短暂的血压升高，但舒张压升高更明显，因而脉压小。失代偿时，出现血压下降。

4. 脉搏 脉搏细弱而快，桡动脉、足背动脉等外周动脉触诊不清。

5. 呼吸 呼吸快而深。

6. 尿量 尿量减少。

（二）分期临床表现

1. 代偿性休克期 患者神志清醒，但可有烦躁不安、恶心、呕吐。因外周血管收缩，面色及皮肤苍白，口唇甲床发绀，肢体湿冷，出冷汗，尿量减少。脉搏加快，收缩压可正常或偏低，舒张压升高，脉压减小。此时机体处于代偿状态，如能及时发现并给予有效治疗，则病情可好转，否则将发展进入失代偿期。

2. 失代偿性休克期　当代偿机制不能弥补血流动力学紊乱时，患者重要器官出现灌注不足的临床表现，主要为意识模糊、反应迟钝、表情淡漠、软弱乏力；脉搏细速，收缩压下降至60～80mmHg，脉压减小，表浅静脉萎陷；呼吸表浅，皮肤湿冷，肢端青紫，口渴，每小时尿量少于20mL。失代偿性休克严重时，可陷入昏迷状态，表现为呼吸急促，重度紫绀，四肢厥冷，大汗淋漓，无尿，收缩压低于60mmHg，甚则测不到。

3. 不可逆性休克期　过度和持续的组织灌注减少将导致 DIC 的发生和多器官损害，引起出血倾向和心、脑、肾、肺等重要器官功能障碍。如顽固性低血压，血管活性药物疗效不明显，皮肤发绀或广泛出血，甲床微循环瘀血，进行性呼吸困难，吸氧难以纠正，进行性低氧血症等，甚至进一步发展为多器官功能衰竭而死亡。

四、诊治要点

（一）西医常见疾病的诊断

休克的诊断标准：①有诱发休克的病因；②意识异常；③脉细速，大于 100 次/分或不能触及；④四肢湿冷，胸骨部位皮肤指压阳性（指压后再充盈时间大于 2 秒），皮肤花纹，黏膜苍白或发绀，尿量小于 0.5mL/（kg·h）或无尿；⑤收缩压小于 80mmHg；⑥脉压小于 20mmHg；⑦原有高血压者收缩压较原水平下降≥30%。凡符合以上①②③④项中的两项，和⑤⑥⑦中的一项者，即可诊断为休克。

（二）诊疗思路

1. 临床观察指标

（1）意识状态：能够反映脑组织的灌注情况。若患者神志清楚，对外界刺激反应正常，表示患者循环血量已够；若患者神志淡漠或烦躁不安、头晕、眼花，或从卧位改为坐位时出现晕厥，表示有效循环血量不足。

（2）肢体温度和色泽：反映皮肤灌注情况。患者四肢温暖，皮肤干燥，轻压指甲或口唇时，局部暂时缺血而苍白，松压后迅速转红润，表明休克好转；四肢皮肤苍白、湿冷，轻压指甲或口唇时颜色苍白，在松压后恢复红润缓慢，表明休克未纠正。

（3）血压：在休克代偿期，由于剧烈的血管收缩，血压可以保持或高于正常；在休克抑制期，血压逐渐下降，收缩压低于90mmHg，脉压低于20mmHg；如血压回升，脉压增加，则表明休克有所好转。

（4）心率和脉率：心率加快或脉细速常常出现在血压下降之前。有时血压仍低，但脉搏清晰、手足温暖，则提示休克趋于好转。休克指数（脉率/收缩期血压）有助于判断休克的程度。休克指数（以 mmHg 表示）正常为 0.5，表示无休克；超过 1.0～1.5 表示存在休克；在 2.0 以上，则表示休克严重。

（5）尿量：尿量是反映肾脏灌注情况的指标，也可以反映器官血流灌注情况。休克患者应常规放置导尿管，观察每小时尿量和尿比重。如尿量少于 25mL/h、尿比重增加，说明肾血管收缩或血容量仍不足；如血压正常，但尿量仍少，尿比重高，反映肾脏灌注仍然不足；如血压正常，尿量少，尿比重低，则可能发生急性肾衰竭。尿量稳定在30mL/h以上时，表示休克好转。

2. 常用特殊监测

（1）血乳酸：动脉血乳酸浓度是反映组织是否处于低灌注状态和休克程度的灵敏指标。正常值为1.0～1.5mmol/L，需要2～4小时监测一次。大于5mmol/L提示存在休克，大于8mmol/L则提示预后不良。动态监测血乳酸变化或计算乳酸清除率对疾病状态的评估更有价值。

（2）中心静脉压（CVP）：正常值为4～10mmHg。体循环血容量改变、右心室射血功能异常或静脉回流障碍均可使CVP发生变化，胸腔、腹腔内压变化亦可影响CVP测定结果。一般CVP增高见于右心衰，严重三尖瓣反流，心包填塞。CVP降低反映血容量不足，但补液时需考虑左心功能。

（3）肺毛细血管楔压（PCWP）：正常值为6～12mmHg。PCWP是反映左心功能及其前负荷的可靠指标。失血性休克的患者，如果PCWP降低，则提示应补充血容量。心源性休克的患者，如果PCWP升高，提示左心衰竭或肺水肿。

（4）动脉血气分析：动脉血气分析可快速评估氧合状态，常见有低氧血症及代谢性酸中毒，急性肺水肿过度换气可致低碳酸血症，而高碳酸血症常为预后不良的征兆。监测pH、剩余碱（BE）、缓冲碱（BB）和标准碳酸盐（SB）的动态变化，有助于了解休克时酸碱平衡的情况。碱缺失（BD）可反映全身组织的酸中毒情况，反映休克的严重程度和复苏情况。

（5）动、静脉血二氧化碳分压差（Pv-aCO$_2$）：Pv-aCO$_2$正常范围为2～5mmHg。在患者循环血流量不足、组织低灌注情况下，外周组织清除CO$_2$能力下降，静脉血CO$_2$含量高，导致Pv-aCO$_2$升高，即出现动、静脉血二氧化碳分压分离现象。

（6）心输出量（CO）和心脏指数（CI）：心输出量正常值为4～6L/min。输出量大小受心肌收缩力、心脏的前负荷、心脏的后负荷及心率等4个因素影响。单位体表面积上的心排出量称作心脏指数（CI），正常值为2.5～3.5L/(min·m^2)。动态监测CO有助于判断补液疗效；CI<2.0L/(min·m^2)提示心功能不全，CI<1.3L/(min·m^2)伴循环血容量不足提示心源性休克。

（7）超声检测：对于休克患者，超声检测可准确迅速地判断低血压的原因，确定治疗方向。通过下腔静脉内径及变异度、左室舒张末期面积大小等判断是否存在低血容量性休克；通过评估右室功能、左室收缩舒张功能判断是否存在心源性休克；通过判断股静脉血栓、右心室大小、室间隔运动、肺动脉压及心包积液等判断是否存在梗阻性休克。

（8）感染和炎症因子的血清学检查：通过血清免疫学检测手段，检查血中降钙素原（PCT）、C-反应蛋白（CRP）、念珠菌的细胞壁成分（1,3）-β-D-葡聚糖（G试验）、曲霉菌的半乳甘露聚糖（GM试验），以及LPS、TNF、PAF、IL-1等因子，有助于快速判断休克是否存在感染因素、可能的感染类型以及体内炎症反应紊乱状况。

休克诊疗思路见图5-1。

（三）中医辨证要点

1. 气脱 由气虚证、气不固证发展而来，亦可在大汗、大吐、大泻或大失血等情况下，出现"气随津脱""气随血脱"，表现为精神萎靡或昏迷，声低息微，突然汗出不止，四肢厥冷，目合口张，瞳仁散大，面色苍白，气短不续，二便失禁，舌淡苔白润，脉微弱。

2. 血脱 因突然大量失血，或长期反复出血，致血脉空虚，脏腑失养，表现为面色苍白，头晕目眩，心悸怔忡，气微而短，四肢厥冷，甚则神志昏蒙，舌淡白，脉芤，或微细欲绝。

3. 阴脱 因精、津、液大量亡失，表现为神情恍惚，面色潮红，口干欲饮，皮肤干燥而皱，

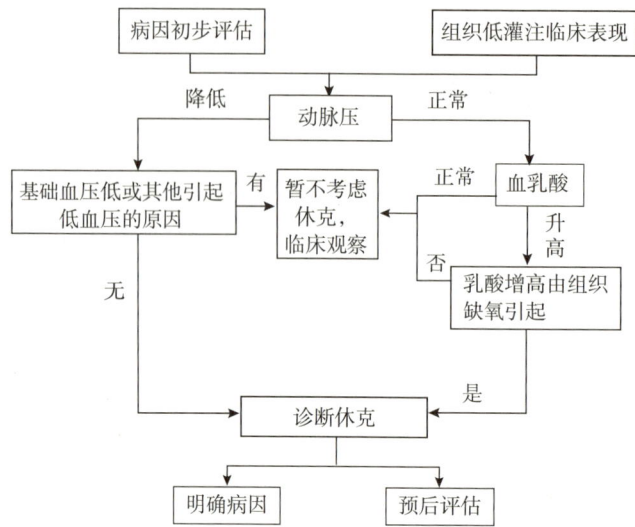

图 5 - 1 休克诊疗思路图

尿少，舌红而干，脉微细数。

4. 阳脱 因阳气暴脱，表现为神志淡漠，声低息微，四肢厥冷伴有大汗淋漓，舌淡，脉微欲绝或不能触及。

5. 血瘀 因气血失调，瘀血内停，表现为神情恍惚，面色晦暗，口唇爪甲紫绀，四肢逆冷，甚者皮肤有瘀斑或花纹，舌质紫暗，脉沉细涩或结。

五、急救处理

（一）西医急救处理

休克属临床急症，需尽早识别，积极处理。对于危及生命的休克，有效救治优先于明确诊断，针对主要问题综合治疗，以达到稳定生命体征，保证重要器官血液灌注，改善及恢复细胞功能与代谢的目的。

1. 一般措施

（1）体位：常取去枕平卧位；心力衰竭或存在肺水肿者可采用半卧或端坐位；下肢抬高20°~30°有利于最大程度保证脑血流量。

（2）供氧：保持呼吸道通畅，高流量供氧，保证氧饱和度＞95%，可采取面罩吸氧或无创正压通气给氧，必要时行气管插管和机械通气。

（3）其他：包括镇静、保暖、禁食、减少搬动等。

（4）监测生命体征：包括意识、体温、脉搏、呼吸、血压、血氧饱和度及尿量等。

（5）建立静脉通路：补液是抗休克的基本治疗，应尽快建立静脉通路。

2. 病因治疗 针对导致休克的病因进行原发病治疗，尽快去除病因，纠正休克。如感染性休克尽早进行抗感染治疗，并及早进行相关培养，明确致病菌；过敏性休克应立刻脱离过敏原，明确过敏物，并给予抗过敏治疗；创伤性、出血性休克应及早止血，补充血容量等。

3. 补液治疗 各型休克的大部分患者都会出现低血容量状态。因此，早期复苏的首要目标是恢复血容量。扩容治疗应遵循的输液原则是"先盐后糖""先晶后胶""按需供给"。补液种类有晶体和胶体两种，晶体以平衡液为主，胶体包括低分子右旋糖酐、白蛋白、血浆及其代用品。

液体应快速输注以观察机体对输注液体的反应，但要避免过快而导致肺水肿，一般300～500mL液体在20～30min内输入，先快后慢，心源性休克患者除外。结合心率、血压水平、尿量、血乳酸水平、碱剩余、床边超声等综合判断容量复苏反应。

4. 纠正酸碱及电解质平衡紊乱 应及时发现各种酸碱及电解质平衡紊乱并尽快纠正。休克时代谢性酸中毒最常见，若改善通气及补足血容量后休克症状仍不缓解，可给予碳酸氢钠静脉滴注。

5. 药物治疗 药物治疗主要以血管活性药物及正性肌力药物为主。缩血管药物常有升血压作用，包括去甲肾上腺素、多巴胺和多巴酚丁胺。多巴胺是常用的缩血管药物之一，该药在5～10μg/（kg·min）的静脉用量时可同时兴奋 β_1 和 α 受体，增加心肌收缩力和心排出量，提升血压，同时收缩外周血管，但可增加肾、肠系膜等血管供血。去甲肾上腺素开始以8～12μg/min速度滴注，调整滴速使血压达到理想水平，维持速度为2～4μg/min，是近年来各指南更为推荐的一线用药。对于突发的过敏性休克，临床上常用肾上腺素进行紧急治疗。此外，对于多巴胺和去甲肾上腺素升压效果不佳的脓毒症休克，也可首选肾上腺素治疗。多巴酚丁胺在缩血管同时增加心肌收缩力和心率，同时增加心肌耗氧量，适于合并心功能不全的患者。低排高阻型休克、缩血管药物致血管严重痉挛休克、体内儿茶酚胺浓度过高的中晚期休克患者可考虑谨慎使用血管扩张剂，包括抗胆碱能药物如山莨菪碱、阿托品等，以及 α 受体阻滞剂如酚妥拉明或酚苄明。

6. 其他综合治疗手段 休克可引起内环境紊乱和多器官功能不全，故治疗中应注意纠正体内糖代谢紊乱、保护肠功能、给予营养支持等，应注意评估和对症支持治疗。

（二）中医急救处理

1. 急救中成药 参附注射液常用于治疗阳脱证；参麦注射液常用于治疗阴脱证和血脱证；生脉注射液常用于治疗阴脱证。

2. 针灸治疗
气脱证：益气固脱法。针刺气海、关元、神阙、素髎等。艾灸百会、双劳宫、双涌泉等。
血脱证：益气补血固脱法。针刺血海、素髎、关元、百会等。艾灸神阙、足三里等。
阴脱证：救阴扶元法。针刺神阙、关元、素髎、百会、太溪、涌泉等。艾灸神阙、足三里、涌泉等。
阳脱证：回阳救逆法。针刺关元、素髎、气海、足三里等。艾灸神阙、百会、大椎等。
血瘀气（阳）脱证：益气固脱、化瘀。针刺关元、素髎、百会、内关、合谷等。艾灸神阙、百会、足三里等。

六、中医治疗

（一）治疗原则

厥脱为急危重症，回厥固脱是主要治疗原则，以益气、摄血、回阳、救阴为主要治法，兼见瘀血者，予活血化瘀法。

（二）辨证论治

1. 气脱证
主要证候：精神萎靡或昏迷，声低息微，突然汗出不止，四肢厥冷，目合口张，瞳仁散大，面色苍白，气短不续，二便失禁，舌淡苔白润，脉微弱。

治法：益气固脱。

方药：独参汤。若喘脱，加五味子；若汗漏，加山茱萸、黄芪。

2. 血脱证

主要证候：面色苍白，头晕目眩，心悸怔忡，气微而短，四肢厥冷，甚则神志昏蒙，舌淡白，脉芤，或微细欲绝。

治法：摄血固脱。

方药：独参汤合当归补血汤。

3. 阴脱证

主要证候：神情恍惚或烦躁不安，面色潮红，心烦潮热，口干欲饮，便秘少尿，皮肤干燥而皱，舌红而干，脉微细数。

治法：救阴固脱。

方药：生脉散。虚阳上浮而见潮热、心悸，加生牡蛎、鳖甲、五味子；口干咽燥加石斛、天花粉、玄参。

4. 阳脱证

主要证候：神志淡漠，心慌气促，声短息微，四肢厥冷伴大汗淋漓，舌淡，脉微欲绝或不能触及。

治法：回阳救逆。

方药：参附汤。汗脱不止，加五味子、山茱萸；四肢逆冷加肉桂；气促，加五味子、黄芪。

5. 血瘀气（阳）脱证

主要证候：神情恍惚，面色晦暗，口唇爪甲紫暗，冷汗淋漓，呼吸微弱，四肢逆冷，甚者皮肤有瘀斑或花纹，舌质紫暗，脉沉细涩或结。

治法：活血化瘀，益气固脱。

方药：血府逐瘀汤合回阳救急汤。

第六章

脓毒症

扫一扫，查阅本章数字资源，含PPT、音视频、图片等

脓毒症（sepsis）是严重感染、严重创（烧）伤、休克、外科手术后常见的并发症。1991年脓毒症共识会议首次定义脓毒症为感染引起的全身炎症反应综合征（SIRS），伴有器官功能障碍者称为严重脓毒症（severe sepsis），充分液体复苏后持续存在的低血压定义为脓毒性休克（septic shock）。二十多年来，人们逐渐认识到SIRS标准并不能完全反应失调的危及生命的宿主反应。为此，2016年欧洲危重病学家几经讨论提出了新的脓毒症定义。新定义指出，脓毒症是指宿主对感染的失调反应所致的危及生命的器官功能障碍。脓毒性休克是脓毒症合并出现的严重的循环障碍和细胞代谢紊乱，是指脓毒症患者在充分液体复苏后仍存在持续性低血压，需血管收缩药以维持平均动脉压 >65mmHg，血清乳酸浓度 >2mmol/L，对脓毒症及脓毒症休克的定义又延用至今，符合这一标准的临床病死率超过40%。脓毒症多发生于65岁以上的老年人。据统计，全球每年有数百万患者感染此病，且发病率仍在不断上升。在美国，每年大约有750 000例重症脓毒症患者，死亡率高达30%到50%，并且发病率以每年1.5%的速度递增。而我国脓毒症患者的医院死亡率也高达48.7%。脓毒症和脓毒性休克已成为影响人类健康的主要问题。

脓毒症属于中医学"外感热病"范畴。伤寒、温病相关的临床及医案著作蕴含了大量的中医诊治脓毒症的经验，但传统文献中并无"脓毒症"病名。王今达教授等人提出了对严重感染采用"菌毒炎并治"的理论，总结了脓毒症治疗的"四证四法"，即血瘀证用活血化瘀法、毒热证用清热解毒法、急性虚证用扶正固本法、腑气不通证用通里攻下法。

一、病因与发病机制

（一）病因

1. 宿主防御功能减退

（1）局部防御屏障受损：烧伤、创伤、手术，以及某些介入性操作造成皮肤、黏膜的损伤，使病原体易于透过人体屏障而入侵。

（2）免疫系统功能缺陷：先天性免疫系统发育障碍，或后天受破坏（物理、化学、生物因素影响）等，如放射治疗、细胞毒性药物、免疫抑制剂、损害免疫系统的病毒感染，均可造成各种机会感染。

2. 病原体有机可乘 各种手术、留置导尿管、静脉穿刺导管、内镜检查、机械通气等应用，使得病原体有了入侵机体的通路，导致感染机会增加。

3. 抗生素应用与菌群失调 广谱抗菌药物可抑制人体各部位的正常菌群，有利于毒力强的细菌定植。对抗生素敏感的菌株被抑制，使多种对抗生素耐药的菌株大量繁殖，容易造成医院感

染细菌的传播，引起患者发病。

菌群失调指正常菌群可仍在原位，但有数量和质量变化，在无外来细菌的入侵时表现出的微生态学变化。菌群失调的程度可分三度：

（1）Ⅰ度失调：由于抗菌药物抑制了一部分细菌，从而使另一部分细菌过度生长，造成某些部位正常菌群组成上的数量变化，临床上有可逆性，停药后容易自然恢复。

（2）Ⅱ度失调：菌群内生理波动转为病理波动，去除诱因后仍处于失调状态，无可逆性，临床上表现为慢性肠炎、慢性肾盂肾炎等。

（3）Ⅲ度失调：又称菌群交替症或二重感染，原有菌群大部分被抑制，但少数菌种占绝对优势状态，表现为急性、严重病理状态。如金黄色葡萄球菌、大肠杆菌、白色念珠菌、艰难梭菌、铜绿假单胞菌、变形杆菌、肺炎克雷伯菌感染，其中以前三者感染最为多见。

（二）发病机制

脓毒症的发病机制十分复杂，表现为炎症介导的组织损伤、器官衰竭以及免疫抑制状态，其发生发展与感染、过度炎症反应、凝血功能障碍、免疫功能抑制、组织损伤、肠道细菌或细菌内毒素（LPS）移位、基因多态性及神经 – 内分泌 – 免疫网络等病理过程有关，具体包含以下几个方面：

1. 脓毒症早期促炎反应与抗炎反应的动态平衡 在脓毒症早期，病原微生物与脂多糖结合蛋白（LBP）结合，形成免疫复合物，之后再与单核、巨噬细胞表面的 Toll 样受体（TLR）结合，启动细胞内信号传导系统，促使这些细胞合成并释放多种炎症介质。大量炎性反应因子造成机体循环功能障碍，进而促使脓毒症加重，导致多脏器功能衰竭。因此抑制炎症反应是脓毒症治疗的重点。但一旦促炎反应与抗炎反应的平衡被打破，则会造成炎性介质"瀑布样释放"，进而发展为脓毒症。

2. 脓毒症时的血管内皮损伤和凝血功能障碍 脓毒症时血管通透性增加、内皮细胞屏障功能丧失，导致循环物质移位和组织水肿。内皮细胞释放的舒血管物质，主要是 NO 增多，使得这一平衡关系被打破，导致血管扩张，进而使富含蛋白的液体进入肺和其他组织。同时，生理性抗凝系统和纤溶系统受到不同程度的抑制，使血液处于高凝状态，导致微血管内微血栓形成和微循环障碍，进一步发展至脓毒性休克甚至 MODS。

3. 脓毒症后期的免疫抑制和细胞凋亡 脓毒症时可引起细胞凋亡的促炎因子、活化 B 细胞和 T 细胞、糖皮质激素水平均升高，高水平的 TNF – α 和脂多糖可引起肺和肠上皮细胞的凋亡而导致多脏器功能障碍。

4. 肠道细菌或细菌内毒素（LPS）移位 肠道是机体最大的细菌和内毒素储存部位，在严重感染的状态下，肠道黏膜的屏障作用减弱，使得大量细菌和 LPS 经肠系膜淋巴系统和门脉系统进入血循环，诱导多种细胞因子释放，活化炎症级联反应并激活获得性免疫系统，导致机体对炎症、免疫反应调节失控，从而导致脓毒症患者发生迟发型败血症和 MODS。

5. 基因表达的特异性 临床上不难观察到，同样的病情和同样的治疗，不同个体的预后可能迥然不同。事实上，患者遗传和基因表达的特征在决定个体间的差异性上是极其重要的。目前认为，炎症表达的控制基因确实具有多样性，并发现 TNF – α 的表达差异与 HLA – DR 等位基因有关。TNF – α 分泌依赖 HLA 单模标本，如 HLA – DR_2 阳性、HLA – DR_5 阳性表现为低 TNF – α 分泌（低反应表现型）；而 HLA – DR_3 阳性、HLA – DR_4 阳性则表现为高 TNF – α 分泌（高反应表现型）。有学者发现，内毒素诱导 TNF – α 释放与 TNF – α 的基因型之间有明显的统计学关系：

TNF - α2、α6 和 α10 等位基因产生低量的 TNF - α 分泌；而 TNF - α4 和 α11 则产生高量的 TNF - α 分泌。这些都说明：个体基因特征在全身炎症反应中确实发挥着作用。至于它们对脓毒症的确切意义也仍有待于进一步的研究。

脓毒症的发病机制非常复杂，远非以上能全部概括。虽然距离揭开脓毒症发病机制尚有一定的时日，但以上研究已经能够给临床上提供足够的信息，在多靶点上进行干预，从而达到预防和治疗脓毒症的根本目的。

二、中医病因病机

（一）病因

1. 内因　正气虚弱，抗邪无力，正虚邪恋，邪毒阻滞，气机逆乱，脏腑功能失调。

2. 外因　外感六淫、疫疠之气、虫兽、金刃、毒物等侵袭机体，正邪交争，耗伤正气，邪毒阻滞，正虚邪实，气机逆乱，脏腑功能失调。

（二）病机

脓毒症的基本病机是正虚毒损、络脉瘀滞。脓毒症发生的关键有三：其一是正气的不足；其二是毒邪内蕴，"毒"乃广义之毒，包括痰、瘀、火热、湿浊等；其三是络脉瘀滞，气血失运，脏腑、四肢、百骸失于濡养。

1. 气阴两虚、阴竭阳脱是脓毒症的病机之本　《内经》云："正气存内，邪不可干"，"邪之所凑，其气必虚"。脓毒症的病机是在气虚、阴虚的基础上进一步导致阳脱阴竭、脏真受损（脏器功能障碍）而发多脏器功能衰竭综合征。"气不足，便是寒"，阳脱是气虚至阳虚的进一步发展，而阴竭是在阴虚的病理基础上发生的。阳损及阴，阴阳俱损，生化欲熄，终致精、气、神败伤，神机流贯受阻，造成"十二官相危，使气道闭塞而不通，刑乃大伤"，使脓毒症发展为多脏器功能衰竭综合征。

2. 毒邪内蕴是脓毒症的重要发病基础　久病体衰，卫外不固，外来之毒邪乘机侵袭，入里化热，变生热毒，热毒煎熬血液，加之气虚无以行血，则血流瘀滞，津液停化为痰浊，从而形成热、毒、痰、瘀内生之毒。又因正虚难以抗邪外出，致使毒热、瘀血和痰浊积于体内，毒邪进一步危害机体。内外之毒相互蕴结，阻遏三焦气机，灼伤气阴及脉络，脏真受损，甚至发展成阴阳之气不相顺接，气机严重逆乱的危重急症。

3. 正虚毒损、络脉瘀滞是脓毒症的主要病机变化　或原有严重的基础疾病，或突受烧伤、创伤等重创，机体正气亏虚、阴阳失和，毒邪乘机侵袭机体，正虚邪盛，毒邪客于络，络气郁滞，津凝为痰，血滞成瘀，痰瘀阻滞，致络脉运行气血的功能受到严重影响，甚则阻塞不通。

综上所述，正虚毒损、瘀滞络脉是脓毒症基本病机，由于正气不足，毒邪内蕴，内陷营血，络脉气血营卫运行不畅，导致毒热、瘀血、痰浊内阻，瘀滞络脉，进而令各脏器受邪而损伤，引发本病。

三、临床表现

（一）症状

脓毒症是一个临床综合征，临床表现多种多样，个体差异大，无特异的症状和体征。症状要点为：①寒战、发热（高热或低热）；②心悸、呼吸急促或困难；③头痛、头晕，甚则意识模糊或烦躁；④恶心、呕吐、腹胀；⑤少尿或无尿；⑥面色苍白或潮红、出冷汗。

（二）体征

①体温 >38℃或 <36℃；②神志淡漠或烦躁、谵妄，甚至昏迷；③呼吸急促或困难，频率 >30 次/分，脉搏细速、血压下降；④腹部叩诊高度鼓音，肠鸣音减弱，肝脾肿大，严重者出现黄疸或皮下出血瘀斑等；⑤毛细血管再充盈时间延长（>2 秒），或皮肤出现花斑。

（三）辅助检查

1. 病原微生物检测　血液、尿液、脑脊液、支气管分泌物培养是脓毒症感染诊断最确定的方法。

2. 血清降钙素原（PCT）和 C - 反应蛋白（CRP）　CRP 为感染的急性时相反应蛋白，PCT 是脓毒症感染的重要标志物。

3. 血乳酸水平检测　危重患者造成血乳酸水平升高的原因是器官组织缺氧。

4. 其他生物学标志　脓毒症感染的早期常表现为促炎症反应，主要的促炎介质有 TNF - α、IL - 2、IL - 1β、IL - 12、IFN - γ、IL - 6 等。随后炎症介质分泌增加，主要的抗炎介质有 IL - Ira、IL - 4、IL - 10、IL - 13、可溶性 TNF 受体（sTNFR）等。

5. 血气分析　低氧血症、酸中毒可以作为评估脓毒症患者预后的辅助指标。

四、诊治要点

（一）诊疗思路

1. 体征　确诊或高度疑似感染患者，并伴有序贯性器官功能障碍评分（SOFA 评分）≥2 分（见表 6 - 1），即可明确诊断。

2. 化验检查

（1）动脉血气分析：通过动脉血气分析计算氧合指数，进而判断肺功能障碍程度。

（2）血常规、肝肾功能：通过血常规、肝肾功能判断凝血系统及肾功能障碍程度。

表 6 - 1　序贯性器官功能障碍评分（SOFA 评分）

器官系统	指标	得分
呼吸系统 PaO_2/FiO_2 [mmHg（kPa）]	<400（53.3）	1
	<300（40.0）	2
	<200（26.7）+ 机械通气	3
	<100（13.3）+ 机械通气	4
神经系统 Glasgow 昏迷评分（分）	13～14	1
	10～12	2
	6～9	3
	<6	4
心血管系统 药物剂量 [μg/（kg·min）]	平均动脉压 <70mmHg	1
	多巴酚丁胺（任何剂量）或多巴胺≤5	2
	多巴胺 >5 或（去甲）肾上腺素≤0.1	3
	多巴胺 >15 或（去甲）肾上腺素 >0.1	4

续表

器官系统	指标	得分
肝脏 胆红素［mg/dL（μmol/L）］	1.2～1.9（20～32）	1
	2.0～5.9（33～101）	2
	6.0～11.9（102～204）	3
	>12（>204）	4
凝血系统 血小板（×10^9/L）	<150	1
	<100	2
	<50	3
	<20	4
肾脏 肌酐［mg/dL（μmol/L）］或尿量（mL/d）	1.2～1.9（110～170）	1
	2.0～3.4（171～299）	2
	3.5～4.9（300～440）或<500mL/d	3
	>5（>440）或<200mL/d	4

（二）中医辨证要点

1. 辨病位　六经相传、卫气营血相传与脓毒症的发生发展相类同，卫分证、太阳病与脓毒症代偿期的临床症状是吻合的，以非特异性临床症候群为特点。气分证、阳明病、少阳病是脓毒症的失代偿期与明确的炎症病灶或明确的炎症特征的共同反应；营分证、血分证、三阴病是严重脓毒症、多器官功能障碍的重要特征。

2. 辨病性　本病多为本虚标实，早期多以标实证候为主。若症见高热，大汗，喘息气粗，小便短赤，或大便秘结，脉洪数有力，则多属热证；若症见刺痛固定，肿块，皮肤甲错，舌质紫暗或有瘀斑，脉涩或沉迟，则多属瘀证。

五、急救处理

1. 液体复苏　一旦发现低血压或乳酸性酸中毒即要开始复苏。晶体液作为首选复苏液体，不建议使用羟乙基淀粉进行脓毒症和脓毒性休克的液体复苏。要在复苏开始的6h内达到以下目标：中心静脉压（CVP）8～12mmHg；平均动脉压（MAP）=65mmHg；尿量≥0.5mL/（kg·h）；中心静脉或混合静脉氧饱和度（SaO$_2$）≥70%。如果CVP已经达到8～12mmHg而SaO$_2$还没有达到70%，则可以输血使红细胞比容≥30%，同时或单独给予多巴酚丁胺，最大剂量可以到20μg/（kg·min）。在应用机械通气或心室顺应性降低的情况下，要求CVP达到12～15mmHg。

2. 抗感染治疗　对疑似脓毒症或脓毒症休克的患者，在明确诊断后应该在1小时内开始静脉抗菌药物治疗。初始经验性抗感染治疗方案采用覆盖所有可能致病菌（细菌和或真菌），且在疑似感染源组织内能达到有效浓度的单药或多药联合治疗。如证实或高度怀疑是由非感染因素所致的脓毒症或存在不受益于抗生素的感染性综合征，推荐停止抗生素的使用。一旦有明确病原学依据，应考虑降阶梯治疗。建议应用低水平的PCT作为停用抗菌药物的辅助指标，抗菌药物通常须连续使用7～10d，对流感病毒引起的脓毒症和脓毒性休克尽早开始抗病毒治疗。

3. 缩血管药物治疗　建议缩血管药物治疗的初始目标是平均动脉压达到65mmHg；对于脓毒性休克，去甲肾上腺素是首选缩血管药物，对有快速性心律失常风险或心动过缓的患者，可用多巴胺作为去甲肾上腺素的替代缩血管药物，当需要使用更多的缩血管药物来维持足够的血压时，建议使用肾上腺素；低剂量多巴胺不应用于严重脓毒症的肾保护治疗；所有需要使用缩血管药物的患者建议在条件允许的情况下尽快置入动脉导管测量血压；对已经接受了足够液体复苏和大剂量常用的缩血管药物后，仍不能提升血压的顽固性休克，可以考虑使用血管加压素，成人剂量为 $0.01 \sim 0.04U/min$。

4. 正性肌力药物治疗 对已经接受了足够液体复苏而心排出量仍低的患者，可以使用多巴酚丁胺，如果充足的液体复苏后心排出量不低，心率较快可考虑使用短效 β 受体阻滞剂。如果同时合并低血压，则联用缩血管药物。不推荐将心排指数提高到预设水平的治疗策略。

5. 糖皮质激素治疗 对成人脓毒症休克且需要持续使用升压药的，推荐静脉使用糖皮质激素。

6. 血液制品的使用 一旦组织低灌注已经解决，并且不存在明显的冠脉疾病、急性出血或乳酸性酸中毒等情况时，仅在血红蛋白（Hb）降低到 $7.0g/dL$ 以下才可考虑输血，并维持在 $7.0 \sim 9.0g/dL$；对无出血或无计划进行有创操作的脓毒症患者，不建议预防性输注新鲜冰冻血浆；当脓毒症患者血小板 $\leqslant 20 \times 10^9/L$ 并有明显出血风险时，建议预防性输注血小板。不建议脓毒症或脓毒性休克成人患者常规静脉注射免疫球蛋白。

7. 机械通气 在急性呼吸窘迫综合征（ARDS）或急性肺损伤（ALI）时应避免使用导致高平台压的高潮气量，在开始时 $1 \sim 2$ 小时先使用较低的潮气量，然后降至 $6mL/kg$，并维持平台压 $<30cmH_2O$；应以不使呼气末肺塌陷为前提，设置最低的 PEEP，同时确保足够的氧合；对于吸氧水平和平台压力较高，并且对变换体位无不良后果的患者，可考虑采用俯卧位通气；建议对脓毒症诱发的轻度 ARDS 患者试用无创通气；高频振荡通气不能改善脓毒症 ARDS 患者病死率。

8. 镇静、麻醉及神经肌肉阻滞剂 对需要使用镇静剂的机械通气患者应该制订包括镇静目标和标准化的客观评价方法，每天都需要中断或减少镇静剂输入，直到患者能够被唤醒，如果必要，应重新"滴定"给药的方式；建议脓毒症所致严重 ARDS 患者可早期短疗程（$\leqslant 48h$）应用神经肌肉阻滞剂。

9. 血糖控制 伴有高血糖（连续两次血糖 > 10mmol/L）的脓毒症患者应控制血糖 $\leqslant$ 10mmol/L，并采用规范化血糖管理方案。建议每 $1 \sim 2h$ 监测一次血糖，直至血糖和胰岛素用量稳定后可每 4h 监测一次。

10. 持续性肾脏替代治疗（CRRT） 对于急性肾衰，如果没有血流动力学不稳定，连续血滤与间断血透的效果是一样的。但对于血流动力学不稳定的患者，连续血滤能够更容易地管理好液体平衡。

11. 碳酸氢盐治疗 对于因低灌注导致的乳酸性酸中毒，如果 pH $\geqslant 7.2$，不建议把碳酸氢盐用于改善血流动力学或减少升压药用量的目的。

12. 预防深静脉血栓 对脓毒症患者应该用普通肝素或低分子肝素进行预防深静脉血栓的治疗。如果有使用肝素的禁忌情况（如血小板减少症、严重凝血病、活动性出血、新近发生的颅内出血等）可以改用机械的方法，如逐级加压或间断加压，有外周血管疾病除外。

13. 预防应激性溃疡 建议使用 H_2 受体拮抗剂或质子泵抑制剂预防有出血危险因素的脓毒症患者发生应激性溃疡，优先使用质子泵抑制剂。

14. 营养支持治疗 脓毒症和脓毒性休克复苏后血流动力学稳定者尽早开始营养支持（48h内），首选肠内营养，小剂量血管活性药物不是使用早期肠内营养的禁忌；存在营养风险的严重脓毒症患者，早期营养应避免过度喂养，以 $20 \sim 25cal/kg$ 为目标；对有营养风险的脓毒症患者，若接受肠内营养 $3 \sim 5$ 天仍不能达到 50% 目标量，建议添加补充性肠内营养；对脓毒性休克患者不推荐使用谷氨酰胺，应用含鱼油的脂肪乳剂能缩短脓毒症合并 ARDS 患者机械通气时间和 ICU 住院时间，但对降低病死率并无影响。

六、中医治疗

（一）治疗原则

清热解毒、活血化瘀、扶正固本、通里攻下为基本治疗原则，把握分期、分证论治。

（二）辨证论治

1. 发热期

（1）热毒炽盛证

主要证候：发热，喘促，口渴，咽干，小便短赤，大便秘结，舌红或舌红绛，苔黄或燥，脉数而有力或脉沉数。

治法：清热凉血，泻火解毒。

方药：清瘟败毒饮或普济消毒饮加减。咽痛者，加板蓝根、玄参等；渴甚者，加天花粉、玉竹等；大便不通，腹痛腹胀拒按者，加大黄、枳实等；中成药可选用安宫牛黄丸。

（2）瘀毒内结证

主要证候：喘促，发绀，发热夜甚，多伴有意识障碍，口干，汗出，斑疹隐隐，尿赤便秘，甚者可发为痉厥，手足抽搐，舌质红绛，苔薄，脉细数。

治法：清热凉血，开窍醒神。

方药：清营汤合安宫牛黄丸加减。大便不通，腹痛腹胀拒按者，加大黄、枳实等。中药注射剂可选用血必净注射液。

2. 休克期

（1）阳脱证

主要证候：冷汗淋漓，四肢逆冷，忽而昏聩，面赤唇紫，口开目闭，手撒遗尿，舌淡或紫，脉微欲绝或散大无根。

治法：益气温阳固脱。

方药：回阳救逆汤或参附汤加减。中药注射剂可选用参附注射液。

（2）阴脱证

主要证候：意识恍惚或烦躁不安，面色潮红，两目内陷，皮肤皱褶，身热心烦，口渴欲饮，少尿或无尿，舌红干燥，脉细数。

治法：益气养阴固脱。

方药：生脉散或固阴煎加减。中药注射剂可选用生脉注射液或参麦注射液。

3. 脏腑损伤期

（1）热毒闭肺证

主要证候：喘息气促，张口抬肩，咳嗽气逆，意识淡漠或伴意识障碍，口渴，咽干，小便短赤，大便秘结，舌红，苔黄腻或燥，脉数而有力。

治法：宣肺平喘，通腑泄热。

方药：宣白承气汤加减。

（2）邪毒伤肾证

主要证候：少尿或无尿，尿赤，或伴见周身水肿或双下肢水肿，舌嫩红体胖大，少苔或无苔。

治法：温阳化气，利水解毒。

方药：温脾汤加减。

（3）阳明腑实证

主要证候：脘腹痞满，腹痛拒按，腹胀如鼓，按之硬，大便不通，频转矢气，甚或潮热谵语，舌苔黄燥起刺，或焦黑燥裂，脉沉实。

治法：通腑泄热，保阴存津。

方药：大承气汤加减。

（4）热盛迫血证

主要证候：昏狂谵语，周身斑疹，斑色紫黑，吐血、衄血、溲血，大便色黑易解，舌绛起刺，脉细数或涩。

治法：清热解毒，凉血散瘀。

方药：犀角地黄汤合安宫牛黄丸加减。中药注射剂可选用血必净注射液。

4. 恢复期

（1）肺脾气虚证

主要证候：少气懒言，面色㿠白，神疲乏力，四肢痿软，气短声低，食少纳差，大便溏稀，舌质淡嫩或紫暗，苔白或水滑，脉缓细弱。

治法：健脾益气。

方药：补中益气汤加减。

（2）肾气不足证

主要证候：神疲乏力，腰膝酸弱，多尿或遗尿，多汗，或畏寒肢冷，四肢厥冷，或潮热盗汗，或头晕耳鸣，舌质淡嫩色红，少苔，脉沉细或缓或数。

治法：补肾填精。

方药：六味地黄丸或金匮肾气丸加减。

（三）针灸治疗

1. 阳明经热　针刺大椎、涌泉、十宣等穴。

2. 热结肠腑　针刺足三里、天枢、上巨虚、下巨虚等穴位。

3. 亡阴　针刺人中、内关、复溜，灸神阙等穴。

4. 亡阳　灸人中、百会、涌泉、足三里等穴。

扫一扫，查阅本章数字资源，含PPT、音视频、图片等

多器官功能障碍综合征（multiple organ dysfunction syndrome，MODS）是指机体在严重感染、创伤、休克和大手术后，两个或两个以上系统器官或脏器功能同时或序贯发生功能障碍的临床综合征。受损器官包括肺、肾、肝、胃肠、心、脑等。MODS 发展的最终结果是多器官功能衰竭（MOF）。MODS 的临床特征是严重急性损伤后循环不稳定，高代谢状态，组织细胞缺氧，来势凶猛难以遏制，病死率高，MODS 占 ICU 患者死亡率的 50%～80%，居第一位，死亡率随受累脏器数目增多和功能障碍时间延长而增高；20 年来虽然抢救措施不断改进，但死亡率并无明显降低。

MODS 可在中医学"脏竭症"范畴认识和辨证论治。脏竭症是指多脏腑合病或并病，表现为多种危重证候，多个脏腑精气衰竭，包括脱证、肺衰、关格、血证、心衰、神昏等；中医药对 MODS 的救治独具特色，优势显著，应重视其在 MODS 抢救全过程中正确应用。

一、病因与发病机制

（一）病因

下列急症过程中可发生 MODS：严重感染、严重创伤、休克、大面积烧伤、大手术、组织严重损伤、大量出血、重症肺炎、绞窄性肠梗阻、全身冻伤复温后、心跳呼吸骤停复苏后、钝性挤压伤、急性重症胰腺炎等。

（二）发病机制

1. 持续性全身性炎症反应综合征（systemic inflammatory response syndrome，SIRS） 炎症局部白细胞、内皮细胞等活化，释放炎症介质和细胞因子，有抗感染和修复损伤组织的作用；剧烈炎症、过多炎症介质和细胞因子释放、酶类失常和氧自由基过多、前列腺素和血栓素失调，加以细菌毒素的作用，可引起"全身性炎症反应综合征"，启动 MODS。

2. 抗炎介质泛滥引起代偿性抗炎反应综合征（compensatory anti-inflammatory response syndrome，CARS） 在 SIRS 的发展过程中，常常由于抗炎反应占优势（促炎＜抗炎），导致抗炎介质产生过量和泛滥入血，机体出现代偿性抗炎反应综合征。CARS 以免疫抑制为主，可在一定程度上减轻炎症对机体的损害，但是到晚期常因免疫功能的严重抑制而造成无法控制的感染。

当 SIRS＞CARS 时，机体可出现休克、细胞凋亡和多器官功能障碍；当 SIRS＜CARS 时，机体的免疫功能全面抑制；当两者同时存在又相互加强时，机体则产生更强的损伤和更严重的免疫抑制，这又称为混合性拮抗反应综合征（MARS）。

3. 缺血－再灌注损伤 心脏骤停、复苏、休克时导致器官缺血，当血流动力学改善后，血液对器官产生"再灌注损伤"，此过程中生成大量氧自由基和毒性氧代谢物，继而造成细胞膜或细胞内膜脂质过氧化引起细胞损伤。细胞蛋白质受自由基攻击导致膜流体性丧失，促酶功能损害继而细胞器或整个细胞破坏，引起 Ca^{2+} 内流，细胞进一步损伤。

4. 肠道细菌与内毒素移位 严重创伤、烧伤、休克等危重病时，由于血液重分布使肠黏膜缺血，造成肠黏膜屏障功能下降，细菌穿过黏膜，激活黏膜下的白细胞系统，两者释放毒素进入门脉，损害肝功能，进而进入体循环，随之发生全身性血管内皮细胞活化，启动炎症介质和细胞因子释放，触发全身性炎症反应，结果可使肺、心肌等受损。

二、中医病因病机

（一）病因

本病的形成，多是由于素体正气亏虚，脏腑功能失调，阴阳气血失衡，复因外感邪毒、严重创伤、大手术等使热、毒、湿等内犯机体，正虚邪实，正不胜邪，气机逆乱，两个或两个以上脏器严重受损，阴阳离决而发病。

（二）病机

本病的基本病机总属正虚毒损，络脉瘀滞，气机逆乱，脏腑功能衰竭，最突出的是有各脏器受损的危重变证表现如：脱证（微循环功能障碍）、肺衰（急性肺损伤或 ARDS）、关格（急性肾功能障碍）、肠痹（胃肠功能障碍）、血证（凝血功能障碍）、心衰（急性心衰）、神昏（急性肝、脑功能障碍）等。

三、临床表现

由于 MODS 及 MOF 的发病机制十分复杂，因而临床表现多样，为便于观察，目前一般将临床上的表现分为下列四期，但是临床的过程也并非能如此清楚地分开。

（一）第一期

此期患者临床表现隐匿，体格检查时可能正常。一般出现在休克与创伤后，经过复苏，呼吸在 25～30 次/分以上，这是肺功能不全的早期表现，X 片上很少观察到有异常变化，无湿啰音，可有粗糙鼾音，代偿性过度通气产生呼吸性碱中毒，$PaCO_2$ 下降。

（二）第二期

患者呼吸急促，缺氧明显，有呼吸性碱中毒、氮质血症，可出现黄疸和血小板数下降，每一系统都有轻度的功能异常。PaO_2 明显降低，肺底部出现湿啰音，X 片显示肺纹理加重。此时虽提高氧的吸入，PaO_2 仍不能提高到相应的水平。

（三）第三期

每个器官系统都有明显的临床异常表现，有明显的 MOF 表现，病情危重、休克、心排血量减少、水肿、严重缺氧和氮质血症，出现代谢性酸中毒和高血糖，血液系统出现凝血异常。两肺啰音增多，胸片出现两肺弥散性团块阴影或肺实变，虽然给以高浓度 O_2 吸入，PaO_2 仍不能升高，

$PaCO_2$开始上升。

（四）第四期

患者处于濒死状态，心脏负荷增加，呼吸不规则甚至暂停，少尿，重度酸中毒，氧耗增加，可出现肝性脑病和昏迷。此期多伴有多器官衰竭，循环系统衰竭，心律失常，最终死于一个或多个维持生命器官系统的衰竭。

四、诊治要点

（一）诊断

完整的 MODS 诊断依据应是：诱发因素 + 全身炎症反应（SIRS）+ 多器官功能障碍，即：

1. 存在严重创伤、休克、感染、延迟复苏以及大量坏死组织存留或凝血功能障碍等诱发MODS 的病史或病象。

2. 存在全身炎症反应综合征，脓毒症或免疫功能障碍的表现及相应的临床症状。

3. 存在两个以上系统或器官功能障碍。具体见表 7 – 1。

表 7 – 1　多器官功能障碍诊断标准

器官或系统	诊断标准
循环系统	收缩压 <90mmHg，持续 1h 以上，或循环需要药物支持以维持稳定
呼吸系统	急性起病，$PaO_2/FiO_2 \leqslant 200$（已用或未用 PEEP），X 线胸片见双肺浸润，PCWP≤18mmHg，或无左房压升高的证据
肝脏	血清总胆红素 >34.2μmol/L，血清转氨酶在正常值上限的 2 倍以上或有肝性脑病
胃肠道	上消化道出血，24h 出血量 >400mL，或不能耐受食物，或消化道坏死或穿孔
血液系统	血小板计数 <50×10⁹/L 或减少 25%，或出现 DIC
代谢	不能为机体提供所需能量，糖耐量降低，需用胰岛素；或出现骨骼肌萎缩、无力
中枢神经系统	GSW <7 分

（二）鉴别诊断

以下情况不属于 MODS：

1. 多病因所致的慢性疾病器官功能障碍失代偿晚期。

2. 不是多个器官功能障碍的简单相加。

3. 器官障碍所造成的相邻系统器官并发症，如心衰引起的肾衰，呼衰引起的肺性脑病等。

（三）中医辨证要点

中医辨证分为实证与虚证：实证包括热毒炽盛、痰热证、湿热证、气滞血瘀证等；虚证包括心肺脾肾俱虚证、气阴耗伤证、阳气暴脱证、阴竭阳脱证等。

由于 MODS 是脓毒症的最严重阶段，所以 MODS 仍然不脱离脓毒症的中医基本辨证体系（以六经辨证、卫气营血辨证为主），具有六经相传、卫气营血相传的传变规律和脏腑辨证规律。

MODS 最突出的是有各脏器受损的危重变证表现，如：脱证（微循环功能障碍）、肺衰（急性肺损伤或 ARDS）、关格（急性肾功能障碍）、肠痹（胃肠功能障碍）、血证（凝血功能障碍）、心衰（急性心衰）、神昏（急性肝、脑功能障碍）等，须及时针对各脏器功能受损或衰竭情况辨证论治，主张采用中西医结合方法综合救治。

五、急救处理

MODS 救治上应去除病因，控制感染，止住触发因子，有效地抗休克，改善微循环，重视营养支持，维持机体内环境平衡，增强免疫力，防止并发症，实行严密监测。

（一）非药物治疗

发病后应卧床休息，保持安静，监护并维持生命体征稳定以及水、电解质平衡，保持大、小便通畅，预防和及时治疗褥疮、泌尿道和呼吸道感染等。

（二）支持肺功能

1. 面罩吸氧　吸入高浓度氧，使 PaO_2 达到安全水平，但吸入氧浓度 >60% 超过 6 小时可产生氧中毒，应避免长时间使用。

2. 呼吸机辅助通气　气管插管，尽早使用呼气末正压呼吸（PEEP），使呼吸全过程气道内保持正压，防止小气道和肺泡萎陷。

3. 治疗间质性肺水肿　限制入水量，使用利尿剂、人血白蛋白等。

4. 纠正肺微循环障碍　使用低分子量右旋糖苷；前列腺素 E_1 $100 \sim 200 \mu g$ 加 5% GS 500mL，静脉滴注，$2 \sim 3$ 小时滴完，一天一次；必要时应用 α 受体阻滞剂。

（三）急性肾衰的处理

少尿、无尿期 $7 \sim 14$ 天，无尿重症期 $5 \sim 6$ 天，可长达 1 个月，此期是治疗的关键。

1. 控制入水量：原则为"量出为入，宁少勿多"。

2. 蛋白合成激素：使用苯丙酸诺龙 25mg，肌肉注射，一天一次。

3. 纠正高血钾和其他电解质紊乱：胰岛素。

4. 离子交换树脂灌肠。

5. 饮食：选用低蛋白、高热量、高维生素饮食。

6. 血透析：是有效治疗手段，指征：BUN >21.4mmol/L 或血肌酐 >442μmol/L；高血钾，血钾 >6.5mmol/L；无尿 >48 小时，或少尿 >4 天；严重代谢性酸中毒；水中毒、急性肺水肿；尿毒症症状严重，持续呕吐、烦躁、嗜睡。

（四）心血管功能的支持

1. 强心剂　可选用洋地黄。

2. 儿茶酚胺类　首选多巴胺、多巴酚酊胺。

（五）其他脏器的支持

1. 保肝治疗　可选用能量合剂、还原型谷胱甘肽制剂等。

2. 营养支持　每天葡萄糖供应控制在 200g 以下；蛋白质供应比正常人高 1 倍，每天为 $1.5 \sim 2.5$ g/kg；热量主要由脂肪提供，非蛋白质热卡∶氮为 100∶1。强化谷氨酰胺以支持肠细胞，加入精氨酸以支持免疫系统。提倡尽早实施早期肠内营养。

六、中医治疗

（一）治疗原则

抓住本病"正虚邪实"的中医基本病机，以"扶正"与"祛邪"并举为救治总则；重视脱证辨治与早期液体复苏紧密配合是固脱救急之大法；辨证应用清热通腑、泻肺平喘、益气养阴、活血化瘀法提高抢救成功率；强调固护脾胃，维护肠屏障功能；重视辨证运用活血化瘀法及方药，贯穿于防治 MODS 的全过程；从"虚""瘀""毒""水"四方面着手治疗，通过益气扶正、活血化瘀、利水解毒等治法，同时配合连续肾脏替代治疗（CRRT）治疗对于关格（急性肾功能障碍）的防治具有重要意义。

（二）辨证论治

1. 脱证

（1）阴脱证

主要证候：身热汗出如油，口渴饮冷，烦躁，面红，舌干无津，脉细疾数。

治法：养阴益气固脱。

方药：生脉散加减。中成药用生脉注射液静脉推注或滴注。

（2）阳脱证

主要证候：冷汗淋漓，身凉肢厥，神倦息微，面色苍白，脉微欲绝，舌淡苔润。

治法：回阳固脱。

方药：参附汤。中成药可选参附注射液静脉推注。

2. 肺衰（肺气衰竭证）

主要证候：呼吸急促或微弱，舌淡或青紫，脉微弱而数。

治法：益气养阴，泻肺通腑。

方药：生脉散合宣白承气汤加减。若痰火壅肺，阳明腑实者用加味凉膈煎加减。中成药用生脉注射液静脉推注或滴注。

3. 关格（浊毒内盛证）

主要证候：小便量极少，色黄赤，倦怠乏力，不思饮食，恶心，时有呕吐，苔黄腻，脉细数或濡数。

治法：温阳泻下，化浊解毒。

方药：大黄附子汤加减。若热毒犯肺，水热互结，二便不利者，用宣白承气汤合葶苈大枣泻肺汤加赤芍等。脾肾阳虚者用中成药可选参附注射液静脉滴注。

4. 肠痹（腑气不通证）

主要证候：腹痛，或腹胀，或呕吐，大便数日不下；或热结旁流，气味恶臭；甚则神昏谵语，小便短黄，舌质红，苔黄厚，脉沉实有力。

治法：通腑泄热。

方药：大承气汤加减。

5. 心衰（阳虚水泛证）

主要证候：全身浮肿，心悸喘促，小便不利，畏寒肢冷，舌淡胖，苔白滑，脉无力而数。

治法：温阳利水。

方药：真武汤合五苓散加减。痰热水瘀壅塞三焦者，可用己椒苈黄合剂加附子等。中成药：心气虚者可选生脉注射液静脉推注或滴注；心阳虚者可选参附注射液静脉推注或滴注等。

6. 神昏（痰热蒙窍证）

主要证候：神志模糊，或见身热，甚至昏睡不醒，呼之不应，不省人事，喉中痰鸣，舌红苔黄，脉滑数。

治法：清热涤痰，醒神开窍。

方药：安宫牛黄丸。出现嗜睡即可加用醒脑静注射液。痰湿蒙窍者，用苏合香丸或至宝丹。

7. 血证

（1）瘀血内阻证

主要证候：头痛胸痛，胸闷呃逆，心悸，发热，舌质红，边有瘀斑或瘀点，唇暗，脉涩或弦紧。

治法：活血化瘀。

方药：血府逐瘀汤加减。伴大便欠畅，加用大黄、枳实；伴呕吐频繁，可加用旋覆花、代赭石等。中成药可选丹红注射液等。

（2）热迫血溢证

主要证候：斑色鲜红或暗紫，甚或发黑，起病急骤，发热，烦渴，溺赤，大便秘，舌红、苔黄，脉滑数或弦数。

治法：凉血散血。

方药：犀角地黄汤加味。热盛者可加用羚羊角粉吞服。

（3）气虚不摄证

主要证候：便血色紫暗，面色萎黄，头晕目眩，体倦乏力，心悸，少寐，舌质淡，脉细。

治法：益气摄血。

方药：归脾汤加减。脾胃虚寒者可用参附汤温阳摄血。中成药：气虚不摄选生脉注射液静脉点滴；阳虚不摄可选参附注射液静脉点滴。

扫一扫，查阅本章数字资源，含PPT、音视频、图片等

第一节　慢性阻塞性肺疾病急性加重期

慢性阻塞性肺疾病（chronic obstructive pulmonary disease，COPD，简称慢阻肺）是一种以持续气流受限为特征的可以预防和治疗的疾病，其气流受限不完全可逆，多呈进行性发展，与气道和肺组织对烟草、烟雾等有害气体或有害颗粒的慢性炎症反应增强有关。肺功能检查结果是COPD确诊的主要依据。COPD分为稳定期和急性加重期。

COPD是呼吸系统疾病的常见病与多发病，患病率及病死率高，是一种严重危害我国人民身体健康的重要慢性呼吸系统疾病。目前慢阻肺居全球疾病死亡原因第3位，在世界疾病经济负担的排名中居第5位。

中医学中没有慢性阻塞性肺疾病这一病名，但根据其临床表现可归属于中医学的"咳嗽""喘证""肺胀"等范畴。肺胀源于《内经》，发挥于汉代张仲景，成熟并完善于后世历代医家。《灵枢·胀论》说："肺胀者，虚满而喘咳。"《灵枢·经脉》又说："肺手太阴之脉……是动则病肺胀满，膨膨而喘咳。"汉代张仲景《金匮要略·肺痿肺痈咳嗽上气病脉证治》指出本病的主症为"咳而上气，此为肺胀，其人喘，目如脱状"。书中所记载治疗肺胀之越婢加半夏汤、小青龙加石膏汤等方至今仍被临床沿用。《金匮要略·痰饮咳嗽病脉证并治》中对支饮"咳逆倚息，气短不得卧，其形如肿"的描述亦与"肺胀"症状相类似。隋代巢元方《诸病源候论·咳逆短气候》记载肺胀的发病机理是由于"肺虚为微寒所伤则咳嗽，咳嗽则气还于肺间则肺胀，肺胀则气逆，而肺本虚，气为不足，复为邪所乘，壅痞不能宣畅，故咳逆，短乏气也"。可见肺胀的主要病因是久病肺虚。金元以后，历代医家对本病的认识不断充实。元代朱丹溪《丹溪心法·咳嗽》说："肺胀而嗽，或左或右不得眠，此痰夹瘀血碍气而病。"提示肺胀是由痰瘀阻碍肺气所致。清代张璐《张氏医通·肺痿》说"盖肺胀实证居多"，认为肺胀以"实证居多"。李用粹《证治汇补·咳嗽》认为肺胀"又有气散而胀者，宜补肺，气逆而胀者，宜降气，当参虚实而施治"。说明对肺胀的辨证论治当分虚实两端。

一、病因与发病机制

COPD是以炎症为中心的、多种因素相互作用的结果。炎症、氧化与抗氧化失衡、蛋白酶与抗蛋白酶失衡、自主神经功能紊乱、遗传等一系列因素共同影响着COPD的形成与发展。吸烟、吸入有害气体或颗粒、寒冷、空气污染等导致气流受限、气道重塑与肺泡结构破坏、肺泡弹性回缩力下降、黏液纤毛功能障碍、全身效应等，最终导致气体陷闭和肺过度充气，形成COPD的特

征性气流受限。

1. 炎症 炎性细胞被激活后释放各种炎症介质包括炎症趋化因子、致炎细胞因子、生长因子等，引起炎症作用进一步放大，促进中性粒细胞聚集和（或）肺结构破坏。

2. 蛋白酶 – 抗蛋白酶失衡 弹性蛋白是肺实质结缔组织的主要成分，蛋白水解酶分解弹性蛋白，对肺组织有损伤、破坏作用；抗蛋白酶对弹性蛋白酶等多种蛋白酶具有抑制功能；其中 $\alpha 1$ – 抗胰蛋白酶（$\alpha 1$ – AT）是活性最强的一种。蛋白酶和抗蛋白酶维持平衡是保证肺组织正常结构免受损伤和破坏的主要因素。COPD 患者肺组织中分解结缔组织的蛋白酶增多，或对抗此作用的抗蛋白酶不足，均可导致组织结构破坏而产生肺气肿。

3. 氧化应激 氧化应激是加重 COPD 炎症的主要机制。氧化物通过激活炎症基因、使抗蛋白酶失活、刺激黏液高分泌、增加血浆渗出，直接或间接对肺组织产生损害作用，造成肺组织细胞功能障碍、细胞死亡。

4. 自主神经功能紊乱 胆碱能神经张力增高在 COPD 发病中也有非常重要的作用。胆碱能神经张力增高，导致气道张力增加，气道管腔狭窄，引起通气功能障碍。

二、中医病因病机

本病的发生多因久病肺虚，痰瘀壅滞，致肺不敛降，气还于肺间，肺气胀满，每因复感外邪诱使病情发作或加剧。

（一）病因

1. 久病肺虚 若内伤久咳、久喘、久哮、肺痨等肺系慢性疾患，迁延失治，导致肺气受损，痰浊滞留，伏着于肺，致肺气壅滞不畅，久则气还肺间，肺气胀满不能敛降，而成肺胀。

2. 感受外邪 素体肺虚，久病损伤肺气，肺虚卫外不固，六淫之邪每易反复乘袭，或因吸烟过度，空气污染，邪壅肺气，气道不利，诱使本病反复发作，病情日益加重。

3. 痰夹血瘀 病久或年迈，或禀赋不足，肺气、肺体损伤，内有郁结之痰，复感外邪，肺气郁闭，气郁痰阻日久，可致血液运行不畅，痰瘀相结于肺，甚则病及于心，导致肺气壅滞，而成肺胀。

（二）病机

1. 发病 本病多由慢性肺系疾病积久而成，隐袭发病，病程较长。在其发病过程中，痰浊、水饮与血瘀起重要作用。若素有脾肾阳虚，脾阳虚则失于温化，肾阳虚则失于蒸化，水津停滞而生痰，痰从寒化而积成饮，水饮内停，复感风寒外袭，则寒饮相搏，上射迫肺，气滞于胸，肺失敛降而为肺胀；肺脾虚弱者，肺虚不能布津，脾虚不能转输，水津停滞，痰浊内生，壅阻于肺，壅塞气道，亦为肺胀；若痰浊素盛，久则痰从热化，痰热相搏，郁遏肺气，清肃失司，致肺气上逆。甚则痰气交阻，阳气闭塞，痰蒙神窍，或痰热内盛，热甚动风，则病情危殆。若痰浊久留，肺气郁滞，则血郁为瘀，瘀阻血脉，血不利则为水，痰浊、水饮、瘀血相互为患，常使病情进一步恶化。

2. 病位 病位在肺、脾、肾、心，亦可及脑与肝。肺胀的病变首先在肺，肺主气司呼吸，化生宗气以贯心脉；又主宣发和肃降，布散津气营养全身，通调水道以利三焦。久病喘咳，肺失宣肃，气滞胸中，甚或痰饮水停，瘀血内阻，发为肺胀。痰饮内停则伤脾，肺失宣降则肾失摄纳，故继则影响脾肾，痰饮瘀血内阻后期又可及于心，甚则及脑，痰蒙神窍，或引动肝风。

3. 病性　本虚标实，虚实交错为本病之特点。本虚为肺脾肾心俱虚，标实为痰饮水停，气滞血瘀。偏虚者，当区别气虚、阳虚或阴虚，并应分辨肺脾肾心病变的主次；偏实者，须分清风寒、风热、水饮、痰浊、痰热、血瘀等的不同。一般感邪则偏于邪实，平时偏于本虚。早期由肺而及脾肾多属气虚、气阴两虚；晚期以肺肾心为主，气虚及阳，或阴阳两虚，但纯属阴虚者罕见。

4. 病势　病势可由上及下，由肺及脾及肾。亦可由下及上，后期病及心脑。

5. 病机转化　本病正虚与邪实互为因果。如阳气不足，卫外不固，易感外邪，痰饮难蠲，兼有阴虚者，则外邪、痰浊易于热化；故虚实常夹杂出现。若反复外感、内伤，进一步耗伤正气，每致愈发愈频，甚则持续不已。恶化与缓解是病性发展的两端。一是季节性加重，或寒温失控，或情志因素引起急性发作，出现寒饮束肺，或痰热壅肺，或心脾肾阳虚。如果治疗不及时或误治，甚至再受诱因的刺激，轻则在三证之间转化，重则转为痰浊内闭，严重时发生神昏、痉厥、出血及喘脱等危重证候。二是季节性缓解，或治疗及时得力，诸证由重转轻，由危转安，由发作转为缓解。

三、临床表现

COPD 起病缓慢，病史长，常反复急性发作而使病情加重。急性加重多由感染诱发，也可由污染、气候变化、情绪、运动等诱发。

1. 慢性咳嗽　多数患者初起咳嗽呈间歇性，晨起较重，逐渐进展为以夜间咳嗽为主。部分患者表现为明显的呼吸困难与气流受限，而无咳嗽症状。

2. 咳痰　部分患者清晨痰较多，通常痰以少量黏液痰或浆液性泡沫痰为主；急性发作伴随感染时痰量增多，多为脓性痰或痰中带血。

3. 气短或呼吸困难　早期仅于劳力时出现气短或呼吸困难，随着病情进展，气短或呼吸困难呈进行性加重，逐渐发展为日常活动甚至休息时也出现气短或呼吸困难。

4. 喘息和胸闷　部分患者或重症患者有喘息，胸部紧闷感，通常于劳力后发生。

5. 全身性症状　如体重下降、食欲下降、营养不良、外周肌肉萎缩和功能障碍、精神抑郁和（或）焦虑等。

四、诊治要点

（一）诊断

1. 病史

（1）吸烟史：COPD 患者多数有长期大量吸烟史，包括主动吸烟和被动吸烟史。

（2）职业性或环境有害物质接触史：如较长期粉尘、烟雾、有害颗粒或有害气体接触史。

（3）家族史：COPD 有家族聚集现象。

（4）发病年龄与好发季节：COPD 多见于中老年人，年龄多大于 40 岁，好发于秋冬寒冷季节，常有反复呼吸道感染和急性加重史。随着疾病进展，急性加重频繁发作，病情也逐渐加重。

（5）慢性肺源性心脏病史：COPD 后期出现低氧血症和（或）高碳酸血症，可并发慢性肺源性心脏病和右心衰竭。

（6）COPD 在不同病期的临床表现不尽相同：COPD 急性加重时，短期内出现咳嗽、咳痰、气短和（或）喘息、呼吸困难急剧加重，痰量比平常量增加，多为黄色脓性痰或黏液脓痰，可有发热、全身酸痛等的炎症表现。COPD 稳定期临床表现有咳嗽、咳痰、气短等，症状相对稳定且轻微。

2. 症状

（1）慢性咳嗽：通常为首发症状，初起咳嗽呈间歇性，晨起较重，以后早晚或整日均有咳嗽，但夜间咳嗽并不显著。部分患者有明显的呼吸困难与气流受限，而无咳嗽症状。

（2）咳痰：通常痰以少量黏液痰或浆液性泡沫痰为主，部分病例清晨痰多；急性发作伴随感染时痰量增多，常有脓性痰或痰中带血。

（3）气短或呼吸困难：是 COPD 的标志性症状，也是患者焦虑不安、导致就诊的主要原因。早期仅于劳力时出现气短或呼吸困难，随着病情进展，气短或呼吸困难呈进行性加重，逐渐发展为日常活动甚至休息时也出现气短或呼吸困难。

（4）喘息和胸闷：不是 COPD 的特异性症状。部分患者或重症患者有喘息，胸部紧闷感，通常于劳力后发生。

（5）全身性症状：病情较重的 COPD 患者可出现全身性症状，如体重下降、食欲下降、营养不良、外周肌肉萎缩和功能障碍、精神抑郁和（或）焦虑等全身症状。

3. 体征

（1）COPD 患者早期体征多不明显。

（2）肺气肿体征是 COPD 的典型体征。视诊和触诊：胸廓形态异常，包括呈桶状胸、胸廓过度膨胀、肋间隙增宽、前后径增大、剑突下胸骨下角增宽、腹部膨凸；呼吸变浅、频率加快；辅助呼吸肌参加呼吸运动；重症患者可见胸腹矛盾运动；前倾坐位，缩唇呼吸，皮肤、黏膜紫绀；呼吸运动减弱，双侧语颤减弱。叩诊：肺部叩诊呈过度清音，心浊音界缩小，肺下界和肝浊音界下移。听诊：两肺呼吸音减低、呼气相延长，部分患者在背部或肺底部可闻及湿性啰音和（或）干性啰音，咳嗽后减少或消失；心音遥远，剑突部心音较清晰、响亮。

（二）相关检查

1. 肺功能检查 肺功能检查是判断气道阻塞和气流受限的主要客观指标。对 COPD 的诊断、严重程度评价、疾病进展、治疗反应和预后判断等具有重要意义。第一秒用力呼气容积占用力肺活量的百分比（FEV_1/FVC）是评价气流受限的一项敏感指标。吸入支气管扩张剂后 FEV_1/FVC <70% 可确定为不完全可逆的气流受限，可作为诊断 COPD 的基本条件。第一秒用力呼气容积占预计值百分比（FEV_1% 预计值）用于 COPD 病情严重程度的分级评估。肺总量（TLC）、功能残气量（FRC）、残气量（RV）、残气量占肺总量百分比（RV/TLC）增高和肺活量（VC）减低，表明肺过度充气，RV/TLC >40% 是阻塞性肺气肿的诊断指标之一。

2. X 线检查 COPD 早期胸片可无明显变化，以后随着病情发展，可出现肺纹理增多、紊乱等非特征性改变。主要 X 线特征为肺气肿改变，肋骨平行、胸廓扩张、肋间隙增宽、横膈活动度减弱、位置低平，肺野透亮度增加、肺门血管纹理呈残根状、肺野外周血管纹理纤细稀少，或夹有片状阴影，可伴有肺大泡形成，心影悬垂狭长呈滴状，常呈垂直位，后期可见肺门血管影扩大、右下肺动脉增宽、右心增大等。胸部 X 线检查对 COPD 诊断的特异性不高，主要用于与其他肺部疾病（肺结核、肺癌、肺纤维化等）的鉴别诊断和肺部并发症的发现。

3. 胸部 CT 检查 高分辨率 CT（HRCT）对辨别小叶中心型和全小叶型肺气肿及确定肺大泡的大小和数量具有很高的敏感性和特异性，可以估计肺气肿的严重程度，对预计肺大泡切除或外科手术等的效果有一定价值。一般不作为常规检查。

4. 血气分析　当 COPD 患者的 FEV_1 小于预计值的 40% 或具有呼吸衰竭或右心衰竭时均应做动脉血气分析。动脉血气分析异常首先表现为轻至中度的低氧血症。随着疾病进展，低氧血症逐渐加重，并出现高碳酸血症。呼吸衰竭的血气分析诊断标准为：静息状态下海平面吸空气时，动脉氧分压（PaO_2）<60mmHg 伴或不伴动脉二氧化碳分压（$PaCO_2$）>50mmHg。血气分析对判断酸碱平衡及呼吸衰竭类型有重要价值。

5. 其他检查

（1）血常规检查：COPD 合并细菌感染时外周血象白细胞可升高，中性粒细胞百分比增加或核左移，部分患者虽合并感染，但病情严重，外周血象可正常。低氧血症（PaO_2<60mmHg）时，血红蛋白、红细胞计数和红细胞比容可增高。血红细胞比容>55% 时，可诊断为红细胞增多症。

（2）痰培养：患者合并感染时，痰涂片中可见大量中性粒细胞，合格的痰培养可检出各种病原菌如肺炎克雷伯菌、肺炎链球菌、流感嗜血杆菌、卡他莫拉菌等，其药敏试验结果有助于指导抗生素的选择。

（3）心电图检查：一般肢导呈低电压，合并肺源性心脏病时可出现右心房、右心室肥大的改变，如电轴右偏、顺钟向转位、肺性 P 波等。

（三）中医辨证要点

1. 辨虚实　本病多由慢性肺系疾病积久而成，隐袭发病，或由于年老体弱，肺脾肾不足，病程较长。病性本虚标实，虚实交错为本病之特点。缓解期，以虚为主；发作期，以邪实为主。

2. 辨病位　病位在肺、脾、肾、心，亦可及脑与肝；病势可由上及下，由肺及脾及肾；亦可由下及上，后期病及心脑。

3. 辨邪实轻重　慢阻肺早期，痰浊、气滞为患，久病由气及血而形成痰浊内停，气滞血瘀，合而为病。

五、急救处理

（一）西医急救处理

1. COPD 患者就医的指征　症状明显加重，如突然出现静息状况下呼吸困难；重度 COPD；出现新的体征或原有体征加重（如发绀、意识改变和外周水肿）；有严重的伴随疾病（如心力衰竭或新近发生的心律失常）；初始治疗方案失败；高龄；诊断不明确；院外治疗无效或条件欠佳。

2. COPD 患者收入 ICU 的指征　严重呼吸困难且对初始治疗反应不佳；意识障碍（如嗜睡、昏迷等）；氧疗和无创机械通气后低氧血症（PaO_2<50mmHg、$PaCO_2$>70mmHg）无缓解甚至恶化，和（或）严重呼吸性酸中毒（pH<7.30）无缓解，甚至恶化。

3. 主要治疗原则　根据患者的临床症状、体征、血气分析和胸部影像学等指标评估病情的严重程度，采取相应的治疗措施。

4. 氧疗　氧疗是治疗慢性阻塞性肺疾病急性加重（AECOPD）住院患者的一个重要部分，氧流量调节以改善患者的低氧血症、保证 88%～92% 氧饱和度为目标，氧疗 30～60 分钟后应进行动脉血气分析，以确定氧合满意而无二氧化碳潴留或酸中毒，Venturi 面罩（高流量装置）较鼻导管提供的氧流量更准确，但患者难以耐受。

5. 抗菌药物　目前推荐抗菌药物治疗的指征如下：呼吸困难加重、痰量增加和脓性痰是 3 个必要症状；需要有创或无创机械通气治疗。临床上应用何种类型的抗菌药物要根据当地细菌耐药情况选择。抗菌药物的推荐治疗疗程为 5～10 天。对无铜绿假单胞菌危险因素者，主要依据急性加重严重程度、当地耐药状况、费用和潜在的依从性选择药物，病情较轻者推荐使用青霉素、阿莫西林，加或不加用克拉维酸、大环内酯类、氟喹诺酮类、第 1 代或第 2 代头孢菌素类抗生素，一般可口服给药，病情较重者可用 β-内酰胺类或酶抑制剂、第 2 代头孢菌素类、氟喹诺酮类和第 3 代头孢菌素类。有铜绿假单胞菌危险因素者如能口服，则可选用环丙沙星，需要静脉用药时可选择环丙沙星、抗铜绿假单胞菌的 β-内酰胺类，不加或加用酶抑制剂，同时可加用氨基糖苷类药物。应根据患者病情的严重程度和临床状况是否稳定选择使用口服或静脉用药，静脉用药 3 天以上，如病情稳定可以改为口服。

6. 支气管舒张剂 短效支气管舒张剂雾化吸入治疗较适用于 COPD 急性加重期的治疗，对于病情较严重者可考虑静脉滴注茶碱类药物，由于茶碱类药物的血药浓度个体差异较大，治疗窗较窄，监测血清茶碱浓度对评估疗效和避免发生不良反应都有一定意义。由于 β_2 受体激动剂、抗胆碱能药物及茶碱类药物的作用机制及药代动力学特点不同，且分别作用于不同级别的气道，所以联合用药的支气管舒张作用更强。

7. 激素 AECOPD 患者宜在应用支气管舒张剂基础上，口服或静脉滴注激素，激素剂量要权衡疗效及安全性，建议口服泼尼松 30～40mg/d，连续用 10～14 天后停药，对个别患者视情况逐渐减量停药；也可以静脉给予甲泼尼龙 40mg，每日 1 次，3～5 天后改为口服。

8. 辅助治疗 在监测出入量和电解质的情况下适当补充液体和电解质，注意维持液体和电解质平衡，注意补充营养，对不能进食者需经胃肠补充要素饮食或给予静脉高营养；对卧床、红细胞增多症或脱水的患者，无论是否有血栓栓塞性疾病史，均需考虑使用肝素或低分子肝素抗凝治疗。此外，还应注意痰液引流，积极排痰治疗（如刺激咳嗽、叩击胸部、体位引流和湿化气道等），识别及治疗合并症（如冠心病、糖尿病和高血压等）及其并发症（如休克、弥漫性血管内凝血和上消化道出血等）。

9. 机械通气 可通过无创或有创方式实施机械通气，无论何种方式都只是生命支持的一种手段，在此条件下，通过药物治疗消除导致 AECOPD 的原因，使急性呼吸衰竭得到逆转。进行机械通气的患者应有动脉血气监测。一般依据病情需要，首选无创机械通气，如若病情加重则改为有创通气。

（1）无创通气：根据病情需要可首选此方法，AECOPD 患者应用无创通气可降低 $PaCO_2$，降低呼吸频率、减轻呼吸困难程度，减少呼吸机相关性肺炎等并发症，缩短住院时间，更重要的是降低病死率和插管率。

（2）有创通气：在积极的药物和无创通气治疗后，若患者的呼吸衰竭仍进行性恶化，出现危及生命的酸碱失衡和（或）意识改变，宜用有创机械通气治疗，待病情好转后，可根据情况采用无创通气进行序贯治疗。

（二）中医急救处理

1. 针灸

（1）普通针刺取穴：肺俞、膻中、大椎、足三里等。操作：虚证采用补法，实证采用泻法，每天 1～2 次，可加用艾灸，留针约 20 分钟。

（2）穴位注射取穴：合谷、足三里、三阴交等。操作：黄芪注射液 2mL，上述穴位局部皮肤消毒后常规注入。3 个穴位交替注射，每周 2 次。

2. 艾灸

（1）取穴：实证、痰热证选定喘、尺泽、肺俞、丰隆；虚证、寒证选肺俞、肾俞、天突、膏肓。

（2）操作：将艾灸治疗仪（为避免烟雾刺激气道选取艾灸治疗仪）电极贴紧穴位，开启电源，调节热度，每日一次，每次 30 分钟，方便安全。

六、中医治疗

（一）治疗原则

以急则治其标，缓则治其本为治疗原则。根据本虚标实的疾病性质，给予祛邪、扶正对症治疗。感受时邪偏于邪实者，给予温肺化痰、涤痰降逆、化痰降逆平喘、清热化痰平喘、温阳利水益气、醒脑开窍安神等治疗，并辅以回阳救逆等治法。

（二）辨证论治

1. 寒饮伏肺证

主要证候：咳嗽气急，甚则喘鸣有声，痰多易咳，色白清稀多泡沫，胸膈满闷，形寒背冷，喜热饮，咳多持续，时有轻重。舌淡苔白滑，脉细弦或沉弦。

治法：温肺化痰，涤痰降逆。

方药：小青龙汤加减。咳甚加紫菀、款冬花，中成药可使用苏黄止咳胶囊；痰鸣气促甚者，可加地龙、僵蚕；气逆者，加代赭石；便秘者，加全瓜蒌。无表证者可予以苓甘五味姜辛汤。

2. 痰浊阻肺证

主要证候：胸满，咳嗽痰多，咳痰白黏或带泡沫，气喘，劳则加重，怕风易汗，脘腹痞胀，便溏，倦怠乏力。舌体淡胖，或色紫暗，苔薄腻或浊腻，脉细滑。

治法：化痰降逆平喘。

方药：二陈汤合三子养亲汤加减。痰浊壅盛，胸满，气喘难平者，加葶苈子、杏仁；脾胃虚弱者，加党参、黄芪、茯苓、白术等；痰浊夹瘀者，用涤痰汤加丹参、地龙、桃仁、红花、赤芍、水蛭等。

3. 痰热壅肺证

主要证候：但热不寒，气急胀满，咳喘烦躁，痰黄黏稠，不易咳出，面红，口干不欲饮水，舌质红，苔黄腻，脉浮数。

治法：清热化痰平喘。

方药：加味苇茎汤合麻杏石甘汤加减。内热较重者，加黄芩、栀子、芦根；咳嗽重者，加前胡、桑白皮；大便秘结者，加大黄、芒硝，或用疏风解毒胶囊、银马解毒颗粒、清咳平喘颗粒。

4. 阳虚水泛证

主要证候：面浮足肿，腹满尿少，心悸喘咳不得卧，咳清稀痰，形寒怕冷，气短动则甚，面唇青紫，舌胖质暗，苔白滑，脉沉细数或结代。

治法：益气温阳，健脾利水。

方药：真武汤合五苓散加减。若水寒射肺而咳者，加干姜、细辛、五味子；阴盛阳衰而下利甚者，去白芍，加干姜；水寒犯胃而呕者，加重生姜用量，可更加吴茱萸、半夏，或参附注射液。

5. 痰蒙神窍证

主要证候：咳逆喘满不得卧，痰鸣声响；意识模糊，表情淡漠，或谵妄，烦躁不安，撮空理线，严重者昏迷；或肢体震颤，抽搐。舌质暗红或紫绛，苔白腻或黄腻，脉细滑数。

治法：涤痰开窍息风。

方药：涤痰汤、安宫牛黄丸或至宝丹。痰热内盛者，加黄芩、桑白皮、葶苈子、天竺黄、竹沥；热结大肠者，合用凉膈散或增液承气汤；肝风内动者，加钩藤、全蝎、羚羊角粉；热伤血络者，加水牛角、生地黄、牡丹皮、紫珠草、生大黄，或安宫牛黄丸、柴芩清宁胶囊等。

第二节　重症哮喘

哮喘病急性发作期按病情分为轻度、中度、重度和危重型哮喘。重症哮喘包括重度和危重型哮喘。重症哮喘发作持续24小时以上，常规疗法不能缓解，称哮喘持续状态。

中医学无重度哮喘病名，但其症状体征与哮病、喘脱类似。《内经》在许多篇章里都有有关哮病症状、病因病机的记载。如《素问·阴阳别论》所说之"阴争于内，阳扰于外，魄汗未藏，四逆而起，起则熏肺，使人喘鸣"即包括哮病症状在内。《金匮要略》将本病称为"上气"，不仅具体描述了本病发作时的典型症状，提出了治疗方药，而且从病理上将其归属于痰饮病中的"伏饮"。《诸病源候论》称本病为"呷嗽"，明确指出本病病理为"痰气相击，随嗽动息，呼呷有声"，治疗"应加消痰破饮之药"。元代朱丹溪首创哮喘病名，在《丹溪心法》一书中作为专篇论述，并认为"哮喘必用薄滋味，专主于痰"，提出"未发以扶正气为主，既发以攻邪气为急"的治疗原则。明代虞抟《医学正传》则进一步对哮与喘做了明确的区别，指出"哮以声响言，喘以气息言"，严重者可由喘致脱，出现喘脱之危重证候。

一、病因与发病机制

1. 遗传因素　哮喘是一种多基因遗传相关疾病。有研究显示某些受体如 IL-4，以及 IL-4 受体相关基因突变与肺功能的丧失有关，与哮喘发作具体关系尚处于研究阶段。

2. 过敏源接触　过敏源是哮喘发作主要诱发因素之一。吸入性过敏原或其他致敏因子持续存在，使机体持续发生抗原抗体反应，导致支气管平滑肌持续痉挛和气道黏膜的变态反应性炎症及水肿，致使气道阻塞不能缓解。

3. 药物因素　药物使用不当，尤其是激素使用不当是导致哮喘发作的常见原因。哮喘患者长期使用糖皮质激素治疗，当激素突然不适当地减量或停用，会造成患者体内激素水平突然降低，极易导致哮喘恶化，且对支气管扩张剂的反应不良。β_2受体激动剂使用过量以及错误地使用 β 受体阻滞剂等均可导致病情恶化。对患者的病情估计不足，处理不力或不及时，轻中度哮喘可能发展为重症哮喘。

4. 感染诱发　呼吸道感染是导致哮喘急性发作的主要原因。病毒感染特别是呼吸道合胞病毒感染是诱导儿童哮喘急性发作的主要原因，而细菌、支原体、衣原体感染则是成人哮喘急性发作的主要原因。

5. 精神因素　精神过度紧张、不安、焦虑和恐惧等因素均可导致哮喘的发作和恶化。精神因素通过神经肽的分泌等影响机体内环境稳定，从而导致哮喘加重。

6. 疾病继发性　肺系常见病、多发病，如慢阻肺等，随着疾病的发展，会产生一些病理产物，致使酸碱失衡、电解质紊乱，其中哮喘急性发作时二氧化碳潴留和严重缺氧所致的呼吸性及代谢性酸中毒可加重支气管痉挛，且由于 pH 过低导致患者支气管平滑肌对支气管扩张剂的反应性降低，致使患者喘息等症状不能控制。如脱水、感染、发热等原因，造成气道分泌物黏稠难以咳出，甚至形成小气道黏液栓阻塞并发肺不张，从而加重病情。如发生气胸、纵隔气肿、肺不张等都可造成哮喘病情加重，经一般处理不能缓解。其他肺外因素如肥胖、胃食管反流疾病和过敏性鼻炎等也与哮喘的严重程度有关。

二、中医病因病机

哮病的发生为宿痰内伏于肺，每因外感、饮食、情志、劳倦等诱因而引触，以致痰阻气道，肺失肃降，肺气上逆，痰气搏击而发出痰鸣气喘声。

（一）病因

1. 外邪侵袭 外感风寒或风热之邪，失于表散，邪蕴于肺，壅阻肺气，气不布津，聚液生痰。《临证指南医案·哮》说："宿哮……沉痼之病……寒入背腧，内合肺系，宿邪阻气阻痰。"如吸入风媒花粉、烟尘、异味气体等，影响肺气的宣发，以致津液凝痰，亦为哮病的常见病因。

2. 饮食不当 具有特异体质的人，常因饮食不当，误食自己不能食的食物，如海膻鱼蟹虾等发物，而致脾失健运，饮食不归正化，痰浊内生而病哮，故古有"食哮""鱼腥哮""卤哮""糖哮""醋哮"等名。

3. 体虚及病后 有因体质不强、家族禀赋而病哮者，如《临证指南医案·哮》指出有"幼稚天哮"。部分哮病患者因幼年患麻疹、顿咳，或反复感冒，咳嗽日久等病，以致肺气亏虚，气不化津，痰饮内生；或病后阴虚火旺，热蒸液聚，痰热胶固而病哮。体质不强多以肾虚为主，而病后所致者多以肺脾虚为主。

（二）病机

哮病发作的基本病理变化为"伏痰"遇感引触，邪气触动停积之痰，痰随气升，气因痰阻，痰气壅塞于气道，气道狭窄挛急，通畅不利，肺气宣降失常而喘促，痰气相互搏击而致痰鸣有声。《证治汇补·哮病》说："因内有壅塞之气，外有非时之感，膈有胶固之痰，三者相合，闭拒气道，搏击有声，发为哮病。"《医学实在易·哮证》也认为哮病的病机为邪气与伏痰"狼狈相因，窒塞关隘，不容呼吸，而呼吸正气，转触其痰，鼾齁有声"。由此可知，哮病发作时的病理环节为痰阻气闭，以邪实为主。由于病因不同，体质差异，又有寒哮、热哮之分。哮因寒诱发，素体阳虚，痰从寒化，属寒痰为患则发为寒哮；若因热邪诱发，素体阳盛，痰从热化，属痰热为患则发为热哮。或由痰热内郁，风寒外束，则为寒包火证。寒痰内郁化热，寒哮亦可转化为热哮。

若哮病反复发作，寒痰伤及脾肾之阳，痰热伤及肺肾之阴，则可从实转虚。于是，肺虚不能主气，气不布津，则痰浊内蕴，并因肺不主皮毛，卫外不固，而更易受外邪的侵袭诱发；脾虚不能转输水津上归于肺，反而积湿生痰；肾虚精气亏乏，摄纳失常，则阳虚水泛为痰，或阴虚虚火灼津生痰，因肺、脾、肾虚所生之痰上贮于肺，影响肺之宣发肃降功能。可见，哮病为本虚标实之病，标实为痰浊，本虚为肺、脾、肾虚。因痰浊而导致肺、脾、肾虚衰，肺、脾、肾虚衰又促使痰浊生成，使伏痰益固，且正虚降低了机体抗御诱因的能力。本虚与标实互为因果，相互影响，故本病难以速愈和根治。发作时以标实为主，表现为痰鸣气喘；在间歇期以肺、脾、肾等脏器虚弱之候为主，表现为短气、疲乏，常有轻度哮症。若哮病大发作，或发作呈持续状态，邪实与正虚错综并见，肺肾两虚而痰浊又复壅盛，严重者因不能治理调节心血的运行，命门之火不能上济于心，则心阳亦同时受累，甚至发生"喘脱"危候。

三、临床表现

1. 患者休息状态下也存在呼吸困难，端坐呼吸或卧床；说话受限，只能说字，不能成句，常有烦躁、焦虑、紫绀、大汗淋漓，呼吸急促，提示病情较重。

2. 若患者不能讲话，嗜睡或意识模糊，呼吸浅快则提示病情危重。如果患者能够不费力地以整句形式说话，表明其呼吸困难不严重。

3. 如果患者只能以单音节说话为重度呼吸困难；完全不能说话则为危重状态。

四、诊治要点

（一）西医诊断

1. 重度哮喘　患者休息状态下也存在呼吸困难，端坐呼吸；说话受限，只能说字，不能成句。常有烦躁、焦虑、紫绀、大汗淋漓。呼吸频率常 >30 次/分，辅助呼吸肌参与呼吸运动。双肺满布响亮的哮鸣音，脉率 >110 次/分。常有奇脉。使用 β_2 受体激动剂后 PEFR 或 FEV_1 <50% 正常预计值或本人平时最高值，或 <100L/min，或疗效 <2h。PEF 昼夜变异率 >30%。吸入空气情况下，$PaCO_2$ >45mmHg，PaO_2 <50mmHg，SaO_2 <91%～92%，pH 降低。

2. 危重型哮喘　除上述重度哮喘的表现外，患者常不能讲话，嗜睡或意识模糊，呼吸浅快，胸腹矛盾运动，三凹征，呼吸音减弱或消失（沉默肺），心动徐缓，动脉血气表现为严重低氧血症和呼吸性酸中毒，提示危险征兆，患者呼吸可能很快停止，于数分钟内死亡。原因可能为广泛痰栓阻塞气道，呼吸肌疲劳衰竭，或并发张力性气胸、纵隔气肿。总体上根据其临床特点，危重哮喘可分为两种基本类型。

（1）缓发持续型（致死哮喘Ⅰ型）：此型多见于女性，占致死性哮喘的 80%～85%。患者症状控制不理想，常反复发作，或长时间处于哮喘持续状态不能缓解，常规治疗效果不佳，病情进行性加重，在几天甚至几周内恶化，以迟发性炎症反应为主，病理改变为气道上皮剥脱、黏膜水肿、肥厚，黏膜下嗜酸性粒细胞浸润，黏液栓堵塞。

（2）突发急进型（致死哮喘Ⅱ型）：此型较少见，主要发生在青壮年，尤其是男性患者。病情突然发作或加重，若治疗不及时，可于短时间内（几小时甚至几分钟内）迅速死亡，故也称为急性窒息性哮喘。以速发性炎症反应为主，主要表现为严重气道痉挛，气道黏膜下病理变化以中性粒细胞浸润为主，而气道内无黏液栓。若治疗及时，病情可迅速缓解。

（二）分型

PEFR 和 FEV_1 的测定可较客观（但是用力依赖）地反映气流阻塞程度，虽然个别患者深吸气可加重支气管痉挛，甚至导致呼吸骤停，但总的来说是安全的。一般认为如 PEFR 或 FEV_1 小于患者最好状态的 30%～50%，通常为 PEFR <120L/min 和 FEV_1 <1L 则提示严重哮喘。PEFR 测定不仅可用于判断病情轻重，还可用于观察病情演变，以估计对治疗的反应。研究表明，初始治疗不能改善呼出气流则意味着病情严峻，定时观察 FEV_1 或 PEFR 是估计急性发作患者是否住院治疗的最佳指标。根据 PEFR 的变化规律，有学者将哮喘分为三种类型：

1. 脆弱型　患者吸入支气管扩张剂时 PEFR 可有改善，但维持时间不长，这种患者病情不稳定，需要呼吸监测，病情不易控制，用药量也不易掌握，有突然死亡的危险。

2. 不可逆型 PEFR 经常处于低水平，用支气管扩张剂后，PEFR 改善不明显，预后一般较差。

3. 清晨下降型 白天 PEFR 近于正常水平，夜间至清晨 PEFR 显著下降，呈现明显的昼夜波动。对于有明显昼夜波动的患者应提高警惕，在致命性哮喘或猝死前 PEFR 常出现明显的昼夜波动，夜间到清晨 PEFR 显著下降，因此对于危重哮喘患者不仅要加强白天的观察护理，更重要的是加强夜间呼吸监护。

（三）中医辨证要点

哮病发作的基本病理变化为"伏痰"遇感引触，邪气触动停积之痰，痰随气升，气因痰阻，痰气壅塞于气道，气道狭窄挛急，通畅不利，肺气宣降失常而喘促，痰气相互搏击而致痰鸣有声。哮病发作时的病理环节为痰阻气闭，以邪实为主。由于病因不同，体质差异，又有寒哮、热哮之分。哮因寒诱发，素体阳虚，痰从寒化，属寒痰为患则发为冷哮；若因热邪诱发，素体阳盛，痰从热化，属痰热为患则发为热哮。或由痰热内郁，风寒外束，则为寒包火证。寒痰内郁化热，寒哮亦可转化为热哮。哮病为本虚标实之病，标实为痰浊，本虚为肺、脾、肾虚。因痰浊而导致肺、脾、肾虚衰；肺、脾、肾虚衰又促使痰浊生成，使伏痰益固，且正虚降低了机体抗御诱因的能力。本虚与标实互为因果，相互影响，故本病难以速愈和根治。发作时以标实为主，表现为痰鸣气喘；在间歇期以肺、脾、肾等脏器虚弱之候为主，表现为短气、疲乏，常有轻度哮症。若哮病大发作，或发作呈持续状态，邪实与正虚错综并见，肺肾两虚而痰浊又复壅盛，严重者因不能治理调节心血的运行，命门之火不能上济于心，则心阳亦同时受累，甚至发生"喘脱"危候。

五、急救处理

（一）西医急救处理

1. 糖皮质激素

（1）吸入性糖皮质激素：如用布地奈德福莫特罗气雾剂，必要时经口吸入，1～2 吸/次，吸入糖皮质激素气雾剂后，应用清水漱口。如全身应用糖皮质激素，则应在停用全身激素后使用。

（2）全身糖皮质激素：开始时应用泼尼松 1 周左右，每日剂量为 0.5～1mg/kg，早晨 1 次服用。1 周后逐渐减量，以至停用口服制剂，以吸入性糖皮质激素气雾剂维持。静脉滴注甲泼尼龙琥珀酸钠对症治疗。

2. β₂ 肾上腺素能受体激动剂

（1）吸入治疗：如用硫酸沙丁胺醇气雾剂，每日可用 4～6 次，每次 1～2 揿（100～200pg），吸入方法同上。

（2）雾化治疗：可选用硫酸沙丁胺醇混悬液 2.5mg，高压泵氧化雾化，日 2～3 次；特布他林混悬液 5mg，高压泵氧化雾化，日 2～3 次。

3. 色甘酸钠气雾剂 每日 4 次，每次 2 揿，吸入方法同前。

4. 茶碱缓释片 应用茶碱类药物，最好有血浆药浓度监测，以使血浆茶碱浓度为 5～15μg/mL 为宜。

5. 细胞膜稳定剂 如用酮替芬，每次用 0.5～1mg（3 岁以下用 0.5mg，3 岁以上用 1mg），每 12 小时用药 1 次。

6. 呼吸机辅助呼吸 对于通气功能严重受限，或 CO_2 气体潴留大于 60mmHg，或 PO_2 低于 35mmHg，或指脉氧监测低于 50%，或呼吸频率大于 30 次/分钟，出现其中一项或多项时，可给予呼吸机辅助呼吸，根据患者实际情况选择无创呼吸机或有创呼吸机。

（二）中医急救处理

1. 针灸

（1）取穴：肺俞、膻中、大椎、足三里、定喘、丰隆等。

（2）操作：实证采取泻法，虚证采取补法，每天 1～2 次。可加用艾灸，留针约 20 分钟。

2. 艾灸

（1）取穴：实证、痰热证取定喘、肺俞、丰隆；虚证、寒证取肺俞、肾俞、天突、关元、气海、膏肓。

（2）操作：将艾条点燃，置于穴位上方，雀啄灸，每日一次，每次 30 分钟，方便安全。

六、中医治疗

（一）治疗原则

按照急则治其标，缓则治其本的治疗原则。根据本虚标实的疾病性质，给予祛邪、扶正对症治疗。实证患者，给予温肺化痰、涤痰降逆、化痰降逆平喘、清热化痰平喘、温阳利水益气、醒脑开窍安神等，并辅以回阳救逆、救阴回阳等治法。

（二）辨证论治

1. 寒哮证

主要证候：呼吸急促，喉中哮鸣有声，胸膈满闷如窒，咳不甚，痰少咳吐不爽，白色黏痰，口不渴，或渴喜热饮，天冷或遇寒而发，形寒怕冷，或有恶寒、喷嚏、流涕等表寒证，舌苔白滑，脉弦紧或浮紧。

治法：温肺散寒，化痰平喘。

方药：射干麻黄汤加减。兼痰涌喘逆不能平卧者，加葶苈子、紫苏子、杏仁；兼表寒里饮，寒象较甚者，可用小青龙汤。中成药可加用苏黄止咳胶囊。

2. 热哮证

主要证候：气粗息涌，喉中痰鸣如吼，胸高胁胀，张口抬肩，咳呛阵作，咳痰色黄或白，黏浊稠厚，排吐不利，烦闷不安，汗出，面赤，口苦，口渴喜饮，舌质红，苔黄腻，脉弦数或滑数。

治法：清热宣肺，化痰定喘。

方药：定喘汤加减。兼痰稠胶黏，酌加知母、浙贝母、海蛤粉、瓜蒌、胆南星之类；兼气息喘促，加葶苈子、地龙；兼内热壅盛，加石膏、金银花、鱼腥草；兼大便秘结，加大黄、芒硝；兼表寒里热，加桂枝、生姜；兼病久热盛伤阴，痰热不净，虚实夹杂，气急难续，咳呛痰少质黏，口燥咽干，烦热颧红，舌红少苔，脉细数者，可用麦门冬汤；偏于肺阴不足者，酌加沙参、冬虫夏草、五味子、川贝母。中成药可选用清咳平喘颗粒。

3. 寒包热哮证

主要证候：喉中鸣息有声，胸膈烦闷，呼吸急促，喘咳气逆，咳痰不爽，痰黏色黄，或黄白相兼，烦躁，发热，畏寒，无汗，身痛，口干欲饮，大便偏干，舌苔白腻罩黄，舌边尖红，脉弦紧。

治法：解表散寒，清热化痰。

方药：小青龙加石膏汤加减。兼表寒重者，加用细辛；若喘哮痰鸣气逆者，加用白芥子、紫苏子、浙贝母；若热重者，加用黄芩、瓜蒌等。

4. 风痰哮证

主要证候：喉中痰涎壅盛，声如拽锯，或鸣声如吹笛，喘急胸满，但坐不得卧，咳痰黏腻难出，或为白色泡沫痰，无明显寒热倾向，面色青暗，起病多急，发作前有鼻、咽、眼、耳发痒，喷嚏，鼻塞，流涕，胸部憋闷，发作迅速，舌苔厚浊，脉滑实。

治法：祛风涤痰，降气平喘。

方药：三子养亲汤加减。若喘较甚加用麻黄、僵蚕、地龙、厚朴、半夏、陈皮，另吞皂荚丸，必要时可加大黄、芒硝。

5. 虚哮证

主要证候：喉中哮鸣如鼾，声低，气短息促，动则喘甚，发作频繁，甚则持续喘哮，口唇爪甲青紫，咳痰无力，痰涎清稀或质黏起沫，面色苍白或颧红唇紫，口不渴或咽干口渴，形寒肢冷或烦热，舌质淡或偏红，脉沉细数。

治法：补肺纳肾，降气化痰。

方药：平喘固本汤。若久病阳虚，发作频繁，发时喉中痰鸣如鼾，声低，气短不足以息，咳痰清稀，面色苍白，汗出肢冷，舌淡苔白，脉沉细者，用苏子降气汤，酌配黄芪、山茱萸、紫石英、沉香、诃子之类；阳虚者，伍以附子、补骨脂、钟乳石等。中成药可选用补肺活血胶囊。

6. 喘脱证

主要证候：张口抬肩，鼻扇气促，面青，汗出，肢冷，脉浮大无根。

治法：回阳固脱。

方药：黑锡丹、参脉饮、参附注射液。若喘急、烦躁不安，汗出肢冷，舌质暗紫，脉细弱，吞服黑锡丹；若阳虚甚者，气息微弱，汗出肢冷，舌淡，脉沉细，口服大剂参附汤或参附注射液。

第三节　支气管扩张咯血

支气管扩张（bronchiectasis）是由各种原因引起的支气管的病理性、永久性扩张，是一种常见的慢性、化脓性支气管感染性疾病，临床表现为持续或反复性咳嗽、咳痰和咯血，根据咯血量将其分为少量咯血、中等量咯血和大咯血。大咯血是支气管扩张症致命的并发症，一次咯血量超过 100mL 或 24h 咯血量超过 500mL 称为大咯血。

支气管扩张咯血属于中医咯血、嗽血等病范畴，乃血由肺及气管外溢，经口咳出，表现为痰中带血，或痰血相兼，或纯血鲜红，间夹泡沫。《内经》中已有咯血的有关论述，如《素问·至真要大论》曰："少阳司天，火淫所胜，则温气流行，金政不平，民病……咳唾血。"《金匮要略》虽无咯血之病名，但将咯血包含在吐血条文中，《惊悸吐衄下血胸满瘀血病脉证治》说："烦咳者，必吐血。"元代朱丹溪《丹溪心法·咳血》首先明确提出咳血之病名，并指出咳血的特点为"嗽出痰内有血者是"。对咳血的辨证施治，论述最全面者，为明代秦景明《症因脉治·嗽血论》，将咳血分为"外感嗽血"和"内伤嗽血"两类，并列出各类的临床表现和治疗方药，具有较强的临床参考价值。

一、病因与发病机制

支气管扩张症是由多种疾病引起的一种病理性改变，多数儿童和成人支气管扩张症继发于肺炎或其他呼吸道感染（如结核），可分为先天性和继发性，先天性支气管扩张症较少见，继发性支气管扩张症发病机制中的关键环节为支气管感染和支气管阻塞，两者相互影响，形成恶性循环。

1. 支气管–肺组织的反复感染　下呼吸道感染是儿童及成人支气管扩张症最常见的病因，占41%～69%，特别是细菌性肺炎、百日咳、支原体及病毒感染（麻疹病毒、腺病毒、流感病毒和呼吸道合胞病毒等），可导致支气管和肺的炎症感染，使支气管各层组织，尤其是支气管平滑肌和弹性纤维遭到破坏，削弱管壁的支撑作用，大量分泌物长期积存在支气管管腔内，使支气管壁的炎症和受损进一步加重，逐渐发展为支气管扩张。肺结核、肺脓肿等可因支气管周围组织受到牵引而引起支气管扩张。

2. 支气管阻塞　支气管阻塞是引起支气管扩张的重要病因，常见管内阻塞因素如支气管异物、肿瘤、结核性肉芽肿或瘢痕，管外因素如肿大淋巴结压迫等，使阻塞远端支气管内分泌物引流不畅和继发感染，引起支气管壁的炎性病变和破坏而发生支气管扩张。此外，吸入腐蚀性化学物质，也可因支气管损伤而引起支气管扩张。

3. 大气道先天性异常　对于所有支气管扩张症患者都要考虑是否存在先天性异常，如先天性支气管软骨发育不全、巨大气管–支气管症、马凡氏综合征、食管气管瘘等。

4. 免疫功能缺陷　对于所有儿童和成人支气管扩张症患者均应考虑是否存在免疫功能缺陷，尤其是抗体缺陷。病因未明的支气管扩张症患者中有6%～48%存在抗体缺陷。最常见的疾病为CVID、XLA及IgA缺乏症。

二、中医病因病机

（一）病因

1. 感受外邪　外感风、火、燥、暑、疫毒之邪，邪热壅肺，或风寒入里化热，肺失清肃，肺络受损，血随气逆，外溢气道而咯血。

2. 情志过极，肝火犯肺　肺气素虚，复因情志不遂，肝郁化火，肝火上逆犯肺，损伤肺络而咯血；或因暴怒气逆致肝气横逆，气有余便是火，血随火动，肝火上逆犯肺而咯血。

3. 肺肾阴虚，虚火内灼　由于痨虫侵袭肺脏，动热伤阴，或他病日久，耗伤气阴，以致阴虚肺燥，虚火内炽，灼伤肺络而咯血；或肾水不足者，致肺失滋润，肺肾阴虚，水亏火旺，火灼肺金而咯血。

4. 劳倦内伤，气虚不摄　劳倦过度，饮食失节或情志内伤，外邪不解，均可耗伤人体正气，致肺脾气虚，血无所主，气虚失摄则血不循经，从肺络溢出而成咯血。

5. 久病入络，瘀血阻滞　肺气壅遏日久，血行瘀滞，络脉瘀阻，或久病肺气不足，无力推动血行，或火热伤津，津亏日久不能载血运行，血不循经，皆可导致血溢于肺络之外而致咯血，且反复难愈。

（二）病机

1. 外感或肝火上逆犯肺所致的咯血，多起病急骤，病程较短。热伤肺阴或久病体虚所致者，起病多较缓慢，病程较长。

2. 病位在肺，与肝、脾、肾三脏相关。

3. 病性有实、虚及虚实夹杂之证，以实证、热证多见，虚证次之。实者以肺热、肝火、痰瘀阻络为主，虚者以阴虚火旺、气虚不摄为主。

4. 咯血多因火热邪气所致。火热炎上，或气逆于上。伤及肺络日久，又常可由肺肝而渐及脾肾。

5. 咯血初期，一般以热壅于肺之实证、热证多见。至中后期，则可因热邪久羁，伤阴耗气，或气随血耗，而致阴虚肺热、气不摄血之虚证出现。气虚血行无力而致瘀血阻络，血溢络外；火热灼津为痰，气虚运化不利，津液停着为痰，痰与瘀血阻于肺络，又可加重病情。至疾病晚期，多阴损及阳，甚至出现气随血脱之危候。

本病总由肺络受损所致，因肺为娇脏，又为脏腑之华盖，喜润恶燥，喜清恶浊，不耐寒热，故内外之邪，干及肺气，使肺失清肃则为咳嗽，损伤肺络，血溢脉外则为咯血。

三、临床表现

（一）一般临床表现

1. 咯血　咯血是支气管扩张的主要症状或唯一症状，有 50%～70% 的支气管扩张患者表现为反复咯血，咯血量差异较大，可由咳血痰发展至大量咯血，咯血量与病变严重程度、病变范围不一定平行，大量咯血往往是由于压力较高的支气管小动脉破裂所致，血液急骤喷出，一次可达数百至数千毫升，因血管出血后压力降低而收缩，出血可自行停止。对大咯血的诊断也不能单纯的依据"数字"来判断，而是要根据患者咯血时的"量"和即时的临床表现，如脉搏、呼吸、血压、面色、神志的改变来综合判断，如果咯血危及患者生命，尤其是有急性失血或窒息表现的患者，均应视为"大咯血"。

2. 咳嗽、咳痰　患者在幼儿和青年期，常有麻疹、百日咳或支气管肺炎的病史，约 1/3 的患者有反复发作的呼吸道感染病史，常伴咳嗽、咳脓痰，且严重程度与支气管病变的轻重及感染程度有关。

3. 全身中毒症状　反复咯血和继发肺部感染可引起全身中毒症状，如间歇性发热、盗汗、食欲减退、乏力及贫血等。

（二）体征

早期轻度支气管扩张患者可无阳性体征，病变严重或反复感染后，病变区域肺下部可闻及位置固定、性质不变的湿啰音，病变广泛或伴支气管痉挛时可闻及哮鸣音或粗大的干性啰音，有些病例可见杵状指（趾）、肺气肿，部分患者可出现发绀。晚期合并肺心病的患者可出现右心衰竭的体征。

四、诊治要点

（一）症状体征

1. 多有幼儿时期患肺炎、百日咳等肺部严重感染病史。

2. 慢性反复发作，病程长，主要症状是咳嗽、咳脓痰和咯血。

3. 体征：病变部位可闻及局限性湿性啰音，咳嗽后可暂时减少或消失，部分患者有杵状指（趾）。

（二）辅助检查

1. 胸部 X 线检查 胸部平片见肺纹理增粗，或粗乱肺纹理中见环状或条状透亮阴影，或呈卷发状阴影，也可有特征性的气道扩张和增厚，表现为类环形阴影或轨道征。支气管碘油造影可确诊，并能明确病变部位、范围、性质及严重程度。但由于这一技术为创伤性检查，现已被 CT 取代。

2. 胸部 CT 扫描 可确诊支气管扩张症，主要表现为支气管内径与其伴行动脉直径比例的变化，还可见到支气管呈柱状及囊状改变，气道壁增厚、黏液阻塞、树枝发芽征及马赛克征。当 CT 扫描层面与支气管平行时，扩张的支气管呈"双轨征"或"串珠"状改变；当扫描层面与支气管垂直时，扩张的支气管呈环形或厚壁环形透亮影，与伴行的肺动脉形成"印戒征"。当 CT 表现为肺动脉扩张时，提示肺动脉高压，是预后不良的重要预测因素。

3. 实验室检查

（1）血炎性标志物：血常规白细胞和中性粒细胞计数、红细胞沉降率（ESR）、C - 反应蛋白可反映疾病活动性及感染导致的急性加重，当细菌感染急性加重时，以上炎性指标可明显升高或变化。

（2）血清免疫球蛋白（IgG、IgA、IgM）和血清蛋白电泳：支气管扩张症患者气道感染时各种免疫球蛋白均可升高，合并免疫功能缺陷时则可出现免疫球蛋白缺乏。

（3）血气分析：可用于评估患者肺功能受损状态，判断是否合并低氧血症和（或）高碳酸血症。

（4）微生物学检查：留取深部痰标本或通过雾化吸入获得痰标本；标本应在留取后 1h 内送至微生物室，如患者之前的培养结果均为阴性，应至少在不同日留取 3 次以上的标本，以提高阳性率；急性加重时应在应用抗菌药物前留取痰标本，痰培养及药敏试验对抗菌药物的选择具有重要的指导意义。

4. 支气管镜检查 支气管扩张症患者不需常规行支气管镜检查，多次痰培养阴性及治疗反应不佳者，可经支气管镜保护性毛刷或支气管肺泡灌洗获取下呼吸道分泌物。

5. 肺功能检查 对所有患者均建议行肺通气功能检查，至少每年复查 1 次，免疫功能缺陷或原发性纤毛运动障碍者每年至少复查 4 次；支气管扩张症患者肺功能表现为阻塞性通气功能障碍较为多见（＞80% 患者），33%～76% 患者气道激发试验证实存在气道高反应性；多数患者弥散功能进行性下降，且与年龄及 FEV_1 下降相关；对于合并气流阻塞的患者，尤其是年轻患者应行舒张试验，评价用药后肺功能的改善情况。

（三）中医辨证要点

1. 辨外感内伤 引起咯血的原因不外乎外感及内伤，两者在起病、临床表现、治疗及预后等方面各不相同，应予鉴别。一般外感咯血起病急、病程短，初起多有表证。内伤咯血则起病缓、病程长，一般均有脏腑、阴阳、气血虚衰的表现，如肺肾阴虚，正气亏虚等。

2. 辨火之有无 咯血之病机当辨别火之有无，由火热熏灼肺络引起咯血者，外感及肝郁之火属实火，咯血鲜红而量多，或痰血相间，起病急骤；肺阴不足，或肾水亏虚，不能滋养于肺，阴虚火旺属虚火，常反复咯血，病势缠绵，血色鲜红或淡红，咳嗽痰少，或干咳无痰。

3. 辨病情虚实　属实者起病急，病情重，咯血量大，色鲜红，多由外邪犯肺，热壅于肺，肝火犯肺，热伤肺络，迫血妄行所致；属虚者多病势缓，病情轻，单次咯血量少，由内伤所致，常为阴虚及气虚，阴虚则火灼肺络，气虚则不能摄血而致咯血。

五、急救处理

（一）一般处理

1. 绝对卧床　咯血量少时应安抚患者，缓解其紧张情绪，大咯血时嘱其患侧卧位休息，使身体长轴与床面成 45°～90°，或抬高床脚至 45°，使患者呈头低脚高位。

2. 高流量吸氧　用鼻导管 3～6L/min 吸氧。

3. 镇静与镇咳　患者安静休息、消除紧张情绪，往往能使小量咯血自行停止。必要时可用小量镇静剂、止咳剂。年老体弱、肺功能不全者，咯血时慎用强镇咳药，以免抑制咳嗽反射和呼吸中枢，使血块不能咳出而发生窒息。

4. 输血　咯血过多，根据血红蛋白、红细胞比容和血压状况酌情给予少量输血。

（二）咯血的救治

1. 防止窒息　大咯血是支气管扩张症致命的并发症，严重时可导致窒息，预防咯血窒息应视为大咯血治疗的首要措施。大咯血时首先应保证气道通畅，改善氧合状态，稳定血流动力学状态。出现窒息时采取头低足高 45° 的俯卧位，用手取出患者口中的血块，轻拍健侧背部促进气管内的血液排出。若采取上述措施无效时，应迅速进行气管插管，必要时行气管切开。

2. 药物治疗　①垂体后叶素：为治疗大咯血的首选药物，该药可使肺小动脉收缩，肺内血流量减少，肺循环压力降低，而有利于肺静脉血管破裂处血栓形成而止血。用法：垂体后叶素 5～10U 加 5% 葡萄糖注射液 20～40mL，稀释后缓慢静脉注射，约 15min 注射完毕，继之以 10～20U 加生理盐水或 5% 葡萄糖注射液 500mL 稀释后静脉滴注，0.1U/（kg·h），出血停止后再继续使用 2～3d 以巩固疗效；支气管扩张伴有冠心病、高血压、肺源性心脏病、心力衰竭以及孕妇均忌用。②促凝血药：为常用的止血药物，可酌情选用抗纤维蛋白溶解药物，如氨基己酸（4～6g 加入生理盐水 100mL，15～30min 内静脉滴注完毕，维持量 1g/h）或氨甲苯酸（100～200mg 加 5% 葡萄糖注射液或生理盐水 40mL 内静脉注射，2 次/天），或能增加毛细血管抵抗力和血小板功能的药物如酚磺乙胺（250～500mg，肌内注射或静脉滴注，2～3 次/天），还可给予血凝酶 1～2kU 静脉注射，5～10min 起效，可持续 24h。③其他药物：酚妥拉明 5～10mg 以生理盐水 20～40mL 稀释后静脉注射，然后以 10～20mg 加于生理盐水 500mL 内静脉滴注，不良反应有直立性低血压、恶心、呕吐、心绞痛及心律失常等；鱼精蛋白能使肝素迅速失活，从而加速组织中的凝血、止血过程，对支气管扩张伴凝血功能障碍、肝功能不全的大咯血患者效果较好。

3. 介入和手术治疗　支气管动脉栓塞术和手术是大咯血的一线治疗方法：①支气管动脉栓塞术：经支气管动脉造影向病变血管内注入可吸收的明胶海绵行栓塞治疗，对大咯血的治愈率为 90% 左右。②经气管镜止血：大量咯血不止者，可经气管镜确定出血部位后，用浸有稀释肾上腺素的海绵压迫或填塞于出血部位止血，或在局部应用凝血酶或气囊压迫控制出血。③手术：反复大咯血用上述方法无效，对侧肺无活动性病变且肺功能储备尚佳又无禁忌证者，可在明确出血部位的情况下考虑肺切除术。

4. 控制感染　支气管扩张症患者出现急性加重合并症状恶化，即咳嗽、痰量增加或性质改变、脓痰增加和（或）喘息、气急、咯血及发热等全身症状时，应考虑应用抗菌药物。视感染的主要致病菌和严重程度，根据病原菌药敏试验选用抗生素。轻者可口服，感染严重者应考虑静脉用药，常用青霉素类、头孢菌素类、大环内酯类、氨基糖苷类、喹诺酮类抗生素等，能单独应用窄谱抗生素应尽量避免使用广谱抗生素，以免二重感染或产生耐药菌株。

5. 保持呼吸道通畅 通过祛痰剂稀释脓痰，再经体位引流清除痰液，以减少继发感染和减轻全身中毒症状。祛痰药可选用溴己新、氨溴索等，可雾化吸入使痰液变稀，必要时加用支气管舒张剂喷雾吸入，以缓解支气管痉挛。体位引流的作用有时较抗生素治疗更为重要，使病肺处于高位，其引流支气管开口向下可使痰液顺体位引流至气管而咳出。根据病变部位采取不同体位引流，每日 2～4 次，每次 15～30min。经体位引流效果不佳者，可用纤维支气管镜吸痰或进行生理盐水冲洗，并可支气管内注入药物如抗菌药物以加强抗菌效果。

六、中医治疗

（一）治疗原则

止血、宁血、补虚。

（二）辨证论治

1. 燥热犯肺证

主要证候：咳嗽咽痒，痰中带血，鼻燥咽干，发热咽痛，痰黏不易咳出，舌质红，苔薄黄，脉浮数。

治法：清热润肺止血。

方药：桑杏汤加减。热盛者，加金银花、连翘、牛蒡子；津伤较甚，而见干咳无痰，或痰黏不易咳出，苔少舌红乏津者，可加麦冬、玄参、天冬、天花粉等；热伤肺络，出血较多者加白茅根、茜草、藕节、侧柏叶，或云南白药、三七粉冲服。

2. 肺热壅盛证

主要证候：咯血鲜红或痰血相兼，咳吐黄痰，胸满气急，口渴心烦，或伴发热，舌质红，苔黄，脉滑数。

治法：清热泻火，宁络止血。

方药：泻白散合泻心汤加减。痰热壅盛者，加黄芩、芦根、冬瓜仁；大便干结者可加大黄。中成药可选择痰热清注射液、银马解毒颗粒和云南白药。

3. 肝火犯肺证

主要证候：发病前有明显情志因素，突感咽痒，并有血腥味，随即咯血，色鲜量多，伴呛咳，胸胁引痛，心烦易怒，口干苦，咳时面赤，头晕而痛，舌质红，苔黄，脉弦数。

治法：清肝泻肺，凉血止血。

方药：黛蛤散合泻白散加减。咯血鲜红而量多者可加生地炭、牡丹皮、黄芩、三七粉、大黄粉；咯血鲜红而量多者，可合用犀角地黄汤。

4. 阴虚火旺证

主要证候：咯血鲜红，干咳痰少，口干咽燥，颧红，午后潮热，盗汗，五心烦热，舌红少津，少苔或无苔，脉细数。

治法：滋阴降火，润肺化痰。

方药：百合固金汤加减。反复咯血及咯血量多者，加阿胶、三七；潮热、颧红者，加青蒿、鳖甲、地骨皮、白薇等；盗汗加浮小麦、五味子、煅牡蛎等。

5. 气虚失摄证

主要证候：痰中带血或咯吐鲜血，或血色较淡，面色少华，神疲乏力，气短，头晕目眩，耳鸣心悸，或兼见衄血、便血，舌质淡，苔薄白，脉虚细或芤，或细数无力。

治法：健脾益肺，固摄止血。

方药：归脾汤加减。反复咯血，咯血量较多者，加仙鹤草、白及、茜草。

大咯血时，症见汗出肢冷，脉微欲绝者，此为气虚血脱之危象，急用参附注射液 50mL 加入 5% 葡萄糖 100mL 静脉滴注；或用独参汤，人参 10～30g 煎汤立服，补气固脱。此证当中西医结合治之，待病情稳定后即转益气养血，润肺止咳善后。

（三）针灸治疗

1. 热证针刺合谷、曲池、太渊、肺俞、十宣等穴。

2. 痰湿盛者配膻中、丰隆；阴盛火旺配太溪、劳宫；肝火犯肺配太冲、阳陵泉；肺肾气虚配脾俞、足三里。每日针 1 次，平补平泻，可留针 10～20 分钟。

第四节　重症肺炎

重症肺炎是指除肺炎常见呼吸系统病况外，尚有呼吸衰竭和其他系统明显受累的表现，既可发生社区获得性肺炎（community acquired pneumonia，CAP），亦可发生医院获得性肺炎（hospital acquired pneumonia，HAP）。在医院获得性肺炎中以 ICU 内获得的肺炎、呼吸机相关性肺炎和医疗护理相关性肺炎常见，是临床常见的急危重症之一。它具有起病急、症状重、治疗困难、预后差、病死率高的特点。

重症肺炎属于中医学"风温""肺热病""肺炎喘嗽"等范畴。风温肺热病是肺热病与风温病的合称，是以发热、咳嗽、胸痛等为主要临床表现的外感疾病。首见于《伤寒论》："太阳病，发热而渴，不恶寒者，为温病。若发汗已，身灼热者，为风温。"这里所谓的风温，是指温病误治后的一种变证，与后世风温肺热病完全不同。宋代庞安时在《伤寒总病论》中说："病人素伤于风，因复伤于热，风热相搏，则发风温，四肢不收，头痛身热，常自汗出不解。"其指出了风温的病因病机及症状。明代汪石山首先确立风温病为 4 种温病中的独立病种。"有不因冬月伤寒而病温者"即指风温病，在理论上突破了以往春季温病皆由于"冬伤于寒"的传统观念。清代为风温病成熟时期，创立了卫气营血辨证。叶天士在《外感温热篇》指出："温邪上受，首先犯肺，逆传心包。"为风温的传变及辨治规律提供了理论依据。

一、病因与发病机制

（一）病因

重症肺炎又称中毒性肺炎或暴发性肺炎，病原可以是单一致病微生物，也可以是混合感染所导致的肺实质性重症肺炎，最常见的致病菌为肺炎双球菌，其次为化脓性链球菌、金黄色葡萄球菌、绿脓杆菌、流感嗜血杆菌、厌氧菌等，还有少见的病毒，如鼻病毒等，这些病原体所分泌的内毒素造成血管收缩功能障碍，并引起血压下降，并发休克，造成细胞损伤和重要脏器功能损害。

（二）发病机制

重症社区获得性肺炎进展快，可以迅速导致器官失代偿、多器官功能障碍及衰竭。其病程经历：局部感染致下呼吸道感染（轻度肺炎）；进而肺部扩散引起急性呼吸衰竭；系统性传播相继引起脓毒症、重症脓毒症、感染性休克和 MODS 或 MOF。重症肺炎的基本病理生理机制：①致病微生物侵入肺部造成感染后激活过度炎症介质反应，造成快速进展的肺损害，炎症介质反应及肺损伤所致的低氧进一步造成全身多器官功能受损，严重时发展为 MODS 或 MOF。②对于合并免疫功能低下或缺陷的患者发生重症肺炎的机制是由于致病微生物不能被局限、杀灭，直接播散入血造成 MODS 或 MOF。

重症肺炎的病理损害主要包括两方面：一方面是致病微生物可引起肺部上皮细胞及间质的结构、功能损害，从而引起呼吸困难、低氧血症、急性呼吸窘迫综合征甚至呼吸衰竭。另一方面是机体防御反应过度。重症肺炎时机体产生大量炎症细胞因子，如肿瘤坏死因子、白细胞介素 –1、白细胞介素 –6 等，炎症细胞因子作用于肺部和全身器官从而引起全身炎症反应综合征，不仅加重 ARDS 及呼吸衰竭，而且会引起 MODS。

二、中医病因病机

（一）病因

1. 外感六淫 温热之邪，从口鼻而入；或反复外感风邪，表卫不固，复感热邪而发病，或冬伤于寒，入里化热而病。

2. 素体亏虚 素体正气不足，尤阴虚之体，起居不慎，脏腑功能一时性失调，导致卫外失固，外感风热病邪所致。

（二）病机

本病是因机体正气不足，营不内守，卫不御外，抗病能力低下，暴感风热之邪而发。起病急，传变快，病程短，四季发病，以冬春多见。病位在肺，与心、肝、肾关系密切。因"温邪上受，首先犯肺"；若邪热内陷，即现"逆传心包"；或邪热羁留不解，深入下焦，则劫灼真阴，下竭肝肾。病初多为阳、热、实证，后期则虚实夹杂或以虚为主。病势初起即见肺胃证候，可顺传于胃，致阳明邪热炽盛；或逆传心包，扰动心神。病变过程中，常因邪热壅肺而致痰、热、咳、喘，病至后期，则多肺胃阴伤。其感染途径是从口鼻而入，先犯上焦肺卫，正盛邪实；病势不解，则卫气之邪入里而达气分，肺气壅塞，但病变重点始终在肺，如及时救治，邪去正复。若失治误治或治之不当或正不胜邪，必邪气深入，病情发展。其传变趋势有二：一为顺传阳明，而伤气（邪热壅肺），伤营入血；一为逆传心包，热伤心营，上扰神明（脑）。若邪热深盛，邪正剧争，正气溃败，骤然外脱，则阴津失其内守，阳气不能固守，终则阴阳不能维系，阴竭阳脱。此外，风温热邪，久羁不解，易深入下焦，下竭肝肾，导致真阴欲竭，气阴两伤。

三、临床表现

重症肺炎可急性起病，部分患者除了发热、咳嗽、咳痰、呼吸困难等呼吸系统症状外，可在短时间内出现意识障碍、休克、肾功能不全、肝功能不全等其他系统表现。少部分患者甚至可不表现典型的呼吸系统症状，容易引起误诊。也可起病时较轻，病情逐步恶化，最终达到重症肺炎的标准。在急诊门诊遇到的主要是重症 CAP 患者，部分是卫生保健相关性肺炎（HCAP）患者。重症 CAP 的最常见的致病病原体有：肺炎链球菌、金黄色葡萄球菌（金葡菌）、军团菌、革兰阴性杆菌、流感嗜血杆菌等，其临床表现简述如下：

1. 肺炎链球菌肺炎　肺炎链球菌为重症 CAP 最常见的病原体，占 30%～70%。呼吸系统防御功能损伤（酒精中毒、抽搐和昏迷）时咽喉部大量含有肺炎链球菌的分泌物可能被吸入到下呼吸道。病毒感染和吸烟可造成纤毛运动受损，导致局部防御功能下降。充血性心衰也为细菌性肺炎的先兆因素。脾切除或脾功能亢进的患者可发生暴发性的肺炎链球菌肺炎。多发性骨髓瘤、低丙种球蛋白血症或慢性淋巴细胞白血病等疾病均为肺炎链球菌感染的重要危险因素。典型的肺炎链球菌肺炎表现为肺实变、寒战，体温大于 39.4℃，多汗，胸痛，多见于原本健康的年轻人。而老年人中肺炎链球菌肺炎的临床表现隐匿，常缺乏典型的临床症状和体征。典型的肺炎链球菌肺炎的胸部 X 线表现为肺叶、肺段的实变。肺叶、肺段有实变的患者易合并菌血症。肺炎链球菌肺炎合并菌血症的死亡率为 30%～70%，比无菌血症者高 9 倍。

2. 金葡菌肺炎　金葡菌肺炎为重症 CAP 的一个重要病原体。在流行性感冒时期，CAP 中金葡菌的发生率可高达 25%，约 50% 的病例有某种基础疾病的存在。呼吸困难和低氧血症较普遍，死亡率为 64%。胸部 X 线检查常见密度增高的实变影。常出现空腔，可见肺气囊，病变较快，常伴发肺脓肿和脓胸。MRSA（耐甲氧西林金葡菌）为 CAP 中较少见的病原菌，但一旦明确诊断，则应选用万古霉素治疗。

3. 革兰阴性菌肺炎　重症 CAP 中革兰阴性菌感染约占 20%，病原菌包括肺炎克雷伯菌、不动杆菌属、变形杆菌和沙雷菌属等。肺炎克雷伯菌所致的 CAP 占 1%～5%，但其临床过程较为危重。易发生于酗酒者、慢性呼吸系统疾病患者和衰弱者，表现为明显的中毒症状。胸部 X 线的典型表现为右上叶的浓密浸润阴影，边缘清楚，早期可有脓肿的形成。死亡率高达 40%～50%。

4. 非典型病原体肺炎　在 CAP 中非典型病原体所致者占 3%～40%。其中肺炎支原体居首位，在成人中占 2%～30%，肺炎衣原体占 6%～22%，嗜肺军团菌 2%～15%。但是肺炎衣原体感染所致的 CAP，其临床表现相对较轻，死亡率较低。肺炎衣原体感染可表现为咽痛、声嘶、头痛等重要的非肺部症状，其他可有鼻窦炎、气道反应性疾病及脓胸。肺炎衣原体可与其他病原菌发生共同感染，特别是肺炎链球菌。老年人肺炎衣原体肺炎的症状较重，有时可为致死性的。肺炎衣原体培养、DNA 检测、PCR、血清学（微荧光免疫抗体检测）可提示肺炎衣原体感染的存在。军团菌肺炎占重症 CAP 病例的 12%～23%，仅次于肺炎链球菌，多见于男性、年迈、体衰和抽烟者，原患有心肺疾病、糖尿病和肾功能衰竭者如患军团菌肺炎则危险性增加。军团菌肺炎的潜伏期为 2～10 天。患者有短暂的不适、发热、寒战和间断的干咳。肌痛常很明显，胸痛的发生率为 33%，呼吸困难为 60%。胃肠道症状表现显著，恶心和腹痛多见，33% 的患者有腹泻。不少患者还有肺外症状，如急性的精神神志变化、急性肾功能衰竭和黄疸等。偶有横纹肌炎、心肌炎、心包炎、肾小球肾炎、血栓性血小板减少性紫癜。50% 的病例有低钠血症，此项检查有助于军团菌肺炎的诊断和鉴别诊断。军团菌肺炎的胸部 X 线表现特征为肺泡型、斑片状、肺叶或肺段状分布或弥漫性肺浸润。有时难以与 ARDS 区别。胸腔积液相对较多。此外，20%～40% 的患者可发生进行性呼吸衰竭，15% 以上的病例需机械通气。

5. 流感嗜血杆菌肺炎　占 CAP 病例的 8%～20%，老年人和 COPD 患者常为高危人群。流感嗜血杆菌肺炎发病前多有上呼吸道感染的病史，起病可急可慢，急性发病者有发热、咳嗽、咳痰。COPD 患者起病较为缓慢，表现为原有的咳嗽症状加重。婴幼儿肺炎多较急重，临床上有高热、惊厥、呼吸急促和紫绀，有时发生呼吸衰竭。听诊可闻及散在的或局限的干、湿性啰音，但大片实变体征者少见。胸部 X 线表现为支气管肺炎，约 1/4 呈肺叶或肺段实变影，很少有肺脓肿或脓胸形成。

6. 卡氏肺孢子虫肺炎（PCP） PCP 仅发生于细胞免疫缺陷的患者，但其仍是一种重要的肺炎，特别是 HIV 感染的患者。PCP 常常是诊断 AIDS 的依据。PCP 的临床特征性表现有干咳、发热和在几周内逐渐进展的呼吸困难。患者肺部症状出现的平均时间为 4 周，PCP 相对进展缓慢可区别于普通细菌性肺炎。PCP 的实验室检查异常包括：淋巴细胞减少，CD4 淋巴细胞减少，低氧血症，胸部 X 线片显示双侧间质浸润，有高度特征的"毛玻璃"样表现。但 30% 的胸片可无明显异常。PCP 为唯一有假阴性胸片表现的肺炎。

四、诊治要点

（一）诊断

1. 主要标准 ①需要有创机械通气；②感染性休克需要血管收缩剂。

2. 次要标准 ①呼吸频率≥30 次/分；②氧合指数（PaO_2/FiO_2）≤250；③多肺叶浸润；④意识障碍或定向障碍；⑤氮质血症（BUN≥20mg/dL）；⑥白细胞减少（WBC＜4.0×10^9/L）；⑦血小板减少（血小板＜10.0×10^9/L）；⑧低体温（T＜36℃）；⑨低血压，需要强力的液体复苏。

符合 1 项主要标准或 3 项次要标准即可诊断为重症肺炎。

（二）辅助检查

1. 血常规和痰液检查 细菌性肺炎血白细胞计数多增高，中性粒细胞多在 80% 以上，并有核左移；年老体弱及免疫力低下者的白细胞计数常不增高，但中性粒细胞的百分比仍高。痰呈黄色、黄绿色或黄褐色脓性混浊痰，痰中白细胞显著增多，常成堆存在，多为脓细胞。病毒性肺炎白细胞计数一般正常，也可稍高或偏低。继发细菌感染时白细胞总数和中性粒细胞可增高。痰涂片所见的白细胞以单核细胞为主；痰培养常无致病菌生长；如痰白细胞核内出现包涵体，则提示病毒感染。在重症肺炎时可因骨髓抑制出现白细胞减少症（WBC 计数＜4×10^9/L）或血小板减少症（血小板计数＜100×10^9/L）。二者均提示预后不良，是诊断重症肺炎的 2 个次要标准。在感染控制、病程好转后可恢复。

2. 病原学 包括血培养、痰革兰氏染色和培养、血清学检查、胸水培养、支气管吸出物培养，或肺炎链球菌和军团菌抗原的快速诊断技术。此外，可以考虑侵入性检查，包括经皮肺穿刺活检、经纤支镜防污染毛刷（PSB）采样、支气管肺泡灌洗（BAL）采集标本定量培养。血培养一般在发热初期采集，如已用抗菌药物治疗，则在下次用药前采集。采样以无菌法静脉穿刺，防止污染。成人每次 10～20mL，婴儿和儿童 0.5～5mL。血液置于无菌培养瓶中送检。24 小时内采集血标本 3 次，并在不同部位采集可提高血培养的阳性率。

3. 影像学检查 影像学检查是诊断肺炎的重要指标，也是判断重症肺炎的重要指标之一。肺炎的影像学表现：片状、斑片状浸润性阴影或间质性改变，伴或不伴胸腔积液。影像学出现多叶或双肺改变，或入院 48h 内病变扩大≥50%，提示为重症肺炎。由于表现具有多样性，特异性较差。但影像改变仍对相关病原菌具有一定的提示意义（见表 8 - 1）。

表 8-1 肺炎常见的 X 线表现和相关病原菌

X 线表现	相关病原菌
肺叶或肺段实变	肺炎链球菌、肺炎克雷伯菌、流感嗜血杆菌，其他革兰阴性杆菌
有空洞的浸润影	（多个时）金黄色葡萄球菌、结核菌、革兰阴性杆菌
浸润影加胸腔积液	肺炎链球菌、金黄色葡萄球菌、厌氧菌、革兰阴性杆菌、化脓性链球菌
多种形态的浸润影（斑片状或条索状）	肺炎支原体、病毒、军团菌
弥漫性间质浸润影	军团菌、病毒、卡氏肺孢子虫

4. 血气分析 肺炎时由于发热、胸痛或患者焦虑可出现呼吸次数加快，患者可出现呼吸性碱中毒，$PaCO_2$ 降低。重症肺炎时由于通气-血流比例失调、肺内分流增加、弥散功能异常等可出现严重的低氧血症，PaO_2 小于 60mmHg，出现 I 型呼吸衰竭。痰液过多致气道堵塞、呼吸浅慢或停止。以往有 COPD 时可表现为 II 型呼吸衰竭，PaO_2 降低，小于 60mmHg，并伴有 $PaCO_2 > 50mmHg$。

5. 其他检查 可有血沉增快、C-反应蛋白升高、血清碱性磷酸酶积分改变等，提示细菌感染的变化。肾功能不全时可有尿改变及血清尿素氮、肌酐升高，尿量 < 20mL/h（或 < 80mL/4h），血清肌酐 > 177μmol/L（2mg/dL），BUN > 20mg/dL，可提示为重症肺炎。另外也可有肝功能异常。由于患者进食差、消耗增加，常可有低蛋白血症存在。心肌损害可有心肌酶的增高及心电图的改变。

（三）鉴别诊断

重症肺炎可以表现不典型，而许多其他疾病的表现可类似典型肺炎，鉴别诊断具有重要意义。

1. 表现不典型的重症肺炎的鉴别

（1）脑炎或脑膜炎等：老年人的重症肺炎可无典型的肺炎表现，可无咳嗽，甚至无发热，仅表现为意识障碍，如谵妄、淡漠或昏迷，易被误诊为脑炎或脑膜脑炎。胸片应作为常规检查，以明确是否是肺炎、是否有肺部并发症。早期的粟粒性肺结核、部分卡氏肺孢子虫肺炎胸片可正常，应提高警惕，仔细排除。脑 CT、脑脊液检查也是必需的，如出现异常则支持脑炎、脑膜炎的诊断。但结核性脑膜炎常有肺结核存在，脑隐球菌感染常有肺部隐球菌感染，应引起注意。患者有头痛、呕吐时也可误诊为脑血管病，脑 CT 检查可助鉴别。

（2）急腹症：肺炎累及膈胸膜可引起上腹痛，易被误诊为急性胆囊炎、急性胰腺炎、消化性溃疡等。病情重时才就诊检查可出现淀粉酶升高、肝功损害、黄疸、麻痹性肠梗阻等，使鉴别更困难。对于多系统损害患者应警惕重症肺炎，胸片检查必不可少。

2. 同肺炎表现相似的疾病的鉴别

（1）肺栓塞：有发热的肺栓塞因有胸痛、多发肺部阴影、呼吸困难、低氧血症、白细胞增高等很容易误诊为重症肺炎。诊断要点在于对有肺栓塞高危因素的患者提高警惕，对有下肢深静脉血栓形成、卧床、手术后患者应行心脏超声肺动脉压估测、CT 肺动脉造影、肺通气-灌注扫描等明确诊断。

（2）风湿性疾病引起的肺病变：如皮肌炎、系统性红斑狼疮（SLE）、类风湿关节炎、血管炎等，有时全身表现不明显，影像表现同肺炎不能区别。有关抗体检测或组织活检病理有助于鉴别。

（3）肿瘤：肺肿瘤、淋巴瘤、白血病肺浸润等都可表现为发热、肺浸润影，必要时行病理、骨髓细胞学等检查。

（4）过敏性肺炎：急性患者在吸入大量抗原4～12小时后出现胸闷、呼吸困难和干咳，并伴有发热、寒战、乏力、头痛和躯体痛等全身症状。双肺可闻及湿啰音，部分可有哮鸣音和紫绀。双肺小结节影或者斑片状浸润影。血气分析可有低氧血症。吸入激发试验有助诊断。抗原接触史对诊断具有重要意义。

（四）中医辨证要点

1. 辨虚实　疾病的早期和极期，仍以实证为多见，常见壮热、咳喘声粗、痰黄黏稠、胸闷、烦躁、小便短赤、舌苔厚、脉浮或有力等表现；而本病后期或者年老体弱者可以虚证为主要表现，常见低热、咳痰无力、体倦乏力、舌质淡、脉无力等症。

2. 辨邪之性质　热邪为主多见发热、痰色黄、舌红、苔黄、脉数等，痰邪为主则见痰多、胸闷、舌苔腻、脉弦或滑等，瘀邪为主则常见胸痛或腹痛、唇甲紫绀、舌质暗或有瘀斑、脉涩或结等。

本病辨治须分清主要矛盾是邪实抑或是正虚，结合邪的不同性质和分型施治。

五、急救处理

西医急救治疗

重症肺炎的治疗包括抗菌药物治疗、呼吸支持、营养支持、加强痰液引流，以及免疫调节、防治多器官系统功能衰竭等。重症肺炎易出现多器官系统功能衰竭，有效的抗生素初始治疗是治疗的核心，可预防出现多器官系统功能衰竭。

1. 抗生素的治疗

（1）社区获得性肺炎的抗生素治疗：第一次抗生素应在急诊科留取细菌培养标本后尽早给予。早期经验性抗生素治疗方案必须根据总的流行病学类型来制定，即基本的抗生素的初始方案应该根据具体患者的风险因素来进行调整，然后再根据微生物学调查结果调整。在肺炎链球菌的耐药率低（<5%）的地区，常规抗生素治疗应包括以下联合治疗：二代头孢菌素（如头孢呋辛）或氨基青霉素加β-内酰胺酶抑制剂加红霉素，或者选用三代头孢菌素（如头孢噻肟或头孢三嗪）。当有特殊合并情况时，这种抗生素的基本方案应做相应调整：①对于存在肺脏合并症，如COPD或支气管扩张的患者，治疗中应包括GNEB或铜绿假单胞菌。四代头孢菌素如头孢吡肟和头孢匹罗可以覆盖这些病原体，也能覆盖青霉素耐药性肺炎链球菌，而且联合用红霉素是这种情况下的合理选择。如果高度怀疑铜绿假单胞菌感染，应考虑给予抗假单胞菌的联合治疗，如β-内酰胺类（头孢他啶、头孢吡肟、亚胺培南）和加氨基糖苷类（最好是妥布霉素或阿米卡星）加红霉素或用一种β-内酰胺类加环丙沙星（或曲伐沙星）。②对于长期卧床患者，存在吸入性肺炎的风险，尤其是神经系统病变的患者，抗生素治疗应覆盖金黄色葡萄球菌和厌氧菌。此时不应选用二代头孢菌素，而应选择氨基青霉素加β-内酰胺酶抑制剂或克林霉素。另外亚胺培南也有效。③当存在特殊病原体的风险因素时，也应考虑修改抗生素的基本方案：先前的抗生素治疗超过48小时，应考虑GNEB感染。对于从护理院收入的老年患者，治疗也应覆盖GNEB。应选择三代头孢菌素，而不是二代头孢菌素。尤其是在青霉素和头孢菌素耐药率高的地区更是如此。另外，四代头孢菌素也是不错的选择。在军团菌发病率高的地区，应考虑加用利福平。在冬春季

节，当由流感病毒引起的肺炎多发时，应考虑到金黄色葡萄球菌感染，因此应使用二代头孢菌素或氯唑西林。④如果已知当地的微生物类型和易感性，应根据这些类型另外调整抗生素用药。2007 年 ATS 对需 ICU 住院的 CAP 患者的治疗提出了建议：①一种 β - 内酰胺类（头孢噻肟，头孢曲松，或氨苄西林、舒巴坦）加阿奇霉素或一种氟喹诺酮。对青霉素过敏的患者，推荐呼吸喹诺酮类和氨曲南。②对假单胞菌感染，用一种抗球菌、抗假单胞菌 β - 内酰胺类（哌拉西林 - 他唑巴坦，头孢吡肟，亚胺培南，或美罗培南）加环丙沙星或左氧氟沙星（750mg/d），或以上的β - 内酰胺类加氨基糖苷类和阿奇霉素，或以上的 β - 内酰胺类加一种氨基糖苷类和抗肺炎球菌的氟喹诺酮类。对青霉素过敏的患者，可用氨曲南替换以上的 β - 内酰胺类。③如果考虑 CA - MRSA，加万古霉素或利奈唑烷。

（2）医院获得性肺炎的抗生素治疗：初始经验性治疗要根据 HAP 患者的分组来选择抗生素，一组为住院后早发的、没有 MDR 病原体感染危险因素者，其可能的病原体包括肺炎链球菌、流感嗜血杆菌、甲氧西林敏感金黄色葡萄球菌（MSSA）、敏感的肠杆菌科阴性杆菌（大肠杆菌、肺炎克雷伯菌、变形杆菌和沙雷杆菌），可分别选用头孢曲松、左氧氟沙星（或莫西沙星、环丙沙星）、氨苄西林 - 舒巴坦、艾他培南治疗。另一组则为晚发的、有 MDR 感染的危险因素者，其可能病原体包括 PA、产超广谱 β - 内酰胺酶（ESBLs）的肺炎克雷伯菌、不动杆菌属、MRSA、军团菌。如怀疑为前三者，可选用具有抗绿脓活性的头孢菌素（头孢吡肟、头孢他啶），或具有抗绿脓活性的碳青霉烯类（亚胺培南或美洛培南），或 β - 内酰胺类/β - 内酰胺酶抑制剂（哌拉西林/他唑巴坦）加具有抗绿脓活性的氟喹诺酮类（环丙沙星或左氧沙星），或氨基糖苷类（丁胺卡那、庆大霉素、妥布霉素）联合治疗；后两者可分别选用利奈唑烷或万古霉素、大环内酯类或氟喹诺酮类治疗。重度 HAP 常见病原体包括铜绿假单胞菌、不动杆菌、肺炎克雷伯菌、肠杆菌科细菌和 MRSA。怀疑这些病原体感染者，在初始治疗时应联合用药，具体使用哪一种抗生素应依据当地或本单位的抗生素敏感性情况、药物的副作用、患者过去两周内用药情况等因素综合考虑，尽量不选择已经使用过的抗生素。治疗中要尽可能增加对不同病原体的覆盖，联合应用碳青霉烯类、阿米卡星和万古霉素是覆盖面最广的用药方案。如果要覆盖 ICU 内引起呼吸机相关性肺炎（VAP）最常见的两种病原体 PA 和 MRSA，需联合应用万古霉素、一种碳青霉烯类和一种氟喹诺酮类，这种方案可覆盖90%以上的病原体。如果患者是在应用抗生素治疗其他部位感染期间发生了 HAP，经验性选药应选择另一种不同类型的抗生素。

（3）对抗生素疗效的评估和处理：如果微生物培养结果证实为耐药菌或是没有预计到的病原体感染，并且患者对治疗没有反应，则应对已选择的抗生素进行调整。如果培养结果与预计的 MDR 病原体不符，也不是铜绿假单胞菌或不动杆菌感染，或细菌对更窄谱抗生素敏感，则应降阶梯或选用窄谱抗生素治疗。初始治疗有效时，通常在治疗 48～72 h 后临床有改善，不应调整用药。如治疗没有反应，且病情恶化较快，则要调整抗生素，增加对病原体的覆盖面，等待培养结果和其他诊断数据。治疗 3d 后临床情况没有改善，可认为治疗无效，应对病情重新评估：对病原体的估计是否错误，是否系耐药病原体，诊断是否有误，是否为非感染因素所致，有无肺外感染的证据（肺不张、肺栓塞、ARDS、肺出血症、基础疾病、肿瘤），是否出现了并发症（肺脓肿、机会菌感染、药物热等）。影像学检查有助于发现治疗失败的原因，侧卧位 X 线胸片、超声、肺 CT 能发现可能的胸腔积液，除外肺脓肿等。对于低血压、需液体复苏的重症 CAP 患者需要警惕隐性肾上腺功能不全。

2. 机械通气 机械通气用于治疗严重低氧血症通过吸氧不能改善者。在需要机械通气的重症肺炎中，严重低氧血症的主要病理生理机制是存在肺内分流和通气 - 血流比例失调，通气 - 血流比值降低。轻到中度肺炎的患者分流量达到心输出量的10%以上，低通气 – 血流比值的区域达到血流量的10%以上。需要机械通气的患者，肺内分流量和低通气 – 血流比值的区域都达到心输出量的50%，死腔增加到肺泡通气量的60%，平均肺动脉压可能有轻到中度增高（35mmHg）。这些气体交换障碍，部分原因是精氨酸等舒血管性代谢产物的释放，部分抵消了缺氧性肺血管的收缩。对不需要立即插管的低氧血症或呼吸窘迫患者，可试用 NIV（无创通气）。在 COPD 患者可减少25%的插管需要。咳痰无力、痰多限制了 NIV 的应用。在最初的1～2小时内，如呼吸次数、氧合指数未改善，$PaCO_2$ 未下降，需及时改用有创通气。对需要插管的患者，延长 NIV 时间会增加不良结局。NIV 对 ARDS 没有益处，而双肺肺泡浸润的 CAP 患者与 ARDS 几乎不能鉴别。对于有严重低氧血症的患者（$PaO_2/FiO_2 < 150$）也不适合 NIV。因此，对 $PaO_2/FiO_2 < 150$、双肺肺泡浸润患者应及时插管，行有创通气。对双侧弥漫性肺炎和 ARDS 患者应低潮气量通气（6mL/kg 理想体重）。经供氧和机械通气仍难以缓解的严重或难治的低氧血症，根据病变部位选择不同体位进行通气。对于单侧肺炎，调整患者体位到"健侧肺向下"，通过使通气好的区域增加血流量，可以使 PaO_2 平均增加10～15mmHg。同样的道理，对于病变主要位于双肺背部的患者可进行俯卧位通气。

3. 抗炎药物　给予抗炎药物，环氧合酶抑制剂，如阿司匹林和消炎痛，可以逆转对缺氧性肺血管收缩的部分抵消作用。接受消炎痛治疗后，有一半患者的 PaO_2 明显改善，但也有研究显示阿司匹林可以轻度改善肺内分流，而动脉氧合作用没有明显变化。因此这类抗炎药物改善低氧血症的作用仍无定论。

4. 前列腺素雾化吸入　低剂量的前列腺素雾化吸入，可以允许肺内通气 – 血流比值正常的肺泡区的血管舒张，可以减少肺内分流和肺动脉高压，而不会引起心输出量的变化，因此，可以使 PaO_2 平均增加20mmHg。

5. 一氧化氮（NO）　主要在成人呼吸窘迫的患者中研究了吸入少量 NO 的作用。吸入少量 NO 可引起选择性的肺动脉血管扩张，并通过减少肺内分流，改善动脉氧合作用。在一项对单侧重症肺炎的初步研究中，NO 表现出良好效果，使 PaO_2 平均增加20mmHg。但不论是雾化前列腺素还是雾化 NO，都需要研究更多的例数、远期效应以及这种方法对重症肺炎结局的影响。

6. 免疫调节［粒细胞集落刺激因子（granulocyte colony – stimulating factor，G – CSF）］这种治疗的原理是通过增强多形核白细胞的肺内趋化以及其对细菌病原体的杀菌活性，调节免疫反应。用 G – CSF 治疗重症肺炎和败血症，在降低死亡率和器官衰竭发生率方面都有良好效果趋势。在最近一项关于中性粒细胞减少重症肺炎患者的单相研究中发现，当用 G – CSF 75～600μg/d 的剂量，联合适当的抗生素治疗时，G – CSF 治疗是安全的。

7. 重组活化蛋白 C（rhAPC）　对于死亡危险性高的患者（APACHE Ⅱ ≥25 分、感染导致多器官功能衰竭、感染性休克、感染导致的急性呼吸窘迫综合征）推荐使用，出血性疾病不是使用 rhAPC 的绝对禁忌证。治疗费用高使其应用受到了一定的限制。

8. 感染性休克的治疗　补充血容量，以维持收缩压 90～100mmHg，脉压大于 30mmHg，尿量大于 30mL/h，中心静脉压 4.4～7.4mmHg；应用血管活性药物，如多巴胺、间羟胺、去甲肾上腺素和山莨菪碱；应用糖皮质激素，在病情重、经补液升压药治疗血压不恢复时，可在应用抗生素的基础上使用氢化可的松 100～200mg 或地塞米松 5～10mg 静滴，病情好转后停药；纠正水、电解质和酸碱平衡紊乱；纠正心力衰竭。

六、中医治疗

（一）治疗原则

本病应辨病情缓急，病情平缓者当以清热化痰，益气养阴为治疗原则，病情危重、阳气不固、正气欲脱者，则当以回阳救逆为治疗原则。

（二）辨证论治

1. 风热犯肺证

主要证候：身热较重，微恶风，汗泄不畅，头胀痛，面赤，咳嗽，痰黏或黄，咽燥，鼻塞，流黄浊涕，口干欲饮，舌苔薄白微黄，舌边尖红，脉浮数。

治法：辛凉解表。

方药：银翘散加减。若风热上壅，头胀痛较甚，加桑叶、菊花；痰阻于肺，咳嗽痰多，加贝母、前胡、杏仁；痰热较盛，咳痰黄稠，加黄芩、知母、瓜蒌皮；气分热盛，身热较著，恶风不显，口渴多饮，尿黄，加石膏、鸭跖草；热毒壅阻咽喉，乳蛾红肿疼痛，加一枝黄花、土牛膝、玄参；若肺热素盛，风寒外束，热为寒遏，烦热恶寒，少汗，咳嗽气急，痰稠，声哑，可加用石膏、麻黄；风热化燥伤津，或秋令感受温燥之邪，伴有呛咳痰少，口、咽、唇、鼻干燥，苔薄舌红少津等燥象者，可酌配南沙参、天花粉、梨皮，不宜再伍辛温之品。中成药可选疏风解毒胶囊、柴芩清宁胶囊和香菊感冒颗粒。

2. 痰热壅肺证

主要证候：发热，咳嗽，痰多，气促，口渴，烦躁，小便短赤，大便秘结，舌红苔黄腻，脉弦滑数。

治法：清热化痰，宣肺平喘。

方药：麻杏石甘汤合千金苇茎汤加减。痰热壅盛，腑气不通，胸满咳逆，痰涌，便秘，配葶苈子、大黄、玄明粉；痰热伤津，口干，舌红少津，配北沙参、天冬、天花粉；高热神昏者加安宫牛黄丸1粒冲服。中成药可选疏风解毒胶囊、柴芩清宁胶囊、清解退热颗粒、清咳平喘颗粒和银马解毒颗粒。

3. 气阴两虚证

主要证候：干咳，咳声短促，或痰中带血丝，或声音逐渐嘶哑，口干咽燥，或午后潮热，颧红，盗汗，口干，日渐消瘦，神疲，舌质红、少苔，脉细数。

治法：滋阴润肺，化痰止咳。

方药：麦冬汤合泻白散加减。肺气不敛，咳而气促，加五味子、诃子；阴虚潮热，酌加功劳叶、银柴胡、青蒿、鳖甲、胡黄连；肺热灼津，咳吐黄痰，加海蛤粉、知母、黄芩；热伤血络，痰中带血，加牡丹皮、山栀、藕节。

4. 邪陷正脱证

主要证候：喘息鼻扇，张口抬肩，气短息促，烦躁，昏蒙，面青，四肢厥冷，汗出如油，脉细数不清，或浮大无根，舌质青暗，苔腻或滑。

治法：补肺纳肾，扶正固脱。

方药：回阳急救汤、生脉饮加减。阳虚甚，气息微弱，汗出肢冷，舌淡，脉沉细加肉桂、干姜；气息急促，心烦内热，汗出黏手，口干舌红，脉沉细数加生地黄、玉竹，人参改用西洋参。

临床上可用参附注射液、参麦注射液静脉推注。

（三）针灸治疗

1. 风热犯肺证

取穴：风池、大椎、尺泽、外关、合谷。头胀痛者加百会、太阳穴。

针刺手法：泻法，留针 15～20 分钟。配合大椎穴刺络拔罐以清泻热邪；咽痛咽痒者点刺放血少商、商阳穴清热利咽。

2. 痰热壅肺证

取穴：定喘、肺俞、中府、列缺、曲池、丰隆、大肠俞。

针刺手法：泻法，留针 20～30 分钟。配合曲池、大椎、肺俞刺络拔罐以清泻痰热。

3. 气阴两虚证

取穴：定喘、肺俞、膏肓、肾俞、太溪、照海、列缺。

针刺手法：平补平泻，留针 20～30 分钟。痰中带血加孔最清肺止血。

4. 邪陷正脱证

取穴：百会、中府、膻中、太渊、中脘、气海、关元、足三里、三阴交、太冲。

针刺手法：补法，留针 20～30 分钟。重灸神阙、气海、关元、百会、足三里穴。

第五节　肺栓塞

肺栓塞（pulmonary embolism，PE）是指内源性或外源性栓子阻塞肺动脉引起肺循环障碍的临床和病理生理综合征，包括肺血栓栓塞症、脂肪栓塞综合征、羊水栓塞、空气栓塞、肿瘤栓塞等，其中肺血栓栓塞症（pulmonary thromboembolism，PTE）是最常见的肺栓塞类型，通常所称的肺栓塞即指肺血栓栓塞症，其血栓来源主要是深静脉血栓（deep venous thrombosis，DVT）。PTE 与 DVT 是同一种疾病病程中两个不同阶段的临床表现，统称为静脉血栓栓塞症（venous thromboembolism，VTE）。我国缺乏肺栓塞准确的流行病学资料，但随着临床医师诊断意识的提高和诊断方法的普及，以往认为是少见病的肺栓塞已成为我国常见的心血管系统疾病之一。

肺栓塞在中医学中没有特定对应的病名，在中医学数千年的发展历程中，逐渐出现了类似于肺栓塞症状的描述，历代医家根据肺栓塞的症状进行归纳和分析，逐渐将肺栓塞归于胸痹、胸痛、厥证、喘证、痰饮、肺胀、血证（咯血）等范畴。脉痹最初见于《内经》，主要描述的是下肢血管闭塞性的疾病，并衍生为血管脉络痹阻性疾病，后来也证实肺血栓栓塞症与下肢深静脉血栓形成同根同源的关系，为应用活血化瘀药物治疗该疾病提供了依据。

以呼吸困难、气促等为主要症状者可归于喘证或肺胀范畴；以晕厥为主要症状者可归为厥证范畴；以胸痛、心悸等为主要症状者可归于胸痹、胸痛、心悸范畴；以咯血为主要症状者可归于血证（咯血）范畴。以咳痰为主要症状者，可归于痰饮、支饮范畴。从病因来看，肺栓塞是直接由瘀血所致的病种，因而肺栓塞又属于脉痹或血痹的范畴。

一、病因与发病机制

（一）病因

引起肺栓塞的病因包括原发性和继发性危险因素：前者指先天性高凝状态或易栓症倾向如先

天性抗凝血酶Ⅲ缺乏、蛋白C缺乏、蛋白S缺乏等，后者常继发于其他疾病或病理状态，是肺栓塞的主要病因。根据引起肺栓塞的不同危险程度可将病因分为三类：①高危，下肢骨折、髋或膝关节置换术、严重创伤、脊髓损伤、既往VTE、三个月内发生过心肌梗死；②中危，输血、深静脉置管、慢性心力衰竭或呼吸衰竭、感染、恶性肿瘤、口服避孕药、卒中瘫痪、产后、浅静脉血栓、血栓形成倾向；③低危，卧床＞3天、糖尿病、高血压、长时间坐位、高龄、肥胖、妊娠、静脉曲张等。

（二）发病机制

静脉损伤，血流缓慢和血液高凝状态是深静脉血栓形成的三大因素。血栓脱落可导致急性肺动脉管腔阻塞，肺循环阻力增加，肺动脉压力增高，直接影响肺循环功能，进而引起体循环血流动力学和呼吸功能障碍。当肺血管床面积减少30%～40%时，肺动脉平均压可达30mmHg以上，右室平均压可升高；肺血管床面积减少40%～50%时，肺动脉平均压可达40mmHg，右室充盈压升高，心指数下降；肺血管床面积减少50%～70%可出现持续性肺动脉高压；肺血管床面积减少＞85%可导致猝死。另外，急性肺动脉阻塞通过心脏和肺的神经反射因素、体液因素等导致多器官的功能和代谢变化。

二、中医病因病机

（一）病因

1. 情志失调，气机失和，脏腑功能紊乱，瘀血痰浊停阻肺脉。
2. 素体虚损，禀赋不足，或年老体衰，气虚血行不畅，劳倦内伤，脏腑失调，气血阴阳不足，脉络失养者易发本病；久卧、久坐、产后、腹部或盆腔手术、外伤制动后，气血运行滞缓而致病。
3. 饮食不节，过食肥甘，或嗜烟过酒，易助生湿热，酿生痰浊，阻于肺脏，易发肺病。
4. 外邪侵袭以阴邪为主，寒主收引，可致肺阳抑遏，血行瘀滞。

（二）病机

肺栓塞的病机为本虚标实，虚实夹杂。发作期以标实为主，缓解期以本虚为主。病机与深静脉瘀血有关，各种病因引起的气血运行滞缓，以致瘀血阻于络道，脉络滞塞不通，"不通则痛"，病邪郁阻肺之经脉，营血回流受阻溢于脉外，瘀、毒、痰等互结于下肢，延及络脉，气血痹阻而发病。瘀、毒、痰等浊气上逆，痹阻心脉而见胸痛胸痹；肺络受损，肺气不降而见喘促，甚则咯血；气机逆乱，升降失常，阴阳气不相顺接而致厥证；或因气机闭塞，阳气暴脱于外，而致阳脱证。

三、临床表现

肺栓塞缺乏特异性的临床症状和体征，传统意义的肺栓塞三联征——胸痛、咯血和呼吸困难临床并不常见，根据肺栓塞的病理生理特点，可将临床症状和体征分为三类：

1. 呼吸系统症状和体征　多数肺栓塞会出现胸闷、气喘、呼吸困难，部分患者因胸痛、咳嗽就诊。呼吸系统的体征较少出现，可出现呼吸频率增快、肺细湿啰音、哮鸣音等，重症患者可出现严重的低氧血症，表现为发绀。

2. 循环系统症状和体征　主要与栓塞引起的急性肺动脉高压和右心功能不全有关，可出现心悸、咯血、晕厥等症状，低血压和休克提示病情危重。查体可在肺动脉瓣区闻及第 2 心音亢进或分裂，三尖瓣区可闻及收缩期杂音，甚至出现肝脏增大、肝颈静脉反流征和下肢水肿等右心衰竭的体征。

3. 深静脉血栓症状和体征　单侧肢体肿胀、疼痛或伴有静脉曲张等应高度怀疑 VTE，查体可发现一侧大腿或小腿周径较对侧增加超过 1cm。

肺栓塞的临床表现取决于栓子的大小、数量、栓塞的部位及患者是否存在心、肺等器官的基础疾病。轻症患者可无任何症状，在诊断其他疾病或者尸检时意外发现，重症患者可表现为急性肺动脉高压、低血压、休克，甚至猝死。

四、诊治要点

（一）辅助检查

1. 实验室检查

（1）动脉血气分析：常表现为低氧血症、低碳酸血症、肺泡 – 动脉血氧分压差增大，轻症患者的血气分析结果可正常。

（2）血浆 D – 二聚体（D – dimer）：是交联纤维蛋白特异性的降解产物，含量增高提示体内呈高凝状态及微血栓形成。采用 ELISA 检测法，以 $500\mu g/L$ 为临界值，诊断肺栓塞的敏感性达 $92\% \sim 100\%$，但其特异性较低，仅为 $40\% \sim 43\%$。PTE 时，血浆 D – dimer $> 500\mu g/L$，但手术、外伤、肿瘤及肺部感染时也可导致含量增高。若血浆 D – dimer $< 500\mu g/L$，PTE 阴性预计值为 95%。D – 二聚体在年龄 > 50 岁的人群中，需进行年龄矫正：采用年龄×10 为节点值。D – 二聚体对肺栓塞并无确诊价值，但其在肺栓塞诊断流程中有重要意义：临床低度疑似肺栓塞的患者，D – 二聚体水平阴性可除外肺栓塞；中度疑似肺栓塞患者，D – 二聚体阴性仍需进一步检查；高度疑似肺栓塞的患者不主张进行 D – 二聚体检测，应直接行确诊性检查。故而 D – 二聚体阴性对于肺栓塞诊断的排除意义更大。

（3）肌钙蛋白 I、肌钙蛋白 T 和脑利钠肽：增高可见于肺栓塞伴有心肌损害和心功能不全的患者。

2. 心电图　肺栓塞患者心电图改变的病理生理基础是肺栓塞引起的肺动脉高压及右室负荷增加，包括 $S_1Q_{III}T_{III}$、右束支传导阻滞、肺性 P 波、T 波倒置和电轴右偏，多见于重症肺栓塞患者，轻症可以仅表现为窦性心动过速，需动态监测患者心电图变化。

3. 超声心动图　提示肺栓塞诊断的直接征象为发现肺动脉近端或右心腔血栓，提示右心负荷过重的间接征象包括肺动脉干增宽、右心室和（或）右心房扩大、右心室壁局部运动幅度降低，三尖瓣反流速度增快等。超声心动图在提示肺栓塞诊断和除外其他心血管疾病方面有重要价值。

4. 胸部 X 线平片　可出现肺纹理变细、稀疏，肺野透亮度增加，肺动脉段突出或瘤样扩张，右下肺动脉干增宽或伴截断征，右心室扩大征。也可出现肺野局部浸润阴影、尖端指向肺门的楔形阴影、盘状肺不张、患侧膈肌抬高、少量胸腔积液、胸膜增厚粘连等。X 线胸片对鉴别其他胸部疾病有重要帮助。

（二）确诊方法

1. CT 肺动脉造影（CTPA）　是目前诊断肺栓塞的最主要方法，表现为直接征象和间接征象，直接征象为肺动脉内各种形态的充盈缺损，远端血管不显影。间接征象为肺动脉高压和右心负荷过重。可用于评估预后，表现为肺动脉主干直径增粗超过主动脉直径。

2. 放射性核素肺通气灌注扫描　典型征象是与通气显像不匹配的肺段或肺叶分布灌注缺损，其诊断亚段以下的外周肺栓塞更有意义。由于引起肺血流或通气受损的疾病可引起通气血流失调，限制了其临床应用。

3. 磁共振肺动脉造影（MRPA）　可直接显示肺动脉内栓子及 PE 所致的低灌注区。MRPA 适用于碘造影剂过敏者，但由于相对耗时长，限制了其临床应用。

4. 肺动脉造影　是诊断 PE 的"金标准"，其敏感性为98%，特异性为95%～98%。表现为栓塞血管管腔充盈缺损或完全阻塞，外周血管截断或枯枝现象。肺动脉造影为有创性检查，实际应用不如 CT 肺动脉造影广泛。

5. 下肢深静脉检查　肺栓塞为静脉血栓栓塞症的表现形式之一，对疑似肺栓塞患者应通过下肢静脉超声、下肢静脉造影等，检测有无下肢深静脉血栓形成。对于有上肢静脉血栓形成危险因素的患者，尚需检查有无上肢深静脉血栓形成。

（三）诊断思路

急性肺栓塞的诊断流程见图8-1，对疑似肺栓塞的患者应采取疑似诊断、确定诊断和危险因素的诊断三个步骤。

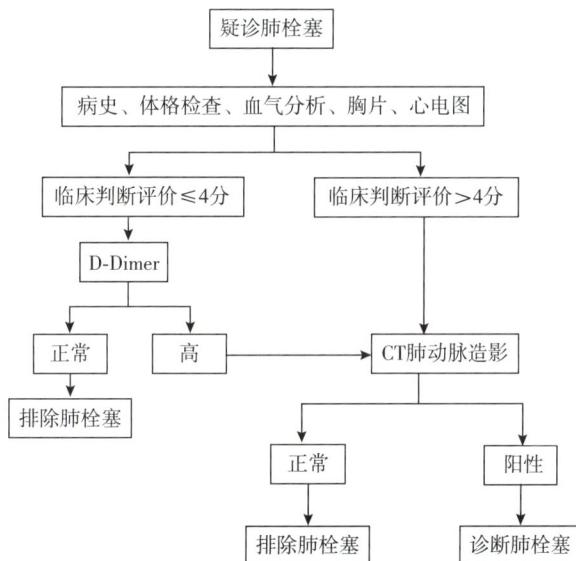

图8-1　急性肺栓塞的诊断流程

1. 疑似诊断　对存在危险因素或有疑似症状和体征的患者，应通过评分系统如 Wells 评分（表8-2）评估肺栓塞诊断的可能性，并完善 D-二聚体、血气分析等实验室检查和心电图、胸片等辅助检查。

表8-2　Wells 评分

指标	评分
既往 PE 或 DVT 病史	1.5
心率≥100bpm	1.5
过去4周内有手术或制动史	1.5

续表

指标	评分
咯血	1
肿瘤活动期	1
DVT 临床表现	3
其他鉴别诊断的可能性低于 PE	3
PE 可能性小	0～4
PE 可能	≥5

2. 确定诊断 临床疑似诊断的患者，应尽快合理安排进一步检查以明确肺栓塞诊断。

3. 寻找病因 对疑似或确诊肺栓塞的患者，应进一步寻找肺栓塞的成因和危险因素，采取相应的治疗和预防措施。

明确肺栓塞的患者需进一步行严重程度评估（表 8 - 3），并进一步行危险分层（表 8 - 4），以决定下一步治疗策略并评估预后。

表 8 - 3 肺栓塞严重程度评分（PESI）

指标	原始版本	简化版本（sPESI）
年龄	以年龄为分数	1分（年龄 >80 岁）
男性	+10 分	—
肿瘤	+30 分	1 分
慢性心力衰竭	+10 分	1 分
慢性肺部疾病	+10 分	—
脉搏≥110bpm	+20 分	1 分
收缩压 <100mmHg	+30 分	1 分
呼吸频率 >30 次/分	+20 分	—
体温 <36℃	+20 分	—
精神状态改变	+60 分	—
动脉血氧饱和度 <90%	+20 分	1 分
分级及 30 天死亡率	Ⅰ 级：≤65 分 Ⅱ 级：66～85 分 Ⅲ 级：86～105 分 Ⅳ 级：106～125 分 Ⅴ 级：>125 分	0 分：30 天死亡率 1.0% ≥1 分：30 天死亡率 10.9%

表 8 - 4 肺栓塞危险分层及治疗策略

早期死亡风险		风险评估指标				治疗策略
		休克或低血压	PESI：Ⅲ～Ⅴ 或 sPESI >1	右心功能不全	心肌标志物	
高		+	+	+	+	早期再灌注
中	中～高	-	+	+	+	抗凝、监测、补救再灌注
	中～低	-	+	两者之一阳性		抗凝、入院治疗
低		-	-	-	-	门诊抗凝或早期出院

高危指患者出现休克或低血压等血流动力学不稳定征象，立即开展确诊性检查，对于生命体征不平稳的危重患者，可采取床旁超声等辅助诊断，一旦确诊肺栓塞需立刻行再灌注治疗。

中危指不伴休克或低血压，但出现右心功能不全和（或）心脏标志物，提示心肌损伤，可采取抗凝治疗或补救性再灌注治疗。

低危指生命体征平稳且不伴有右心功能不全和心肌损伤，仅需抗凝治疗。

（四）中医辨证要点

1. 辨病性 肺栓塞属"本虚标实"：本虚为肺之气血阴阳不足，标实为痰浊、瘀血、寒凝、气滞。标实者，胸部痛，固定不移，入夜更甚，口唇紫绀，舌质紫暗，脉沉涩，多属血瘀；胸闷如窒而痛，气短口苦，痰多而黏，形体偏胖，舌质红，苔黄腻，脉滑数，多属痰浊。本虚者，胸痛隐隐，时作时休，动则气促，心悸自汗，舌质淡，苔薄白，脉濡弱，多属气虚。

2. 辨病情轻重 突发呼吸困难、面色青紫或面色苍白，汗出者，病情危重；胸痛持续时间短暂，瞬息即逝者多轻；持续时间长伴呼吸困难、气短、脉微细者重；若持续数小时甚至数日不休者常为重症或危候。

五、急救处理

（一）一般治疗

包括吸氧、镇痛镇静、对症支持治疗等，合并循环功能不全者避免应用阿片类制剂，合并感染的患者使用抗生素。

（二）紧急治疗

严重呼吸功能衰竭的患者，可采用机械通气，尽量避免气管切开。对肺动脉高压危象等急性循环功能衰竭患者，可采用扩容、正性肌力药物和血管活性药物。以心跳呼吸骤停为表现者，在心肺复苏的前提下，若高度怀疑肺栓塞且无绝对禁忌证，可考虑溶栓治疗。

（三）抗凝治疗

疑似肺栓塞诊断者排除抗凝治疗禁忌证后，应立即开始抗凝治疗。抗凝治疗的药物包括普通肝素、低分子肝素、华法林和非维生素 K 依赖的新型抗凝药。

1. 普通肝素 首先给予负荷剂量 2000～5000U 或按 80U/kg 静脉注射，继之以 18U/（kg·h）持续静脉滴注。监测活化的部分凝血活酶时间（APTT）并根据 APTT 调整普通肝素的剂量，使 APTT 尽快达到并维持于正常值的 1.5～2.5 倍。

2. 低分子肝素 根据体重给药，每日 1～2 次皮下注射，大多数患者不需常规监测。

3. 华法林 是一种维生素 K 拮抗剂，治疗肺栓塞初期需与肝素或低分子肝素联用，起始剂量为 3～5mg，5～7 天后根据国际标准化比值（INR）调整每日剂量，当 INR 稳定在 2.0～3.0 时停止使用普通肝素、低分子量肝素或磺达肝癸钠，继续予华法林治疗。由于华法林治疗窗窄、血药浓度易受干扰且个体差异性人，用药期间需定期检测 INR。

4. 非维生素 K 依赖的新型抗凝药 包括达比加群、利伐沙班、阿哌沙班和依度沙班等，不需监测 INR 且出血并发症发生率相对较低。

（四）溶栓治疗

1. 常用药物及方法 rt - PA 50～100mg 持续静脉滴注 2h，体重 <65kg 的患者给药总剂量不应超过 1.5mg/kg；或者选用尿激酶 20000IU/（kg·2h）静脉滴注。

2. 适应证 适用于高危肺栓塞患者和无禁忌证的中高危肺栓塞患者。

3. 绝对禁忌证 ①出血性卒中；②3 个月内缺血性卒中；③中枢神经系统损伤或肿瘤；④近 3 周内重大外伤、手术或者头部损伤；⑤1 个月内消化道出血；⑥已知的出血高风险患者。

4. 相对禁忌证 ①3 个月以内缺血性卒中；②口服抗凝药应用；③妊娠，或分娩后 1 周；④不能压迫止血部位的血管穿刺；⑤近期曾行心肺复苏；⑥收缩压 > 180mmHg 或舒张压 > 110mmHg；⑦严重肝功能不全；⑧感染性心内膜炎；⑨活动性溃疡。

对于危及生命的高危 PE 患者，大多数禁忌证应视为相对禁忌证。

5. 时间窗 急性肺栓塞起病48 小时内即开始行溶栓治疗能够取得最大的疗效，但对于有症状的急性肺栓塞患者在6～14 天内行溶栓治疗仍有一定作用。

（五）介入治疗

介入治疗包括导管碎栓、吸栓和下腔静脉滤器植入术。导管碎栓、吸栓可去除肺动脉及主要分支内的血栓，改善患者预后。对有抗凝绝对禁忌证以及接受足够强度抗凝治疗后复发的肺栓塞患者，若合并下肢深静脉血栓形成，可以选择静脉滤器植入。

（六）手术治疗

手术治疗可以直接去除肺主动脉及左右肺动脉主干的血栓，适用于经积极治疗无效的高危肺栓塞，或有溶栓禁忌证等。

六、中医治疗

（一）治疗原则

应先治其标，后治其本，先从祛邪入手，然后再予扶正，必要时根据虚实标本的主次，兼顾同治。标实者，根据血瘀、寒凝、痰浊而活血化瘀，辛温通阳，泄浊豁痰，尤其重视活血通脉治法；本虚宜补，补气温阳，尤其重视补益肺气，活络通脉。

（二）辨证论治

1. 阴寒凝结证

主要证候：胸痛彻背，喘不得卧，呼吸困难，气短，遇寒痛剧，得暖痛减，舌淡，苔薄白，脉弦紧。

治法：辛温散寒，温振肺阳。

方药：枳实薤白桂枝汤。若阴寒极盛之胸痛重症，当用温通散寒之法，予乌头赤石脂丸加荜茇、高良姜、细辛等。也可选用苏合香丸等中成药。

2. 瘀阻脉络证

主要证候：胸部疼痛，固定不移，入夜更甚，气短、胸闷，口唇紫绀，舌质紫暗，脉沉涩。

治法：活血化瘀，通络止痛。

方药：血府逐瘀汤。瘀血痹阻重症，胸痛剧烈，可加乳香、没药、降香、丹参等；若寒凝血瘀或阳虚血瘀者，伴畏寒肢冷，脉沉细或沉迟，可加桂枝（或肉桂）、细辛、高良姜、薤白等，或人参、附子等；若气虚血瘀者，当益气活血，用人参养荣汤合桃红四物汤加减，重用人参、黄芪等益气祛瘀之品。也可选用复方丹参片、速效救心丸、灵宝护心丹等中成药。

3. 痰热壅塞证

主要证候：胸闷如窒而痛，气短口苦，痰多而黏，形体偏胖，舌质红，苔黄腻，脉滑数。

治法：清化热痰，宣通脉络。

方药：桑白皮汤合黄连温胆汤。若痰浊郁而化热者，加郁金。痰浊与瘀血往往同时并见，因此通阳豁痰合活血化瘀法亦经常用。

4. 肺气亏虚证

主要证候：胸痛隐隐，时作时休，动则气促，心悸自汗，舌质淡，苔薄白，脉濡弱。

治法：补益肺气，活络通脉。

方药：补肺汤合丹参饮加减。兼有气滞血瘀者，加用川芎、郁金；兼见痰浊之象者可合用茯苓、白术、白豆蔻。中成药可选用补肺活血胶囊等。

（三）针灸治疗

1. 以毫针平补平泻法针内关、心俞、巨阙、膻中及郄门穴。虚寒者加灸肺俞、风门、气海、关元穴；痰浊者配太渊、丰隆穴；瘀血者加膈俞行气活血；背痛者加肺俞、心俞穴。短气者灸气海俞、肾俞穴；唇舌紫绀可取少商、少冲、中冲点刺出血。

2. 耳针取心、小肠、交感、皮质下为主，辅以缘中、肺、肝、胸、降压沟、兴奋点。

第六节　急性呼吸衰竭

呼吸衰竭简称呼衰，指各种原因引起的肺通气和（或）换气功能严重障碍，以致在静息状态亦不能维持足够的气体交换，导致低氧血症（缺氧）伴或不伴高碳酸血症（二氧化碳潴留），进而引起一系列生理功能和代谢紊乱的临床综合征。在标准大气压下，于静息条件下呼吸室内空气，并排除心内解剖分流和原发于心排血量降低等情况后，动脉血氧分压（PaO_2）＜8kPa（60mmHg），或伴有二氧化碳分压（$PaCO_2$）＞6.65kPa（50mmHg），即为呼吸衰竭。根据起病急缓，呼吸衰竭可分为急性和慢性两类。急性呼吸衰竭是指各种突发致病因素（如脑血管意外、药物中毒抑制呼吸中枢、呼吸肌麻痹、肺栓塞、ARDS等）使肺通气或换气功能迅速出现严重障碍，在短时间内发展为呼吸衰竭。因机体不能很快代偿，如不及时抢救，将危及患者生命。

中医学无呼吸衰竭这一病名，因患者多以呼吸困难为主症，轻则呼吸费力，重则呼吸窘迫，根据症状及发病特点可归于"喘证""肺衰""肺胀""痰饮"等多种危重症范畴。《灵枢·五阅五使》说："故肺病者，喘息鼻张"；《灵枢·本脏》谓："肺高则上气肩息"；《灵枢·胀论》亦云："肺胀者，虚满而喘咳"。张仲景的《金匮要略·肺痿肺痈咳嗽上气病脉证治》讲："上气喘而躁者，属肺胀，欲作风水，发汗则愈……咳而上气，此为肺胀，其人喘，目如脱状，脉浮大者，越婢加半夏汤主之。"唐代《备急千金要方·论诊候》称为"肺气衰"；《医述》说："肺主皮毛，皱纹多且深则肺衰矣。"肺衰是指肺之脏真受伤，气力衰竭，呼吸错乱，百脉不畅而引起的急危重症，多属虚实夹杂的恶候，病情凶险，易危及生命。

一、病因与发病机制

（一）病因

任何引起肺通气和（或）肺换气功能障碍的因素，均可导致急性呼吸衰竭，病因主要有：

1. 呼吸道病变　支气管炎症、支气管痉挛、异物等阻塞气道，引起通气不足，气体分布不匀，导致通气/血流比例失调，发生缺氧和二氧化碳潴留。

2. 肺组织病变　肺炎、重度肺结核、肺气肿、弥散性肺纤维化、成人呼吸窘迫综合征（ARDS）等，可引起肺容量、通气量、有效弥散面积减少，通气/血流比例失调导致肺动脉分流，引起缺氧和（或）二氧化碳潴留。

3. 肺血管疾病　肺血管栓塞、肺梗死等，使部分静脉血流入肺静脉，发生缺氧。

4. 胸廓病变　胸廓外伤、手术创伤、气胸和胸腔积液等，影响胸廓活动和肺脏扩张，导致通气减少，吸入气体不匀影响换气功能。

5. 中枢神经系统病变　脑血管病变、脑炎、脑外伤、药物中毒等直接或间接抑制呼吸中枢；脊髓灰质炎以及多发性神经炎所致的肌肉神经接头阻滞，影响传导功能；重症肌无力呼吸功能损害引起通气不足。

（二）发病机制

1. 肺通气不足　肺泡通气量减少会引起缺氧和 CO_2 潴留。是 II 型呼衰的发病机制。

2. 弥散障碍　因二氧化碳弥散能力为氧的 20 倍，故弥散障碍时，通常以低氧血症为主。

3. 通气/血流比例失调　正常成人每分钟肺泡通气量约为 4L，肺毛细血管血流量约 5L，通气/血流比值约为 0.8。一方面当肺毛细血管损害而通气正常时，则通气/血流比值增大，结果导致生理无效腔增加，即为无效腔效应；另一方面当肺泡通气量减少（如肺不张、肺水肿、肺炎实变等），肺血流量正常时，则通气/血流比值降低，使肺动脉的混合静脉血未经充分氧合而进入肺静脉，形成肺动 - 静脉样分流或功能性分流，若分流量超过 30%，吸氧并不能明显提高 PaO_2。无论通气/血流比值增高或降低，均影响肺的有效气体交换，可导致缺氧，而无二氧化碳潴留，是 I 型呼衰发病的主要机制。

二、中医病因病机

（一）病因

1. 感受外邪　六淫之外邪从口鼻皮毛而入，上干于肺，致肺失宣降、清肃之能，则发为气逆；或感受疫毒，热毒炽盛，灼伤肺络，正不胜邪，致温毒内陷，可灼液成痰，痰热壅肺，肺失宣降；肺与大肠相表里，肺气壅塞可致腑气不通，阳明秽浊之气上逆；或素有痰瘀，复感外邪，痰瘀互结，阻遏气道，气机不利，脏真受损，治节功能失司，互换清浊功能障碍，发为本证。

2. 创伤瘀毒　严重跌仆损伤导致瘀血留滞，气机逆乱，上干于肺；或溺水、异物壅塞气道，气道不通，肺失升降，呼吸出纳失常；烧伤致热毒瘀肺，肺络受损，气血失和，血结内瘀，肺络不畅，血脉瘀阻，浊气内逆，清气亏少，脏真受伤；亦有败血冲心乘肺，瘀血阻于肺络，肺脉不畅，肺失治节，升降失司，肺气衰败而发为本病。

3. 肺气虚衰　久患痨瘵、肺胀、哮喘或心脏疾患，或痰饮久羁，水饮内停，水毒犯肺，伤及肺气，致肺气虚损，脏真受伤；肺气不足，营卫不行，营气不清，气血败浊而成痰瘀，气道闭塞，肺失宣降而发为本病。

（二）病机

本病多由肺气虚衰，感受邪毒所致，肺失主气司呼吸的功能，一则不能上助心脉以行气血，致心脉阻滞；二则脏腑气逆，升降失常，升多降少，肺气壅塞。肺失治节，金气不平，金不平则不能制肝，肝气壅闭；中焦脾胃受伤，脾不运，胃不腐，升降失常，浊气上壅于肺，肺举叶张，升而不降，气不得出，呼吸错乱，清浊相混，营气不清，上犯于脑，脑窍闭塞，水精不布，结而不散，波及于血，肺脏受损，而致肺衰。本病发病急，变化快，初起多以邪实为主，壅遏肺气，以湿热毒邪内陷迫肺最为常见。久病则致肺脾肾俱虚，复感外邪，正虚邪盛，病情恶化，甚至导致心肾阳衰，阳气暴脱之喘脱证。

三、临床表现

1. 呼吸困难 轻者仅感呼吸费力，重者呼吸窘迫，呼吸浅快，节律异常。

2. 发绀 如口唇、指甲等处出现。发绀与缺氧程度不一定完全平行。贫血时，不出现发绀，而红细胞明显增多时轻度缺氧也可出现发绀。

3. 精神-神经症状 急性呼衰可迅速出现精神紊乱、躁狂、昏迷、抽搐等症状。慢性呼衰随着 $PaCO_2$ 升高，出现先兴奋后抑制症状。兴奋症状包括烦躁不安、昼夜颠倒甚至谵妄。CO_2 潴留加重时导致肺性脑病，出现抑制症状，表现为表情淡漠、肌肉震颤、间歇抽搐、嗜睡甚至昏迷等。

4. 循环系统表现 多数患者出现心动过速，严重缺氧和酸中毒时，可引起周围循环衰竭、血压下降、心肌损害、心律失常甚至心脏骤停。CO_2 潴留时出现体表静脉充盈、皮肤潮红、温暖多汗、血压升高、头痛等。

5. 消化和泌尿系统表现 严重呼衰时可损害肝、肾功能，并发肺心病时出现尿量减少。部分患者可引起应激性溃疡而发生上消化道出血。

6. 分类 急性呼吸衰竭按照血气分析的结果来分，位于海平面水平，在静息状态呼吸空气时，若 $PaO_2 < 60mmHg$，$PaCO_2$ 正常或低于正常时即为低氧血症型或 I 型呼吸衰竭；若 $PaO_2 < 60mmHg$，$PaCO_2 \geq 50mmHg$ 即为高碳酸血症型或 II 型呼吸衰竭。I 型呼吸衰竭主要由氧合功能障碍所致，而 II 型呼吸衰竭主要由通气功能障碍所致。但在临床实际中，两者之间并无明确的分界线，许多患者表现为 I 型和 II 型呼吸衰竭同时存在。

四、诊治要点

（一）病史

有发生呼吸衰竭的病因，如气道阻塞，肺实质浸润、肺水肿、肺血管病，胸廓及胸膜疾病，安眠药或麻醉药过量，神经肌肉疾病，睡眠呼吸暂停综合征等。有可能诱发急性呼吸衰竭的病因，例如严重感染、腹膜炎、急性胰腺炎，以及严重创伤、大面积烧伤、脓毒症、过多输入液体、大量输入库存血、大手术等。

（二）理化检查

1. 血气分析 呼吸衰竭诊断主要依靠血气分析的结果，根据 PaO_2、$PaCO_2$ 等指标判断呼吸衰竭类型。

2. 胸部影像学检查 胸部 X 线是明确呼吸衰竭的发生原因和病变范围、程度的重要辅助检查，能了解心脏及气管的状态，有无骨折、气胸或血胸的存在以及肺炎、肺水肿、肺不张等改变。胸部 CT 较 X 线摄片更为灵敏，能够捕捉细微的病理改变。纤维支气管镜既可对气道灼伤、支气管阻塞或肺不张以及气管内异物、出血等进行诊断，也可作为治疗手段。

3. 其他辅助检查 如肺功能检查、血常规、电解质、痰检等，应根据病史提供的可能病因进行相应的辅助检查。

（三）中医辨证要点

1. 辨标本虚实 本病在本为肺脏虚损及其他脏腑虚损，在标为痰瘀热结，但在不同阶段，虚实会有所侧重，或可相互转化。本病起病急骤，病情变化快，初起多以邪实为主，邪壅肺气，湿热毒邪内陷迫肺；严重跌仆损伤、沸水烫伤、火焰烧伤，以及产后恶露留滞，均可导致瘀血留滞，气机逆乱，水湿内停，以上病邪毒热影响肺之宣发肃降功能，发为喘促，形成呼吸衰竭之实证。咳喘日久、久患痨瘵、肺胀则肺气虚，渐致肺脾肾俱虚，复感外邪，正虚邪盛，虚实夹杂。严重者因邪盛正衰，而成内闭外脱、阳气欲脱之危候。

2. 辨病位 本病病变主要表现在肺，涉及脾、肝、心、肾。初起湿温毒邪侵肺，肺气壅塞，形成痰火互结于肺之势；肺热移于大肠，可致腑气不通，肠腑燥结而致便秘；若病势控制不力，毒火弥漫，气机逆乱，可迅速出现邪扰神明、肝风内动之神昏谵语；肺气虚损，无力推动血液运行，心气虚衰，血行不畅，则致心脉瘀阻，可见心悸、胸痹；后期外邪湿毒耗气伤阴，甚则气阴两竭，阳气暴脱，形成喘脱之危候，则病及于肾。

五、急救处理

急性呼吸衰竭作为临床常见危重症，直接危及伤病员的生命，应采取及时有效的抢救措施，为原发病的治疗争取时间和创造条件，努力降低病死率。

（一）常规处理

1. 保持气道通畅，吸氧并维持适宜的氧合指数，建立静脉通路。
2. 24 小时严密监测患者的神志、呼吸、血压、心率等生命体征以及血气变化。

（二）病因治疗

积极治疗急性呼吸衰竭原发病，去除诱发急性呼吸衰竭的病因，如重症肺炎时抗生素的应用，呼吸道梗阻、严重气胸、大量胸腔积液、药物中毒等所引起的呼吸衰竭。

（三）呼吸支持治疗

1. 常规氧疗 如仍不能及时纠正低氧血症和（或）二氧化碳潴留，患者的病情进行性加重时，均应视为机械通气的适应证，应立即采取机械通气。可根据病情采取无创或有创机械通气，并及时经气道吸痰以保证呼吸道通畅，对于深部大量分泌物不易排除者，也可考虑纤支镜吸除。对有小气道痉挛的患者，可予雾化吸入 β_2 受体激动剂或选择性 M 受体阻断剂等，有利于舒张支气管，促进排痰。

2. 体外膜肺氧合（ECMO） 体外膜肺氧合是利用体外膜肺来提高 PaO_2 和（或）降低

$PaCO_2$，从而部分或完全替代肺功能。主要用于治疗患有极度严重但又潜在可逆的肺部疾患的患者，但治疗费用高昂。

（四）控制感染

控制感染是急性呼吸衰竭治疗的一个重要方面，需合理选用抗生素。抗生素的选择应根据痰培养、血培养和药敏结果选用敏感抗生素。但临床上早期应根据病情，经验性选用抗生素，以免延误治疗。

（五）维持循环稳定

急性呼吸衰竭治疗过程中，应维持血流动力学及循环功能的稳定。对于血流动力学不稳定者，在监测中心静脉压（CVP）的基础上，除及时纠正低血容量，维持体液平衡外，必要时应用血管活性药物如多巴胺、去甲肾上腺素、间羟胺等，以改善循环功能并维持其相对稳定。

（六）营养支持

能量供给不足是导致或加重呼吸肌疲劳的重要原因之一，应通过肠外或肠内营养的方式补充热量，改善营养状况，避免补充过量的碳水化合物，增加二氧化碳产生，加重呼吸肌的负担。

（七）预防并发症

急性呼吸衰竭时由于低氧血症和（或）高碳酸血症，常可导致心、脑、肾、肝、胃肠道等重要脏器损伤。因此，急性呼吸衰竭时，脑水肿的预防与治疗，心、肝、肾功能的保护，急性胃肠黏膜病变出血的防治以及电解质、酸碱平衡的维持都是需要高度重视的环节。

六、中医治疗

（一）治疗原则

急性呼吸衰竭为喘证之急危重症，甚至可出现神昏、喘脱，危及生命。该病是以肺、脾、肾、心四脏虚损为内因，感受外邪而致，痰、热、毒、瘀、水、饮为其病理因素。急性呼衰时临床多表现以邪实为主，应根据中医"急则治其标"的原则进行辨证治疗，临床施以清热化痰、泻下通腑、清营开窍、活血化瘀等法。

（二）辨证论治

1. 痰热壅肺证

主要证候：气急喘促，喉间痰鸣，张口抬肩，口唇青紫，发热口渴，烦躁不安，甚则神昏谵语，舌质红绛，苔黄厚，脉滑数。

治法：清热化痰，平喘降逆。

方药：麻杏石甘汤合千金苇茎汤加减。热象明显者，加栀子、黄芩、郁金、鱼腥草；痰涎壅盛者，加青礞石、前胡、瓜蒌仁。中成药用安宫牛黄丸、清咳平喘颗粒、鲜竹沥液、醒脑静注射液、痰热清注射液。

2. 阳明腑实证

主要证候：喘促气憋，发热不恶寒，腹满腹痛，烦躁不安，便秘，小便短赤，舌质红绛，脉滑数实大。

治法：宣肺泻下通腑。

方药：宣白承气汤加减。津亏者，加生地黄、玄参、麦冬。中成药用牛黄解毒片、当归龙荟丸、醒脑静注射液，同时可用大承气汤灌肠。

3. 热入心包证

主要证候：喘促气急，高热夜甚，头痛，烦躁不安，心烦不寐，神昏谵语，口不渴，舌质红绛，脉细数。

治法：清营开窍。

方药：清营汤加减。若热陷心包而窍闭神昏者，可与安宫牛黄丸或至宝丹合用；若营热动风而见痉厥抽搐者，可加羚羊角、钩藤、地龙；若兼痰热，可加竹沥、天竺黄、川贝；若热毒壅盛者，可重用金银花、连翘、石膏、知母等。中成药注射剂可选醒脑静注射液或清开灵注射液。

4. 瘀毒阻肺证

主要证候：烧伤，或跌仆、金刃伤后，气促喘息，张口抬肩，痰涎壅盛，口唇青紫，爪甲肢端发绀，面色晦暗，舌质紫暗，脉涩。

治法：化瘀解毒，泻肺平喘。

方药：活络效灵丹合葶苈大枣泻肺汤。有出血证候者，加蒲黄、三七、大蓟、小蓟、藕节等；若毒瘀阻络，水湿停聚而见水凌心肺，可加茯苓、猪苓、泽泻、桂枝等；大量出血，阳气欲脱者，宜回阳救逆，可用大剂量独参汤灌服。中成药可选丹红注射液、血必净注射液静脉滴注。

5. 喘脱证

主要证候：患者喘促症状加重，气急息高，突然出现面色苍白，四肢厥冷，汗出如珠，皮肤湿冷，尿少，甚则神昏，手撒遗尿，舌质淡暗，苔白，脉细数无力或脉微欲绝。

治法：急当益气回阳、扶正固脱。

方药：大剂量独参汤或参附汤加减，另送服黑锡丹固脱平喘。参附注射液50mL加入葡萄糖250mL中静脉滴注，每日1～2次，病甚者可多次使用。如呼吸突然微弱，意识不清者应立即建立人工气道，进行机械通气。

（三）针刺治疗

主穴为大椎、风门、肺俞、内关。点刺，不留针。痰多壅盛加天突、膻中，用泻法；喘而欲脱加内关、三阴交，平补平泻。本法应在常规治疗的基础上进行。

扫一扫，查阅本章数字资源，含PPT、音视频、图片等

第一节　急性冠状动脉综合征

急性冠状动脉综合征（acute coronary sydrome，ACS）是指冠心病中急性发病的临床类型，是一组由急性心肌缺血引起的临床综合征，包括不稳定型心绞痛（unstable angina，UA）、非 ST 段抬高性心肌梗死（non‑ST‑segment elevation myocardial infarction，NSTEMI）和 ST 段抬高性心肌梗死（ST‑segment elevation myocardial infarction，STEMI），有的也将冠心病猝死包括在内。近年来根据发病特点和治疗原则不同又将前两者合称为非 ST 段抬高型急性冠脉综合征（non‑ST‑segment elevation acute coronary sydrome，NSTEACS），ST 段抬高性心肌梗死称为 ST 段抬高型急性冠脉综合征（STEACS）。由于 Q 波形成于心肌缺血数小时后，不利于早期诊断和治疗方案的选择，因此临床上更常用 ST 段抬高型和非 ST 段抬高型 ACS 的分类，覆盖以往分类中的 UA、Q 波性和非 Q 波性急性心肌梗死。

急性冠状动脉综合征与中医学"胸痹心痛"类似，可归属于"猝心痛""厥心痛""脱证"等范畴。"心痛"病名最早见于马王堆古汉墓出土的《五十二病方》。"胸痹"病名最早见于《内经》，对本病的病因、一般症状及真心痛的表现均有记载。《素问·脏气法时论》曰："心病者，胸中痛，胁支满，胁下痛，膺背肩胛间痛，两臂内痛。"《灵枢·厥病》曰："真心痛，手足青至节，心痛甚，旦发夕死，夕发旦死。"《金匮要略·胸痹心痛短气病脉证治》认为心痛是胸痹的表现，"胸痹缓急"，即心痛时发时缓为其特点，其病机以阳微阴弦为主，以辛温通阳或温补阳气为治疗大法，代表方剂如瓜蒌薤白半夏汤、瓜蒌薤白白酒汤及人参汤等。《诸病源候论·心痛病诸候》曰："心为诸脏主，其正经不可伤，伤之而痛者，则朝发夕死，夕发朝死，不暇展治。"指出心痛病是急危重症，死亡率很高。后世医家丰富了本病的治法，如元代危亦林《世医得效方》用苏合香丸芳香温通治卒暴心痛。明代王肯堂《证治准绳》明确指出心痛、胸痛、胃脘痛之别，对胸痹心痛的诊断是一大突破，其在《证治准绳·诸痛门》中用失笑散及大剂量红花、桃仁、降香活血理气止痛治死血心痛。清代陈念祖《时方歌括》用丹参饮活血行气治疗心腹诸痛。清代王清任《医林改错》用血府逐瘀汤活血化瘀通络之法，对本病有较好疗效。

一、病因与发病机制

（一）病因

ACS 有着共同的病理生理学基础，引起 ACS 的病因很多，基本病因是冠状动脉硬化（偶为

冠脉栓塞、炎症、先天性畸形、痉挛和冠状动脉口阻塞所致）。在这基础上发生斑块破裂或糜烂、溃疡，并发血栓形成、血管收缩、微血管血栓等导致急性或亚急性的心肌供血供氧减少。促使斑块破裂出血及血栓形成的诱因有以下几种：

1. 晨起 6 时至 12 时交感神经活动增加，机体应激反应性增强，心率增快，心肌收缩力、血压增高，冠状动脉张力增高。

2. 在饱餐特别是进食多量脂肪后，血脂增高，血黏稠度增高。

3. 重体力活动、情绪过分激动、血压剧升或用力大便时，致左心室负荷明显加重。

4. 休克、脱水、出血、外科手术或严重心律失常，致心排血量骤降，冠状动脉灌注量锐减。

（二）发病机制

当冠状动脉的供血与心肌需求之间发生矛盾，冠状动脉流量不能满足心肌代谢的需要时，可以引起心肌缺血缺氧。急剧的、短暂的缺血缺氧引起心绞痛，而持续的、严重的心肌缺血引起心肌坏死即为心肌梗死。

二、中医病因病机

（一）病因

1. 寒邪内侵 素体阳虚，胸阳不振，阴寒之邪乘虚而入，寒凝气滞，胸阳不展，血行不畅，而发本病。《素问·举痛论》曰："寒气入经而稽迟，泣而不行，客于脉外则血少，客于脉中则气不通，故卒然而痛。"《诸病源候论·心腹痛病诸候》曰："心腹痛者，由腑脏虚弱，风寒客于其间故也。"《医门法律·中寒门》云："胸痹心痛，然总因阳虚，故阴得乘之。"阐述了本病由阳虚感寒而发作，天气变化、骤遇寒凉可诱发胸痹心痛。

2. 饮食不当 恣食肥甘厚味或经常饱餐过度，日久损伤脾胃，运化失司，酿湿生痰，上犯心胸，清阳不展，气机不畅，心脉痹阻，遂成本病；或痰郁化火，火热又可炼液为痰，灼血为瘀，痰瘀交阻，痹阻心脉而成心痛。

3. 情志失调 忧思伤脾，脾虚气结，运化失司，津液不行输布，聚而为痰，痰阻气机，气血运行不畅，心脉痹阻，发为胸痹心痛。或郁怒伤肝，肝郁气滞，郁久化火，灼津成痰，气滞痰浊痹阻心脉，而成胸痹心痛。沈金鳌《杂病源流犀烛·心病源流》认为七情除"喜之气能散外，余皆足令心气郁结而为痛也"。由于肝气通于心气，肝气滞则心气涩，所以七情太过，是引发本病的常见原因。

4. 年老体虚 本病多发于中老年人，年过半百，肾气渐衰。肾阳虚衰则不能鼓动五脏之阳，引起心气不足或心阳不振，血脉失于阳之温煦、气之鼓动，则气血运行滞涩不畅，发为心痛；若肾阴亏虚，则不能滋养五脏之阴，阴亏则火旺，灼津为痰，痰热上犯于心，心脉痹阻，则为心痛。

（二）病机

本病的病机关键在于心脉痹阻，其病位在心，但与肝、脾、肾三脏功能的失调有密切的关系。因心主血脉的正常功能有赖于肝主疏泄、脾主运化、肾藏精主水等功能正常。其病性有虚实两方面，总属本虚标实，虚实夹杂。虚者多见气虚、阳虚、阴虚、血虚，尤以气虚、阳虚多见；实者不外气滞、寒凝、痰浊、血瘀，并可交互为患，其中又以血瘀、痰浊多见。但虚实两方面均以心脉痹阻不畅，不通则痛为病机关键。发作期以标实表现为主，血瘀、痰浊为突出，缓解期主要有心、脾、肾气血阴阳之亏虚，其中又以心气虚、心阳虚最为常见。

三、临床表现

（一）一般临床表现

1. 先兆　部分患者在发病前数日有乏力，胸部不适，活动时心悸、气急、烦躁、心绞痛等前驱症状，其中以新发生心绞痛（初发型心绞痛）或原有心绞痛加重为最突出。心绞痛发作较以往频繁、程度较剧、持续较久、硝酸甘油疗效差、诱发因素不明显。同时心电图示 ST 段一过性明显抬高（变异型心绞痛）或压低，T 波倒置或增高（"假性正常化"）。如及时住院处理，可使部分患者避免发生心肌梗死。

2. 疼痛部位　疼痛强度不一，主要在胸骨体之后，可波及心前区，有手掌大小范围，甚至横贯前胸，界限不十分清楚。常放射至左肩、左臂内侧达无名指和小指，或至颈、咽或下颌部。部分患者疼痛位于上腹部，被误认为胃穿孔、急性胰腺炎等急腹症。少数患者无疼痛，一开始即表现为休克或急性心力衰竭。部分患者疼痛放射至下颌、颈部、背部上方，被误认为骨关节痛。

3. 疼痛性质　常为压迫、发闷或紧缩性，也可有烧灼感，但不像针刺或刀扎样锐性痛，偶伴濒死的恐惧感觉。有些患者仅觉胸闷不适而非胸痛。

4. 疼痛持续时间　疼痛出现后常逐步加重，达到一定程度后持续时间较长，可达数十分钟、数小时或更长，休息和含用硝酸甘油片多不能缓解。

5. 诱因　诱因多不明显，且常发生于安静时。部分患者常由体力劳动或情绪激动所诱发，饱食、寒冷、吸烟、心动过速、休克等亦可诱发。

6. 伴随症状　一般患者常烦躁不安、出汗、恐惧，胸闷或有濒死感，可有恶心呕吐、呼吸困难等表现。全身症状可见发热、心律失常、白细胞升高和血沉增快，由坏死物质被吸收而引起。胃肠道症状可见频繁的恶心、呕吐和上腹部胀痛，与迷走神经受坏死心肌刺激和心排血量降低导致组织灌注不足等有关。AMI 患者胸痛发作时血压下降较常见，但未必是休克。如疼痛缓解而收缩压仍低于 80mmHg，烦躁不安、面色苍白、皮肤湿冷、脉细而快、大汗淋漓、尿量减少（<20mL/h）、神志迟钝，甚至晕厥者，则为休克表现。休克多在起病后数小时至数日内发生，约 20% 的患者可见，主要是心源性，为心肌广泛坏死（40% 以上）、心排血量急剧下降所致，其次为神经反射引起的周围血管扩张。AMI 患者心律失常发生率为 70%～95%，多发于起病 1～2天，而以 24 小时内多见，可伴乏力、头晕、晕厥等症状。各种心律失常中以室性心律失常最多，尤其是室性期前收缩，如室性期前收缩频发（每分钟 5 次以上），成对出现或呈短阵室性心动过速，多源性或落在前一心搏的易损期时（R 在 T 波上），常为心室颤动的先兆。室颤是 AMI 早期，特别是入院前主要的死因。房室传导阻滞和束支传导阻滞也较多见，室上性心律失常则较少，多发生在心力衰竭者中。前壁 MI 如发生房室传导阻滞表明梗死范围广泛，情况严重。急性心肌梗死可伴心力衰竭，主要见于急性左心衰竭，可在起病最初几天内发生，或者在疼痛、休克好转阶段出现，为梗死后心脏舒缩力显著减弱或不协调所致，出现呼吸困难、咳嗽、发绀、烦躁等症状，严重者可发生肺水肿，发生率为 32%～48%。右心室 MI 者可于一开始即出现右心衰竭表现，伴血压下降。

上述症状不典型者也不少见，尤其在老年女性和糖尿病患者中多见。

（二）并发症和体征

体征无特异性，胸痛发作时患者可出现脸色苍白、皮肤湿冷，部分患者心脏浊音界轻至中度增大，可发现一过性第三心音或第四心音，一过性收缩期杂音，在起病第 2～3 天出现心包摩擦音。STEACS 患者出现以下并发症时可有特异性体征。

1. 乳头肌功能失调或断裂　STEACS 患者中总发生率可高达 50%。二尖瓣乳头肌因缺血、坏死等使收缩功能发生障碍，造成不同程度的二尖瓣脱垂并关闭不全，心尖区出现收缩中晚期喀喇音和收缩期吹风样杂音，第一心音可不减弱，可引起心力衰竭。

2. 心脏破裂　少见，常在起病 1 周内出现，多为心室游离壁破裂，造成心包积血引起急性心脏压塞而猝死。偶为心室间隔破裂造成穿孔，在胸骨左缘第 3～4 肋间出现粗糙的收缩期杂音，常伴有震颤。

3. 栓塞　发生率为 1%～6%，见于起病后 1～2 周，可为左心室附壁血栓脱落所致，引起脑、肾、脾、肺或四肢等动脉栓塞。

4. 心室壁瘤　主要见于左心室，发生率为 5%～20%。体格检查可见左侧心界扩大，心脏搏动范围较广，可有收缩期杂音。瘤内发生附壁血栓时，心音减弱。

5. 心肌梗死后综合征　发生率约为 10%。于 MI 后数周至数月内出现，可反复发生，表现为心包炎、胸膜炎或肺炎，有发热、胸痛等症状。

四、诊治要点

（一）生命体征检查

观测生命体征如血压、脉搏、呼吸、体温等。

（二）心脏体格检查

如心脏浊音界，心尖部听诊，是否有心包摩擦音、粗糙的收缩期杂音伴有震颤，肺部啰音情况等。

（三）辅助检查

连续心电监护，急诊生化尤其是心脏标志物检查，血常规，超声心动图，冠状动脉造影和其他侵入性检查等。其中心电图尤以症状发作时检查参考价值更大，对怀疑本病者，即使心电图未见异常亦要动态观察。

心肌梗死定位诊断见表 9-1。

表 9-1　STEACS 的心电图定位诊断

导联	前间壁	局限前壁	前侧壁	广泛前壁	下壁	下间壁	下侧壁	高侧壁	正后壁
V₁	+		+		+				
V₂	+		+		+				
V₃	+	+	+		+				
V₄		+		+					
V₅		+	+				+		
V₆			+				+		

续表

导联	前间壁	局限前壁	前侧壁	广泛前壁	下壁	下间壁	下侧壁	高侧壁	正后壁
V_7		+					+		+
V_8									+
aVR									
aVL	±	+	±		−	−	−	+	
aVF					+	+	+	−	
I	±	+	±		−	−	−	+	
II					+	+	+		
III					+	+	+		

注："+"为正面改变，表示典型 ST 段抬高、Q 波及 T 波变化；"－"为反面改变，表示 QRS 主波向上，ST 段压低及与"+"部位的 T 波方向相反的 T 波；"±"为可能有正面改变。

（四）中医辨证要点

1. 辨标本虚实　胸痹心痛总属本虚标实。标实者：疼痛如绞，遇寒则发，或得冷加剧，多为寒凝心脉；痛如针刺，痛有定处，多属血瘀；胸部窒闷而痛，唾吐痰涎，苔腻、脉弦滑者，多属痰浊。本虚者：隐痛时作时止，缠绵不休，动则多发，舌淡红苔少、脉沉细数，属气阴两虚；若绞痛伴胸闷气短，四肢厥冷，神疲自汗，脉沉细，为心阳不振。

2. 辨疼痛程度　疼痛持续时间短暂，瞬间即逝者多轻，持续不止者多重，若持续数小时甚至数日不休者常为重病或危候。一般疼痛发作次数与病情轻重程度呈正比，即偶发者轻，频发者重。但亦有发作次数不多而病情较重的情况，必须结合临床表现，具体分析判断。

五、急救处理

急性冠状动脉综合征是急症，治疗结果主要受是否迅速诊断和治疗的影响。因此应及早发现、及早住院，并加强住院前的就地处理，连续心电监测，多次测定心肌标志物。具体方案见图 9 - 1。

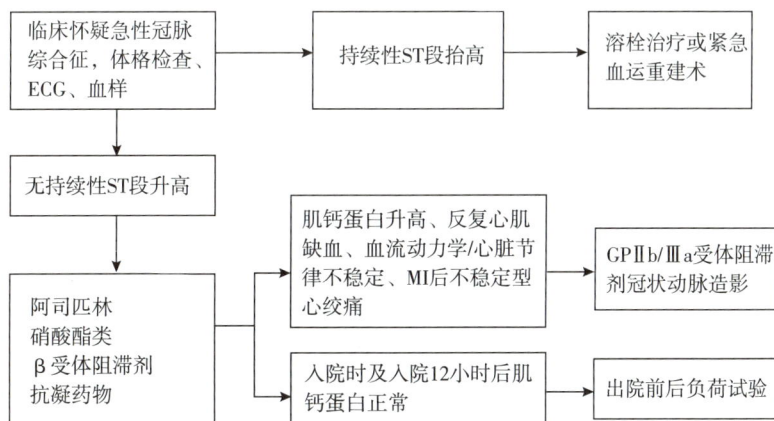

图 9 - 1　ACS 急救处理流程图

（一）一般治疗

患者应立即卧床休息，消除紧张情绪和顾虑，保持环境安静，建立静脉通道，保持给药途径畅通。予持续心电监护，对有呼吸困难、发绀者和血氧饱和度降低者，应给氧吸入，维持血氧饱和度达到90%以上，保持大、小便通畅，避免用力。

（二）解除疼痛

可以应用小剂量的镇静剂和抗焦虑药物，约半数患者通过上述处理可减轻或缓解心绞痛。如哌替啶50~100mg肌内注射或吗啡2~4mg静脉注射，必要时5~10分钟后重复使用，注意防止对呼吸功能的抑制。

（三）抗心肌缺血

主要目的是减少心肌耗氧量或扩张冠状动脉，缓解心绞痛发作。如硝酸酯类、β受体阻滞剂。目前应用硝酸甘油时建议静脉给药，在症状消失12~24小时后改用口服制剂。但在下壁心肌梗死、可疑右室梗死或明显低血压（收缩压低于90mmHg）的患者，尤其合并心动过缓时不应该使用硝酸酯类。

（四）抗血小板治疗

所有急性冠状动脉综合征患者均应使用抗血小板聚集药物。阿司匹林：除非有禁忌证，所有患者均应尽早使用阿司匹林，首次口服非肠溶制剂或嚼服肠溶制剂300mg，随后75~100mg，每日一次，长期维持。ADP受体拮抗剂：氯吡格雷，首剂或急症直接行经皮冠状动脉介入治疗（percutaneous transluminal coronary intervention，PCI）的患者可用300~600mg的负荷量，随后每日75mg。血小板糖蛋白Ⅱb/Ⅲa（GPⅡb/Ⅲa）受体拮抗剂：如阿昔单抗、替罗非班，主要用于计划接受PCI的患者。

（五）抗凝治疗

凝血酶使纤维蛋白原转变为纤维蛋白是最终形成血栓的关键环节，因此抑制凝血酶原至关重要。无论是否采用再灌注治疗，均应给予抗凝治疗，药物的选择视再灌注治疗方案而异。

（六）消除心律失常

心律失常常见于STEACS，必须及时消除，以免演变为严重心律失常甚至猝死。发生心室颤动或持续多形性室性心动过速时，尽快采用非同步直流电除颤或同步直流电复律。单形性室性心动过速、室上性快速心律失常药物疗效不满意时也应及早用同步直流电复律。一旦发现室性期前收缩或室性心动过速，立即用利多卡因50~100mg静脉注射。对缓慢性心律失常可用阿托品0.5~1mg肌内或静脉注射。房室传导阻滞发展到第二度或第三度，伴有血流动力学障碍者宜用人工心脏起搏器做临时的经静脉心内膜右心室起搏治疗，待传导阻滞消失后撤除。

（七）控制休克，治疗心力衰竭

STEACS强调控制休克、治疗心力衰竭。根据休克纯属心源性，抑或尚有周围血管收缩障碍或血容量不足等因素存在，而分别处理，如补充血容量、应用升压药、应用血管扩张剂、纠正酸中毒、避免脑缺血、保护肾功能等。心力衰竭主要是急性左心衰竭，以应用吗啡（或哌替啶）和利尿剂为主，亦可选用血管扩张剂减轻左心室的负荷。

（八）其他药物治疗

如调脂治疗，常用他汀类药物；血管紧张素转化酶抑制剂（angiotensin converting enzyme inhibitors，ACEI）或血管紧张素Ⅱ受体阻滞剂（angiotensin Ⅱ receptor blockers，ARB）、钙离子拮抗剂（calcium channel blocker，CCB）的使用。

（九）心肌再灌注损伤的治疗

1. 溶栓疗法 对于 STEACS 无条件施行介入治疗或因患者就诊延误、转送患者到可施行介入治疗的单位将会错过再灌注时机，如无禁忌证应立即（接诊患者后 30 分钟内）行本法治疗。

2. 经皮冠状动脉介入治疗 对 NSTEACS 有"早期保守治疗"和"早期侵入治疗"两种治疗策略。早期侵入性的策略分为急诊（<2 小时）、早期（<24 小时）及 72 小时内。对于有顽固性心绞痛、伴有心衰、威胁生命的室性心律失常，以及血流动力学不稳定的患者，建议行急诊（<2 小时）冠状动脉造影及血运重建术，对于 GRACE 风险评分 >140 分或肌钙蛋白增高或 ST－T 动态改变的患者，建议早期（24 小时内）行冠状动脉造影及血运重建术，对于症状反复发作且合并至少一项危险因素（肌钙蛋白升高、ST－T 改变、糖尿病、肾功能不全、左心室功能减低、既往心肌梗死、既往 PCI 或冠状动脉旁路移植术史、GRACE 风险评分 >109 分）的 NSTEACS 患者建议于发病 72 小时内行冠状动脉造影。

及早再通闭塞的冠状动脉，是 STEACS 治疗最为关键的措施。如果证实为 STEACS，应将患者转运至直接 PCI 医院（胸痛至就诊时间 >3 小时者）或溶栓后再转运至能行 PCI 的医院（胸痛至就诊时间 <3 小时者）；将患者从非 PCI 医院转运到 PCI 医院的时间延迟不超过 120 钟，理想目标是 90 分钟。直接 PCI 适应证为：①所有症状发作 12 小时以内并且有持续新发的 ST 段抬高或新发左束支传导阻滞的患者；②即使症状发作时间在 12 小时以上，但仍然有进行性缺血证据，或仍然有胸痛和 ECG 变化。补救性 PCI：溶栓治疗后仍有明显胸痛，抬高的 ST 段无明显降低者，应尽快进行冠状动脉造影，如显示 TIMI 0～Ⅱ级血流，宜立即施行补救性 PCI。

3. 紧急冠状动脉旁路搭桥术 介入治疗失败或榕栓治疗无效有手术指征者，宜争取 6～8 小时内施行紧急冠状动脉旁路移植术（coronary artery bypass grafting，CABG）术，但死亡率明显高于择期 CABG 术。

六、中医治疗

（一）治疗原则

本病的病机特点是本虚标实，虚实夹杂，发作期以标实为主，缓解期以本虚为主，其治疗应补其不足，泻其有余。

（二）辨证论治

1. 寒凝心脉证

主要证候：卒然心痛如绞，或心痛彻背，背痛彻心，或感寒痛甚，心悸气短，形寒肢冷，冷汗自出，苔薄白，脉沉紧或促。多因气候骤冷或感寒而发病或加重。

治法：温经散寒，活血通痹。

方药：当归四逆汤。疼痛较著者，可加延胡索、郁金。若疼痛剧烈，心痛彻背，背痛彻心，阴寒极盛、胸痹心痛重证，治以温阳逐寒止痛，方用乌头赤石脂丸。

2. 气滞心胸证

主要证候：心胸满闷不适，隐痛阵发，痛无定处，时欲太息，遇情志不遂时容易诱发或加重，或兼有脘腹胀闷，得嗳气或矢气则舒，苔薄或薄腻，脉细弦。

治法：疏调气机，和血通脉。

方药：柴胡疏肝散。气滞心胸之胸痹心痛，可根据病情需要，选用木香、檀香、延胡索、厚朴、枳实等芳香理气及破气之品，但不宜久用，以免耗散正气。

3. 痰浊闭阻证

主要证候：胸闷重而心痛轻，形体肥胖，痰多气短，遇阴雨天而易发作或加重，伴有倦怠乏力，纳呆便溏，恶心，咳吐痰涎，苔白腻或白滑，脉滑。

治法：通阳泄浊，豁痰开结。

方药：瓜蒌薤白半夏汤加味。胸痹心痛，痰浊闭阻可酌情选用天竺黄、天南星、半夏、瓜蒌、竹茹、莱菔子、浙贝母等化痰散结之品，但由于脾为生痰之源，临床应适当配合健脾化湿之品。

4. 瘀血痹阻证

主要证候：心胸疼痛剧烈，如刺如绞，痛有定处，甚则心痛彻背，背痛彻心，或痛引肩背，伴有胸闷，日久不愈，可因暴怒而加重，舌质暗红，或紫暗，有瘀斑，苔薄，脉涩或结、代、促。

治法：活血化瘀，通脉止痛。

方药：血府逐瘀汤。兼寒者，可加细辛、桂枝等；兼气滞者，可加沉香、檀香等；兼气虚者，加黄芪、党参、白术等。

5. 心阳不振证

主要证候：胸闷或心痛较著，气短，心悸怔忡，自汗，动则更甚，神倦怯寒，面色㿠白，四肢欠温或肿胀，舌质淡胖，苔白腻，脉沉细迟。

治法：补益阳气，温振心阳。

方药：参附汤合桂枝甘草汤。若心肾阳虚，虚阳欲脱厥逆者，用四逆加人参汤，温阳益气，回阳救逆。若见大汗淋漓、脉微欲绝等亡阳证，应用参附龙牡汤，并加用大剂量山茱萸，以温阳益气，回阳固脱。

（三）中成药治疗

中成药可选速效救心丸、苏合香丸、灵宝护心丹、麝香保心丸。心阳虚衰配以参附注射液，气阴两虚配以生脉注射液静脉滴注。

第二节　恶性心律失常

心律失常是由于心脏自律性和（或）传导性异常而致心脏冲动的频率、节律、起源部位、传导速度或激动次序的异常。恶性心律失常指在多种因素作用下骤然发生，短时间内可引起血流动力学障碍，导致患者短暂意识丧失，甚至危及患者生命的一类心律失常，是需要紧急处理的心律失常。85%～90%的恶性心律失常发生于器质性心脏病，多见于老年人；10%～15%恶性心律失常为原发性心电异常，如先天性 QT 延长综合征、Brugada 综合征等，多见于年轻人。

恶性心律失常属于中医"心悸"范畴，是指患者自觉心中悸动，惊惕不安，甚则不能自主的一种病证。《内经》虽无心悸病名，但有"心澹澹大动""心怵惕"等记载，并认识到心悸病因为宗气外泄、心脉不通、突受惊恐、复感外邪等。《素问·平人气象论》曰："脉绝不至曰死，乍疏乍数曰死"，最早记录脉律不齐并认识到严重脉律失常与疾病预后的关系。心悸的病名首见于汉代张仲景《伤寒杂病论》，为"心下悸""心动悸""惊悸""喘悸"等，认为心悸病因病机为汗后受邪、惊扰、虚损、水饮所致，记载心悸结脉、代脉、促脉表现及其间的区别，确立心悸的基本治疗原则，并用炙甘草汤、麻黄附子细辛汤、小建中汤、小半夏加茯苓汤等方剂进行治疗。宋代《济生方·惊悸怔忡健忘门》不仅有惊悸记载，还提出怔忡病名，认为惊悸为心虚胆怯所致，治疗宜"宁其心以壮其胆气"，选用温胆汤、远志丸治疗；认为怔忡发病原因为"真血虚耗，心帝失辅"，亦有"冒风寒暑湿，闭塞诸经""五饮停蓄，湮塞中脘"所致，治宜"当随其证，施以治法"。明代《景岳全书·怔忡惊恐》曰："盖阴虚于下，则宗气无根而气不归源，所以在上则浮撼于胸臆，在下则振动于脐旁"，描述了心悸重症的临床表现。《医学正传·惊悸怔忡健忘证》认为惊悸怔忡与肝胆有关，并对惊悸、怔忡加以鉴别。叶天士认为惊悸的病因主要为内伤七情，操持劳损，水湿痰饮上阻、清阳失旷，心阳亏虚、湿盛凌心，暑热时邪、宿哮痰火、内传心神等，进一步完善了对惊悸的认识。清代《医林改错》提出瘀血内阻导致心悸怔忡的观点，并运用血府逐瘀汤治疗瘀血心悸。

一、病因与发病机制

（一）病因

1. 器质性心脏病 恶性心律失常的主要原因是器质性心脏病，常见于冠状动脉疾病、高血压性心脏病、心力衰竭、心肌病、心肌炎、先天性心脏病、肺源性心脏病、风湿性心脏病、感染性心内膜炎、缩窄性心包炎等。

2. 电解质与酸碱平衡紊乱 多见于低血钾、高血钾、低血镁、低血钙、酸中毒等，以血钾异常最常见。

3. 离子通道病或原发性心电疾病 长 QT 综合征、Brugada 综合征、特发性室颤、特发性室速、儿茶酚胺敏感性室速及预激综合征（尤其伴房颤）等。

4. 物理或化学因素 高热、缺氧及低温等恶性环境，溺水，电击伤，锑剂、农药、蛇毒中毒等。

5. 医源性心律失常 常见于导管检查、心脏外科手术的直接刺激，急性心肌梗死介入或溶栓治疗成功后的血管再通，亦见于感染等。

6. 药物的毒副作用 如洋地黄过量，利多卡因、奎尼丁等抗心律失常药物，以及磷酸二酯酶抑制剂等导致室性心律失常的药物，肾上腺素、异丙肾上腺素等拟交感神经药物等。

7. 其他系统疾病 如甲状腺疾病、嗜铬细胞瘤、骨骼肌疾病、胆道系统疾病及中枢系统疾病等。

（二）发病机制

冲动形成异常、传导异常、折返及复合性的病理改变是导致恶性心律失常的主要发病机制。

1. 自律性增高 窦房结、结间束、冠状窦附近、房室结远端等心脏传导系统处的心肌细胞均具有自律性，由于自主神经系统的兴奋性改变或心脏传导系统的内在病变使其自律性增高，导致不正常的冲动发放。另一方面，原来无自律性的心肌细胞，如心房、心室肌细胞，在心肌缺血、电解质紊乱、药物等病理情况下，导致自律性异常增高，形成各种恶性心律失常。

2. 触发活动异常　触发活动是由一次正常的动作电位后所产生的除极，称为后除极。后除极的振幅增高并达到阈值，引起反复激动，持续的反复激动从而产生快速心律失常。

3. 折返激动　心脏各个部位传导性与不应期均不相同，它们之间相互连接形成闭合环。若其中一条通路发生单相阻滞，且另一条通路传导缓慢，会使阻滞的通路有足够的时间恢复传导，原来阻滞的通路再次激动，形成一次折返激动。折返激动是所有快速心律失常最常见的发生机制之一。激动在折返环内反复循环，从而产生持续的快速的心律失常。

4. 传导障碍　主要是心脏传导系统传导的速度减慢或传导中断。机制主要有组织处于不应期；递减性传导；不均匀的传导。临床主要分为三度：①一度心脏传导阻滞，是冲动传导时间延长，但全部冲动仍可以下传。②二度心脏传导阻滞分两型，Ⅰ型为文氏型，是冲动传导进行性延长，直到一次冲动不能下传。Ⅱ型是莫氏型，是间歇性的冲动不能下传，而下传的冲动之间时间一致。③三度心脏传导阻滞，是全部的冲动均不能下传，为完全传导阻滞。

二、中医病因病机

（一）病因

1. 外邪侵心　素体虚弱，风寒湿三气杂至，合而为痹，发痹日久，复感外邪，内舍于心，痹阻心脉，而发为心悸；风寒湿热，由血脉侵及于心，日久耗伤心气心阴，而发为心悸；温邪、疫毒如春温、风温、白喉等侵袭于心，灼伤营阴，扰乱心神，而发为心悸。上述外邪，兼夹而致，闭阻经脉，皆可发为怔忡。

2. 情志所伤　平素心虚胆怯，突遇惊恐，忤犯心神，心气不敛，心神失控，不能自主，而发为心悸；郁怒伤肝，日久气滞血瘀，痹阻心脉，或暴怒伤肝气逆，或肝火夹痰上扰于心，而发为心悸；惊恐伤肾，惊则气乱，恐则气下，阴精亏虚于下，心火忤逆于上，撼动心神，而引发心悸；忧思伤脾，日久致生化乏源，气血亏虚，心失所养，心神不宁，而发为心悸。

3. 饮食失节　平素嗜食膏粱厚味，日久蕴热化火生痰，上扰心神，而发为心悸；平素恣食生冷寒凉，脾失健运，伤阳耗气，蕴生痰湿，阻滞心脉，而发为心悸。

4. 禀赋不足　素体虚弱，或久病，或劳倦过度伤正，致气血阴阳亏虚，脏腑功能失调。脾气不足，生化乏源，气血虚弱，心神失养，而发心悸；肾阳不足，下焦虚寒，心阳失于温煦，而发心悸；肺失治节，宗气匮乏，心血运行不畅，而发心悸。

5. 药物过量　因用药过量或滥用毒性较剧之药品，如洋地黄、阿托品、肾上腺素或附子、乌头等，均可引发心悸。

（二）病机

本病分虚实两方面，虚者主要为气血阴阳亏虚、心失所养，而发心悸；实者主要为邪热扰心、血脉瘀阻、痰浊阻滞、心神不宁，而发心悸。其病位在心，与肝、脾、肾及肺有密切的关系。本病虚实可相互夹杂或者转化，虚证日久，可转化成实证，如脾虚日久，化湿生痰，或气虚日久致血瘀，阻滞心脉；实证日久，可致正气耗损，转化为虚证。此外，老年人心悸日久，往往阳损及阴，阴损及阳，成虚实夹杂之证。

三、临床表现

（一）病史症状

1. 病史

（1）患者大多有心脏病病史、内分泌疾病病史等。

（2）可有类似发作病史，如长 QT 综合征、Brugada 综合征等。

2. 症状

（1）自觉心脏跳动不适，不能自主，如心悸、停搏感等，时发时止；持续时间长短不一，短则几秒钟，长则几小时，甚至数天。

（2）发作时可伴心前区疼痛、憋闷、头晕、乏力、黑蒙，甚者晕厥或抽搐，严重者出现休克或左心衰竭症状，如意识障碍、皮肤湿冷、口唇发绀或苍白、呼吸困难等。

（二）查体

1. 血压　此时应密切监测血压，因为心率过快或过慢时，血压都有可能下降。

2. 心率　心脏检查需明确是快速心率还是缓慢心率，每分钟大于 100 次为心动过速，每分钟少于 60 次为心动过缓。

3. 心律　听诊时分辨心律是否整齐。

4. 杂音　主要是判定心脏各瓣膜听诊区是否有杂音，若有杂音多考虑存在心脏器质性病变，若无杂音多考虑心脏功能性改变。

5. 神志　恶性心律失常重症发作时可出现意识模糊、嗜睡、晕厥或抽搐等神志方面的改变。

（三）各种恶性心律失常症状特点

恶性心律失常分为快速性心律失常和缓慢性心律失常。快速性心律失常包括心室扑动、心室颤动、室性心动过速、尖端扭转型室性心动过速、心房扑动、心房颤动、预激综合征合并心房颤动、室上性心动过速等；缓慢性心律失常包括病态窦房结综合征及高度房室传导阻滞等。

1. 快速性心律失常

（1）心室扑动或心室颤动

1）临床表现：出现室扑或室颤时，患者因脑供血中断，迅速出现阿-斯综合征，如意识丧失、晕厥、抽搐，颜面苍白、青紫，呼吸停顿甚至死亡。听诊心音消失、大动脉搏动不能触及、血压测不出。不伴有泵衰竭或心源性休克的急性心梗患者出现室颤时，若能及时纠正，转复率较高，预后较佳。非急性心梗患者出现室颤时，复发率较高，一年内复发可达 20%～30%。

2）心电图特点：室扑或室颤常为患者死亡前的心电图表现。①心室扑动出现连续而规律的正弦波，波幅大，QRS 波群与 T 波无法区分，无 P 波，等位线消失，频率为 150～300 次/分，多在 200 次/分以上。持续时间较短，呈一过性，可演变成室颤。②心室颤动出现不规律且电压不等的颤动波，形态不一，P 波与 QRS 波群消失，频率为 150～500 次/分。颤动波细小提示转复率低，粗大颤动波转复率高于细小颤动波。

（2）室性心动过速

1）临床表现：阵发性室速持续时间小于 30 秒，常无临床症状，可以自行停止。持续性室速持续时间大于 30 秒，可引起血流动力学障碍，出现晕厥、低血压、心慌、呼吸困难、心绞痛，严重者可出现心室颤动、急性左心衰竭、休克等，必须药物或电复律才可终止。听诊心率加快，心律轻度不规则，可发生第一、二心音分裂，如发生房室分离，则第一心音强弱发生变化，颈静脉间歇出现巨大 α 波。若心室冲动持续逆传夺获心房，心房、心室几乎同时收缩，颈静脉可出现巨大而规律的 α 波。

2）心电图特点：①由室性早搏诱发的室速 QRS 波形与室早 QRS 波形相似；②连续出现 3 个或以上室性期前收缩，QRS 波群宽大畸形，时限大于 0.12 秒，T 波与 QRS 波群主波方向相反；心室率为 100～250 次/分，心律规则或轻度不齐；③房室分离时，心房独立活动，与 QRS 波群无固定关系，部分或所有心室激动逆传夺获心房；④室速发作时，偶尔的室上性冲动下传心室，引起心室激动，形成心室夺获；⑤若心房冲动到达心室时，恰逢异位室性起搏点发放冲动，二者同时在心室激动，形成室性融合波。

（3）尖端扭转型室性心动过速（TDP）

1）临床表现：TDP 发作时心室率较快，可出现心悸、头晕，严重者可发生意识丧失、晕厥、抽搐或猝死等症状。与普通室速不同，TDP 可自行终止发作。

2）心电图特点：①增宽畸形的 QRS 波群，多大于 0.5 秒，以每 5～20 个不等，围绕基线不断扭转其主波方向，电轴呈波动性改变；②基础心率和 TDP 终止时，可见 QT 间期延长，T 波宽大，U 波明显，TU 波可融合；③当室性早搏发生在舒张晚期，落在前面 T 波的终末部，可诱发室速；④每次发作持续数秒到数十秒不等，可自行终止发作，易演变为心室颤动。

（4）心房扑动或心房颤动

1）临床表现：心室率正常时可无任何症状。心室率加快时，可出现心悸、头晕、乏力、呼吸困难及胸痛等，严重者可诱发心绞痛、晕厥、低血压、休克或充血性心力衰竭。房颤诱发体循环栓塞的危险性大，发生脑卒中的机会较无房颤者高出 5～7 倍。房扑听诊时心率快但均齐，为 150～170 次/分，若房扑呈 2:1、3:1、4:1 传导时，可听到心律不齐。房颤听诊时第一心音强弱不等，节律绝对不齐，心室率在 100～160 次/分，脉率少于心室率，称为脉搏短绌。

2）心电图特点：①心房扑动时 P 波消失，代之以大锯齿样正弦波形的 F 波，等电位线消失，F 波频率通常为 250～300 次/分，节律规则，房室传导可呈 1:1、2:1、3:1 或 4:1 比例传导，QRS 波群形态一般正常。当出现室内差异性传导，经房室旁路下传或原有束支传导阻滞，QRS 波群增宽，形态异常。②心房颤动时 P 波消失，代之以形状不一、细小而不规则的 f 波，f 波频率通常为 350～600 次/分，等电位线消失，QRS 波群形态通常正常，但 R–R 间期绝对不等，发生室内差异性传导时 QRS 波群可宽大变形。

（5）预激综合征合并心房颤动

1）临床表现：预激综合征合并心房颤动时易导致心室率过快，可出现心悸、头晕等，甚至演变成室颤，导致低血压、休克及充血性心力衰竭。

2）心电图特点：①预激综合征时 P–R 间期小于 0.12 秒，QRS 波群起始部粗钝出现 delta 波，ST–T 波与 QRS 波群主波方向相反；②合并心房颤动时 P 波消失，QRS 波群快速、宽大畸形、极不规则，此时心室率极快，易演变成室颤。

（6）阵发性室上性心动过速

1）临床表现：室上性心动过速有突发突止的特点，严重者可出现心绞痛、晕厥、心力衰竭或休克。发作时触及脉搏减弱，脉律规则，听诊发现第一心音减弱，强度一致。临床症状轻重取决于心室率的快慢，持续时间的长短，亦与心脏原发病关系密切。

2）心电图特点：①连续 3 个以上快速 QRS 波群，频率为 150～250 次/分，节律规则；②P

波与 QRS 波群之间保持固定关系，P 波为逆行性，常埋藏于 QRS 波群内，或位于其终末部分；③QRS波群形态与时限正常，若发生室内差异性传导或伴有束支传导阻滞时，QRS 波群形态异常；④常因一个房性期前收缩触发而突然发作。

2. 缓慢性心律失常　严重的缓慢性心律失常主要包括高度房室传导阻滞（二度 Ⅱ 型房室传导阻滞、三度房室传导阻滞）、病态窦房结综合征，常影响血流动力学稳定，应引起重视。

（1）临床表现：心室率无明显减慢者，患者可无临床症状，当心室率明显减慢时，患者易感头晕、乏力、心悸、胸闷、黑蒙等，严重者可出现晕厥、抽搐、意识丧失，甚至猝死。临床症状轻重主要取决于心室率减慢的程度及伴随病变。

（2）心电图特点

1）病态窦房结综合征：①严重而持续的心动过缓（50 次/分以下），并非由药物引起，24 小时动态心电图心率可低于 35 次/分；②窦房传导阻滞与窦性停搏并见；③窦房传导阻滞与房室传导阻滞同时存在；④心动过缓的基础上，可以出现逸搏或逸搏心律；⑤常出现"心动过缓－心动过速综合征"，是指心动过缓与房性心动过速（如心房颤动、心房扑动或房性心动过速）交替发作。

2）二度 Ⅱ 型房室传导阻滞：①心房冲动传导突然阻滞，QRS 波群脱落，P－R 间期恒定，包含脱落 QRS 波群的 R－R 间期大都为正常 R－R 间期的整倍数；②若阻滞位于希氏束－浦肯野，则 QRS 波群可宽大畸形；若阻滞位于房室结内，则 QRS 波群正常。

3）三度房室传导阻滞：①P 波与 QRS 波群各自独立；②心房率大于心室率，心房冲动源于窦房结或其他异位心房节律；③心室冲动点常位于阻滞部位稍下方，若位于希氏束及其邻近部位，则 QRS 波群形态正常，频率一般在 40～60 次/分，若位于心室传导系统远端，则 QRS 波群形态宽大畸形，频率一般在 40 次/分以下。

四、诊治要点

（一）危险性评估

对发生恶性心律失常的患者需要快速进行血流动力学评估。

1. 血流动力学稳定　患者未出现神志改变，无低血压、休克等症状。

2. 血流动力学不稳定　患者可能出现进行性胸痛、低血压、休克，以及晕厥、意识丧失等神志改变。病情危重者，预后不佳。此时需根据 QRS 波群频率判断快速或缓慢心律失常，根据 QRS 波群的宽窄和整齐度判断室性或室上性心律失常。

（1）快速与缓慢心律失常判断：根据心率判断快速与缓慢心律失常，心率大于 100 次/分为快速心律失常，心率小于 60 次/分为缓慢心律失常。病态窦房结综合征常合并心动过速，考虑安置人工心脏起搏器后，可以较安全地应用抗心律失常药物。

（2）室性或室上性心律失常判断

1）宽 QRS 波心动过速（QRS≥0.12 秒）：若 QRS 波群整齐，多为室性心动过速或类型不确定，也可能为折返性室上性心动过速伴差异性传导，应注意鉴别；若 QRS 波群不整齐，多为心房颤动伴差异性传导、预激综合征伴心房颤动、复杂性多形性室性心动过速及尖端扭转型室性心动过速。

2）窄 QRS 波心动过速（QRS＜0.12 秒）：若 QRS 波群整齐，多为折返性室上性心动过速；若 QRS 波群不整齐，多为心房颤动、心房扑动、多源性房性心动过速。

（二）诊断流程

1. 病史要点 询问诱发因素，发作时间、频率、程度，有无胸痛、头晕、黑蒙、大汗，既往有无心脏病史，是判断是否为恶性心律失常的客观依据。

2. 查体要点 重点诊察心脏的大小，心率的快慢，心律是否整齐，注意患者是否出现意识丧失、晕厥、皮肤湿冷、低血压或者休克等表现，同时还要注重肺部、甲状腺的体征等。

3. 实验室检查 心电图是诊断恶性心律失常最常用的非损伤性检查，有助于各种心律失常的判别。动态心电图能连续记录 24 小时心电图，便于检查症状出现与心律失常有无关系。心脏电生理检查是判断多种心律失常传导系统病变发生的机制、治疗效果及预后评价的一种方法。食管导联心电图与体表心电图一起同步记录食管内心电图，有助于房性与室性心律失常的鉴别，还可测定窦房结功能。超声心动图可观察心腔大小、室壁厚度、节段运动、瓣膜活动等，帮助确定有无器质性心脏病。X 线胸片检查心胸比例，心脏形态变化等。

（三）中医辨证要点

1. 辨别病机虚实 心悸的病机有虚有实，证候特点多为虚实相兼。脏腑气血阴阳不足致心失所养者为虚。正虚与脏腑虚损程度有关，一脏虚损者轻，多脏虚损者重。邪实见一种兼夹证者轻，多种兼夹证者重。

2. 辨别脉象变化 脉搏节律的异常是本病的特征，心悸的患者多伴有脉率或脉律的异常。脉率有快速型和缓慢型之分，脉律有促脉、结脉、代脉之分。快速型多为阳盛脉促，阳热脉数。若脉促数而沉细、微细，伴形寒肢冷，动则气短，舌质淡者，为虚寒之证。迟脉、结脉、代脉皆属虚寒。促脉主阴盛气结，结脉主气血凝滞，代脉主脏器衰微。见久病体虚伴脉象弦滑搏指者为逆，病情重笃伴脉象散乱模糊者为危。

3. 结合辨病辨证 为提高辨证准确性，应结合心悸原发病诊断，如冠心病致心悸，多属阳虚血瘀，或由痰瘀交阻所致；病毒性心肌炎致心悸，初起多为风温犯肺，继之热毒逆传于心，随后为气阴两虚，瘀阻络脉证；风心病致心悸，多为风湿热邪杂合而至，发而为痹，痹阻心脉所致。病态窦房结综合征多由心阳不振，鼓动无力所致。肺心病致心悸，多为虚实兼夹，证属心肾阳虚、水饮内停。

4. 辨明惊悸怔忡 惊悸发病，多由骤遇惊恐，忧患恼怒，悲哀过极或过度紧张等情志因素诱发。心悸多呈阵发性，病情较轻，病来迅速，多可自行缓解，不发时如常人。怔忡多呈持续性，病情较重，常心中惕惕难以自控，多由久病体虚、心脏受损所致，病来虽渐，多属虚证或虚中夹实，不发时亦常见脏腑虚损症状。惊悸日久不愈，也可形成怔忡。

五、急救处理

（一）西医急救处理

急救原则：①尽快终止致命性心律失常；②纠正血流动力学障碍，根据病情采取电复律或药物治疗；③治疗原发疾病并去除诱因。

1. 快速判断恶性心律失常程度，利用 5～20 秒判断患者情况是否有生命危险。

2. 尽快终止致命性心律失常；若患者出现意识丧失、大动脉搏动消失，考虑为心脏骤停，立即实施心肺复苏术。

3. 纠正血流动力学障碍，根据病情采取电复律或药物治疗。若血流动力学障碍的三度房室传导阻滞，可应用心脏起搏器。若血流动力学稳定的宽 QRS 心动过速，药物首选胺碘酮，亦可给予非同步直流电复律。

4. 治疗原发疾病并去除诱因，若患者左心功能不全，易诱发持续性室速或室颤，应首选埋藏式自动复律除颤器（ICD）。无条件植入 ICD 者，应使用药物防治，同时积极治疗左心功能不全。若急性心肌梗死发生恶性心律失常，应尽快采用电复律及经皮冠脉支架植入术。

（二）西医治疗

1. 猝死者 猝死者按心脏骤停处理。

2. 快速性心律失常

（1）心室扑动或心室颤动：应立即进行心脏电除颤治疗，早期除颤可显著提高复苏成功率。室颤发生 1 分钟内为早期，通常是粗颤波，除颤成功率接近 100%；2 分钟后因心肌缺血缺氧及酸中毒，粗颤可转为细颤，除颤成功率降为 1/3，应注射肾上腺素 1mg 后重复除颤；一旦室颤发生超过 4 分钟，电除颤的成功率极低。双向波电除颤可选用 150～200J，单向波电除颤可选用 360J。1 次电击无效后，应继续胸外心脏按压及人工通气，5 个周期后再次分析心律，必要时再行除颤，电击能量同前。除颤无效时，血管升压素可以作为一线药物。给予 2～3 次除颤、心肺复苏术及注射肾上腺素之后，仍心室颤动者考虑给予胺碘酮等抗心律失常药物。对于非可逆原因引起的室颤，电生理检查诱发的室颤，或反复发作的室颤应尽早植入 ICD。

（2）室性心动过速：根据血流动力学是否稳定，采取电复律及药物治疗。同时积极治疗心脏原发病，去除诱发因素。

1）血流动力学不稳定者：可出现休克、心力衰竭或脑血流灌注不足等症状，易发生心室颤动、心搏骤停，应立即实施同步直流电复律，双向波电除颤可选用 150～200J。单向波电除颤可选用 360J，若除颤无效，可静推胺碘酮 300mg 后重复除颤，电击能量同前。无脉性室速处置同心室颤动。洋地黄中毒者不宜实施电复律。

2）血流动力学稳定者：首先给予利多卡因与普鲁卡因胺静脉持续注射。也可应用普罗帕酮静脉注射，但不应用于心肌梗死或充血性心力衰竭患者。上述药物无效，可选用胺碘酮静脉注射或应用电复律。

①药物治疗

β 受体阻滞剂：如艾司洛尔 0.5～1.5mg/kg 缓慢静脉推注，继之以 50～300μg/（kg·min）维持，必要时可于 6 小时后重复使用。非持续性室速和无结构改变型室速，若无禁忌证，可以应用 β 受体阻滞剂。治疗时可有心动过缓、尖端扭转型室速等不良反应，禁用于支气管哮喘、重度心力衰竭等患者。

胺碘酮：首次给予 5mg/kg，相当于 300mg 静脉注射。如无效可再次给予相同剂量，直至室速终止或总量已达 1000mg。有效后给予胺碘酮 300mg 加入 5% 葡萄糖注射液 500mL 静脉滴注。24 小时最大用量为 2.2g。治疗时可能出现心动过缓、房室传导阻滞、Q-T 间期延长、低血压等。禁用于严重心动过缓、高度房室传导阻滞者。

利多卡因：给予 1.0-1.5mg/kg 缓慢静脉推注，无效则 5～10 分钟重复推注，总量小于 3mg/kg，转复后维持 1～4mg/min 静脉注射，禁用于严重心力衰竭、心源性休克、高度房室传导阻滞。但其对持续型单行性室速的缓解率只有 15%。

②同步直流电复律：药物应用无效时，可选择同步直流电复律治疗。患者已有血流动力学障

碍，极易发生心室颤动、心搏骤停，需首选同步直流电复律迅速终止。无脉性或多形性室速视同心室颤动。行 1 次非同步除颤，首次单相波除颤能量为 360J，双相波除颤能量为 150～200J。心室颤动或无脉性或多形性室速除颤后无效，可应用胺碘酮 300mg，快速静脉推注后再重复除颤，电击能量同前。室颤转复成功后，应注意纠正水、电解质的紊乱。洋地黄中毒引起室速者禁用直流电复律，以免诱发心室颤动，可以给予利多卡因、苯妥英钠等药物治疗。

3）植入 ICD：ICD 具有抗心动过速起搏、低能电转复和高能量除颤等作用，能在几秒内识别患者的快速室性心律失常并自动放电除颤，明显减少恶性心律失常猝死的发生。可用于血流动力学不稳定的持续性室速致心脏骤停，器质性心脏病自发的持续性室速，电生理检查时能诱发血流动力学改变的持续性室速等。

（3）TDP：TDP 是多形性室速的特殊类型，按病因分为获得性和先天性，在此主要阐述获得性（间歇依赖性 TDP）的治疗。

1）当 TDP 持续发作时，需按心脏骤停处理，有室颤倾向者，考虑应用电复律，同时停用引起心律失常的药物，纠正电解质紊乱。

2）静脉输注钾、镁。首先静脉注射镁盐，给予硫酸镁 2～5g，用 5% 葡萄糖注射液 40mL 稀释，缓慢推注，然后以 8mg/min 静脉滴注。根据缺钾情况静脉补充氯化钾注射液，使血钾水平维持在 4.5～5.0mmol/L。先天性长 Q-T 间期综合征，应选用 β 受体阻滞剂。无 Q-T 间期多形性室速有类似尖端扭转的形态变化，但并非真的尖端扭转，应按单行性室速处理。

3）心动过缓或长间歇依赖的 TDP，考虑心房或心室临时起搏，起搏频率 >70 次/分为宜。等待临时起搏时，可以短时应用提高心率的药物，如异丙肾上腺素 1～5mg，加入 5% 葡萄糖溶液 500mL 中快速静脉滴注，有效后予以 2～10μg/min 维持，根据心率调节剂量，使心室率维持在 70～100 次/分。也可给予阿托品治疗。

（4）心房扑动或心房颤动

1）阵发性心房扑动不引起血流动力学障碍者，可不给予治疗；心房扑动持续时间较长，发作频繁，引起血流动力学障碍者，应积极给予治疗。

药物治疗：转复房扑的药物包括 IC 类（如普罗帕酮等）或 IA 类（如奎尼丁），减慢心室率药物包括 β 受体阻滞剂、洋地黄制剂、钙通道阻滞剂等。房扑合并冠心病、充血性心力衰竭时应用胺碘酮治疗。

非药物治疗：同步直流电复律是终止心房扑动最有效的方法，通常选用低于 50J 的电能，即可使房扑转复成窦性心律，成功率接近 100%。食管调搏亦是行之有效的方法。射频消融术可达到根治房扑的目的，发作频繁心室率不易控制的房扑，或症状明显并引起血流动力学不稳定的房扑，应选用射频消融术。

2）应积极寻找心房颤动的诱发因素，并做出相应处理。治疗目的为转复并维持窦性心律；控制心室率，维持血流动力学稳定；预防血栓栓塞并发症。

转复并维持窦性心律：包括药物转复、电转复及导管消融术。胺碘酮是目前常用的转复和维持窦性心律的药物，致心律失常的发生率最低，特别适用于合并器质性心脏病的患者。房颤快速发作时出现血流动力学不稳定者，紧急实施同步直流电复律。电复律转复时应选用较大功率，如双向波电除颤能量为 100～200J，转复后应用胺碘酮维持窦性心律。风湿性心脏病房颤病史较久者，因心房内常有血栓存在，电复律会造成栓子脱落阻塞血管，应慎用。近年来，导管消融术在治疗房颤方面取得了较大进展，但不作为首选治疗方法，对于药物无法控制的房扑或房颤可考虑应用，但仍有复发的可能。

控制心室率：心室率 >160 次/分时，应积极控制心室率，同时注意血栓栓塞的预防。药物包括 β 受体阻滞剂、钙通道阻滞剂及地高辛。对于心室率的控制，"宽松"控制（<110 次/分）和"严格"控制（<80 次/分）同样有效，目前更倾向于严格控制。房颤伴快速心室率且药物治疗无效者，可实行房室结阻断消融术，同时安置双腔或按需起搏器。对于 R-R 间期 >5 秒且症状明显的慢性房颤，考虑起搏器治疗。

（5）预激综合征合并心房颤动：预激综合征合并心房颤动时，过多的心房颤动波易快速经过房室旁路通道传导至心室，如激动落在心室的易颤期，容易导致室颤的发生。治疗应选择延长房室旁路通道不应期、降低心室率的药物，如普罗帕酮或普鲁卡因胺。普罗帕酮 70mg 静脉注射大于 10 分钟；胺碘酮每次 300mg 静脉注射，24 小时用量不得高于 2.2g。需注意静脉注射利多卡因或维拉帕米会加速预激综合征合并房颤患者的心室率，维拉帕米可能会诱发室颤。若患者伴有休克、低血压、心绞痛等症状时，应立即电复律，一般 100～150J 即可。

（6）室上性心动过速：应根据患者的基础心脏状况，以及既往发作时的情况做出适当的处理。若血流动力学不稳定或药物治疗无效时，可立即行同步直流电复律。需注意应用洋地黄者不能应用电复律治疗。

3. 缓慢性心律失常 缓慢性心律失常导致血流动力学不稳定时，需要紧急救治。静脉给予提高心室率和加快传导的药物，必要时置入起搏器。

（1）应用提高心室率和加快传导的药物：对于症状明显或阻滞部位在房室结以下者，或阻滞部位虽在希氏束以上但心室率 <45 次/分者，可选用下列药物：

1）异丙肾上腺素：预防或治疗房室传导阻滞引起的阿-斯综合征发作，可用 0.5% 异丙肾上腺素 1～2μg/min 静脉滴注。应用时注意药物过量可能导致快速性室性心律失常发生，如能提高心室率又未引起室性心律失常等不良反应，可短期继续应用数天。异丙肾上腺素可增加异位心律，甚至扩大梗死面积，心绞痛、急性心肌梗死患者慎用或禁用。

2）阿托品：每 4 小时口服 0.3mg，适用于房室束分支以上的阻滞，尤其是迷走神经张力增高者，必要时给予 0.5～1.0mg，可重复使用，最大剂量 3mg。禁用于青光眼及前列腺肥大患者。

（2）人工心脏起搏治疗：因感染、电解质紊乱、洋地黄药物中毒、心肌炎、急性心肌梗死合并房室传导阻滞，可先行临时起搏治疗。临床症状不能缓解且通过药物不能控制者，可植入永久性人工心脏起搏器。

（三）中医急救处理

急救原则：急则治其标，首先恢复脉律，改善症状。

1. 回阳救逆，益气复脉 参附注射液 40～100mL 静脉滴注或 5～20mL 静脉推注，对于缓慢性心律失常尤为适用。

2. 益气固脱，养阴复脉 参麦注射液 20～100mL 静脉滴注。

六、中医治疗

（一）治疗原则

应分虚实论治。虚证多补益气血，调理阴阳，促进脏腑功能恢复；实证多清火化痰，活血化瘀。本病多虚实错杂，治疗常常泻实补虚兼顾。

（二）辨证论治

1. 邪热伤阴证

主要证候：心悸不安，甚则心中澹澹大动，胸闷气短，神情倦怠，大便干，小便黄，舌干红绛，脉细促。

治法：滋阴潜阳，安神定悸。

方药：三甲复脉汤加减。口干渴者，加生地黄、玄参等；热象偏重者，加栀子、黄连、淡竹叶等；阴虚夹痰热者，加用黄连温胆汤；阴虚夹瘀热者，加丹参、赤芍、牡丹皮等；阴虚火旺者，可用天王补心丹。

2. 痰火扰心证

主要证候：心悸时作时止，受惊易作，烦躁胸闷，失眠多梦，或伴头晕目眩，面红目赤，口干苦，大便秘结，小便短赤，舌红苔黄腻，脉滑数。

治法：清热化痰，宁心安神。

方药：黄连温胆汤。痰浊较重者，加制天南星、陈皮、茯苓；纳呆腹胀兼脾虚者，加白术、党参、鸡内金、麦芽；痰火伤津伴大便秘结者，加瓜蒌仁、大黄；痰火伤阴兼口苦盗汗，舌质红少津者，加天冬、麦冬、石斛、沙参、玉竹；烦躁不安、惊悸不宁者，加珍珠母、生龙骨、生牡蛎。

3. 阴虚火旺证

主要证候：心悸易惊，心烦失眠，五心烦热，口干盗汗，伴头晕目眩，急躁易怒，耳鸣腰酸，舌红少苔，脉细数。

治法：滋阴降火，养心安神。

方药：天王补心丹加减。热象偏重者，加黄连、栀子、淡竹叶；潮热盗汗者，加地骨皮、麻黄根、白薇、浮小麦；善惊易怒，可加珍珠母、生龙骨、生牡蛎；阴虚夹瘀热者，加丹参、赤芍、生地黄、牡丹皮等；阴虚夹痰热者，加用黄连温胆汤。中成药可选用六味安神胶囊。

4. 气血亏虚证

主要证候：心悸不宁，面色无华，少气懒言，倦怠乏力，劳则加重，胸闷气短，眩晕自汗，舌质淡，苔薄白，脉结代。

治法：补血养心，益气安神。

方药：炙甘草汤加减。气虚较甚者，重用人参、炙甘草，加黄芪、白术，少佐肉桂；血虚较甚者，加熟地黄、白芍；阳虚而汗出肢冷者，重用桂枝，加附子、煅龙骨、煅牡蛎；阴虚而心烦、口干者，重用麦冬、生地黄，加玉竹、沙参、石斛；自汗、盗汗者，加麻黄根、浮小麦、煅龙骨、煅牡蛎、五味子、山茱萸；神疲乏力，气短失眠者，加合欢皮、夜交藤、柏子仁、莲子心、五味子。

5. 心阳不振证

主要证候：心悸怔忡，胸闷气短，动则加剧，面色㿠白，形寒肢冷，遇冷加重，或伴心痛，舌淡苔白，脉虚弱或沉细无力。

治法：温补心阳，安神定悸。

方药：桂枝甘草龙骨牡蛎汤合参附汤加减。心阳不足、形寒肢冷者，重用人参、附子，加黄芪；大汗出者，重用人参、黄芪，加煅龙骨、煅牡蛎，或加用山茱萸；水饮内停者，加葶苈子、大腹皮、五加皮、猪苓、泽泻；夹有瘀血者，加桃仁、红花、丹参、赤芍；若心阳不振以心动过缓为主者，加少量炙麻黄、补骨脂，重用桂枝；若大汗淋漓、脉微肢冷、面唇青紫、喘憋而不能平卧者，为亡阳之证，予独参汤或参附汤，送服黑锡丹，或参附注射液静推或静滴，以回阳救逆。

6. 心脉瘀阻证

主要证候：心悸不宁，胸闷不舒，短气喘息，心痛时作，痛如针刺，唇甲青紫，舌质紫暗或瘀斑，脉结代。

治法：活血化瘀，理气通络。

方药：血府逐瘀汤加减。若有舌苔白腻，为痰瘀互结之证，可加涤痰汤；若有舌苔黄腻，为痰瘀热互结之证，可加温胆汤或小陷胸汤加减治疗；若血瘀重，兼胸痛者，加降香、延胡索、郁金、乳香、没药；心悸由瘀血所致，亦可选用丹参饮或桃仁红花煎加减治疗。

7. 心阳暴脱证

主要证候：突然眩晕昏仆，面色苍白，冷汗淋漓，四肢厥冷，呼吸微弱，舌淡，脉微欲绝。

治法：益气回阳救逆。

方药：独参汤加减。常用药为人参，救急必以大剂量补气之品人参，配伍附子以回阳救逆。

8. 邪毒侵心证

主要证候：心悸气短，胸闷胸痛，伴发热，恶风，全身酸痛，神疲乏力，咽喉肿痛，咳嗽，口干渴，舌质红，苔薄黄，脉浮数，或细数，或结代。

治法：辛凉解表，清热解毒。

方药：银翘散加减。若热毒甚，症见高热，咽喉肿痛者，加野菊花、紫花地丁、板蓝根、大青叶；若胸闷胸痛者，加丹参、牡丹皮、赤芍；若口干口渴甚者，加生地黄、玄参；若热盛耗气伤阴者，合生脉散。

第三节 急性心力衰竭

急性心力衰竭（acute heart failure）是指急性心脏病变引起心肌收缩力明显降低和（或）心脏负荷明显增加，导致心排血量显著、急剧地降低，组织灌注不足和急性瘀血的综合征。临床上以急性左心衰竭较常见，急性右心衰竭较少见，常见病因有风心病、冠心病、高血压性心脏病、心肌病、肺心病、心肌炎、先心病等。本病可归属于中医学"心悸""喘证""水肿""痰饮"等范畴。

中医学无心力衰竭之病名，根据心衰的临床症状分属于中医所述的"心悸""怔忡""水肿""喘症""痰饮""心痹"等范畴。《素问·脏气法时论》记载："腹大胫肿、喘咳身重。"《素问·逆调论》说："夫不得卧，卧则喘者，是水气之客也。""诸有水病者，不得卧，夫心属火，水在心是以不得卧而烦躁也。""水在心，心下坚筑，短气，是以身重少气也。"又如《素问·痹论》说："心病者，肿不消，烦则心下鼓，暴上气而喘。"这些论述均与心力衰竭的临床表现相似。中医学对其病位和治疗的认识也有大量的论述，如《素问·水热穴论》说："水病下为跗肿大腹，上为喘呼不得卧者，标本俱病。"《金匮要略》有"心水者，其身重少气，不得卧，烦而躁，其人阴肿""支饮不得息，葶苈大枣泻肺汤治之""水在心，心下坚筑、短气、恶水不欲饮""水在肺，吐涎沫，欲饮水""水在肝、胁下支满""水在肾，心下悸""心下坚、大如盘，边如旋杯，水饮所作"等记载。

一、病因与发病机制

（一）病因

1. 原发性心肌收缩功能障碍

（1）心肌病变：常见于心肌病、心肌炎、心肌纤维化和心肌梗死等。

（2）心肌代谢障碍：常见于冠心病、慢性肺心病、高心病、休克和严重贫血等各种疾病。

2. 心脏负荷过度

（1）压力负荷过度：又称后负荷过度，是指心脏在收缩时所承受的阻抗负荷增加。左室负荷过度常见于高血压、主动脉瓣狭窄、主动脉缩窄；右室负荷过度常见于肺动脉高压、肺动脉瓣狭窄、肺阻塞性疾病及肺栓塞等。

（2）容量负荷过度：又称前负荷过度，是指心脏舒张期所承受的容量负荷过大，左室负荷过度常见于主动脉瓣或二尖瓣关闭不全，以及心内外由右至左或左向右分流的先天性心脏病如法乐氏四联症、大血管错位、室间隔缺损及动脉导管未闭等，右室负荷过度常见于肺动脉瓣或三尖瓣关闭不全、房间隔缺损等；严重贫血、甲状腺功能亢进及动静脉瘘时，常引起双室的容量负荷过度。

3. 心脏舒张受限　常见于心室舒张期顺应性减低（如冠心病心肌缺血、高血压心肌肥厚、肥厚性心肌病），限制型心肌病和心包疾病（缩窄或填塞），二尖瓣狭窄和二尖瓣狭窄，可使心室充盈受限，导致心房衰竭。

4. 诱发因素　据统计有80%～90%的心衰是由诱因诱发的，感染是心衰的最常见诱因，以呼吸道感染最为多见，其次是风湿热，女性患者泌尿道感染也是常见诱因。其他常见的有以下几种诱因：体力劳动和情绪激动、妊娠与分娩、冠状动脉供血不足、心率增速与心律不齐、出血与贫血、输液或输血过多或过快、肺栓塞、钠摄入量过多、停用洋地黄或洋地黄过量、电解质紊乱和酸碱平衡失调等。此外，如乳头肌功能失调，腱索断裂，急性肾炎，以及应用抑制心脏药物如肾上腺素、去甲肾上腺素、利血平、心得安等，亦可诱发心衰。

（二）发病机制

1. 决定心排血量的因素　心排血量是衡量循环系统效率（包括心脏泵血功能）的重要指标，决定心排血量的因素主要有6个方面：

（1）前负荷：心脏前负荷即收缩之前遇到的负荷，是指回心血量，或心室舒张末期容量，或心室舒张末期心肌纤维周边长度。Frank－Starling定律说明了前负荷与心排血量的关系，即在收缩性允许的范围内，心搏量主要由回心血量所决定，心搏量与回心血量成正比。

（2）后负荷：心脏后负荷系指心室射血时所面对的阻抗（亦称喷血阻抗），即心室肌开始收缩后才遇到的负荷，也称压力负荷或收缩期负荷，后负荷的大小取决于动脉血管的顺应性、总外周阻力、血液黏稠度及血容量等因素。其总外周阻力是后负荷的主要决定因素，因临床上无法正确测定后负荷，一般只能用动脉血压来粗略估计。

（3）心肌收缩性：用心肌收缩力来表示，心肌收缩力是指与心室负荷无关的心肌本身的收缩力。心肌纤维初长度相同，收缩力较大者表示其收缩性较强。收缩性减弱是发生心衰的最常见原因。

（4）心率：心率的变化可影响每搏输出量和每分钟输出量。在一定范围内，心率增快可增加心排血量，但如果心率过快，心室充盈不足，心排血量反而减少。

（5）心室收缩与舒张的协调性。

（6）心脏结构的完整性。

在以上 6 个因素中，前 3 者对心泵功能的调节作用更为重要。

2. 心衰发生的基本机理　虽然不同原因所致心衰和心衰发展不同阶段的机理不尽相同，但发生心衰的基本机理不外乎心肌收缩和（或）舒张功能障碍。

（1）心肌收缩减弱

1）心肌细胞和收缩蛋白的丧失。

2）心肌能量代谢障碍。

3）心脏 α、β 肾上腺素能受体及其信息传递调控障碍。

4）心肌兴奋 - 收缩偶联障碍。

（2）心室舒张顺应性异常

1）心室舒张功能障碍。

2）心室顺应性异常。

心室舒张顺应性的降低，严重妨碍了心室的充盈，可直接导致或加重心衰的发生发展。

（3）心脏各部收缩活动的失调：必须指出的是，多数心衰主要是由于心肌收缩力减弱所致，但有的则主要是舒张顺应性异常的结果，也有的二者兼而有之。另外，随着心衰发展阶段和过程不同，参与作用的机制也有所不同。

3. 心脏的代偿功能　心衰时心搏量和心排血量不足以维持机体组织所需要的能量，这时就要动用心脏储备以弥补心搏量的减少。心脏的代偿功能按照其奏效的快慢可分为急性（如心率加快、收缩加强等）、亚急性（心脏扩张、血容量增加等）和慢性（心肌肥大）3 种。其主要代偿机制有以下 5 个方面：

（1）增加前负荷以提高心搏量。

（2）肾上腺素、心脏神经和肾上腺髓质增加儿茶酚胺的释放，以增强收缩力，增加心率。

（3）激活肾素 - 血管紧张素系统（renin - angiotensin systerm，RAS），增加钠、水潴留，以增加血容量和前负荷。

（4）出现心肌肥厚以减少室壁张力、改善心肌收缩力。

（5）增加周围组织对氧的摄取能力以提高单位心排血量的供氧能力，其结果是动、静脉内氧含量差加大。

上述这些代偿在一定的限度内进行，超过这些限度致心脏代偿无效时，就出现心衰症状。

另外，左右心室排血量的平衡协调作用（即心脏的整合作用）对心脏代偿功能起重要作用。主要通过两室串联的相互作用、室间隔的直接作用及心包对两室的作用这 3 种机制来完成。

二、中医病因病机

（一）病因

1. 心主血脉，气为血帅，气行则血行，心气不足则气血运行不畅，或气滞血瘀，而见面色、舌唇、爪甲青紫，血不养心则心悸，气不摄血则血妄行而咯血。

2. 心肾同属少阴，肾主真阴真阳，心主血主君火。肾脉上络于心，又为水火既济之脏，阴阳相通，君火衰则命火微，故心衰一病往往心肾同病。而久患肾脏之疾，肾体受损，肾阳受伤，命火不足，相火不发，不能蒸精化液生髓，髓虚不能生血，血少不能上奉于心，则心体失养，心阳亏乏，心气内脱，心动无力，血行不畅，瘀结在心，心体胀大而成心衰之患。

3. 心肺同居上焦，肺者相傅之官，治节而朝百脉，脉络于心，正常血运有赖于心气与宗气推动，心肺之气互相补充，心气衰则肺气弱。若久患肺心同病或肺脏感受六淫之邪或湿热之气损伤肺体，引起肺失肃降之力，水气上犯于肺则咳嗽气喘。肺失治节之功，不能通调水道则水津内蓄于上焦，停留于肺则生肺水，水气内结，血循不畅而为瘀，水瘀互结则呼气不得出，吸气不得入，浊气内积，致使心失清气之养，病邪内陷于心则心气内痹而成心衰。

4. 脾为心之子，母病及子，脾胃常易受累。脾胃之脉络于心。诸血皆属于心，心气之源受之于脾，脾又为统血之脏。久患脾胃之疾或思虑伤脾，或饮食不节，伤胃损脾，致使中气虚衰，水谷精微不能上荣于心，则心体失养，脉道不利而成心衰。肺虚不能通调水道，脾虚不能运化水湿，肾虚则气化不利以致水湿停留，形成水肿。

5. 心主血，肝藏血，对全身血行起调节作用，心血运行障碍则肝血最易瘀阻。若久患肝脏之疾，或暴怒伤肝，则肝失疏泄之机、条达之性，血结于内，则肝之络脉不能受血于肝，引起肝气滞、心气乏。乏则心气脱，无力推动血循，血病于心而成心衰之候。

6. 若久患心痹病，真心痛，或先天心脏之疾，日久不愈，引起心体肿胀，心气内虚，适逢六淫之邪乘虚内犯于心或暴喜、大惊复伤心体，侵蚀心阳，阳伤气欲脱，则血行乏力，瘀滞在心，血脉不通，机体气血不充，血少不润，清气不足，浊气内蓄，迫使血中水津外渗而生心衰之疾。

（二）病机

心衰虽是局部之病，却是全身之疾。心气不足，血行不畅而留于心则心烦、心悸，动即气短汗出。心与五脏之气相连，一脉相承，心脉瘀则肺瘀水结而呼吸短促不能平卧，口唇紫绀，爪甲青紫；瘀血在肝，则肝肿大；瘀血在肾或肾病及心，则水道不利而成水肿；瘀血在脾胃，则胃脘饱闷不舒，腹胀纳呆，恶心便溏等。心衰的性质总为本虚标实，心气虚、心阳虚为本，血瘀、痰浊、水湿为标，病程长，易反复，常呈虚实错杂之象。

三、临床表现

（一）左心衰竭

心力衰竭开始发生于左侧心脏并以肺循环淤血为主要表现。

1. 呼吸困难　是左心衰竭最主要的症状。

（1）劳力性呼吸困难：开始时，在体力劳动或活动剧烈时出现，其后呼吸困难逐渐加重，以致轻度体力劳动亦呼吸困难，最后，在休息时也发生呼吸困难。呼吸困难严重时常采用半坐半卧位或坐位，甚至两腿下垂，即"端坐呼吸"，以使回心血量减少，肺部充血减少而使呼吸困难减轻。

（2）夜间阵发性呼吸困难：又称心源性哮喘，是左心室衰竭早期的典型表现，常在夜间熟睡时突发胸闷、气急、呼吸困难、有窒息感而需立即坐起，可伴阵咳；或咳泡沫样痰，轻者数分钟至1小时呼吸困难，重者可持续发作，甚至发展成急性肺水肿。

2. 急性肺水肿　发生时见极度呼吸困难，焦虑不安，端坐呼吸，阵阵咳嗽，口唇青紫；大汗淋漓，咳粉红色泡沫痰，心率脉搏增快，血压正常或下降，如不及时抢救可迅速发生厥脱昏迷而死亡。

3. 咳嗽、咯血 咳嗽是左心衰竭的常见症状，常在活动后或夜间加重，肺部充血较严重的可痰中带血或咯血。

4. 倦怠乏力 由于心气虚，肺气不足，心排血量低下所致。

（二）右心衰竭

心力衰竭发生于右侧心脏并以体循环淤血为主要临床表现。

1. 水肿 是右心衰竭最主要的症状，最初在身体下垂部位，如足背、踝、胫等部位发生。卧床患者在腰背部卧床的一面，严重时可于全身，出现浮肿及胸水、腹水，同时伴有尿量少，夜尿多，甚至昼夜均尿少。

2. 颈静脉怒张 颈静脉怒张是右心衰竭的早期表现，压迫肝脏时可出现肝－颈静脉回流征阳性，同时伴有舌下脉络，手背及眼底静脉充盈扭曲。

3. 肝脏肿大、压痛 肝脏肿大、压痛也是右心衰竭的早期表现，持续的肝淤血可发展为心源性肝硬化，发生轻度黄疸，肝功能受损，腹水等。

4. 紫绀 长期右心衰竭者多有紫绀，口唇爪甲青紫，舌质紫暗。

5. 胃肠道症状 如恶心、呕吐、腹胀、腹痛、大便溏泻、纳呆等。

四、诊治要点

（一）西医诊断

1. 进行实验室、影像、超声检查，排除其他原因，明确诊断。

（1）急查：血常规、血生化、心肌酶谱、心梗定量、凝血象等。

（2）动脉血气分析：早期氧分压轻度下降或正常，有肺泡性水肿时氧分压明显下降，二氧化碳分压增高。

（3）血流动力学监测（漂浮导管）：主要动力学表现为左室舒张末压、肺毛细血管楔压（PCWP）增高，PCWP≥18mmHg，当PCWP在18～20mmHg时出现轻度肺淤血，当PCWP在20～25mmHg时为中度肺淤血，当PCWP在26～30mmHg时为严重肺淤血，当PCWP超过30mmHg时出现肺水肿。

（4）脑钠肽（BNP）的检测：可以鉴别心力衰竭与其他的呼吸困难，BNP<100pg/mL，为非心源性呼吸困难，BNP水平随着心力衰竭程度的加重而升高，通常<400pg/mL可确诊为心力衰竭，一般情况下BNP诊断心力衰竭准确率达83%，其水平的高低可反映心力衰竭的严重程度。

（5）床边心电图：窦性心动过速或各种心律失常，心肌损害，左心房、左心室肥大等。

（6）床边胸部X线片：可见双肺大片云雾状影，肺门阴影呈蝴蝶状。

（7）床边心脏彩超：能准确地提供各心腔大小变化及心瓣膜结构及功能情况，评估心脏功能。

2. 保持端坐位，双下肢悬垂于床边，以减少静脉回流，降低呼吸肌做功，改善氧供。

3. 持续低流量吸氧（4～6L/min），保持静脉通道开放。

4. 及时治疗和护理，如限制患者活动，心电监护，指脉氧监测，低盐饮食，记24h出入量，观察心率、呼吸、血压、血氧等变化。

5. 若心衰进展迅速，必要时可加用强心利尿、扩张血管、纠正酸中毒等西药治疗。

（二）中医辨证要点

1. 辨邪正虚实　本病为本虚标实，应辨别本虚是以心气（阳）虚为主还是以阴虚为主，标实是以痰浊、水湿泛滥为主还是以瘀血为主。本虚的气（阳）虚，可见气短乏力，倦怠息微，畏寒肢冷，腰膝酸软，小便清长，舌淡苔白，脉沉细微等；阴虚可见头昏疲乏，盗汗颧红，心烦失眠，五心烦热，口干欲饮冷，舌红少津，脉细微。标实的瘀血阻滞可见面色晦暗，唇口爪甲青紫，颈静脉及舌下脉络充盈，肝肿大，舌质紫暗，脉涩；水湿泛滥可见下肢或全身浮肿，胸、腹水或痰浊壅盛等。

2. 辨病变脏腑　病在心，见心悸怔忡，脉结代；病及肺，见咳嗽痰多，咯血，喘促不能平卧；病及脾，见恶心纳呆，腹胀便溏；病及肾，见尿少水肿，四肢浮肿，腰膝酸软；病及肝，见头晕目眩，胸胁胀满，胁下痞块，压痛。

3. 辨喘促　本病的喘促为右心衰竭的主要表现，属虚喘，往往由轻逐渐转重，甚至倚息不得卧，并伴有心悸怔忡。有时亦可虚中夹实，出现咳泡沫样痰或粉红色痰；而劳力性气促也可由阻塞性肺气肿、肺功能不全、肥胖或身体虚弱引起，此类的喘促必有相关的症状和体征；夜间阵发性呼吸困难可由哮喘引起，但应有长期咳嗽哮喘史，反复发作于秋冬二季，发作时喉中如水鸡声，咳喘胸闷有壅塞感，但无心悸，虚里穴跳而应衣等。而肺部疾病引起的喘促尚有咳嗽气短、盗汗、消瘦、咯血、发热等证候。

4. 辨水肿　本病的水肿为右心衰竭的主要表现，多属阴水，起病缓慢，常从下肢浮肿开始，长期卧床者，可以先从腰臀部出现浮肿，最后波及胸腹而产生胸水及腹水，并伴尿少。而由下肢静脉曲张、静脉炎、肝、肾疾病、淋巴水肿、妊娠及营养不良所致的下肢浮肿，以及胸膜结核、肿瘤引起的胸水，肝硬化、腹膜结核或肿瘤引起的腹水，均应有相关的病史，体征及实验室检查可以鉴别，而无心悸、紫绀、喘不得卧等症状。

5. 辨瘀血　唇口爪甲青紫，舌质紫暗，颈部及舌下脉络怒张，右胁下痞块等系列体征，为右心衰竭的主要表现。而其他瘀血多有外伤史及固定疼痛史，且瘀血的表现多为局限性。

五、急救处理

（一）一般处理

1. 镇静　吗啡 5～10mg 或杜冷丁 50～100mg，皮下或肌肉注射，使患者安静，扩张外周血管，减少回心血量，减轻呼吸困难。对老年人、神志不清、已有呼吸抑制、休克或合并肺部感染者禁用。

2. 吸氧　加压高流量给氧 6～8L/min，可流经 25%～70% 酒精后用鼻管吸入，加压可减少肺泡内液体渗出，酒精能降低泡沫的表面张力使泡沫破裂，从而改善通气。

3. 减少静脉回流　患者取坐位或卧位，两腿下垂，以减少静脉回流，必要时可加止血带于四肢，轮流结扎三个肢体，每 5min 换一个肢体，平均每肢体结扎 15min，放松 5min，以保证肢体循环不受影响。

（二）药物治疗

1. 利尿　作用快而强的利尿剂如呋塞米 20～40mg 静脉注射，以减少血容量，减轻心脏负荷，4 小时后可重复一次，应注意防止或纠正使用大量利尿剂时所伴发的低血钾症和低血容量。

2. 血管扩张剂 静脉滴注硝普钠或酚妥拉明以降低肺循环压力，但应注意勿引起低血压，也可舌下含服硝酸甘油或二硝酸异山梨醇酯降低肺循环静脉压。

3. 强心药 如近期未用过洋地黄类药物者，可静脉注射作用快速的洋地黄类制剂，如西地兰、毒毛旋花子苷 K 等；对二尖瓣狭窄所引起的肺水肿，除了伴有心室率快的心房颤动外，不用强心药，以免因右心室输出量增加而加重肺充血。

4. 氨茶碱 对伴有支气管痉挛者可选用氨茶碱 0.25g 加入 10% 葡萄糖注射液 20mL 稀释后缓慢静脉滴注，可减轻支气管痉挛，扩张冠状动脉和加强利尿。副作用为室性早搏和（或）室性心动过速。

5. 皮质激素 氢化可的松 100～200mg 或地塞米松 10mg 加入葡萄糖注射液中静脉滴注，亦有助于肺水肿的控制。

6. 原有疾病的诱发因素治疗 如有发作快速性心律失常，应迅速控制。

六、中医治疗

（一）治疗原则

益气养心，活血化瘀，化瘀利水。

（二）辨证论治

1. 气阴两虚证

主要证候：心悸喘促，动则加重，甚则倚息不得卧，疲乏无力，头晕，自汗盗汗，五心烦热，失眠多梦，口燥咽干，舌红，脉细数。

治法：益气养阴。

方药：生脉散合炙甘草汤，可予生脉注射液或参麦注射液。若伴有心前区疼痛，舌有瘀斑，为瘀阻心脉，可加丹参、川芎、檀香、红花，或予稳心颗粒口服；若夹饮邪，症见咳吐白色或粉红色泡沫痰，可加葶苈子。

2. 水饮凌心证

主要证候：心悸气短，咳嗽而喘，咳白痰或泡沫样痰，尿少浮肿，舌质暗、苔白滑，脉滑数。

治法：利水化饮。

方药：苓桂术甘汤加味。若喘促气憋，倚息不得卧，咳痰咯血，为痰热壅肺，可加葶苈大枣泻肺汤泻肺逐饮；痰多黏腻，胸闷气逆，为浊痰壅塞，气道不利，加皂荚丸以豁痰利气。

3. 血瘀水阻证

主要证候：心悸气短，活动后加重，下肢水肿，口唇青紫，胁下痞块，舌紫暗，苔薄腻，脉沉涩或结代。

治法：化瘀利水。

方药：血府逐瘀汤合五苓散。若瘀血较重，胸部疼痛加丹参、生蒲黄、五灵脂；若兼气虚，症见心悸气短，劳累后更甚，加人参、黄芪。可予通心络胶囊口服。

4. 阳气虚脱证

主要证候：心悸喘促，不能平卧，甚则张口抬肩，烦躁不安，面色青灰，四肢厥冷，昏厥谵妄，舌质紫暗，脉沉细欲绝。

治法：回阳救逆，益气固脱。

方药：参附汤。如手足厥冷，脉微欲绝，大汗不止，为阳脱重证，可加龙骨、牡蛎、炙甘草。可予参附注射液静滴。

（三）其他疗法

1. 针刺　取内关、间使、心俞、神门、足三里。气促配膻中、肺俞；腹胀配中脘、支沟；尿少配肾俞、三阴交。虚补实泻手法，一般不留针。

2. 灸法　四肢厥冷、汗出者，灸神阙、膏肓；水肿不消者，灸水分、气海；胸闷、胸痛者，灸心俞、膻中；神疲、乏力者，灸关元、气海、足三里；亡阴者，灸神阙；亡阳者，灸人中、百会、涌泉、足三里等穴。

3. 耳针　选交感、神门、心、脾、肝、胆、肾，毫针用轻刺激。亦可用揿针埋藏或用王不留行籽贴压。

4. 穴位贴敷　生天南星、川乌各 30g。两药研为细末，用黄醋融化摊于手心、足心，每日一次，晚敷晨取。

第四节　高血压急症

高血压急症是指原发性或继发性高血压患者，在某些诱因作用下，血压突然和显著升高（一般超过 180/120mmHg），同时伴有进行性心、脑、肾等重要靶器官功能不全的表现。如果血压显著升高但不伴靶器官损害，患者可以有血压明显升高造成的症状，如头痛，胸闷，鼻出血和烦躁不安等，则为高血压亚急症。血压升高的程度不是区别高血压急症与亚急症的标准，区别两者的唯一标准是有无新近发生的急性进行性的严重靶器官损害。高血压急症包括高血压脑病、颅内出血（脑出血和蛛网膜下腔出血）、脑梗死、急性心力衰竭、肺水肿、急性冠状动脉综合征（不稳定型心绞痛、急性非 ST 段抬高和 ST 段抬高心肌梗死）、主动脉夹层动脉瘤、子痫等。应注意的是血压水平的高低与急性靶器官损害的程度并非成正比，而血压上升的速度往往比其绝对值更有意义。

高血压急症以眩晕、头痛、心脑血管意外为其主要临床表现。中医学无高血压急症一词，但根据本病的临床表现，高血压急症当属中医学"眩晕""头痛""中风"等范畴。有关高血压急症症状的记载，散见于"眩晕""头痛""肝阳""肝风""中风"等论述中。如《素问·至真要大论》述："诸风掉眩，皆属于肝"，被认为是首开高血压急症病因病机论述之先河；《灵枢·海论》言："髓海不足，则脑转耳鸣"；《诸病源候论》说："肝气胜为血有余，则病目赤善怒，逆则头晕，耳聋不聪"；《丹溪心法·头眩》指出"七情郁而生痰动火，随气上厥，此七情致虚而眩晕也"；《景岳全书·眩晕》认为"无虚不作眩"；《证治汇补》则说："以肝上连目系而应与风，故眩为肝风。"以上论述，一方面反映了中医学对高血压急症早已有认识，另一方面也说明本病的发生与肝肾两脏关系极为密切，为后世对高血压急症的中医病因病机认识提供了思路。

一、病因与发病机制

（一）病因

紧张、疲劳、寒冷、嗜铬细胞瘤发作、突然停服降压药、摄入较大剂量拟交感类药物、某些心脏或血管手术等为常见的诱发因素，高血压急症在高血压的任何阶段都可发生，有动脉硬化病变的血管更容易痉挛收缩，发生高血压急症；偶可发生在服用优降宁或三环类抗抑郁剂患者，当摄入富含酪氨酸的食物（如奶酪）或饮酒之后亦可发生。

（二）发病机制

目前认为高血压病患者在上述诱发因素的作用下，血液循环中的肾素、血管紧张素Ⅱ、去甲肾上腺素和精氨酸加压素等缩血管物质会突然急剧升高，引起肾脏小动脉收缩。这种情况持续存在，导致压力性多尿，发生循环血量减少。血容量减少又反射性引起血管紧张素Ⅱ、去甲肾上腺素和精氨酸加压素生成增加，使血循环中的血管活性物质和血管毒性物质达到危险水平。小动脉收缩和舒张交替出现，呈"腊肠"改变，小动脉内皮细胞受损，血小板聚集，导致血栓素等有害物质释放形成血栓，引起组织缺血、缺氧，并伴有微血管病性溶血性贫血及血管内凝血，血小板和纤维蛋白迁移，内膜细胞增生，动脉狭窄，血压进一步升高，形成恶性循环。

1. 高血压脑病　包括两个过程，一为功能性改变，即脑血管扩张，过多的脑血流灌注脑组织引起高血压脑病；另一为器质性改变，即动脉壁急性损伤，纤维蛋白样坏死。这两个过程发生在血压极度升高之后，尚无肾素或其他体液因素参与时，经动物和临床研究发现，血压下降时血管扩张，血压上升时血管收缩，通过自动调节机制维持恒定的脑血流量，但当平均动脉压超过180mmHg时调节机制自动丧失，收缩的血管突然扩张，脑血流量过多，液体从血管溢出，导致脑水肿和高血压脑病。脑循环自动调节的平均血压阈值正常为120mmHg，而高血压病患者为180mmHg（平均血压＝舒张压＋1/3脉压）。在发生急性血管损伤时血压上升的速度比升高的程度更为重要。

2. 小动脉病变　肾脏和其他脏器的动脉及小动脉急性血管病变，内膜损伤，促使血小板聚集，纤维蛋白沉积，内膜细胞增生，微血管血栓形成。

3. 肾损害　严重高血压引起肾血管损害，造成肾缺血，通过肾素－血管紧张素系统，肾素分泌增加，使血管收缩，醛固酮分泌增加，血容量增多，从而使血压进一步升高。

4. 微血管内凝血　微血管溶血性贫血，伴红细胞破碎和血管内凝血。

二、中医病因病机

（一）病因

1. 内因

（1）内伤积损：素体阴亏血虚，阳盛火旺，风火易炽，或年老体衰，肝肾阴虚，肝阳偏亢，复因降息失宜，致使阴虚阳亢，气血上逆，或上蒙神窍，发为本病。

（2）禀赋阳盛：素体阳盛、心肝火旺之青壮年，遇怫郁之事而暴怒，气血逆乱，以致突然发病。

2. 外因

（1）七情内伤：五志过极，心火暴甚，可引动内风而发卒中，其中以郁怒伤肝为多。平素忧郁恼怒，肝气不疏，郁而化火，久则肝阳暴亢，或引动心火，或气血上冲于脑。

（2）劳倦内伤：烦劳过度，耗气伤阴，易使阳气暴张，引动气血上冲；纵欲过度，房事不节，亦能引动心火，耗伤肾水，水不制火，则阴虚阳亢。

（3）饮食失节：嗜食肥甘厚味，或饮酒过度，致使脾失健运，聚湿生痰，痰湿生热，热极生风动血。

（二）病机

高血压急症的基本病机总为肝肾两经阴阳平衡失调，气血逆乱或瘀阻；病位在肝与肾，与心及络脉密切相关；病理性质多属本虚标实。高血压属"风、火、痰、瘀、虚"五端，虚性病理因素为阴虚；实性病理因素有风、火、痰、瘀。

肝为木脏，主藏血主疏泄，性喜条达，恶抑郁，木性升发，本病患者以中老年人居多，《内经》言："年四十而阴气自半，起居衰矣"，若忧郁恼怒太过，肝失疏泄，肝气郁结，气郁化火伤阴，肝阳失制，风阳易动，则肝肾之阴阳平衡失其常度，阴虚于下，阳亢于上，气血逆乱；肾为水脏，主藏精，为阴阳之本，肾中精气充盈则肝有所养，血有所充，若先天不足或年老肾亏致肾精亏耗，肝肾同源，肾阴虚不能上滋肝木，致肝阴不足，阴不敛阳，肝阳上亢，扰乱清窍；肝肾阴虚，肝喜调达之性被抑，失其疏泄则气滞血瘀；肝肾虚损，则阴虚而阳亢，虚火灼津炼血，致阴液不足，脉络涸涩，血行涩滞致血瘀，合而发为本病。

三、临床表现

（一）一般表现

起病迅速，头痛、气短、焦虑，血压显著增高，常以收缩压增高为主。常伴自主神经紊乱症状，如发热、口干、出汗、异常兴奋、皮肤潮红或面色苍白、手足发抖等。

（二）高血压急症患者伴靶器官损害表现

1. 神经系统症状 剧烈头痛，未及时治疗者可持续1～2天，伴烦躁不安、兴奋或精神萎靡、嗜睡、木僵、意识模糊，严重时出现不同程度的昏迷。脑水肿颅内高压者出现喷射性呕吐、颈项强直、视物模糊、偏盲、黑蒙，严重者可出现暂时性失明、心率变慢。脑实质受损的表现可出现一过性或游走性局限性精神神经症状和体征，如暂时性偏瘫、局限性抽搐、四肢肌肉痉挛、失语和刺激过敏等，严重者出现呼吸困难和循环衰竭。

2. 急性肺水肿 血压急剧升高致急性左心室后负荷过重，突然发生呼吸困难、端坐呼吸、发绀、咳嗽、咳粉红色泡沫痰，重者可从鼻腔流出，患者躁动不安，大汗淋漓，有窒息感和濒死感。心率增快，两肺布满湿啰音及哮鸣音。

3. 胸痛、腹痛 冠状动脉痉挛可导致心肌缺血，出现心绞痛，严重者发生心肌梗死。主动脉夹层常骤发剧烈胸痛，其特点是多位于胸腹中线处，性质多为撕裂样或切割样。颈动脉受压或剥离可引起头晕、晕厥，严重时可有意识障碍。声带及喉返神经和颈星状神经节受压可出现声嘶，甚至出现Horner征。降主动脉夹层动脉瘤可压迫气管、支气管，出现呼吸困难，压迫食管可导致吞咽困难，急性剥离影响肋间动脉或脊髓根大动脉时，可发生截瘫或下半身轻瘫。剥离影响腹腔动脉、肾动脉血流时，可出现腹痛。

4. 肾功能损害 血压急剧升高、小动脉收缩障碍影响肾脏血液供应，常出现尿频、尿量增多，部分患者突然少尿甚至无尿。尿中出现蛋白和红细胞，凡24h尿蛋白定量≥0.5g为异常。尿蛋白的多少反映肾功能受损的程度。血尿素氮、肌酐可升高。

5. 眼底改变 主要为视网膜小动脉痉挛，严重者可出现视网膜水肿，视网膜脱离或有棉絮状渗出物及出血，患者可出现视物模糊或突然失明。

6. 嗜铬细胞瘤危象　极高的血压是其突出的临床表现，降压药物治疗常无效。典型三联征为头痛、心悸和多汗。尚可伴有高血糖、发热、白细胞计数升高、ESR 加快、高基础代谢率、低血钾等。部分患者可出现低血压、休克和高低血压交替出现。

四、诊治要点

（一）诊断

原发性或继发性高血压患者，在某些诱因作用下，血压突然和显著升高（一般超过 180/120mmHg），有血压明显升高造成的症状，如头痛，胸闷，鼻出血和烦躁不安等，同时伴有进行性心、脑、肾等重要靶器官功能不全的表现，要考虑高血压急症。其中伴有急性的进行性靶器官功能不全者，诊断为高血压急症，否则诊断为高血压亚急症。临床上，若患者收缩压 >220mmHg，或舒张压 >140mmHg，无论有无靶器官功能不全表现，应视为高血压急症。应该明确的是，高血压急症中的靶器官损害指的是急性的器官损害，如急性心肌梗死，急性脑出血等，而不是慢性充血性心衰、慢性肾功能不全等，但是慢性靶器官损害急性加重伴中、重度高血压应属高血压急症。

（二）辅助检查

1. 化验检查　血生化检查可见血清肌酐升高、心肌酶谱异常等。部分患者空腹血糖升高和尿糖阳性，特别是在血压持续升高的患者中，常伴有糖耐量的改变。尿检可出现蛋白尿。嗜铬细胞瘤患者在持续性高血压或阵发性高血压血压升高时，血浆、尿儿茶酚胺及其代谢产物均升高。

2. 心电图检查　部分胸痛患者心电图有缺血性改变。长期高血压患者心电图有左室面高电压等改变，可伴心律失常。

3. X 线检查　长期高血压患者胸部 X 线片可有主动脉型心脏改变。

4. 超声心动图检查　长期高血压病患者超声心动图显示室间隔和左心室壁对称性肥厚，主动脉内径增宽；心功能检查示左心室舒张功能、收缩功能异常。怀疑嗜铬细胞瘤者一般首选超声检查，可全方位扫描不受断层限制，且简便、价廉，阳性率可达 80%～90%。但对 <2cm 的肿瘤不易检出。

5. 肾组织活检　肾组织活检可发现肾脏组织及血管的病理变化。

6. 眼底检查　视网膜动脉呈弥漫性或局限性强烈痉挛、硬化，可有出血渗出和视盘水肿。

7. CT 检查　CT 是嗜铬细胞瘤目前常用的定位检查方法之一，配合 B 超，对可疑部位进行薄层扫描，可以提高检出的阳性率。头颅 CT 可早期显示颅脑出血的部位、数量、范围。

8. MRI 检查　MRI 可对肾上腺肿瘤准确定位并显示与周围组织的关系，能很好地显示椎旁组织。

高血压急症需要病史、体检、常规化验和一定的特殊检查来评价其水平及严重程度、有无急性脏器损害。应注意降低血压的紧迫性，不要因为等待检查结果而耽搁降压治疗。

（三）中医辨证要点

1. 辨并病　肝肾两经阴阳平衡失调，气血逆乱或瘀阻为高血压急症的基本病机，发病时须辨别其并病。如出现偏身活动不利，言语不利，甚则呕吐、抽搐、神昏，须考虑中风的可能；虚里挛急、疼痛，甚则胸痛彻背，背痛彻心，则考虑合并胸痛或真心痛等可能；小便短少或无，遍身浮肿，两目肿甚，则须参照水肿进行辨证论治。

2. 辨标本 高血压急症以肝肾阴虚为本，风、火、痰、瘀为其标。其阴虚多见舌红少苔，两颧潮红，脉细数；标实又有风性主动，火性上炎，痰性黏滞，瘀血留著之不同，临床需辨别之。

五、急救处理

（一）高血压急症的处理

1. 一般处理 高血压急症的患者应进入急诊抢救室或加强监护室，持续监测血压；尽快应用适合的降压药；酌情使用有效的镇静药以消除患者恐惧心理；针对不同的靶器官损害给予相应的处理。

2. 降压治疗 高血压急症需立即进行降压治疗以阻止靶器官进一步损害。在治疗前要明确用药种类、用药途径、血压目标水平和降压速度等。在临床应用时需考虑到药物的药理学和药代动力学作用，对心排出量、全身血管阻力和靶器官灌注等血流动力学的影响，以及可能发生的不良反应。理想的药物应能预期降压的强度和速度，并能随时调节作用强度。

在严密监测血压、尿量和生命体征的情况下，应视临床情况的不同使用短效静脉降压药物。降压过程中要严密观察靶器官功能状况，如神经系统症状和体征的变化，胸痛是否加重等。由于已经存在靶器官的损害，过快或过度降压容易导致组织灌注压降低，诱发缺血事件。所以起始的降压目标不是使血压正常，而是渐进地将血压调控至不太高的水平，最大程度上防止或减轻心、脑、肾等靶器官损害。

一般情况下，初始阶段（数分钟到1小时内）血压控制的目标为平均动脉压的降低幅度不超过治疗前水平的25%。在随后的2～6小时内将血压降至较安全水平，一般为160/100mmHg左右。如果可耐受这样的血压水平，临床情况稳定，在以后24～48小时逐步降低血压达到正常水平。降压时需充分考虑到患者的年龄、病程、血压升高的程度、靶器官损害和合并的临床状况，因人而异地制定具体的方案。如果患者为急性冠脉综合征或以前没有高血压病史的高血压脑病（如急性肾小球肾炎、子痫所致等），初始目标血压水平可适当降低。若为主动脉夹层动脉瘤，在患者可以耐受的情况下，降压的目标应该低至收缩压100～110mmHg，一般需要联合使用降压药，并要重视足量β受体阻滞剂的使用。降压的目标还要考虑靶器官特殊治疗的要求，如溶栓治疗等。不同临床情况高血压急症的血压控制详见相关章节。

一旦达到初始靶目标血压，可以开始口服药物，静脉用药逐渐减量至停用。在处理高血压急症时，要根据患者具体临床情况做其他相应处理，争取最大程度保护靶器官，并针对已经出现的靶器官损害进行治疗。

（二）高血压亚急症的处理

对高血压亚急症患者，可在24～48小时将血压缓慢降至160/100mmHg。没有证据说明此种情况下紧急降压治疗可以改善预后。许多高血压亚急症患者可通过口服降压药进行控制，如钙通道阻滞剂、转换酶抑制剂、血管紧张素受体阻滞剂、α受体阻滞剂、β受体阻滞剂，还可根据情况应用袢利尿剂。初始治疗可以在门诊或急诊室进行，用药后观察5～6小时。2～3天后门诊调整剂量，此后可应用长效制剂控制至最终的靶目标血压。到急诊室就诊的高血压亚急症患者在血压初步控制后，应给予调整口服药物治疗的建议，并建议患者定期去高血压门诊调整治疗。许多患者因为不明确这一点而在急诊就诊后仍维持原来未达标的治疗方案，造成高血压亚急症的反复发生，最终导致严重的后果。具有高危因素的高血压亚急症（如伴有心血管疾病）的患者可以住院治疗。

如果要 1～2 天内降低到目标水平，所选药物应是发挥作用较快、效果肯定者，如美托洛尔、卡托普利、硝苯地平缓释片、氢氯噻嗪等。但要注意避免对某些无并发症但血压较高的患者进行过度治疗。在这些患者中静脉或大剂量口服负荷量降压药可产生副作用或低血压，并可能造成相应损害。

（三）降压药物的选择

1. 血管扩张药

（1）硝普钠：直接扩张血管，对动、静脉作用均强，同时降低心脏的前、后负荷。适用于大多数的高血压急症，尤其是合并心力衰竭的患者。其作用时间很短，起效很快，停止滴注1～2分钟后，血压即回升。颅内压增高或氮质血症，伴肾功能不全的患者慎用。

（2）硝酸甘油：兼有抗心绞痛及降压作用，适用于合并心肌缺血的患者。剂量敏感性的个体差异大。一般小剂量扩张静脉、大剂量扩张动脉，有时会发生耐受性。颅内高压、青光眼患者禁用。未纠正的血容量过低者，尤其与扩血管药同用时，需谨防直立性低血压的发生。

（3）肼屈嗪：惊厥和子痫患者首选。避免用于其他情况的高血压急症，因可导致持续 12 小时的进行性血压下降，增加脑血流量。

2. 钙通道阻滞药

（1）尼卡地平：其血管选择性明显高于其他钙拮抗药，扩张外周血管作用与硝苯地平相近，对冠状动脉的扩张比外周血管更强。心脏抑制作用是硝苯地平的1/10，对心肌传导系统无抑制作用。对急性心功能不全尤其是二尖瓣关闭不全的低心排血量患者尤其适用。也用于围手术期高血压。

（2）地尔硫䓬：除扩张血管平滑肌降压外，还能比较明显的扩张包括侧支循环在内的大小冠状动脉。对高血压、冠心病并发哮喘者，肥厚性心肌病等流出道狭窄者为首选药物。由于对心脏有抑制作用，应进行心电图监测，不宜长期静脉用药。

（3）尼莫地平：可通过血脑屏障，但降压作用较弱。多用于有明显脑血管痉挛的蛛网膜下腔出血患者。

3. 周围 α 受体抑制药

（1）酚妥拉明：对嗜铬细胞瘤引起的血压升高有特效。由于对抗儿茶酚胺使周围血管扩张，个别患者出现心动过速、血容量不足，甚至严重的直立性低血压。

（2）乌拉地尔：可维持心、脑、肾的血液供应，改善心功能，治疗充血性心力衰竭。适用于除合并妊娠外的大部分高血压急症。

4. 速效利尿药　呋塞米或托拉塞米：迅速降低心脏前负荷，改善心力衰竭症状，减轻肺水肿和脑水肿，特别适用于心、肾功能不全和高血压脑病的患者。起效快而强，但超量应用时，降压作用不加强，不良反应反而加重。少数患者可发生低血钾，尤其是老年人。

5. 血管紧张素转化酶抑制药　依那普利、贝那普利：适用于高血压亚急症的患者，与袢利尿药联用可增强该药疗效。避免用于严重双侧肾动脉狭窄、血肌酐升高大于 $225\mu mol/L$ 者。

6. α 和 β 受体阻滞药

（1）拉贝洛尔：静注给药时主要作用于 α 受体，同时对 β 受体的阻滞作用可抵消 α 受体阻滞所致的反射性心动过速。适用于除急性心力衰竭外的大部分高血压急症。可口服给药，用于高血压亚急症者 1～2 小时起效。有严重支气管哮喘者禁用。肝功能异常、有症状的心动过缓、充血性心力衰竭和心脏传导阻滞者慎用。

（2）艾司洛尔：心脏选择性 β 受体阻滞药，作用时间短。在降低动脉压的同时维持正常脑灌注，不增加脑血流量、不增加颅内压。适用于主动脉夹层、高血压脑病、脑卒中和围手术期患者。

7. 其他药物 可乐定：中枢交感抑制剂，通常与 α 和 β 受体阻滞药合用。由于有嗜睡等中枢抑制作用，急性脑卒中患者慎用，以免影响对神志的观察。避免用于需要精神状态监测的患者。

（四）其他有关治疗

1. 硫酸镁 适用于重症妊娠高血压患者。20% 硫酸镁溶液 10～20mL 溶于 10% 葡萄糖注射液中缓慢静脉注射。

2. 镇静药 对高血压急症患者可能起到稳定情绪的作用，使降压药物发挥更好的疗效。常用地西泮 10mg 静脉注射或苯巴比妥 100mg 肌内注射，也可用 10% 水合氯醛 15～20mL 加水 50mL 稀释后保留灌肠，对有抽搐的患者效果较好。

3. 脱水药 高血压急症有脑水肿者，用甘露醇 120～250mL 静脉注射，6～8 小时 1 次。有心、肾功能不全者应慎用。

4. 强心药、利尿药 高血压伴急性左心衰竭时，强心药及利尿药可应用。但是高血压伴急性心肌梗死，有急性左心衰竭时，24 小时内不可用强心药。

5. 手术治疗 嗜铬细胞瘤和夹层动脉瘤应选择相应手术治疗。

六、中医治疗

（一）治疗原则

平肝息风、滋阴潜阳为基本治疗原则。

（二）辨证论治

在确保有效降压的前提下，可选用中医辨证治疗，合并靶器官损害时参照中风、真心痛等内容进行治疗。

1. 阴虚阳亢证
主要证候：头晕头胀头痛，烦躁耳鸣，腰膝酸软，脉细数或弦细。
治法：补肾平肝。
方药：天麻钩藤饮加减。阴虚甚者，加生地黄、麦冬、玄参、何首乌、白芍；便秘者，加大黄、芒硝；有化风之势者，加珍珠母、生龙骨、生牡蛎、羚羊角。

2. 肝火亢盛证
主要证候：头痛，面红目赤，口苦口干，烦躁易怒，溲黄便秘，舌红苔黄，脉弦数。
治法：清肝泻火，滋肾潜阳。
方药：镇肝息风汤加减。口苦目赤、小便黄、便结明显者，加龙胆草、大黄；风动目眩、肢麻者，加牡蛎、珍珠母、龟板、鳖甲、地龙；太阳头痛者，加羌活、蔓荆子、葛根；阳明头痛者，加葛根、白芷；少阴头痛加细辛；少阳头痛者，加柴胡、川芎；厥阴头痛者，加藁本、吴茱萸；太阴头痛者，加苍术；痛剧加虫类药物。

3. 肝肾阴虚证

主要证候：口燥咽干，两目干涩，视物模糊，肢麻，或见手足心热，颧红盗汗，舌红少苔，脉细数或弦细。

治法：滋补肝肾，平肝潜阳。

方药：左归饮加减。酌情选用炙鳖甲、知母、黄柏、牡丹皮。心肾不交、失眠健忘多梦者，加夜交藤、酸枣仁、柏子仁、沙参、麦冬、玉竹。

4. 痰湿壅盛证

主要证候：头痛昏蒙，胸脘满闷，呕恶痰涎，身重困倦，肢体麻木，苔白腻，脉弦滑或濡滑。

治法：化痰降浊，补肾平肝。

方药：半夏白术天麻汤加减。伴呕吐频繁者，加代赭石、竹茹；伴脘痞纳呆者，加白豆蔻、砂仁；伴肢体沉重苔腻者，加藿香、佩兰、石菖蒲；伴耳鸣重听者，加葱白、郁金、石菖蒲。

5. 瘀血阻滞证

主要证候：头痛眩晕，胸痛心悸，肢体麻木，舌质暗红或正常，苔薄，脉细或细涩。

治法：活血通络。

方药：通窍活血汤加减。乏力自汗者，黄芪重用至 30 ~ 60g；伴感寒加重，肢冷者，加桂枝、附子；天气变化诱发者，重用川芎加白芷、防风、荆芥、天麻；新近跌仆致瘀者，加苏木、血竭。

（三）其他疗法

1. 药枕疗法

（1）将野菊花、灯心草、石菖蒲、晚蚕沙以相同分量混合加工成粗末，制成枕芯后，每日枕着睡觉，药物可以直达头部。有除风祛邪、平衡气血、调节阴阳的作用，有一定的降压功效。

（2）杭菊花、桑叶、野菊花、辛夷各 500g，薄荷、红花各 150g。混合粉碎后另拌入冰片 50g，装入布袋作枕头使用。每剂药可用 3 ~ 6 个月。

2. 按摩疗法

（1）按摩头部：用两手食指或中指擦抹前额，再用手掌按摩头部两侧太阳穴部位，然后将手指分开，由前额向枕后反复梳理头发，每次 5 ~ 10 分钟。此外还有擦腰背、点血压点等方法。

（2）推发：两手虎口相对分开放在耳上发际，食指在前，拇指在后，由耳上发际推向头顶，两虎口在头顶上会合时把头发上提，反复推发 10 次，操作时稍用力。

3. 敷贴疗法

（1）吴茱萸 15g，菊花 15g，食醋适量。前两味药共研细末，加适量食用醋调成糊状，敷于双足涌泉穴，用纱布包扎固定，次晨去除，每天 1 次。适用于肝阳上亢型高血压病。

（2）吴茱萸 30g，川芎 30g，白芷 30g。将上药共研为极细末，用米醋调成糊状，每次取蚕豆大 2 块，分敷于双足涌泉穴，每日换药 1 次。

（3）天麻 10g，白芥子 30g，胆南星、苍术、川芎各 20g，共研细末，装瓶备用。治疗时取药末 20g，用生姜汁适量调成膏状，敷贴于中脘穴及双侧内关穴，每日 1 次。

（4）吴茱萸 10g，川芎 10g，辛夷 10g，冰片 5g，共研细末。用药前将神阙穴（肚脐）擦洗干净，取散粉 4 ~ 5g 纳入脐中，外敷敷料胶布固定。

第十章
消化系统急症

第一节　急性胰腺炎

急性胰腺炎（acute pancreatitis，AP）为胰酶消化自身胰腺及其周围组织引起的化学性炎症，是急诊临床较常见的胰腺疾病，也是消化系统常见的急腹症之一。其临床表现为急性起病，上腹疼痛，可有呕吐，发热，心率加快，白细胞上升，血、尿和腹水淀粉酶升高及不同程度的腹膜炎体征。根据临床表现与累及的脏器分为轻症急性胰腺炎（mild acute pancreatitis，MAP）、中度重症急性胰腺炎（moderate and severe acute pancreatitis，MSAP）、重症急性胰腺炎（severe acute pancreatitis，SAP），临床上 AP 总体病死率为 5%～10%，其中 SAP 占急性胰腺炎病例的 5%～10%，病情危重，并发症多，预后不良，死亡率高达 40%。

根据本病的病因、发病部位及临床特点，急性胰腺炎应属于中医学"腹痛"范畴，其基本病机为"不通则痛"。《金匮要略·腹满寒疝宿食病脉证》对腹痛的辨证论治做了较为全面的论述，"病者腹满，按之不痛为虚，痛者为实，可下之。舌黄未下者，下之黄自去"，开创了腹痛证治先河。《诸病源候论》始将腹痛独立辨证，对其病因、证候进行了详细表述，"凡腹急痛，此里之有病"，"由腑脏虚，寒冷之气客于肠胃膜原之间，结聚不散，正气与邪气交争，相击故痛"。《古今医鉴》更是针对各种病因提出不同的治疗法则，"是寒则温之，是热则清之，是痰则化之，是血则散之，是虫则杀之，临证不可惑也"。

一、病因与发病机制

（一）病因

引起胰腺炎的病因很多，最常见的是胆汁反流、十二指肠液反流、酒精中毒、高脂血症，此外暴饮暴食、外伤及手术、败血症、自身免疫性、内分泌和代谢因素等均可导致该病的发生。

（二）发病机制

急性胰腺炎是胰腺消化酶被异常激活后对胰腺自身及周围脏器产生消化作用而引起的炎症性疾病，各种原因造成酶原不适时地提前激活是发生急性胰腺炎的始动因素，白细胞被过度激活后引起胰腺的损伤和活化胰酶的自身消化作用，造成微血管结构的破坏和微血管通透性的改变，引起全身炎症反应和胰腺缺血再灌注损伤。

二、中医病因病机

（一）病因

1. 外感时邪　外感风、寒、暑、热、湿邪，侵入腹中，均可引起腹痛。伤于风寒则寒凝气滞，经脉受阻，不通则痛。若伤于暑热，或寒邪不解，郁而化热，或湿热壅滞，可致气机阻滞，腑气不通而见腹痛。

2. 饮食不节　暴饮暴食，饮食停滞，纳运无力；过食肥甘厚腻或辛辣，酿生湿热，蕴蓄胃肠；或恣食生冷，寒湿内停，中阳受损，均可损伤脾胃，腑气通降不利而发生腹痛。其他如饮食不洁，肠虫滋生，攻动窜扰，腑气不通则痛。

3. 情志失调　情志不遂，则肝失调达，气机不畅，气机阻滞而痛作。《证治汇补·腹痛》谓："暴触怒气，则两胁先痛而后入腹。"若气滞日久，血行不畅，则瘀血内生。

4. 阳气素虚　素体脾阳亏虚，虚寒中生，渐致气血生成不足，脾阳虚馁而不能温养，出现腹痛，甚至病久肾阳不足，相火失于温煦，脏腑虚寒，腹痛日久不愈。

此外，跌仆损伤，络脉瘀阻；或腹部术后，血络受损，亦可形成腹中血瘀，中焦气机升降不利，不通则痛。

（二）病机

腹痛病理因素主要有寒凝、火郁、食积、气滞、血瘀。病理性质不外寒、热、虚、实四端。总之，本病的基本病机为脏腑气机阻滞，气血运行不畅，经脉痹阻，不通则痛。

三、临床表现

（一）一般临床表现

1. 急性腹痛　为主要症状，突然发生，疼痛剧烈，位于上腹部正中偏左。胆源性急性胰腺炎开始于右上腹，并向左肩、左腰背部放射。

2. 腹胀　与腹痛同时存在，腹胀较重时表现为腹内高压，严重时可引起脏器功能障碍，被称为腹腔间隔室综合征，常见于重症急性胰腺炎。

3. 恶心、呕吐　发作早，频繁，呕吐后不能使腹痛缓解。

4. 发热　在急性胰腺炎早期，多为中度发热，胆源性急性胰腺炎伴有胆道梗阻者，可见高热、寒战。

5. 黄疸　部分患者有黄疸，程度一般较轻，常提示胆道梗阻存在。

6. 休克和脏器功能障碍　重症急性胰腺炎者可能出现休克和脏器功能障碍。

（二）体征

1. 压痛　MAP 患者有腹部的深压痛，但与患者自觉症状不成比例；SAP 可出现肌紧张、压痛、反跳痛等腹膜刺激征。

2. 腹部包块　10%～20% 的患者可在其上腹部扪及块状物。块状物常为急性胰腺假囊肿或胰腺脓肿，一般见于起病后 4 周或 4 周后。

3. 假性肠梗阻　大多数患者有持续 24～96 小时的假性肠梗阻。

4. 皮下瘀斑　出现在 SAP 患者两胁部者，称为 Grey–Tuner 征；出现在脐部者，称为 Cullen 征。发生率约占 SAP 患者的 3%。

四、诊治要点

（一）诊断

1. 急性发作持续性上腹痛伴有上腹部压痛或加上腹膜刺激征。
2. 血清淀粉酶和（或）脂肪酶升高至正常上限值 3 倍以上。
3. 影像学（超声、CT 等）或手术发现胰腺炎症、坏死等改变。

具备上述第 1 项在内的 2 项以上标准，并排除其他急腹症后诊断即可成立。

（二）实验室检查

1. 淀粉酶测定　其对 AP 的诊断敏感性达 94%，特异性达 95%。血清淀粉酶超过正常值 3 倍可确诊为本病。血清淀粉酶在起病后 6～12 小时开始升高，48 小时开始下降，持续 3～5 天。血清淀粉酶持续增高要注意病情反复、并发假性囊肿或脓肿、疑有结石或肿瘤、肾功能不全、巨淀粉酶血症等。

2. 血清脂肪酶活性测定　常在起病后 4～8 小时开始升高，持续 7～10 天。血清脂肪酶活性测定具有重要临床意义，尤其当其活性开始下降至正常，或其他原因引起血清淀粉酶活性增高时，血清脂肪酶活性测定有互补作用。

3. 血、尿胰蛋白酶原测定　AP 时，血清胰蛋白酶较正常值高 10～40 倍，且在 AP 发病 30 分钟即开始升高，持续 5～7 天，待病情好转时胰蛋白酶下降缓慢。因此，胰蛋白酶对 AP 的早期诊断、延期诊断及血清淀粉酶不增高的 AP 患者的诊断均有裨益。

4. 血清标志物　C–反应蛋白（CRP）是组织损伤和炎症的非特异性标志物，有助于评估与监测 AP 的严重性。发病 72 小时后 CRP > 150mg/L 提示胰腺组织坏死。动态测定血清白细胞介素–6 水平升高提示预后不良。

5. 生化检查　一过性血糖升高常见，可能与胰岛素释放减少和胰高血糖素释放增加有关。持续的空腹血糖 > 10mmol/L 提示胰腺坏死，预后不良。暂时性低钙血症（< 2mmol/L）常见于 SAP，低血钙程度与临床严重程度平行，若血钙 < 1.5mmol/L 提示预后不良。

6. 超声检查　在 MAP 时，B 超扫描可显示出胰腺呈弥漫性、均匀地增大，外形饱满，界限模糊，内部回声减弱，但比较均匀，也可表现为胰腺局部肿大。SAP 时，胰腺实质肿胀，失去正常的形态，内部回声不规则，可表现为回声减弱或增强，或出现无回声区，回声的改变取决于胰腺坏死或内出血情况。

7. 腹部 CT　增强 CT 扫描能确切地显示胰腺的解剖结构，可确定急性胰腺炎是否存在及其严重程度，以及有无局部并发症，鉴别囊性或实性病变，判断有无出血坏死，评价炎症浸润的范围。

8. 胸腹部 X 线检查　SAP 常有上腹部密度增加，横膈升高，胃扩张，十二指肠液平面和扩张，局限性肠胀气，甚至显示麻痹性肠梗阻之影像。

（三）中医辨证要点

1. 辨腹痛性质　腹痛拘急，疼痛暴作，痛无间断，坚满急痛，遇冷痛剧，得热则减者，为寒痛；痛在脐腹，痛处有热感，时轻时重，或伴有便秘，得凉痛减者，为热痛；腹痛时轻时重，痛处不定，攻冲作痛，伴胸胁不舒，腹胀，嗳气或矢气则胀痛减轻者，属气滞痛；少腹刺痛，痛无休止，痛处不移，痛处拒按，经常夜间加剧，伴面色晦暗者，为血瘀痛；因饮食不慎，脘腹胀痛，嗳气频作，嗳后稍舒，痛甚欲便，便后痛减者，为伤食痛。暴痛多实，伴腹胀，呕逆，拒按等；久痛多虚，痛势绵绵，喜揉喜按。

2. 辨腹痛部位 胁腹、少腹痛多属肝经病证；脐以上大腹疼痛，多为脾胃病证；脐以下小腹痛多属膀胱及大小肠病证。

五、急救处理

（一）MAP

MAP 以内科治疗为主。

1. 抑制胰腺分泌

（1）禁食及胃肠减压：可减少胰腺分泌，在经过4～7天，当疼痛减轻，体温正常，血象和血、尿淀粉酶降至正常后，即可先给予少量无脂流食，并据病情逐渐增加低脂低蛋白饮食。

（2）抑制胃酸分泌：抑制胃酸分泌以保护胃黏膜及减少胰腺分泌。

（3）生长抑素及类似物：在 AP 早期应用，能迅速控制病情、缓解临床症状，使血淀粉酶快速下降并减少并发症，缩短住院时间，提高治愈率。

2. 抑制胰酶活性，减少胰酶合成

（1）抑肽酶：抑制肠肽酶，应早用，剂量宜大，疗程一般为1～2周。

（2）加贝酯：为非肽类蛋白分解酶抑制剂，对胰蛋白酶、血管舒缓素、磷脂酶 A_2 等均有较强的抑制作用。

（3）乌司他丁：为蛋白酶抑制剂，可以抑制胰蛋白酶等各种胰酶，并有稳定溶酶体膜、抑制溶酶体酶的释放、抑制心肌抑制因子产生和炎性介质的释放的作用。

3. 镇痛 急性重症胰腺炎患者常有明显疼痛，甚至可因疼痛而引起休克，常用药物有654-2、哌替啶等。

4. 抗生素的应用 对于非胆源性 MAP 不推荐常规使用抗生素，对于胆源性 MAP 或 SAP 应常规使用抗生素。胰腺感染的致病菌主要为革兰阴性菌和厌氧菌等肠道常驻菌。抗生素的使用应遵循以下三大原则：抗菌谱以革兰阴性菌和厌氧菌为主，脂溶性强，能有效通过血胰屏障。

5. 静脉补液 积极补足血容量，维持水、电解质和酸碱平衡。

（二）MSAP/SAP

MSAP/SAP 必须采取综合救治措施，在上述 MSAP/SAP 治疗的基础上还应采取以下措施：

1. 监护 MSAP/SAP 应入 ICU 监护治疗，目的是纠正水、电解质紊乱，支持治疗，防止局部及全身并发症。

2. 抗休克 应给予白蛋白、血浆及其代用品应用，维持水、电解质和酸碱平衡，建议用多学科联合治疗组模式。

3. 营养支持 早期一般采用全胃肠外营养，如无梗阻，应24～48小时内进行空肠插管，过渡到肠内营养。

4. 应用广谱高效抗生素 宜选用第三代头孢菌素或硫酶素类药物，尽早应用，并至少维持

14 天。

5. 生长激素和生长抑素联合疗法　外源性生长激素可以通过促进肠上皮的增生、维持肠黏膜屏障的完整性而防止肠道内细菌移位的发生。

6. 预防和治疗肠道衰竭　对于 SAP 患者，应密切观察其腹部体征及排便情况，监测肠鸣音的变化，并及早给予促进肠道动力药物等以预防肠道衰竭。

7. 手术治疗　坏死胰腺组织继发感染者在严密观察下考虑外科手术。对于重症病例，主张在重症监护和强化保守治疗的基础上，经过 72 小时，患者的病情仍未稳定或进一步恶化是进行手术治疗或腹腔冲洗的指征。早期开腹清创现已少用，推荐内镜下清创及微创引流（清创）术。

8. 内镜治疗　对疑有胆源性胰腺炎合并胆管炎及持续胆管梗阻的患者实行早期（发病后 24～72 小时）经内镜逆行性胰胆管造影术检查及治疗，其首选治疗是内镜下行 Oddi 括约肌切开或放置鼻胆管引流，条件许可时行胆管结石清除，使胆管引流通畅，减少胆汁反流。

六、中医治疗

（一）治疗原则

以疏肝理气、清热利湿、通里攻下、活血化瘀解毒、扶正祛邪为基本治则。

（二）辨证论治

1. 气机郁滞证

主要证候：脘腹疼痛，胀满不适，痛引两胁，时聚时散，攻窜不定，舌淡红，苔薄白，脉弦。

治法：疏肝理气，通腑止痛。

方药：柴胡疏肝散加减。大便不通者加大黄、厚朴；腹胀满甚者加枳实、大腹皮；呕吐者加姜竹茹、代赭石；食积者加莱菔子、焦山楂、神曲。

2. 湿热积滞证

主要证候：腹部胀痛，痞满拒按，胸闷不舒，烦渴喜冷饮，大便秘结，或溏滞不爽，身热自汗，小便短赤，舌质红，苔黄燥或黄腻，脉滑数。

治法：通腑泄热，行气导滞。

方药：大承气汤加减。呕吐者加竹茹、代赭石；发热重者加蒲公英、金银花、败酱草。中成药可选用苦黄颗粒。

3. 腑实热结证

主要证候：腹痛剧烈，甚至从心下至少腹痛满不可近，胃脘痞满，恶心呕吐，日晡潮热，口干口渴，小便短赤，舌质红，苔黄厚或黄腻，脉洪大或滑数。

治法：清热通腑攻下。

方药：大柴胡汤合大承气汤加减。

4. 瘀热（毒）互结证

主要证候：腹部刺痛拒按，痛处不移，或可扪及包块，或皮肤青紫有瘀斑，发热夜甚，口干不渴，小便短赤，大便燥结，舌质红或有瘀斑，脉弦数或涩。

治法：清热泻火，祛瘀通腑。

方药：泻心汤或大黄牡丹汤合膈下逐瘀汤加减。腹部有包块加穿山甲、皂角刺，或三棱、莪术；热重者加金银花、蒲公英、连翘、板蓝根。

5. 内闭外脱证

主要证候：脐周剧痛，呼吸急促，面色苍白，肢冷搐搦，恶心呕吐，身热烦渴多汗，神志不清，大便不通，小便量少甚或无尿，舌质干绛，苔灰黑而燥，脉沉细而弱。

治法：通腑逐瘀，回阳救逆。

方药：小承气汤合四逆汤加减。

（三）其他疗法

1. 中药灌肠 依据中医辨证论治原则拟定中药灌肠方，每日两次灌肠。可有效防止肠功能衰竭及细菌移位，提高临床疗效，减少并发症。

2. 针灸治疗 常用穴为足三里、下巨虚、内关、胆俞、脾俞、胃俞、中脘等。一般采用强刺激，也可采用电刺激。临床尚可酌情选取公孙、神阙、天枢、合谷、章门、气海、内庭、阳陵泉、期门、膈俞、血海、太冲、膻中等穴，以增强疗效。

3. 中药外敷 用芒硝、金黄散等于腹部外敷，每日两次，必要时可增加次数，以保护胰腺、减少渗出。

第二节 急性消化道出血

急性消化道出血是临床常见病证。以屈氏韧带为界可分为上消化道出血和下消化道出血。急性大出血一般指在数小时内的失血量超出 1000mL 或超过循环血量的 20%，主要临床表现为呕血和（或）黑便，往往伴有血容量减少引起的急性周围循环衰竭，死亡率可达 10% 以上，60 岁以上患者出血死亡率高于中青年人。

近数十年来，通过对幽门螺杆菌的深入研究，医学界对消化道出血的病因、病理、发病机制等方面的研究取得了较大进展。同时，通过对抑酸药物的研究、新的内镜设备技术的开发应用，以及内镜下止血疗法联合运用，急性消化道出血、持续性出血或再出血危险很大的患者的止血率有了很大的提高。

急性消化道出血属于中医学"血证"的范畴，临床多表现为"吐血"和（或）"便血"。《内经》对血证已有记载，当时以症状描述为主，缺乏专篇论述。《金匮要略·惊悸吐衄下血胸满瘀血病脉证治》将血证作为病证的概念，与瘀血同列一篇，进行专门论述，开辟了血证辨证论治的先河。隋代巢元芳《诸病源候论·血病诸候》分设九篇对血证的病因病机做出了较为详细的阐释。唐代孙思邈《备急千金要方》设吐血病专篇，详细描述唾血一证。清代唐容川《血证论》是我国第一部论述血证的专著，对血证病因病机及理、法、方、药进行了系统论述，其中部分治疗原则和经验至今仍对临床工作具有一定的指导作用。

一、病因与发病机制

（一）病因

急性消化道出血可因消化道本身的炎症、机械性损伤、血管病变、肿瘤等因素所引起，也可因邻近器官的病变和全身性疾病累及消化道所致。急性上消化道出血临床上最常见的病因是消化性溃疡、食管胃底静脉曲张破裂、急性糜烂出血性胃炎和胃癌，这些病因占上消化道出血的

80%～90%；少见病因包括贲门黏膜撕裂（Mallory－Weiss）综合征、上消化道血管畸形、Dieu-lafoy病、食管裂孔疝、胃黏膜脱垂或套叠、急性胃扩张或扭转、理化和放射损伤、壶腹周围肿瘤、胰腺肿瘤、胆管结石、胆管肿瘤等。某些全身性疾病，如感染、肝肾功能障碍、凝血机制障碍和结缔组织病等也可引起本病；某些药物也能造成消化道损伤引起出血，如阿司匹林类、肾上腺皮质激素类药物等。引起急性下消化道出血的最常见病因为大肠癌、大肠息肉、肠道炎症性疾病和血管性病变，其中小肠出血诊断及治疗均较困难，且病因难除，属难治性出血。

（二）发病机制

急性消化道出血与下列因素有关：

1. 机械损伤　如异物对食管的损伤、药物片剂对曲张静脉的擦伤、剧烈呕吐引起食管贲门黏膜撕裂等。

2. 胃酸或其他化学因素的作用　后者如摄入的酸碱腐蚀剂、酸碱性药物等。

3. 黏膜保护和修复功能的减退　非甾体抗炎药、类固醇激素、感染、应激等可使消化道黏膜的保护和修复功能受到破坏。

4. 血管破坏　炎症、溃疡、恶性肿瘤等可破坏动静脉血管，引起出血。

5. 局部或全身凝血障碍　胃液的酸性环境不利于血小板聚集和血凝块形成，抗凝药物、全身性的出血性疾病或凝血障碍疾病则易引起消化道和身体其他部位的出血。

6. 肝硬化－门静脉高压－食管胃底静脉曲张　几乎所有的肝硬化患者均不可避免地出现门静脉高压。静脉曲张一旦形成，就会由小变大，总的发生率为10%～15%，未经处理的患者2年内发生曲张静脉破裂出血者为8%～35%。

二、中医病因病机

（一）病因

急性消化道出血病因甚多，历代医家认为急性出血的病因主要为外邪所迫、饮食不节、情志过极、劳倦内伤等，并可有虚、实之分。实证多由火热迫血妄行所致；虚者多责之气虚失摄，血溢脉外或阴虚火旺，迫血妄行。若出血量大或久病迁延，实证可向虚证转化。其转化时间不定，急性大出血可在数分钟至数小时内发生由实转虚的变化。

（二）病机

急性消化道出血主要是由饮食失节、劳累过度、七情内伤及外感六淫致胃肠积热，肝郁化火，湿热下注和邪留五脏所致。东汉张仲景在《金匮要略》中总结便血的病机主要是两条：一是火热迫血妄行，二是虚寒气不摄血。提出虚损、饮酒可致吐血，对七情内伤所致便血（吐血）做了更进一步的阐述，并对便血的出血部位和辨证论治做了准确的分析，与西医学吻合。

三、临床表现

急性消化道出血的临床表现取决于出血病变的性质、部位、失血量与速度，与患者的年龄、心肾功能等全身情况也有关。

1. 呕血和黑便　是消化道出血的特征性临床表现。上消化道急性大量出血多数表现为呕血，如出血后血液在胃内潴留，经胃酸作用变成酸性血红蛋白而呈咖啡色；如出血速度快而出血量多，呕血的颜色呈鲜红色。如十二指肠部位病变的出血速度过快时，在肠道停留时间短，粪便颜色会变成紫红色；右半结肠出血时，粪便颜色为暗红色；左半结肠及直肠出血时，粪便颜色为鲜红色；在空回肠及右半结肠病变引起小量渗血时，也可有黑便。

2. 失血性周围循环衰竭　急性消化道大出血因失血量过大，速度过快，可导致血容量迅速减少而出现急性周围循环衰竭，可出现头昏，乏力，心悸，恶心，口渴，出冷汗，黑蒙或晕厥，皮肤灰白、湿冷，脉搏细弱，四肢湿冷，心率加快，血压下降。老年人器官储备功能低下，加之常有慢性疾病，即便出血量不大，也可引起器官功能衰竭，增加死亡率。

3. 贫血　急性大出血后早期可有周围血管收缩与红细胞重新分布等生理调节，血红蛋白、红细胞和血细胞亚积的数值可无变化。此后，大量组织液渗入血管内以补充失去的血浆容量，血红蛋白和红细胞因稀释而数值降低。这种补偿作用一般在出血后数小时至数日内完成，平均出血后 32 小时血红蛋白可稀释到最大程度。失血会刺激造血系统，血细胞增殖活跃，外周血网织细胞增多。

4. 氮质血症　大量上消化道出血后，血红蛋白的分解产物在肠道被吸收，以致血中氮质升高，在纠正低血压、休克后，血中尿素氮可迅速降至正常；肾性氮质血症是由于严重而持久的休克造成肾小管坏死（急性肾功能衰竭），或失血加重了原有肾病的肾脏损害，临床上可出现少尿或无尿。

5. 发热　多数患者在出血后 24 小时内常出现低热，持续数日至一周。与血容量减少、贫血、周围循环衰竭、血分解蛋白的吸收等因素导致体温调节中枢的功能障碍有关。

四、诊治要点

（一）诊断

1. 出血量的估计及活动性出血的判断　成人每日消化道出血 5～10mL 时大便隐血试验出现阳性；每日出血量 50～100mL 时可出现黑便；胃内积血超过 250mL 可引起呕血；一次出血量不超过 400mL 时，一般不引起全身症状；出血量超过 400mL，可出现全身症状，如头昏、心悸、乏力等；短期内出血超过 1000mL，可出现周围循环衰竭表现。如患者由平卧位改为坐位时出现血压下降（下降幅度为 5～20mmHg）、心率加快（增加幅度 >10 次/分），提示血容量明显不足，是紧急输血的指征。如收缩压 <80mmHg，心率 >120 次/分，即已进入休克状态，属严重大量出血，需积极抢救。

2. 临床上出现下列情况应考虑继续出血或再出血　反复呕血，或黑便次数增多；粪质稀薄，甚至呕血转为鲜红色，黑便变成暗红色，伴有肠鸣音亢进；周围循环衰竭的表现经补液输血而未见明显改善，或虽暂时好转而又恶化，经快速补液输血，中心静脉压仍有波动，稍稳定又再下降；血红蛋白浓度、红细胞计数与血细胞比容继续下降，网织红细胞计数持续增高；在补液与尿量足够的情况下，血尿素氮持续或再次增高。

（二）鉴别诊断

1. 呕血与咯血的鉴别　呕血的呕出物常为鲜红色或暗红色，或混有血凝块，若血液量少或在胃内停留时间长，呕吐物可呈咖啡渣样棕褐色，多伴有黑便。咯血常有相应肺部疾患，咯血前有喉痒、胸闷、咳嗽等不适，咯出物呈鲜红色，可混杂痰液或泡沫，此后有数日血痰，一般不伴有黑便。

2. 口、鼻、咽喉部出血　询问病史和局部检查有助诊断。

3. 食物引起的粪便变黑和隐血试验阳性　进食炭粉、含铁剂和铋剂的药物会加深粪便的颜色，但不至于呈柏油样，且粪便隐血试验阴性。进食红色肉类、动物肝脏或血制品会导致隐血试验阳性，询问病史并在素餐三天后复查隐血试验可资鉴别。

4. 出血部位及病因的判断

（1）上、下消化道出血的区分：呕血和鼻胃管引流出血性液体提示存在上消化道出血。但鼻胃管引流出血性液体，哪怕引流出胆汁，也不能排除幽门以下的上消化道出血。黑便只表明血液在胃肠道内滞留至少14小时，上消化道和小肠出血都可表现为黑便。

（2）出血病因的判断：病史及体征是病因诊断的基础。慢性周期性发作伴有上腹部节律性疼痛提示消化性溃疡；有肝病史伴有周围血管体征者应考虑门脉高压、食管－胃底静脉曲张；机体应激后数小时即发生胃黏膜损伤，并出现较广泛的病变，引起呕血或便血，应考虑急性胃黏膜病变；剧烈呕吐、干呕和腹内压或胃内压骤然增高，造成贲门－食管远端的黏膜和黏膜下层撕裂而引起大量出血，可诊断为食管－贲门黏膜撕裂症；慢性消耗性体征伴有的持续大便隐血试验阳性，可能为消化道恶性肿瘤；各种消化系统血管瘤、动静脉畸形及胃黏膜下恒径动脉破裂出血（Dieulafoy病），主要表现为突然发生的呕血和柏油样大便，病势凶猛，而且常因病灶极小而隐匿，内镜下不易发现；如有黄疸及上腹部疼痛可能为胆道或胰腺疾病造成的上消化道出血。

（三）特殊检查

1. 内镜　多主张在出血后24小时内进行内镜检查，必要时可进行内镜止血治疗。在急诊内镜检查前需先纠正休克、补充血容量、改善贫血。如有大量活动性出血，可先插胃管抽吸胃内积血，并用生理盐水灌洗，以免积血影响观察。内镜诊断正确率高达80%～94%，并可根据出血表现区分活动性出血或近期出血。

2. X线钡餐检查　可发现十二指肠降部以下肠段的病变如溃疡、憩室、息肉、肿瘤等，主要适用于患者有内镜检查禁忌证或不愿进行内镜检查者，对经内镜检查出血原因未明，怀疑病变在十二指肠降段以下小肠段，则有特殊诊断价值。应在出血停止和病情基本稳定数天后进行。

3. 选择性血管造影　适用于急诊内镜检查未能发现病变者，选择腹腔动脉、肠系膜动脉或门静脉造影，可显示出血的部位，须于活动性出血时进行，且每分钟动脉出血量在0.5mL以上者才能显示造影剂自血管溢出，从而确定出血部位，并可酌情进行栓塞介入治疗。

4. 放射性核素^{99m}Tc标记红细胞扫描　方法简单，无损伤性，且适合于危重患者应用。但核素检查不能确定病变的性质。由于前几项检查基本上可明确上消化道出血的病因，因此临床上很少应用放射性核素检查。

（四）中医辨证要点

1. 辨病证的不同　中医将急性消化道出血分为"吐血"和"便血"两类，吐血经呕吐而出，血色多为咖啡色或紫暗色，也可为鲜红色，夹有食物残渣，常有胃病史，多为上消化道出血，当下消化道出血出现血量明显增大或出血速度增快时，亦会出现吐血；便血为大便色鲜红、暗红或紫暗，甚至黑如柏油样，次数增多，上下消化道出血时均有便血的可能。

2. 辨脏腑病变之异　同为吐血或便血，有病在胃、肠及病在肝、胰之别。

3. 辨证候之虚实　一般病初多实，久病多虚；由胃火炽盛所致者属实，由脾气亏虚、气虚不摄甚至阳气虚衰所致者属虚。

五、急救处理

急性消化道出血的治疗包括维持正常的血流动力学循环和止血，止血的方法有药物治疗、内镜治疗和外科手术。

（一）一般急救处理

1. 大出血应予卧床、禁食，保持呼吸道通畅、吸氧、避免窒息；建立通畅的静脉通道。

2. 加强监护，严密观察心率、脉搏、血压等生命体征；评估出血量及病情严重程度。

3. 简明扼要地采集病史和查体，并做血常规检查，查血型，必要时配血；查肝肾及凝血功能，年长者查心电图。对出血量、出血部位、出血严重性及可能的病因做出判断，以采取相应的急救措施。

（二）液体复苏、恢复血容量

根据失血量在短时间内补入足量液体，以纠正循环血容量的不足。常用液体包括生理盐水、等渗葡萄糖盐水、平衡液、血浆、红细胞或其他血浆代用品，大量出血应注意补钙。如在补足血容量的基础上，血压仍不稳定，可选用多巴胺等血管活性药物。

输血指征：收缩压 <90mmHg，或较基础收缩压降低 >30mmHg；血红蛋白 <70g/L，血细胞比容 <30%；心率 >120 次/分；血红蛋白降至 70g/L 以下时开始输血，目标水平为维持血红蛋白在 70～90g/L。对同时期伴有缺血性疾病的患者（ACS、症状性外周血管病变、脑卒中或短暂性脑缺血发作）有可能在早期输血中获益。血小板计数水平对预测再出血及病死率的价值并不明显。

（三）药物止血

1. 抑酸止血 在酸性 pH 环境时，凝血酶原时间和部分凝血酶原激酶时间进行性延长，血小板聚集功能受到抑制。在酸性环境下凝血块一旦形成，胃蛋白酶的蛋白溶解作用就会将其消化。临床常用质子泵抑制剂和 H_2 受体拮抗剂抑制胃酸分泌，提高胃内的 pH 值。

（1）质子泵抑制剂：艾司奥美拉唑 80mg 静脉推注后，以 8mg/h 的速度持续静脉泵入（滴注）；或奥美拉唑 80mg 静脉推注后，以 8mg/h 输注持续 72h；或泮托拉唑每次 40mg，1～2 次/天，静脉滴注。

（2）H_2 受体拮抗剂：注射用法莫替丁 20mg 和生理盐水 20mL 静脉推注，每天 2 次；或雷尼替丁每次 50mg，稀释后缓慢静脉推注（超过 10min），每 6～8 小时给药 1 次。H_2 受体拮抗剂不能完全抑制胃酸分泌，特别是不能控制餐后胃酸分泌，难以达到理想的胃内 pH 环境。

2. 减少胃肠道血流 通过减少内脏血流、降低门脉压力，直接减少胃肠道的血流，可对静脉曲张性上消化道出血起到止血作用。

（1）血管加压素（VP）或垂体后叶素：静脉滴注能选择性减少 60%～70% 的内脏动脉血流，通常首剂以 0.4～0.8U 作为负荷剂量，然后减半维持 12～24 小时，血止后以 0.1～0.2 U/min 的速度静脉维持。也可通过腹腔动脉造影导管直接滴入。如再次出血可将剂量增至原剂量，使用过程中要注意副反应，必要时可与硝酸甘油合用。同类制剂甘氨酸加压素，为甘氨酰-赖氨酸的衍生物，注入体内后经酶分解，生成具有活性的 VP 并平稳释放，因此可加大剂量给药，且可避免单独使用垂体后叶素时所产生的副作用。

（2）生长抑素：可抑制胃酸分泌、抑制胃泌素和胃蛋白酶的作用、减少内脏血流、降低门脉压力，又能协同前列腺素对胃黏膜起保护作用，因此对消化性溃疡、急性胃黏膜病变出血具有良好的止血作用。生长抑素类似物奥曲肽，首剂 100μg，静脉注射，随后以 25～50μg/h 静脉维持。生长抑素首剂 250μg 静脉注射，后以 250μg/h 静脉维持 48～72 小时。

（四）内镜治疗

1. 内镜下金属钛夹止血　是应用较为广泛的止血手段之一，具有迅速、准确、创伤小、并发症少等优点，选择合适的病例，由有经验的内镜医师与护士熟练操作，可以充分发挥其特点。

2. 局部注射法　于出血病灶中及周边黏膜下注射 1∶10000 肾上腺素，通过局部压迫、收缩血管及促使血小板聚集等作用止血。也可用无水酒精或乙氧硬化醇注射。用于溃疡病出血、肿瘤出血、血管病变和食管 - 贲门黏膜撕裂症。

3. 电凝、激光、微波止血　均需特殊的设备，用于一般内科治疗无效的患者。

六、中医治疗

（一）治疗原则

治火、治气、治血为"血证"的三大基本治疗原则。一曰治火，实火当清热泻火，虚火当滋阴降火；二曰治气，实证当清气降气，虚证当补气益气；三曰治血，如《血证论·吐血》说："存得一分血，便保得一分命。"

（二）辨证论治

1. 胃热炽盛证

主要证候：脘腹胀闷，甚则作痛，吐血色红或紫暗，常夹有食物残渣，口臭，便秘，大便色黑，舌质红，苔黄腻，脉滑数。

治法：清热泻火止血。

方药：三黄泻心汤加减。伴恶心呕吐者可加代赭石、旋覆花、竹茹；伴胃热伤阴者加石斛、天花粉。中成药可选用云南白药。

2. 脾不统血证

主要证候：食少，体倦，面色萎黄，吐血缠绵不止，时轻时重，血色暗淡，神疲乏力，心悸气短，面色苍白，舌质淡，脉细弱。

治法：健脾益气止血。

方药：归脾汤加减。伴阳虚者加炮姜炭、制附子、代赭石。中成药可选用云南白药、归脾丸，或单味白及粉、三七粉分次服用。

3. 气随血脱证

主要证候：呼吸微弱而不规则，昏迷或昏仆，汗出不止，面色苍白，口开目合，手撒身软，二便失禁，舌淡白，苔白润，脉微欲绝。

治法：益气止血固脱。

方药：甘草人参汤。中成药可选用云南白药、生脉注射液、参附注射液。

（三）其他疗法

1. 针刺疗法
主穴：足三里、中脘、胃俞、内关。
胃热炽盛证：配以肝俞、内庭、行间。
脾不统血证：配以关元、气海、三阴交。
气随血脱证：配以关元、命门、百会。
2. 穴位敷贴　气随血脱证选神阙、涌泉进行穴位敷贴。

七、预防及调护

患者应安静休息，避免情绪波动，减少搬动及不必要的检查。呕血时应禁食，开始进食时给予流质或半流质食物，忌食粗糙食物。密切观察病情变化，做好气管插管、吸痰、机械通气等抢救准备。

第三节　急性肠梗阻

肠梗阻（intestinal obstruction）是指各种原因引起的肠内容物通过障碍，是外科常见急腹症之一。肠梗阻发病后，不但在肠管形态和功能上发生改变，还可导致一系列全身性病理改变。严重者可导致肠壁血供障碍，继而发生肠坏死，如不积极治疗，可导致死亡。主要临床表现为腹痛、腹胀、恶心呕吐及排便障碍等一系列症状。肠梗阻按发生的基本原因，可以分为机械性肠梗阻、动力性肠梗阻、血运性肠梗阻、假性肠梗阻。按肠壁有无血运障碍，分为单纯性和绞窄性肠梗阻两类。按梗阻部位分类可分为高位小肠梗阻（如空肠上段）、低位小肠梗阻（如回肠下端）和结肠梗阻，后者因有回盲瓣的作用，肠内容物只能从小肠进入结肠，而不能反流，故又称"闭袢性梗阻"。只要肠袢两端完全阻塞（如肠扭转）均属闭袢性梗阻。按梗阻程度分类可分为完全性和不完全性肠梗阻。根据病程发展快慢，又分为急性和慢性肠梗阻。慢性不完全性肠梗阻多是单纯性肠梗阻，急性完全性肠梗阻多是绞窄性肠梗阻。上述分类在不断变化的病理过程中是可以相互转化的。

肠梗阻可归属于中医学"肠结""关格""走哺"等范畴。对于肠梗阻的病位，《灵枢·胀论》曰："大肠胀者，肠鸣而痛濯濯。"而《灵枢·四时气》曰："腹中常鸣，气上冲胸，喘不能久立，邪在大肠……饮食不下，膈塞不通，邪在胃脘。"指出梗阻部位在大肠。

一、病因与发病机制

随着生活水平和医疗技术的提高，肠梗阻构成原因也开始有变化，嵌顿性腹外疝引起者相对下降，粘连性肠梗阻引起者跃升首位，肿瘤性肠梗阻比例也有明显上升。在我国20世纪50～60年代，疝、粘连、套叠是肠梗阻的主要病因，分别占28.6%、19.7%和16.3%，而癌性梗阻相对较少，仅占2.9%，位居第七位。70年代以后，随着手术的开展和普及，肠粘连成为首要病因，其发病机制多样且在病变发展过程中各有不同的变化。其病理改变是巨噬细胞和中性粒细胞浸润、胞质分裂和其他炎性介质的一系列反应，引起肠壁充血水肿、纤维蛋白渗出，导致肠粘连、肠动力受阻，进而产生肠梗阻。充血水肿的肠壁同时可导致 TNF-α、IL-6 和 IL-8 等炎性因子分泌增多，细胞膜通透性增加，进一步导致肠腔内液体的积聚，细菌在肠道内环境下可大量通过肠壁入血而形成肠源性内毒素血症，引起全身性生理病理改变。

二、中医病因病机

《医学衷中参西录·论肠结治法》曰："肠结最为紧要，恒于人性命有关。""肠结"分阳结和阴结，"阳结"即"热结"，指邪热入胃，大便燥结的阳明腑实证；"阴结"指脾肾虚寒所致的大便秘结。明代《医贯·噎膈论》载："关者，下不得出也；格者，上不得入也。"在上由于三焦之气不流通致寒遏胸中，饮食不下，故格拒；在下由于热结下焦致津液干涸，气化障碍，故关闭。肠属六腑，其生理功能是"传化物"，生理特点是"泻而不藏""实而不满"。腑以通为用，肠为传化之腑，以通降下行为顺，滞涩上逆为病。可因正气受损，湿热邪毒乘虚而入，导致邪滞胃肠气机不利，传导失司，气血郁闭上下不通而成关格。致热结阴亏，腑实内结。肠道气血瘀结，不通则痛；肠腑闭阻，胃气上逆则呕；清气不升，浊气不降，气体液体积于肠内则胀；腑气不通则闭。

三、临床表现

（一）一般临床表现

痛、呕、胀、闭是各类肠梗阻共同的四大症状。

1. 腹痛 单纯性机械性肠梗阻一般呈阵发性剧烈腹痛，这是由于梗阻以上部位的肠管强烈蠕动所致。可见肠型或肠蠕动波，患者自觉似有包块移动；腹痛时可听到肠鸣音亢进。当肠腔内有积气积液时，肠鸣音呈气过水声或高调金属音。随着病情发展，阵发性腹痛间隔时间缩短，出现持续性腹痛并加剧，应警惕绞窄性肠梗阻的可能。麻痹性肠梗阻多呈持续性胀痛。

2. 呕吐 在肠梗阻早期即可出现反射性呕吐。高位肠梗阻时呕吐出现早而频，呕吐物为食物、胃液、胆汁等；低位肠梗阻时呕吐出现晚而少，呕出为带臭味的粪性液体；如为绞窄性肠梗阻，呕吐物呈棕色或血性；麻痹性肠梗阻时，呕吐多呈溢出性。

3. 腹胀 多发生在腹痛之后，其程度与梗阻部位有关。高位肠梗阻腹胀不明显，但有时可见胃型；低位肠梗阻及麻痹性肠梗阻则全腹膨胀。因肠扭转或腹内疝等引起闭袢性梗阻时，腹胀常不对称。

4. 停止排气排便 完全性梗阻发生后，排气排便即停止。部分患者可以有梗阻远端肠道内的残存积气和积便排出，不能因此而排除肠梗阻的诊断。不完全性肠梗阻可有少量的排气排便，但梗阻症状不能缓解。结肠癌梗阻或某些绞窄性肠梗阻如肠套叠、肠系膜血管栓塞等可有黏液血便。

（二）体征

1. 全身情况 单纯性肠梗阻的早期一般无明显变化。梗阻晚期有脱水表现，出现唇干舌燥、眼窝内陷、皮肤弹性消失、尿少。严重脱水或绞窄性肠梗阻可出现休克征象。

2. 腹部体征

（1）望诊：腹部膨胀，麻痹性肠梗阻多呈全腹均匀膨胀，闭袢性肠梗阻可出现不对称膨胀。机械性肠梗阻多可见肠型及肠蠕动波。同时应常规检查腹股沟部有无肿物，排除腹外疝引起的肠梗阻。

（2）触诊：单纯性肠梗阻可有位置不定的轻压痛，但无腹膜刺激征；绞窄性肠梗阻则出现压痛、反跳痛、肌紧张等腹膜刺激征。如为肠道肿瘤、肠套叠和蛔虫团梗阻，有时可触及腊肠样或条索状肿物；肠扭转或腹外疝嵌顿引起梗阻时可触及痛性包块。

（3）叩诊：肠胀气时一般呈鼓音，绞窄性肠梗阻时因腹腔有渗液，可出现移动性浊音。

（4）听诊：肠鸣音亢进，呈高调金属音或气过水声；麻痹性肠梗阻时则肠鸣音减弱或消失。

四、诊治要点

（一）诊断

典型的肠梗阻具有痛、呕、胀、闭四大症状，腹部可见肠型及肠蠕动波，肠鸣音亢进，全身脱水，结合腹部 X 线检查，明确诊断并不困难。但有时并不完全具有这些典型表现，如某些绞窄性肠梗阻的早期，易与急性坏死性胰腺炎、输尿管结石、卵巢囊肿蒂扭转等疾病混淆，临床上应予以注意。临床常见的肠梗阻包括粘连性肠梗阻、肠扭转、肠套叠。

（二）鉴别诊断

1. 机械性与麻痹性肠梗阻的鉴别 机械性肠梗阻具有上述典型的症状及体征，早期腹胀不明显。麻痹性肠梗阻则腹胀显著，多无阵发性腹部绞痛，肠鸣音减弱或消失，常继发于腹腔内严重感染、腹膜后出血、腹部大手术后等，X 线检查可显示大、小肠全部均匀胀气。而机械性肠梗阻胀气限于梗阻以上的肠管，即使晚期并发肠绞窄和肠麻痹，结肠也不会全部胀气。

2. 单纯性与绞窄性肠梗阻的鉴别 这一区别极为重要，因为两者在预后和处理上截然不同。绞窄性肠梗阻肠管存在血运障碍，若不及时手术处理，必导致肠坏死、腹膜炎，进而出现感染性休克，危及生命。单纯性肠梗阻多考虑采用非手术治疗。当肠梗阻有下列临床表现时，应考虑到绞窄性肠梗阻的可能：

（1）腹痛发作急骤剧烈，呈持续性并有阵发性加重。

（2）呕吐出现早而频繁，呕吐物为血性或肛门排出血性液体，或腹穿抽出血性液体。

（3）早期表现为脉率加快，体温升高，白细胞增高，甚至出现休克。

（4）腹膜刺激征明显且固定，肠鸣音由亢进变为减弱，甚至消失。

（5）腹胀不对称，有局部隆起或可触及孤立胀大的肠袢。

（6）X 线检查可见孤立肿大的肠袢，位置固定，不随时间而改变，或肠间隙增宽，提示有腹腔积液。

（7）经积极非手术治疗症状、体征无明显改善。

3. 高位肠梗阻与低位肠梗阻鉴别 高位小肠梗阻的特点是呕吐发生早而频繁，腹胀不明显；低位小肠梗阻的特点是腹胀明显，呕吐出现晚而次数少，并可吐出粪样物；结肠梗阻与低位小肠梗阻的临床表现相似，通过 X 线检查有助于鉴别诊断，低位小肠梗阻时，扩张的肠袢在腹中部，呈阶梯状液平，而结肠内无积气；结肠梗阻时，扩大的肠袢分布在腹部周围，可见结肠袋，胀气的结肠阴影在梗阻部位突然中断，盲肠胀气最显著，小肠内胀气不明显，并可借助钡剂灌肠明确诊断。

4. 完全性肠梗阻与不完全性肠梗阻鉴别 完全性肠梗阻呕吐频繁，如为低位梗阻则腹胀明显，完全停止排气排便；不完全性肠梗阻呕吐与腹胀都较轻或无呕吐，尚有少量排气排便。

5. 肠梗阻病因鉴别 肠梗阻的病因应根据患者年龄、病史、体征、X 线检查等多方面进行分析。新生婴儿以肠道先天性畸形最多见，2 岁以下小儿则肠套叠多见，3 岁以上儿童以蛔虫团堵塞所致的肠梗阻居多,老年人则以肿瘤及粪块堵塞常见。临床上最为常见的是粘连性肠梗阻,多发生在以往有过腹部手术、损伤或炎症病史的患者。嵌顿性或绞窄性腹外疝也是常见的肠梗阻原因。肠系膜动脉血管栓塞可能由于左心瓣膜病变、心内膜炎患者的血栓或赘生物脱落、主动脉粥样钙化斑块脱落引起;肠系膜静脉血管栓塞可因腹腔手术或创伤造成。麻痹性肠梗阻以弥漫性腹膜炎为其主要原因。

6. 与其他疾病鉴别　胃十二指肠溃疡穿孔、急性胰腺炎、急性阑尾炎、急性梗阻性化脓性胆管炎、急性肠系膜上动脉栓塞、急性胃肠炎、输尿管结石、肠道肿瘤、溃疡性结肠炎、肠结核。

(三)影像学检查

腹部立位 X 线透视或平片检查是肠梗阻常用的检查方法,肠管的气液平面是肠梗阻特有的 X 线检查表现。一般在肠梗阻发生 4～6 小时后 X 线检查可见气液平面。小肠梗阻者一般显示小肠扩张积气,并有大小不等的阶梯状液平面;小肠高位梗阻者空肠黏膜环状皱襞常呈"鱼骨刺"样;结肠梗阻者盲肠、升结肠膨胀显著;麻痹性肠梗阻时大肠、小肠皆广泛扩张;当怀疑肠套叠、乙状结肠扭转或结肠肿瘤时,应做钡剂灌肠,可见钡剂通过受阻,呈杯口形、鸟嘴形、狭窄等不同特征。CT、MRI 也有助于肠梗阻的诊断及肠系膜血管栓塞的发现。

(四)实验室检查

1. 血液　严重失水、血液浓缩时,血红蛋白及血细胞比容升高;肠绞窄伴腹膜炎时,白细胞总数及中性粒细胞比例升高。血气分析及血钾、血钠、血氯离子等测定能判断电解质、酸碱平衡紊乱情况。

2. 尿液　脱水时尿量减少,尿比重升高。

3. 呕吐物及粪便检查　如有大量红细胞或隐血试验阳性,应考虑肠管有血运障碍可能。

(五)中医辨证要点

肠梗阻病因复杂,变化迅速多端,各种证型互现。要借助西医学的先进检测方法先对肠梗阻进行辨病,即辨明病情,诊断正确,再进行辨证分析,明确证候。辨证思路中不离气血、虚实、寒热、阴阳。

五、急救处理

肠梗阻的治疗原则是纠正因梗阻所引起的全身生理紊乱和解除梗阻。无论是采用非手术治疗还是手术治疗,纠正水、电解质和酸碱平衡紊乱,积极防治感染和有效的胃肠减压,都是治疗肠梗阻的基础疗法。

(一)非手术治疗

1. 适应证

(1)单纯性粘连性肠梗阻。

(2)动力性肠梗阻。

(3)蛔虫团、粪便或食物团堵塞所致的肠梗阻。

(4)肠结核等炎症引起的不完全性肠梗阻、肠套叠早期。

在治疗期间须严密观察，如症状、体征不见好转或反有加重，应立即进行手术治疗。

2. 方法

（1）胃肠减压：是治疗肠梗阻的重要方法之一。通过禁食及胃肠减压，吸出梗阻近端的气体和液体，降低肠腔内压力，减轻腹胀，改善肠壁血液循环，减少细菌移位和毒素吸收。胃肠减压一般采用单腔胃管，也可采用较长的双腔 M-A 管（肠梗阻导管），其前端带有可注气的薄膜囊，借肠蠕动推动气囊，将导管带到梗阻处，然后放开气囊，直接在梗阻部位减压。

（2）纠正水、电解质和酸碱平衡紊乱：肠梗阻患者均有不同程度的脱水和电解质丧失，因此无论手术与否均应纠正水、电解质和酸碱平衡紊乱，通常采用 5% 葡萄糖盐水或等渗盐水。依据心率、血压、尿量、血细胞比容、中心静脉压、血气分析等调节液体量和酸碱平衡。呕吐频繁者须注意补钾，代谢性酸中毒者可适当给予碳酸氢钠或乳酸钠溶液。绞窄性肠梗阻因丢失了大量血浆和血液，应予输血或补充血浆。

（3）防治感染和脓毒症：应用抗生素对于防治细菌感染、减少毒素的产生有一定作用，尤其对绞窄性肠梗阻更为重要。

（4）灌肠疗法：能加强通里攻下的作用，常用温肥皂水 500mL 灌肠。肠套叠者可用空气或钡剂灌肠，既可用于明确诊断，又是有效的复位方法。

（5）其他：根据不同病因采用低压空气或钡灌肠，经乙状结肠镜插管。

（二）手术治疗

1. 适应证

（1）绞窄性肠梗阻。

（2）有弥漫性腹膜炎征象的各型肠梗阻。

（3）非手术治疗无效，或腹痛、腹胀加重，肠鸣音减弱或消失，脉搏加快，血压下降，或出现腹膜刺激征者。

（4）肿瘤及先天性肠道畸形等不可逆转的器质性病变引起的肠梗阻。

2. 方法

（1）解除梗阻病因：如粘连松解术、肠套叠和肠扭转复位术等。

（2）肠切除肠吻合术：对坏死肠管、肠道肿瘤或判断已无生机的肠管予以切除并进行肠吻合术。

（3）短路手术：如不能切除病变的肠管，则可将梗阻近、远两侧肠袢做侧吻合术。

（4）肠造口术或肠外置术：对一般情况极差或病变不能切除的患者，可行梗阻近端肠造口术，以解除梗阻。待以后二期手术再解决肠道病变，以避免行一期肠吻合术后发生愈合不良而致肠瘘，主要适用于低位肠梗阻如急性结肠梗阻。对部分结肠肿瘤致梗阻者，也可在结肠镜下植入支架，待梗阻缓解后行一期手术。

（三）中医急救处理

1. 针灸疗法　麻痹性肠梗阻常用主穴为合谷、天枢、足三里，配穴为大肠俞、大横。如呕吐较重者，可加上脘、下脘、曲池等穴位。

2. 生油疗法　常用于治疗蛔虫性、粘连性和粪块阻塞性肠梗阻患者，用菜油或花生油60～100mL，口服或通过胃管注入体内。

3. 中药复方外敷脐部　常用中药有大黄、芒硝、麝香、吴茱萸等。

4. 其他 嵌顿疝的手法复位回纳、腹部推拿按摩等。

六、中医治疗

（一）治疗原则

治疗本病，应以"通"字立法，固以"通则不痛"为原则。所谓"通"，并非纯用攻下而言，热者寒之亦通，寒者热之亦通，虚则助之亦通，实则泄之亦通。临证时又必须灵活掌握，治疗以通里攻下、行气止痛为主，审证求因，辨证施治，辅以理气开郁及活血化瘀等法。凡因饮食不节，内虚外寒，阳明热结，脾湿积滞，气滞瘀阻，饮停肠间，虫疾内扰，均可发为"腹痛"，出现痛、呕、胀、闭等症状，根据不同病机而采取相应治法，才能善用"通"法，达到"通则不痛"。

（二）辨证论治

1. 湿热壅滞证

主要证候：腹痛拒按，烦渴引饮，大便秘结，或溏滞不爽，潮热汗出，小便短黄，舌质红，苔黄燥或黄腻，脉滑数。

治法：泄热通腑，行气导滞。

方药：大承气汤加减。发热重者加金银花、连翘、虎杖。

2. 寒邪内阻证

主要证候：腹痛拘急，遇寒痛甚，得温痛减，口淡不渴，形寒肢冷，小便清长，大便清稀或秘结，舌质淡，苔白腻，脉沉紧。

治法：散寒温里，理气止痛。

方药：良附丸合正气天香散加减。

3. 饮食积滞证

主要证候：脘腹胀满，疼痛拒按，嗳腐吞酸，恶食呕恶，痛而欲泻，泻后痛减，或大便秘结，舌苔厚腻，脉滑。

治法：消食导滞，理气止痛。

方药：枳实导滞丸加减。积滞甚者，加枳实；腹胀重者，加厚朴、木香；蛔虫团引起梗阻者，加乌梅、槟榔、使君子、花椒。

4. 肝郁气滞证

主要证候：腹痛胀闷，痛无定处，痛引少腹，或兼痛窜两胁，时作时止，得嗳气或矢气则舒，遇忧思恼怒则剧，舌质红，苔薄白，脉弦。

治法：疏肝解郁，理气止痛。

方药：柴胡疏肝散加减。腹痛时有发作，腹胀不甚者，陈皮加量，加苦楝根皮；腹痛多发生在脐周或下腹部，阵发绞痛或持续性钝痛，呕吐剧烈，胀满拒按，腹部呈不规则隆起，脉弦紧，表现为早期肠扭转者，可去枳实，重用厚朴，加炒莱菔子、桃仁、枳壳。

5. 瘀血内停证

主要证候：腹痛较剧，痛如针刺，痛处固定，经久不愈，舌质紫暗，脉细涩。

治法：活血化瘀，和络止痛。

方药：少腹逐瘀汤加减。腹痛点较固定或有形可见，有手术史者多为粘连性梗阻，重用桃仁，加乌药、番泻叶。

6. 中虚脏寒证

主要证候：腹痛绵绵，时作时止，喜温喜按，形寒肢冷，神疲乏力，气短懒言，胃纳不佳，面色无华。大便溏薄，舌质淡，苔薄白，脉沉细。

治法：温中补虚，缓急止痛。

方药：小建中汤加减。体虚者加当归。

第十一章

内分泌与代谢急症

扫一扫，查阅本章数字资源，含PPT、音视频、图片等

第一节　糖尿病酮症酸中毒

糖尿病酮症酸中毒（diabetic ketoacidosis，DKA）是由于体内胰岛素缺乏和（或）升糖激素不适当升高引起糖、脂肪和蛋白质代谢紊乱，以高血糖、高酮血症和代谢性酸中毒为主要改变的临床综合征，是糖尿病的急性合并症，也是内科常见急症之一。

除可能发生的合并症（如心、脑血管合并症）外，本病的预后在很大程度上取决于诊断是否及时和治疗的好坏。

本病属中医"消渴"发展到严重阶段的重症范围。

一、病因与发病机制

（一）病因

1. 基础病因　DKA 的基础病因是糖尿病，1 型糖尿病有发生 DKA 的倾向，2 型糖尿病在某些诱因下也可发生，部分糖尿病患者可以糖尿病酮症酸中毒为首先表现。

2. 诱因

（1）各种感染：感染中常见的有呼吸道感染，泌尿道感染和皮肤感染等。

（2）胰岛素应用不当，如长期用量不足，或突然中断注射等。

（3）饮食失调，酗酒或暴饮暴食。

（4）精神刺激。

（5）手术创伤，妊娠，分娩及其他因素。

在上述各种诱发因素中，感染是最常见的，约占 33%，胰岛素应用不当约占 32%，饮食失调约占 25%，精神刺激及其他因素占 10%。

（二）发病机制

糖尿病酮症酸中毒发病的基本环节是由于胰岛素缺乏和胰高血糖素等升糖激素不适当增加，葡萄糖对胰高血糖素分泌的抑制能力丧失，胰高血糖素对刺激（精氨酸和进食）的分泌反应增强，导致肝、肾葡萄糖生成增多和外周组织利用葡萄糖减少，糖代谢障碍，血糖不能正常利用，导致血糖增高；脂肪分解增加，血酮增高，继发代谢性酸中毒与水、电解质平衡紊乱等一系列改变。

1. 胰岛素绝对减少 见于胰岛素依赖型或不完全依赖型患者，例如突然停用胰岛素。几种升糖的激素在应激情况下分泌增加是糖尿病酮症酸中毒的常见原因。应激时胰高血糖素、皮质醇和儿茶酚胺类产生增多。胰高血糖素使糖原异生和糖原分解增加，皮质醇和儿茶酚胺对抗胰岛素作用，促进脂肪分解和糖原异生，使血糖升高，非酯化脂肪酸增多，酮体生成。

2. 酮症酸中毒 酮体包括乙酰乙酸、β 羟丁酸和丙酮。当胰岛素缺乏时，葡萄糖不能被正常利用，机体动用蛋白质及大量贮存的脂肪，于是二者分解代谢加速。前者分解后产生大量酸性代谢产物如硫酸盐、磷酸盐等，后者分解后产生大量酮体。酮体大多由肾脏排出。这些酸性代谢物和酮体大部分与阳离子（如钾、钠离子）结合为盐类，或与碳酸氢钠结合形成酮酸钠盐由尿中排出。以致大量碱基从尿中丢失，碱储备含量下降，导致酸中毒的发生。

3. 失水 高血糖有渗透利尿作用，多尿导致血容量减少；蛋白质和脂肪分解加速，渗透性代谢物（经肾）与酮体（经肺）排泄带出水分，加之酸中毒失代偿时的厌食、恶心、呕吐，使水摄入量减少，丢失增多，故患者的水和电解质丢失往往相当严重，但在一般情况下，失水多于失盐。失水过多，若补充不足即导致末梢循环衰竭、肾功能衰竭，或血浆渗透压升高进一步引起细胞内脱水。

4. 失盐 大量的 Na^+、K^+、Mg^{2+} 等阳离子伴酸性代谢物和水分丢失排出体外。但在酸中毒时，细胞内所含钾可溢出代偿，维持血钾正常或高于正常。酸中毒纠正后，细胞外的钾返回细胞内，暴露体内缺钾的情况，严重低血钾可致心律失常，甚至心搏停止。

5. 循环衰竭和肾衰竭 由于血容量减少和酸中毒导致周围循环衰竭，最终出现低血容量性休克。血压下降使肾灌注量降低，当收缩压低于 70mmHg 时，肾滤过量减少引起少尿或无尿，严重时发生急性肾功能衰竭。

6. 中枢神经系统功能障碍 由于高渗脱水、缺血、供氧利用能力减退，以及酸中毒、酮体对脑细胞的不良刺激，引起神志障碍，最后可致中枢抑制。

二、中医病因病机

（一）病因

1. 暴饮暴食 患者酒食不节，嗜炙厚味，以致脾胃内伤，运化失司，胃积热毒，消谷耗液，以致燥热炽盛，津液干枯而发病。

2. 五志化火 患者长期不节喜怒，五志过极，气机升降失调，郁而化火，心肝火炽，则脏腑生热，上灼胃津，下劫肾液，以致精血暗耗，燥热内盛，发为本病。

3. 房劳过度 患者纵情嗜欲，劳伤过度，肾精亏耗，虚火内生，以致火因水竭而烈，水因火烈而干，导致肾亏肺燥胃火俱见，阴枯燥热而发病。

4. 外感热毒 患者调摄失宜，感受时邪热毒，由表及里，或因疔疮内陷走黄，热毒伤津耗液，肺胃炽热，或扰营败血则发为本病。

（二）病机

以上病因相互影响，致使患者阴虚燥热至极，病及五脏，肺失布敷、肝失藏血、脾失统血、肾失藏精，水谷精微失于正常的生化转输贮存，气血津液生化障碍，水谷精微代谢紊乱，并形成新的病理产物"瘀浊毒邪"，症见口燥、饮多、尿多、尿浊，如浊气上逆则头晕呕吐，内热熏蒸或热毒攻心则神昏，热盛动风则抽搐，阴虚风动则肢麻震颤，阴竭阳脱则为阴阳离决凶险之危候。

三、临床表现

（一）一般临床表现

1. 有关诱因的临床表现。

2. 原有糖尿病症状加重，如烦渴，严重的多饮和多尿，消瘦，肌肉酸痛、软弱等。

3. 消化道症状：食欲不振、恶心、呕吐、腹痛。

4. 神经系统症状：头晕、头痛、烦躁、反应迟钝、表情淡漠、嗜睡，甚至昏迷。

（二）局灶症状和体征

1. 轻者神志清晰，重者神志模糊甚至昏迷。

2. 呼吸加深、加速，呈酸中毒大呼吸，呼气有酮味如烂苹果。

3. 明显的脱水症状，皮肤干燥、缺乏弹性，舌干，眼球下陷、眼压降低。

4. 循环系统可见虚脱，脉速、细、弱，四肢厥冷，低血压，休克。

5. 体温低于正常，有感染者可升高。

6. 腹部可有压痛，可伴肌紧张，有时可能误诊为急腹症。

7. 各种反射迟钝或消失。

8. 各类诱因的体征。

四、诊治要点

（一）一般检查

1. 尿糖：强阳性。

2. 尿酮：阳性。

3. 尿常规：可出现蛋白、管型。

4. 肾功能严重损害者，尿糖和尿酮可为弱阳性，甚至阴性。如患者原已有肝脏损害，尿酮体量增多明显。

5. 周围血象检查：白细胞往往增高，大多可增加至 $10 \times 10^9/L$ 以上，有时可高达 $(20 \sim 30) \times 10^9/L$。

（二）其他辅助检查

1. 血糖明显升高：血糖一般在 $16.7 \sim 33.3mmol/L$，血糖若超过 $33.3mmol/L$，则多伴有高渗状态或肾功能障碍。

2. 血酮增高：可超过 $8.6mmol/L$。

3. 血 pH <7.1 或二氧化碳结合力（CO_2CP）$<10mmol/L$（$<20vol\%$）为重度酸中毒；血 pH <7.2 或 CO_2CP 为 $10 \sim 15mmol/L$ 为中度酸中毒；血 pH >7.2 或 CO_2CP 为 $15 \sim 20mmol/L$ 为轻度酸中毒。

4. 血清电解质：血清钠、氯往往降低。血清钾在治疗前可为正常或偏低，偶可升高，在治疗后尿量增多时，血钾逐渐下降。

5. 血尿素氮可升高，在治疗后下降，属肾前性。如升高程度严重，治疗后下降不明显，表示已有肾脏病变。

6. 血清淀粉酶、丙氨酸氨基转移酶等均可一过性增高，一般在治疗后 2～3 天可恢复正常。

（三）诊断要点

1. 有糖尿病病史或家族史，有发病诱因。
2. 有神志改变，可为轻度迟钝、嗜睡甚至昏迷。
3. 患者常有皮肤干燥、失水、深而快的 Kussmaul 大呼吸，呼气有酮味。
4. 血糖、血酮过高。
5. 尿糖、尿酮阳性。
6. 血 CO_2CP 及血 pH 值降低。

（四）中医辨证要点

1. 阳闭 症见突然昏仆，不省人事，牙关紧闭，两手握固，二便闭结，颜面潮红，气粗，身热口臭，躁动不安，舌红苔黄腻，脉弦滑数。

2. 阴闭 症见突然昏仆，不省人事，牙关紧闭，两手握固，二便闭结，面白唇暗，痰涎壅盛，静而不烦，四肢不温，舌淡苔白腻，脉沉滑数。

3. 亡阴 症见昏沉嗜睡，甚则昏迷，皮肤干皱，唇焦齿燥，面红身热，目陷睛迷，舌绛少苔，脉细数结代。

4. 亡阳 症见昏愦不语，刺激不应，面色苍白，口唇青紫，呼吸微弱，冷汗淋漓，四肢厥逆，二便失禁，唇舌淡润，脉微欲绝。

五、急救处理

（一）非药物治疗

发病后应卧床休息，保持安静，加强监护，保持大、小便通畅，预防和及时治疗褥疮，必要时予氧疗。

（二）立即补充胰岛素

糖尿病酮症酸中毒发病的主要因素是胰岛素缺乏，因此治疗的关键首先是迅速补充胰岛素。纠正糖和脂肪代谢紊乱和由此而继发的高酮血症和酸中毒。关于胰岛素的用量和用法，目前推荐小剂量胰岛素静脉滴注法。为了避免因血糖和血浆渗透压下降过快继发脑水肿的危险，可采用两步疗法。

1. 第一阶段治疗 患者于取血送测血糖、电解质、CO_2CP、尿素氮后（有条件的同时测血 pH 和血气分析），立即开放静脉通道。在 0.9% 氯化钠注射液内加入普通胰岛素（RI），开始按 $0.1U/(kg \cdot h)$（成人每小时 5～7U）滴速静脉滴注，若 1 小时计划输液量为 1000mL，则于 500mL 液体内加 RI 2～3U，以此类推。持续静脉滴注，每 1～2 小时复查血糖，根据血糖下降情况调整胰岛素用量。

血糖下降幅度超过胰岛素滴注前水平的 30%，或平均每小时下降 4.2～5.6mmol/L，可继续按原量滴注。若血糖下降幅度小于滴注前水平的 30%，则说明可能伴有抗胰岛素因素，此时可将

RI 滴注速度加倍。

若血糖下降速度过快，或患者出现低血糖反应，则可视轻重采取以下处理：若患者只是血糖下降过快（每小时下降 5.5mmol/L），则可减慢输液速度或将 0.9% 氯化钠注射液加量以稀释输液瓶内的 RI 浓度，减少 RI 的输入；若患者血糖水平已低于 5.52mmol/L 或有低血糖反应，也无须给患者注射高渗糖，而只要将原瓶内含有 RI 的液体更换为单纯 0.9% 氯化钠注射液，或按第二阶段治疗更换为 5% 葡萄糖注射液加 RI 即可，因为胰岛素在血内的半衰期很短，仅 3～5 分钟，因此已进入血内的胰岛素很快会被代谢而无须顾虑。

2. 第二阶段治疗 血糖降至 13.9mmol/L 以下时转为第二阶段治疗。胰岛素剂量减为 0.05～0.1U/（kg·h），可将原输液的 0.9% 氯化钠注射液改为 5% 葡萄糖氯化钠注射液或 5% 葡萄糖注射液，胰岛素用量则按葡萄糖与胰岛素的比例加入输液瓶内，一般每 2～4g 葡萄糖给 1U 的 RI 维持静脉滴注，如 5% 葡萄糖注射液 500mL 内加入 6～12U 的 RI。一直到尿酮体转阴后血糖维持在 11.1mmol/L 以下时可以过渡到平日治疗。在停止静滴胰岛素前 1 小时，皮下注射短效胰岛素一次，或在餐前胰岛素注射后 1～2h 再停止静脉给药。如 DKA 的诱因尚未去除，应继续皮下注射胰岛素治疗，以免 DKA 反复。

（三）补液扩容

补液对于 DKA 非常重要，不仅能纠正失水，恢复肾灌注，还有助于降低血糖和清除酮体。通常，在第一阶段补 0.9% 氯化钠注射液，第二阶段补 5% 葡萄糖注射液或 5% 葡萄糖氯化钠注射液。补液总量一般按患者发病前体重的 10% 估算，补液的速度仍按先快后慢的原则，如无心力衰竭，则于开始治疗的第 1～2 小时补液 1000～2000mL，以后根据患者的血压、心率、每小时尿量及周围循环状况决定输液量及输液速度，在第 3～6 小时输入 1000～2000mL；一般情况下，第一个 24 小时的输液总量为 4000～5000mL，严重失水者可达 6000～8000mL。若治疗前已有低血压和休克，快速输液不能有效地升高血压时，应输入胶体溶液，并采取其他抗休克措施。老年患者、充血性心衰或肾功能不全患者需酌情调整补液速度和液体种类。

（四）补钾

若患者已有肾功能不全、无尿或高血钾（＞6mmol/L），可暂缓补钾。但一般情况下，在开始静脉滴注胰岛素和患者有尿后即行静脉补钾，每小时不超过 20mmol/L（相当于氯化钾 1.5g），24 小时氯化钾总量 6～10g，应有血钾或心电图监护。患者恢复进食后仍需继续口服补钾一周。

（五）补碱

一般对轻、中度酸血症在用胰岛素后，可随着代谢紊乱的纠正而恢复，因此大多数糖尿病酮症酸中毒患者不用另外补碱。另外，若补碱不当反而可能引起血钾低、血钠高以及反应性碱中毒并影响氧合血红蛋白的解离。因此，只对严重酸中毒，血 pH ＜7.0 或 CO_2 CP ＜10mmol/L、HCO_3^- ＜10mmol/L 者才给予补碱，一般用 5% 碳酸氢钠而不用乳酸钠。对于 pH ＞7.0mmol/L 者一般不用补碱，当 pH 降至 6.9～7.0 时，50mmol/L 的碳酸氢钠（约为 5% 碳酸氢钠 84mL）稀释于 200mL 注射用水中（pH ＜6.9 时，100mL 碳酸氢钠加 400mL 注射用水），以 200mL/h 的速度静脉滴注。此后，以 30 分钟～2 小时的间隔时间监测血 pH，直到上升至 7.0 以上才能停止补碱。

（六）消除各种诱因积极治疗各种合并症

合并症不仅是糖尿病患者酮症酸中毒的诱因，且关系到患者的预后，常是导致糖尿病酮症酸中毒患者死亡的直接原因。

1. 休克、心力衰竭和心律失常的治疗　如休克严重且经快速输液仍不能纠正，应考虑合并感染性休克或急性心肌梗死的可能，应仔细查找，给予相应处理。年老或合并冠状动脉疾病（尤其是急性心肌梗死）、输液过多等可导致心力衰竭和肺水肿，应注意预防，一旦出现，应予相应治疗。血钾过低或过高均可引起严重心律失常，应在心电监护下，尽早发现，及时治疗。

2. 脑水肿的治疗　脑水肿是 DKA 的最严重并发症，病死率高，可能与脑缺氧、补碱过早过多过快、血糖下降过快、补液过多等因素有关。DKA 经治疗后，高血糖已下降，酸中毒改善，但昏迷反而加重，应警惕脑水肿的可能。必要时，可用脱水剂、呋塞米和激素治疗。

3. 肾衰竭的治疗　DKA 时失水、休克，或原有肾脏病变，以及延误治疗等，均可导致急性肾衰竭。强调预防，一旦发生，及时处理。

六、中医治疗

（一）治疗原则

本病以气阴两虚为本，瘀浊毒邪为标，起病急，来势凶险，但仍需遵循早发现、早治疗的原则，祛邪与扶正并举。急则治其标，清热凉血，解毒降浊以祛痰浊毒邪；缓则治其本，益气养阴，扶正疗病；以期打断"正虚－邪盛－正虚"的恶性循环。

（二）辨证论治

1. 气阴两虚证

主要证候：咽干口燥，多饮多尿，气短懒言，神疲乏力，食欲减退，舌红少苔，脉细数。

治法：益气养阴，清热生津。

方药：生脉散合增液汤。渴甚可加石斛、天花粉；气短加黄芪。中成药可选用参麦注射液。

2. 热毒熏蒸证

主要证候：口苦口臭，烦渴多饮，尿频量多，色黄赤浊，头晕目眩，四肢麻木，恶心呕吐，大便干结或热结旁流，舌暗红苔黄，脉滑数。

治法：清热养阴，解毒降浊。

方药：清瘟败毒饮加减。便秘可加大黄、芒硝；头晕目眩，恶心呕吐加竹茹、半夏。

3. 内闭外脱证

主要证候：神志昏蒙，躁动不安，呼吸气粗，呼气有烂苹果味，四肢抽搐，汗出面白，遗尿，舌淡红苔薄黄，脉弦数或虚数无力。

治法：清热养阴，开闭固脱。

方药：清宫汤合独参汤加减。常加郁金、石菖蒲以解郁开闭，加生地黄、五味子、高丽参以敛阴固脱。中成药可选用安宫牛黄丸。

4. 阴竭阳脱证

主要证候：昏迷不醒，面白唇干，眼眶深陷，气短息微，汗出肢冷，舌质干淡，脉虚数无根。

治法：益气敛阴，回阳固脱。

方药：生脉散合参附龙牡汤。中成药可选用参附注射液。

（三）针灸治疗

脱证可温灸百会、神阙、足三里等。

第二节　高渗高血糖综合征

高渗高血糖综合征（hyperosmolar hyperglycemic syndrome，HHS）是以严重高血糖、高血浆渗透压、严重脱水为特点的另一类糖尿病严重急性并发症。HHS 与 DKA 是不同程度的胰岛素缺乏所导致的两种状态。与 DKA 相比，前者失水更为严重，神经精神症状更为突出，并发症多，一般无明显酸中毒，病死率高于 DKA。

本病属于中医学"消渴""厥证""昏迷"等病范畴。

一、病因与发病机制

（一）病因

1. 基础病因为糖尿病。

2. 常见诱因包括以下几种：

（1）应激：如感染、外伤、手术、脑血管意外、心肌梗死、急性胰腺炎、中暑等。

（2）摄水不足：是诱发本病的重要原因，见于口渴中枢敏感性下降的老年人，不能主动进水的幼儿、卧床患者、胃肠道疾患或昏迷的患者。

（3）失水过多：如严重的呕吐或腹泻，大面积的烧伤等。

（4）药物影响：如大量摄入噻嗪类利尿剂或呋塞米，或糖皮质激素等免疫抑制剂，苯妥英钠等。

（5）高糖的摄入：大量服用高糖饮料，血糖情况不明时即大量静脉输入葡萄糖液，或进行含糖溶液的血液或腹膜透析。

（二）发病机制

本病的基本病因是胰岛素的绝对或相对不足，在各种诱因的作用下，血糖显著升高，严重的高血糖引起渗透性利尿，导致水和电解质大量自肾脏丢失。由于患者多有主动摄水能力的下降和不同程度的肾功能损害，故高血糖、脱水及高渗透压的情况逐渐加重，最后导致高渗性昏迷。

在高渗性昏迷形成的过程中，患者失水往往比电解质的丢失严重，脱水和低血压一方面引起皮质醇、儿茶酚胺和胰高血糖素等升糖激素的分泌，另一方面又能进一步抑制胰岛素的分泌，继而造成高血糖状态的继续加重，如此恶性循环，最终导致高渗性昏迷的发生。

二、中医病因病机

1. 肺燥津枯　消渴病由于阴虚，燥火伤肺，肺失治节之权，气不布津，虽口渴多饮，但水不能正常敷布，水饮直驱于下为尿多，机体失于濡养，使气阴愈亏，燥热内盛，以致肺金枯竭。又因肺虚卫外功能薄弱，极易感受风邪，更耗津气，脏腑愈损，肺燥津枯而发病。

2. 痰浊中阻 患者平素过食寒凉生冷，内伤脾阳，形成脾虚痰湿之体，复加嗜食厚味或贪饮醇酒，酿蕴湿热，更伤脾胃，以致脾弱运化无力，则胃失和降，水湿运化失常，而发为本病。

3. 热入心包 消渴病失于调治，久耗阴津，阴虚助生内热，使火热炽盛，邪胜正衰，可见邪热内陷，心神被扰，或热盛动痰，痰随风动，蒙蔽清窍而发病，甚至邪遏阳闭，出现厥脱危候。

4. 阴虚风动 消渴病失治延治，长期尿频尿多，损伤肾液，若遇情志过极，忧思恼怒，心肝阳亢，五志化火，消烁阴液，每致肾阴耗竭，肝失涵养，阴不敛阳，虚风内动，或郁火炽盛，火热内扰心神而发病。

本病多属本虚标实，患者阴虚燥热至极，病及五脏，气血津液生化障碍，水谷精微代谢紊乱，故见口燥、饮多、皮干、尿少，若痰浊内生、上逆则头晕呕吐，内热熏蒸或热毒攻心则神昏，热盛动风则抽搐，阴虚风动则肢麻震颤，阴竭阳脱则为阴阳离决凶险之危候。

三、临床表现

（一）病史

多发生在中年以上，尤其是老年，半数无糖尿病史，30%患者有心脏病史，90%有肾脏功能下降的病史。由于劳累、饮食控制不佳以及感染机会增多，冬季尤其是春节前后发病率较高。

（二）前驱期表现

本病起病多隐蔽，在出现神经系统症状和进入昏迷前常有一段过程，即前驱期，表现为糖尿病症状如口渴、多尿和倦怠、无力等症状的加重，反应迟钝，表情淡漠，引起这些症状的基本原因是由于渗透性利尿失水。这一期时间可由几天到数周不等，发展比糖尿病酮症酸中毒慢，如能对 HHS 提高警惕，在前驱期及时发现并诊断，则有利于患者的治疗和预后。

（三）典型期的临床表现

如前驱期得不到及时治疗，则病情继续发展，由于严重的失水引起血浆高渗状态和血容量减少，患者主要表现为严重的脱水和神经系统两组症状和体征。

1. 脱水和周围循环衰竭 常有严重的脱水征，患者唇舌干裂、眼窝塌陷、皮肤失去弹性，由于血容量不足，大部分患者血压降低、心跳加速，卧位时颈静脉充盈不全，直立性低血压，少数患者呈休克状态，有的由于严重脱水而无尿。

2. 神经精神症状 常有不同程度的意识障碍，从意识模糊、嗜睡直至昏迷，约半数患者意识模糊，1/3 患者处于昏迷状态。除此之外可以有一过性偏瘫、癫痫样发作、肌肉松弛或不自主收缩、失语、同侧偏盲、视觉障碍、眼球震颤、幻视、半身感觉缺失、巴宾斯基征阳性和中枢性发热等。病理反射和癫痫样发作，出现神经系统症状常是促使患者前来就诊的原因，因此常误诊为一般的脑血管意外而导致误治，后果严重。与 DKA 不一样，HHS 没有典型的酸中毒呼吸，如患者出现中枢性过度换气现象时，则应考虑是否合并有败血症和脑血管意外。

3. 伴发疾病的症状和体征 患者可有原有疾病（如高血压、心脏病、肾脏病等）、诱发疾病（如肺炎、泌尿系感染、胰腺炎等），以及并发症（脑水肿、血管栓塞、血栓形成等）的症状和体征。

四、诊治要点

（一）诊断要点

1. 突出的神经、精神症状。

2. 严重失水。

3. 血糖在 33.3mmol/L 以上。

4. 有效血浆渗透压在 320mOsm/L 以上。

5. 尿糖呈强阳性，尿酮体阴性或弱阳性。

（二）辅助检查

1. 血常规 由于脱水血液浓缩，血红蛋白增高，白细胞计数多 $> 10 \times 10^9/L$。

2. 血糖 血糖极高，大于 33.3mmol/L（多数大于 44.4mmol/L）。血酮多正常或轻度升高。

3. 尿糖 呈强阳性，尿酮体阴性或弱阳性。

4. 血电解质 血钠正常或升高，常 >145mmol/L，有时可高达 180mmol/L，有时也可降低；血钾正常或降低，有时可升高；血氯情况多与血钠一致，还常有钙、镁及磷的丢失。血 pH 值大多正常或稍低于 7.35，有时亦可高于正常值。

5. 血浆渗透压 显著升高的血浆渗透压是 HHS 的重要特征和诊断依据。总渗透压大于 350mOsm/L，有效渗透压大于 320mOsm/L 是诊断 HHS 的关键。

6. 血肌酐（Cr）和尿素氮（BUN） 多显著增高，反映出严重的脱水和肾功能不全。BUN 可达 21 ~ 36mmol/L，Cr 可达 123 ~ 660mmol/L，BUN/Cr 比值可达 30：1 以上［正常人多在（10 ~ 20）：1］。BUN 与 Cr 进行性升高的患者预后不佳，治疗后 BUN 和 Cr 多有显著下降，但有些患者仍未能恢复到正常范围，多是由于肾脏本身受损所致。

（三）中医辨证要点

本病辨证关键在于分清标本虚实：如见小便频多，烦渴引饮，口干咽燥，皮肤干瘪等，属肺燥津枯证；如见脘痞纳呆，恶心呕吐，口甜或口臭，嗜睡、头晕如蒙等，属痰浊中阻；如见心烦、躁扰、谵语，或昏迷等，为热入心包；若见头晕，手足蠕动，或抽搐、口噤不开、昏迷等，属阴虚风动；如见面色苍白，大汗不止，目闭口开，手撒肢冷，二便自遗，脉微欲绝，则为厥脱危候。

五、急救处理

（一）非药物治疗

发病后应卧床休息，保持安静，加强监护，保持大、小便通畅，预防和及时治疗褥疮，必要时予氧疗。

（二）立即补液

严重失水、高渗状态是本病的特点，迅速补液、扩容、纠正高渗是抢救的关键。

1. 补液总量 可以按血浆渗透压计算患者的失水量，计算公式如下：

$$患者的失水量（L）=［患者血浆渗透压（mOsm/L）－300］÷300×体重×0.6$$

一般可按患者体重的 10%～12% 计算其失水量作为补液量。由于本症脱水严重，在治疗时常需更积极地补充液体，一般每千克体重 120mL 左右，补液总量在 6～10 L。为了及时纠正低血容量性休克，液体总量的 1/3 应于入院后 4h 内输入，其余 2/3 可在余下的 20 小时内补充。消化道功能正常者可使用胃管灌注温生理盐水或温开水进行补液，可加大补液量，而引起心衰或脑水肿的危险性较小，是一种安全可靠的辅助补液方法。

2. 补液种类 包括生理盐水、半渗盐水或半渗葡萄糖液、右旋糖酐、全血或血浆、5% 葡萄糖注射液及葡萄糖氯化钠注射液等。输液种类的选择各有不同，综合起来一般方法如下：

（1）生理盐水：0.9% 氯化钠注射液的渗透压为 308mOsm/L，能迅速有效地补充血容量，纠正休克，改善肾功能并降低血糖。但在 HHS 治疗中若大量使用生理盐水可使患者血钠和血氯升高，应予以注意。生理盐水可用于治疗开始，化验结果尚未回报时。同时辅以胃肠补水，并每小时监测血钠的变化。在治疗过程中如先使用半渗溶液，当血浆渗透压降至 330mOsm/L 以后，也应改用生理盐水。

（2）半渗溶液：0.45% 氯化钠注射液和 2.5% 葡萄糖注射液的渗透压分别为 154mmol/L 和 139mmol/L，能迅速有效地降低血浆渗透压并纠正细胞内脱水。在无明显的低血压而血钠 > 150mmol/L 时，应使用半渗溶液。

（3）全血、血浆及右旋糖酐：严重的低血压［收缩压低于 10.7kPa（80mmHg）］或休克患者，可使用全血、血浆或含 10% 右旋糖酐的生理盐水 500～1000mL 予以纠正。如同时又血钠 > 150mmol/L，可联合使用全血（或血浆）与半渗溶液。有的甚至主张将全血（或血浆）与 5% 葡萄糖注射液联合使用。也有的认为全血的使用可能使血栓栓塞发生的可能性增加，应予以注意。右旋糖酐有引起心衰、肺水肿和肾衰竭的可能性，对有心脏病、肾功能减退及严重脱水的患者应慎用。此外，右旋糖酐可能影响血型鉴定和交叉配血，如有输血的可能，应先进行上述检查，再使用右旋糖酐。

（4）5% 葡萄糖注射液及 5% 葡萄糖氯化钠注射液：5% 葡萄糖注射液虽为等渗（渗透压 278mOsm/L），但其浓度约为血糖的 50 倍，5% 葡萄糖氯化钠注射液（渗透压 586mOsm/L）的渗透压则约为血渗透压正常值的 2 倍。因此，在治疗早期二者均不应使用，以免加剧高血糖、高血钠及高渗状态。但如患者血钠甚高，血糖又不太高，可在用足胰岛素的前提下，使用 5% 葡萄糖注射液。在 HHS 治疗过程中，当血糖下降至 14mmol/L 左右时，则应改用 5% 葡萄糖注射液，如果同时血浆渗透压过低，亦可用 5% 葡萄糖氯化钠注射液。

3. 补液方法 一般主张在治疗开始的 2 小时输生理盐水 2L；以后的 6 小时内，根据患者的血压、血钠及血浆渗透压情况，每 2 小时输液 1L；治疗的 8～24 小时内，则可每 2 小时输液 0.5L，直至体液补足。至于治疗 2 小时后补液的种类，则根据患者的情况而定。血浆渗透压仍高者可使用半渗溶液，血浆渗透压降至 330mOsm/L 或血压仍低者使用生理盐水，血糖降至 14mmol/L 者可用 5% 葡萄糖注射液，血糖及血浆渗透压均低者可使用 5% 葡萄糖氯化钠注射液等。

4. 补液速度 按先快后慢的原则，前 4 小时补液量约占其总失水量的 1/3。一般强调开始 2 小时输 1000～2000mL，12 小时输总量的 1/2 加上当日尿量，其余在 24 小时内输入。若输液 4～6 小时后仍无尿者，可给予呋塞米 40mg，应注意患者的心功能，对老年人有心脏病者必须做中心静脉压监护。

（三）应用胰岛素

胰岛素用法同 DKA，即在输液开始时同时给予小剂量胰岛素静脉滴注。本病患者对胰岛素的敏感性一般比酮症酸中毒高，在治疗过程中所需胰岛素的剂量也比 DKA 患者小。一开始即给予胰岛素治疗，但剂量宜小，并密切观测血糖及尿糖的变化，灵活使用胰岛素。给药途径包括肌注法及静点法。肌注法可先肌肉注射正规胰岛素（RI）20U，以后每小时肌肉注射 4～6U，直至血糖下降至 14mmol/L 以下。患者如血压低，肌肉注射胰岛素吸收不好，则不宜使用肌注法，而应采用静点法。静脉滴注小剂量胰岛素法是目前治疗 HHS 最常采用的方法。常用胰岛素剂量为静脉滴注 4～6U/h，使尿糖保持在（＋）～（＋＋），在治疗开始的 12 小时内，最好每 2 小时测血糖一次。在已补足液量的前提下，如治疗开始的 4 小时内，每小时血糖下降不足 2mmol/L，或反而升高，说明胰岛素剂量不够，应将胰岛素量增加 50%～100%。血糖下降速度以每小时 3.3～5.6mmol/L 为宜。血糖水平下降过快不利于低血容量的纠正，而且会增加发生低血糖的危险性。当血糖降至 14～17mmol/L 时，应改用 5%（或 10%）的葡萄糖液，同时将胰岛素改为 2～3U/h 静脉滴注，或 3～4U/h 肌肉注射。经过一段时间的稳定后，可进一步改为每日数次肌肉或皮下注射胰岛素，最后逐步恢复到 HHS 发病前的治疗。

HHS 患者偶尔也会发生对胰岛素抵抗的现象，但发生的频率与程度远低于 DKA。有些 DKA 患者由于未及时皮下注射胰岛素，在停止静脉输入正规胰岛素后容易再发生高血糖及酮症酸中毒；而对 HHS 患者，只要充分补液，停用胰岛素后高渗状态很少再现。

（四）纠正电解质紊乱

HHS 患者电解质紊乱严重，尤以钠及钾的丢失明显，钙、镁和磷也有不同程度的丢失。HHS 患者的钠丢失可通过补充含 NaCl 的液体而得到纠正，故纠正其电解质紊乱的主要任务为补钾。补钾开始时机的选择十分重要，最初有高血钾者，应在补液及胰岛素治疗开始后 2～4 小时再补钾；最初血钾正常或降低者，则应在治疗开始时即补钾。尿量是补钾的另一个指标，尿量过少时静脉补钾有导致高血钾的可能，一般只有当尿量多于 50mL/h，至少多于 30mL/h 时，方可静脉补钾。一般用 KCl 3g 加入 1000mL 液体中，于 4～6 小时内输入，24 小时可给 KCl 4～6mL。输钾过程中，应注意对血钾的监测，以防高血钾或低血钾的发生。可每 2～3 小时复查血钾一次，并使用心电图监测血钾的变化。病情允许者在静脉补钾的同时，应尽量同时口服钾盐，如枸橼酸钾溶液，以减少静脉补钾量，这样既方便又安全。因为 HHS 患者所丢失的钾在抢救过程中只是部分地被补充，所以多数患者在昏迷纠正后还应继续口服补钾一周。有人主张对 HHS 患者应常规补充硫酸镁及葡萄糖酸钙，以防低血镁及低血钙引起抽搐。如患者血磷偏低，可静脉输入或口服磷酸钾缓冲液，补磷时应注意观察血磷及血钙的变化，警惕低血钙的发生。

（五）纠正酸中毒

部分患者酸中毒，可能与酮酸或乳酸水平升高有关。若酸中毒不重，一般经足量补液及胰岛素治疗后，随着组织缺氧及肾功能不全的纠正，不需用碱性药物，酸中毒即可纠正。若酸中毒明显时，如不适当地给予碱性药物，反而有可能加重低血钾并引起抽搐。当 CO_2CP 低于 11mmol/L 时，可输入 1.4% $NaHCO_3$ 400mL，4～6 小时后复查；如 CO_2CP 已恢复到 11～14mmol/L 以上时，则停止补碱。高渗 $NaHCO_3$ 液不宜用于本病。乳酸钠可加重乳酸性酸中毒，也不宜用于 HHS 的治疗。

（六）其他措施

1. 去除诱因　如疑有感染、进行中心静脉压测定或放置导尿管时，应根据对不同病原菌种的估计，采用足量适用的抗生素。但应注意避免滥用抗生素，尤其是影响肾功能的抗生素，有些抗生素能影响胰岛素的效价，如红霉素等碱性抗生素，不可与胰岛素通过同一通路输入。

2. 导尿　应尽量鼓励其主动排尿，如 4 小时不排尿，应导尿。

3. 放置胃管　若患者昏迷或半昏迷，可放置胃管抽吸胃液，还可通过胃管补温开水或温生理盐水，以及补钾。

4. 肝素的使用　对于有血栓栓塞性并发症可能的老年患者，如无使用肝素的禁忌证，可予肝素 5000U 皮下注射，每 8 小时一次。弥漫性血管内凝血（DIC）是本病的严重并发症，应尽早发现，及时处理。

六、中医治疗

（一）治疗原则

清热凉血，解毒降浊，益气养阴，扶正疗病为基本治疗原则。

（二）辨证论治

1. 肺燥津枯证

主要证候：烦渴多饮，渴欲饮冷，口干咽燥，皮肤干燥，小便频数量多，大便干，舌质红，苔薄黄，脉细数。

治法：益气养阴，生津止渴。

方药：白虎汤合消渴方加减。若便秘加大黄、芒硝；若脉洪数无力，烦渴不止，小便频数，可用二冬汤；如苔黄燥，烦渴引饮，脉洪大，可用白虎加人参汤。

2. 痰浊中阻证

主要证候：倦怠嗜睡，恶心呕吐，脘痞纳呆，舌红苔黄，脉滑数。

治法：芳香化浊，和胃降逆。

方药：温胆汤合藿香正气散加减。若湿盛痰多加莱菔子、白芥子、紫苏子；若痰黄黏稠，口干口渴，大便秘结，舌红苔黄腻，脉滑数，加黄芩、栀子、瓜蒌。中成药用至宝丹。

3. 热入心包证

主要证候：神志昏蒙，或有谵语，甚则昏迷，舌红绛少苔，脉细数。

治法：清热凉营，芳香开窍。

方药：清营汤加减。昏迷者合用至宝丹、安宫牛黄丸以清心开窍；如壮热大渴，出血昏迷，舌绛苔黄燥，可合清瘟败毒散加减。中成药可选醒脑静注射液。

4. 阴虚风动证

主要证候：头晕目眩，手足蠕动，强痉抽搐，或口噤不开，躁动不安，便秘，舌红苔黄，脉弦细数。

治法：清热滋阴，凉肝息风。

方药：羚角钩藤汤合黄连阿胶汤加减。有痰者可加天竺黄、竹沥；手足搐搦，舌绛少苔，可用三甲复脉汤加石菖蒲。

5. 阴脱阳亡证

主要证候：面色苍白，目闭口开，大汗不止，手撒肢冷，甚至二便自遗，脉微欲绝。

治法：益气养阴，回阳固脱。

方药：参附汤合生脉饮加减。常加山茱萸、干姜、生牡蛎、生龙骨、黄芪等。可选择参附注射液、生脉注射液、参麦注射液等静滴。

（三）针灸治疗

昏迷抽搐者针刺人中、涌泉、内关等穴，强刺激，不留针，同时用艾卷熏灸百会穴。

弥散性血管内凝血

弥散性血管内凝血（disseminated intravascular coagulation，DIC）是临床常见的病理生理过程，在感染、肿瘤、创伤等致病因素作用下，凝血因子和血小板被激活，大量促凝物质入血，使凝血酶增加，进而微循环中形成广泛的微血栓，大量微血栓形成消耗了大量凝血因子和血小板，同时继发纤维蛋白溶解功能增强。临床上以出血、栓塞、休克和微血管病性溶血性贫血（microangiopathic hemolytic anemia，MHA）等为突出表现。

弥散性血管内凝血归属于中医"瘀血证""血衃证"等范畴。衃，指凝聚之血。血衃即人体血液凝滞成血瘀之证。早在数千年前中医学就认识到凝血紊乱导致的出血性疾病，并在《内经》中有很多描述。《灵枢·五禁》记载："淫而夺形，身热，色夭然白，及后下血衃，血衃笃重，是谓四逆也。""淫而夺形"即指内外之邪侵入血脉致血液凝聚失其流动常态的病证。《灵枢·百病始生》记载："阳络伤则血外溢，血外溢则衄血；阴络伤则血内溢，血内溢则后血。"络伤、血衃、瘀血、溢血等诸证是血证发生发展的共同过程。

一、病因与发病机制

（一）病因

1. 感染性疾病 感染性疾病是 DIC 的主要病因，占 DIC 总发病数的 31%～43%。各类病原体造成严重感染时均可诱发 DIC。目前感染诱发 DIC 的主要病原体仍为革兰阴性菌，如脑膜炎球菌、大肠埃希菌、铜绿假单胞菌、肺炎克雷伯菌等；革兰阳性菌则以金黄色葡萄球菌多见，其次为链球菌。病毒以诱发重症肝炎、肝衰竭的肝炎病毒多见，其次为呼吸道病毒如流感病毒、新型冠状病毒、呼吸道合胞病毒、疱疹病毒、柯萨奇病毒等，再次为流行性出血热病毒。特殊病原体如立克次体、疟疾、钩端螺旋体等也见诸报道，真菌感染诱发 DIC 相对少见。

2. 恶性肿瘤 恶性肿瘤占 DIC 的 4%～12%，最常见于血液系统肿瘤，如急性早幼粒白血病（acute promyelocytic leukemia，APL）、急性淋巴细胞白血病（acute lymphoblastic leukemia，ALL）、淋巴瘤等。血液系统肿瘤患者的 DIC 发病率在 15%～20%。其次是实体瘤，如前列腺癌、乳腺癌、胃癌、胰腺癌、宫颈癌、卵巢癌、食管癌、结肠癌、胆囊癌、膀胱癌、肾癌等。实体瘤患者的 DIC 发生率约在 7%。

3. 病理产科 病理产科占 DIC 总发病数的 1%～5%。常见于羊水栓塞、死胎滞留、感染性流产、重症妊娠高血压综合征、子宫破裂、胎盘早剥、前置胎盘等。羊水栓塞导致的 DIC 往往伴有呼吸衰竭和休克，致死率很高。胎盘剥离时，胎盘酶和组织因子会入血激活凝血系统，引发 DIC。死胎滞留宫腔超过 5 周继发 DIC 的概率超过 50%，子痫诱发的 DIC 多为慢性型，有 10%～15% 的子痫诱发的 DIC 会进展成急性型。

4. 创伤　创伤性 DIC 占 DIC 总发病数的 5%～8%，常见于颅脑外伤、肝破裂、大面积烧伤、挤压综合征等。创伤大出血因组织损伤、炎症和组织低灌注可导致 DIC 的发生，大出血并发的血液稀释、酸中毒和低体温则可加重 DIC 的严重程度。

5. 中毒　中毒诱发的 DIC 占总发病数的 2%～4%。在发展中国家，中毒引起的多器官功能损害甚至 DIC 比较常见。中毒的类型主要有化学中毒与生物中毒。化学中毒如有机磷农药、除草剂、重金属等；生物中毒有蛇咬伤、蜂蜇伤、蘑菇中毒等。

6. 热射病　热射病（heat stroke，HS）是由于暴露在高温高湿环境中导致机体核心温度迅速升高，超过 40℃后引起高热、昏迷、横纹肌溶解、DIC、肝肾损害等多器官功能障碍的临床综合征。临床表现为皮肤瘀斑、穿刺点出血及瘀斑、结膜出血、呕血、血尿、血便、颅内出血等。

7. 肝病　任何原因（如病毒感染、药物或化学物中毒等）诱发的急性肝功能衰竭，都可能并发 DIC。肝内外胆汁淤积时间超过 5 日，也可导致 DIC。

8. 其他　其他还能引起 DIC 的疾病有：医源性疾病、遗传性出血性毛细血管扩张症、严重糖尿病性血管病、海绵状血管瘤、自身免疫性血管病、糖尿病酮症酸中毒、急性呼吸窘迫综合征（acute respiratory distress syndrome，ARDS）、急进性肾炎、高脂血症、结节病等。

（二）发病机制

DIC 的主要病理生理机制为：组织因子释放、血管内皮细胞损伤、凝血系统功能异常、血细胞破坏、血小板激活、凝血酶与纤溶酶活化等。

1. 组织因子释放，启动外源性凝血途径　当机体受损时，组织、细胞内富含的组织因子立即释放入血，与因子Ⅶa 结合成Ⅶa – TF 复合物，通过激活外源性凝血途径触发凝血反应。同时因子Ⅶa 激活因子Ⅸ和因子 X，产生的凝血酶又反馈激活因子Ⅸ、因子 X、因子Ⅺ和因子Ⅻ，扩大凝血反应，导致微血栓形成，在 DIC 发病过程中产生重要作用。此外，人体许多组织、细胞在损伤时，释放的组织因子类似物质以及与组织因子有相同活性的外源性物质，也可成为 DIC 的启动因素。

2. 血管内皮细胞损伤，凝血系统功能异常　血管内皮细胞受损后可产生如下作用：①内皮细胞损伤后，带负电荷的胶原暴露，血浆中的激肽释放酶原 PK – 因子Ⅺ – 高分子激肽 HK 复合物与因子Ⅻ结合，一方面可以通过激活因子Ⅻ启动内源性凝血途径，另一方面 PK – 因子Ⅺ – HK – 因子Ⅻa 复合物中的 PK 被分解为激肽释放酶，激活激肽和补体系统。②损伤的血管内皮细胞可释放组织因子，同时启动外源性凝血系统。③血管内皮细胞损伤后导致抗凝系统功能下降，如蛋白 C、抗凝血酶系统活性降低，TFPI 产生减少等。④血管内皮细胞产生 t – PA 减少，产生 PAI – 1 增多，使纤溶活性降低。⑤血管内皮细胞损伤促使血小板激活。血管内皮细胞损伤导致胶原暴露，促使血小板黏附、活化、聚集，同时产生 NO、PGI2、ADP 酶减少，这会削弱抑制血小板黏附、聚集的能力。

3. 血细胞大量破坏，血小板激活

（1）红细胞大量破坏：红细胞大量破坏时，破坏的红细胞会释放大量的 ADP 等促凝物质，促使血小板黏附、聚集，促进凝血；红细胞磷脂可浓缩凝血因子Ⅶ、Ⅸ、X 和凝血酶原，并产生凝血反应，生成凝血酶，促进 DIC。

（2）白细胞破坏：大量白细胞破坏时，可释放组织因子样物质，激活外源性凝血途径，启动凝血反应，诱发 DIC。血液中的单核细胞和中性粒细胞在内毒素、IL－1 和 TNF－α 等刺激下，可诱导表达组织因子，进而启动凝血反应。

（3）血小板激活：除了血栓性血小板减少性紫癜时，血小板激活起原发性作用外，在 DIC 发生发展的其他止血过程中，血小板的激活、黏附、聚集多为继发性作用。

4. 凝血酶与纤溶酶活化　以上环节均可直接或间接激活凝血酶和纤溶酶，造成凝血－纤溶系统的进一步失衡。凝血酶与纤溶酶的形成是 DIC 发生过程中导致血管内微血栓、凝血因子减少及纤溶亢进的两个关键机制。炎症和凝血系统相互作用，炎症因子加重凝血异常，凝血异常又可加剧炎症反应，形成恶性循环。

二、中医病因病机

（一）病因

1. 热毒炽盛、络伤血溢　凡卒感六淫、时疫，热入营血，灼伤血络，均可形成多部位、多窍道急性出血。叶天士《温热论》云："大凡看法，卫之后方言气，营之后方言血。"又云："入血能耗血动血。""耗血"指耗伤阴血津精，"动血"指血热炽盛，迫血妄行。《景岳全书·血证》曰："血本阴精，不宜动也，而动则为病，盖动者多由于火，火盛则逼血妄行；损者多由于气，气伤则无以存。"热病时血热炽盛，瘀热互结，致成瘀血证。

2. 寒气入经、寒凝血泣　《素问·举痛论》曰："寒气入经而稽迟，泣而不行。客于脉外则血少，客于脉中则气不通。"《素问·调经论》曰："寒独留，则血凝泣，凝则脉不通，其脉盛大以涩。"《景岳全书·论诸寒证治》曰："热者多实，寒者多虚，故凡治寒证者，多兼察其虚而仍察其脏，此不易之法也。"

3. 跌打坠堕、气滞致瘀　《灵枢·贼风》曰："若有所堕坠，恶血在内而不去。"晋代王叔和《脉经》曰："盖打仆坠堕，皮肉不破，肚腹作痛者，必有瘀血在内。"清代胡廷光《伤科汇纂》："压迮伤，意外所迫致也。或屋倒墙塌，或不断石落，压著手足，骨必折断，压迮身躯，人必昏迷。"《诸病源候论·压迮坠堕内损候》曰："此为人卒被重物压迮，或从高坠下，致吐下血，此伤五内故也。"

4. 产后血崩、瘀血内结　产后血崩因瘀血内结、血凝血瘀而致血蓄血溢。李经纬等《中医大辞典》云："产后血崩，病证名。多因产时损伤冲任胞脉，产后经脉未复，劳役损伤；胞衣不下，冲任胞脉受阻或产褥期房事过早导致。病见阴中突然大量流血或暴崩不止。"《中医大辞典·胞衣不下》云："指胎儿娩出后，胎盘迟迟不下。多因分娩后元气大虚，无力继续排出，败血流入胞中……或感邪而气血凝滞所致。"

（二）病机

离经之血，是为瘀血，瘀血阻络，血不循经，溢于脉外，形成恶性循环，阻碍气血正常运行，久之则致气血阴阳虚损，脏腑失养，功能失常，甚至阴阳离决，直至死亡。

三、临床表现

DIC 的发病原因虽然各不相同，但其临床表现有相似之处。依据分类分期的不同，DIC 的临床表现特点也各有不同。除原发病的表现外，共同的临床表现主要有出血、休克、栓塞及贫血。

1. 出血　出血是急性 DIC 中最常见的临床表现，其特点是突发的多部位的大出血，仅少数为隐匿性出血。出血部位视原发病的特点而定，最常见于皮肤，呈多处大片瘀斑和血肿。产科意外时可有阴道流血，手术时则伤口渗血不止或血液不凝，局部注射部位可有针孔持续渗血。急性 DIC 也可伴有严重的呼吸道、胃肠道、泌尿道甚至颅内出血。暴发性紫癜患者的出血往往以双下肢及臀部为主，且伴有皮肤坏死和下肢坏疽。慢性 DIC 的出血常表现为反复发作的瘀斑或血肿，用普通止血药无效。部分轻型或早期的 DIC 可无出血。

2. 休克　急性 DIC 多发生低血压甚至休克，DIC 患者伴发休克的严重程度与出血量不成比例。休克往往突然发生，病情可迅速恶化，并出现意识障碍、肾脏、呼吸及循环功能衰竭。组织损伤及白血病等引起的 DIC 较少发生休克。

3. 栓塞　临床表现根据受累部位的不同表现不一。皮肤栓塞引起干性坏疽，出现于指、足趾、鼻、颊及耳部。内脏栓塞则以肺和肾脏常见。肾小球循环内形成广泛血栓时，可出现急性肾功能衰竭，表现为腰痛、少尿、蛋白尿、血尿甚至无尿；肺的微循环栓塞可表现为突然发作的呼吸困难、胸闷、紫绀；胃肠道黏膜缺血、坏死可引起消化道出血；肝有局灶性坏死。脑栓塞者可有头痛、抽搐、昏迷、瞳孔大小不等；脑垂体、肾上腺皮质栓塞形成，则会发生激素水平异常及水、电解质紊乱。

4. 微血管病性溶血性贫血　微血管病性溶血性贫血是 DIC 患者会出现的特殊类型的贫血，早期因为症状轻微往往不易察觉。急性发作时表现为高热、寒战、黄疸、血红蛋白尿，红细胞计数下降，网织红细胞计数升高，外周血涂片中可见带刺的收缩红细胞和盔甲形、新月体形等红细胞碎片，称为裂体细胞（schistocyte）。由于裂体细胞脆性高，因此很容易发生溶血。

5. 多器官功能衰竭（MOF）　急性 DIC 发病早期，常以休克及微血栓引起的脏器功能障碍为主；DIC 晚期，则常以大出血为突出的症状。慢性 DIC 的主要表现为出血，而休克与脏器功能障碍较少见。DIC 时微血管内广泛的微血栓形成，导致不同脏器和不同的部位组织细胞缺血缺氧，从而发生代谢紊乱和功能障碍，甚至缺血坏死，严重者可导致多器官衰竭。

四、诊治要点

（一）西医诊断

2001 年国际血栓止血学会（ISTH）的科学标准委员会（the Scientific and Standardization Committee，SSC）制定的 DIC 诊断积分系统是目前国际上使用最广泛的诊断标准。该积分系统分显性 DIC 和非显性 DIC 两部分诊断方法。显性 DIC 的评分诊断分 5 个步骤，具体如下：

1. 风险评估：患者有无与典型 DIC 发病相关的潜在疾病。包括：①败血症或严重感染（任何微生物）；②创伤（多发性创伤，神经损伤，脂肪栓塞）；③器官损害（重症胰腺炎）；④恶性肿瘤（实体瘤，骨髓增殖或淋巴增殖恶性疾病）；⑤产科意外（羊水栓塞，胎盘早剥）；⑥血管异常（大血管动脉瘤，kasabach – Merritt 综合征）；⑦严重肝功能衰竭；⑧严重中毒或免疫反应（毒蛇咬伤、输血反应、移植排斥）。

若有其中任何一项，则进入到下述程序；若无则不进入下述程序。

2. 进行全面的凝血指标检测（包括血小板计数，凝血酶原时间，纤维蛋白原浓度，可溶性纤维蛋白单体，或纤维蛋白降解产物）。

3. 积分凝血试验结果（见表 12 - 1）。

（1）血小板（×10^9/L）计数（>100 记为 0，50～100 记为 1，<50 记为 2）。

（2）纤维蛋白相关标志物包括 D - 二聚体、纤维蛋白降解产物（FDP）、可溶性纤维蛋白单体（sFMC）（无增加记为 0，中度增加记为 2，显著增加记为 3）。

（3）凝血酶原时间（PT）延长（<3s 记为 0，3～6s 记为 1，>6s 记为 2）。

（4）纤维蛋白原浓度（>1.0g/L 记为 0，<1.0g/L 记为 1）。

表 12 - 1　ISTH 评分表

指标	0 分	1 分	2 分	3 分
血小板计数	>100×10^9/L	(50～100)×10^9/L	<50×10^9/L	-
PT 延长	<3s	3～6s	>6s	-
纤维蛋白原水平	>1.0g/L	<1.0g/L	-	-
纤溶标志物	无升高	-	中度升高（大于正常值上限 5～10 倍）	重度升高（大于正常值上限 10 倍以上）

4. 将各项中的分数相加。

5. 结果判定：如积分≥5，符合典型 DIC；每天重复积分。如积分<5，提示非典型 DIC，其后 1～2 天重复积分。

该积分系统实施简便，适用范围广，可用于急、慢性 DIC，感染或非感染因素所致 DIC 的诊断。与专家评估的 DIC 相比，该积分系统的敏感性为 91%，特异性为 97%。

（二）中医辨证要点

瘀血的发生有热壅、气滞、气虚、阳虚之别，并夹杂血虚、阴虚，最终表现为虚实夹杂之证。DIC 的治疗应在活血化瘀的基础上，辨清寒、热、虚、实之不同，分清气、血、阴、阳亏虚之异而辨证施治。通常由于火热之邪侵入机体，热入营血，迫血妄行而导致出血。临床表现为出血伴有发热，或体温正常但有"热象"，如心烦口渴，尿黄便干，舌红苔黄，脉数等症状，属于中医"血热妄行""血热发斑""热入营血"等病理范畴。如明代医家张景岳在《景岳全书·血证》中指出，出血"动者多由于火，火盛则迫血妄行；损者多由于气，气伤则血无以存"。另一种情况是由于血虚或阴虚，使阴血不足，虚热内生，扰血妄行，而导致出血，多见潮热颧红，口渴盗汗，舌红少苔，脉细数等症状。

五、急救处理

（一）处理原发疾病

DIC 的病因广泛，临床每个专科疾病都有可能诱发 DIC，这要求 DIC 的治疗要根据患者具体情况，及时去除病因。DIC 常继发于其他疾病，如果诱发 DIC 的基础疾病没有控制，那么任何治疗都难以达到满意疗效。因此，积极消除病因，例如防治休克、纠正酸中毒、改善缺氧等措施，都可以减轻或阻止 DIC 的发生和发展。

（二）调正凝血状态

高凝期、消耗性低凝期，以及继发纤溶亢进期是 DIC 发展的基本病理生理过程，但不同病因导致 DIC 的病理生理过程的具体特点各有不同。例如创伤性 DIC 可能跨越高凝期直接表现消耗性低凝和高纤溶状态，脓毒症性 DIC 则往往以高凝低纤溶状态为主要表现，而肿瘤相关的 DIC 则以纤溶亢进为主。所以 DIC 传统的治疗手段如抗凝治疗、抗纤溶治疗甚至溶栓治疗等，都要根据 DIC 的具体特点来选择，而不是每一位 DIC 患者都需要这些治疗方法。因此，DIC 治疗应以调正凝血状态为治疗原则，在 DIC 的不同阶段采取不同的治疗方法。即在高凝状态应用抗凝治疗、在消耗性低凝状态补充凝血物质、在高纤溶状态应用抗纤溶治疗等。

调正凝血状态的主要目的是调正高凝状态、补充凝血物质和调正纤溶状态，对应的主要治疗手段包括抗凝治疗、替代治疗、抗纤溶治疗和纤溶治疗。

1. 调正高凝状态——抗凝治疗 DIC 是以凝血途径广泛性激活为特征的综合征，因此抗凝治疗是阻断异常凝血的重要治疗。从理论上说，抗凝治疗能够抑制广泛性毛细血管内微血栓形成，防止血小板及各种凝血因子进一步消耗，为恢复其正常血浆水平、重建正常凝血与抗凝平衡创造条件。常用的抗凝药物主要是普通肝素（UFH）和低分子肝素（LWMH），近年来新使用的药物有磺达肝癸钠、活化蛋白 C（APC）、复方丹参注射液、抗凝血酶（AT）、组织因子途径抑制物（TFPI）和凝血酶调节蛋白（TM）。

（1）普通肝素：治疗用的普通肝素常提取于猪小肠黏膜、猪肺或牛肺中，是平均分子量为 12kD（可为 5～30kD）的混合片段。肝素的抗凝作用依赖于 AT。AT 是凝血酶和因子ⅩⅡa、Ⅺa、Ⅸa、Ⅹa 等丝氨酸残基蛋白酶的抑制剂，可与凝血酶结合形成 AT – 凝血酶复合物快速灭活凝血酶。肝素可使此反应加速千倍以上，从而在体内体外发挥强大的抗凝作用。普通肝素是最早应用于治疗 DIC 的抗凝药物，但迄今为止临床上仍缺乏对肝素治疗 DIC、特别是脓毒症性 DIC 的有利的循证医学证据。2004 年 Rolderman KH 等发表在 Lancet 的大样本脓毒症患者的研究文章表明，小剂量肝素对 28d 致死率没有影响，停用肝素对 DIC 评分系统分数影响有限，凝血系统功能异常也无明显改善。一般认为，DIC 患者应用肝素治疗的禁忌证有：①既往有严重遗传性或获得性出血性疾病，如血友病等；②手术后 24h 以内，或大面积创伤开放性创口未经良好止血；③严重肝病，多种凝血因子合成障碍，如纤维蛋白原低于 0.5g/L；④近期有咯血的活动性肺结核、有呕血或黑便的活动性溃疡病或疑有颅内出血者；⑤DIC 后期，或以纤溶亢进为主型（肿瘤性）DIC；⑥蛇咬伤所致的 DIC 患者，因蛇毒的促凝作用一般不能被肝素所拮抗。

肝素用于治疗 DIC 趋向于小剂量用药，急性 DIC 患者一般以标准肝素 10～15U/（kg·h），持续静脉滴注，根据 APTT 结果调整肝素剂量。监测时以使其延长 1.5 倍为宜。治疗时间根据患者病情变化而调整，如临床上病情改善明显，有关脏器功能恢复正常，PT 缩短至接近正常，纤维蛋白原升至 1.0～1.5g/L 以上，血小板数逐渐回升或至少不再下降，可考虑停用肝素。如果肝素过量，可以静脉注射或滴注鱼精蛋白中和肝素。1mg 鱼精蛋白可中和 100U（1mg）标准肝素。肝素治疗的主要副作用有出血、肝素诱导的血小板减少症、耐药、过敏反应、骨质疏松和电解质异常等。如出现严重副作用，应立即停药。

（2）低分子肝素：低分子肝素是由普通肝素经酶解或化学降解的方法制备的分子量较小的肝素片段，其分子量为 4000～6000kD。低分子肝素与肝素相比具有皮下注射吸收好、半衰期长、生物利用度高、不良反应少等优势。

低分子肝素治疗 DIC 的适应证和禁忌证与普通肝素类似，用药剂量应按照年龄、体重、肌酐清除率调整：①年龄 <75 岁，起始给予 30mg 静脉负荷量，随后 1mg/kg 皮下注射，12h 一次；②年龄 ≥75 岁，停用起始负荷量，直接给予 0.75mg/kg 皮下注射，12h 一次；③无论年龄，肌酐清除率 <30mL/min 时，不用起始负荷量，直接给予 1mg/kg 皮下注射每天一次。低分子肝素禁止

肌肉内注射。

（3）复方丹参注射液：丹参是传统的活血化瘀药物，具有一定的抗凝及抗血小板聚集作用。在 DIC 治疗中，具有疗效肯定、安全、无须严密血液学监测、无明显不良反应等优点。它既可与肝素合用以减少后者之剂量，又可作为抗凝剂单独使用。使用用法为每次 20～40mL，溶于 5%～10% 葡萄糖液 100～200mL 中静脉滴注，每日 2～3 次。连用 3～5 日。

2. 补充凝血物质——替代治疗 替代治疗能够相应补充凝血与抗凝物质的消耗，纠正凝血紊乱与纤溶系统功能亢进，是 DIC 治疗的重要措施。替代治疗主要包括使用新鲜全血、新鲜冰冻血浆（fresh-frozen plasma，FFP）、血小板、冷沉淀和凝血因子浓缩物。

（1）FFP：FFP 含有几乎全部的凝血因子及血浆蛋白，其浓度和活性与采集后 6～8h 内的全血相似。以 200mL 规格的 FFP 为例，其中血浆蛋白浓度为 60～80g/L，纤维蛋白原浓度为 2～4g/L，其他凝血因子浓度为 0.7～1.0IU/mL。

对于具有活动性出血的 DIC 患者或存在出血高风险的患者（如术前或正在进行侵入性操作的患者），应在严密监测临床病情变化、及时评估替代治疗效果的前提下，给予 FFP。使用 FFP 通常以补充凝血因子为主要目的，以纤维蛋白原、PT、APTT、纤溶酶原等指标作为参考。有出血倾向的患者可进行预防用药，其适应证为 PT 延长（INR 2.0 以上）、APTT 延长（正常参考值上限的 2 倍以上）、低纤维蛋白原血症（1g/L 以下）和血管性血友病因子裂解酶（ADAMTSl3）降低。凝血因子活性若在 30% 以上可维持正常的止血功能，指南推荐 10～15mL/kg，也可给予 6～8U/d，连续 2～3 天。

（2）纤维蛋白原：国内通常以 200mL 新鲜全血的血浆制备成的冷沉淀为 1 个单位。冷沉淀中有 5 种主要成分，除了丰富的因子Ⅷ外，还有 vWF、纤维蛋白原、纤维结合蛋白和因子ⅩⅢ。冷沉淀可用于急性 DIC 有明显低纤维蛋白原血症或出血极为严重者。一般首剂 2～4g，静脉滴注，以后根据血浆纤维蛋白原含量而补充，以使血浆纤维蛋白原含量达到 1.0mg/L 以上为度。

（3）血小板悬液：DIC 患者血小板或血浆输注并不主要依赖实验室结果，而应主要以患者出血情况而定。DIC 患者在出血、高危出血（术后或经历侵入性治疗）和血小板计数（PLT）$<50 \times 10^9$/L 时应考虑输注血小板。DIC 患者没有出血时，不需要进行预防性血小板输注，除非发现有高危出血表现。

目前临床应用的血小板分为浓缩血小板和单采血小板两类。浓缩血小板每单位至少含 2.0×10^{10} 个血小板。单采血小板的 1 个治疗量（1 袋）至少含有 2.5×10^{11} 个血小板，相当于浓缩血小板 10～12U。单采血小板通常悬浮于 180～250mL 血浆中。单采血小板具有浓度高、纯度高的特点，使用单采血小板可以避免或延迟血小板同种免疫的发生，并降低发生输血传播性疾病的风险。血小板输注剂量取决于患者输血前血小板计数和预期要达到的血小板计数。

（4）凝血酶原复合物（PCC）：由血浆制备的 PCC 主要含有凝血因子Ⅱ、Ⅶ、Ⅸ和Ⅹ四种凝血因子，也含有微量的 FⅧ、FⅦa、FⅨa、蛋白 C 和蛋白 S。PCC 所含的凝血因子的浓度比正常 FFP 的凝血因子浓度高 25 倍，可用于治疗乙型血友病、获得性维生素 K 依赖的凝血因子缺乏，紧急逆转华法林所致的凝血功能障碍。在许多情况下 PCC 可取代 FFP。

（5）纤维蛋白原浓缩剂：纤维蛋白原浓缩剂是应用血浆制作的无菌、无防腐剂、低压冻干的浓缩剂，含有高纯度和高浓度的人纤维蛋白原，且已行病原体灭活，可用于治疗获得性低纤维蛋白原血症、无纤维蛋白原血症、先天性低纤维蛋白原血症和异常纤维蛋白原血症，在 DIC 出现低纤维蛋白原血症时可以使用。脓毒症患者血浆纤维蛋白原水平低于 1g/L 时，应启动纤维蛋白原替代治疗方案。严重出血患者则应以血浆纤维蛋白原水平低于 1.5g/L 作为启动替代治疗的阈值。

常用初始剂量为 30～60mg/kg，随后根据出血的程度和监测到的纤维蛋白原水平进行调整。

（三）器官支持治疗

多器官功能损害是 DIC 中后期的临床基本特征。DIC 发展过程中，凝血途径异常激活，凝血因子和血小板加速消耗，出现生理性抗凝途径抑制和纤溶系统损害。随着纤溶系统的持续损害，凝血系统过度激活导致了纤维蛋白的生成和沉积，在不同脏器引起微血管血栓，进而发生 MOF。

强大的器官支持是阻断 DIC 由局部向全身发展、稳定内环境的必要手段。稳定器官功能，不仅能延长 DIC 的救治时间，还能缓解 DIC 的发生发展。具体针对各个器官的支持技术详见各有关章节。

六、中医治疗

（一）治疗原则

本病的根本病因是血瘀，存在于疾病的不同时期，因此活血化瘀是治疗的基本法则。在活血化瘀治疗的基础上，辨清寒、热、虚、实，分清气、血、阴、阳，进而辨证施治。

（二）辨证论治

1. 热入营血证

主要证候：身热夜甚，心烦不寐，甚或神志模糊，渴不多饮，斑疹隐隐，甚或吐血、衄血、便血，尿黄便结，舌绛，脉细滑数。

治法：清热凉血化瘀。

方药：犀角地黄汤加减。若热毒炽盛，发热、出血广泛者，加生石膏、龙胆、紫草，或冲服紫雪丹；若腑热重，大便秘结，腹胀满，脉实者，可加大黄、芒硝；若神昏谵语者，加安宫牛黄丸。

2. 瘀滞脉络证

主要证候：眩晕头痛，身体局部疼痛，肌肤斑疹、紫斑，口唇青紫，舌暗或有斑点，脉弦涩。

治法：行气化瘀通络。

方药：血府逐瘀汤加减。气虚者加黄芪、党参；疼痛明显者加乳香、苏木、郁金等。

3. 气虚血瘀证

主要证候：神疲乏力，气短懒言，皮肤瘀斑色淡，或伴有鼻衄、齿衄、呕血，血色暗淡，舌质紫暗或有斑点，脉虚涩。

治法：益气活血化瘀。

方药：补阳还五汤加减。心悸不眠者，加远志、酸枣仁；出血明显者加阿胶、三七。

4. 血虚夹瘀证

主要证候：面色淡白或萎黄，唇淡或暗，头晕，局部有刺痛，皮肤瘀斑，或出血夹块、色暗，舌淡或有斑点，脉细涩。

治法：补血化瘀。

方药：圣愈汤加减。若血虚失荣而心悸失眠、头晕不适者，加龙眼肉、酸枣仁、枸杞子、远志等。

5. 阳虚血瘀证

主要证候：疲倦无力，畏寒肢冷，气短自汗，语言低微，皮肤瘀斑，或伴有鼻衄、便血等，舌质紫暗，或有瘀斑，脉微欲绝。

治法：温阳益气，活血化瘀。

方药：回阳救急汤加减。若出血较甚者，可加三七、丹参、紫草；若神志不清者，可合用苏合香丸开窍醒神，中成药可选用参附注射液。

第十三章
肾与泌尿系统急症

扫一扫，查阅本章数字资源，含PPT、音视频、图片等

第一节　肾绞痛

肾绞痛又称肾、输尿管绞痛，是由于某种病因使肾盂、输尿管平滑肌痉挛或管腔的急性部分梗阻所造成的，它的发生与身体是否强壮无关。其特点是突然发作的剧烈疼痛，疼痛多位于一侧肋脊角，呈锐痛，绞榨样疼痛，从患侧腰部开始沿输尿管向下腹部、腹股沟、大腿内侧、睾丸或阴唇放射，可持续几分钟或数十分钟，甚至数小时不等。发作时常伴有恶心呕吐、大汗淋漓、面色苍白、辗转不安等症状，严重者可导致休克。

中医学无肾绞痛病名，根据临床症状属中医"腰痛""淋症"（石淋、砂淋、血淋）、"寒厥""转筋"等范畴，其病位在肾。中医有"不通则痛，通则不痛"的说法；《诸病源候论》曰"肾主水，水结则化石，故肾客砂石"；《丹溪心法》曰"诸淋所发，皆肾虚膀胱生热也"；《素问·举痛论》曰"寒气入经而稽迟，泣而不行，客于脉外则血少，客于脉中则气不通，故卒然而痛"，根据上述理论，归纳本病基本病机是本虚标实，本虚责之于脏腑虚损而以肾阳虚弱为主，标实责之于湿热、气滞、血瘀。

一、病因与发病机制

（一）病因

造成肾绞痛的原因是多方面的，急性肾绞痛大多由结石所致，而且结石大部分发生于输尿管，因而所谓的"肾绞痛"其实大都是输尿管绞痛。归纳起来有以下原因：

1. 肾、输尿管结石　是结石活动引起肾盂、输尿管平滑肌痉挛或结石阻塞部分管腔所致。患者肋脊角处多有程度不等的叩击痛，尿中有红细胞增多，一般无肉眼血尿。

2. 体外冲击波碎石（ESWL）后　肾绞痛是 ESWL 后较常见的并发症，尤其是肾结石患者极易出现，发生率可达45%。是由于粉碎的结石碎块或小的血块沿肾盂输尿管向下移动时，刺激了肾盂输尿管平滑肌，引起平滑肌痉挛所致。

3. 肾盂、输尿管炎症　此炎症的刺激或产生的脓块、脱落细胞等引起肾绞痛。以女性多见。除此之外，尿中多有脓细胞，常伴有尿路刺激症状。

4. 肾及肾盂或输尿管肿瘤　肾肿瘤侵入血管时破裂出血，或肾盂、输尿管肿瘤脱落等，这些情况下血块及脱落组织引起输尿管急性梗阻的发生。

5. 乳糜血尿　因尿中的乳糜块刺激肾盂、输尿管而引起绞痛。

6. 迪特尔（Dietl）危象　为肾绞痛的一种，是由于肾下垂的患者在站立或跑跳后，肾脏骤然下垂，使输尿管及其邻近血管发生扭曲。其特点为阵发性急性发作，时轻时重，时痛时止，间歇时间也不一致。

7. 肾血管病变　肾动、静脉主干或其主分支发生梗死或血栓形成时，可因肾脏急性血液循环障碍而引起与肾绞痛相似的剧痛，但疼痛多呈持续性。

8. 膀胱–输尿管反流　少数患者当排尿时，可发生短暂的绞痛。

（二）发病机制

1. 结石在肾盂、输尿管内急促移动或突发嵌顿，导致上尿路急性梗阻，由于管腔内壁张力增加，这些部位的疼痛感受器受到牵拉后引起剧烈疼痛。

2. 输尿管或肾盏壁水肿和平滑肌缺血使炎症递质增加，激活了更多的疼痛感受器，进一步加重了痛感。

二、中医病因病机

（一）病因

1. 湿热蕴结　平素嗜酒，或过食辛热肥甘，积湿生热，湿热蕴结于下焦，日久炼液为石，湿热与砂石互阻于水道，通降失利，淤结不散，使气滞难行。愈结愈甚，不通则痛，故常引发肾绞痛。

2. 寒邪内侵　素体阳虚，易感受寒邪，外寒入里，寒水结聚，阻滞尿道，使气机不通，血脉壅滞而引发。

3. 情志失调　情志不畅，气机郁滞，则水液停留聚集，进而生湿化浊，湿浊郁而化热，尿液为热所灼而成是证；郁怒伤肝，肝郁化火，气火郁于下焦，水道通调受阻，以致膀胱气化无力，尿中杂质渐聚成石，闭阻尿道，损伤血络而发。

4. 肾阳亏虚　膀胱失于肾阳温煦，气化无力，尿液停聚，又受湿热煎熬，结成砂石而引发绞痛。

（二）病机

气是水液运行的动力源泉，湿为阴邪，其性重着黏滞，最易阻碍气机。湿热与砂石互阻于水道，通降失利，淤结不散，使气滞难行。气滞则血行受阻，血不循经，或热盛伤络，血溢脉外而为尿血。砂石为有形之物，形成之后，淤结于内，嵌顿梗阻，气机失其通降，水道失其疏通，而并发肾积水。本病病位在肾，与膀胱、肝、脾密切相关；基本病机总属本虚标实，本虚责之于脏腑虚损而以肾阳虚弱为主，标实责之于湿热、寒凝、气滞、血瘀。

三、临床表现

肾绞痛的典型临床表现为腰部或上腹部疼痛，剧烈难忍，阵发性发作，同时有镜下血尿、恶心、呕吐，查体时患者肋脊角压痛明显。典型的绞痛常始发于肋脊角处腰背部和上腹部，偶尔起始于肋骨下缘，并沿输尿管行径放射至同侧腹股沟、大腿内侧、男性阴囊或女性大阴唇。疼痛程度取决于患者的痛阈、感受力、梗阻近侧输尿管和肾盂压力变化的速度和程度等。输尿管蠕动、结石移动、间断性梗阻均可加重肾绞痛。疼痛最明显的地方往往是梗阻发生的部位。结石在输尿管内向下移动仅引起间歇性梗阻，事实上其产生的疼痛远比结石静止时严重得多。

多数急性肾绞痛患者在发病 2 小时内达到疼痛高峰，疼痛的范围常在胸 10 到骶 4 脊神经水平，整个疼痛持续 3～18 个小时。

肾绞痛表现为三个临床阶段：

（一）急性期

典型的发作多发生于早间和晚上，能使患者从睡眠中痛醒。当发生在白天时，疼痛发作具有一定的缓慢性和隐匿性，常为持续性，平稳且逐渐加重。有些患者疼痛在发病后 30 分钟或更长时间内达到高峰。

（二）持续期

典型的病例一般在发病后 1～2 个小时达到高峰。一旦疼痛达到高峰，疼痛就趋向持续状态，直至治疗或自行缓解，最痛的这个时期称为肾绞痛的持续期，该时期持续 1～4 小时，但也有些病例长达 12 小时。

（三）缓解期

在最终阶段，疼痛迅速减轻，患者感觉疼痛缓解。该阶段可发生在绞痛起始后的任何时间，特别是服用强效镇痛药之后。患者可再次进入睡眠，或在清醒状态下，感觉疼痛消失。大多数患者的缓解阶段可持续 1.5～3 小时。

四、诊治要点

（一）初步判断病因

根据病史、症状、体征，一般可判断肾绞痛原因。为了进一步治疗，需要进行必要的检查，从而明确结石的部位、大小和数量。

（二）影像学检查

1. B 超检查　为肾绞痛的首选筛查方法，其优点包括：无创检查；经济实惠；诊断准确率高；不受结石性质的影响；能够确定结石部位、大小以及肾脏积水情况，为是否需要紧急处理和如何处理提供依据。缺点是检查的主观性较强；结石小于 0.5cm、膀胱空虚、肠腔积气较多时不能检查。

2. 肾图检查　可初步了解上尿路有无梗阻和肾功能情况。

3. X 线检查　尿路平片可发现上尿路结石。

4. CT 检查　是上尿路结石术前重要评价手段，能检出其他影像学检查中遗漏的小结石。

5. 排泄性尿路造影　可查明病因和病变部位及对肾功能的影响等。由于肾绞痛期间部分患者患侧肾功能出现短暂损害致患肾不显影，而误诊为患肾无功能，一般建议应在肾绞痛缓解 3 天或更长时间，再考虑造影检查。逆行肾盂造影对于 B 超检查和排泄性尿路造影检查不能确诊者有帮助。

（三）辅助检查

尿常规检查方便、无创、价格低廉、急诊检查不受限。但其缺点是不能确定结石部位、大小及肾积水情况；血尿阳性，可作为肾绞痛诊断和鉴别诊断的依据。因尿常规检查和 B 超在诊断结石的阳性率方面具有高度一致性，故急性肾绞痛时尿常规在无 B 超或 B 超检查条件不允许时可以替代 B 超进行检查。对于不能排尿者，可导尿取尿液检查。

（四）中医辨证要点

1. 辨寒热　发作时腰痛，小便浑赤，伴发热，苔黄腻，脉滑数者，属热证。若腰部冷痛，全身怯冷，面色㿠白，舌淡苔白，脉沉细无力，则属寒证。

2. 辨虚实　初起或急性发作阶段属实证，因膀胱湿热、砂石结聚、气滞不利所致；反复发作，迁延日久多属虚证，以肾阴虚、肾阳虚为主；若虚证感邪呈急性发作，或实证日久湿热未尽，正气已伤，致正虚邪恋，均可表现为虚实夹杂之证。

五、急救处理

（一）一般治疗

1. 大量饮水　这是每日尿量≥2000mL 的基本保证，可促进结石的排出和减少晶体的形成，对于预防结石的形成和增大有积极意义。

2. 加强运动　选择跳跃运动可促进结石的排出。

3. 调整饮食　根据结石的成分、生活习惯及条件进行适当的调整，可以减少结石形成的外因或延缓结石的生长速度。如含钙的结石应限制含钙、草酸成分丰富的食物。

4. 调节尿 pH 值　对于尿酸或胱氨酸结石，使尿液碱化，可达治疗目的，如口服碳酸氢钠等；对于与尿路感染有关的磷酸盐类结石，使尿液酸化，可达治疗目的，如口服氯化铵等。

（二）药物治疗

1. 疼痛的治疗　解痉止痛、对症处理。对于肾绞痛，常用非甾体抗炎药、阿托品、哌替啶、黄体酮等。

2. 控制感染　结石梗阻尿路易继发感染，应根据药敏试验选用敏感抗生素进行治疗。

（三）手术治疗

1. 体外冲击波碎石（ESWL）　疗效与结石大小、结石被组织包裹程度及结石成分有关。直径小于1cm 的上输尿管结石首选 ESWL。治疗过程中要注意仔细观察，结石粉碎即可，避免过量冲击。

2. 输尿管镜取石　对于大于 1cm 的输尿管结石，在治疗远端输尿管结石时（髂血管以下水平），输尿管镜取石有时也被作为首选疗法。在输尿管取石之后，均应放置输尿管导管，即使取石失败。

3. 经皮肾镜取石（PNL）　直径大于2cm 结石的一线治疗方法。

六、中医治疗

（一）治疗原则

本病属本虚标实之证，患者均以标实之证就诊，根据"急则治其标，缓则治其本"为原则而制定治疗方案。

（二）辨证论治

1. 湿热蕴结证

主要证候：腰痛，少腹胀痛，小便浑赤，溺时涩痛，淋漓不畅，苔白腻或黄腻，脉弦滑或滑数。

治法：清热利湿，通淋排石。

方药：八正散加减。疼痛甚者加甘草、白芍、延胡索；血尿明显者加藕节炭、白茅根。

2. 气滞血瘀证

主要证候：溺时小便突然中断，疼痛剧烈，上连腰腹，砂石排出后疼痛即缓；或突发腰部疼痛如滞如绞，痛引少腹，频频发作，伴尿血，舌暗或有瘀斑，苔薄白或微黄，脉弦紧。

治法：行气活血，通淋排石。

方药：石韦散加减。疼痛甚者加白芍、延胡索；血尿明显者加地榆炭、白茅根、大小蓟。

3. 肾阴虚证

主要证候：结石久停，病程日久，腰酸腿痛，小便淋漓，五心烦热，盗汗，舌红少苔，脉细数。

治法：滋阴养肾，通淋排石。

方药：六味地黄丸加瞿麦、车前子、海金沙。有疼痛者加白芍、延胡索、甘草。

4. 肾阳虚证

主要证候：结石久留，病程日久，腰酸腿重，全身怯冷，尿频不利，面色㿠白，舌淡苔白，脉沉细无力。

治法：温阳补肾，通淋排石。

方药：金匮肾气丸加减。加石韦、木通、车前子利尿排石；有疼痛者加延胡索、白芍、甘草；有血尿者加仙鹤草、白茅根、侧柏叶。

（三）针灸治疗

针刺穴位对人体具有双向调节的作用，可促进中枢神经系统内啡肽等神经递质的释放，内啡肽的镇痛效果是外源吗啡的100～200倍。强刺激手法产生局部疼痛，其痛点内神经末梢受到新的刺激传入皮质中枢而产生兴奋灶，提高了痛阈；且中枢在兴奋状态下交感处于优势，使平滑肌松弛，从而缓解了肾绞痛的症状。

1. 体针

取穴：肾俞、膀胱俞、秩边、足三里、关元为主穴；中极、三阴交、阴陵泉、水道为配穴。

方法：取上述2～3穴，中强刺激，留针15～30min，每日1次。

2. 电针

取穴：肾俞或膀胱俞（阴极），关元或水道（阳极）。

方法：取病侧上下两个穴位，进针得气后接入电针仪，调波，强度由弱至强，以患者能耐受为度，持续20～30min，每日1次。

3. 耳针

取穴：肾、输尿管区。

方法：泻法，留针15～30min或长时间留针，每日1次。

第二节　急性肾功能衰竭

急性肾功能衰竭（acute renal failure，ARF）是指多种原因引起肾小球滤过率突然或持续下降，引起氮质废物在体内潴留，水、电解质和酸碱平衡紊乱，所导致各系统并发症的临床综合征。根据国外文献报道，ARF 的发病率为 209/100 万～254/100 万，在住院患者中占0.37%～1.00%，在重症监护病房患者中占16%～17%。

本病在中医学中无相应的病名，根据其临床表现，临床可参照"癃闭""关格"进行论治。金代李杲《兰室秘藏·小便淋闭论》曰："关则不得小便……分在气在血而治之，以渴与不渴而辨之。如渴而小便不利者，是热在上焦肺之分，故渴而小便不利也……如不渴而小便不通者，热在下焦血分……热闭于下焦者，肾也，膀胱也，乃阴中之阴，阴受热邪，闭塞其流。"元代朱震亨《丹溪心法·小便不通》曰："惟夫心肾不交，阴阳不调，故内外关格而水道涩。"明代赵献可《医贯·噎膈论》曰："关格者……此寒从少阴肾经而入，阴盛于下，逼阳于上，谓之格阳之证。"《证治汇补·癃闭·附关格》对急性肾功能衰竭的证候做了描述："关格者……既关且格，必小便不通，旦夕之间，徒增呕恶，此因浊邪壅塞三焦，正气不得升降，所以关于下而小便闭，格于上而生呕吐，阴阳闭绝，一日即死，最为危候。"清代何廉臣在《重订广温热论·温热遗症疗法》中的论述最为系统："溺毒入血，血毒上攻之候，头痛而晕，视力蒙眬，耳聋，恶心呕吐，呼吸带有溺臭，间或碎发癫痫状，甚或神昏痉厥，不省人事，循衣摸床，撮空，舌苔起腐，间有黑点。"

一、病因与发病机制

（一）病因

ARF 病因众多，按照传统概念，根据发病机制的不同，可分为肾前性、肾实质性、肾后性三大类：

1. 肾前性 ARF　各种肾前因素导致血容量不足，如出血、胃肠道失液、第三间隙失液（烧伤、腹膜炎、组织损伤、利尿药应用不当等），或有效循环血量不足，如心源性休克、感染性休克，导致肾脏血液灌流量减少所致。

2. 肾实质性 ARF　占40%～50%。由于各种肾脏实质疾患所致，最常见的病因为急性肾缺血和肾毒性物质损伤肾小管。按其病变部位和性质不同可分为五类：急性肾小管坏死、急性肾小球肾炎或血管炎、急性间质性肾炎、急性肾实质坏死及肾血管病变。

3. 肾后性 ARF　各种原因引起急性尿路梗阻形成肾积水，导致肾实质受压，肾脏功能急剧下降。为急性尿路梗阻（输尿管腔内梗阻、膀胱盆腔脏器肿瘤、前列腺疾患、各种结晶梗阻等）所致。

（二）发病机制

ARF 的发病机制十分复杂，有多种因素参与，至今仍未完全阐明。

肾前性 ARF 是肾血流减少导致肾小球滤过率下降所致，如肾灌注能及时恢复，则能逆转肾损害，但若肾灌注持续不能恢复，则可发生肾脏实质损伤，从肾前性转向肾实质性。

肾后性 ARF 主要是梗阻反流使近端小管压力增高，当超过肾小球压力时，入球微动脉阻力增加，肾小球滤过率下降。

约 80% 肾实质性 ARF 由急性肾小管坏死（ATN）形成，其发病机制主要为：①肾血流动力学改变学说，在失血性休克或血容量严重不足时，由于神经和体液调节作用，使血液重新分布，肾动脉收缩，肾血流明显减少，肾灌注降低和肾小球入球小动脉明显收缩，造成肾皮质缺血和 ATN 的发生；②肾缺血 - 再灌注损伤学说，肾组织从急性缺血到恢复血供，细胞内钙负荷和大量氧自由基的产生会加重细胞的损伤。

二、中医病因病机

（一）病因

1. 外邪侵袭　外感风热、湿热、疫毒或时邪瘟毒，首先犯肺，由表及里，由上而下，波及肾脏，风热湿浊毒邪壅塞三焦，邪毒与气血搏结，肾不气化，开合失司，水道不得通调而发病。

2. 毒物伤肾　误食毒物、鱼胆等，或误治过用苦寒、温热、消伐之药，或毒蛇、毒蜂咬蜇伤，肾阴肾阳亏耗，肾体受损而发病。

3. 阴血亏耗　剧烈腹泻、呕吐，大面积烧伤，严重外伤，大量失血，或温热之邪伤阴耗血，真阴亏竭，孤阳独亢或阳随阴脱，元阴元阳衰竭，气化失司而发病。

4. 尿路阻塞　瘀血败精，肿瘤，结石，药物结晶等阻塞尿路，致水道不通，小便排出不畅或不能排出而发病。

（二）病机

急性肾功能衰竭为本虚标实、虚实夹杂之证，肾脏亏虚为本，湿热毒瘀内蕴为标，致肾脏气化不利，功能失调，开合不利。初期主要为湿热毒瘀壅滞三焦，水道不利，以实证居多，后期以脏腑虚损为主。其病位在肾，与肺、脾、三焦、膀胱关系密切，其基本病机是肾气化失司，湿热毒瘀壅滞三焦。

三、临床表现

引起急性肾功能衰竭的因素很多，如脓毒症、严重创伤、休克、中毒等，病情进展迅速，起病的临床症状随原发病的不同而不同。按照病程演变过程，临床上多分为以下三期：

（一）起始期

以原发病的症状及体征为主要表现。此期肾组织有严重缺血，但尚未发生明显的肾实质损伤，此阶段的 ARF 是可以预防的。

（二）维持期

维持期又称少尿期。24 小时尿量少于 400mL（或 <17mL/h）称为少尿，24 小时内尿量少于 100mL 称为无尿。少尿期一般为 7～14 天，短者 2～3 天，长者可达 1 个月。除了少尿，还出现 ARF 的典型表现，如水中毒、高血钾、高血镁、低血钠、低血钙、代谢性酸中毒及尿毒症等症状。

1. 电解质和酸碱平衡紊乱

（1）高血钾症：主要由肾脏排泄功能障碍及大量钾离子从细胞内转移到细胞外液所致。血清钾逐日增高是患者在第一周内死亡的主要原因。一般每日血钾增高 0.3～0.5mmol/L，严重者每日可增高 1mmol/L 以上。其临床症状可归纳为两类：

1）神经系统症状：口唇及四肢麻木感或感觉异常，全身沉重无力甚至软瘫（由下向上发展），腱反射消失，呼吸困难，发音不清，烦躁不安，精神恍惚及意识模糊等。

2）循环系统表现：血压降低、心动过缓、心音减弱、心律不齐，传导阻滞，甚至出现心室颤动或心搏骤停。当血清钾高于 5.5mmol/L 时，T 波就有增高趋势，随着血钾浓度的增高而增高。T 波高而尖，基底狭窄升降两支对称，以肢体导联Ⅱ、Ⅲ和胸导联 V2、V3、V4 最为明显。当血钾超过 6.5mmol/L 时，QRS 波群开始增宽，振幅降低，S 波增深而宽，与 T 波连成一直线。血钾达 8mmol/L 时，P 波降低而增宽，甚至消失，并出现不同程度的房室传导阻滞。如果血钾更高，就会发生心室扑动、颤动或心脏骤停。

（2）低钠血症：一般血清钠浓度 <135mmol/L，甚至 <125mmol/L。低血钠可分为稀释性和缺钠性两种类型：

1）稀释性低血钠症：体内总钠量正常，是体内水过多或钠分布异常所致。临床特点为血压正常，皮肤不皱缩，呼吸增速，体重增加，血液稀释，重者可发生惊厥和昏迷。

2）缺钠性低血钠症：体内总钠量减少，患者在 ARF 之前有呕吐、腹泻或大面积烧伤及其他脱盐病史。临床特点为恶心、呕吐、厌食、体重减轻、脱水貌、血压降低、痛性肌痉挛及血液浓缩等。

（3）低钙血症：代谢性酸中毒时，虽然总血钙浓度降低，但游离钙浓度增加，故不易出现低血钙性手足抽搐。当酸中毒纠正时，钙离子浓度突然降低，可发生抽搐。

（4）高镁血症：血清镁增高超过 2.5mmol/L 时就可出现毒性症状，抑制神经肌肉接头处的介质（如乙酰胆碱），引起嗜睡、肌无力及腱反射消失，严重者可发生昏迷。在心脏方面的表现为心律失常及传导阻滞，心电图除 P–R 间期延长之外，其他与高血钾症基本相同。

（5）代谢性酸中毒：酸中毒时影响神经系统，出现软弱无力、嗜睡及昏迷。影响心脏，导致心律失常，心肌收缩力减弱，使血压降低。血液 pH 降低，出现换气过度、胸闷及深大呼吸。

2. 体液过多

（1）心血管表现：血压升高、肺水肿和心力衰竭。患者出现呼吸短促，肺泡呼吸音减低，两肺底出现湿性啰音，心率加速，颈静脉怒张，肝肿大或有轻度下肢水肿。胸片可见肺门部蝶形阴影。

（2）急性水中毒表现：患者出现头痛、恶心、呕吐、表情淡漠、定向障碍、意识模糊甚至抽搐及昏迷等。

3. 尿毒症症状

（1）消化系统：食欲不振、恶心、呕吐、呃逆、腹胀、腹泻、消化道出血或黄疸。

（2）心血管系统：心力衰竭、各种心律失常、高血压病等。

（3）神经系统：意识淡漠、嗜睡或烦躁不安，严重者可发生谵妄和昏迷，如并发脑水肿则出现抽搐及昏迷。

（4）皮肤表现：皮肤干燥，伴有水肿，尿素结晶析出，呼气带有尿臭味。

4. 贫血及出血倾向。

5. 合并感染。

（三）恢复期

恢复期即多尿期。尿量增加超过 400～500mL/d，即可认为是多尿期的开始，每日尿量增至 2000mL 以上则表明进入多尿期，尿量超过 3000mL 为多尿，多尿期的日尿量最高可达 6000mL。随着尿量的增加，患者自觉症状日益好转，水肿消退，血压恢复正常。此期由于大量的水、钠及钾的排出，患者可发生脱水、低血钠及低血钾。机体抵抗力降低，易发生感染。虽然患者精神及食欲明显好转，但由于大量消耗，患者虚弱无力、消瘦、营养不良、贫血。一般需经 2～3 个月才能恢复健康。少数患者肾功能永久性损害，有少部分可能发展为慢性肾功能衰竭。

四、诊治要点

（一）病史

有无引起 ARF 的病史，包括有无失水、失血史及具体情况，有无严重感染病史，有无严重水电解质紊乱及严重低血压等病史，有无水肿、高血压、尿路刺激症状、排尿困难或排尿不畅等肾小球肾炎、肾盂肾炎或尿路梗阻病史，发病前有无补液、输血，以及毒物及药物等接触史。

（二）症状

典型表现为少尿甚至无尿，以及水、电解质紊乱及尿毒症症状等。

（三）体格检查

测量血压，并观察患者是否有脱水、贫血及颈静脉充盈。全面体格检查结合病史基本上可以初步确定 ARF 的性质和类型。

（四）实验室检查

确立诊断和鉴别诊断的可靠依据是实验室检查资料。

1. 尿液检查

（1）尿量变化：少尿型 ARF 患者每日尿量 <400mL，每小时 <17mL。若完全无尿提示有两侧完全性尿路梗阻、肾实质坏死、严重肾小球肾炎及两侧肾动脉栓塞。若无尿与突然尿量增多交替出现是尿路梗阻的有力依据。

（2）尿沉渣检查：尿呈酸性，尿中可见蛋白质、红白细胞及各种管型。

（3）尿比重测定：尿比重 >1.025 多数为急性肾前性氮质血症，少尿而比重 <1.015 多数为ATN。但急性肾小球肾炎少尿时，尿比重有时也可达 1.025。

（4）尿肌酐及尿素氮测定：ARF 时排泄量明显减少，肌酐 <1g/d，尿素氮 >10g/d。

（5）尿钠：肾前性氮质血症时尿钠显著降低，常为 5mmol/d，而少尿型 ATN 时约为 25mmol/d。

2. 血生化检查 血尿素氮（BUN）和血肌酐（Scr）进行性上升，每日 Scr 平均增加 >44.2μmol/L 或 >88.4μmol/L（高分解代谢者），BUN 增加 >3.6mmol/L。在 ARF 时血清钾及镁可逐渐增高，而血清钙及钠往往偏低。ARF 患者存在代谢性酸中毒，二氧化碳结合力降低。

（五）影像学检查

尿路超声检查、磁共振或放射性核素显像、CT 检查有助于与慢性肾功能衰竭的鉴别及了解 ARF 的病因。

（六）肾活检

肾活检是重要的诊断手段，在排除了肾前性及肾后性因素后，没有明确病因或无法解释的

ARF 通过肾活检可明确肾实质性 ARF 的诊断。

（七）中医辨证要点

首先应当辨别虚实，病邪的性质，所侵害的部位和途径，邪正双方力量的对比及损伤的程度，迅速判断正虚与邪实孰轻孰重。由于该病发病急骤，来势迅猛，变化迅速，易生变证，故在变化过程中以热证、实证居多，后期可以伤及气血。

五、急救处理

ARF 的治疗包括非透析治疗和透析治疗。

（一）纠正可逆的病因

针对原发疾病进行合理、及时的治疗非常重要。如液体和电解质大量丢失、失血和多种原因休克所致 ARF 应及时补充血容量以改善微循环。快速补液后测定中心静脉压，如 <6cmH$_2$O 提示血容量不足，应继续补液，当中心静脉压为 8～10cmH$_2$O 时减慢补液速度，如中心静脉压不再下降，说明血容量已足，应停止补液以免产生肺水肿。如由感染和创伤所致应采用有效抗生素控制感染，对创伤坏死组织和感染灶及时处理。肾毒性物质误服和误食应立即导泻或洗胃，使毒物尽快排泄，如已吸收尽快使用解毒剂。

（二）维持期的治疗

此期威胁生命的主要因素是高血钾、体液过多、继发感染及氮质血症，因此，治疗重点在于维持水和电解质平衡、控制感染及排除毒素。

1. 维持液体平衡 记录 24h 出入量，严格控制水分摄入，防止体液过多导致急性肺水肿。以"量出为入，宁少勿多"为原则，每日补液量 = 显性失液量 + 非显性失液量 - 内生水量。显性失液量是指前一日由尿、粪、汗、吐、创面渗液及引流液等排出体外的液体量。非显性失液量是指一日内呼吸失去的水约 500mL 及皮肤蒸发失水 300～400mL。内生水是指一日内代谢及食物氧化所生成的水。

2. 维持电解质平衡

（1）高钾血症：是少尿期的主要死因，血钾高于 8mmol/L 可导致心脏骤停，最有效的方法是肾脏替代疗法，若不能透析，可采取以下措施将患者的血钾控制到 <6mmol/L：①尽量避免食用含钾较多的食物和药物，禁用库存血；②钠型离子交换树脂 15～30 g 口服或甘露醇高位灌肠；③25%～50% 葡萄糖液加胰岛素（4g:1U）静脉滴注；④10% 葡萄糖酸钙 10～20mL 静脉缓慢注射；⑤伴代谢性酸中毒者，5% 碳酸氢钠 125～250mL 静脉滴注。

（2）低钠血症：少尿期的低钠血症多由血液稀释所致，提示体液过多，限制进水量即可纠正，无需补钠。只有在缺钠性低钠血症，血清钠 <120mmol/L，或同时伴有高血钾及代谢性酸中毒时才考虑补钠。按下列公式计算补钠量：

$$补钠量（mmol）=［132 - 测得血清钠量（mmol/L）］×体重（kg）×6$$

（3）低血钙和高血磷：可经食物及钙剂补充血钙，禁食高磷食物。

（4）高血镁：运用钙离子对抗镁离子作用。

3. 纠正代谢性酸中毒 当 HCO$_3^-$ <12mmol/L，或血 pH <7.15 时可考虑给碳酸氢钠。

4. 利尿 在排除容量不足等因素后，可试用呋塞米（速尿），使用呋塞米后尿量不增加时应停用。

5. 防治感染及对症支持 治疗包括抗凝、解痉、降压、营养支持等治疗。

6. 透析疗法 包括腹膜透析（peritoneal dialysis，PD）、间歇性肾脏替代治疗（intermittent renal replacement therapy，IRRT）和连续性肾脏替代治疗（continuous renal replacement therapy，CRRT）。

（1）指征：①少尿，尿量＜200mL/12h；无尿，尿量＜50mL/12h；②血钾＞6.5mmol/L；③血清尿素氮＞28.7mmol/L，或肌酐＞530.4μmol/L；④体液过多，有心力衰竭及肺水肿征兆；⑤严重代谢性酸中毒，血 HCO_3^- ＜12mmol/L；⑥高代谢性急性肾小管坏死，即每日血清尿素氮＞10.7mmol/L 或肌酐增高＞88μmol/L，每日血清钾增加＞1mmol/L 或 HCO_3^- 降低 2mmol/L，血清肌酐＞1326μmol/L 或血清磷＞2.6mmol/L。

（2）透析方式的选择：①腹膜透析：腹膜透析无须抗凝，血流动力学稳定，适用于血流动力学不稳定的患者，但其透析效率较低，有并发腹膜炎的危险。②血液透析：优点是代谢废物的清除率高、治疗时间短，但容易有血流动力学不稳定和需要抗凝而增加出血的风险，还可能延迟肾功能恢复的时间。③连续性肾替代治疗：适用于多器官功能衰竭患者，血流动力学稳定，每日可清除水 10～14L 甚至更多，并可在床旁操作，适用于危重病例的抢救。但费用昂贵，需要 24 小时医护人员监护，持续使用肝素有增加出血的危险。

（三）多尿期和恢复期

多尿期开始时，由于肾小球滤过率尚未恢复，肾小管的浓缩功能仍差，治疗重点仍应在维持水、电解质和酸碱平衡，控制氮质血症和防治各种并发症。多尿期早期不宜立即停止透析，可逐渐减少透析次数，直至血肌酐＜265μmol/L 并稳定在此水平之下。恢复期肾功能未完全恢复正常，因此用药仍应注意，以免引起毒性反应。

六、中医治疗

（一）治疗原则

急性肾功能衰竭以肾体受损，脏真衰竭，气化无权，五液失司，湿热毒瘀内盛为特点，故当急则治标，以推陈出新，恢复脏真为原则。急性肾衰竭初期多以邪实为主，当随证予以清热利湿，化瘀解毒等治法；后期多以脾肾阴阳虚衰为主，当随证予以益气养阴，温补脾肾等治法。

（二）辨证论治

1. 湿热毒瘀内蕴证

主要证候：小便短赤不爽，或无尿，恶心呕吐，口干口苦，头胀昏沉，胸脘痞闷，便秘，皮肤瘙痒，或有溺臭，或烦躁谵语，甚或动血，肌肤斑疹隐隐，或见出血，舌质红绛，苔黄厚，脉滑数。

治法：清热利湿，化瘀解毒。

方药：甘露消毒丹加减。瘀毒重者，加牡丹皮、生地黄、青皮、红花、川芎、水牛角；便秘者，加枳实、芒硝；烦渴较甚者，加知母、玉竹、石斛；神志昏迷，可加石菖蒲、远志、郁金；若狂躁痉厥，可服紫雪丹；浊毒伤血、动血，出现呕血、便血、鼻衄或皮肤紫斑者，可用大黄黄连泻心汤、犀角地黄汤加三七粉（冲服），以及仙鹤草、槐花、地榆、白及等；胸脘痞闷者，加小陷胸汤；湿盛于外者，予三仁汤；恶心呕吐甚者，加半夏、竹茹。

2. 脾肾阴阳虚衰证

主要证候：二便闭塞不通，或恶心呕吐，汗出黏冷，咳喘或气微欲绝，面色灰滞，唇甲青紫，口开目合，神志蒙胧，面身浮肿，按之如泥，脘腹胀满，舌绛色暗干燥起刺，或舌胖大苔白腻，脉沉伏难触或沉迟无力。

治法：益气养阴，温补脾肾。

方药：生脉散合参附汤加减。若脾肾阳衰，水肿甚者，可用济生肾气丸加土鳖虫、紫河车；热毒闭阻心窍者，加用安宫牛黄丸；咳喘较甚者，加用参蛤散；恶心呕吐甚者，加半夏、生姜、陈皮；若心阳欲脱，可用参附龙牡汤。

（三）常用中成药

1. 神昏者，可予醒脑静注射液静脉滴注或安宫牛黄丸鼻饲或灌服，伴有腑气不通者，四磨汤口服液口服。

2. 热毒瘀滞者，血必净注射液静脉滴注。

3. 亡阴亡阳者，参附注射液、参麦注射液或生脉注射液静脉滴注。

（四）针灸疗法

少尿者刺膀胱俞、中极、阴陵泉；多尿者刺关元、气海、肾俞、大椎、足三里、三阴交；神志昏蒙、昏迷者可针刺十二井、水沟、丰隆、太冲。

第十四章
神经系统急症

第一节 急性脑梗死

急性缺血性脑卒中即脑梗死（cerebral infarction，CI）是指各种原因引起相应血管闭塞，并由此产生血管供应区脑功能损害和神经症状的一群临床综合征，是由于脑部血供障碍引起缺血缺氧，导致局限性脑组织缺血性坏死或脑软化，从而出现相应的神经系统功能缺损的一群临床综合征。多发生于40岁以上的中老年人，近年发病有年轻化趋势。在我国是最常见的卒中类型，占急性脑血管病的60%～80%。其发病特点为发病率高、致死率高、致残率高、复发率高。急性期病死率约为10%，致残率约为50%，复发率约为40%。

脑梗死属于中医学"中风"的范畴，中风是以猝然昏仆，不省人事，半身不遂，口眼㖞斜，言语不利为主症的病证，病轻者可无昏仆而仅见半身不遂及口眼㖞斜等症状。根据有无意识障碍分为"中经络"和"中脏腑"，脑梗死临床多表现为"中经络"。《内经》无中风病名，但对中风已有不少记载，描述为"大厥""薄厥""偏枯""仆击""风痱"等，治疗则重针灸。至汉代《金匮要略》始定名为中风，如《金匮要略·中风历节病脉证并治》曰："邪在于络，肌肤不仁；邪在于经，即重不胜；邪入于腑，即不识人；邪入于脏，舌即难言，口吐涎。"然而，从秦汉直至隋唐，始终认为本病病因以"外风"为主，并以风邪入中深浅、病情轻重分为中经中络、中脏中腑。治疗多用祛风、扶正的方药，如《备急千金要方》小续命汤和《素问病机气宜保命集》大秦艽汤，《备急千金要方》还倡用酒剂和灸法。唐宋之后，突出"内风"，是中风病因学说的一大转折。宋、金、元时期，对中风病因进行了较为深入的探讨，非风学说兴起，认为本病的发生与火、气、痰、虚有关，非独外风所致，张元素认为"风本生于热，以热为本，以风为标"，刘河间谓中风非外中于风，是由将息失宜，心火暴甚，肾水虚衰，不能制之；李东垣认为中风非外来风邪，乃本气自病；朱丹溪主张"湿痰生热"致中风。元代王履提出"真中""类中"。至明代，内风为主的病因说得到肯定，从而推动了治疗的改革，出现顺气化痰、健脾益气、养血活血、补肾滋阴等新的治法和相应的方剂，并开创闭脱救治。清代王清任指出中风半身不遂，偏身麻木是由于"气虚血瘀"所致，立补阳还五汤治疗偏瘫，至今仍为临床常用。在清代，中风分类趋于精细，如分为真中风、类中风、阴中、阳中、热闭、寒闭等；辨证用药更为精当，创制了多种有效方剂，广泛用于临床。

一、病因与发病机制

（一）病因

引起急性脑梗死的病因很多，可分为血管因素、血流动力学因素及血液成分因素。最常见血管因素主要是指动脉硬化，包括动脉粥样硬化、高血压性小动脉硬化及其他血管因素如脑动脉炎、动脉栓塞（主要来自心脏）。糖尿病及高脂血症可促使动脉硬化形成。血流动力学因素主要指高血压及低血压。血液成分因素只要为血液病，如白血病、贫血、红细胞增多症、血小板增多等情况。

（二）发病机制

缺血性脑血管病的发生依赖于供应血管本身病变，血管内流动的血液成分和推动血液流动的血流动力学三个因素。三大因素互相调节和代偿的失衡是引起急性缺血性脑卒中的主要因素。正常情况下，随着年龄的增长，动脉硬化和动脉内膜增厚、血管狭窄的发生率增高，血小板的功能亦可随之发生异常，但可通过动脉灌注压的升高而保持脑血流的供应正常。高血压或动脉硬化患者的血压波动、血容量的突然缺失和手术失血、感染性休克、腹泻等血压过低或各种栓子脱落均可导致脑梗死的发生。脑血管一旦阻塞，相应供血区脑组织即发生缺血性病变。然而，由于脑供血的良好的侧支循环，动脉阻塞的完全程度，以及机体本身的消融机制等启动，梗死区的脑组织可不发生缺血性梗死，而是发生一系列的病理生理变化，主要为缺血半暗区、缺血性脑损害的级联反应。影响缺血 – 再灌注损伤的因素有缺血时间、侧支循环的形成及脑组织需氧程度。

二、中医病因病机

（一）病因

1. 内伤积损　素体阴亏血虚，阳盛火旺，风火易炽，或年老体衰，肝肾阴虚，肝阳偏亢，复因降息失宜，致使阴虚阳亢，气血上逆，上蒙神窍，突发本病。

2. 劳欲过度　《素问·生气通天论》曰："阳气者，烦劳则张。"烦劳过度，耗气伤阴，易使阳气暴张，引动风阳上旋，气血上逆，壅阻清窍；纵欲过度，房事不节，亦能引动心火，耗伤肾水，水不制火，则阳亢风动。

3. 饮食不节　嗜食肥甘厚味，丰香炙煿之物，或饮酒过度，致使脾失健运，聚湿生痰，痰湿生热，热极生风，终致风火痰热内盛，窜犯络脉，上阻清窍。此即《丹溪心法·中风》所言："湿土生痰，痰生热，热生风也。"

4. 情志所伤　五志过极，心火暴甚，可引动内风而发卒中，其中以郁怒伤肝为多。平素忧郁恼怒，情志不畅，肝气不疏，气郁化火，则肝阳暴亢，引动心火，气血上冲于脑，神窍闭阻，遂致卒倒无知。或长期烦劳过度，精神紧张，虚火内燔，阴精暗耗，日久导致肝肾阴虚，阳亢风动。此外，素体阳盛，心肝火旺之青壮年，亦有遇怫郁而阳亢化风，以致突然发病者。

5. 气虚邪中　气血不足，脉络空虚，尤其在气候突变之际，风邪乘虚而入，气血痹阻，或痰湿素盛，形盛气衰，外风引动内风，痰湿闭阻经络，而致喎僻不遂。

（二）病机

中风病的基本病机总属阴阳失调，气血逆乱。病位在心脑，与肝肾密切相关。中风病理性质多属本虚标实。肝肾阴虚，气血衰少为致病之本，风、火、痰、气、瘀为发病之标，两者可互为因果。发病之初，邪气鸱张，风阳痰火炽盛，气血上菀，故以标实为主；如病情剧变，在病邪的猛烈攻击下，正气急速溃败，可以正虚为主，甚则出现正气虚脱。后期因正气未复而邪气独留，可留有后遗症。

中风恢复期因气血失调，血脉不畅而后遗经络形证。中脏腑者病情危重，即使神志渐趋清醒，恢复亦较难。

三、临床表现

（一）一般临床表现

1. 急性起病，出现局灶性神经功能缺损，症状数小时达高峰。头痛、意识改变、失语、眩晕、肢体活动障碍是最常见的症状。
2. 血压增高是最常见的原因和伴发病。
3. 部分患者可有症状性癫痫发作，多为局灶性发作和继发性全身发作。
4. 不同血供区域可产生不同的局灶症状和体征。

（二）局灶症状和体征

1. 大脑前动脉综合征 多出现对侧下肢为主的偏身瘫痪和感觉缺失，因损害反射性排尿抑制引起急迫性排尿。临床少见。

2. 大脑中动脉综合征 大脑中动脉病变最多见。大脑中动脉皮质支中上侧分支供应优势半球语言表达区（Broca's 区）；皮质下侧分支供应优势半球的语言感受区（Wernicke's 区）。

大脑中动脉上侧皮质支损害时，出现以对侧面部、手和手臂为主的偏瘫及相应的偏身感觉缺失，但不伴有同向偏盲。如损害优势半球，可出现 Broca's 失语（损害语言表达）。单独大脑中动脉下侧皮质支病变少见，可导致对侧同向偏盲，对侧肢体图形、实体、空间感觉障碍，可有疾病否认、肢体失认、穿着失用、结构失用等显著的皮质感觉损害特征。如损害优势半球，可出现 Wernicke's 失语（损害语言感受）；如损害非优势半球，可出现急性精神混乱状态。大脑中动脉分叉处病变，常有意识障碍，合并有上下侧皮质综合征的表现，往往面部、上肢重于下肢，优势半球损害则完全性失语。大脑中动脉主干损害，临床表现出整个大脑中动脉供血区障碍，对侧偏身瘫痪和感觉缺失，因内囊受损，上下肢损害无明显差异。

3. 颈内动脉综合征 颈内动脉综合征病变程度依赖于侧支循环情况，表现类似大脑中动脉综合征。缺血性脑血管病中约 1/5 为颅内段或颅外段颈内动脉阻塞，约 15% 患者颈内动脉进行性动脉粥样硬化阻塞前有 TIA 先兆或同侧眼动脉缺血导致一过性单眼黑蒙。一侧颈动脉阻塞可以完全无症状。

4. 大脑后动脉综合征 病变多发生于基底动脉尖端，可阻塞一侧或双侧大脑后动脉。临床表现为对侧视野同向偏盲，黄斑视力保存。出现眼球运动障碍，包括凝视麻痹、动眼神经麻痹、眼肌麻痹和眼球垂直分离性斜视。如损害优势侧半球枕叶则出现特征性视觉失认。双侧大脑后动脉闭塞可引起皮质盲和记忆障碍。

5. 基底动脉综合征 基底动脉病变往往累及多组分支动脉，临床表现不一。基底动脉近端病变影响脑桥背侧部，出现单侧或双侧滑车神经麻痹、水平性眼球运动异常、垂直性眼震和眼球沉浮，瞳孔缩小、对光反射存在，偏瘫、四肢瘫及昏迷少见。如损害脑桥腹侧部，则表现为四肢瘫而意识完好，患者仅能利用眼睛闭合和垂直眼球运动示意，称为闭锁综合征。发生基底动脉远端的闭塞，影响中脑上行网状结构、丘脑、大脑桥，出现特征性意识障碍、单侧或双侧动眼神经麻痹、偏瘫或四肢瘫，临床称为基底动脉尖综合征。

6. 椎 – 底动脉长旋分支综合征 小脑后下动脉、小脑前下动脉和小脑上动脉。以小脑后下动脉闭塞导致的延髓背外侧综合征（Wallenberg's 综合征）最为常见，表现为同侧小脑共济失调、Horner's 征和面部感觉缺失，对侧痛、温觉损害，眼球震颤、眩晕、恶心、呕吐、呃逆、吞咽困难和构音障碍，无运动障碍。小脑前下动脉闭塞导致脑桥下端外侧部损害，见同侧面部肌肉瘫痪、凝视麻痹、耳聋耳鸣、呃逆、吞咽困难、构音障碍。小脑上动脉闭塞，视动性眼球震颤和眼球反侧斜视，对侧完全性感觉障碍。

7. 腔隙性梗死 多发于慢性高血压患者，病变部位主要在脑部深部核团，少见于深部白质、内囊前肢和小脑，头痛少见，无意识改变，可完全恢复。

（1）纯运动轻偏瘫：对侧面、上肢和下肢瘫痪，程度基本相当，无感觉、视觉、语言障碍。病变部位为对侧内囊或脑桥。

（2）纯感觉性卒中：对侧丘脑损害呈偏身感觉缺失，可伴感觉异常。

（3）共济失调性轻偏瘫：对侧脑桥、内囊、皮质下白质病变，多影响下肢。

（4）构音障碍笨拙手综合征：对侧脑桥或内囊病变，表现为构音障碍、吞咽困难、面瘫伴轻偏瘫，以及面瘫侧的笨拙手。

四、诊治要点

（一）一般诊断

1. 病史和体征

（1）病史采集：询问症状出现的时间最为重要。其他包括神经症状发生及进展特征、心脑血管病危险因素、用药史、药物滥用、偏头痛、痫性发作、感染、创伤及妊娠史等。

（2）一般体格检查与神经系统体检：评估气道、呼吸和循环功能后，立即进行一般体格检查和神经系统体检。

2. 用脑卒中量表评估病情严重程度 常用量表有：①中国脑卒中患者临床神经功能缺损程度评分量表（1995）。②美国国立卫生院脑卒中量表，是目前国际上最常用的量表。③斯堪的纳维亚脑卒中量表。

3. 脑病变与血管病变检查

（1）平扫 CT：急诊平扫 CT 可准确识别绝大多数颅内出血，并帮助鉴别非血管性病变（如脑肿瘤），是疑似脑卒中患者首选的影像学检查方法。

（2）多模式 CT：灌注 CT 可区别可逆性与不可逆性缺血，因此可识别缺血半暗带。但其在指导急性脑梗死治疗方面的作用尚未肯定。

（3）标准 MRI：标准 MRI（T1 加权、T2 加权及质子相）在识别急性小梗死灶及后颅窝梗死方面明显优于平扫 CT，可识别亚临床梗死灶，无电离辐射，不需碘造影剂；但有费用较高、检查时间长及患者本身的禁忌证（如有心脏起搏器、金属植入物或幽闭恐惧症）等局限。

（4）多模式 MRI：包括弥散加权成像（DWI）、灌注加权成像（PWI）、水抑制成像（FLAIR）和梯度回波（GRE）序列等。DWI 在症状出现数分钟内就可发现缺血灶并可早期确定大小、部位与时间，对早期发现小梗死灶较标准 MRI 更敏感。PWI 可显示脑血流动力学状态。

弥散－灌注不匹配（PWI 显示低灌区而无与其相应大小的弥散异常）提示可能存在缺血半暗带。梯度回波序列可发现 CT 不能显示的无症状性微出血，但对溶栓或抗栓治疗的意义尚不明确。

血管病变检查颅内、外血管病变检查有助于了解脑卒中的发病机制及病因，指导选择治疗方案。常用检查包括颈动脉超声、经颅多普勒（TCD）、磁共振血管成像（MRA）、CT 血管成像（CTA）和数字减影血管造影（DSA）等。颈动脉双功超声对发现颅外颈部血管病变，特别是狭窄和斑块很有帮助。TCD 可检查颅内血流、微栓子及监测治疗效果，但其受操作技术水平和骨窗影响较大。MRA 和 CTA 可提供有关血管闭塞或狭窄的信息。以 DSA 为参考标准，MRA 发现椎动脉及颅外动脉狭窄的敏感度和特异度为 70%～100%。MRA 可显示颅内大血管近端闭塞或狭窄，但对远端或分支显示不清。DSA 的准确性最高，仍是当前血管病变检查的金标准，但主要缺点是有创性，并有一定的风险。

4. 实验室及影像检查选择 对疑似脑卒中患者应进行常规实验室检查，以便排除类脑卒中或其他病因。患者均应做如下检查：①平扫脑 CT 或 MRI；②血糖、血脂、肝肾功能和电解质；③心电图和心肌缺血标志物；④全血计数，包括血小板计数；⑤凝血酶原时间（PT）、国际标准化比率（INR）和活化部分凝血活酶时间（APTT）；⑥氧饱和度；⑦胸部 X 线检查。部分患者必要时可选择以下检查：①毒理学筛查；②血液酒精水平；③妊娠试验；④动脉血气分析（若怀疑缺氧）；⑤腰椎穿刺（怀疑蛛网膜下腔出血而 CT 未显示或怀疑脑卒中继发于感染性疾病）；⑥脑电图（怀疑痫性发作）。

（二）诊断标准

1. 急性起病。
2. 局灶性神经功能缺损，少数为全面神经功能缺损。
3. 症状和体征持续数小时以上。
4. 脑 CT 或 MRI 排除脑出血和其他病变。
5. 脑 CT 或 MRI 有责任梗死病灶。

（三）中医辨证要点

1. 辨中经络与中脏腑 中经络一般无神志改变，表现为不经昏仆而突然发生口眼㖞斜、言语不利、半身不遂；中脏腑则出现突然昏仆，不省人事，以半身不遂、口舌㖞斜、舌强言謇或不语、偏身麻木、神识恍惚或迷蒙为主症，并常遗留后遗症。中经络者，病位较浅，病情较轻；中脏腑者，病位较深，病情较重。

2. 辨病性 中风病性为本虚标实，急性期多以标实证候为主，根据临床表现注意辨别病性属火、风、痰、血的不同。平素性情急躁易怒，面红目赤，口干口苦，大便秘结，小便黄赤，舌红苔黄则多属火热为患；突然出现半身不遂，甚或神昏、抽搐、肢体痉强拘急，属内风动越；素来形肥体丰，病后咳痰较多或神昏，喉中痰鸣，舌苔白腻，属痰浊壅盛为患；若素有头痛，痛势较剧，舌质紫暗，多属瘀血为患。

3. 辨闭证、脱证 闭者，邪气内闭清窍，症见神昏、牙关紧闭、口噤不开、肢体痉强，属实证，根据有无热象，又有阳闭、阴闭之分。阳闭为痰热闭阻清窍，症见面赤身热，气粗口臭，气粗声鼾，便秘溲黄，苔黄腻，脉象弦滑而数；阴闭为湿痰内闭清窍，症见面白唇暗，静卧不烦，四肢不温，痰涎壅盛，舌苔白腻，脉象沉滑或缓。脱证属虚，为五脏真阳散脱于外，症见昏愦无知，目合口开，四肢松懈瘫软，手撒肢冷汗多，二便自遗，鼻息低微，为中风危候。

五、急救处理

脑梗死治疗的目标是恢复脑血流循环，救治缺血半暗区，减轻继发性神经元损伤，改善神经功能缺损程度。

（一）一般治疗

卧床、头位抬高 15°～30°，保持气道通畅，吸氧，鼻饲（昏迷或吞咽困难者），控制血糖，观察生命体征（严密观察患者意识、瞳孔、血压、呼吸等），心脏监测，控制体温。

（二）控制血压

1. 准备溶栓者，应使收缩压≤180mmHg、舒张压≤100mmHg。

2. 缺血性脑卒中后 24h 内血压升高的患者应谨慎处理。应先处理紧张焦虑、疼痛、恶心、呕吐及颅内压增高等情况。血压持续升高，收缩压≥200mmHg 或舒张压≥110mmHg，或伴有严重心功能不全、主动脉夹层、高血压脑病，可予谨慎降压治疗，并严密观察血压变化，必要时可静脉使用短效药物（如拉贝洛尔、尼卡地平等），最好应用微量输液泵，避免血压降得过低。

3. 有高血压病史且正在服用降压药者，如病情平稳，可于脑卒中 24h 后开始恢复使用降压药物。

4. 脑卒中后低血压的患者应积极寻找和处理原因，必要时可采用扩容升压措施。

（三）控制脑水肿

脑梗死神经系统的主要并发症为脑组织水肿，但急性脑梗死颅内压增高并不常见。大脑中动脉主干，颈内动脉梗死者则因大面积脑水肿而产生急性颅内压增高，多于发病后 2～5 天最为明显，严重时可造成颅内压过高而引起脑疝，可危及生命。脑水肿患者床头抬高至 20°～45°，避免引起颅内压增高的因素如头颈部过度扭曲、激动、用力、咳嗽等。治疗颅内压增高常用的药物如 20% 甘露醇 125～250mL，或适量应用呋塞米，有条件时可选用白蛋白。应用这些药物时，应注意尿量和控制出入水量。注意血钾及心、肾功能。

（四）特殊治疗

1. 静脉溶栓　溶栓治疗是目前最重要的恢复血流措施，重组组织型纤溶酶原激活剂（rt-PA）和尿激酶（UK）是我国目前使用的主要溶栓药，目前认为有效抢救半暗带组织的时间窗为 4.5h 内或 6h 内。

（1）溶栓适应证：①年龄 18～80 岁；②发病 4.5h 以内（rt-PA）或 6h 内（尿激酶）；③脑功能损害的体征持续存在超过 1h，且比较严重；④脑 CT 已排除颅内出血，且无早期大面积脑梗死影像学改变；⑤患者或家属签署知情同意书。

（2）溶栓禁忌证：①既往有颅内出血，包括可疑蛛网膜下腔出血；近 3 个月有颅脑创伤史；近 3 周内有胃肠或泌尿系统出血；近 2 周内进行过大的外科手术；近 1 周内有在不易压迫止血部位的动脉穿刺。②近 3 个月内有脑梗死或心肌梗死史，但不包括陈旧性小腔隙梗死而未遗留神经功能体征者。③严重心、肝、肾功能不全或严重糖尿病患者。④体检发现有活动性出血或创伤（如骨折）的证据。⑤已口服抗凝药，且 INR>15；48h 内接受过肝素治疗（APTT 超出正常范围）。⑥血小板计数<10×10⁹/L，血糖<27mmol/L。⑦血压：收缩压>180mmHg，或舒张压>

100mmHg。⑧妊娠。⑨不合作。

（3）静脉溶栓药物的选择：①组织型纤维蛋白溶酶原激活剂（t－PA）：常用剂量为0.9mg/kg，10%剂量静推，其余90%加入葡萄糖液中，于60分钟内滴完。用药期间及用药24h内应如前述严密监护患者。②尿激酶：剂量为150万单位，其中10%立即静脉推注，其余部分加入生理盐水中于60分钟内静滴，可以延长至发病6小时内应用。

（4）静脉溶栓的监护及处理：①尽可能将患者收入重症监护病房或卒中单元进行监护；②定期进行神经功能评估，第1小时内每30min进行1次，以后每小时1次，直至24h；③如出现严重头痛、高血压、恶心或呕吐，应立即停用溶栓药物并行脑CT检查；④定期监测血压，最初2h内每15min监测1次，随后6h内每30min监测1次，以后每小时1次，直至24h；⑤如收缩压≥180mmHg或舒张压≥100mmHg，应增加血压监测次数，并给予降压药物；⑥鼻饲管、导尿管及动脉内测压管应延迟安置；⑦给予抗凝药、抗血小板药物前应复查颅脑CT。

2. 动脉溶栓 动脉溶栓能使溶栓药物直接到达血栓局部，理论上血管再通率应高于静脉溶栓，且出血风险降低。然而其益处可能被溶栓启动时间的延迟所抵消。目前有关椎－基底动脉脑梗死溶栓治疗的时间窗、安全性及有效性只有少量小样本研究。尚无经颈动脉注射溶栓药物治疗缺血性脑卒中有效性及安全性的可靠研究证据。发病6h内由大脑中动脉闭塞导致的严重脑卒中且不适合静脉溶栓的患者，经过严格选择后可在有条件的医院进行动脉溶栓。发病24h内由后循环动脉闭塞导致的严重脑卒中且不适合静脉溶栓的患者，经过严格选择后可在有条件的医院进行动脉溶栓。溶栓患者的抗血小板治疗或特殊情况下溶栓后还需抗凝治疗者，应推迟到溶栓24h后进行。

3. 抗血小板 脑卒中后48h内口服阿司匹林治疗，能显著降低随访期末的病死率或残疾率，减少复发，仅轻度增加症状性颅内出血的风险。目前尚无评价其他抗血小板药物在脑卒中急性期临床疗效的大样本RCT报道。溶栓治疗者，阿司匹林等抗血小板药物应在溶栓24h后开始使用。对不能耐受阿司匹林者，可考虑选用氯吡格雷等抗血小板治疗。

4. 抗凝 急性期抗凝治疗虽已应用五十多年，但一直存在争议。药物包括普通肝素、低分子肝素、类肝素、口服抗凝剂和凝血酶抑制剂。对大多数急性缺血性脑卒中患者，不推荐无选择地早期进行抗凝治疗；对于少数特殊患者的抗凝治疗，可在谨慎评估风险、效益比后慎重选择；特殊情况下溶栓后还需抗凝治疗的患者，应在24h后使用抗凝剂。

5. 降纤 很多研究显示脑梗死急性期血浆纤维蛋白原和血液黏滞度增高，蛇毒酶制剂可显著降低血浆纤维蛋白原，并有轻度溶栓和抑制血栓形成的作用。常用药物包括降纤酶、巴曲酶、安克洛酶，其他降纤制剂还有蚓激酶、蕲蛇酶等。对不适合溶栓并经过严格筛选的脑梗死患者，特别是高纤维蛋白血症者可选用降纤治疗。

（五）扩容

对一般缺血性脑卒中患者，不推荐扩容。对于低血压或脑血流低灌注所致的急性脑梗死如分水岭梗死可考虑扩容治疗，但应注意可能加重脑水肿、心功能衰竭等并发症。此类患者不推荐使用扩血管治疗。

（六）神经保护

理论上，针对急性缺血或再灌注后细胞损伤的药物（神经保护剂）可保护脑细胞，提高对缺血缺氧的耐受性。主要神经保护剂的临床研究情况如下：钙拮抗剂、兴奋性氨基酸拮抗剂、神经节苷脂和 NXY - 059 等在动物实验中的疗效都未得到临床试验证实。

（七）扩张血管

对一般缺血性脑卒中患者，不推荐扩血管治疗。

（八）体外血浆脂蛋白过滤（delipidextracossoseal lipoprotein filter from plasma，DELP）治疗

该系统用于缺血性脑卒中的治疗，它可以通过降低血脂水平及降低血液黏稠度从而达到缺血性梗死治疗中的抗凝、降纤及血液稀释疗法。它能在 2 h 内迅速有效地降低总胆固醇、低密度脂蛋白、脂蛋白（a）、甘油三酯等成分从而降低血液黏稠度，在改善血液流变学方面，能全面降低高切、低切血液黏度、血浆黏度，改善微循环，提高红细胞携氧能力及脑组织供氧能力，降低红细胞的聚集指数，清除自由基和炎性介质等，为急性脑梗死患者尤其是脑梗死合并有高脂血症的脑梗死的治疗提供了一条新方法，且不受时间窗的限制，该方法对急性脑梗死中医各个证型均具有良好效果，尤其适合危重阶段的中脏腑的"闭证"。

（九）外科治疗

大脑中动脉或颈动脉完全梗死者，可做外科手术治疗。大骨瓣减压为常用手术方法，但死亡率仍很高。

六、中医治疗

（一）治疗原则

中经络以平肝息风，化痰祛瘀通络为主；中脏腑闭证治当息风清火，豁痰开窍，通腑泄热；脱证急以救阴回阳固脱；内闭外脱之证，则醒神开窍与扶正固脱兼用。

（二）辨证论治

1. 中经络

（1）风痰入络证

主要证候：肌肤不仁，手足麻木，突发口眼㖞斜，语言不利，口角流涎，舌强语謇，甚则半身不遂，或见手足拘挛关节酸痛等，舌苔薄白，脉浮数。

治法：祛风化痰通络。

方药：真方白丸子加减，该方由半夏、白附子、天南星、天麻、川乌、全蝎、木香、枳壳组成。言语不清者，加石菖蒲、远志；痰瘀交阻，舌紫有瘀斑，脉细涩者，加丹参、桃仁、红花等。

（2）风阳上亢证

主要证候：头晕头痛，耳鸣目眩，突发口眼㖞斜，舌强语謇，或手足重滞，甚则半身不遂等症，舌质红苔黄，脉弦。

治法：平肝潜阳，活血通络。

方药：天麻钩藤饮加减。痰浊者，加胆南星、郁金；头痛较重者，加羚羊角、夏枯草；腿足重滞者，加杜仲、桑寄生。

（3）阴虚风动证

主要证候：头晕耳鸣，腰酸，突发口眼㖞斜，语言不利，手指蠕动，甚或半身不遂，舌质红，苔腻，脉弦细数。

治法：滋阴潜阳，息风通络。

方药：镇肝息风汤加减。痰热较重者，加胆南星、竹沥、川贝母；阴虚阳亢，肝火偏旺者，加栀子、黄芩。

（4）气虚血瘀证

主要证候：口眼㖞斜，语言謇涩，半身不遂，口角流涎，小便频数或遗尿失禁，舌暗淡，苔白，脉缓无力。

治法：益气活血通络。

方药：补阳还五汤加减。痰多神昏者，加石菖蒲、远志；头晕头痛者，加天麻、钩藤。

（5）肝肾亏虚证

主要证候：肢体痿软无力，尤以下肢为主，腰膝酸软，不能久立，或伴有眩晕耳鸣，舌咽干燥，遗精或遗尿，或妇女月经不调，舌红少苔，脉细数。

治法：补益肝肾，滋阴清热。

方药：地黄饮子合左归丸加减。面红目赤，肝火旺盛者，加龙胆草、夏枯草等；腹胀便秘者，加大黄、枳实等。

2. 中脏腑

（1）闭证

主要证候：突然昏仆，不省人事，半身不遂，肢体强痉，口舌㖞斜，两目斜视或直视，面红目赤，鼻鼾痰鸣，躁扰不宁，口噤、项强，两手握固拘急，脉弦数或滑数有力。

治法：清热涤痰，醒神开窍。

方药：羚羊角汤加减。痰多者，加竹沥、胆南星；热甚者，加黄芩、栀子。中成药可选用安宫牛黄丸、至宝丹、苏合香丸鼻饲，或醒脑静注射液等。

（2）脱证

主要证候：突然昏仆，不省人事，汗出如珠，目合口张，肢体瘫软，手撒肢厥，气息微弱，面色苍白，瞳神散大，二便失禁，舌质淡紫，或舌体卷缩，苔白腻，脉微欲绝。

治法：益气回阳、扶正固脱。

方药：参附汤合生脉散加减。汗出不止者，加山萸肉、黄芪、龙骨、牡蛎；阴精耗伤者，加玉竹、黄精。

（三）针灸治疗

1. 中经络主穴选内关、水沟、三阴交、极泉、尺泽、委中。

2. 中脏腑主穴选内关、水沟。闭证加十二井、太冲、合谷；脱证加关元、气海、神阙。

（四）中成药

中成药可辨证选择参附注射液、参麦注射液、八味芪龙颗粒等。

第二节 急性脑出血

脑出血（intracerebral hemorrhage，ICH）是指原发性非外伤性脑实质内的出血，也称自发性脑出血。多发生于 50 岁以上的中老年人，近年发病有年轻化趋势。在我国占急性脑血管病的 20%～30%，急性期病死率为 30%～40%。大脑半球出血约占 80%。出血多发于基底节区，脑干和小脑出血约占 20%。

脑出血属于中医学"中风"的范畴，临床多表现为"中脏腑"。《内经》对中风已有不少记载，当时在认识上以症状为主，描述为"偏枯""仆击"等，治疗则重针灸。至汉代《金匮要略》始定名为中风，如《金匮要略·中风历节病脉证并治》："邪在于络，肌肤不仁；邪在于经，即重不胜；邪入于腑，即不识人；邪入于脏，舌即难言，口吐涎。"然而，从秦汉直至隋唐，始终认为本病病因以"虚中外风"为主，治疗多用祛风、扶正的方药，《备急千金要方》还倡用酒剂和灸法。宋、金、元时期，医家对中风病因进行了较为深入的探讨，非风学说兴起，认为本病的发生与火气痰虚有关，非独外风所致，刘河间谓中风非外中于风，是因将息失宜，心火暴甚，肾水虚衰，不能制之；李东垣认为中风非外来风邪，乃本气自病；朱丹溪谓中风大率主血虚有痰。至明代，内风为主的病因说得到肯定，从而推动了治疗的改革，出现顺气化痰、健脾益气、养血活血、补肾滋阴等新的治法和相应的方剂，并开创闭脱救治。至清代，中风分类趋于精细，如分为真中风、类中风、阴中、阳中、热闭、寒闭等；辨证用药更为精当，创制了多种有效方剂，广泛用于临床。

一、病因与发病机制

（一）病因

引起 ICH 的病因很多，最常见的是高血压动脉粥样硬化，其他的有脑血管畸形、动脉瘤、血液病、脑外伤、抗凝或溶栓治疗、脑淀粉样血管病等引起。一般认为单纯的血压升高不足以引起 ICH，常在合并脑血管病变的基础上发生。

（二）发病机制

颅内动脉具有中层肌细胞和外层结缔组织少及弹力层缺失的特点。脑细小动脉在长期高血压刺激下发生玻璃样变性、纤维素样坏死，甚至形成微动脉瘤或夹层动脉瘤，在此基础上血压骤然升高时易导致血管破裂出血。豆纹动脉和旁正中动脉等深穿支动脉一般由颅内大动脉直接发出，承受较高压力的血流冲击，易导致血管破裂出血，故又称出血动脉。此外，脑淀粉样血管病和脑梗死后可继发血管病变而发生血管破裂出血。

二、中医病因病机

（一）病因

1. 内伤积损 素体阴亏血虚，阳盛火旺，风火易炽，或年老体衰，肝肾阴虚，肝阳偏亢，复因降息失宜，致使阴虚阳亢，气血上逆，上蒙神窍，突发本病。

2. 劳欲过度 烦劳过度，耗气伤阴，易使阳气暴张，引动风阳上旋，气血上逆，壅阻清窍；

纵欲过度，房事不节，亦能引动心火，耗伤肾水，水不制火，则阳亢风动。

3. 饮食不节 嗜食肥甘厚味，丰香炙煿之物，或饮酒过度，致使脾失健运，聚湿生痰，痰湿生热，热极生风，终致风火痰热内盛，窜犯络脉，上阻清窍。

4. 情志所伤 五志过极，心火暴甚，可引动内风而发卒中，其中以郁怒伤肝为多。平素忧郁恼怒，情志不畅，肝气不疏，气郁化火，则肝阳暴亢，引动心火，气血上冲于脑，神窍闭阻，遂致卒倒无知。或长期烦劳过度，精神紧张，虚火内燔，阴精暗耗，日久导致肝肾阴虚，阳亢风动。此外，素体阳盛，心肝火旺之青壮年，亦有遇怫郁而阳亢化风，以致突然发病者。

5. 气虚邪中 气血不足，脉络空虚，尤其在气候突变之际，风邪乘虚而入，气血痹阻，或痰湿素盛，形盛气衰，外风引动内风，痰湿闭阻经络，而致㖞僻不遂。

（二）病机

中风病的基本病机总属阴阳失调，气血逆乱。病位在心脑，与肝肾密切相关；病理性质多属本虚标实。肝肾阴虚，气血衰少为致病之本，风、火、痰、气、瘀为发病之标，两者可互为因果。发病之初，邪气鸱张，风阳痰火炽盛，气血上菀，故以标实为主；如病情剧变，在病邪的猛烈攻击下，正气急速溃败，可以正虚为主，甚则出现正气虚脱。

三、临床表现

（一）一般临床表现

1. 急性起病，出现局灶性神经功能缺损，症状数小时达高峰。头痛、呕吐、肢体活动障碍是最常见的症状。
2. 除小量出血患者外，大部分患者伴有不同程度的意识障碍。
3. 血压增高是最常见的原因和伴发病。
4. 部分患者可有症状性癫痫发作，多为局灶性发作和继发性全身发作。
5. 不同血肿部位可产生不同的局灶症状和体征。

（二）局灶症状和体征

1. 基底节出血 为高血压性脑出血最常见的类型，多为豆纹动脉破裂所致，可表现小量出血和大量出血。

（1）小量出血：出血量<30mL，且靠外侧，患者可无头部不适，少数患者可有头痛、呕吐、对侧轻偏瘫，一般无意识障碍。

（2）大量出血：出血量>30mL，常向内囊压迫出现对侧偏瘫、偏身感觉障碍和偏盲等典型的"三偏"综合征，双眼向病灶侧凝视，血液可穿破脑组织进入侧脑室，若位于优势半球可出现失语，若位于非优势半球可出现失用和失认、结构性失用和视野缺损。

2. 丘脑出血 典型的症状是偏身感觉障碍，若出血体积较大，按血肿扩展的方向而出现不同的临床综合征：向外压迫内囊出现"三偏"综合征，向内破入脑室出现意识障碍或意识障碍加重、颈项强直。

3. 尾状核出血 多见于尾状核头部，极易破入侧脑室，临床多表现为急性头痛、呕吐、颈项强直等，有意识障碍、短暂性记忆力障碍。临床上与蛛网膜下腔出血相似。并可出现对侧轻偏瘫、眼球向病灶侧凝视和短暂性偏身感觉缺失，偶尔可见 Horner 综合征。

4. 脑叶出血 又称皮质下出血。脑叶出血的神经功能缺损，因出血部位不同而表现各异。

（1）额叶出血：可出现前额痛，以血肿侧为重，对侧偏瘫，双眼向血肿侧凝视，二便失禁，意识障碍及癫痫。

（2）顶叶出血：对侧偏身感觉缺失和对侧视野缺损，对侧同向偏盲或象限盲，轻微的偏瘫和疾病感缺失。

（3）颞叶出血：可造成对侧1/4象限的视野缺失、精神症状，优势半球可导致 Wernicke 失语、非优势半球出血可有意识模糊和认知障碍。

（4）枕叶出血：血肿同侧眼眶部疼痛和对侧同向偏盲，可有短暂黑蒙和视物变形，有时出现感觉缺失、书写障碍等。

5. 脑桥出血 是脑干出血最高发的部位，是基底动脉旁正中支破裂所致。脑桥出血的症状和体征依据血肿的大小、部位，破入脑室与否以及有无脑积水而变异很大，可分为3种临床类型：

（1）重症出血型：出血量 >5mL，常累及双侧脑桥，症状于数秒内达到高峰，临床表现为深度昏迷、呼吸异常、高热、四肢瘫痪、瞳孔缩小，可有凝视麻痹、双侧锥体束征、去大脑强直。因出血量大常波及邻近结构，特别是中脑和脑室系统，预后不良，常导致死亡。

（2）半侧脑桥综合征：出血累及单侧脑桥基底部和顶盖部，表现为轻偏瘫、眼球向病灶对侧凝视，单侧角膜反射消失，构音障碍，周围面神经麻痹、对侧肢体和同侧面部感觉减退，预后较好。

（3）背外侧顶盖综合征：表现为凝视麻痹和同侧展神经麻痹，眼球偏斜，单侧角膜反射消失，单侧面神经麻痹，对侧肢体和同侧面部感觉减退，构音障碍，偶有步态或共济失调，预后尚可。

6. 小脑出血 小脑出血最多发生在齿状核，临床表现与定位、血肿大小、血肿扩延、脑干受累、出血是否破入第四脑室、有无脑积水等多种因素有关。

7. 脑室出血 原发性脑室出血可表现为突然头痛、呕吐、迅速进入昏迷，双侧瞳孔缩小，双侧病理反射阳性，可出现去大脑强直等。

四、诊治要点

（一）诊断

年龄 >50 岁的高血压患者，急性发病、进展迅速，发病前、后有显著血压升高（以舒张压升高为著），除头痛、意识障碍外，伴有局灶性神经功能缺失症状和体征，需 CT 或 MRI 检查明确诊断。

（二）影像学检查

1. 头颅 CT 早期 CT 检查即可显示密度增高，可确定出血的大小、部位，出血周围水肿呈低密度改变，以排除非出血性疾患。

2. 头颅 MRI 病情需要和有条件时可做头颅 MRI 检查，对脑水肿显示较头颅 CT 敏感。T1 呈低信号，T2 呈高信号，且能分辨 4～5 周后 CT 不能辨认的脑出血。

（三）辅助检查

脑电图可见弥漫性慢波或痫样放电。

（四）中医辨证要点

1. 辨中经络与中脏腑 中经络一般无神志改变，表现为不经昏仆而突然发生口眼㖞斜、言语不利、半身不遂；中脏腑则出现突然昏仆，不省人事，以半身不遂、口舌㖞斜、舌强言謇或不语、偏身麻木、神识恍惚或迷蒙为主症，并常遗留后遗症。中经络者，病位较浅，病情较轻；中脏腑者，病位较深，病情较重。

2. 辨病性 中风病性为本虚标实，急性期多以标实证候为主，根据临床表现注意辨别病性属火、风、痰、血的不同。平素性情急躁易怒，面红目赤，口干口苦，大便秘结，小便黄赤，舌红苔黄多属火热为患；突然出现半身不遂，甚或神昏、抽搐、肢体痉强拘急，属内风动越；素来形肥体丰，病后咳痰较多或神昏，喉中痰鸣，舌苔白腻，属痰浊壅盛为患；若素有头痛，痛势较剧，舌质紫暗，多属瘀血为患。

3. 辨闭证、脱证 闭者，邪气内闭清窍，症见神昏、牙关紧闭、口噤不开、肢体痉强，属实证，根据有无热象，又有阳闭、阴闭之分。阳闭为痰热闭阻清窍，症见面赤身热，气粗口臭，躁扰不宁，舌苔黄腻，脉象弦滑而数；阴闭为湿痰内闭清窍，症见面白唇暗，静卧不烦，四肢不温，痰涎壅盛，舌苔白腻，脉象沉滑或缓。脱证为五脏真阳散脱于外，症见昏愦无知，目合口开，四肢松懈瘫软，手撒肢冷汗多，二便自遗，鼻息低微，为中风危候。

五、急救处理

（一）非药物治疗

发病后应卧床休息 2～4 周，保持安静，维持生命体征稳定以及水、电解质平衡，保持大、小便通畅，预防和及时治疗褥疮、泌尿道和呼吸道感染等。

（二）控制血压

早期降低过高的血压，是防治进一步出血的关键。对高血压的处理应个体化，使血压维持在略高于发病前水平。药物选择有乌拉地尔、非诺多泮、尼卡地平、拉贝洛尔等。若颅内压增高时，应先降低颅内压再根据血压情况决定是否进行降血压治疗。患者偶见血压低下，应积极寻找原因，给予增压处理，缓慢回升血压。

（三）控制脑水肿

脑水肿多于出血后 3～4 天到达高峰，严重时可造成颅内压过高而引起脑疝，可危及生命。治疗颅内压增高常用的药物如 20% 甘露醇 125～250mL，或适量应用呋塞米，有条件时可选用白蛋白。应用这些药物时，应注意尿量和控制出入水量。注意血钾及心、肾功能。

（四）控制体温

头颅局部降温是脑出血的重要治疗措施，但体温不宜低于34℃。并发肺炎等感染常造成体温升高，应使用抗感染治疗。

（五）癫痫发作的预防和处理

如出现癫痫发作，应给予苯妥英钠或卡马西平、丙戊酸钠等抗癫痫药。

（六）手术治疗

当确诊为脑出血后，应根据血肿的大小、部位及患者的全身情况尽早考虑是否需要外科手术治疗。

1. 适应证 大脑半球出血量 >30mL，小脑出血量 >10mL；年龄小于 70 岁，格拉斯昏迷量表（GCS）评分大于 7 分。

2. 禁忌证 症状较轻、病情稳定者，出血量小或 GCS 评分小于 4 分者；重度意识障碍并很快出现脑干症状者；脑干出血；病前有心、肺、肾等严重系统疾病者；年龄超过 70 岁者；发病血压未控制者。

六、中医治疗

（一）治疗原则

镇肝息风、活血化瘀、通腑泄热、豁痰开窍为基本治疗原则。

（二）辨证论治

1. 中经络

（1）肝阳暴亢证

主要证候：半身不遂，肢体强痉，口舌㖞斜，言语不利，眩晕，头胀痛，面红目赤，心烦易怒，口苦咽干，便秘尿黄，舌质红或绛，苔黄或黄燥，脉弦或弦数。

治法：平肝息风，育阴潜阳。

方药：天麻钩藤饮或羚角钩藤汤加减。伴头痛者，可加菊花、桑叶；心烦易怒者，加牡丹皮、白芍；便秘者，加生大黄。

（2）痰热腑实，风痰上扰证

主要证候：症见半身不遂，肢体拘急，口舌㖞斜，言语不利，肢体麻木，头晕目眩，腹胀便秘，痰多胸闷，舌质暗红，苔黄或黄腻，脉弦滑。

治法：通腑泄热，化痰通络。

方药：星蒌承气汤加减。热像明显者，加栀子、黄芩；津亏者，加生地黄、玄参、麦冬。中成药用安宫牛黄丸、醒脑静注射液，同时可用大承气汤灌肠。

2. 中脏腑

（1）闭证

主要证候：突然昏仆，不省人事，半身不遂，肢体强挛，口舌㖞斜，两目斜视或直视，面红目赤，鼻鼾痰鸣，躁扰不宁，口噤、项强，两手握固拘急，脉弦数或滑数有力。

治法：清热涤痰，醒神开窍。

方药：羚羊角汤加减。痰多者，加竹沥、胆南星；热甚者，加黄芩、栀子。中成药可选用安宫牛黄丸、至宝丹、苏合香丸鼻饲，或醒脑静注射液等。

（2）脱证

主要证候：突然昏仆，不省人事，汗出如珠，目合口张，肢体瘫软，手撒肢厥，气息微弱，面色苍白，瞳神散大，二便失禁，舌质淡紫，或舌体卷缩，苔白腻，脉微欲绝。

治法：益气回阳、扶正固脱。

方药：参附汤加减。汗出不止加山茱萸、黄芪、龙骨、牡蛎。

（三）针灸治疗

1. 热证针刺人中、百会、涌泉、十宣等穴。
2. 亡阴针刺人中、内关、复溜，灸神阙等穴。
3. 亡阳灸人中、百会、涌泉、足三里等穴。

第三节　癫痫持续状态

癫痫（epilepsy）是一组由于大脑神经元异常过度兴奋、突然异常反复放电所引起的突然、短暂、反复发作的中枢神经系统功能失常的慢性疾病和综合征。按照异常放电神经元涉及部位和放电扩散范围的不同，临床上可表现为运动、感觉、意识、自主神经等不同的功能障碍，或兼而有之。

癫痫持续状态（status epilepticus，SE）或称癫痫状态，传统定义癫痫持续状态指"癫痫连续发作之间意识尚未完全恢复又频繁再发，或癫痫发作持续30分钟以上未自行停止"。目前观点认为，如果患者出现全面强直阵挛性发作（generalized tonic - clonic seizures，GTCS）持续5分钟以上即有可能发生神经元损伤，对于GTCS的患者若发作持续时间超过5分钟就该考虑癫痫持续状态的诊断，并须用抗癫痫药物（AEDs）紧急处理。癫痫持续状态是内科常见急症，若不及时治疗可因高热、循环衰竭、电解质紊乱或神经元兴奋毒性损伤导致永久性脑损害，致残率和死亡率均很高。任何类型的癫痫均可出现癫痫持续状态，其中GTCS最常见，危害也最大。

癫痫属于中医"痫证"范畴，历代中医文献对于癫痫的论述最早见于《内经》，《素问·奇病论》曰："人生而有病癫疾者……病名为胎病，此得之在母腹中时，其母有所大惊，气上而不下，精气并居，故令子发为癫疾也。"不仅提出"胎病""癫疾"的病名，还指出此病与先天因素有关。《灵枢·癫狂》中认识到本病发生常有先兆症状，其主要表现为肢体的僵直发作。宋金元时期，严用和《济生方》首次对本病进行了临床分类，以患者发作时呼叫的声音不同，将癫痫分为五种类型：马（心）痫、羊（脾）痫、鸡（肝）痫、猪（肾）痫、牛（肺）痫，以五音合五畜，并与五脏、五行理论结合，提出"五痫"分类。张子和认为，本病常由肝经热盛引起。朱丹溪《丹溪心法·痫》则强调痰迷孔窍引发本病。陈无择《三因极一病证方论·癫痫叙论》指出痫证是由于多种因素导致脏气不平，阴阳失调，神乱而发病。明代医家对癫、狂、痫做了明确的划分。王肯堂言："痫病发则昏不知人，眩仆倒地，不省高下，甚而瘛疭抽掣，目上视，或口眼㖞斜，或口作六畜之声。"《古今医鉴·五痫》提出痫证的特点为："发则猝然倒仆，口眼相引，手足搐溺，脊背强直，口吐涎沫，声类畜叫，食顷乃苏。"中医历代前贤对于本病的治疗都非常强调分清标本虚实。主张在发作时治标为主，可采取涤痰、息风、镇惊、化瘀等手段，根据不同病情，随症选用。

一、病因与发病机制

（一）病因

1. 年龄　特发性癫痫与年龄密切相关，如婴儿痉挛症在1岁内起病，儿童失神癫痫发病高峰在6~7岁，肌阵挛癫痫起病在青春期前后。各年龄段癫痫的常见病因也不同：0~2岁多为围生期损伤、先天性疾病和代谢障碍等；2～12 岁多为急性感染、特发性癫痫、围生期损伤和热性惊厥等；12～18 岁多为特发性癫痫、颅脑外伤、血管畸形和围生期损伤等；18～35 岁多为颅脑外伤、脑肿瘤和特发性癫痫等；35～65 岁多为脑肿瘤、颅脑外伤、脑血管疾病和代谢障碍等；65 岁以后多为脑血管疾病、脑肿瘤、阿尔茨海默病伴发等。

2. 遗传因素　可影响癫痫易患性：如儿童失神发作患者的兄弟姐妹在 5～16 岁间有 40% 以上出现 3Hz 棘－慢波的异常脑电图，但仅 20% 出现失神发作。症状性癫痫患者的近亲患病率为 15%，高于普通人群。有报告称单卵双胎儿童失神和全面强直－阵挛发作一致率为 100%。

3. 睡眠　癫痫发作与睡眠－觉醒周期有密切关系：如全面强直－阵挛性发作常在晨醒后发作；婴儿痉挛症多在醒后和睡前发作；伴中央颞区棘波的良性儿童癫痫多在睡眠中发作等。

4. 内环境改变　内分泌失调、电解质紊乱和代谢异常等均可影响神经元放电阈值，导致痫性发作。如少数患者仅在月经期或妊娠早期发作，为月经期癫痫和妊娠性癫痫；疲劳、睡眠缺乏、饥饿、便秘、饮酒、闪光、感情冲动和一过性代谢紊乱等都可导致癫痫发作。

癫痫持续状态最常见的原因是不恰当地停用抗癫痫药物（AEDs），或急性脑病、脑卒中、脑炎、外伤、肿瘤和药物中毒等，个别患者原因不明。不规范 AEDs 治疗、感染、精神因素、过度疲劳、孕产和饮酒等均可诱发癫痫持续状态，导致不可逆的脑及其他系统损害，出现高热、脑水肿、血白细胞增多、酸中毒、水和电解质平衡紊乱，继而发生心、肝、肾、肺多个脏器功能衰竭，最终导致患者死亡。

（二）发病机制

癫痫的发病机制非常复杂，至今尚未能完全了解其机制，但癫痫发病的一些重要环节已被探知。

1. 神经递质异常与癫痫发作密切相关

（1）氨基酸类释放失衡及其受体异常与癫痫发作的关系：目前已知与癫痫关系密切的氨基酸类物质有谷氨酸、天门冬氨酸、γ－氨基丁酸及甘氨酸等。其中研究较多的是谷氨酸（glutamic acid，Glu）和 γ－氨基丁酸（γ－aminobutyric acid，GABA）。谷氨酸是中枢神经系统主要的兴奋性神经递质，而 GABA 则作为抑制性神经递质在中枢神经系统中扮演重要的角色。研究证实，癫痫发病机制与"神经－免疫－内分泌网络"的功能失衡有关。谷氨酸与 GABA 在中枢神经系统的失衡与癫痫发作有密切联系，它们及其各自受体异常都能引起神经元异常放电，导致神经微环路出现紊乱，最终诱发癫痫。

（2）其他神经递质与癫痫发作的关系：目前证实，乙酰胆碱、甲－脑啡肽和 P 物质等对癫痫起促发作用，而胆囊收缩素、强啡肽以及单胺类递质（多巴胺、去甲肾上腺素、5－羟色胺）等对癫痫起抑制作用。此外，一氧化氮作为神经递质，既参与了癫痫发作过程，又参与了抗癫痫发作过程。同时，由于谷氨酸及其 N－甲基－D－天冬氨酸（NMDA）受体在癫痫发作中起重要作用，而 NMDA 受体的许多效应是由一氧化氮来介导的，因此，一氧化氮在癫痫发作的病理生理过程中也具有重要意义。另外，研究发现难治性癫痫患者脑内尤其是血脑屏障部位存在多种神经递质和药物靶酶的高表达，可能参与了难治性癫痫的耐药机制。

2. 离子通道基因突变与癫痫发作有密切关系　离子通道是调节神经元细胞兴奋性的重要物质基础，任何离子通道的基因突变都有可能异化通道蛋白的正常功能，造成中枢神经系统电活动失衡，最终诱发异常同步化放电。某些原发性癫痫是由调控离子通道的基因突变所致，即有缺陷的基因编码有缺陷的离子通道蛋白而发病，这些癫痫综合征被归为离子通道病。早期研究证实，钠、钾、钙离子通道与癫痫有密切关系。

3. 神经胶质细胞功能异常是癫痫发作的重要原因　神经胶质细胞是广泛分布于中枢神经系统内的，除了神经元以外的所有细胞，对神经元的正常活动与物质代谢都有重要作用。星形胶质细胞作为最大的神经胶质细胞，对神经元具有支持和保护作用，其功能异常是痫性活动发生或蔓延的重要原因，与癫痫的发作有密切联系。星形胶质细胞功能异常会破坏其对谷氨酸动态平衡的调控作用，致使谷氨酸-谷氨酰胺循环出现紊乱，导致神经元处于过度兴奋状态并最终诱发癫痫。星形胶质细胞摄取 GABA 的能力异常也与癫痫发作有关，若对 GABA 的摄取过多，可导致癫痫发作。此外，颞叶癫痫患者其星形胶质细胞内向整流钾离子通道（Kir4.1）的表达、定位及功能都发生了改变，致使细胞外液钾离子缓冲减弱，最终诱发癫痫。星形胶质细胞内钙离子信号通路异常影响其释放胶质递质和神经元活动的同步化，为癫痫发作提供了基础。

4. 遗传因素是癫痫发作的主要原因　癫痫是一种遗传性疾病，包括原发性和继发性癫痫，遗传是癫痫发病的主要原因。遗传因素对癫痫的发生具有重要的影响，其主要遗传方式有基因突变、染色体异常和线粒体突变。

5. 免疫系统功能紊乱与癫痫发作密切相关　免疫机制可能参与癫痫的发病机制，癫痫发病机制与免疫-神经-内分泌网络的功能失调有关。癫痫患者的免疫系统功能紊乱远远多于其他人群，这提示免疫异常对某些类型的癫痫可能具有重要的致病意义。

二、中医病因病机

痫证的发生，大多由于七情失调，先天因素，脑部外伤，饮食不节，劳累过度，或患他病后，造成脏腑失调，痰浊阻滞，气机逆乱，风阳内动所致，而尤以痰邪作祟最为重要。痫之为病，病理因素总以痰为主，每由风、火触动，痰瘀内阻，蒙蔽清窍而发病。以心脑神机失用为本，风、火、痰、瘀致病为标。其中痰浊内阻，脏气不平，阴阳偏胜，神机受累，元神失控是病机的关键所在。

三、临床表现

癫痫典型发作时表现为突然昏倒，不省人事，两目上视，四肢抽搐，口吐涎沫，或有异常叫声等，或仅有突然发呆，两目瞪视，呼之不应，或头部下垂，肢软无力，面色苍白等。局限性发作可见多种形式，如口、眼、手等局部抽搐而无突然昏倒，或凝视，或语言障碍，或无意识动作等。

四、诊治要点

（一）诊断

癫痫是多种病因所致的疾病，其诊断需遵循三步原则：首先明确发作性症状是否为癫痫发作；其次判断是哪种类型的癫痫或癫痫综合征；最后明确发作的病因是什么。癫痫的诊断主要依据为详细和精确的病史、临床特点、仔细的体格检查结合脑电图等辅助检查。对于癫痫持续状态，临床医生根据患者发作的临床表现及临床经验常可做出准确的诊断，必要时也可行脑电图、脑部影像学检查如头颅 CT 及理化检查。

（二）辅助检查

1. 脑电图（EEG）　是诊断癫痫最重要的辅助检查方法。癫痫脑电图的典型表现为棘波、尖波、棘－慢波或尖－慢复合波。不同类型的癫痫，脑电图上的表现也不同，EEG 对发作性症状的诊断有很大价值，有助于明确癫痫的诊断及分型和确定特殊综合征。如失神发作的脑电图典型表现为 3Hz 的棘－慢波；局灶性痫样放电多提示部分性发作；广泛性痫样放电则多为全身性发作。

理论上任何一种癫痫发作都能用脑电图记录发作或发作间期痫样放电，但实际工作中由于技术及操作上的局限性，常规头皮脑电图仅能记录 49.5% 患者的痫性放电，重复 3 次可将阳性率提高到 52%，采用过度换气、闪光刺激等诱导方法还可进一步提高脑电图的阳性率，但仍有部分癫痫患者的脑电图检查始终正常。近年来广泛应用的 24 小时长程脑电监测和视频脑电图（Video－EEG）使发现痫样放电的可能性大为提高，后者可同步监测记录患者发作情况及相应脑电图改变，可明确发作性症状及脑电图变化间的关系。

2. 神经影像学检查　包括 CT 和 MRI，可确定脑结构异常或病变，对癫痫及癫痫综合征诊断和分类颇有帮助，有时可做出病因诊断，如颅内肿瘤、灰质异位等。MRI 较敏感，特别是冠状位和海马体积测量能较好地显示海马病变。功能影像学检查如单光子发射断层扫描（SPECT，可能发现致痫灶的糖代谢变化）、正电子发射断层扫描（PET，可发现致痫灶的血流变化）等，能从不同的角度反映脑局部代谢变化，辅助癫痫灶的定位。

3. 血液及脑脊液检查　昏迷时间较长而有抽搐的患者需做血糖、脑脊液检查，以与糖尿病或脑部炎症等疾病引起者相鉴别。

（三）鉴别诊断

癔病　癔病有时表现为全身肌肉的不规则收缩，而且反复发生。癔病发病前多有一定的情绪因素，通常有人在场时发作，抽搐形式多样，可有哭叫、挥臂踢腿等随意动作，神志并不完全丧失，发作时瞳孔反射存在，无摔伤、舌咬伤、大小便失禁等。发作时脑电图无相应痫性放电和抗癫痫药物治疗无效是与癫痫鉴别的关键。

（四）分类

根据发作起始累及部位的不同（累及一侧大脑半球某个部分，或是双侧大脑半球同时受累），进一步分为全面性发作持续状态（generalized status epilepticus）与部分性发作持续状态（partial status epilepticus）。

1. 全面性发作持续状态

（1）全面性强直－阵挛发作持续状态：是临床最常见、最危险的癫痫状态，表现强直－阵挛发作反复发生，意识障碍伴高热、代谢性酸中毒、低血糖、休克、电解质紊乱（低血钾、低血钙）和肌红蛋白尿等，可发生脑、心、肝、肺等多脏器功能衰竭，自主神经和生命体征改变。

（2）强直性发作持续状态：多见于 Lennox－Gastaut 综合征患儿，表现不同程度意识障碍（昏迷较少），间有强直性发作或其他类型发作，如肌阵挛、不典型失神、失张力发作等，EEG 出现持续性较慢的棘－慢或尖－慢波放电。

（3）阵挛性发作持续状态：阵挛性发作持续状态较长时间可出现意识模糊甚至昏迷。

（4）肌阵挛发作持续状态：特发性肌阵挛发作患者很少出现癫痫状态，严重器质性脑病晚期如亚急性硬化性全脑炎、家族性进行性肌阵挛癫痫等较常见。特发性患者 EEG 显示和肌阵挛紧密联系的多棘波，预后较好；继发性的 EEG 通常显示非节律性反复的棘波，预后较差。

（5）失神发作持续状态：主要表现为意识水平降低，甚至只表现为反应下降、学习成绩下降；EEG 可见持续性棘 - 慢波放电，频率较慢（＜3Hz）。多由治疗不当或停药诱发。

2. 部分性发作持续状态

（1）单纯部分性发作持续状态：临床表现以反复的局部颜面或躯体持续抽搐，或持续的躯体局部感觉异常为特点，发作时意识清楚，EEG 上有相应脑区局限性放电。病情演变取决于病变性质，部分隐源性患者治愈后可能不再发。某些非进行性器质性病变后期可伴有同侧肌阵挛。Rasmussen 综合征（部分性连续癫痫）早期出现肌阵挛及其他形式发作，伴进行性弥漫性神经系统损害表现。

（2）边缘叶性癫痫持续状态：常表现为意识障碍和精神症状，又称精神运动性癫痫状态，常见于颞叶癫痫，须注意与其他原因导致的精神异常鉴别。

（3）偏侧抽搐状态伴偏侧轻瘫：多发生于幼儿，表现为一侧抽搐，伴发作后一过性或永久性同侧肢体瘫痪。

另外，目前也倾向于可根据是否存在惊厥性发作将癫痫持续状态分为惊厥性持续状态（convulsive status epilepticus，CSE）与非惊厥性持续状态（non – convulsive status epilepticus，NCSE）。

（五）中医辨证要点

其病来势急骤，神昏猝倒，不省人事，口噤牙紧，颈项强直，四肢抽搐者，病性属风；发作时口吐涎沫，气粗痰鸣，呆木无知，发作后或有情志错乱，幻听，错觉，或有梦游者，病性属痰；有猝倒啼叫，而赤身热，口流血沫，平素或发作后有大便秘结，口臭苔黄者，病性属热；发作时面色潮红、紫红，继而青紫，口唇紫绀，或有颅脑外伤、产伤等病史者，病性属瘀。

五、急救处理

癫痫持续状态的治疗目的为：保持稳定的生命体征和进行心肺功能支持；终止呈持续状态的癫痫发作，减少癫痫发作对脑部神经元的损害；处理并尽可能根除病因及诱因；处理并发症。

长时间的癫痫持续状态会导致不可逆的脑损伤，持续时间越长，发作越难以控制。因此针对癫痫持续状态的患者应尽可能早的终止发作，研究显示，发作后 30 分钟内进行治疗，预后较好。

（一）治疗措施

1. 明确诊断　详细询问家属及目击者发作时的情况以寻找可能的病因和诱因，在明确癫痫诊断后，还需分清发作类型以及是否为特殊癫痫综合征。

2. 保持呼吸通畅　将患者仰卧，头颈半伸位，并转向一侧以利口腔分泌物流出，防止窒息。吸痰，清除呼吸道分泌物，给氧或人工呼吸。

3. 对症处理　监测心率、血压、体温、血糖等生命体征，及时对症处理。癫痫持续状态早期，血压可有代偿性升高，一般不需要治疗。长时间癫痫持续状态，低血压则较为常见，可予升压药物维持血压的稳定，重症患者可根据需要增加中心动脉压、有创动脉压、血气分析等检查。在血糖正常的情况下，不提倡进行补糖治疗，防止加重神经元损伤。对高度怀疑由低血糖引起的癫痫持续状态，可予静脉注射 50% 葡萄糖注射液终止癫痫发作。

4. 处理诱发因素　有酒精滥用、营养障碍者，静脉注射维生素 B_{12} 50mg（注射时间 ＞ 10 分钟）。

5. 维持水、电解质和酸碱平衡，防止酸中毒　癫痫持续状态易出现钠离子缺乏或分布异常，不提倡使用大量低渗液体。癫痫患者酸中毒可自行缓解，不应过早使用碱液，重症患者可用碳酸氢钠纠正。

6. 防止脑水肿或其他潜在并发症 癫痫持续状态常有脑水肿，易引起患者猝死，应适当应用脱水剂，可用 20% 甘露醇 125～250mL 快速静滴。

7. 终止癫痫发作 应用药物立即终止癫痫发作，减少对脑部神经元的损害。不同类型或不同原因引发的癫痫持续状态，治疗用药也不尽相同。

（二）用药

1. 癫痫强直－阵挛性持续状态、强直性持续状态、阵挛性持续状态的治疗

（1）地西泮（安定）：是首选药物，具有起效迅速，作用时间短的优势。成年患者先用地西泮 10～20mg 静脉注射，每分钟不超过 2～5mg，如复发可在 15 分钟后重复给药，总量不超过 30mg。或将 100～200mg 地西泮溶于 5% 葡萄糖氯化钠注射液中，于 12 小时内缓慢静脉滴注。儿童首次静脉剂量为 0.3～0.5mg/kg，一般不超过 10mg。地西泮偶可产生呼吸抑制，气道分泌物增加，需立即停用，必要时加用呼吸兴奋剂。近年来，研究发现劳拉西泮（lorazepam，LZP，氯羟安定）抗癫痫持续状态效果比地西泮强，副作用小，欧洲抗癫痫协会推荐用劳拉西泮 4mg 静脉注射代替地西泮治疗成人癫痫持续状态。

（2）苯妥英钠：苯妥英钠较安定起效慢，作用时间持久。一般用地西泮 10～20mg 静脉注射取得疗效后，再用苯妥英钠成人 15～18mg/kg（儿童 18mg/kg）溶于生理盐水 500mL 中缓慢静脉滴注，速度不超过 50mg/min。如用药过程中出现低血压或心律不齐则应减慢静滴速度或停药。

（3）10% 水合氯醛：成人 20～30mL（儿童 0.5mL/kg）加等量植物油保留灌肠，8～12 小时 1 次。适用于肝功能不全或不宜使用苯巴比妥类药物者。

经上述处理，发作控制后，可给予苯巴比妥钠 0.1～0.2g 肌肉注射，每 8～12 小时 1 次维持控制。同时鼻饲或口服卡马西平或苯妥英钠等抗癫痫药。待口服药物达到稳态血浓度后（2～3天）逐渐停用苯巴比妥。

2. 其他 上述方法无效者，需要按难治性癫痫持续状态处理。难治性癫痫持续状态指持续的癫痫发作，对初期的一线药物如地西泮、苯巴比妥、氯硝西泮等无效，连续 1 小时以上。可选用以下药物治疗：

（1）异戊巴比妥钠：异戊巴比妥是治疗难治性癫痫持续状态的标准疗法。成人每次 0.25～0.5g（1～4 岁儿童每次 0.1g，4 岁以上的儿童每次 0.2g）溶于注射用水 10mL 缓慢静脉注射，速度不超过每分钟 0.1g，同时密切注意呼吸、心律、血压，出现呼吸抑制立即停止注射。使用过程中常需要气管插管和机械通气以维持生命体征平稳。

（2）咪达唑仑：起效快（1～5 分钟出现药理学效应，5～15 分钟出现抗癫痫作用），使用方便，对血压和呼吸抑制作用小，近年来取代异戊巴比妥成为治疗难治性癫痫持续状态的首选药物。常用剂量为首次静注 0.15～0.2mg/kg，然后按 0.06～0.6mg/（kg·h）静脉滴注维持疗效。新生儿可按 0.1～0.4mg/（kg·h）持续静脉滴注。

（3）丙泊酚（propofol）：是一种非巴比妥类的短效静脉用麻醉剂，可在几秒钟内终止癫痫发作和脑电图上的痫性放电。平均起效时间为 2.6 分钟。推荐用量为 1～2mg/kg 静脉注射，然后以 1～10mg/（kg·h）持续静脉滴注维持。丙泊酚突然停用可使发作加重，应逐渐减量防止癫痫发作的反跳。

（4）利多卡因（lidocaine）：100mg 利多卡因溶于 10% 葡萄糖注射液 20mL 中，在 2 分钟内静脉滴注，维持剂量为 3.5mg/（kg·h），或静注苯妥英钠维持治疗。适用于存在呼吸抑制而缺乏有效处理条件的癫痫持续状态，有阻塞性肺气肿或安定静注无效的癫痫持续状态，同样适用于对苯巴比妥治疗无效的新生儿癫痫持续状态。常见不良反应为烦躁、谵妄、精神异常、心律失常及过敏反应。

癫痫持续状态的发生往往存在明显的病因或诱因，研究发现抗癫痫药物的突然停用和中枢神经系统感染是癫痫持续状态最常见病因。急查药物血浓度和进行相关检查明确病因，排除病因或诱因，对于减轻脑神经元损伤有重要意义。合理应用脑保护治疗、低温、抗兴奋性氨基酸药物如托吡酯、拉莫三嗪均可减轻癫痫持续状态的损害。对药物治疗无效的难治性癫痫，可考虑手术治疗，如半球切除术、软脑膜下横断术、病灶切除术等。

六、中医治疗

（一）治疗原则

癫痫持续状态的治疗，以豁痰息风，开窍定痫为原则，以控制发作为目的。辨证注意区分寒热，风痰闭阻者，宜涤痰息风，开窍定痫；痰火扰神者，宜清热泻火，息风开窍。

（二）辨证论治

1. 风痰闭阻证

主要证候：发病急骤，病史较短，发作前常有眩晕，头昏，胸闷，乏力，肢体麻木，身体局部抽动等先兆。发作呈多样性，或见突然跌倒，神志不清，抽搐吐涎，或伴尖叫与二便失禁，或短暂神志不清，双目发呆，茫然若失，谈话中断，持物落地，或精神恍惚而无抽搐，舌淡红，苔白腻，脉多弦滑而有力。

治法：涤痰息风，开窍定痫。

方药：定痫丸加减。若神志昏蒙，加郁金；惊恐不安，加琥珀粉（冲服）；苔厚白腻，加茯苓、白术、陈皮。

2. 痰火扰神证

主要证候：平素情绪急躁，心烦失眠，咳痰不爽，口苦咽干，便秘溲黄。发作时突然昏仆，不省人事，牙关紧咬，抽搐吐涎，喉中痰鸣漉漉，或有吼叫，气高息粗，舌红苔黄腻，脉弦滑数或浮数。

治法：清热泻火，化痰开窍。

方药：龙胆泻肝汤合涤痰汤加减。若大便秘结，加桃仁、玄参、生大黄；有肝火动风之势者，加天麻、石决明、钩藤、地龙、全蝎。

3. 瘀血阻窍证

主要证候：头晕眩仆，神识不清，单侧或四肢抽搐，抽搐部位及动态较为固定，头痛，大便干硬如羊屎。多有头部外伤、产伤或脑部感染、脑血管疾病等病史，癫痫发作症状较为固定，或常与月经周期有关，多伴头痛、肢麻等症状。舌质暗紫有瘀斑，脉弦而涩。

治法：通窍活血。

方药：通窍活血汤加减。头痛剧烈、肌肤枯燥者，加三七、阿胶、丹参、五灵脂；大便秘结者，加麻仁、芦荟；频发不止者，加失笑散。

4. 脾虚痰盛证

主要证候：发作频繁或反复发作，神疲乏力，面色无华，时作眩晕，食欲欠佳，大便稀薄，舌质淡，苔薄腻，脉细软。

治法：健脾化痰。

方药：六君子汤加减。六君子汤中入天麻、钩藤、乌梢蛇平息肝风。大便稀薄者，加山药、扁豆、藿香；纳呆食少者，加山楂、神曲、砂仁。

5. 脾肾两虚证

主要证候：发病年久，屡发不止，抖动，时有眩晕，智力迟钝，腰膝酸软，神疲乏力，少气懒言，四肢不温，睡眠不宁，大便稀溏，舌淡红，苔白，脉沉细无力。

治法：补益脾肾。

方药：河车八味丸加减。抽搐频繁者，加鳖甲、白芍；智力迟钝者，加益智仁、石菖蒲；大便稀溏者，加白扁豆、炮姜。

（三）其他疗法

1. 针灸

治则：豁痰开窍，平肝息风。

取穴：百会、人中、后溪、涌泉，均用泻法。

2. 耳针　双侧神门、心、肾、脑、肝、脾等可交替取用。

3. 静脉注射中药针剂

清开灵注射液：30～40mL 加入 5% 葡萄糖溶液中静脉点滴。

醒脑静注射液：20～40mL 加入 5% 葡萄糖溶液中静脉点滴。

4. 中成药口服

安宫牛黄丸：每日 1 粒，分 3～4 次服用，治疗神昏伴高热者。

至宝丹：每日 1 粒，分 3～4 次服用，治疗神昏伴高热者。

紫雪丹：一天 1 粒，分数次鼻饲。治疗抽搐甚者。

第十五章
急性中毒

第一节　概述

中毒（poisoning）是指有毒化学物质进入人体，达到中毒量而产生化学和物理作用引起正常生理功能破坏，造成机体损害甚至危及生命的全身性疾病。根据接触毒物的剂量和时间可把中毒分为急性和慢性中毒两大类。急性中毒是指人体在短时间内一次或数次接触大量高浓度的毒物，或服用超过中毒量的药物后，迅速产生的一系列病理生理变化，一般症状严重，变化迅速，必须尽快做出诊断和急诊处理。慢性中毒是指持续性缓慢或多次小剂量毒物进入人体蓄积引起的中毒，一般起病缓慢，病程较长，缺乏特异性诊断指标，多不属于急诊范畴。

急性中毒属于中医"中毒"范畴。中毒最早记载于《金匮要略·禽兽鱼虫禁忌并治》和《金匮要略·果实菜谷禁忌并治》两篇，继后《诸病源候论》《圣济总录》等详细阐述了中毒病机、分类、急救措施及有效方药。中医认为中毒指毒物经人体食管、气道、皮肤、血脉侵入体内，致使气血失调，津液、水精输布受阻，甚则损伤脏器的急性病证。

一、病因与发病机制

（一）病因

1. 职业性中毒　是由于生产过程中不注意劳动保护，密切接触有毒原料、中间产物或成品而发生的中毒。

2. 生活性中毒　主要由于误食或意外接触有毒物质、用药过量、自杀或故意投毒等原因使过量毒物进入人体而引起的中毒。

（二）毒物的吸收、代谢及排泄

1. 毒物的吸收　毒物可通过呼吸道、消化道及皮肤黏膜等途径进入人体。气体、蒸气或气溶胶状态化学物质主要由呼吸道吸入，如一氧化碳、氯气、氨气、硫化氢、磷化氢、溴甲烷等，经呼吸道吸入均可引起中毒，是职业性中毒的主要侵入途径。整个呼吸道均能吸收毒物，肺对毒物的吸收比胃肠道吸收的速度快20倍左右，且此途径吸收后不经过肝门静脉，毒物不被破坏，以致中毒症状出现早且严重，部分毒物吸收后可引起快速死亡。生活性中毒时，毒物大多经口食入，由消化道吸收，胃和小肠是此类毒物吸收的主要场所。经消化道吸收的毒物主要是经过毛细血管，首先进入肝门静脉，经过肝脏代谢后进入体循环，因此毒物经消化道吸收后，其毒性在多数情况下会降低。脂溶性大的毒物如有机溶剂、有机磷化合物、苯胺等可直接溶解于皮肤表面的类脂层而进入真皮下的毛细血管。汞、砷等能与皮肤中的脂肪酸根形成无机盐类，直接通过皮脂腺及毛囊等孔道吸收。

2. 毒物的代谢　毒物在体内的代谢过程包括毒物的分布和转化。毒物进入体内随血流分布于体液和组织中，达到一定浓度后呈现毒性作用。毒物分布到各个器官的速率与流经该器官的血流、毒物通过局部毛细血管和细胞的难易、该器官各种成分对毒物的亲和力等因素有关。肝脏是毒物转化的主要器官，毒物在肝脏中的转化主要通过氧化、还原、水解、结合等方式完成。多数毒物代谢后毒性降低（解毒），但也有少数毒物代谢后毒性反而增强，如异烟肼在肝内乙酰化后产生乙酰肼，对硫磷氧化为对氧磷，均增强了对肝细胞的毒性。

3. 毒物的排泄　毒物经吸收和分布后，可以以其原形化合物、代谢产物或结合物的形式排出体外。毒物从体内排泄的速度与毒物的溶解度、挥发度、毒物与蛋白质的结合程度、排泄器官的功能状态以及血液循环等因素有关。毒物的主要排泄途径是经肾脏从尿中排泄；其次是经肝胆通过消化道随粪便排出；挥发性物质可以通过呼吸道随呼出气体排出。此外少量毒物可随汗液、唾液、乳汁和经血等排出。

（三）中毒机制

1. 局部腐蚀、刺激作用　强酸、强碱和酚类等化学物质可吸收组织中的水分，并与蛋白质或脂肪结合，使细胞变性、坏死，常发生于眼、呼吸道、口腔、胃肠道黏膜和皮肤。

2. 缺氧　镇静安眠药、海洛因、乙醚等通过毒物抑制或麻痹呼吸中枢；有毒刺激性气体吸入后可引起喉头水肿、支气管痉挛或肺水肿而影响肺通气和换气功能；窒息性毒物如氰化物、硫化氢、一氧化碳、亚硝酸盐等毒物通过不同途径阻碍氧的吸收、转运和利用。以上均可造成机体缺氧。

3. 麻醉作用　脑组织和细胞膜脂类含量高，而有机溶剂和吸入性麻醉剂具有较强的亲脂性，故能通过血脑屏障进入脑内，抑制脑功能。

4. 抑制酶的活力　很多毒物或其代谢产物可通过抑制酶的活力而对人体产生毒性。如：有机磷杀虫药抑制胆碱酯酶，氰化物抑制细胞色素氧化酶，重金属抑制含巯基的酶等。

5. 干扰细胞或细胞器的生理功能　四氯化碳在体内经酶催化而形成三氯甲烷自由基，自由基作用于肝细胞膜中不饱和脂肪酸，产生脂质过氧化，使内质网、线粒体变性，造成肝细胞坏死。酚类可使线粒体内氧化磷酸化作用解偶联，妨碍三磷酸腺苷的形成和储存。

6. 受体竞争　如阿托品过量时通过竞争性阻断毒蕈碱受体产生毒性作用。

7. 影响新陈代谢功能　敌鼠钠盐中毒在体内竞争性抑制维生素 K 的活性，从而抑制凝血酶的合成。

二、中医病因病机

（一）病因

急性中毒的病因：①误食不洁或有毒食物，如毒蕈或腐败食物；②药物过量：误用剧毒药物或药物过量，或炮制不当；③虫、兽之伤：如毒蛇、蜈蚣等咬伤；④毒气所伤：生产生活中的毒气，防护不当可致中毒，如一氧化碳中毒。

（二）病机

毒邪壅盛，毒物经人体食管、气道、皮肤、血脉侵入人体内，损伤人体正气，致脏腑功能失调，卫外不及，气血失调，津液、水精输布功能受阻，甚则损伤脏器。毒入于心，心失所养，神明逆乱；毒入于肺，肺失宣肃，肺气上逆；毒入于肝，疏泄无权，藏血失职，调血失司，气化受阻；毒入于脾，中气败伤，脾郁胃逆；毒入于肾，伤及真元，肾失开合；毒入于脑，上扰神明，闭塞窍络，终至阴阳离决。病性初起多为实证，后期转为虚证或虚实夹杂证。

三、临床表现

（一）症状体征

1. 急性中毒可以累及全身多个器官及系统，并出现相应的临床表现，各类毒物所致的器官、系统损害及临床表现见表15-1。

表 15-1　各类毒物所致的器官系统损害及临床表现

累及系统	临床表现	毒物
皮肤黏膜	皮肤及口腔黏膜灼伤	见于强酸、强碱、甲醛、苯酚、百草枯等腐蚀性毒物
	发绀	麻醉药、有机溶剂、刺激性气体、亚硝酸盐和苯胺、硝基苯等
	黄疸	毒蕈、鱼胆、四氯化碳、百草枯等
	颜面潮红	阿托品、颠茄、乙醇、硝酸甘油
	皮肤湿润	有机磷、水杨酸、拟胆碱药、吗啡类
	樱桃红色	一氧化碳、氰化物
眼	瞳孔缩小	有机磷类、阿片类、镇静催眠药及氨基甲酸酯类
	瞳孔扩大	阿托品、莨菪碱、甲醇、乙醇、大麻、苯、氰化物等
	视神经炎	甲醇、一氧化碳等
神经系统	昏迷	麻醉药、镇静催眠药、有机溶剂、一氧化碳、硫化氢、氰化物、有机汞、拟除虫菊酯、乙醇、阿托品等
	谵妄	有机汞、抗胆碱药、醇、苯、铅等
	肌纤维颤动	有机磷、有机氯、有机汞、汽油、乙醇、硫化氢等
	惊厥	毒鼠强、窒息性毒物、有机氯杀虫剂、拟除虫菊酯类杀虫剂及异烟肼等
	瘫痪	可溶性钡盐、一氧化碳、三氧化二砷、蛇毒、河豚毒素、箭毒等
	精神异常	二硫化碳、一氧化碳、有机溶剂、乙醇、阿托品、抗组胺药和蛇毒等
呼吸	呼吸气味	氰化物有苦杏仁味；有机磷杀虫药、黄磷、铊等有大蒜味
	呼吸加快或深大	二氧化碳、呼吸兴奋剂、水杨酸类、抗胆碱药
	呼吸减慢	催眠药、吗啡、海洛因
	肺水肿	刺激性气体、磷化锌、有机磷杀虫剂、百草枯等
消化系统	中毒性肝损害	磷、硝基苯、毒蕈、氰化物、蛇毒
	中毒性胃肠炎	铅、锑、砷、强酸、强碱、磷化锌
循环系统	心动过速	阿托品、颠茄、氯丙嗪、拟肾上腺素药
	心动过缓	洋地黄类、毒蕈、拟胆碱药、钙离子拮抗剂、β受体阻滞剂
	心脏骤停	洋地黄、奎尼丁、氨茶碱、吐根碱

续表

累及系统	临床表现	毒物
泌尿系统	肾小管坏死	毒蕈、蛇毒、生鱼胆、斑蝥、氨基糖苷类抗生素
	肾小管堵塞	砷化氢、蛇毒、磺胺结晶等
血液系统	溶血性贫血	砷化氢、苯胺、硝基苯等
	再生障碍性贫血	氯霉素、抗肿瘤药、苯等
	出血	阿司匹林、氯霉素、氢氯噻嗪、抗肿瘤药
	血液凝固障碍	肝素、香豆素类、水杨酸类、敌鼠、蛇毒等

2. 不同毒物中毒也可以有相似临床表现，常见急性中毒综合征见表15-2。

表15-2　急性中毒综合征

中毒毒物	中毒综合征	症状和体征
阿托品、东莨菪碱、抗组胺药、抗帕金森药、金刚烷胺、安定药、抗抑郁药、抗痉挛药、扩瞳药、骨骼肌松弛药或某些有毒植物	抗胆碱能综合征	高热、谵妄、言语不清、皮肤干燥及发红、瞳孔扩大、血压升高、心率增快、肠鸣音减少或尿潴留
可卡因、苯丙胺、甲基苯丙胺及其衍生物、苯丙醇胺或麻黄素	拟交感综合征	高热、出汗、偏执、妄想、瞳孔扩大、血压升高、心率增快和腱反射亢进
镇痛药、巴比妥类、苯二氮䓬类、乙氯维诺、格鲁米特、甲乙哌酮、甲喹酮、眠尔通或乙醇	阿片、镇静药或乙醇中毒综合征	体温和血压降低、昏迷、瞳孔缩小、心率减慢、呼吸抑制、肺水肿、肠鸣音减少和腱反射减弱
有机磷或氨基甲酸酯杀虫药、毒扁豆碱、腾喜龙或毒蕈碱	胆碱能综合征	出汗、流泪、流涎、痰多、惊厥、意识状态改变、瞳孔缩小、腹痛、呕吐、二便失禁、心律失常、肺水肿、肌无力或震颤
阿司匹林、冬青油	水杨酸中毒综合征	意识状态改变、呼碱和代酸、耳鸣、呼吸深快、心率增快、恶心、呕吐和出汗
磺脲类、胰岛素	低血糖综合征	意识状态改变、出汗、心率增快、血压升高
哌替啶	血清素综合征	高热、意识状态改变、肌张力增高和腱反射增强

3. 临床将中毒程度分为四级，见表15-3。

表15-3　中毒程度分级

中毒程度	症状和体征	
	兴奋药中毒	抑制药中毒
1级	焦虑、激动、瞳孔扩大、震颤和腱反射亢进	意识模糊、昏睡、共济失调、能执行口头指令
2级	体温和血压升高、精神错乱、躁动、心率增快和呼吸急促	浅昏迷（有疼痛反应）、脑干和深部腱反射存在
3级	高热、谵妄、幻觉和快速心律失常	中度昏迷（无疼痛反应、呼吸抑制）和部分反射消失
4级	惊厥、昏迷和循环衰竭	深昏迷、呼吸、循环衰竭和反射消失

（二）实验室检查

1. 毒物检测　采集毒物剩余样本或呕吐物、血液、尿液等。

2. 特异性血液生化检测　如亚硝酸盐中毒的高铁血红蛋白测定，有机磷中毒血胆碱酯酶测定，一氧化碳中毒的碳氧血红蛋白测定等。

3. 常规检查

（1）尿液检查：①肉眼血尿：见于影响凝血功能的毒物中毒；②蓝色尿：见于含亚甲蓝的药物中毒；③绿色尿：见于麝香草酚中毒；④橘黄色尿：见氨基比林等中毒；⑤灰色尿：见于酚或甲酚中毒；⑥结晶尿：见于扑痫酮、磺胺等中毒；⑦镜下血尿或蛋白尿：见于升汞、生鱼胆等肾损害性毒物中毒。

（2）血液检查

1）外观：①褐色：高铁血红蛋白生成性毒物中毒；②粉红色：溶血性毒物中毒。

2）生化检查：①肝功能异常：见于四氯化碳、乙酰氨基酚、重金属等中毒；②肾功能异常：见于肾损害性毒物中毒，如氨基糖苷类抗生素、蛇毒、生鱼胆、重金属等中毒；③低钾血症：见于可溶性钡盐、排钾利尿药、氨茶碱等中毒。

3）凝血功能检查：多见于抗凝血类灭鼠药、蛇毒、毒蕈等中毒。

4）动脉血气：①低氧血症：见于刺激性、窒息性毒物等中毒；②酸中毒：见于水杨酸类、甲醇等中毒。

四、诊治要点

急性中毒的诊断主要根据患者的病史、临床表现，参考实验室检查，必要时做毒物分析及现场调查，最后经综合分析，并做好鉴别诊断后，方能做出较为正确的诊断。

1. 病史　在病史采集中应重点询问毒物接触史，这是诊断的首要环节。通过询问患者或护送人员和现场目击者，了解中毒的毒物种类、进入途径、中毒时间及中毒量等，尽快从中确诊和初步判断中毒程度。对生产性中毒者应重点询问职业史、工种、生产过程、接触毒物种类、数量、途径及同伴发病情况；对非生产性中毒者，要了解中毒者的精神心理状态、本人或家人经常服用的药物。呼吸道中毒者，要了解中毒时空气中毒物的浓度、风向、风速，中毒者的位置与毒源的距离等。病史中还要了解发病的症状，症状出现的顺序、程度，病情进展情况，主要的诊疗经过，包括用过的治疗药物、剂量及对治疗的反应等。

2. 体格检查　进行详细的体格检查，包括生命体征、皮肤黏膜变化，全身各个系统的表现。各类毒物所致系统损害及临床表现不同，重点关注各种毒物的特征性表现，如意识状态，皮肤黏膜变化，瞳孔改变，首发神经、呼吸、循环、泌尿、血液系统体征等。

3. 实验室检查　包括毒物鉴定、中毒特异性检查、非特异性检查。毒物鉴定可检测中毒者的生物标本如血、尿、头发、指甲、呕吐物或首次洗胃内容物中的毒物定性和定量以及毒物的代谢产物，并对残剩毒物及容器等进行毒物筛查。特异性检查可迅速明确毒物，如有机磷中毒时胆碱酯酶活性低下；亚硝酸盐中毒时高铁血红蛋白增高；一氧化碳中毒时血中碳氧血红蛋白浓度升高等。非特异性的检查，如肝肾功能、电解质、血气分析、血栓前状态、尿常规等，有助于评价患者的功能状态。

由于毒物种类繁多，不同类毒物中毒表现不尽相同，应抓住具有诊断意义的临床特征，以此作为建立诊断的关键线索。对原因不明的发绀、呕吐、惊厥、昏迷、休克、呼吸困难、代谢性酸中毒，难以解释的精神改变，青年人难以解释的摔伤，年轻患者不明原因的心律失常或胸痛等要考虑急性中毒的可能，及时评估患者生命指征，发现威胁患者生命的危象，注意反复给予评估，防治多脏器功能障碍甚至衰竭。

五、急救处理

（一）西医急救处理

1. 立即脱离中毒现场，终止与毒物继续接触　立即将患者撤离中毒现场，移至空气新鲜的地方；立即脱去污染的衣服，用肥皂水或温水清洗皮肤和毛发上的毒物；用清水彻底冲洗清除眼内的毒物，局部一般不用解毒药；清除伤口中的毒物；对特殊毒物清洗与清除的要求见表 15-4 和表 15-5。

表 15-4　特殊毒物清洗要求

毒物种类	清洗的要求
苯酚、二硫化碳、溴苯、苯胺、硝基苯	用 10% 酒精冲洗
磷化锌、黄磷	用 1% 碳酸钠溶液冲洗
酸性毒物（铊、磷、有机磷、溴、溴化烷、汽油、四氯化碳、甲醛、硫酸二甲酯、氯化锌、氨基甲酸酯）	用 5% 碳酸氢钠溶液或肥皂水冲洗后，再用清水冲洗
碱性毒物（氨水、氨、氢氧化钠、碳酸钠、泡化碱）	用 2% 醋酸、3% 硼酸或 1% 枸橼酸溶液冲洗

表 15-5　特殊毒物清除要求

毒物种类	清洗的要求
固体生石炭、黄磷	先用镊子、软毛刷清除毒物颗粒后，再用温水清洗干净
三氯化磷、三氯氧磷、五氯化二磷、芥子气	先用纸布吸去毒物后，再用水清洗（切勿先用水冲洗）
焦油、沥青	先用二甲苯清除毒物后，再用清水或肥皂水冲洗皮肤，待水干后，用羊毛脂涂在皮肤表面

2. 紧急复苏和对症支持治疗　对急性中毒患者，要保持呼吸道通畅，清除口腔内呕吐物或气道分泌物，必要时进行气管内插管和呼吸支持，维持呼吸和循环功能；观察神志、体温、脉搏、呼吸和血压等情况。严重中毒出现心脏骤停、休克、循环衰竭、呼吸衰竭、肾衰竭、水电解质和酸碱平衡紊乱时，立即采取有效急救复苏措施，稳定生命体征。惊厥时选用抗惊厥药，如苯巴比妥、异戊巴比妥或地西泮等；脑水肿时，应用甘露醇或山梨醇和地塞米松等。给予鼻饲或肠外营养。

3. 迅速清除体内已被吸收或尚未吸收的毒物

（1）清除尚未吸收的毒物

1）催吐：适用于神志清楚并能配合的患者，昏迷、惊厥及吞服腐蚀性毒物者禁忌催吐。让患者饮 500mL 温水，用压舌板刺激咽后壁诱发呕吐。吐根糖浆 15～20mL 加入 200mL 水中分次口服。

2）洗胃：在服毒 6 小时内进行为好，超过 6 小时也不应放弃洗胃。洗液用温水，也可用绿豆汤，每次 300mL 左右，反复进行直至无色、无味为止，一般总量可达 10000mL。同时要防治洗胃对胃黏膜的损伤并注意一些禁忌证（休克状态者、有消化道出血或穿孔危险者、严重食管静脉曲张者、腐蚀性毒物中毒、挥发类化学毒物口服中毒等）。此外，昏迷患者无气道保护功能，如需洗胃先行气管内插管，以防胃内容物误吸。

3）导泻：常用25%的硫酸镁或硫酸钠15～30g，加水200mL口服，还可用甘露醇或山梨醇口服导泻。

4）灌肠：服药时间超过6小时以上，而导泻尚未发生作用时，对抑制肠蠕动的毒物（如巴比妥类和吗啡类）摄入或重金属所致的中毒，灌肠尤为必要。常用1%的肥皂水500mL连续多次灌肠；活性炭加入灌肠液中可促进毒物吸附后排出。

（2）促进已吸收毒物的排出

1）利尿解毒及毒物离子化：常用袢利尿剂（呋塞米）、渗透性利尿剂（甘露醇）促进毒物更快排出。可用弱酸或弱碱物质使毒素离子化以排出体外，常用的有碱化尿液的碳酸氢钠和酸化尿液的维生素C和氯化铵。

2）输氧：高压氧是解救一氧化碳中毒的特效方法，可促进碳氧血红蛋白解离，加速一氧化碳排出，还能减少迟发性脑病的发生。

3）透析：常用腹透或血透，在中毒12小时内效佳，用于清除分子量<500D、水溶性强、蛋白结合率低的毒物，如苯巴比妥、水杨酸类、醇类、茶碱等。对短效巴比妥类、有机磷杀虫药等脂溶性毒物效果不好。

4）血液灌流：用于治疗脂溶性或与蛋白质结合的毒物，对分子量500～40000D的水溶性和脂溶性毒物均有清除作用，包括镇静催眠药、解热镇痛药、洋地黄、有机磷杀虫药及毒鼠强等。

5）血浆置换：主要用于清除蛋白结合率高、分布容积小的大分子物质，对蛇毒、毒蕈等生物毒及砷化氢等溶血性毒物中毒疗效最佳。

4. 应用特效解毒药物

（1）中枢神经抑制药中毒的解毒药：常用纳洛酮和氟马西尼。其中纳洛酮是阿片受体拮抗剂，对呼吸抑制有特异的拮抗作用，用于阿片类药物、各种镇静催眠药的中毒及急性酒精中毒。氟马西尼是苯二氮䓬类中毒的特效解毒药。

（2）金属中毒的解毒药：此类药物多是螯合剂，常用的有依地酸钙钠（氨羧螯合剂，用于铅中毒）和二巯丙醇（巯基螯合剂，用于砷、汞中毒）。

（3）氰化物中毒的解毒药：常用亚硝酸盐-硫代硫酸钠疗法，亚硝酸盐使血红蛋白氧化，产生高铁血红蛋白，高铁血红蛋白与氰化物形成氰化高铁血红蛋白，与硫代硫酸钠作用，变为低毒的硫氰盐排出。

（4）高铁血红蛋白血症的解毒剂：常用亚甲蓝使高铁血红蛋白还原为正常血红蛋白。

（5）有机磷杀虫药中毒的解毒药：主要有阿托品、长托宁、碘解磷定、氯解磷定等。

（二）中医急救处理

1. 催吐 可用三圣散，藜芦、防风、瓜蒂；或催吐解毒汤，甘草、瓜蒂、玄参、地榆，水煎顿服；也可取生鸡蛋10～20个，用蛋清加明矾搅匀后口服或灌胃，白矾或胆矾温水冲服。

2. 导泻 番泻叶15g泡水冲服；也可用大黄，水煎200～300mL，灌肠；或大承气汤水煎300～500mL，灌肠。

3. 利尿 车前子、白茅根水煎服。

4. 通用解毒剂 生黄豆120g，生绿豆60g，煎汁服，用于各种食物和药物中毒；绿豆甘草解毒汤：绿豆120g，生甘草、丹参、连翘、石斛、白茅根各30g，大黄15～30g，水煎服，日夜各1剂，必要时4～6小时1剂。

5. 特效解毒中药 半夏、南星中毒用生姜或白矾；砒霜中毒用防风；巴豆中毒用绿豆；附子中毒用萝卜汁、黄连、半夏、水牛角；菌类中毒用甘草、香油；苦杏仁中毒用杏树皮煎水服；酒精中毒用葛花、紫苏、桂枝；食蟹中毒用紫苏煎服；食鱼类中毒用橘皮汁、冬瓜汁、橄榄汁；发芽马铃薯中毒用食醋等。

6. 针灸

（1）头晕头痛：太阳、风池、百会，中等刺激，留针 10～20 分钟。

（2）呕吐：内关、足三里、中脘、天枢，中等刺激，留针 10～20 分钟。

（3）胃痛：中脘、足三里、内关、梁门，强刺激，留针 15～30 分钟。

（4）腹痛腹泻：足三里、三阴交、关元、天枢、气海，强刺激，留针 15～30 分钟。

（5）肌颤：大椎、合谷透劳宫、曲池、足三里，强刺激或电针，不留针。

（6）尿少尿闭：关元、中极、三阴交，轻刺激，不留针。

（7）神昏惊厥：人中、十宣、合谷、膻中、涌泉，强刺激，不留针。

（8）高热：大椎、曲池、合谷、足三里，甚者加十宣，中等刺激，不留针。

六、中医治疗

（一）治疗原则

急性中毒病情凶险，变化急骤，邪毒入侵人体后迅速深入血分，损伤五脏，引起脏腑功能紊乱，甚至阴阳离决，故祛邪、扶正是治疗本病的基本原则。邪毒炽盛，患者正气尚足，耐于攻伐，宜祛邪外出；中毒致气阴两脱，阴阳欲绝者急当扶正固脱。

（二）辨证论治

1. 实证

主要证候：恶心，呕吐，呕吐物或呼出气有特殊气味，腹痛，腹泻，头晕，头痛，烦躁不安，肌肉震颤，甚则谵语神昏，舌红苔腻，脉滑数。

治法：祛邪解毒。

方药：银花三豆饮加减，中成药可选用安宫牛黄丸或醒脑静注射液。

2. 虚证

主要证候：头晕，耳鸣，筋惕肉瞤，呕恶清涎，腹痛，腹泻，惊悸或怔忡，甚则汗出肢凉，呼吸气微，二便自遗，脉微细欲绝。

治法：扶正祛邪。

方药：参附汤加减，中药注射液可选用参附注射液或参麦注射液。

第二节 急性有机磷农药中毒

急性有机磷农药中毒（organophosphorous insecticides poisoning）在我国是急诊常见的危重症。有机磷农药（OPI）多属磷酸酯类或硫酸脂类化合物，是广谱杀虫剂，呈油状液体，有大蒜味，其中毒发生率居常见中毒之首。OPI 中毒主要抑制乙酰胆碱酯酶，使乙酰胆碱不能分解而在生理部位蓄积，作用于胆碱能受体，使胆碱能神经发生过度兴奋，产生毒蕈碱样、烟碱样和中枢神经系统症状，病情严重者可因呼吸衰竭而死亡。

急性有机磷农药中毒属中医"中毒"范畴，病性初期多为实证，后期可转为虚证，或虚实夹杂证。

一、病因与发病机制

（一）病因

1. 生产性中毒　生产过程中，操作者手套破损，衣服和口罩污染，或生产设备密闭不严，化学物质泄漏，农药经皮肤或呼吸道进入人体引起中毒。

2. 使用性中毒　喷洒农药时，防护措施不当致使药液污染皮肤或吸入空气中农药而引起中毒。另外，配药浓度过高或用手直接接触农药原液也可引起中毒。

3. 生活性中毒　主要由于误服或自服农药，饮用被农药污染的水源或食入污染的食品所致。滥用有机磷农药治疗皮肤病或驱虫也可发生中毒。

（二）毒物的吸收、代谢及排泄

有机磷农药主要经胃肠道、呼吸道、皮肤和黏膜吸收，吸收后迅速分布于全身各器官，以肝脏浓度最高，其次为肾、肺、脾等，肌肉和脑内最少。

有机磷农药主要在肝脏代谢，进行多种形式的生物转化。一般先经氧化反应使毒性增强，而后经水解降低毒性。例如，对硫磷、内吸磷代谢时，首先氧化为对氧磷、亚砜，使毒性分别增加300倍和5倍，然后通过水解反应降低毒性。敌百虫代谢时，先脱支侧链上氧化氢，转化为敌敌畏，使毒性成倍增加，然后经水解、脱氨基、脱烷基等降解反应失去毒性。

有机磷农药代谢产物主要通过肾脏排泄，少量经肺排出，48小时后可完全排尽，体内一般无蓄积。

（三）发病机制

有机磷农药能抑制多种酶，但对人畜的毒性主要在于抑制胆碱酯酶。体内胆碱酯酶有真性和假性两种。真性的乙酰胆碱酯酶分布于中枢神经系统灰质、红细胞、交感神经节和运动终板中，对乙酰胆碱水解作用较强。假性或称丁酰胆碱酯酶，分布于中枢神经系统白质、血清、肝脏、肠黏膜下层和一些腺体中，能水解丁酰胆碱，但对乙酰胆碱几乎无作用。

有机磷农药进入体内后能与乙酰胆碱酯酶的酯解部位结合，形成磷酰化胆碱酯酶，后者化学性质稳定，且无分解乙酰胆碱的能力，从而使体内乙酰胆碱大量蓄积，引起胆碱能神经持续冲动，产生先兴奋后抑制的一系列毒蕈碱样、烟碱样和中枢神经系统症状。

神经末梢的乙酰胆碱酯酶被有机磷农药抑制后恢复较快，少部分在中毒后第二日即基本恢复；但红细胞的乙酰胆碱酯酶被抑制后一般不能自行恢复，须待数月红细胞再生后，胆碱酯酶活力才能逐渐恢复正常。

长期接触有机磷农药的人群，可耐受体内逐渐增高的乙酰胆碱，虽然胆碱酯酶活力显著降低，但临床症状往往较轻。

二、中医病因病机

（一）病因

有机磷农药属湿浊秽毒之邪，误服或自服或使用不当，可经肌肤或口鼻气道侵入人体。

（二）病机

湿浊秽毒之气，邪犯脾胃，败伤中气，脾虚胃逆而见恶心、呕吐、腹痛等症。毒入于肺，壅滞肺气，宣降不利，肺气上逆，或耗伤肺气而见咳嗽喘促；毒入于肝，疏泄失职，气血逆乱，肝阳偏亢，化风内动，而见眩晕、肌肉震颤、抽搐等症；肝风痰浊，阻滞经络，蒙蔽清窍，而见烦躁、谵语，甚则昏迷；毒入于肾，伤及真元，肾失开合而见尿频，甚则二便失禁；毒入于心，心失所养，神明失守，阴阳失调，甚则阴阳离决而神机化灭；若毒邪郁于肌肤，留滞脉络，气血不和，可致生疮疡斑疹。

三、临床表现

（一）症状

1. 毒蕈碱样症状 又称 M 样症状，是乙酰胆碱使副交感神经末梢兴奋引起平滑肌痉挛和腺体分泌增加，表现为恶心、呕吐、腹痛、腹泻、尿频、大小便失禁、多汗、全身湿冷（尤以躯干和腋下等部位明显）、多泪、多涎、心率减慢、瞳孔缩小（严重时呈针尖样缩小）、气道分泌物增加、支气管痉挛等，严重者可出现肺水肿。

2. 烟碱样症状 又称 N 样症状，是乙酰胆碱在横纹肌神经肌肉接头处过度蓄积，持续刺激突触后膜上烟碱受体所致，表现为：眼睑、颜面、舌、四肢甚至全身横纹肌纤维束颤动，先从小肌群开始，发展为全身肌肉纤颤或强直性痉挛，而后出现肌力减退和瘫痪。呼吸肌麻痹可引起呼吸衰竭。乙酰胆碱刺激交感神经节，其节后神经纤维末梢释放儿茶酚胺，可引起血压升高，心跳加快和心律失常。

3. 中枢神经系统症状 主要是中枢神经受乙酰胆碱刺激，表现为头晕、头痛、疲乏、谵妄、共济失调、烦躁不安、抽搐和昏迷。

4. 胆碱能危象 患者在一般中毒症状基础上，出现严重肺水肿、缺氧、呼吸衰竭、抽搐、昏迷，甚至心搏呼吸骤停，称为胆碱能危象。

5. 反跳现象 部分有机磷农药如乐果和马拉硫磷口服中毒后，经治疗症状好转，达到稳定期数日或 1 周后病情突然急剧恶化，再次出现昏迷，甚至肺水肿或突然死亡。可能是由于残留在皮肤、毛发、胃肠道的农药重吸收或解毒剂停用过早或其他不明机制所致。

6. 迟发性多发性神经病 少数患者在急性重度中毒症状消失后 2～3 周出现迟发性神经损害，表现为感觉、运动型多发性神经病变，主要累及肢体末端，表现为肢体末端烧灼、疼痛、麻木以及下肢无力、瘫痪、四肢肌肉萎缩等。肌电图提示失神经电位和运动神经传导速度明显减慢。

7. 中间综合征 多在急性中毒后 24～96 小时发病，主要为突触后神经肌肉接头功能障碍，引起的一组以肌无力为突出表现的综合征，其发生时间介于胆碱能危象与迟发性神经病之间。主要表现为屈颈肌、四肢近端肌肉以及第 Ⅲ～Ⅶ 对和 Ⅹ 对脑神经支配的肌肉肌力减退，如不能抬头，上、下肢抬举困难，不能睁眼和张口，吞咽困难，声音嘶哑，复视，转动颈部和耸肩力弱，伸舌困难等。病变累及呼吸肌时常引起呼吸肌麻痹，并迅速进展为呼吸衰竭。

8. 局部损害 有些有机磷农药接触皮肤后发生过敏性皮炎、皮肤水疱或剥脱性皮炎；污染眼部时，出现结膜充血和瞳孔缩小。

（二）体征

1. 瞳孔 针尖样缩小。

2. 气味 刺鼻大蒜味。

3. 呼吸循环系统 呼吸频率加快、双肺可闻及湿啰音，有机磷农药中毒早期交感神经短期兴奋，可引起心率增快，重度中毒患者可发生室上性心动过速、室性期前收缩甚至室颤。

4. 神经系统 眼睑、颜面、舌、四肢甚至全身横纹肌纤维束颤动，或全身肌肉强直性痉挛，肌力减退或瘫痪，共济失调，抽搐或昏迷。

5. 皮肤 副交感神经兴奋、脂质分泌旺盛致全身皮肤湿冷（尤以躯干和腋下等部位明显）、多泪、多涎。

四、诊治要点

（一）诊断

根据有机磷农药接触史，典型的中毒症状、体征，以及患者皮肤、衣物、呕吐物有特殊的大蒜味，全血胆碱酯酶活力降低，毒物鉴定阳性，可诊断。中毒程度临床分为三级：①轻度中毒：只表现为毒蕈样作用和中枢神经系统症状，胆碱酯酶活力值为70%～50%；②中度中毒：除以上症状加重外还出现烟碱样作用，但意识尚清，胆碱酯酶活力值为50%～30%；③重度中毒：除上述症状外，还出现昏迷、脑水肿、肺水肿、呼吸肌麻痹等症状之一者，胆碱酯酶活力值在30%以下。

（二）影像学检查

1. 头颅 CT 检查帮助诊断脑血管意外。

2. 重度中毒患者胸部 X 线检查可发现肺水肿。

（三）辅助检查

1. 血胆碱酯酶活力测定 血胆碱酯酶活力是诊断有机磷农药中毒的特异性实验指标，对判断中毒程度、疗效和预后极为重要。

2. 尿中有机磷农药分解产物测定 对硫磷和甲基对硫磷在体内氧化分解为对硝基酚，敌百虫代谢为三氯乙醇。尿中测出对硝基酚或三氯乙醇有助于诊断上述毒物中毒。

3. 心电图 常见室性心律失常，尖端扭转型室性心动过速，心脏阻滞和 QT 间期延长。

4. 其他 血尿常规、肝肾功能、凝血功能、电解质、血气分析等有助于判断中毒导致的脏器功能损害。

（四）中医辨证要点

本病来势凶险，早期一般多表现为邪盛标急之实证，晚期表现为邪去正衰之虚证或邪恋正虚的虚实夹杂证。毒邪侵犯不同脏腑，表现各异。毒入脾胃，症见恶心呕吐，脘腹胀痛，便秘或腹泻；毒聚肝胆，症见两胁胀痛，恶心，呕吐苦水，头目眩晕，甚则黄疸、抽搐；毒损肺肾，症见咳嗽气急，小便短赤，或有浮肿，甚则尿闭、尿血；毒陷心脑，症见心悸气短，心烦，表情淡漠，嗜睡，甚则昏迷，谵语或郑声。

五、急救处理

（一）迅速清除毒物

立即脱离中毒现场，脱去污染的衣服，用肥皂水（敌百虫中毒者禁用）彻底清洗污染的皮肤和毛发等。用清水、2% 的碳酸氢钠液（敌百虫禁用）、1∶5000 的高锰酸钾液（对硫磷禁用）反复洗胃，直至洗出液清亮时为止。洗胃后常用硫酸镁导泻。血液灌流可有效消除血液中的有机磷农药，一般在中毒后 1～4 天内进行。

（二）特效解毒药的应用

1. 应用原则　早期、足量、联合、重复用药。

2. 胆碱酯酶复活剂　恢复被抑制的胆碱酯酶的活性，对解除烟碱样症状作用明显，以碘解磷定和氯解磷定最常用。胆碱酯酶复活剂对中毒 24～48 小时后已老化的胆碱酯酶无复活作用。

3. 抗胆碱药　可与乙酰胆碱争夺胆碱受体，从而阻断乙酰胆碱的作用。

（1）阿托品：主要阻断乙酰胆碱对副交感神经和中枢神经系统毒蕈碱受体（M 受体）的作用，故能有效解除 M 样症状及呼吸抑制。

阿托品化是指应用阿托品后，患者瞳孔较前扩大，出现口干、皮肤干燥、颜面潮红、心率加快、肺部啰音消失等表现，此时应逐步减少阿托品用量。如患者瞳孔明显扩大，出现神志模糊、烦躁不安、谵妄、惊厥、昏迷及尿潴留等情况，提示阿托品中毒，应立即停用阿托品，酌情给予毛果芸香碱对抗。

（2）长托宁（盐酸戊乙奎醚注射液）：是一种新型抗胆碱药，能拮抗中枢和外周 M、N 受体。长托宁较阿托品具有以下优势：①拮抗腺体分泌、平滑肌痉挛等 M 样症状的效应更强；②除拮抗 M 受体外，还有较强的拮抗 N 受体作用，可有效解除乙酰胆碱在横纹肌神经肌肉接头处过多蓄积所致的肌纤维颤动或全身肌肉强直性痉挛；③具有中枢和外周双重抗胆碱效应，且其中枢作用强于外周；④不引起心动过速，可避免药物诱发或加重心肌缺血；⑤半衰期长，无须频繁给药；⑥每次所用剂量较小，中毒发生率低。

4. 复方制剂　解磷注射液（每支 2mL），每支含阿托品 3mg，苯那辛 3mg，以及氯解磷定 400mg。解磷注射液中所含氯解磷定剂量不足需另加：轻度中毒 0～0.5g，中度中毒 0.5～1.0g，重度中毒 1.0～1.5g。

有机磷杀虫药中毒解毒药的剂量与用法见表 15－6。

表 15－6　有机磷中毒解毒剂的剂量和用法

药品	轻度中毒	中度中毒	重度中毒
阿托品	1～2mg 肌注，必要时 1～2 小时后加 0.5～1.0mg	2～4mg 肌注或静滴，10～20 分钟后重复 1 次	5～10mg 肌注或静滴，以后每 5～10 分钟 3～5mg
长托宁	2mg 肌注，0.5～12 小时后给予首剂的 1/2～1/4 量	4mg 肌注，隔 0.5～12 小时后给予首剂的 1/2～1/4 量	6mg 肌注，隔 0.5～12 小时后给予首剂的 1/2～1/4 量
碘解磷定	0.5g 缓慢静注，必要时 2 小时后重复 1 次	0.5～1.0g 缓慢静注，1～2 小时后重复，亦可静滴维持	1.0～2.0g 缓慢静滴，0.5 小时后重复 1 次，以后 0.5g/h 静注或静滴
解磷注射液（支）	0.5～1 支肌注	1～2 支肌注或静注，1 小时后重复 1 次	2～3 支肌注或静注，1 小时后重复 1～2 支

（三）对症治疗

1. 保持呼吸道通畅，正确氧疗，必要时应用机械通气。
2. 发生肺水肿时应以阿托品治疗为主。
3. 休克者给予血管活性药物。
4. 脑水肿者应予甘露醇和糖皮质激素脱水。
5. 根据心律失常类型选用适当抗心律失常药物。
6. 病情危重者可用血液净化治疗。
7. 重度中毒者留院观察至少 3～7 日以防止复发。

（四）中医急救处理

按虚实辨证使用中成药静脉制剂以急救。神昏谵语，气促息粗，腹痛拒按，脉实有力，多属实证；神情淡漠，意识模糊，气短息微，腹痛喜按，脉虚无力，多属虚证。

1. 实证 高热神昏者可用安宫牛黄丸 1 丸化水灌入或鼻饲，醒脑静注射液 20mL 加入5%～10% 葡萄糖注射液 250～500mL 中静滴。

2. 虚证 参附注射液 10～20mL 静脉注射，或 40～60mL 加入 5%～10% 葡萄糖注射液 250～500mL中静滴；黄芪注射液 30～50mL 加入 5%～10% 葡萄糖注射液 250～500mL 中静滴。

六、中医治疗

（一）治疗原则

排毒醒脑，开窍固脱。

（二）辨证论治

1. 毒邪外侵，蕴积脾胃证

主要证候：恶心呕吐，脘腹胀痛，肠鸣，便秘或腹泻，甚而午后潮热，呕血，便血，舌质深红，苔黄腻或花剥苔，脉弦数。

治法：和中解毒，健脾和胃。

方药：甘草泻心汤加减。便秘者，加酒大黄、郁李仁、当归；腹泻者，加石莲子、扁豆、山药。

2. 毒犯血脉，聚积肝胆证

主要证候：两胁胀痛，恶心，呕吐苦水，咽干口燥，头目眩晕，甚而黄疸、抽搐，舌质红，苔黄微黑，脉弦数。

治法：清解邪毒。

方药：四逆散加减。黄疸者，加茵陈、姜黄、栀子；抽搐者，加麦冬、生牡蛎、生龟板、玄参、天竺黄。

3. 毒损气血，肺肾受损证

主要证候：咳嗽气急，不能平卧，小便短赤，或有浮肿，甚则尿闭，尿血，舌质红，苔薄白，脉沉缓。

治法：清宣降浊。

方药：陈氏四虎饮加减。肾阴不足者，加附子、肉桂、干姜、淫羊藿；小便不通者，加威灵仙、地肤子。

4. 毒陷心脑，脏腑虚衰证

主要证候：心悸气短、心烦，夜不能寐，或时清时寐，表情淡漠，嗜睡，甚则昏迷，谵语或郑声，项背强直，角弓反张，瞳仁乍大乍小，或大小不等，舌质红绛，无苔，脉数疾，或雀啄，或屋漏。

治法：清毒醒脑。

方药：菖蒲郁金汤加减。神昏较重者，可加用至宝丹、安宫牛黄丸；如出现脱证，可选用参附注射液。

第三节　急性百草枯中毒

百草枯，又名对草快、杀草快、克无踪等，为联吡啶杂环类化合物，是目前最常用的速效触灭型除草剂，进入土壤后很快失活，且在土壤中无残留，正常情况下使用对动物和环境无危害。急性百草枯中毒是指短时间接触较大剂量或高浓度百草枯后出现的以急性肺损伤为主，伴有严重肝肾损伤的全身中毒性疾病，口服中毒患者多伴有消化道损伤，重症患者多死于呼吸衰竭或多脏器功能衰竭。

一、病因与发病机制

百草枯对人的毒性较强，中毒后病率较高，口服致死量为 2～6g（50mg/kg），可经胃肠道、皮肤和呼吸道吸收，多由误服或自杀口服导致中毒。进入人体后，随血液迅速扩散到各组织器官，其中以肺和骨骼中含量最高。在体内很少降解，大部分 5 天内以原形随粪、尿排出，少量可经乳汁排出。百草枯中毒机制目前尚不完全清楚。一般认为百草枯为一种电子受体，作用于细胞内的氧化反应，生成大量活性氧自由基，引起细胞膜脂质过氧化，使血清中丙二醛生成增加，超氧化物歧化酶活性降低，引起细胞水肿、变性、坏死。由于肺泡细胞对百草枯具有主动摄取和蓄积特性，故肺损伤最突出，病理改变早期肺泡充血、水肿、炎性细胞浸润，晚期为肺间质纤维化。

二、中医病因病机

（一）病因

本病起于毒物经口、鼻、皮肤侵入机体。

（二）病机

热毒耗液动血，随血脉累及多脏器。肺为娇脏，肝主藏血，肾主水液，皆喜润恶燥，故受热毒损伤最重。毒热内闭，不得外泄，则脏真受损，正气外脱，重者可致死亡。

三、临床表现

（一）消化系统表现

口服中毒者有口腔烧灼感，唇、舌、咽及食管、胃黏膜糜烂、溃疡，吞咽困难、恶心、呕吐、腹痛、腹泻，甚至出现呕血、便血、胃肠穿孔。部分患者于中毒后 2～3 日出现中毒性肝病，表现为肝区疼痛、肝脏肿大、黄疸、肝功能异常。

（二）呼吸系统表现

肺损伤是最突出和最严重的改变。大剂量服毒者可在 24～48 小时出现逐渐加重的呼吸困难、发绀、肺水肿或肺出血，常在 1～3 日内因急性呼吸窘迫综合征（ARDS）死亡。小剂量中毒者早期可无呼吸系统症状，少数表现为咳嗽、咳痰、胸闷、胸痛、呼吸困难、发绀，双肺可闻及干湿性啰音，通常于 1～2 周内出现肺部症状，肺损害可导致肺不张、肺浸润、胸膜渗出和肺功能明显受损，此后可发生肺间质纤维化，肺功能障碍导致顽固性低氧血症，呈进行性呼吸困难，导致呼吸衰竭死亡。

（三）泌尿系统表现

中毒后 2～3 日可出现尿频、尿急、尿痛等膀胱刺激症状，出现尿蛋白、管型、血尿、少尿，血肌酐及尿素氮升高，严重者发生急性肾衰竭。

（四）循环系统表现

早期较少见，重者可有中毒性心肌炎，出现心肌损害、血压下降、心电图 ST 段和 T 波改变，或伴有心律失常，甚至心包出血等。

（五）神经系统表现

多见于严重中毒者，常见头晕、头痛、嗜睡、精神异常、幻觉、昏迷、抽搐等精神神经症状，并可发生脑水肿及脑出血等。

（六）血液系统表现

少数患者可见贫血、血小板减少和高铁血红蛋白血症，严重者可发生弥散性血管内凝血。

（七）局部表现

皮肤接触百草枯后，局部可出现接触性皮炎、皮肤红斑、水疱，甚至溃疡和坏死等。高浓度百草枯液接触指甲后，可致指甲脱色、断裂，甚至脱落。眼部接触本品后可引起结膜及角膜水肿、灼伤、溃疡等。呼吸道吸入则于鼻喉部产生刺激性症状和鼻出血等。

四、诊治要点

（一）诊断

有明确的百草枯接触史，结合临床表现和毒物检测即能明确诊断。尿液现场检测（碱性和硫代硫酸钠）阴性时可于摄入百草枯 6 小时后再次检测。血清百草枯检测有助于判断病情的严重程度和预后（必须采集摄入百草枯 4 小时后血样，样本保存在塑料试管内，不能用玻璃管）。中毒严重程度分三型：①轻型：摄入百草枯量 <20mL/kg，无临床症状或仅有口腔黏膜糜烂、溃疡，可出现呕吐、腹泻；②中到重型：摄入百草枯量 20～40mL/kg，部分患者可存活，但多数患者 2～3 周内死于肺功能衰竭；服后立即呕吐，数小时内出现腹泻、腹痛、口和喉部溃疡，1～4 日内出现肾衰竭、肝损害、低血压和心动过速，1～2 周内出现咳嗽、咯血、胸腔积液，随着肺纤维化的出现，肺功能恶化；③暴发型：摄入百草枯量 >40mL/kg，1～4 日内死于多器官衰竭，口服后立即呕吐，数小时到数天内出现腹泻、腹痛、肝肾衰竭、口腔喉部溃疡、胰腺炎、中毒性心肌炎、昏迷、抽搐甚至死亡。

（二）影像学检查

1. X 线胸片检查

（1）中毒早期（3 天～1 周）：呈弥漫性改变，肺纹理增多，肺间质炎性改变，可见点、片状阴影，肺部透亮减低或呈毛玻璃状。

（2）中毒中期（1～2 周）：出现肺部实变，纵隔气肿或气胸，同时出现部分肺纤维化。

（3）中毒后期（2 周后）：以肺间质改变为主，出现肺纤维化、肺不张及蜂窝状改变。

2. 胸部 CT 检查 百草枯中毒所致肺 CT 征象是一个连续的过程。

（1）肺纹理增多。

（2）磨玻璃征。

（3）肺实变。

（4）胸腔积液。

（5）肺纤维化。

（6）支气管扩张及囊性变，与肺纤维化同时出现在中后期。

（7）肺气肿或纵隔气肿。

（三）辅助检查

1. 血液检查 外周血白细胞计数及中性粒细胞数明显升高；大部分患者丙氨酸氨基转移酶、尿素氮、肌酐升高；部分患者可出现代谢性酸中毒。

2. 动脉血气分析 患者 PO_2 下降，PCO_2 升高不明显，部分患者出现呼吸性碱中毒。

3. 肺功能检查 表现为弥散障碍、中度气道阻塞和（或）限制性通气异常。

4. 毒物检测 第一时间内收集血、尿及残余液标本，进行百草枯定性和定量的检测。

（四）中医辨证要点

本病来势凶险，早期一般多表现为邪盛标急之实证，晚期表现为邪去正衰之虚证或邪恋正虚的虚实夹杂证。邪毒炽盛，症见恶心，呕吐，腹痛，腹泻，呕血，便血，烦躁不安，舌红苔腻，脉滑数；痰瘀内阻，症见咳嗽咳痰，胸闷，胸痛，发绀，口唇青紫，舌暗，苔薄白，脉涩；阴竭阳脱，症见呼吸喘促，烦躁不安，汗出如油，甚则四肢厥逆，昏厥谵语，舌紫暗，苔少或无苔，脉微细欲绝。

五、急救处理

（一）西医急救处理

百草枯尚无特效解毒剂，必须在中毒早期控制病情发展，阻止肺纤维化的发生。

1. 迅速清除毒物　立即脱离现场，尽快脱去污染的衣物，用肥皂水彻底清洗污染的皮肤、毛发。眼部受污染时立即用流动清水冲洗，时间 >15 分钟。口服者立即催吐，口服白陶土悬液或者就地取材用泥浆水 100～200mL 口服。用白陶土悬液洗胃后口服吸附剂（活性炭或 15% 漂白土）以减少毒物的吸收，继之用 20% 甘露醇（250mL 加等量水稀释）或 25% 硫酸镁溶液 100mL 口服导泻。由于百草枯有腐蚀性，洗胃时应避免动作过大导致食管或胃穿孔。口服 2 小时内清除毒物疗效最好，对有口咽部、食管损伤征象患者要禁食。

2. 血液净化　是治疗百草枯中毒的重要手段，最好在患者服毒后 6～12 小时内进行。目前临床主要的血液净化手段有血液灌流、血浆置换和血液透析，其中血液灌流为最优选择，其对毒物的清除率是血液透析的 5～7 倍。血液灌流应尽早进行，连续血液灌流治疗 3～5 天，至尿检阴性为止。对于重度中毒患者，采用血液灌流联合血液透析效果更好。如果患者血中百草枯浓度超过 30mg/L，预后极差。

3. 合理氧疗　保持呼吸道通畅，确保呼吸功能正常。给氧有增加自由基形成的作用，故禁止高浓度吸氧，以免增强百草枯的毒性作用，加重肺组织损害，仅在氧分压 <40mmHg，或出现ARDS 时才能使用 >21% 浓度的氧气吸入，或使用呼吸机治疗。

4. 糖皮质激素与免疫抑制剂　糖皮质激素可维护细胞膜的稳定性，产生强大的抗炎、对抗脂质过氧化的作用，阻止后期肺纤维化。早期大剂量应用糖皮质激素可延缓肺纤维化的发生，降低百草枯中毒的死亡率。常用甲泼尼龙 500～1000mg/d，持续使用 2～3 天，之后减量并停用。早期使用环磷酰胺可能影响细胞内所有成分及自身免疫，减轻炎症反应。常用环磷酰胺 200～400mg/d，加入 5% 葡萄糖注射液 500mL 中静脉滴注，持续使用 3～5 天。大剂量应用糖皮质激素的同时，应注意预防其不良反应，需要联用保护胃黏膜药物、钙剂等配套治疗。

5. 抗氧化及抗自由基治疗　百草枯的毒性作用是通过氧化应激，并产生大量的自由基对组织细胞进行损伤，及早、大量应用自由基清除剂是必要的。及时给抗氧化剂，如维生素 E、维生素 C、乙酰半胱氨酸、还原型谷胱甘肽、依达拉奉、姜黄素、氨溴索等，能清除氧自由基，保护器官功能。

6. 竞争剂　普萘洛尔可与结合于肺组织的毒物竞争，使其释放出来，可以联合血液净化，加强毒物的清除。

7. 对症与支持疗法　应用质子泵抑制剂保护消化道黏膜，除早期有消化道穿孔的患者外，均应予流质饮食，保护消化道黏膜，防止食管粘连、缩窄。对于消化道腐蚀性损伤的患者应禁食，可给予肠外营养，必要时应给予深静脉高营养。加强口腔溃疡、炎症的护理。积极补液、利尿，保持机体水、电解质平衡，有效保护心、肝、肾功能，针对脏器损伤给予相应的保护剂，并维持其生理功能，注意观察患者出血倾向，严防 DIC 的发生，可选用广谱、高效抗生素，以预防和治疗继发感染。

（二）中医急救处理

按虚实辨证使用中成药静脉制剂以急救。躁扰不安，气促息粗，应答语音洪亮，脉滑数有力者，多属实证；神情淡漠，意识模糊，气短息微，应答语音低弱，四肢厥冷汗出，脉微细无力者，多属虚证。

1. 实证 高热神昏者可用安宫牛黄丸1丸化水灌入或鼻饲，神昏谵语者可用清开灵或醒脑静注射液20mL加入5%～10%葡萄糖注射液250～500mL中静滴。

2. 虚证 参附注射液10～20mL静脉注射，或40～60mL加入5%～10%葡萄糖注射液250～500mL中静滴。

六、中医治疗

（一）治疗原则

解毒祛邪，化痰平喘，固阴回阳。

（二）辨证论治

1. 毒物内侵，邪毒炽盛证

主要证候：恶心，呕吐，腹痛，腹泻，呕血，便血，烦躁不安，甚则谵语神昏，舌红苔腻，脉滑数。

治法：解毒祛邪。

方药：升麻鳖甲汤加减。呕吐者，加半夏、竹茹；神昏者，加石菖蒲、郁金。

2. 毒邪入里，痰瘀内阻证

主要证候：咳嗽咳痰，痰中带血，胸闷，胸痛，发绀，口唇青紫，甚则少尿，舌暗，苔薄白，脉涩。

治法：化痰平喘，活血化瘀。

方药：瓜蒌薤白半夏汤合血府逐瘀汤加减。喘促者，加白芥子、莱菔子、苏子；痰热者，加胆南星、桑白皮。

3. 毒邪日久，阴竭阳脱证

主要证候：呼吸喘促，呼多吸少，烦躁不安，张口抬肩，汗出如油，甚则四肢厥逆，昏厥谵语，舌紫暗，苔少或无苔，脉微细欲绝。

治法：固阴回阳救逆。

方药：参附龙牡汤加减。冷汗多者，加山茱萸，重用附子。

第四节 急性镇静催眠药中毒

镇静催眠药是指具有镇静、催眠作用的中枢神经系统抑制药，可分为苯二氮䓬类（如地西泮、阿普唑仑等）、巴比妥类（如苯巴比妥、戊巴比妥等）、非巴比妥非苯二氮䓬类（如水合氯醛、格鲁米特等）、吩噻嗪类（如氯丙嗪等）。镇静催眠药具有脂溶性，易跨越血‐脑脊液屏障，使用过量均能抑制呼吸中枢及血管运动中枢，导致呼吸衰竭或循环衰竭；部分可损伤肝脏功能，发生肝功能障碍；严重者可危及生命。

一、病因与发病机制

（一）病因

急性中毒主要是因为过量服用镇静催眠药物所致。

（二）毒物的吸收、代谢及排泄

镇静催眠药物均为脂溶性药物，吸收后可分布于全身，易通过血脑屏障，作用于中枢神经系统，出现毒性作用较快，但作用时间短。镇静催眠药物大多数在肝脏代谢，可能造成肝脏损伤。其代谢产物主要经肾脏排泄，多数镇静催眠药物可通过胎盘屏障，也可由乳汁排泄。吩噻嗪类和巴比妥类药物排泄较慢，故作用时间较长。

（三）发病机制

1. 苯二氮䓬类   在神经元突触后膜表面存在由苯二氮䓬受体、γ－氨基丁酸（GABA）受体及氯离子通道组成的大分子复合物。苯二氮䓬类与苯二氮䓬类受体结合后，可增强GABA与其受体的亲和力，使GABA受体偶联的氯离子通道开放，从而放大GABA的突触后抑制效应。

2. 巴比妥类   效应与苯二氮䓬类相似，但二者的作用部位有所不同。苯二氮䓬类选择性作用于边缘系统，巴比妥类主要抑制网状结构上行激活系统。此类药物具有剂量－效应关系，随着剂量增加，效应依次表现为镇静、催眠、麻醉、延脑中枢麻痹。

3. 非巴比妥非苯二氮䓬类   对中枢神经系统的作用与巴比妥类相似。

4. 吩噻嗪类   可抑制中枢神经系统多巴胺受体，减少邻苯二酚氨生成。主要作用于网状结构，减轻焦虑、紧张、幻觉、妄想等精神症状。还具有抑制血管运动中枢、阻断α肾上腺素能受体、抗组胺、抗胆碱能效应。

二、中医病因病机

中医学对本病没有论述，但本病证的临床特点可见于脱证、神昏等病证，核心病机为邪毒内侵、气机逆乱。邪毒侵扰，气机逆乱，血行不畅，气阴两伤，毒陷营血，损伤脏气，或正不胜邪，脏气衰败，津伤液竭，气脱阳亡。

三、临床表现

（一）症状

1. 苯二氮䓬类中毒   中枢神经系统抑制较轻，主要症状是嗜睡、头晕、言语含糊不清，意识模糊、共济失调，很少出现严重的症状如长时间深度昏迷和呼吸抑制等。

2. 巴比妥类中毒   中毒表现与服药剂量有关，依病情轻重分为以下几种：

（1）轻度中毒：服药量为催眠剂量的2～5倍，表现为嗜睡、情绪不稳定、注意力不集中、记忆力减退、言语不清、共济失调、步态不稳、判断及定向障碍。

（2）中度中毒：服药量为催眠剂量的5～10倍，患者昏睡或浅昏迷、呼吸减慢、眼球震颤。

（3）重度中毒：服药量为催眠剂量的10～20倍，进行性中枢神经系统抑制，由嗜睡到深昏迷；呼吸抑制由呼吸浅慢到呼吸停止；可发生低血压或休克；常见体温下降，肌张力下降，腱反射消失；胃肠蠕动减慢；可并发脑水肿、肺水肿及急性肾功能衰竭等。

3. 非苯二氮䓬类镇静催眠药中毒　症状与巴比妥类中毒相似，但各有特点。

（1）水合氯醛中毒：可有心律失常和肝肾功能损害。

（2）格鲁米特中毒：意识障碍有周期性波动，有抗胆碱能神经症状，如瞳孔散大等。

（3）甲喹酮中毒：可有明显的呼吸抑制，出现锥体束征如肌张力增强、腱反射亢进、抽搐等。

（4）甲丙氨酯中毒：常有血压下降。

4. 吩噻嗪类中毒　常见锥体外系反应：①震颤麻痹综合征；②静坐不能；③急性肌张力障碍反应，如斜颈、吞咽困难、牙关紧闭等。还可引起血管扩张、血压降低、心动过速、肠蠕动减慢等。

（二）体征

1. 有意识障碍如嗜睡、意识模糊、烦躁、共济失调、昏迷，瞳孔和肌张力改变，腱反射消失或出现锥体外系反应。

2. 脉搏细速，血压下降。

3. 呼吸抑制如呼吸浅、慢或不规则，甚至呼吸衰竭。

4. 肝肿大、黄疸等继发脏器功能损害的表现。

四、诊治要点

（一）诊断

根据大量服用镇静催眠药物史，有意识障碍、瞳孔散大缩小变化，有呼吸抑制、血压下降等表现，血、尿、胃液中检出镇静催眠药成分，可诊断。

（二）影像学检查

1. 头颅 CT 检查帮助诊断脑血管意外。

2. 胸部 X 线检查有无肺部感染。

（三）辅助检查

1. 血药浓度测定。

2. 尿、胃液中药物浓度检测。

3. 血、尿常规，肝肾功能，凝血功能，电解质，心电图，血气分析等有助于判断中毒导致的脏器功能损害。

（四）中医辨证要点

本病早期一般多表现为邪盛标急之实证，晚期表现为邪去正衰之虚证。躁扰不宁，谵语，胸高气满，气促息粗，脉实有力，多属实证。昏昏欲睡，呼吸深浅不一，气短息微，脉虚无力，多属虚证。

五、急救处理

（一）评估和维护重要器官功能

主要是维持呼吸、循环和脑功能，应用纳洛酮等药物促进意识恢复。

（二）清除毒物

1. 洗胃　1:5000 高锰酸钾或温水洗胃，总洗胃液量一般在 10000～20000mL。

2. 导泻　选用硫酸钠或液体石蜡，一般不主张应用硫酸镁，因镁的吸收可加重中枢神经的抑制作用。活性炭对吸附各种镇静催眠药有效，采用活性炭胃肠道灌洗，按服药量1:1的剂量给予活性炭，在洗胃后给 20% 甘露醇 250mL 进行导泻。

3. 碱化尿液和利尿　用碳酸氢钠碱化尿液，呋塞米利尿，强化利尿应在容量恢复后进行，只对长效苯巴比妥类中毒有效，对短、中效巴比妥类及吩噻嗪类无效。

4. 血液净化　血液透析、血液灌流对苯巴比妥和吩噻嗪类药物中毒有效，危重患者可考虑应用，对苯二氮䓬类无效。

5. 特效解毒药的应用　氟巴西尼是苯二氮䓬类拮抗剂，能通过竞争抑制苯二氮䓬类受体而阻断苯二氮䓬类药物的中枢神经系统作用。其半衰期约 57 分钟，应重复给药，方法为：①单纯苯二氮䓬类药物中毒：氟巴西尼 0.2mg 静脉注射 30 秒以上，每分钟应重复应用 0.3～0.5mg，通常有效治疗量为 0.6～2.5mg；②混合药物中毒：方法同上，氟马西尼总量 2mg，无效者增至 5mg；③逆转苯二氮䓬类的镇静作用：氟巴西尼 0.2mg 静脉注射 15 秒以上，每分钟重复，总量 1mg。此药禁用于已合用可致癫痫发作的药物，特别是三环类抗抑郁药，不用于对苯二氮䓬类已有躯体性依赖和为控制癫痫而用苯二氮䓬类药物的患者，亦不用于颅内压升高者。巴比妥类及吩噻嗪类中毒目前尚无特效解毒药。

（三）对症治疗

主要针对吩噻嗪类，措施包括：①中枢抑制较重时应用苯丙胺、安钠咖等；②如有震颤麻痹综合征可选用盐酸苯海索、氢溴酸东莨菪碱；③肌肉痉挛及肌张力障碍者应用苯海拉明；④提高血压以扩充血容量为主，必要时使用间羟胺、盐酸去甲肾上腺素等 α 受体激动剂，慎用 β 受体激动剂（因周围 β 受体激动有血管扩张作用，可加重低血压）；⑤如有心律失常首选利多卡因。

（四）中药急救

躁扰不宁，谵语，胸高气满，气促息粗，脉实有力，多属实证。昏昏欲睡，呼吸深浅不一，气短息微，脉虚无力，多属虚证。

1. 实证　神昏者可用安宫牛黄丸 1 丸化水灌入或鼻饲，醒脑静注射液 20mL 加入 5%～10% 葡萄糖注射液 250～500mL 中静滴。

2. 虚证　脱证者可用参附注射液 10～20mL 静脉注射，或 40～60mL 加入 5%～10% 葡萄糖注射液 250～500mL 中静滴；参麦注射液 50mL 加入 5%～10% 葡萄糖注射液 250～500mL 中静滴或生脉注射液 40～60mL 加入 5% 葡萄糖注射液 250mL 中静滴。

六、中医治疗

（一）治疗原则

排毒解毒、醒脑开窍、救阴回阳。

（二）辨证论治

1. 邪毒扰神证

主要证候：困倦嗜睡，四肢无力，声低气微，目合口开，面色淡白，舌淡苔白，脉微。

治法：清毒醒脑。

方药：菖蒲郁金汤加减。恶心呕吐者，加生姜、竹茹；便秘腹胀者，加大黄、枳实、芒硝、厚朴。中成药可选用安宫牛黄丸。

2. 亡阴证

主要证候：神昏，汗出，面红身热，手足温，唇舌干红，脉虚数。

治法：救阴敛阳。

方药：生脉散加减。口干少津者，加沙参、黄精、石斛。中药注射液可选用参麦注射液。

3. 亡阳证

主要证候：神昏，目合口开，鼻鼾息微，手撒肢厥，大汗淋漓，面色苍白，二便自遗，唇舌淡润，甚则口唇青紫，脉微欲绝。

治法：回阳救逆。

方药：参附汤加减。大汗不止者，加五味子、煅龙骨、煅牡蛎；四肢逆冷者，加桂枝、当归、干姜。中成药可选用参附注射液。

第五节 急性一氧化碳中毒

一氧化碳是含碳物质不完全燃烧所产生的一种无色、无味和无刺激性气体，不溶于水，吸入过量一氧化碳即可发生急性一氧化碳中毒（acute carbon monoxide poisoning），又称煤气中毒。一氧化碳中毒后形成的碳氧血红蛋白（COHb）与氧结合能力差，使血液携氧能力降低引起组织、细胞严重缺氧，出现不同程度的中枢神经系统功能障碍。

一、病因与发病机制

（一）病因

1. 生活性中毒 室内燃烧炭火、煤炉、煤气、液化气，当室内门窗紧闭，通风不良，或火炉、燃气器具无烟囱或烟囱堵塞情况下，均使室内一氧化碳浓度升高，造成急性一氧化碳中毒。

2. 职业性中毒 在产生一氧化碳的工作环境中长期工作，通风设备不良，以致中毒。常见的中毒场合有：冶金工业的炼钢、炼铁、炼焦等过程；机械工业的铸造、锻造等过程；煤气发生站，热电站，用一氧化碳作为原料合成氨、甲醛、甲醇、丙酮等化工原料的化工厂。

3. 意外中毒 煤气、液化气泄漏，井下瓦斯爆炸，失火时吸入大量烟雾致吸入过量一氧化碳而引起大批人员中毒。另外也可通过吸入一氧化碳作为自杀或他杀的手段。

（二）毒物的吸收、代谢及排泄

一氧化碳经呼吸道吸入后，通过肺泡进入血液循环，立即与血红蛋白结合形成碳氧血红蛋白（COHb），使血红蛋白失去携氧的能力，而且碳氧血红蛋白的存在还抑制氧合血红蛋白的解离，阻抑氧的释放和传递，造成机体急性缺氧。高浓度的一氧化碳还能与细胞色素氧化酶中的二价铁结合，直接抑制细胞内呼吸。一氧化碳无蓄积作用，多以原形从肺呼出。

（三）发病机制

一氧化碳中毒时体内血管吻合支少而代谢旺盛的器官如脑和心最易遭受损害。脑内小血管迅速麻痹、扩张。脑内三磷酸腺苷（ATP）在无氧情况下迅速耗尽，钠泵运转不灵，钠离子蓄积于细胞内而诱发脑细胞内水肿。缺氧使血管内皮细胞发生肿胀而造成脑血管循环障碍。缺氧时，脑内酸性代谢产生蓄积，使血管通透性增加而产生脑细胞间质水肿。脑血液循环障碍可造成血栓形成、缺血性坏死以及广泛的脱髓鞘病变，导致少数患者迟发性脑病。心肌对缺氧亦很敏感，可导致心肌损害和各种心律失常。当血中 COHb 浓度超过 60%～70% 时可迅速发生心跳、呼吸停止及脑电活动消失。

二、中医病因病机

（一）病因

煤气属秽浊毒气，经口鼻气道侵入人体。

（二）病机

本病病机为煤气伤正，血不载气。病位主要在脑、心及其经络，涉及肺、脾胃、肝、肾等脏腑。煤气乃秽浊之毒气，若侵入人体则致气血失和，津液失于输布，聚之为痰浊。痰浊中阻脾胃，致清阳不升，浊阴不降，脑络痹阻，清窍失养，神明失守出现神昏发热，甚至抽搐。病及他脏可致肺水、心动悸、胃肠出血等。重症可发展为阴阳气血相失，阴阳离决，元气虚脱，心神颓败，而致亡阴亡阳。

三、临床表现

（一）症状

1. 分期　根据血中碳氧血红蛋白（COHb）浓度可将中毒程度分为三期。

（1）轻度中毒：血 COHb 浓度 10%～30%，主要症状表现为头昏头重、头痛、乏力、恶心呕吐、心悸或短暂晕厥。

（2）中度中毒：血 COHb 浓度 30%～40%。皮肤黏膜呈"樱桃红色"，除上述症状加重外，出现兴奋、判断力减低、运动失调、幻觉、视力减退、意识模糊或浅昏迷。

（3）重度中毒：血 COHb 浓度大于 40%，除上述症状外，患者迅速出现昏迷、抽搐、呼吸抑制、肺水肿、心律失常或心力衰竭；部分患者因误吸发生吸入性肺炎；受压部位皮肤可出现红肿和水疱；眼底检查可发现视乳头水肿。

2. 迟发性脑病　是指急性一氧化碳中毒患者在意识障碍恢复后，经过 2～60 天"假愈期"，

3%～10%患者出现下列临床表现之一：①精神异常或意识障碍，呈现痴呆、木僵、谵妄或去大脑皮层状态；②锥体外系神经障碍，出现震颤麻痹综合征表现，表情淡漠、四肢肌张力增强、静止性震颤、前冲步态；③锥体神经系统损害，如偏瘫、失语、病理反射阳性或大小便失禁；④大脑皮层局灶性功能障碍，如失语、失明、不能站立或继发性癫痫；⑤脑神经及周围神经损害，如视神经萎缩、听神经损害及周围神经病变等。

（二）体征

1. 皮肤黏膜呈樱桃红色。
2. 判断力减低、运动失调、幻觉、视力减退、意识模糊或昏迷、震颤麻痹、偏瘫、感觉运动障碍、瞳孔缩小或散大等。
3. 呼吸频数或呼吸抑制、肺水肿。
4. 血压下降，心律失常或心力衰竭。
5. 受压部位皮肤出现红肿和水疱。
6. 眼底检查可发现视乳头水肿。

四、诊治要点

（一）诊断

有通风不良、煤炭燃烧不完全情况下取暖等一氧化碳接触史；突发的中枢神经损害症状、体征；血液碳氧血红蛋白测定阳性，结合上述情况可诊断为急性一氧化碳中毒。

（二）影像学检查

1. 头部 CT 检查　脑水肿时可见脑部病理性密度减低区。
2. 胸部 X 线检查　判断有无肺部感染。

（三）辅助检查

1. 血液 COHb 测定　血 COHb 浓度测定是诊断 CO 中毒的特异性指标，应在脱离接触 8 小时内进行。
2. 动脉血气分析　急性一氧化碳中毒患者 PaO_2 和动脉血氧饱和度（SaO_2）降低，$PaCO_2$ 正常或轻度降低，中毒时间较长者常呈代谢性酸中毒，血 pH 和剩余碱降低。
3. 血、尿常规，肝肾功能，凝血功能，电解质，心电图等　有助于判断中毒导致的脏器功能损害。
4. 脑电图　常呈现弥漫性低波幅慢波。

（四）中医辨证要点

本病来势凶险，早期一般多表现为邪盛标急之实证，晚期表现为邪去正衰之虚证。风痰上扰，症见头晕头痛，恶心呕吐，脘痞，视物不清，神志恍惚，舌苔白腻，脉滑。阴液欲竭，症见身热面红，多汗如珠，舌红干，脉数无力。阳气欲脱，症见面色苍白，四肢厥冷，大汗淋漓，气短息微，舌淡而润，脉微欲绝。

五、急救处理

1. 撤离中毒环境 发现中毒患者应立即将其撤离现场，转移至空气清新、通风良好的环境。

2. 保持呼吸道通畅 先松开衣领，保持呼吸道通畅；对昏迷、窒息或呼吸停止者，应及时行气管内插管，进行机械通气；注意观察意识状态，监测生命体征。

3. 氧疗 给氧能加速血液COHb解离和CO排出，是治疗一氧化碳中毒最有效的方法。

（1）面罩吸氧：神志清醒患者应用密闭面罩吸氧，氧流量5～10L/min，通常持续吸氧2天才能使血液COHb浓度降至15%以下，症状缓解和血液COHb浓度降至5%时可停止吸氧。

（2）高压氧治疗：高压氧治疗可促进一氧化碳清除，缩短病程、降低死亡率，预防迟发性脑病的发生。适用于中、重度一氧化碳中毒，或出现神经精神、心血管症状，以及血液COHb浓度≥25%者。老年人或妊娠妇女一氧化碳中毒首选高压氧治疗。一般高压氧治疗每次1～2小时，1～2次/日。

4. 脑水肿的治疗 严重一氧化碳中毒后24～48小时脑水肿达高峰，应积极采取措施降低颅内压、促进脑细胞功能的恢复。

（1）脱水治疗：50%葡萄糖溶液50mL静脉输注；20%甘露醇1～2g/kg静脉滴注，6～8小时一次，症状缓解后减量；呋塞米20～40mg静脉注射，8～12小时一次。

（2）糖皮质激素治疗：地塞米松10～20mg/d，疗程3～5天。

（3）抽搐治疗：地西泮10～20mg静脉注射，抽搐停止后苯妥英钠0.5～1.0g静滴，根据病情4～6小时重复应用。

（4）促进脑细胞功能恢复：常用三磷酸腺苷、辅酶A、维生素C等。

六、中医治疗

中医辨证治疗一般在急救处理后进行。

（一）治疗原则

治疗原则为排毒醒脑。

（二）辨证论治

1. 风痰上扰证

主要证候：头晕头痛，恶心呕吐，烦躁，倦怠乏力，脘痞，视物不清，神志恍惚，舌苔白腻，脉滑。

治法：涤痰化浊。

方药：温胆汤或苏合香丸加减。抽搐者，加石决明、钩藤、全蝎。中成药可选用安宫牛黄丸。

2. 阴竭阳脱证

主要证候：神志不清，身热面红，多汗如珠，呼吸气粗，舌红干，脉数无力。继而面色苍白，口唇青紫，四肢厥冷，大汗淋漓，气短息微，舌淡而润，脉微欲绝。

治法：益气敛阴，回阳固脱。

方药：生脉散合参附汤加减。汗出不止者，加山茱萸、黄芪、龙骨、牡蛎。中成药可选用参附注射液、参麦注射液。

第六节　急性有害动植物和中药中毒

一、病因与发病机制

（一）河豚中毒

河豚系暖水性海鱼，有数百种，我国有四十余种，此鱼肉质鲜美，但其中十余种体内含有剧毒。中毒的原因大多为贪图美味，明知有毒而食，或毒素污染其他常食鱼体，或被误食导致。

河豚所含毒素主要聚集在内脏、血液、皮肤、鳃等处，以生殖器官和肝脏所含毒素最多，2～5月份卵巢发育期间毒性最强。所含毒素成分主要为河豚毒素。河豚毒素是目前自然界发现的最毒非蛋白素之一，其毒力相当于氰化钠的1250倍，是一种氨基全氢喹唑啉化合物，毒素相当稳定，对中枢神经系统和末梢神经均有麻痹作用。能选择性阻断神经细胞膜对钠的通透性，阻碍神经传导，致使神经麻痹。最初是感觉神经麻痹，继之波及运动神经，并使周围血管扩张，血压下降，严重者脑干麻痹，可导致呼吸衰竭。河豚毒素还能刺激胃肠道，抑制心肌细胞的兴奋性，导致心律失常。毒素在人体内解毒和排泄也较快，发病8小时未死亡者，多能恢复。

（二）鱼胆中毒

某些鱼的鱼胆有毒，食用后可发生急性中毒，以青鱼、草鱼、鲤鱼、鲢鱼、胖头鱼等的胆汁毒性较强，常因误食或用生鱼胆治病而引起中毒。因胆汁毒素不易被热和乙醇（酒精）所破坏，因此，不论生吞、熟食或用酒送服都可发生中毒。

鱼胆中毒的确切机制尚未完全清楚。鱼胆主要成分是胆盐氰化物和组胺。胆盐和氰化物可破坏细胞膜，使细胞受损；氰化物还能影响细胞色素氧化酶的生理功能，严重损伤肝、肾，造成肝脏变性坏死，肾小管损害和集合管堵塞，使肾小球滤过率减少，心肌细胞和脑细胞也可受损；组胺物质尚可引起人体过敏反应。

（三）毒蕈中毒

毒蕈，又称毒蘑菇，全世界已知的毒蕈有百余种，目前我国已发现的有八十余种，能威胁人类生命的有二十余种，各种毒蕈所含的毒素不同，引起中毒的临床表现也各异。

毒蕈的毒性主要是由其所含的毒素所致，一种毒蕈可含多种毒素，多种毒蕈也可含有一种毒素。中毒程度与毒蕈种类、进食量、加工方法及个体差异有关。

1. 胃肠毒素　含有胃肠毒素的毒蕈很多，其中有的中毒表现很严重，偶可致死亡，如土生红褶菇、内缘菇、毒红菇、虎斑菇等。有的中毒表现较重，但无死亡，如褐盖粉褶菇、臭黄菇。还有一些中毒表现较轻微的，如毛头乳菇、白乳菇等。

2. 神经精神毒素　毒蝇伞、红网牛肝、白霜杯伞等都含有毒蝇碱。毒蝇碱具有拮抗阿托品的作用，其毒理类似于毛果芸香碱。其经消化吸收后，能兴奋副交感神经系统，降低血压，减慢心率，增快胃肠平滑肌的蠕动，引起呕吐和腹泻；使汗腺、唾液腺和泪腺及多种黏液、胰液、胆汁的分泌增加，瞳孔缩小，还能引起子宫及膀胱收缩，支气管收缩出现呼吸困难。

3. 溶血型毒素　鹿花菌中含有溶血毒素，可使大量红细胞破坏，出现急性溶血，如贫血、黄疸、血红蛋白尿、肝脾肿大等。

4. 肝脏毒素　毒伞、白毒伞、鳞柄毒伞等含有肝脏毒素类，包括毒伞毒素及鬼笔毒素。鬼笔毒素作用快，主要作用于肝脏。毒伞毒素作用较缓，但毒性较鬼笔毒素大 20 倍，能直接作用于细胞核，有可能抑制 RNA 聚合酶，并能显著减少肝糖原而导致肝细胞迅速坏死。

（四）乌头类药物中毒

中毒原因主要是误服或过量服用乌头类药物，生服或与酒同服乌头类药物，乌头类药物煎煮时间过短。

乌头属毛茛科，包括川乌、草乌、附子等，其味辛，性热，有大毒，必须经加工炮制后方可入药。乌头全株有毒，毒性依次为根、种子、叶，主要致毒成分为乌头碱、次乌头碱、杰斯乌头碱等，能溶于水和乙醇，可经破损的皮肤和胃肠道迅速吸收，中毒过程较为急骤。尤以乌头碱毒性最强，口服 0.2mg 即可中毒，致死量为 3～4mg。

乌头的致毒成分主要作用于神经系统，对迷走神经有强烈的兴奋作用，对中枢神经系统及末梢神经有先兴奋、后抑制的作用，乌头碱还可直接作用于心肌，损伤心肌细胞，可以引起高频异位节律和弥漫性传导障碍。另外对子宫亦有直接毒害作用，对黏膜有强烈刺激性。

二、临床表现

（一）河豚中毒

进食带有河豚毒素的河豚后 0.5～3 小时内迅速发病。先出现上腹部不适、恶性、呕吐、腹痛、腹泻，甚至便血等胃肠道症状。继而出现神经麻痹症状：口唇、舌尖、肢端麻木，甚者全身麻木，四肢无力，眼睑下垂，共济失调，软瘫，腱反射消失，呼吸困难。严重者呼吸表浅不规则、发绀、言语不清，甚至呼吸中枢和血管运动中枢麻痹，因呼吸麻痹、心搏骤停或休克而死亡。大部分患者的心电图显示不同程度的房室传导阻滞。死亡病例的病程一般多在发病后 4～6小时，最快 10 分钟后，8 小时未死亡者多能恢复。

（二）鱼胆中毒

潜伏期多在 2～6 小时。轻度中毒有恶心、呕吐、腹痛、腹泻等消化系统症状，可伴有头晕、乏力、冷汗等神经中毒症状，一般无脏器损害。重度中毒发生在第 2～3 天，有黄疸、肝区疼痛、肝大、腹胀、腹水、肝功能异常等肝损害表现，甚至导致肝性脑病，可出现少尿、水肿、血压升高、血尿素氮和肌酐逐渐升高，出现急性肾衰竭。少数患者会有头痛、嗜睡、躁动、抽搐、昏迷等中毒性脑病的表现，可发生急性溶血、出血和中毒性心肌病，可因脑水肿、呼吸循环衰竭而死亡。

（三）毒蕈中毒

不同毒蕈所含的毒素不同，引起的中毒表现也各不相同，一般可分为以下四型：

1. 胃肠炎型 一般在进食毒蕈后 10 分钟到 2 小时发病，少数患者的潜伏期有 6 小时，表现为无力、恶心、呕吐、腹痛、水样腹泻等症状。恢复较快，预后较好。

2. 神经精神型 进食后十余分钟到 6 小时发病，除出现胃肠炎型症状外，尚有瞳孔缩小、多汗、唾液增多、流泪、兴奋、幻觉、步态蹒跚、心率缓慢等。少数病情严重者可有谵妄、烦躁不安、呼吸抑制、强直性痉挛、抽搐、昏迷等。

3. 溶血型 潜伏期 6～12 小时，除胃肠炎表现外，还有溶血表现，可出现贫血、黄疸、血红蛋白尿、肝脾肿大等。

4. 多脏器损伤型　多为误食毒伞、白毒伞、鳞柄毒伞等所引起，一般病程 2～3 周，死亡率极高，此型中毒的临床经过可分为以下 6 期：

（1）潜伏期：食后数小时到 30 小时，一般无任何症状。

（2）胃肠炎期：可有吐泻，但多不严重，常在 1 天内自愈。

（3）假愈期：此时患者多无症状，或仅感轻微乏力、不思饮食等，实际上肝脏损害已经开始。轻度中毒患者肝损害不严重，可由此进入恢复期。

（4）内脏损害期：此期内肝、脑、心、肾等器官可有损害，但以肝损害最为严重。可有黄疸、转氨酶升高、肝大、出血倾向等表现。少数病例有心律失常、少尿、尿闭等表现。

（5）精神症状期：部分患者表现为烦躁不安或淡漠、嗜睡，甚至昏迷、惊厥，可因呼吸、循环中枢抑制或肝性脑病而死亡。

（6）恢复期：经过积极治疗的病例一般在 2～3 周后进入恢复期，各项症状体征渐次消失而痊愈。

（四）乌头类药物中毒

1. 一般表现　服用后较快出现中毒症状，局部症状有口腔及咽部黏膜刺痛、烧灼感，舌麻木，言语不利。90% 患者在用后 0.5～4 小时发病，多在 1 小时内。以神经系统及循环系统症状最为突出。

2. 神经系统　四肢、口舌及全身麻木，颤抖，步行困难，痛觉减退，头晕眼花，视力模糊，复视，瞳孔改变，耳鸣，烦躁不安，语言不利，吞咽困难，甚至抽搐、昏迷等。

3. 循环系统　胸闷，心悸，心动过缓或过速，各种心律失常，尤其是各种室性心律失常，如频发多源性室性期前收缩，室上性期前收缩，室性心动过速，房室传导阻滞。严重时可致心功能不全，血压下降，面色苍白，四肢厥冷，甚至发生阿–斯综合征、室颤、心脏停搏。

4. 消化系统　恶心，呕吐，流涎，腹痛，腹泻，大便失禁，便血，里急后重等。

5. 呼吸系统　呼吸急促，剧烈咳嗽，发绀，急性肺水肿，可因呼吸肌痉挛而窒息或发生呼吸衰竭。

6. 死亡原因　多为严重心律失常，心室颤动和呼吸中枢麻痹。

三、诊治要点

（一）河豚中毒

1. 根据食用河豚史及典型神经系统中毒表现可诊断。必要时可取中毒者的尿 5mL 注入雄蟾蜍腹腔内，若有中毒性反应，则有助于诊断。

2. 根据中毒表现程度，可分为以下几型：

（1）轻度：仅有口唇、舌尖、手指麻木感和呕吐。

（2）中度：麻木感进一步加重，手指、上下肢运动麻痹，但腱反射尚存在。

（3）重度：全身运动麻痹、骨骼肌弛缓无力、言语不能、咽下困难、发绀、血压下降、意识尚清楚。

（4）极重度：意识不清、血压测不出、呼吸停止、心跳尚可存在，甚至死亡。

（二）鱼胆中毒

1. 病史　有生食鱼胆过量病史。

2. 临床表现　具有上述临床表现。

3. 辅助检查　肝功能异常，血尿素氮和肌酐升高，有溶血时血红蛋白下降。心电图出现ST－T改变，Q－T间期延长，期前收缩、房室传导阻滞等。

（三）毒蕈中毒

1. 病史　有进食蘑菇史。

2. 临床表现　具有上述临床表现。

3. 辅助检查　肝功能异常，血尿素氮和肌酐升高，有溶血时血红蛋白下降。从剩余食物或胃内容物中检出毒蕈，对食入的毒蕈进行形态学鉴定，有条件地进行含毒成分检验或动物试验。

（四）乌头类药物中毒

对服用乌头碱类药物（尤其是过量服用、生服或与酒同服）后较快出现神经系统及心血管系统症状，心电图检查出现各种心律失常、ST段改变及T波低平者可诊断。

四、急救处理

（一）河豚中毒

清除毒物，重点在于维持呼吸，促进毒物排泄，积极对症治疗。

1. 立即催吐或口服1%硫酸铜溶液100mL催吐，1:2000高锰酸钾溶液洗胃，硫酸镁导泻。

2. 重点要维持并保持呼吸道通畅，呼吸困难给予氧疗和呼吸兴奋剂，随时准备气管插管、机械通气。

3. L－半胱氨酸有可能改变河豚毒素的分子结构，帮助解毒，每次0.2g，肌注，每日两次；拮抗运动麻痹，可予1%盐酸士的宁2mg肌注或皮下注射，每日三次，同时加用维素B_{12}肌注；大量莨菪碱类药物可提高机体对河豚毒的耐受性，并能拮抗毒素对于心脏的毒性作用，东莨菪碱0.3～0.5mg及阿托品0.5～2mg交替静脉推注，每30～60分钟1次。病情好转后逐步减量，维持1～2天，不宜过早停药。肾上腺皮质激素可减轻组织对河豚毒素的反应并改善机体的状况，可尽早使用地塞米松，每天20～40mg，静滴。

4. 补液，利尿，加速毒物排泄，同时注意维持水和电解质、酸碱平衡。

5. 房室传导阻滞，用阿托品加激素治疗，高度房室传导阻滞者可安装临时起搏器；血压下降者可酌情用血管活性药物帮助升压，强心剂纠正心衰。

（二）鱼胆中毒

1. 清除毒物　立即催吐或口服1%硫酸铜溶液100mL催吐，1:2000高锰酸钾溶液洗胃，洗胃后胃管内注入药用炭或硫酸镁液。

2. 抗毒治疗　尚无特效解毒剂，早期大剂量肾上腺皮质激素应用具有保护和改善脏器的功能。可用地塞米松20～40mg/d或氢化可的松300～500mg/d，病情稳定后减为维持量。

3. 保护肝肾功能　给予保肝药物，对急性肾衰竭者宜及早血液净化治疗。

4. 监测生命体征　心电监测，及时控制各种心律失常，防治中毒性心肌病。

5. 其他　保持呼吸道通畅，吸氧。脑水肿伴急性肾衰竭者禁用甘露醇，可以呋塞米治疗。

（三）毒蕈中毒

1. 清除毒物 立即催吐，用1∶5000高锰酸钾溶液反复彻底洗胃，洗胃后胃管内注入活性炭16～20g，给予硫酸镁30g导泻，以清除未吸收的毒物。同时补液利尿，促进已吸收毒物排出体外。摄入24小时后来医院者，可给予高位灌肠。血液灌流和血液透析技术清除毒蕈毒素，取得了肯定的疗效，且可治疗并发的急性肾功能衰竭和水、电解质及酸碱平衡紊乱。对中、重型中毒患者尽早采用血液灌流或血液透析。

2. 解毒药物治疗

（1）抗胆碱药：对抗毒蕈碱样作用，以选用阿托品。方法为0.5～1mg皮下注射，每0.5～6小时一次，必要时可加大剂量或改用静脉注射。阿托品尚可用于缓解腹痛、吐泻等胃肠道症状，对因中毒性心肌炎而导致的房室传导阻滞亦有作用。也可应用盐酸戊乙奎醚肌内注射，轻者1～2mg，中度中毒2～4mg，重症4～6mg，每8～12小时一次。

（2）巯基解毒药：对毒伞、白毒伞等引起肝脏及（或）多功能脏器损伤的患者，可应用巯基解毒药，用法为二巯丁二钠0.5～1g稀释后静脉注射，每6小时一次，首剂加倍，症状缓解后改为每日2次注射，5～7天为一疗程；或5%二巯丙磺酸钠溶液5mL肌内注射或加入葡萄液20mL中静脉注射，每日2次，5～7天为一疗程。

3. 对症治疗

（1）有中毒性心肌炎、严重肝脏损伤和出血倾向的患者，可应用糖皮质激素、细胞色素C、腺苷蛋氨酸等改善中毒症状；用维生素K_1增加凝血因子合成，预防DIC发生；使用肝细胞生长素，促进受损肝细胞的修复；对有精神症状或有惊厥者应予镇静或抗惊厥治疗，可试用脱水剂。

（2）积极纠正水、电解质和酸碱平衡紊乱。

（四）乌头类药物中毒

1. 清除毒物 立即催吐，可用吐根糖浆15～20mL口服或1%硫酸铜溶液100～200mL灌入。用1∶5000高锰酸钾溶液或35℃左右生理盐水洗胃。洗胃后可用活性炭10～20g，加温水混成混悬液口服以吸附毒物。服毒时间超过6小时就诊者，可用生理盐水高位连续灌肠。对于危重症患者应尽早使用血液灌流。

2. 抗心律失常 阿托品不仅可消除因迷走神经兴奋而出现的心律失常，也可减轻流涎、呕吐等消化道症状，还可兴奋呼吸中枢。对心率缓慢、不规则或严重窦性心动过缓，可予阿托品0.5～1mg静脉注射，每15～30分钟重复1次。如仍有频发室性期前收缩、阵发性室性心动过速等，可选用利多卡因50～100mg稀释后静脉注射，或以1～3mg/min静滴维持。中药注射液可选用双黄连注射液。

3. 对症治疗 呼吸抑制可予吸氧、呼吸兴奋剂及人工通气。抽搐者予以止痉治疗。乌头碱中毒常伴有严重呕吐、腹泻，易出现脱水、电解质及酸碱平衡紊乱，尤其是低钾血症常成为室性心律失常的诱因，故应及时予以纠正。心力衰竭者给予强心苷类药物。

4. 中药解毒 选用以下方法：①蜂蜜50～100g，开水冲服；②绿豆、黄连、黑豆，水煎服；③姜草绿豆汤：生姜、甘草、绿豆，水煎服；④银花甘草三豆汤：银花、黑豆、绿豆、赤小豆，水煎后，配蜂蜜服；⑤独参汤或参附汤，煎服；⑥苦参30g，水煎服，对乌头碱所致的心律不齐有纠正作用。

第十六章
理化因素损伤

第一节　中暑

中暑是指人体在高温环境下，由于水和电解质丢失过多、散热功能衰竭引起的以中枢神经系统和心血管功能障碍为主要表现的热损伤性疾病，是人体体温调节功能紊乱而发生的临床综合征。在高温和热辐射的长时间作用下，机体体温调节易发生障碍，出现水、电解质代谢紊乱及神经系统功能损害。

中医将中暑归属为"暑温病"范畴内，将其称为"伤暑""中热""冒暑""痧证"等。《难经·四十九难》将中风、伤暑、饮食劳倦、伤寒、中湿五种病因称为五邪，伤暑属五邪之一。《医林绳墨》详细描述了中暑的症状并强调需依据病情虚实用药："伤暑者，由其暑热劳伤元气之所致也。其症日间发热，头疼眩晕，躁乱不宁，无气以动，亦无气以言，或身如针刺，小便短赤，此为热伤元气也，宜以黄连香薷饮，或清暑益气汤、黄连解毒汤，量其虚实而与之。"中暑有阴、阳之分，"动而得之者为阳暑"，是烈日下劳作或在高温、通风不良、湿度较高的环境下长时间劳作所引发，我们平时所指的中暑大多指此。而"阴暑"是过于避热贪凉引起，正如明代张景岳所说："阴暑者，因暑而受寒者也……故名阴暑。"

一、病因与发病机制

1. 中暑高热（热射病）　是因高温引起体温调节中枢功能障碍，热平衡失调，体内热量蓄积引起。头部受日光直接暴晒的热射病，又称日射病。

2. 中暑痉挛（热痉挛）　由于大量出汗导致体内氯化钠的过量损失引起。仅补充水分，而补盐不足，使得肌肉痉挛而引起疼痛。多见于年轻的运动员及高温下劳作者。

3. 中暑衰竭（热衰竭）　体内并无过度热量蓄积，是心血管功能不能适应的一种表现。可引起周围血管扩张、循环血量不足，部分可引起虚脱或短暂晕厥，后者又称为热昏厥。

二、中医病因病机

本病是因感受夏令暑邪而引起，因气候炎热，机体元气有亏，不能调节适应，致使暑邪乘虚入里而发病。

（一）病因

1. 气候炎热　中暑主要系于夏月天气炎热，外界气温增高以致人体不能适应所致。朱丹溪曰："暑乃夏月炎暑也，盛热之气者火也，有胃，有伤，有中。"张景岳亦云："阳暑者，乃因暑而热。"这些都明显说明夏月天气炎热即可使人因炎热而发生中暑。

2. 劳动因素 中暑症状的发生，往往由于人体在夏季炎热气候中过度劳动所致。金代张元素云："行人与农夫于日中劳役得之者，名曰中热。"李杲《东垣十书》谓："暑淫……天气大热之时，在于路途中劳役得之，或在田野间劳形得之。"

3. 饮食起居失调 夏日起居失调或饮食不慎亦可致中暑发病。喻嘉言《医门法律》曰："中暑……因避天日之暑热而反受阴湿风露瓜果生冷所伤。"亦有云："暑病皆因饮食失节，劳倦所伤，日潮因循，损其脾胃，乘暑天而作病。"

（二）病机

1. 暑热亢盛 外感暑热之邪，身体虚弱者易受邪，可发为中暑阳证。暑为热邪，最易耗气伤津，出现气阴两虚的中暑阴证。

2. 暑热扰心 心为君主之官，主神明，暑热之邪可由气分深入营分，心包代君受邪，出现神明受扰的证候。故中暑的病位在心或心包。

3. 暑热生风 暑热引五脏之火，内外粗扇，出现热极生风的证候。

三、临床表现

（一）分级表现

以骤然发生的高热、汗出、烦渴、乏力或神昏抽搐等为主要临床表现。

中暑按病情轻重可分为三级：先兆中暑、轻症中暑、重症中暑。

1. 先兆中暑 高温环境中一段时间后出现口渴、头昏、耳鸣、多汗、乏力、胸闷、心悸、注意力不集中等症状，体温正常或略有升高。

2. 轻症中暑 除上述症状加重外，尚可出现：体温升至38℃以上；出现面色潮红、皮肤灼热；出现面色苍白、皮肤湿冷、血压下降、脉搏增快等表现；无中枢、肾、心严重损害，4～5小时可恢复。

3. 重症中暑 以其发病机制和临床表现常分为三型：热痉挛、热衰竭、热射病。

（1）**热痉挛**：多由于大量出汗丢失盐，致血中氯化钠浓度极速明显降低，肌肉会突然出现阵发性的痉挛和疼痛，主要累及骨骼肌，持续约数分钟后缓解。

（2）**热衰竭**：常常发生于对高温适应不能者。可表现为头晕、头痛、心慌、口渴、恶心、呕吐、皮肤湿冷、血压下降、晕厥或意识模糊。体温正常或稍微偏高。

（3）**热射病**：典型表现为高热和神智障碍，发病早期有大量冷汗，继而无汗、呼吸浅快、脉搏细速、躁动不安、意识模糊、血压下降，甚至昏迷伴四肢抽搐；严重者可产生脑水肿，肺水肿，心力衰竭，肝、肾衰竭，弥散性血管内凝血等。

（二）查体要点

1. 生命体征 体温正常或略有升高，检查瞳孔、呼吸、脉搏、血压。

2. 皮肤 面色潮红、皮肤灼热无汗，或面色苍白、湿冷。

3. 神经系统 脑神经检查、神经反射检查等。

4. 呼吸系统 检查呼吸频率、有无湿啰音。

5. 循环系统 脉搏细速、皮肤花斑、心率加快等休克体征。

四、诊治要点

（一）西医诊断

1. 具有明显的季节性，常发生于夏季高温或潮湿闷热环境下，病前常有在高温或潮湿闷热环境中劳作或在炎炎烈日下长途行走等诱因。

2. 根据不同病情程度可有白细胞总数增高和中性粒细胞增高、尿常规异常；严重病例可出现肝肾、胰腺和横纹肌损伤，应及时检查血清天门冬氨酸氨基转移酶（AST）、丙氨酸氨基转移酶（ALT）、血乳酸脱氢酶（LDH）和肌酸激酶（CK），血肌酐和尿素氮；昏迷、头痛者行头颅CT 及脑脊液检查，排除颅内出血及感染。

3. 危险性评估：临床患者中暑后出现以下情况者，病情危重需积极抢救。

（1）持续高热达 41～42℃不退。

（2）昏迷伴频繁抽搐超过 48 小时。

（3）重度脱水、休克。

（4）并发脑水肿、肺水肿、肝肾功能不全。

（5）心律失常及心功能不全。

（二）中医辨证要点

中暑有阳暑、阴暑、暑厥、暑风之分。阳暑主要是指在太阳下直接暴晒造成的头晕倦怠、壮热烦躁、口渴身热等症状，也是引发大部分中暑现象的主要原因。阴暑则主要是指感受到风寒，空调过冷，或是在潮湿闷热的环境里，皮肤毛孔收缩、身体难以散热而引发的中暑，表现为身热、恶寒、困倦，严重者可出现面色苍白、冷汗不止、呼吸浅促、不省人事等气阴两脱证候。暑厥以高热、汗出、卒然神昏、舌绛脉数为主要表现，是暑热侵入营分、蒙蔽心包的危重证候。暑风以高热、烦躁、卒然昏厥、四肢抽搐为主要表现，是暑热极盛、风从内生的表现。

五、急救处理

1. 搬移 迅速将患者抬到通风、阴凉的地方，使其平卧并解开衣扣，松开或脱去衣服，如衣服被汗水湿透应更换衣服。

2. 降温 患者头部可捂上冷毛巾，可用 50%酒精、白酒、冰水或冷水进行全身擦浴，然后用扇子或电扇吹风，加速散热。有条件的也可用降温毯给予降温。但不要快速降低患者体温，当体温降至 38℃以下时，要停止一切冷敷等强降温措施。

3. 补水 患者仍有意识时，可给一些清凉饮料，在补充水分时，可加入少量盐或小苏打。但千万不可急于补充大量水分，否则会引起呕吐、腹痛、恶心等症状。

4. 病情监测 监测患者神志、脉搏变化，以及尿量、汗出等情况。

5. 静脉通路 迅速开放静脉通道，补充晶体液及胶体液，在保证重要脏器灌注压的基础上，将血压维持在适当水平。同时完善相关检查，严格监测生命体征。

六、中医治疗

（一）治疗原则

以清暑益气、醒神开窍为基本治疗原则。

（二）辨证论治

1. 阳暑

主要证候：头昏头痛，心烦胸闷，口渴多饮，全身疲软，汗多，发热，面红。舌红，苔黄，脉浮数。

治法：清暑益气生津。

方药：王氏清暑益气汤。暑热较甚，可加生石膏；夹有湿浊，舌苔白腻者，可去麦冬、知母，加广藿香、草豆蔻等。中成药用仁丹、清暑益气丸、生脉注射液等。

2. 阴暑

主要证候：精神衰惫，肢体困倦，头昏嗜睡，胸闷不畅，多汗肢冷，微有畏寒，恶心欲吐，渴不欲饮。舌淡，苔薄腻，脉濡细。

治法：清暑化湿，疏风散寒。

方药：新加香薷饮或藿香正气散。兼气滞脘腹胀痛者，可加木香、延胡索。中成药选择藿香正气水（胶囊）、十滴水、生脉注射液等。

3. 暑厥

主要证候：突然昏倒，不省人事，手足痉挛，高热无汗，体若燔炭，烦躁不安，胸闷气促，或小便失禁。舌红，苔燥无津，脉细促。

治法：清热祛暑，醒神开窍。

方药：清营汤。若寸脉大，舌干较甚者，可去黄连，以免苦燥伤阴；若热陷心包而窍闭神昏者，可与安宫牛黄丸或至宝丹；若营热动风而见痉厥抽搐者，可配用紫雪丹，或酌加羚羊角、钩藤、地龙；若兼热痰，可加竹沥、天竺黄、川贝母等；营热多系由气分传入，如气分热邪犹盛，可重用金银花、连翘、黄连，或更加石膏、知母，以及大青叶、板蓝根、贯众等。中成药用安宫牛黄丸、清开灵注射液或醒脑静注射液。

4. 暑风

主要证候：高热神昏，手足抽搐，角弓反张，牙关紧闭，皮肤干燥，唇甲青紫。舌红绛，脉细弦紧或脉伏欲绝。

治法：清热养阴息风。

方药：羚角钩藤汤。痰涎壅盛者加石菖蒲、胆南星、郁金、鲜竹沥；大便干结者加大黄、芒硝；高热神昏抽搐者，可选用紫雪丹、安宫牛黄丸。中成药用清开灵注射液、醒脑静注射液、生脉注射液等。

（三）其他治法

1. 针灸治疗

（1）阳暑：针刺大椎、风池、曲池、合谷等穴。

（2）阴暑：灸大椎、风池、曲池、合谷等穴。

（3）暑厥、暑风：针刺人中、合谷、承浆、十宣等穴。

2. 耳针治疗 针刺耳穴心、枕、交感、皮质下、肾上腺区域，亦可采用耳尖放血法。

3. 刮痧治疗 刮痧疗法是应用边缘钝滑的器具，如牛角刮板、瓷匙等，在患者体表一定部位反复刮动，使局部皮下出现瘀斑而达到治疗目的的一种治疗方法。能疏通腠理，使脏腑秽浊之气通达于外，促使周身气血流畅，逐邪外出，从而达到治疗的目的。根据病情轻重可选择头部、颈部、背部、胸部及四肢等多个部位进行刮拭。每个部位 3～5 分钟，或以出现皮肤紫红为度。

4. 拿痧治疗 对轻症中暑的患者可采取提、拉、弹、拨等手法，对特定穴位及肌腱等进行拿痧治疗。

第二节　电击伤

电击伤俗称触电，通常是指人体直接触及电源，或高压电经过空气或其他导电介质传递电流通过人体时引起的机体组织损伤、坏死和功能障碍，重者可发生心脏骤停、中枢神经麻痹、呼吸暂停。其损伤程度与电流强度、电流种类、电压高低、通电时间等因素有关。超过 1000V 的高压电还可引起灼伤，闪电损伤（雷击）属于高压电损伤范畴。

中医将电击伤归属为"烫伤"或"筋伤"范畴，其病位轻者在皮肉，重者在气血或脏腑。

一、病因与发病机制

（一）病因

1. 缺乏安全用电知识，安装和维修电器不按规程操作，电线上挂湿衣物。

2. 高温、高湿环境中电器绝缘性能降低发生漏电，身体受潮或出汗使皮肤表面电阻降低，容易引起电损伤。

3. 意外事故如火灾、地震、暴风雨等，电线折断落到人体引起电击伤。

4. 雷雨时在大树下躲雨或用铁柄伞而被闪电击中。

5. 在使用起搏器、心导管监护、内镜检查治疗时，如果仪器漏电，微电流直接流过心脏可致电击。

6. 某些有发电器官的动物，如电鳗，放电时能引起剧痛，有时会令人晕厥。

（二）发病机制

人体作为导电体，在接触电流时，即成为电路中的一部分，对人体损伤的轻重与电压高低、电流强弱、电流种类、频率高低、通电时间、接触部位、电流方向和所在环境的气象条件都有密切关系，其中与电压高低的关系更大。

1. 电流 一般而言，交流电比直流电危险，低频率比高频率危险。低频率的交流电易落在心脏应激期，从而引起心室纤颤，同时能引起肌肉强力收缩而致屈曲性抓握，使触电部位不能脱离电源，延长触电时间。

2. 电压 低电压和高电压都可引起器官的生物电节律改变。电压愈高，损伤愈重。电压 40V 即有组织损伤的危险，220V 可引起心室纤维颤动，1000V 可使呼吸中枢麻痹。

3. 电阻 在电压一定的条件下，皮肤电阻越低，通过的电流越大，造成的损害就越大。电流对人体主要有两方面的作用：一是分裂和电解作用；另一是热效应，即电流能量转变为热能使局部组织温度升高，引起灼伤。人体肌肉、脂肪和肌腱等深部软组织的电阻较皮肤和骨骼为小，极易被电热灼伤。

4. 电流在体内的传导路径　电流通过心、脑等重要脏器往往有生命危险。电流由一侧上肢至另一侧上肢或下肢时，电流通过胸部，这比电流通过一侧下肢至另一侧下肢危险性大，主要原因是电流直接影响冠脉甚至引发冠脉痉挛，导致心肌损伤。同样，电流通过左侧躯干比右侧危险性大。

二、中医病因病机

中医认为电击伤的发生皆因火热之邪炽盛，灼伤皮肉、筋骨，内攻气血、脏腑，导致阴阳逆乱，脏腑衰败，甚至阴阳离决。

三、临床表现

（一）全身表现

当人体接触电流时，轻者立刻出现惊慌，呆滞，面色苍白，电流接触部位肌肉收缩，且有头晕、心悸、口唇发绀和全身乏力等表现，重者出现昏迷，持续抽搐，心室纤维颤动，心跳和呼吸停止，有些严重电击患者当时症状虽不重，但在一小时后可突然恶化，故临床上应特别注意观察伤者病情变化。

（二）局部表现

电流在皮肤入口处灼伤程度比出口处重，灼伤皮肤呈灰黄色焦皮，中心部位低陷，周围无肿痛等炎症反应，但电流通路上软组织的灼伤常较为严重，产生焦化或炭化。

1. 低电压所致的烧伤　常见于电流进入点与流出点，伤面小，直径 $0.5 \sim 2cm$，呈椭圆形或圆形，焦黄或灰白色，干燥，边缘整齐，与健康皮肤分界清楚。一般不损伤内脏，致残率低。

2. 高电压所致的烧伤　常有一处进口和多处出口，伤面不大，但可深达肌肉、神经、血管，甚至骨骼，有"口小底大，外浅内深"的特征。随着病情发展，可在一周或数周后出现坏死、感染、出血等；血管内膜受损，可有血栓形成，继发组织坏死、出血，甚至肢体广泛坏死，后果严重，致残率较高。当人被闪电击中后，心跳和呼吸常立即停止，伴有心肌损害，其皮肤血管收缩呈网状图案，认为是闪电损伤的特征，是由电流沿着或穿过皮肤所致的Ⅰ度或Ⅱ度烧伤，若伤者佩戴手表、项链等金属饰品则会产生较深的烧伤。

（三）并发症和后遗症

肌肉强烈收缩和抽搐可使四肢关节脱位和骨折，脊柱旁肌肉强烈收缩甚至引起脊柱压缩性骨折；大量组织的损伤和溶血可引起高钾血症；受电击的组织细胞溶解坏死后产生大量肌红蛋白尿；脱水、血容量不足和电解质紊乱等原因可促使患者发生急性肾功能衰竭；神经系统可出现周围神经病变、失明、耳聋、上升性或横断性脊髓病、侧束硬化症、肢体单瘫或偏瘫等；少数受高压电损伤患者可发生胃肠道功能紊乱，肠穿孔，胆囊局部坏死，胰腺灶性坏死等。

四、诊治要点

（一）西医诊断

根据患者电源接触史或雷电击伤史及临床表现即可诊断。有些患者触电后，心跳和呼吸极其微弱，甚至暂时停止，处于"假死状态"，因此要认真鉴别，不可轻易放弃对触电患者的抢救。

辅助检查：心电图示心肌损害，心律失常，心室颤动，心搏停止等。还应行心肌生化标志物、全血细胞计数、血淀粉酶、血肌酐、尿液分析等检查。若有任何心肌受损的征象，心律不齐或胸痛则应做 12 小时心脏监护。

（二）中医辨证要点

辨虚实　电击损伤轻者多属实证，重者多属虚证。实证者热邪炽盛征象显著，见壮热烦躁，口渴引饮，或烦躁不安，干呕腹胀，小便短赤，大便秘结等；虚证者多为阳气衰微，见呼吸浅促，肢冷脉绝，神疲乏力，心悸怔忡等。

五、急救处理

1. 脱离电源　立即切断电源或用木棒、竹竿等绝缘物使患者脱离电源。

2. 心肺复苏　对心脏停搏、呼吸不规则或停止者必须立即进行心肺复苏，此举不但能挽救患者生命，而且能减少和减轻并发症和后遗症。心电图显示发生心室颤动者，先静脉注射肾上腺素 1mg，心室颤动波粗大，即行电除颤，有利于恢复窦性节律。

3. 医疗监护　在抢救过程中，进行心脏、呼吸、血压监护，并及时供氧。

4. 对症治疗

（1）对昏迷、头痛等症，可用甘露醇、高渗葡萄糖等脱水治疗。

（2）血压下降时，用多巴胺、间羟胺等升压药物。

（3）代谢性酸中毒时应用碳酸氢钠或乳酸钠适量静脉注射，加以纠正。

（4）应用抗生素以预防继发感染。

（5）处理电灼伤创面，进行消毒包扎，或清创处理。

（6）及时治疗外伤、骨折等并发症。

（7）加强支持疗法，补充充足的营养。

六、中医治疗

（一）治疗原则

以补虚泻实为基本治疗原则，实证者清热泻火，凉血养阴；虚证者扶阳救逆，益气固脱。

（二）辨证论治

1. 实证

主要证候：皮红，壮热烦躁，口渴引饮，或干呕腹胀，小便短赤，大便秘结。舌质红绛，苔黄燥，脉洪数或细数。

治法：清热泻火，凉血养阴。

方药：黄连解毒汤合清营汤。若兼热痰，可加竹沥、川贝母；若营热动风而见惊厥抽搐者，可酌加羚羊角、钩藤、地龙。中成药可用安宫牛黄丸或清开灵注射液。

2. 虚证

主要证候：皮开肉焦，神志昏愦，面色青惨，呼吸浅促，肢冷脉绝，或病程日久，正气亏损，创面色浅，新肉不生，形体消瘦，神疲乏力，心悸怔忡。舌质淡，苔薄白，脉沉细无力。

治法：扶阳救逆，益气固脱。

方药：参附汤合生脉饮。若口干少津，可加生地黄、石斛、北沙参；若心悸不眠者，可加龙眼肉、酸枣仁。中成药可用参附注射液或生脉注射液。

（三）针灸治疗

实证：可针刺大椎、十二井、十宣、合谷、人中、太冲等穴。

虚证：可取关元、气海、足三里、三阴交、阳陵泉等穴进行灸疗。

第三节　淹溺

淹溺又称溺水，是指人淹没于水或其他液体中，水和污泥、杂草等堵塞呼吸道或因反射性喉、气管、支气管痉挛引起通气障碍而窒息。由此导致呼吸、心跳停止而致死亡称为溺死。

中医溺水之病名见于《金匮要略·杂疗方》："救溺死方：取灶中灰两石余，以埋人，从头至足，水出七孔，即活。"《备急千金要方》对于救治溺水又有更多的方法记载："治落水死方：以灶中灰布地，令浓五寸，以甑侧着灰上，令死者伏于甑上，使头小垂下，炒盐二方寸匕，纳竹管中，吹下孔中，即当吐水，水下因去甑，下死者着灰中壅身，使退场门鼻即活。又方：埋死人暖灰中，头足俱没，唯开七孔。又方：屈两脚着生人两肩上，死人背向生人背。即负持走行，吐出水便活。又方：解死人衣，灸脐中。凡落水经一宿犹可活……"

一、病因与发病机制

（一）病因

淹溺多发生于不慎落水或投水自杀者，意外事故中以洪水灾害、翻船发生淹溺多见。此外，一些水上运动、潜水等也可发生淹溺。

（二）发病机制

人长时间停留在水下导致血中严重缺氧，被迫进行深呼吸，使得大量水分或污泥、杂草等进入并堵塞呼吸道和肺泡，引起窒息，使肺失去通气、换气功能，导致严重低氧血症、二氧化碳潴留和酸中毒。

经肺泡吸收到血液循环的水，由于其所含成分不同，也能改变血容量和血液成分。淡水因低渗而由肺泡进入血液循环，增加血容量，导致肺水肿及心力衰竭，同时可发生低渗血症，造成红细胞破坏（溶血）和电解质紊乱。海水吸入后因高渗（35%盐），水分自血管渗入肺泡致急性肺水肿，血液水分减少，血容量不足，同时海水常并有钙盐、镁盐，可致高钙血症、高镁血症。

二、中医病因病机

肺主气，司呼吸。淹溺时，水湿之邪从口鼻内侵入肺，致肺气壅堵，气不布津，水津内停，使得清气无法纳入，浊气无法排出，气机逆乱，以致出现神昏、息微、面紫、肢凉、脉微等表现。

三、临床表现

（一）一般表现

由于淹溺时间长短、病情轻重不一，临床表现各不相同。淹溺 1～2min 内获救，主要为一过性窒息的缺氧表现，获救后神志清楚，肤色正常或稍苍白，血压升高，心率加快，胸闷胀不适，四肢酸痛无力。淹溺 3～4min 内获救，则窒息和缺氧时间较长，可出现神志模糊、烦躁不安，溺水者有剧烈呛咳、呕吐、喘憋、呼吸困难、心率慢、血压降低、皮肤冷、发绀等征象。淹溺时间达 5min 以上获救者，多处于昏迷状态，患者面色青紫或苍白，睑面水肿，眼充血，四肢厥冷，血压无法测得，口鼻有血性分泌物，发绀重，呼吸、心跳微弱，甚至瞳孔散大，呼吸心跳停止。胃内积水致胃扩张者可见上腹部膨隆。

（二）并发症

溺水后常因污水入肺并发肺部感染，还可发生成人呼吸窘迫综合征、弥散性血管内凝血、脑水肿，以及各种心律失常和心力衰竭。常因肺衰、心衰而死亡。

四、诊治要点

（一）西医诊断

1. 有淹溺病史。根据淹溺吸入液体不同而分为淡水淹溺、海水淹溺等。淹溺类型有吸入型和非吸入型。

2. 濒临淹死者被抢救上岸后，往往神志不清，呼吸停止，心跳微弱甚至停搏。患者四肢冰冷，皮肤紫绀，口旁及鼻孔充满血性泡沫，或上腹隆起。

3. 要注意淹溺时间的长短，特别注意有无头部及颅内损伤。

4. 辅助检查：肺部 X 线表现有肺门阴影扩大，肺间质纹理增深，肺野有絮状渗出或炎症改变；动脉血气分析呈低氧血症和酸中毒；淡水淹溺者电解质提示有轻度低钾和低钠血症，海水淹溺有高钠和高氯血症；血常规可有白细胞增多。

（二）中医辨证要点

辨气闭与水阻　淹溺可分为气闭、水阻两个类型。气闭者因突发溺水致气机逆乱，闭塞清窍所致；水阻者则因水湿之邪从口鼻内侵入肺，致肺气壅堵，水津内停。二者皆可出现神昏、息微、面紫、肢凉、脉微等表现，而气闭者还可出现牙关紧闭，两手握固，二便不通的证候。

五、急救处理

（一）现场救治

1. 迅速将溺水者营救出水，立即清除其口鼻淤泥、杂草、呕吐物等，并打开气道，给予吸氧。

2. 进行控水处理，利用头低脚高的体位将呼吸道及消化道内水液倒出。迅速将患者放在救护者屈膝的大腿上，头部向下，随即按压背部，迫使吸入呼吸道和胃内的水流出，时间不宜过长（1分钟即可），倒不出水时应立即停止。

3. 迅速进行心肺复苏，人工呼吸与胸外心脏按压必须同时进行，两者都是溺水抢救工作中最重要的措施。

4. 急救药物的应用：心跳停止者，可心室内直接注射肾上腺素，静脉注射尼可刹米等兴奋呼吸，对恢复呼吸有一定作用。

5. 自动呼吸恢复后，可活动、按摩四肢，促进血液循环的恢复。

（二）恢复期治疗

溺水时间较长，特别是曾经出现呼吸心跳停止者，呼吸心跳恢复后，恢复期的处理十分重要。

1. 静卧，密切观察呼吸、心跳情况，注意血压的变化。
2. 纠正低氧血症，防治肺水肿、脑水肿。
3. 纠正水、电解质平衡紊乱。
4. 抗感染治疗。
5. 预防肾功能衰竭。

六、中医治疗

（一）治疗原则

中医治疗以散结启闭，益气回阳为原则。

（二）辨证论治

1. 气闭证

主要证候：神昏，牙关紧闭，两手握固，气息微弱，面色青紫，二便不通，脉沉细。

治法：降逆理气，散结启闭。

方药：八味顺气散加减。痰多气壅者，可加胆南星、贝母、橘红、竹沥；若醒后食欲不振，可加茯苓、白术、炒谷麦芽；若醒后睡眠不宁，可加茯神、远志、酸枣仁等。中成药可选用安宫牛黄丸、至宝丹。

2. 水阻证

主要证候：神昏，气息微弱，面色青紫，四肢冰凉，脉微欲绝。

治法：宣肺利水，益气回阳。

方药：越婢加术汤合参附汤加减。若喘咳甚，可加桑白皮、葶苈子。中成药可用参附注射液或生脉注射液。

（三）针刺疗法

可取内关、人中、尺泽、关元等穴。

第十七章

急性创伤

第一节　颅脑创伤

颅脑创伤（traumatic brain injury，TBI）在创伤中占有重要地位，全球每年有超过1000万人因创伤性脑损伤住院或死亡。颅脑创伤具有发病率高、伤情变化快、多需急诊手术等特点。中国颅脑创伤资料库初步统计结果显示，急性颅脑创伤住院患者中，重型颅脑创伤患者死亡率>20%，严重残废率>50%。无论是和平还是战争时期，颅脑创伤均占全身各部位创伤数的20%左右，其发生率仅次于四肢创伤，居第二位，而死亡率却居首位。

颅脑损伤归属于中医的"头痛""头部内伤""骨折"等范畴。《灵枢·邪气脏腑病形》云："有所堕坠，恶血留内。"纵观历代文献，几乎所有医家都认为血瘀是颅脑损伤的基本病机。如晋代葛洪的《肘后备急方》、唐代孙思邈的《备急千金要方》、明代汪机的《外科理例》、明代陈实功的《外科正宗》、清代祁坤的《外科大成》、清代许克昌的《外科证治全书》等，均在"跌仆损伤"部分有非常相似的记载。清代钱文彦的《伤科补要》列专篇详细论述"高坠下伤""颠顶骨伤""囟门骨伤"等，均不离血瘀这个核心。国内外众多研究证实中医药对于颅脑损伤的治疗，具有病程短、并发症少、不良反应少以及价格低廉的优势。

一、病因与发病机制

颅脑创伤多由暴力直接作用于头部或通过躯体传递间接作用于头部引起。平时多为交通事故、高处坠落、挤压伤、刀刃伤、拳击伤等，战争时多为火器伤或爆炸性武器引起的冲击波所致。颅脑损伤的方式和机制有下列几种。

1. 直接损伤　①加速性损伤：为运动中的物体撞击于静止的头部，使头部沿外力方向做加速运动发生的脑损伤；②减速性损伤：为运动的头部撞击于静止的物体而突然减速时发生的脑损伤；③挤压性脑损伤：为头部两侧同时受硬物挤压所发生的脑损伤。一般加速性损伤常较轻，脑损伤通常仅发生在受力侧；而减速性损伤常较重，受力侧和对侧均可发生脑损伤，往往以对侧损伤较重。

2. 间接损伤　①传递性损伤：如坠落时臀部或双足着地，外力沿脊柱传递到头部所致；②挥鞭式损伤：外力作用于躯体使之急骤运动时，静止的头部由于惯性被甩动致伤；③胸腹挤压伤时，骤升的胸内压或腹内压沿血流冲击脑部致伤；④爆炸气浪伤。

3. 旋转损伤　外力使头部沿某一轴心做旋转运动时，除上面提到的一些因素外，高低不平的颅底、具有锐利游离缘的大脑镰和小脑镰，均对脑在颅内做旋转运动产生障碍，并形成剪力

（切应力），从而使脑的相应部位因受摩擦、牵扯、撞击、切割等机械作用而受损伤。

闭合性颅脑损伤的机制是复杂的。由于颅骨是一个坚硬的圆球形和不规则中空的骨性容器，在外力直接作用于头部的瞬间，除了足以引起凹陷骨折和导致脑损伤外，通常还有使颅骨局部急速内凹和立即弹回的复位过程，引起颅内压急骤升高和降低，产生负压。因此，脑除了在撞击受力侧发生损伤外，在继发性的负压吸引下，又被撞击到受力点对侧的骨壁致伤。发生在受力点的脑损伤称为冲击伤，对侧的脑损伤称为对冲伤。需要说明的是，大多数脑损伤不可能是由单一的损伤机制所致，通常是几种机制同时或先后作用的结果。

二、中医病因病机

（一）病因

本病病因主要是外伤导致的痰、瘀、热邪，病位在脑。脑部受外力打击后，脉络破裂，血液流出脉外，留于局部，形成瘀血。突然外力撞击脑部，导致脑内经气不通，或气机壅闭，或脑气逆乱；脉络破损，营血离经，积而成瘀，瘀阻清窍；瘀血郁积而化热，热盛伤津，炼液成痰，致痰热蒙窍；痰瘀交阻，蒙蔽清窍，致痰瘀蒙窍；痰、瘀、热内结，壅于肠腑，致腑气不通、燥屎内结，形成痰瘀蒙窍，兼热结腑实。

（二）病机

多数学者认为瘀血内阻是导致颅脑损伤的主要病机。外伤损伤元神之府，脏腑功能失调，宗气虚衰，痰瘀阻络，为虚实夹杂之证。初起之时以瘀血阻滞、痰热互结为主，其后多由实转虚，形成诸多以虚证为主的临床表现。其中以气阴两虚常见，阴虚主要表现为肾、肝、心阴虚，气虚主要表现为心、脾气虚。其中病程不同也使得颅脑损伤患者的病机有所差别，其中在急性期的颅脑损伤患者以瘀停清窍证多见，但是在急性期的病机却不止血瘀一种。颅脑损伤患者在急性期多以基本病证血瘀作为诱导因素，通过一系列的演变，最终导致脑气不通、痰热蒙窍、痰瘀蒙窍兼热结腑实、瘀停清窍以及痰瘀蒙窍证等交错发展；同时，在恢复期，颅脑损伤患者仍然有瘀血存在清窍，但是症状逐渐向虚实夹杂（或者虚证）转变，病机主要为脑髓不足、气虚血瘀以及肾精亏虚等。

三、临床表现

（一）头皮损伤

1. 头皮挫伤　挫伤伤及头皮全层，局部组织肿胀、淤血，触痛明显。常合并头皮血肿。

2. 头皮裂伤　根据致伤物的性质和形状不同，伤口呈直线形或不规则形。裂伤浅而未累及帽状腱膜时，裂口不能回缩，出血较多。由于头部血液循环供应丰富，出血量大，甚至可发生失血性休克。

3. 头皮血肿　根据血肿发生的不同部位，分为皮下血肿、帽状腱膜下血肿和骨膜下血肿。皮下血肿小而硬，常因中心软、周边水肿隆起而误诊为凹陷性骨折；帽状腱膜下血肿，因该层为疏松结缔组织而血肿易于扩散，甚至覆盖整个头部，有明显波动感，出血量可以很大；骨膜下血肿，位于骨膜和颅骨之间，常为骨折出血所致，边缘不超过骨缝，波动感不如帽状腱膜下血肿明显。

4. 头皮撕脱伤 多因工作时长发被旋转的机器卷入后受强力撕拉使头皮撕脱,深度多至帽状腱膜层,仅留骨膜在原处。

(二)颅骨骨折

颅骨骨折分为颅盖骨折和颅底骨折,颅骨骨折特别是颅底骨折常伴发硬膜外血肿、脑挫裂伤等,引起各种神经功能障碍。

1. 颅盖骨折 一般骨折线不跨过骨缝。局部软组织肿胀、压痛明显,粉碎性骨折和凹陷性骨折可触及局部颅骨下陷。

2. 颅底骨折 颅底骨折常为间接外力作用所致,根据骨折部位不同分为颅前窝骨折、颅中窝骨折和颅后窝骨折。颅前窝骨折时出血进入眶内,引起眼睑和球结膜下淤血,称"熊猫眼征";累及鼻旁窦时,出现鼻出血或脑脊液鼻漏或气体进入颅腔,造成外伤气颅;可伴有嗅神经、视神经损伤。颅中窝骨折,常造成脑脊液鼻漏和耳漏,可伴有面神经、听神经、动眼神经、滑车神经、外展神经和三叉神经损伤。颅后窝骨折常累及岩骨和枕骨基底部,出现枕下或乳突区皮下淤血,即Battle征;可伴有舌咽神经、迷走神经、副神经和舌下神经的损伤;如伴有脑干损伤则病情危重。

(三)闭合性脑损伤

1. 脑震荡 是脑损伤中最轻型的损伤,其临床特点为:①短暂意识障碍,表现为神志恍惚或完全昏迷,但很快随意识恢复而消失,一般不超过30分钟;②逆行性遗忘,患者清醒后不能回忆起受伤当时乃至损伤前后一段时间内的情况,但对往事记忆正常;③患者清醒后多有头痛、头晕、恶心呕吐;④脑震荡的神经系统检查无阳性定位体征,脑脊液中无细胞。

2. 脑挫裂伤 是脑组织的器质性损伤,既可发生在着力部位,也可发生在对冲部位,常伴有不同程度的颅内血肿和脑水肿。其临床特点为:①意识障碍明显,持续时间长,昏迷时间短则数小时,长则数天、数周甚至数月,有的为持续性昏迷直至死亡;②有明显的神经损伤的定位体征,根据损伤部位不同可出现相应的神经损伤体征,如瞳孔散大、单瘫、偏瘫、失语、偏盲、局灶性癫痫、一侧或双侧锥体束征等;③颅内压增高,出现剧烈头痛、喷射性呕吐、血压升高等颅内高压症状;④生命体征变化,可出现高热或低温、循环与呼吸功能障碍、血压波动;⑤脑膜刺激征症状,脑挫裂伤合并外伤性蛛网膜下腔出血时,过多的红细胞及其破坏后形成的胆色素引起化学性刺激,使患者头痛加重、恶心、呕吐、颈项强直,并有克氏征阳性等脑膜刺激征症状;⑥癫痫发作,可在伤后短期内出现,多见于儿童,表现为大发作或局限性发作。

3. 脑干损伤 是指中脑、脑桥和延脑等处的损伤,分为原发性和继发性两种。原发性是指外伤直接造成的脑干损伤,继发性是指由于颅内血肿、脑水肿所致的脑移位或脑疝对脑干压迫而引起的损伤。原发性脑干损伤病死率和致残率极高。脑干损伤的临床特点有:①长时间的意识障碍;②瞳孔和眼球位置异常,表现为双侧瞳孔大小不等且多变,眼球位置固定,两侧眼球分离和眼球震颤;③去大脑强直,表现为发作时双上肢伸直、内收和内旋,双下肢挺直,头后仰呈角弓反张状,可为阵发性或持续性强直;④生命体征异常,出现呼吸循环功能改变、中枢性高热;⑤交叉瘫痪,一侧脑干损伤可引起同侧颅神经麻痹,对侧肢体的中枢性麻痹或传导束型感觉障碍。

4. 弥漫性轴索损伤 是最近才被认识的一种原发性脑损伤,主要损伤脑的中轴及其邻近结构,如脑干、胼胝体、基底节区及第三脑室周围。轻度弥漫性轴索损伤的临床表现与脑震荡相似,而严重者伤后立即出现意识障碍,昏迷时间超过24小时,甚至一直昏迷至植物状态。

（四）外伤性颅内血肿

外伤性颅内血肿是急性颅脑损伤最常见的继发性损伤之一，根据血肿出现时间可分为：①急性血肿，伤后 3 天内出现症状；②亚急性血肿，伤后 3 天～3 周内出现症状；③慢性血肿，伤后 3 周出现症状。根据血肿所在部位可分为下列几种：

1. 硬脑膜外血肿 血肿位于颅骨和硬脑膜之间，多数为硬脑膜中动脉破裂所致，亦可由脑膜中静脉、静脉窦或板障静脉损伤所致，常由直接暴力引起，伴有颅骨骨折，多见于成人。其临床特点为大多数患者伤后出现昏迷－清醒－昏迷的阶段特征，中间清醒期持续时间与出血快慢有关，一般短于 24 小时。同侧瞳孔散大，对侧肢体偏瘫，如不及时救治可在数小时后迅速变化，瞳孔由一侧散大至双侧散大，出现去大脑强直、呼吸循环衰竭而死亡。

2. 硬脑膜下血肿 血肿位于硬脑膜与蛛网膜之间，急性型大多为重型颅脑损伤，伤后意识障碍严重，颅内压增高症状明显，神经损害体征多见，脑疝进展快；亚急性型临床表现与急性型相似，但症状较轻；慢性型头部外伤轻微，以颅内压增高表现为主要症状，可出现精神障碍。

3. 脑内血肿 根据血肿发生部位深浅可分为浅部血肿和深部血肿。浅部血肿见于比较表浅的脑灰质损伤区或脑裂伤的裂口附近，血肿所在脑表面可有损伤迹象；深部血肿位于脑白质深部，或靠近脑室壁而最终同时形成脑室出血。上述两种血肿都较少见，症状表现为严重脑挫裂伤。

4. 脑室内出血 与损伤时头部做旋转运动所致剪刀损伤有关，或者由脑深部血肿破入脑室所致。如脑脊液循环发生障碍可使血液凝结成血块，形成脑室内血肿。除原有脑损伤症状和颅内高压症状外，伤后早期即发生高热、昏迷，但缺乏定位体征。

5. 颅后窝血肿 主要表现为急性颅内压增高症状，以及小脑、脑干和后组颅神经受损的症状。可有颈项强直、眼球震颤、肌张力减低、共济失调等小脑症状，体温升高、脉搏增快、呼吸急促、血压增高及锥体束征等脑干症状，软腭麻痹、发音和吞咽困难等后组颅神经受损症状。

6. 迟发性颅内血肿 常见于脑内血肿和硬膜外血肿，伤后首次 CT 扫描未发现颅内出血或仅有无重要意义的发现，当病情恶化颅内压升高时再次做 CT 扫描，发现颅内血肿，常见于伤后 6 小时～3 天，以意识变化与颅内压升高为主要表现。

（五）开放性颅脑损伤

开放性颅脑损伤指暴力作用于头部，造成头皮、颅骨和脑膜均发生破裂，使脑组织与外界相交通，包括非火器伤和火器伤。其特点为致伤物进入颅腔，如不及时彻底进行清创处理易导致颅内感染。此外，伤口出血多，易发生失血性休克。

四、诊治要点

（一）外伤病史

注意受伤部位、致伤方式，受伤着力点擦伤、挫伤或撕裂伤及血肿、出血等，了解受伤时间、伤后意识改变情况。

（二）神经系统检查

1. 注意瞳孔变化、眼球活动；两侧瞳孔散大、眼球固定是病危征象。

2. 检查意识状态，可用格拉斯哥昏迷量表（GCS）动态评估昏迷程度。

3. 检查神经系统定位体征，阳性表现可有锥体束征、肢体抽搐或偏瘫、神经功能缺失或颅神经功能障碍，若损伤位于非功能区，可无阳性体征。

4. 颅内压增高症状和脑膜刺激征。

（三）全身检查

1. 生命体征监测　血压上升、脉搏缓慢、呼吸加深变慢提示有颅内压增高；血压忽高忽低、呼吸忽快忽慢、心律不规则及中枢性高热，提示有脑干损伤；呼吸浅而不规则或叹息状，提示中枢性呼吸衰竭。

2. 其他检查　检查有无合并其他部位损伤。

（四）实验室检查

脑脊液检查可见多量红细胞。

（五）特殊检查

1. X 线检查　可明确有无颅骨骨折；凹陷性骨折需加摄切线位片。

2. CT 与 MRI 检查　动态 CT 检查是确诊颅脑损伤的首选方法。有条件的医院应将 CT 检查作为颅脑创伤患者常规措施。可了解颅骨、脑组织损伤情况和颅内血肿部位、大小及脑水肿程度，有时需复查 CT 或 MRI 以明确有无迟发性血肿。

3. 血气指标监测　对颅脑创伤患者进行血气指标监测，能早期发现低氧血症，并为改善患者呼吸功能、纠正酸碱失衡提供依据。

（六）中医辨证要点

颅脑损伤后由于病情变化的差异性较大，按照不同阶段进行辨证分型较为合理，在急性期特别是发病初期其病机特点主要是气机和血运失调、阴阳失衡，由于患者由一个阴平阳秘的正常人因外力致伤而病，无痰与饮的形成机制，因此痰凝与水停病机不明显。根据临床表现分为以下 4 型：

1. 元神外脱证　患者受伤后立即出现神志昏愦，瞳孔变化，气短息微，面色苍白，目合口开，身冷汗出，手撒遗尿，舌淡，脉虚数或细微等表现。特重型颅脑损伤、脑干损伤、弥漫性轴索损伤等均属于这一分型范畴。

2. 瘀阻清窍证　患者受伤后出现神志不清，烦躁不安，意识时清时蒙，胡言乱语，面色苍白，恶心呕吐，皮肤瘀斑，舌质紫暗，脉细涩等临床表现。脑内血肿、脑挫裂伤、急性硬膜下血肿、硬膜外血肿等均属于这一分型范畴。

3. 瘀阻脑络证　患者出现伤后头痛，痛处固定，痛如锥刺，头部青紫、瘀肿，心烦不寐，舌质紫暗有瘀点，脉弦涩等临床表现。外伤性蛛网膜下腔出血、颅底骨折等均属于这一分型。

4. 外伤瘀滞证　患者受伤后出现头痛，头皮损伤、出血，头皮肿胀疼痛，瘀斑等临床表现。头皮裂伤、头皮下血肿等均属于这一分型。

五、急救处理

（一）现场急救

1. 保持气道通畅　颅脑损伤伴有呕吐时，要注意保持呼吸道通畅，清除口腔内异物。昏迷患者可用口咽通气管，头偏向一侧，防止分泌物、血块堵塞气道，必要时可行气管插管；呼吸节律改变者应及时呼吸机辅助通气。

2. 包扎止血 开放性创口用消毒敷料包扎伤口，切忌在现场拔除致伤物，以免引起大出血。有休克者应积极进行抗休克治疗，开放性损伤尽早应用抗生素预防感染。

3. 脱水降颅压 有明显的意识障碍或神经定位体征、无休克的患者可快速静脉推注 20% 甘露醇和（或）呋塞米。

（二）院内急救

1. 急诊治疗

（1）充分休息：至少卧床 1～2 周，有耳鼻出血和脑脊液漏者，应保持引流通畅，不宜堵塞，无休克者可置头高位，密切观察病情变化。

（2）脱水降颅压：有颅内压增高的患者，应积极使用脱水剂降颅压，如能在颅内压监测下使用脱水剂更佳。常用药物有 20% 甘露醇，呋塞米，可交替使用。

（3）改善脑细胞代谢，保护脑细胞：常用药物有纳洛酮、神经节苷脂（GM1）、胞二磷胆碱、尼莫地平、ATP、维生素 C、维生素 E 类和吡硫醇、吡拉西坦等药物等。

（4）维持水、电解质和酸碱平衡：尤其对使用大量脱水剂的患者应注意防止低钾血症的发生。

（5）亚低温脑保护治疗：因头部局部降温通常难以使脑温降至亚低温水平，而全身降温方法比较可靠。目前国内外临床多采用 32～35℃ 亚低温治疗重型颅脑损伤患者。

（6）对症治疗：开放伤常规使用抗生素和破伤风抗毒血清，有抽搐者予以镇静及解痉药，高热者予以物理降温。

2. 手术治疗

（1）清创：原则上应在 6 小时内彻底清创，在使用抗生素的情况下，48 小时仍可进行清创缝合，有明显感染者应扩大骨窗引流。

（2）脑损伤：脑震荡无须特殊治疗；脑挫裂伤一般采用非手术治疗，少数脑组织损伤严重而局限，出现液化坏死或合并脑疝征象者，可考虑清除坏死组织、去骨瓣减压或颅骨开窗减压。

（3）急性硬膜外血肿 >30mL，颞部 >20mL，需立刻开颅手术清除血肿。

（4）急性硬膜外血肿 <30mL，颞部 <20mL，最大厚度 <15mm，中线移位 <5mm，GCS 评分 >8 分，没有脑局灶损害症状和体征的患者可保守治疗，但必须住院严密观察病情变化，行头部 CT 动态观察血肿变化。一旦出现临床意识改变、高颅压症状，甚至瞳孔变化或 CT 血肿增大，都应该立刻行开颅血肿清除手术。

（5）急性硬膜下血肿 >30mL，颞部 >20mL，血肿厚度 >10mm，中线移位 >5mm 的患者，需立刻采用手术清除血肿。

（6）急性硬膜下血肿 <30mL，颞部 <20mL，血肿最大厚度 <10mm，中线移位 <5mm，GCS 评分 <9 分的患者，可以先行非手术治疗。如果出现伤后进行性意识障碍，GCS 评分下降 >2 分，应该立刻采用外科手术治疗。

（7）具有颅内压监测技术的医院，对于 GCS 评分 <8 分的重型颅脑创伤合并颅内出血的患者，都应行颅内压监测。

（8）急性脑实质损伤（脑内血肿、脑挫裂伤）的患者，如果出现进行性意识障碍和神经功能损害，药物无法控制高颅压，CT 出现明显占位效应，应该立刻行外科手术治疗。

（9）后颅窝血肿＞10mL，CT 扫描有占位效应（第四脑室的变形、移位或闭塞，基底池受压或消失，梗阻性脑积水）的患者，应立即行外科手术治疗。

六、中医治疗

中医在治疗颅脑创伤方面发挥着重要的作用，急性期能促进患者神志清醒，缩短其昏迷时间；在预防并发症方面也显示出明显的优势。

（一）中药方剂

安宫牛黄丸在西医常规治疗基础上对于重症颅脑外伤术后患者可起到促醒、降低死亡率、改善预后等积极的作用；补阳还五汤鼻饲配合西医治疗颅脑外伤后脑梗死，以及颅脑创伤引起的顽固性呃逆、头痛，效果显著；八珍汤加减能显著改善颅脑创伤后患者的神经官能症；开窍醒神散和复方丹参滴丸治疗颅脑外伤伴发的间脑癫痫，疗效确切。创伤后昏迷是重型颅脑创伤的常见临床表现，严重者可威胁患者生命。李太喜自拟醒脑汤联合西医常规治疗颅脑损伤昏迷的患者，发现醒脑汤在促醒、缩短昏迷时间方面有较好的疗效。

（二）中药注射液

醒脑静注射液为新型中药制剂，能有效地保护缺血区的脑组织，缩短患者的昏迷时间，改善患者的生存质量，并能减少并发症发生。重型颅脑创伤的患者早期运用川芎嗪注射液，能有效地预防伤后癫痫的发生，并能显著降低患者的死亡率；丹参注射液、参附注射液对于急性重型颅脑创伤的患者具有较好的治疗效果；云南白药、中药大黄粉分别对重型颅脑创伤后并发的上消化道出血、肺感染有很好的疗效。

（三）针灸治疗

针刺百会、风池、哑门、十宣、涌泉、人中等穴治疗颅脑损伤。言语不清、吞咽困难者，加廉泉、通里；听觉障碍者，加听宫、听会；烦躁失眠者，加内关、神门、太冲；眼睑下垂者，加阳白、合谷；口角㖞斜者，加地仓；上肢瘫痪者，加曲池、外关、合谷；下肢瘫痪者，加环跳、阳陵泉、足三里、悬钟、昆仑。

针刺主穴：水沟、内关、百会、涌泉、十宣、三阴交。配穴：足三里、委中、合谷、廉泉。治疗颅脑损伤具有醒脑开窍的作用。

第二节　胸部创伤

胸部创伤根据损伤的暴力性质与致伤机制的不同，分为钝性胸伤和穿透性胸伤。钝性胸伤多由减速性、挤压性、撞击性或冲击性暴力所致，损伤机制复杂，损伤范围较广，多有肋骨和胸骨骨折，常合并其他部位损伤，伤后早期易漏诊。穿透性胸伤由刀器、锐器或火器穿透胸壁致伤，损伤机制清楚，创伤范围直接与伤道有关，伤后早期诊断较易；胸腔内器官组织裂伤所致的进行性出血是穿透性胸伤伤情进展迅猛以及患者死亡的主要原因。本节主要探讨胸部创伤中常见的肋骨骨折、创伤性气胸、创伤性血胸的相关中西医诊治内容。

一、肋骨骨折

（一）概述

一般造成肋骨骨折的暴力形式通常有直接暴力，间接暴力，混合暴力与肌肉收缩。根据肋骨骨折的数目以及是否可引起胸廓稳定性的改变，分为单纯肋骨骨折与多根多处肋骨骨折。前者指单根单处或多根单处肋骨骨折，后者指同一肋骨有 2 处以上骨折，如 3 根以上相邻的多处骨折或多根肋骨骨折合并肋软骨分离或胸骨骨折，使骨折部位胸壁失去支撑，称为反常呼吸运动（paradoxical respiratory movement），此类型损伤称为连枷胸（flail chest），常伴有肺挫伤。单纯肋骨骨折引起的病理生理改变多不严重，但连枷胸时，由于两侧胸腔压力不平衡引起的纵隔摆动、因剧烈疼痛伤员不敢深呼吸和咳嗽而引起气道分泌物潴留以及常伴发的肺挫伤等均可导致严重的呼吸与循环功能紊乱。

（二）临床表现与诊断

由于肋骨毗邻肋间神经，且肋骨骨膜和壁层胸膜有丰富的感觉神经分布，因此肋骨骨折最显著症状是局部疼痛，在深呼吸、咳嗽或转动体位时加剧。胸痛使胸壁肌肉痉挛，呼吸变浅，咳嗽无力，呼吸道分泌物增多、潴留，易致肺通气障碍、肺不张和肺部感染。局部胸壁可能出现畸形、淤血、肿胀，局部压痛，在非致伤部位挤压胸廓引起骨折部位显著疼痛，甚至产生骨摩擦音，可与软组织损伤鉴别。骨折断端向内移位可刺破胸膜、肋间血管和肺组织，产生血胸、气胸、皮下气肿或咯血。伤后晚期骨折断端移位造成的损伤可导致迟发性血胸或血气胸。胸部 X 线照片常忽略线性肋骨骨折，肋骨骨折断裂线和断端错位常提示相对严重的胸壁不稳定，易发生愈合延迟或持久疼痛。胸部 CT 及 MRI 检查可明确肺挫伤的严重程度和范围。

（三）治疗

1. 常规西医治疗　治疗原则包括止痛、清理呼吸道分泌物、固定胸廓、纠正呼吸循环功能障碍和防治并发症。

（1）单纯肋骨骨折：可采用宽胶布条、多头胸带或弹性胸带固定胸廓。固定胸廓的目的是减少肋骨断端活动和减轻疼痛。口服或肌注镇静、止痛药或伤处敷贴止痛膏以及肋间神经或痛点封闭。鼓励伤员咳嗽排痰，早期下床活动，以减少呼吸系统的并发症。

（2）连枷胸

1）止痛：除口服，肌注止痛药及肋间神经阻滞外，也可采用硬膜外麻醉或 0.25% 布比卡因胸膜外肋间神经阻滞术，效果更佳。

2）保持呼吸道通畅，保证充分氧供。

3）消除反常呼吸运动：轻度反常呼吸者可加压包扎或沙袋压迫固定，严重者应采用巾钳重力牵引，牵引重量 2～3kg，时间 2～3 周，或胸壁外固定架牵引。

4）手术固定：对大范围的胸壁软化，手术复位固定可及时改善伤员的呼吸循环功能，早期下床活动，减少胸廓变形，缩短住院时间。选用克氏针肋骨髓腔内固定、不锈钢钢板螺钉或 Judet 固定架等固定肋骨。具备其他手术适应证而并胸手术时，可在肋骨两断端用钢丝钻孔或缠绕固定。

5）控制性机械通气（呼吸机内固定）：伤员有呼吸窘迫及低氧血症，$PaO_2 < 60mmHg$（8kPa），$PaCO_2 > 50mmHg$（6.66kPa），肺内分流 ≥25% 的伤员应采用控制性机械通气治疗。

2. 中医治疗要点

（1）多发性肋骨骨折：采用《中医正骨经验概述》活血散，为理血剂，具有活血散瘀，消肿止痛之功效。取生白芷24g，乳香15g，生血竭15g，没药15g，羌活15g，贝母9g，南木香6g，厚朴9g，制川乌3g，制草乌3g，麝香1.5g，生紫荆皮24g，炒小茴香9g，生香附15g，甲珠15g，煅自然铜15g，独活15g，川断15g，虎骨15g，川芎15g，木瓜15g，去皮上安桂9g，酒洗当归24g，混匀研细，消炎膏温水调成糊状进行外敷8～10h/d。

（2）闭合性肋骨骨折合并血气胸

1）外治法：应用中药"三七散"用蛋清调和外敷患处，1次/天，以活血祛痕、消肿止痛、通络及舒筋健骨。多发性肋骨骨折合并胸壁软化、反常呼吸、紫绀、呼吸困难者，局部外敷"三七散"泥膏（蛋清调和）、外盖厚棉垫并以多头胸带包扎固定胸廓，以减轻反常呼吸引起的生理障碍。已行胸腔闭式引流术或行胸腔手术者，外敷中药时应避开切口，以免引起感染。

2）内治法：按中医骨伤科分期辨证施治早期采用"攻法"，晚清医家唐容川说"既是离经之血，虽清血鲜血，亦是瘀血"，故出现血胸者应"逐瘀以和血"，治以活血祛瘀，行气止痛，方用"血府逐瘀汤"加减（血胸出血较多者禁用）方为：桃仁、红花、当归、生地黄、川芎、赤芍、牛膝、桔梗、柴胡、枳壳、甘草，1剂/天，水煎分2次服，10天为1个疗程。中期采用"和法"，服用"活络骨康丸"，方为：当归、丹参、鸡血藤、川芎、赤芍、土鳖虫、乳香、没药、延胡索、何首乌、熟地黄、黄芪、鹿角胶、骨碎补等，治以接骨续筋。后期采用"补法"，治以健脾、补血益气、补益肝肾，用"八珍汤"加减，方为：党参、茯苓、白术、甘草、熟地黄、白芍、川芎、当归、干姜、大枣等中医治疗。中医治疗血胸、气胸以理气、活血、养血、固脱为主。复元活血汤加减。气滞为主可加厚朴、香附等理气之品；血瘀较重者可加三棱、莪术，以增强破瘀消坚之力；大便秘结者可加芒硝、厚朴以通利大便每天2剂，煎服。同时口服开胸顺气丸，每次3g，每天3次。

3）针灸治疗：取定喘穴、肺俞穴、膻中穴，据证之虚实施补泻之法，留针25分钟。

二、创伤性气胸

（一）概述

胸膜腔内出现积气，成为气胸（pneumothorax）。气胸在胸部创伤中的发生率仅次于肋骨骨折。创伤性气胸的形成多由于肺、气管、支气管、食管损伤导致空气进入胸腔或胸壁伤口与胸腔相交通，外界空气进入所致。气胸按照其病理生理变化及胸膜腔压力分为闭合性、开放性和张力性气胸三类。

（二）临床表现与诊治要点

1. 闭合性气胸 根据胸膜腔内积气的量与速度，轻度患者可无明显症状，重度患者呼吸困难。体检可能发现伤侧胸廓饱满，呼吸活动度降低，气管向健侧移位，伤侧胸部叩诊呈鼓音，呼吸音降低。胸部影像学检查可显示不同程度的肺萎陷和胸膜腔积气，伴有胸腔积液时可见液平面。诊断性胸腔穿刺可抽出气体。小量气胸肺萎陷在30%以下无须特殊处理，胸腔内积气一般可在1～2周内自行吸收；中量肺萎陷在30%～50%，大量气胸肺萎陷在50%以上，需根据积气量与速度选择胸膜腔穿刺术或胸膜腔闭式引流术处理，以排除胸膜腔积气，促使肺尽早膨胀，并使用抗生素预防感染。

2. 开放性气胸 临床主要表现为呼吸困难、口唇发绀、鼻翼扇动，伤侧胸壁可见伴有气体进出胸膜腔发出声音的吸吮伤口。气管向健侧移位，伤侧胸部叩诊鼓音，呼吸音消失，严重者伴有休克。胸部影像学检查可见伤侧胸腔大量积气，肺萎缩，纵隔移向健侧。

急救处理原则是把开放性气胸立即变为闭合性气胸，改善呼吸，迅速转送医院。使用无菌或清洁器材制作不透气敷料和压迫物，在伤员用力呼气末封盖吸吮伤口，并加压包扎。转运途中呼吸困难加重，应在呼气时开放密闭敷料，排出气体后再封闭伤口。医院内急诊处理应在改善呼吸循环状况下清创缝合胸部伤口，安置胸膜腔闭式引流，给予抗生素预防感染，疑有胸腔内脏损伤则需剖胸探查处理。胸膜腔闭式引流术的适应证为中或大量气胸、开放性气胸、张力性气胸，胸腔穿刺术治疗气胸效果不佳，肺难于复张，需使用机械通气或人工通气的气胸或血气胸患者。

3. 张力性气胸 患者表现为严重或极度呼吸困难、烦躁、意识障碍、大汗淋漓、发绀。气管明显移向健侧，颈静脉怒张，伤侧胸部饱满，多有皮下气肿，伤侧胸部叩诊鼓音，呼吸音消失。不少患者有脉细快，血压降低等循环障碍表现。胸部影像学检查显示伤侧胸腔大量积气，肺完全萎陷、纵隔移位，并可能有纵隔和皮下气肿，诊断性胸腔穿刺有高压气体向外推移针筒芯。

张力性气胸是可迅速致死的危急重症。入院前急救需迅速使用粗针头穿刺胸膜腔减压，并外接具有单向活瓣功能的装置；紧急时可在粗针柄部外接剪有小口的柔软塑料袋、气球等，使胸腔内高压气体易于排出，而外界空气不进入胸腔。进一步处理应安置胸膜腔闭式引流，使用抗生素预防感染。闭式引流装置与外界相通的排气孔连接适当调节恒定负压的吸引装置，以加快气体排出，促使肺膨胀。待漏气停止24小时后，X线检查证实肺已膨胀，方可拔出胸腔引流管。持续漏气而肺难以膨胀时需考虑剖胸探查手术或电视胸腔镜手术探查。

三、创伤性血胸

（一）概述

胸部损伤引起胸膜腔积血，称为血胸（hemothorax），可与气胸同时存在，称为血气胸。胸膜腔积血主要来源于心脏、胸内大血管及其分支、胸壁、肺组织、膈肌和心包血管出血。由于大量出血，导致血容量丢失，血液聚积于胸腔内，导致胸腔内压力增高，使肺受压萎陷并将纵隔推向健侧，因而严重地影响呼吸和循环功能。

（二）临床表现与诊断

小量血胸（成人500mL以下）可无明显症状，胸部X线检查仅示肋膈角消失。中量血胸（成人500～1500mL）可出现休克代偿期表现和限制性呼吸障碍。大量血胸（成人1500mL以上）有明显的失血性休克表现和较为严重的呼吸困难。体格检查可见气管向健侧移位，伤侧胸部呼吸动度减弱，肋间隙饱满，叩诊浊音和呼吸音减低等胸腔积液的临床表现。立位胸部X线片可发现伤侧胸膜腔有大片积液阴影，看不到气液面。纵隔可向健侧移位。如合并气胸则显示液平面。患者胸膜腔穿刺抽出血液，更能明确诊断。

早期胸部创伤发现有血胸，需进一步判断出血是否已停止或还在进行，注意进行性出血的征象。血胸患者并发感染时，出现高热、寒战、疲乏、出汗，白细胞计数升高。胸膜腔穿刺抽出的血液做涂片检查，红细胞与白细胞的比例达到100∶1则提示感染。将胸腔抽出液1mL放入试管内，加蒸馏水 4mL，混合放置 3min 观察，如呈现浑浊或絮状物，则表明已有感染，涂片检查和细菌培养能够确定致病菌种类。

（三）治疗

1. 常规西医治疗　进行性血胸应与心脏压塞、张力性气胸做紧急鉴别诊断，在纠正低血容量休克的同时选择适当切口紧急开胸探查，手术止血。非进行性血胸可根据积血量采用胸腔穿刺或胸膜腔闭式引流术治疗，及时排出积血，促使肺膨胀，改善呼吸功能。血胸持续存在会增加发生凝固性或感染性血胸的可能性，一般多采用闭式胸腔引流术。凝固性血胸应待伤员情况稳定后尽早手术，清除血块，并剥除胸膜表面血凝块机化而形成的包膜；手术时机一般在伤后 2～3 天，推迟手术时机可能使清除肺表面纤维蛋白膜变得困难，并继发感染。感染性血胸应及时改善胸腔引流，排尽感染性积血积脓，若效果不佳或肺复张不良，应尽早手术根除感染性积血，剥离脓性纤维膜。电视胸腔镜（video assisted thoracoscopic surgery，VATS）的微创手术技术已广泛应用于生命体征稳定非急诊手术的血胸患者，具有创伤小、疗效确切、住院时间短等优点。主要适应证为肺复张不良的残余血胸，凝固性血胸，感染性血胸和疑有膈肌损伤的探查手术。

2. 中医治疗　中医学认为本病是由骨断筋伤，经脉破损，血不循常道，溢于脉外，积于胸中，阻滞气机，气道不畅，肺失清肃、上逆所致，遂采取活血化瘀，开胸行气之法。血府逐瘀汤中当归、川芎、赤芍、桃仁、红花活血化瘀；生地黄凉血清热，合当归又能养阴润燥，使祛瘀而不伤阴血；四逆散行气和血而疏肝，有气行则血行之意；桔梗开宣肺气，载药上行，又可合枳壳一升一降，开胸行气，使气行则血行；牛膝祛瘀血，通血脉，引瘀血下行；甘草调和诸药。诸药相伍，既行血分瘀滞，又解气分郁结，活血而不耗血，祛瘀又能生新，合而用之，使瘀去气行，则诸证可愈。去柴胡，主要考虑到"阴血同源"，患者血胸量较大时可致血虚，此时使用柴胡恐致劫伤肝阴，加入瓜蒌壳、葶苈子，取瓜蒌壳利气宽胸之效，葶苈子破滞开结，定逆止喘，利水消肿，且两药均为苦寒之品，可清化热痰，用于血胸，可解瘀久化热之虞。

第三节　腹部创伤

腹部创伤分为开放伤和闭合伤两大类。开放伤以战时最多见，主要是火器伤引起，亦可见于利器伤所致；开放伤又可分为穿透伤和非穿透伤两类，前者指腹膜已经穿通，多数伴有腹腔内脏器损伤，后者是腹膜仍然完整，腹腔未与外界交通，但也可能损伤腹腔内脏器。闭合伤常系坠落、碰撞、挤压、拳击脚踢等钝性暴力所致。严重腹部创伤可致机体出现创伤性休克，主要由全身灌注量下降、血管阻力升高、氧运输效率降低和机体应激等引起，且常合并严重腹腔感染、大血管损伤、器官破裂出血和腹壁缺损等，最终出现低体温、代谢性酸中毒和凝血功能障碍等病理生理改变。由于腹部外伤不同于其他病证，使得临床目前主要应用西医诊治。本节主要探讨腹部创伤中常见的肝脏、脾脏、胃及小肠外伤的主要诊治内容。

一、肝外伤

（一）概述

肝脏位于右侧膈下，是腹腔内最大的实质性脏器。虽有肋骨、脊柱的保护，但由于其质地脆弱、位置固定，肝脏仍是腹部脏器中最易受到损伤的器官。闭合性多发伤中肝外伤的发生率为

1%～8%；在开放性创伤中，肝脏更是最易损伤的实质性脏器。导致肝脏创伤的主要原因有交通事故，恐怖袭击，工伤事故，枪伤，锐或钝器伤等。在交通事故和高处坠落时，肝脏可发生"减速性损伤"，导致肝脏韧带的附着点发生肝脏组织的撕裂。而对肝脏直接的打击可引起中肝叶的粉碎性损伤，可伴第一肝门血管和肝静脉的严重损伤，此时尾状叶也会发生出血。通常情况下，腹部的钝性损伤引发的肝脏创伤部位多位于右肝特别是右后叶，而尾状叶损伤并不多见。穿透伤则伴有严重的血管损伤，肝静脉和下腔静脉结合部较易受到损伤。

（二）影像学诊断

B 超是腹部创伤的主要诊断方法，可发现腹腔内实质脏器的损伤和腹腔内的游离液体。常规检查有四个区域，即心包区、右上腹区、左上腹区和盆腔。

CT 检查在腹部创伤的诊断中非常重要。距离肝脏外伤时间越长，CT 检查的准确性就越高，这是由于肝脏的血肿和裂伤的 CT 表现会随着时间延长而更加明显。有研究报道，CT 诊断肝脏外伤的敏感性为92%～97%，特异性为98.7%。此外，多层 CT 增强扫描可准确地发现肝脏血管的损伤。在肝脏外伤的保守治疗过程中，CT 是必不可少的检查手段，能发现活动的腹腔内出血。

（三）治疗

1. 治疗策略 肝脏外伤早期复苏要遵循创伤生命支持原则，积极地给予液体复苏，监测中心静脉压和尿量，尽量避免出现低体温、凝血功能障碍和酸中毒。进一步的处理措施主要取决于患者生命体征的稳定性及对液体复苏的反应。对于病情稳定的患者可先给予密切的观察和保守治疗，主要的诊疗措施包括 B 超、CT 扫描及放射介入技术。在损伤控制理论的指导下，严重肝外伤救治可分为三个阶段：通过纱布填塞和迅速关闭伤口快速控制出血和感染；在 ICU 观察24～48 小时，进一步复苏和稳定病情，直至患者生命体征稳定；再探查和确定性手术。

2. 非手术治疗 肝外伤非手术治疗的适应证有：液体复苏治疗后血流动力学稳定；无其他重要脏器损伤的手术探查征象。目前一般认为非手术治疗的决定因素是患者血流动力学稳定，而不在于肝外伤的分级高低和腹腔内出血量的多少。

3. 介入治疗 血管介入技术对肝脏血管损伤处理有重要作用。介入技术使困难部位的止血操作成为可能，其可应用于开腹手术之前或之后。介入下血管栓塞技术已被证实具有较高的成功率，其再出血率较低。适当地应用介入下血管栓塞技术可使许多合并血管损伤的肝外伤患者避免手术，从而更加迅速地恢复生命体征的平稳。

4. 手术治疗 血流动力学不稳定，血细胞比容下降，伤口之外腹部区域出现肠道损伤，以及压痛、肌紧张等腹膜刺激征表现的患者应采取手术治疗。

二、脾脏损伤

（一）概述

脾脏损伤是由直接或间接外力作用所造成的脾脏破裂。开放性脾脏损伤多由刃器或弹片所致，往往伴有其他内脏损伤；而闭合性损伤者则由跌倒、拳击、车祸等直接或间接的暴力所造成。

（二）临床表现

1. 症状

（1）低血压和失血性休克：随着失血量的增加，患者会出现烦躁、口渴、心悸、呼吸急促、皮肤苍白、四肢冰冷等失血性休克症状。体格检查会发现患者的血压进行性下降、脉搏快而弱等。若合并十二指肠破裂，腹膜受到十二指肠漏出的消化液刺激，早期出现低血压、脉快等表现，经过短时间可好转，但随即又会出现恶化。

（2）腹痛：是最常见的症状，多因外伤所致的腹部软组织损伤等引起，而脾脏损伤所致的脾被膜感觉神经刺激常不能引起患者的重视。如伤情严重者突发剧烈的腹痛，自左上腹扩展至全腹，此系脾破裂出血的扩散对腹腔产生刺激所致，提示病情严重，结局不良。

（3）恶心呕吐：尤在发病初期较为常见。主要由于出血刺激腹膜自主神经所致。如果症状明显加重，提示可能合并消化道穿孔、腹膜炎。

（4）腹胀：多因出血所致。少量出血早期可能没有明显的腹胀，但随着时间的延长，由于腹膜炎的出现，可导致肠麻痹而加重腹胀。

2. 体征　患者弯腰曲背、神志淡漠、血压下降、脉搏增快，若腹腔出血量较多，可表现为腹胀，同时有腹部压痛、反跳痛和腹肌紧张。叩诊时腹部有移动性浊音，肠鸣音减弱。直肠指诊时 Douglas 窝饱满。有时因血液刺激左侧膈肌而有左肩牵涉痛，深呼吸时这种牵涉痛加重，此即 Kehr 征。

3. 延迟性脾破裂　脾脏被膜下破裂形成的血肿和少数脾真性破裂后被网膜等周围组织包裹而形成局限性血肿，可在 36～48 小时冲破被膜和凝血块而出现典型的出血和腹膜刺激症状。再次破裂一般发生在 2 周内，少数病例可延迟至数月以后发生。

（三）临床诊断

主要临床诊断方法有实验室检查（血常规等），诊断性腹腔穿刺和腹腔灌洗，超声检查，X 线检查，CT 检查，核素扫描，选择性腹腔动脉造影，磁共振成像，腹腔镜检查，诊断性剖腹探查术。诊断时应注意与肝脏损伤、左肾破裂与胰腺损伤相鉴别。

（四）治疗

现阶段脾脏外科的观念不再是一味地切除脾脏，而是在遵循"生命第一，保脾第二"原则的基础上，采用个体化的治疗原则，轻度损伤可以保守治疗，而较重的损伤则需要及时有效的手术治疗。

1. 非手术治疗　单纯性脾破裂，伤后血流动力学稳定，输血量不多于 2～4 单位，非开放性损伤，患者年龄小于 50 岁，临床症状逐渐好转的患者拟实施非手术治疗。具体措施包括绝对卧床休息、严密的 ICU 监护、禁食、液体治疗、使用止血药物、预防性应用抗生素及 CT 或超声随诊等。非手术治疗期间应避免咳嗽、大便用力等增加腹压因素，避免剧烈活动 6～8 周，避免肢体接触性体育运动至少 6 个月，或直到 CT 显示陈旧病灶被完全吸收。

2. 手术治疗　根据脾脏损伤分级采取相应的术式。Ⅰ级：非手术治疗，黏合凝固止血，缝合修补术。Ⅱ级：缝合修补术，脾部分切除术，破裂捆扎术，脾动脉结扎。Ⅲ级：脾部分切除术，脾动脉结扎。Ⅳ级：全脾切除及自体脾组织移植。

三、胃外伤

（一）概述

胃外伤主要发生于上腹部的穿透伤、刀刺伤，枪伤或胸部损伤穿透膈肌而累及胃部，也可见于吞食锐利的异物如刀片、玻璃、骨头等导致的穿孔。在腹部发生钝性伤时，由于胃周围韧带固定不严密，尤其在空腹时，胃缩小，几乎全部位于胸廓的保护范围内，故较少发生胃破裂。但在饱餐后，胃在膨胀状态下受到钝性撞击或在严重的爆震中可发生穿孔甚至是破裂，一旦发生，多伴有肝脏、脾脏等其他脏器的损伤。

（二）临床表现

1. 腹痛　在钝性伤或胃内侧壁损伤后，上腹部或左侧季肋部疼痛，呈持续性钝痛或绞痛，若发生穿孔，则腹部可迅速由上腹部向全腹部蔓延。但在刀刺伤或枪弹伤时，胃外伤引起的腹痛常常被腹膜壁损伤所导致的疼痛所掩盖。

2. 出血　胃外伤尤其是在穿透伤、撕裂伤等情况下，可出现上消化道大出血的症状，主要表现为呕血，量小时为褐色，量大时可直接呕出鲜血，出血超过800mL可逐渐出现脸色苍白、四肢冰凉、脉搏细速、血压下降等失血性休克的症状。

3. 其他　在胃受到钝性损伤程度较轻时，还可出现恶心、呕吐、呃逆等胃肠道症状，如发生幽门部胃壁血肿，由于幽门的完全或不完全梗阻，还可出现腹胀、呕吐内容物等表现。

（三）诊断

严重胃外伤患者上腹部或全腹部均有压痛、反跳痛、腹肌紧张，甚至板状腹，以左上腹或脐周为著，若穿孔或撕裂发生在胃底贲门部，也可表现为胸骨剑突下疼痛。

血常规检查以白细胞及中性粒细胞升高为主，有时可高达$20\times10^9/L$。失血严重时血色素及红细胞下降明显。

其他辅助检查有腹部立位平片，可见膈下游离气体；腹部B超，可发现腹腔积液；若考虑有胃穿孔且在留置胃管后吸出鲜血时，可经胃管注入泛影葡胺造影，若有造影剂溢出到腹腔便可证实；腹腔穿刺在腹部闭合伤时可抽出血性、浑浊或胆汁样液体；若无合并严重创伤，不必急诊手术处理时，采用胃镜检查对于诊断胃腔自内向外穿孔可明确诊断，且可在胃镜下采取紧急止血等措施。

（四）治疗

手术治疗是胃发生破裂或较大穿孔时的首选治疗方式。术前准备包括胃肠减压，预防性使用抗生素，维持水电解质的平衡等。手术治疗主要有剖腹探查术、胃破裂缝合、胃幽门部破裂缝合。

四、小肠及肠系膜外伤

（一）概述

小肠是占腹腔容积最大的器官，分布面广、相对表浅、缺少骨骼的保护，因此在腹部创伤中极易发生小肠损伤。小肠损伤常伴有肠系膜及邻近脏器的损伤。损伤原因主要为闭合性损伤、开放性损伤与医源性损伤。

（二）临床表现

典型的小肠破裂及肠系膜损伤多可依据腹部外伤史、腹膜炎表现、腹腔内出血和（或）腹腔穿刺阳性，及时做出诊断。小肠及肠系膜损伤后，临床表现主要有急性腹膜炎和腹腔内出血，但常因损伤原因、损伤程度及损伤类型不同而有所不同。小肠破裂后因有消化液的外溢，可在早期出现急性弥漫性腹膜炎的临床表现。但若小肠破裂口较小，或因肠管痉挛、肠黏膜外翻等原因暂时堵塞破口，则腹膜炎表现不典型或出现较晚。当合并肠系膜断裂时，可伴有腹腔内出血，此时以内出血征象为主，而腹膜炎表现不典型易被忽视。腹部开放性损伤所致肠破裂，除有腹膜炎表现外，还可有气体、肠内容物或肠襻从腹壁创口溢出。

（三）诊断

肠破裂后发生腹膜炎者，实验室检查可发现白细胞计数升高，中性粒比例升高，若伴有血红蛋白下降和血细胞比容下降则提示有内出血。腹部 X 线检查发现气腹、肠扩张及液平面等有助于诊断，但应注意肠破裂时仅有少数患者可出现气腹表现，因此无膈下游离气体时不能否定肠破裂，而肠扩张及液平面的出现提示腹膜炎已属晚期表现。肠系膜上动脉造影可发现在系膜血管破裂处有造影剂外溢。其他影像学检查如 B 超及 CT 可发现膈下游离气体、腹腔内积液、肠系膜水肿增厚等。

（四）治疗

对于腹部损伤或涉及腹部的多发性损伤，如有下列情况，均应急诊手术探查：临床高度怀疑或诊断为小肠破裂；有腹腔内出血，怀疑为实质性脏器损伤或肠系膜及其血管损伤所致；腹部开放性损伤。急诊手术前应根据失血程度、年龄及心脏情况，积极纠正有效血容量不足和水、电解质及酸碱平衡紊乱，选用广谱抗生素及抗厌氧菌药物，给予胃肠减压、留置导尿管、配血等处理，同时应注意检查全身各部位，以免遗漏其他损伤。

小肠及其系膜破损的基本处理方法是局部修补，但以下情况应考虑行小肠部分切除术：受损肠段有密集排列的多处小裂口；肠壁及肠系膜挫伤严重或多处挫伤，造成血供障碍，可能引起肠坏死者；肠壁裂口较大不易缝合或缝合后可引起肠狭窄；肠壁及肠系膜较大血肿清除后，疑有肠壁血供障碍及肠坏死可能；肠管与肠系膜间离断大于 2.5cm，肠系膜较大的横行裂伤或系膜血管较大分支损伤影响肠管血运；肠管大部分或完全断裂者。

第四节　四肢创伤

人的肢体经过千万年的进化，已高度分化成一种结构复杂、精细，功能多样、精准的器官，在日常生活和工作中发挥着重要的作用，一旦创伤，若没有及时、正确的专业治疗，将致外观畸形和功能障碍，不同程度地影响生活质量，创伤更严重者可危及生命。主要的四肢创伤有骨折、关节脱位、周围血管神经损伤和挤压综合征。

创伤已成为现代社会的重要疾病谱之一，约占全球病死率的 7%。在我国，创伤为第 5 位死因。创伤已成为急诊最重要的疾病谱。在创伤的所占比例有报道在颅脑、胸、腹创伤和多发伤之前，也有报道在胸腹之后；死亡率一般都在颅脑、胸、腹创伤和多发伤之后。

四肢创伤归属于中医的骨伤病的范畴，其发生和发展与皮肉筋骨、脏腑经络、气血津液等都有密切的关系。外伤疾患多由于皮肉筋骨损伤而引起气血瘀滞，经络阻塞，津液亏损，或瘀血邪毒由表入里，而导致脏腑不和；亦可由于脏腑不和由里达表，引起经络、气血、津液病变，导致皮肉筋骨病损。明代薛己在《正体类要》序文中指出："肢体损于外，则气血伤于内，营卫有所不贯，脏腑由之不和。"说明人体的皮肉筋骨在遭受到外力损伤后，可进而影响体内，引起气血、营卫、脏腑等一系列的功能紊乱，外伤与内损、局部与整体之间是相互作用、相互影响的。因此，在四肢创伤的辨证论治过程中，均应从整体观念加以分析，既要辨治局部皮肉筋骨的外伤，又要对四肢创伤引起的气血、津液、脏腑、经络功能的病理生理变化加以综合分析，这样才能正确认识损伤的本质和病理现象的因果关系。

一、病因与发病机制

（一）病因

四肢的创伤是由于各种外力作用，如跌倒、坠落、碰撞、冲击、闪挫、压轧、负重、切割、刺伤、暴震、劳损等，损伤人体的四肢皮肉筋骨而引起各种损伤。根据外力性质的不同，可分为直接暴力、间接暴力、肌肉强烈收缩和持续劳损等四种。

1. 直接暴力　所致的损伤发生在外力直接作用的部位，如创伤、挫伤、骨折、脱位等，骨折大部分是因为直接暴力引起的。

2. 间接暴力　所致的损伤都发生在远离外力作用的部位，如传达暴力、扭转暴力可引起相应部位的骨折、脱位。自高处坠落，若臀部先着地，身体下坠的冲击力与地面向上对脊柱的反作用力造成的挤压即可在胸腰椎造成压缩性骨折，或伴有更严重的脱位及脊髓损伤。自高处坠落，若臀部着地在一侧高一侧低的地面时，还会产生扭转暴力，椎骨骨折形态也就不同，或同时发生一侧关节突脱位。

3. 肌肉过度强烈收缩　如跌倒时股四头肌强烈收缩可引起髌骨骨折，投掷标枪或打高尔夫球时肌肉强烈收缩可致肱骨干骨折。

4. 持续劳损　长时间劳损或姿势不正确的操作，使肢体某部位之筋骨受到持续或反复多次的慢性牵拉、摩擦等，均可使筋骨持续受外力积累损伤。如单一姿势的长期弯腰负重可造成慢性腰肌劳损，长时间的步行可能引起跖骨疲劳性骨折等。

（二）机制

主要的四肢创伤有骨折、关节脱位、周围血管神经损伤和挤压综合征，不同的创伤有各自的损伤机制。

1. 骨折　在外来暴力直接作用的部位发生的骨折多为横断骨折或粉碎性骨折，骨折处的软组织损伤较严重，两骨骨折部位多在同一平面。如有皮肤破损，则为开放性骨折，感染率较高。间接暴力时骨折发生在远离于外来暴力作用的部位。间接暴力包括传达暴力、扭转暴力等，多在骨质较弱处造成斜形骨折或螺旋形骨折，骨折处的软组织损伤较轻。若发生在前臂或小腿，则两骨骨折的部位多不在同一平面。此时如为开放性骨折，则多因骨折断端由内向外穿破皮肤，故感染率较低。当筋肉急剧地收缩和牵拉也可发生骨折，如跌倒时股四头肌剧烈收缩可导致髌骨骨折。

2. 关节脱位　关节脱位多由传达、杠杆、扭转等间接暴力引起，也见于直接暴力作用所致。

不论跌倒、挤压、扭转，还是冲撞、堕落等损伤，只要外力达到一定程度，超过关节所能承受的应力，就能破坏关节的正常结构，使组成关节的骨端运动超过正常范围而引起脱位。

3. 周围血管损伤　直接暴力和间接暴力均可导致血管开放性与闭合性损伤，但开放性损伤明显多于闭合性损伤；动脉损伤多于静脉损伤，可造成肢体远端缺血甚至肢体坏死。血管损伤常见类型有：血管壁不全和完全断裂，血管受压和痉挛，血管内膜损伤。

（1）血管断裂：当血管完全断裂时，因血管裂口收缩促使血栓形成，同时血压下降，断裂能自行闭合；当血管部分断裂时，可有纵形、横形或斜形的部分断裂，动脉收缩使裂口拉开扩大，不能自行闭合，因此有时比完全断裂出血更多。

（2）血管受压或痉挛：骨折、脱位、血肿、异物、夹板、包扎或止血带止血等引起血管受压。动脉严重受压可使血流完全中断，动脉部分中断，而静脉完全回流阻断时，可加重出血，继续发展也可致肢体循环中断。血管痉挛多发生于动脉，因拉伤或受骨折端、异物的压迫，血管呈细条索状，血流受阻，甚则闭塞。

（3）血管内膜损伤：血管内膜挫裂伤或内膜与中层断裂，由于损伤刺激或内膜组织卷曲而引起血管痉挛或血栓形成。

4. 神经改变　周围神经断裂后远端的神经轴索和髓鞘坏死碎裂，失去传导冲动的功能，神经修复术之后的一段时间，近端神经轴索才开始以每日 $1 \sim 2mm$ 的速度经施万管向远端长入，再生的神经纤维数由少到多，由细到粗，神经如未修复，近端再生的神经纤维在断裂处与施万细胞及结缔组织形成假性神经瘤。周围神经损伤后，所支配的肌细胞逐渐萎缩，细胞间纤维细胞增生，运动终板变形，最后消失；其感觉神经分布区的各种感觉丧失。如能及时吻合断离的神经，效果较好，但一般不能完全恢复其功能。

5. 挤压综合征　主要病理生理改变包括肌肉组织的直接损伤和缺血－再灌注损伤两方面。持续的机械挤压力引起肌细胞和微血管损伤，低灌注导致肌细胞缺氧、水肿。如持续时间超过2.5 小时，骨骼肌纤维即开始出现不可逆性坏死。组织缺氧还会引起细胞代谢异常、细胞膜完整性破坏，钾离子、乳酸、肌酸激酶及各种炎症介质和毒素被释放。当压迫解除后，缺血肢体恢复血供，大量液体被扣留在骨筋膜室，一方面引起有效循环血量下降，造成低血容量性休克；另一方面，血供恢复将启动缺血－再灌注损伤机制，造成细胞内钙超载，自由基、肌红蛋白等大量释放。当肌红蛋白进入血液循环后，被肾小球滤过，在肾小管内形成管型，阻塞肾小管，导致近端肾小管上皮细胞损伤，严重时可致肾缺血性梗死。

二、中医病因病机

中医认为人是一个内外统一的整体，损伤的发生发展是内外因素综合作用的结果。外因首先包括直接暴力、间接暴力、肌肉过度强烈收缩和持续劳损，也包括邪毒感染、外感六淫等，创伤主要是外力的伤害，但与邪毒感染、外感六淫等也有一定关系。不同的外因，可以引起不同的损伤，同一外因作用于不同内因的个体，损伤的种类、性质与程度又有所不同。外因虽然很重要，但亦不要忽视机体的内因如年龄、体质、局部解剖结构和七情内伤等。

中医从整体观念分析四肢创伤的病机，脏腑、气血、津液、经络、皮肉筋骨，它们之间保持着平衡、联系、依存、制约的关系，在生理病理变化上有不可分割的联系，在辨治局部四肢创伤的同时，也应重视外伤引起的气血、津液、脏腑、经络功能的病理变化。

1. 损伤与气血的关系

（1）伤气，如用力过度或击撞胸部，可导致：①气滞：胸胁胀闷疼痛；②气虚：伤痛绵绵不休；③气闭：晕厥、不省人事、窒息；④气脱：昏迷、呼吸浅促、二便失禁；⑤气逆：嗳气频频、作呕欲吐。

（2）伤血，如跌打、挤压、挫按等伤及血脉，可导致：①血瘀：肿胀青紫、疼痛（刺割，痛点固定）；②血虚：面色不华、头晕、心悸、爪甲唇舌色淡；③血脱：四肢冰冷、大汗淋漓、晕厥；④血热：发热、口渴心烦、舌红、脉数。

2. 损伤与津液的关系　损伤而致血瘀时，由于积瘀生热，热邪灼伤津液，可使津液出现一时性消耗过多，而使滋润作用不能很好发挥，出现口渴、咽燥、大便干结、小便短少、舌苔黄而干燥等症。

3. 损伤与脏腑、经络的关系　脏腑的损伤病变可以累及经络，经络损伤又可内传脏腑而出现症状。

（1）肝主筋、肝藏血：肝血不足，血不养筋，则出现手足拘挛、肢体麻木、屈伸不利等症；损伤，恶血留内，从其所属，疼痛多发生在胁肋少腹处。

（2）肾主骨，生髓：肾精不足、骨软无力、囟门迟闭、筋骨的发育畸形。

（3）胃主受纳、脾主运化：为气血生化之源，对损伤后的修复起着重要的作用。

（4）心主血，肺主气：心肺调和，气血正常输布，筋骨损伤得以痊愈。

4. 损伤与皮肉筋骨的关系

（1）伤皮肉，外邪侵入、局部皮肉组织受邪毒感染，营卫运行机能受阻，气血凝滞，局部红、肿、热、痛。

（2）伤筋，凡跌打损伤，筋首当其冲，久行过度疲劳，可致筋的损伤。临床上筋伤机会甚多，其证候表现、病理变化复杂多端，如筋急、筋缓、筋缩、筋挛、筋痿、筋结、筋惕。

（3）伤骨：包括骨折、脱位。多因直接暴力或间接暴力所引起，凡伤后多出现肿胀、疼痛、活动功能障碍，或因骨折位置的改变出现畸形。

三、临床表现

（一）全身情况

1. 较轻的四肢创伤可无全身症状。当有一定程度的组织肿胀、瘀血，可有发热，体温约38.5℃，5～7天后体温逐渐降至正常，无畏寒或寒战。

2. 如创伤严重合并其他系统的创伤，可出现休克，并伴有相应的表现。

3. 挤压综合征的全身表现主要有：①大多数患者由于挤压伤剧痛的刺激，组织广泛的破坏，血浆大量的渗出，而迅速发生休克，且不断加重。②肌红蛋白血症与肌红蛋白尿：这是诊断挤压综合征的一个重要依据。③高钾血症：肌肉坏死，细胞内的钾大量进入循环，加之肾功衰竭，排钾困难，在少尿期血钾可每日上升2mmol/L，甚者24小时内升高至致命水平。高血钾同时伴有高血磷、高血镁及低血钙，少尿期患者常死于高钾血症。④酸中毒及氮质血症：肌肉缺血坏死后，大量磷酸根、硫酸根等酸性物质释出，使体液pH值降低，导致代谢性酸中毒。⑤由于缺血再灌流可引起心、肺、肝、脑等器官的损伤，出现相应的功能障碍与症状。

（二）局部情况

1. 一般症状

（1）疼痛和压痛：无论是骨折和关节脱位，还是周围血管损伤、周围神经损伤和挤压伤，局部都会出现不同程度的疼痛，活动时疼痛加剧。关节脱位和挤压伤的压痛一般较广泛，而骨折的压痛点明显。

（2）肿胀：单纯性关节脱位和周围神经损伤时，肿胀多不严重，且较局限。合并骨折、周围血管损伤和挤压伤时，多有严重肿胀，伴有皮下瘀斑，甚至出现张力性水疱。

（3）功能障碍：骨折使肢体失去杠杆和支柱作用；脱位的关节将完全丧失或大部分丧失其运动功能，包括主动运动和被动运动；周围血管损伤、周围神经损伤和挤压伤都因有运动系统结构的损伤及剧烈疼痛、筋肉痉挛、组织破坏，而出现肢体的功能障碍。

2. 特征

（1）骨折特征：①畸形：骨折时常因暴力作用、肌肉或韧带牵拉而产生畸形。②骨擦音：由于骨折断端相互触碰或摩擦而产生，一般在局部检查时用手触摸骨折处而感觉到。③异常活动：骨干部无嵌插的完全骨折，可出现如同关节一样能屈曲旋转的不正常活动，又称假关节活动。

（2）关节脱位体征：①关节畸形：关节脱位后，骨端脱离正常位置，关节骨性标志的正常关系发生改变，出现畸形；②关节盂空虚：构成关节的一侧骨端部分，完全脱离了关节盂，造成关节盂空虚；③弹性固定：脱位后关节周围肌肉痉挛、收缩，可将脱位后的骨端保持在特殊位置上，对脱位关节做被动运动时存在弹性阻力。④脱出骨端：关节脱位后往往可以触扪到脱位的骨端。

（3）周围血管损伤：①出血、血肿，肢体主要血管断裂或破裂均有较大量出血，在伤口被血块或肿胀的软组织堵塞时形成血肿。②肢体远端血供障碍，动脉损伤、栓塞或受压，远端动脉搏动减弱或消失；远端皮肤因缺血或血供不足表现为颜色苍白，皮温下降；毛细血管充盈时间延长；神经缺血的早期反应出现远端肢体疼痛，感觉障碍，随着缺血时间延长，肢体由疼痛转入感觉减退、麻木，最后感觉可完全丧失，麻痹；运动障碍，肌肉对缺血很敏感，缺血时间稍长，肌力即下降以至完全消失。③静脉回流障碍：主要表现在 12～24 小时内出现肢体严重水肿，皮肤发绀和温度下降。

（4）周围神经损伤：根据损伤类型、部位和伤口的位置，局部检查可判断某一支或某一组神经损伤，神经损伤的症状体征主要有：①感觉障碍，周围神经损伤后其所支配的皮肤区发生感觉障碍，由于各感觉神经分布区的边界有互相重叠现象，因此受伤后短时间内感觉障碍仅表现为感觉区域的略缩小；②运动障碍，神经损伤后所支配的肌肉瘫痪，通过检查肌肉瘫痪的程度可判断神经损伤的程度。用6级法来检查肌力判断运动障碍的程度。③腱反射的变化：神经受伤后，有关肌腱的反射即消失。如坐骨神经损伤后，跟腱反射消失；上臂肌皮神经受伤后，肱二头肌腱反射消失。

（5）挤压综合征：由于四肢肌肉丰富的部位遭受重物长时间挤压后造成的肌肉机械或缺血损伤，表现为伤处疼痛与肿胀，皮下瘀血，皮肤有压痕，皮肤张力增加，受压处及周围皮肤有水疱。伤肢远端血液循环障碍，部分患者动脉搏动可以不减弱，毛细血管充盈时间正常，但肌肉组织等仍有缺血坏死的危险。伤肢肌肉与神经功能障碍，如主动与被动活动及牵拉时出现疼痛，应考虑为筋膜间隔区内肌群受累的表现。可有皮肤感觉异常。

（三）检查

1. X 线检查

（1）借助 X 线检查对于了解骨折、脱位的具体情况有重要参考价值。X 线摄片检查能显示临床检查难以发现的损伤和移位，如不完全骨折、体内深部骨折、脱位时伴有小骨片撕脱等。

（2）X 线检查可了解有无导致血管损伤的骨折、脱位或异物等。

2. 实验室检查　挤压综合征实验室检查包括以下内容：

（1）尿液检查：早期尿量少，比重在 1.020 以上，尿钠少于 60mmol/L，尿素多于 0.333mmol/L。在少尿或无尿期，尿量少或尿闭，尿比重低，固定于 1.010 左右，尿肌红蛋白阳性，尿中含有蛋白、红细胞或见管型，尿钠多于 60mmol/L，尿素少于 0.1665mmol/L，尿中尿素氮与血中尿素氮之比小于 10∶1，尿肌酐与血肌酐之比小于 20∶1。至多尿期及恢复期，一般尿比重仍低，尿常规可渐渐恢复正常。

（2）血色素、红细胞计数、红细胞比容：可估计失血、血浆成分丢失、贫血或少尿期水潴留的程度。

（3）血小板、出凝血时间：可提示机体凝血、溶纤机理的异常。

（4）天门冬氨酸氨基转移酶（AST），磷酸肌酸激酶（CPK）：测定肌肉缺血坏死所释放出的酶，可了解肌肉坏死程度及其消长规律。

（5）血钾、血镁、血肌红蛋白测定：了解病情的严重程度。

3. 特殊检查

（1）周围血管损伤动脉造影术：根据外伤史和细致检查，一般可明确血管损伤的诊断、损伤的部位和类型等。当诊断和定位困难时，可做动脉造影。

（2）周围血管损伤多普勒（Doppler）血流检测仪、彩色多普勒血流图像（Color flow Doppler imaging）和双功能超声扫描（Duplex Doppler scanning）和超声波血流探测器等方法，对血管损伤的诊断有一定帮助。

（3）周围神经损伤电生理检查：①周围神经损伤肌电图检查：肌肉收缩可引起肌肉电位的改变。神经断裂后，主动收缩肌肉的动作电位消失，2～4 周后出现去神经纤颤电位。神经再生后，去神经纤颤电位消失，而表现为主动运动电位；②周围神经损伤诱发电位检查：目前临床上常用的检查项目有感觉神经动作电位（SNAP）、肌肉动作电位（MAP）和体感诱发电位（SEP）等，其临床意义主要为神经损伤的诊断、评估神经再生和预后情况，以及指导神经损伤的治疗。

四、诊治要点

（一）外伤病史

应注意受伤现场情况，受伤姿势状态，暴力的大小、方向、性质和形式，打击物的性质、形状，致伤方式及其作用的部位，受伤着力点擦伤、挫伤或撕裂伤及血肿、出血等情况，以充分地估计伤情。了解受伤时间、伤后意识改变情况。

（二）一般症状

1. 疼痛和压痛　受伤局部出现不同程度的疼痛，活动时疼痛加剧。单纯关节脱位的压痛一般较广泛，不如骨折的压痛点明显。

2. 肿胀　骨折和血管损伤时，多有严重肿胀，伴有皮下瘀斑，甚至出现张力性水疱。单纯性的神经损伤和关节脱位时，肿胀多不严重，且较局限。

3. 功能障碍　四肢受伤都会出现不同程度的功能障碍。

（三）特有体征

1. 畸形、骨擦音和异常活动是骨折的特征，这三种特征只要有其中一种出现，即可初步诊断为骨折。

2. 关节脱位后特有体征是关节畸形、弹性固定、关节盂空虚和脱出骨端。

3. 周围血管损伤，脉搏消失；肢端苍白；疼痛；麻痹；感觉障碍；循环障碍6项缺血指标是周围血管损伤早期诊断依据。

4. 周围神经损伤将出现不同程度和范围的感觉障碍、运动障碍、腱反射的变化、自主神经功能障碍，根据损伤类型、部位和伤口的位置，可判断某一支或某一组神经损伤。

5. 挤压综合征，皮下瘀血，皮肤有压痕，皮肤张力增加，受压处及周围皮肤有水疱。伤肢远端血循环障碍，毛细血管充盈时间不正常。

6. 在四肢创伤的诊断过程中，一定要注意全身整体情况，不要只查看一处伤，不注意多处伤，切忌只注意骨创伤局部，不顾全身伤情，不顾患者痛苦，甚至增加损伤。

（四）全身检查

1. 少数挤压综合征患者早期可能不出现休克，或者休克期短暂未被发现。大多数患者迅速发生休克，且不断加重。

2. 注意挤压综合征患者伤后有无"红棕色""深褐色"或"茶色"尿，并注意尿量情况。

3. 检查有无合并其他部位损伤。

（五）实验室检查

挤压综合征的重要实验室检查有：①肌红蛋白血症与肌红蛋白尿；②高钾血症；③酸中毒及氮质血症。

（六）特殊检查

1. X 线检查　对于了解骨折和关节脱位的具体情况有重要参考价值。

2. 周围血管检查　如动脉造影术，多普勒血流检测仪，彩色多普勒血流图像和双功能超声扫描和超声波血流探测器等方法。

3. 周围神经损伤的电生理检查　肌电图和诱发电位检查。

（七）中医辨证要点

1. 骨折和脱位　中医学认为，骨折和脱位伤后早期，证属气滞血瘀，骨折后"瘀不去则骨不能续"，恶血留内，瘀滞不散是骨折后的必然结果。

2. 血管损伤

（1）寒滞经脉：表现为四肢怕冷，发凉，疼痛，麻木，遇冷后症状加重，遇暖减轻，肤色或为苍白，舌淡紫，苔薄白，脉沉紧或涩。

（2）瘀阻经脉：肢体肿胀刺痛，局部瘀血瘀斑和压痛明显，舌质青紫，脉弦紧涩。

（3）经脉瘀热：肢体灼热，疼痛，肤色或为紫暗，舌紫暗，有瘀斑，舌尖或红，苔薄黄，脉弦紧或濡。

（4）湿阻经脉：肢体水肿、胀痛，抬高肢体后症状可以减轻，舌淡紫，舌体胖大，苔白腻，脉沉紧或濡。

3. 周围神经损伤 周围神经损伤属中医"痿证"范畴，可归于"肉痿"类，又名"肢瘫"，损伤致经络气滞血瘀，筋脉失养。症见肢体瘫痪，张力减弱，感觉迟钝或消失，皮肤苍白湿冷，汗毛脱落，指甲脆裂，舌质紫暗或有瘀斑，脉弦涩。

4. 挤压伤 中医学称为"压连伤"，将挤压综合征归纳为"尿闭""水肿""五实证"的范畴，可引起人体内部气血、经络、脏腑的功能紊乱。可致气滞血瘀，损及五脏。筋脉受损，血不循经，溢于脉外，瘀积不散而致肢体肿胀，损伤日久，水肿不消，经脉受阻，气滞血瘀，营卫不和，发为肿痛。

五、急救处理

（一）现场急救

四肢创伤的现场急救目的是用最为简单而有效的方法，抢救生命、保护患肢、迅速转运，以便尽快得到妥善处理，抢救伤者生命，要求先救命后治伤，先重伤后轻伤。

1. 现场接诊患者后，首先认真检查伤者全身情况，监测呼吸、心跳、脉搏、血压等生命体征，注意是否合并其他伤，有呼吸心脏骤停者立即进行心肺复苏。

2. 立即采取有效的止血、包扎、固定，四肢外伤应进行伤处制动，以防加重伤情。

3. 镇静止痛：对于仅有四肢创伤的伤员，应给予镇静止痛。

4. 对挤压伤的患者在解除压迫之前就要开始补液，现场快速建立静脉通道并补液至关重要，在现场伤者仍被挤压时，首选 0.9% 等渗盐，在解除挤压后，应立即输注 0.45% 低渗盐水或 5% 葡萄糖注射液，同时加入 5% 碳酸氢钠 50～100mL 碱化尿液，以预防肌红蛋白和尿酸在肾小管内沉积。

5. 对挤压伤伤肢进行局部处理。

（1）对被挤压的肢体有开放性伤口出血者，应进行止血，但禁止加压。

（2）制动与冷敷。无论有无骨折，伤肢都应立即制动以减少组织分解和毒素的吸收，局部冷敷，禁止热敷和按摩。

（3）止血带的应用。如肢体受压时间 >1 小时，如有可能，在解除压迫前应在肢体近端结扎止血带，直至静脉补液充分，以防止再灌注损伤，但结扎不宜过紧，时间不要 >1.5 小时，以防肌肉坏死。

（二）院内急救

1. 四肢外伤患者常常会因为失血过多或剧烈疼痛导致休克，因此要对脉搏、四肢温度、血压情况以及意识等生命体征进行检测，发现有休克迹象时要及时给予积极处理，给予有效止痛和止血措施，开通静脉通道补充血容量以抗休克。

2. 四肢骨折和关节脱位原则上要求复位与固定，复位是将移位的骨折和关节脱位段恢复正常或近乎正常的解剖关系，重建骨骼的支架作用，同时，也解除了骨折断端和关节头的压迫导致的神经损伤。在全身情况许可的条件下，复位和固定越早越好。

3. 血管痉挛的处理以预防为主，如用温热盐水湿纱布覆盖创面，减少寒冷、干燥的刺激，及时解除骨折断端与异物的压迫等。无伤口而疑有动脉痉挛者，可试用普鲁卡因阻滞交感神经，也可口服或肌注盐酸罂粟碱。经上述处理仍无效者，应及早探查动脉。

4. 一旦高度怀疑挤压综合征应立即处理，除前述补液和碱化尿液外，如循环稳定，可用20%甘露醇和呋塞米，可增加肾血流灌注，同时可以减轻筋膜间隙的压力。如已有高钾血症的证据，应用葡萄糖酸钙、胰岛素比例糖水及碳酸氢钠等对症处理。

5. 挤压综合征院内救治的核心是血液净化。如伤员出现严重高钾血症、急性肾功能衰竭和液体超负荷，血液透析治疗是挽救生命的主要措施。

6. 开放性创伤应及时清创，如果全身情况能耐受，对需要手术复位的骨折和脱位、血管和神经修复应尽早进行确定性手术，但全身情况危险不能耐受长时间手术的患者，应先只做简单的止血清创，待情况稳定后再行确定性手术。

7. 开放性创伤早期常规应用抗生素和破伤风抗毒素。

8. 由挤压综合征所致的急性肾功能衰竭详见其他相应章节。

9. 手术治疗具有特定的指征。

（1）开放性骨折应早期彻底清创，然后再进行骨折内固定。

（2）对于开放性血管损伤，一般都需要在 4～6 小时内手术治疗。探查术的指征是：①肢体远端动脉搏动消失，皮温下降，皮肤苍白或发绀，感觉麻木，肌肉瘫痪、屈曲挛缩，伤口剧痛。②伤肢进行性肿胀，伴有血液循环障碍。③伤口反复出血，骨折已整复，但缺血症状仍未消除者。

（3）周围神经损伤修复的时机原则上愈早愈好，一期修复最好在 6～8 小时内进行，恢复效果好。开放性损伤神经一期修复的条件有：①无菌手术中损伤的神经；②开放性指神经损伤；③整齐的锐器伤，肌腱等软组织损伤较少。

（4）挤压伤伤肢处理，应早期切开减压，其适应证为：①有明显挤压伤史。②伤肢明显肿胀，局部张力高，质硬，有运动和感觉障碍者。③尿肌红蛋白试验阳性（包括无血尿时潜血阳性）或肉眼见有茶褐色尿。

六、中医治疗

（一）分类治疗

1. 骨折和脱位

（1）中医手法复位：正骨八法为手摸心会、拔伸牵引、旋转屈伸、提按端挤、摇摆触碰、夹挤分骨、折顶回旋、按摩推拿；脱位复位手法为手摸心会、拔伸牵引、屈伸回旋、端提捺正、足蹬膝顶、杠杆支撑。

（2）外用药：以活血化瘀、消肿止痛类的药膏为主，如消瘀止痛药膏、清营退肿膏、双柏散、定痛膏、紫荆皮散。红肿热痛时外敷清营退肿膏效果较好。

（3）内服药：由于筋骨脉络的损伤，血离经脉，瘀积不散，气血凝滞，经络受阻，故宜活血化瘀、消肿止痛，可选用活血止痛汤、和营止痛汤、新伤续断汤、复元活血汤、夺命丹、八厘散、肢伤一方等药。如有伤口者多吞服玉真散。如损伤较重，瘀血较多，应防其瘀血流注脏腑而出现昏沉不醒等症，可用大承气汤通利之。

2. 血管损伤

（1）寒滞经脉：治宜温经散寒，化瘀通络。方用当归四逆汤与桃红四物汤合方化裁。

（2）瘀阻经脉：治宜活血化瘀，通络止痛。方用桃红四物汤与圣愈汤合方化裁。

（3）经脉瘀热：治宜清热化瘀。方用四妙勇安汤与桃红四物汤合方化裁。

（4）湿阻经脉：治宜益气活血，利湿通络。方用济生肾气丸与五苓散加减。

3. 周围神经损伤　治宜活血化瘀，益气通络，用补阳还五汤加减，后期在此基础上重用补肝肾强筋骨之药。

4. 挤压伤

（1）瘀阻下焦：治宜化瘀通窍。方用桃仁四物汤合皂角通关散加减。

（2）水湿潴留：治宜化瘀利水，益气生津。方用大黄白茅根汤合五苓散加减。

（3）气阴两虚：治宜益气养阴，补益肾精。方用六味地黄汤合补中益气汤加减。

（4）气血不足：治宜益气养血。方用八珍汤加减。

（二）针灸治疗

在周围神经损伤中后期多用。根据证候循经取穴配以督脉相应穴位或沿神经干取穴，或兼取两者之长，用强刺激手法或电针。

1. 正中神经损伤　取手厥阴心包经穴，如天泉、曲泽、郄门、间使、内关、大陵、劳宫和中冲等。

2. 桡神经损伤　取手太阴肺经穴，如中府、侠白、尺泽、列缺、鱼际和少商等。

3. 尺神经损伤　取足少阳胆经穴和足阳明胃经穴，如阳陵泉、外丘、光明、悬钟、丘墟、足窍阴、足三里、丰隆、上巨虚、下巨虚、解溪、冲阳和内庭等。

4. 胫神经损伤　取足太阳膀胱经穴和足太阴脾经穴，如委中、合阳、承筋、承山、阴陵泉、地机、三阴交、商丘、公孙、太白和隐白等。

针灸也应用于软组织损伤、外伤性截瘫及小儿麻痹后遗症等的治疗。

第五节　烧伤

烧伤一般指热力，包括热液（水、汤、油等）、蒸气、高温气体、火焰、炽热金属液体或固体（如钢水）等所引起的组织损害，主要伤及皮肤和（或）黏膜，严重者也可伤及皮下和（或）黏膜下组织，如肌肉、骨骼、关节甚至内脏。广义的烧伤还包括电烧伤、化学烧伤、放射性烧伤等特殊原因引起的烧伤。

一、病因与发病机制

各种原因导致的高温是引起烧伤的重要原因，某些化学物质和电流也能引起灼伤。皮肤常常只是烧伤的一部分，皮下组织、内脏也可能被烧伤。甚至没有皮肤烧伤时，也可能有内部器官烧伤，例如，饮入很烫的液体或腐蚀性的物质能灼伤食管和胃；在建筑物火灾中，吸入烟或热空气，可能造成肺部烧伤。

电烧伤是指电流通过人体产生热电效应、电生理效应、电化学效应和电弧、电火花等，致人体以及皮肤、皮下组织、深层肌肉、血管、神经、骨关节和内部脏器的广泛损伤。电流通过人体可以造成全身电击伤和局部电烧伤。损伤范围主要决定于电流强度和通电时间，其次是触电部位的电阻大小。一般地说，电压愈高、通电时间愈长，损伤愈严重；如果电压相同，交流电要比直流电的危害大。越厚的皮肤，电阻越大，局部烧伤越浅；越薄的皮肤，特别是表面潮湿时，电阻则小，烧伤较深。

化学烧伤可由各种刺激性和有毒的化学物质引起，包括强酸、强碱、苯酚、甲苯（有机溶剂）、芥子气、磷等，化学烧伤可引起组织坏死并在烧伤后几小时慢慢扩展。化学物质对局部的损伤作用，主要是细胞脱水和蛋白质变性，有的因产热而加重烧伤。化学烧伤不同于一般的热力烧伤，化学烧伤的致伤因子与皮肤接触的时间往往较热烧伤的长，因此某些化学烧伤可以是局部很深的进行性损害，甚至通过创面等途径的吸收，导致全身各脏器的损害。

二、中医病因病机

强热侵害人体，导致皮肉腐烂而成。强热主要有火焰、热水（油）、蒸汽、电流、激光、放射线、化学物质和战时火器等。轻者仅皮肉损伤，重者除皮肉损伤外，因火毒炽盛，伤津耗液，损伤阳气，致气阴两伤；或因火毒侵入营血，内攻脏腑，导致脏腑失和，阴阳平衡失调，可致死亡。

以中医温病学理论分析烧伤病因所形成的热毒趋势，大致可分为三类：一类是火热损伤，热盛伤阴，火毒正传；二是热邪内炽，火疮败坏，火毒逆传；三是火毒直中脏腑。"正传"是指病情顺势发展，常规治疗愈后良好；"逆传"一般是指病情提前恶化；"直中"是指烧伤严重，病初即见到内脏并发症。"逆传"与"直中"都是危笃证候，必须及时抢救，否则趋势莫测，预后险恶。

烧伤患者的病势传变，与烧伤面积、深度以及患者素体强弱有着密切关系。轻度烧伤，病在卫气阶段，拟透热转气，佐以清营护阴，即可转入坦途；若病已入营，最为紧要，多伴有高热、神昏等症状。此时，若能拟清营凉血，养阴解毒之法，及时抢救，往往可使热毒从营分转出气分，或有回生之望。若一味清解气分之热，不敢大胆凉血解毒，犹如隔靴搔痒，常会治误病情而不可救药。总之，烧伤病的辨证，要抓住卫气与营血两个阶段，在卫气不敢用清营截断法，就会逆传心包，进入营血更易发生逆传。

三、临床表现

（一）体液渗出期（休克期）

组织烧伤后的立即反应就是体液渗出，一般要持续 36～48 小时。小面积浅度烧伤，体液的渗出量有限，通过人体的代偿，不致影响全身的有效循环血量。烧伤面积大而深者，由于体液的大量渗出和其他血流动力学的变化，可急剧发生休克。烧伤早期的休克基本属于低血容量休克，但与一般急性失血的不同之处在于体液的渗出是逐步的，伤后 2～3 小时最为急剧，8小时达高峰，随后逐渐减缓，至 48 小时渐趋恢复，渗出于组织间的水液开始回收，临床表现为血压趋向稳定，尿液开始增多。正是根据上述规律，烧伤早期的补液速度应掌握先快后慢的原则。

（二）急性感染期

烧伤后水肿回收一开始，感染就上升为主要矛盾。浅度烧伤如果早期创面处理不当，可出现创周炎症。严重烧伤由于经历休克的打击，全身免疫功能处于低迷状态，对病原菌的易感性很高，早期暴发全身性感染的概率也高，预后不佳。

感染的威胁将持续到创面愈合。烧伤的特点是广泛的生理屏障损害，又有广泛的坏死组织和渗出，是微生物良好的培养基。热力损伤组织，先是凝固性坏死，随之为组织溶解，伤后2～3周，是组织广泛溶解阶段，又是全身性感染的又一高峰期。与此同时，与健康组织交界处的肉芽组织也逐渐形成，坏死组织如能及时清除或引流，肉芽组织屏障多数在 2 周左右形成，可限制病原菌的侵入。如处理不当，病原菌可侵入邻近的非烧伤组织。大面积的侵入性感染，痂下组织菌量常超过 $10^5/g$，菌量继续增多，可形成烧伤创面脓毒症。创面表现晦暗、糟烂、凹陷，出现坏死斑，即使细菌未侵入血液，也可致死。

（三）创面修复期

组织烧伤后，在炎症反应的同时，组织修复也已开始。浅度烧伤多能自行修复，深Ⅱ度烧伤靠残存的上皮岛融合和皮肤移植修复，Ⅲ度烧伤靠皮肤移植修复。切除烧伤坏死组织和皮肤移植的工作，目前多数已在感染期进行，修复期实际只对一些残余、零星小创面进行补遗性的修复，并对一些关节、功能部位进行防挛缩、畸形的措施与锻炼。

（四）康复期

深度创面愈合后形成的瘢痕，严重影响外观和功能，需要锻炼、体疗和整形以期恢复。某些脏器的功能损害和心理异常也需要专业的干预和康复。康复期需要漫长的时间，有的甚至是终生的。

四、诊治要点

（一）伤情评估与诊断

1. 烧伤面积的估算 中国九分计算法为：成人头面颈部面积为 9%，双上肢为 18%，躯干为 27%，双下肢为 46%，其与国外常用的 Wallace 九分法略有不同。手掌法患者五指并拢，单手的掌面面积为 1%，以上两法可结合使用。儿童体表面积估计，头颈 = 9 + （12 - 年龄），双下肢、臀 = 46 - （12 - 年龄），躯干与下肢同成人。具体见表 17 - 1 和图 17 - 1。

2. 烧伤深度的判定 我国普遍采用三度四分法，即根据皮肤烧伤的深浅分为浅Ⅰ度、浅Ⅱ度、深Ⅱ度、Ⅲ度。深达肌肉、骨质者仍按Ⅲ度计算。临床上为表达方便，将Ⅰ度和浅Ⅱ度称为浅烧伤，将深Ⅱ度和Ⅲ度称为深烧伤。

（1）Ⅰ度烧伤：称红斑性烧伤，仅伤及表皮浅层——角质层、透明层、颗粒层或伤及棘状层，但发生层健在。局部发红、微肿、灼痛、无水疱。3～5 天内痊愈，脱细屑，不留瘢痕。

（2）Ⅱ度烧伤：又称水疱性烧伤。

1）浅Ⅱ度：毁及部分生发层或真皮乳头层。伤区红、肿、剧痛，出现水疱或表皮与真皮分离，内含血浆样黄色液体，水疱去除后创面鲜红、湿润、疼痛更剧、渗出多。如无感染，8～14 天愈合。其上皮再生依靠残留的生发层或毛囊上皮细胞，愈合后短期内可见痕迹或色素沉着，但不留瘢痕。

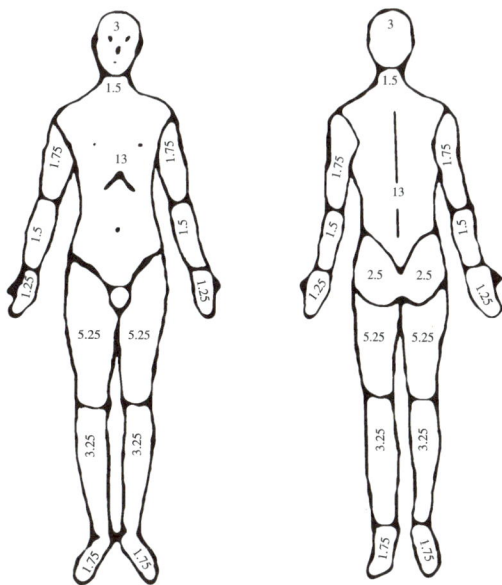

图 17 - 1 烧伤面积的估算

表 17 -1 烧伤面积的估算

部位			占成人体表%	占儿童体表%
头颈	发部	3	9	9 + （12 - 年龄）
	面部	3		
	颈部	3		
双上肢	双手	5	9×2	9×2
	双前臂	6		
	双上臂	7		
躯干	躯干前	13	9×3	9×3
	躯干后	13		
	会阴	1		
双下肢	双臂	5	9×5 +1	9×5 +1 - （12 - 年龄）
	双足	7		
	双小腿	13		
	双大腿	21		

2）深Ⅱ度：除表皮、全部真皮乳头层烧毁外，真皮网状层部分受累，位于真皮深层的毛囊及汗腺尚有活力。水疱皮破裂或去除腐皮后，创面白中透红，红白相间，或可见细小栓塞的血管网、创面渗出多、水肿明显，痛觉迟钝，拔毛试验微痛。创面愈合需要经过坏死组织清除、脱落或痂皮下愈合的过程。由残存的毛囊，汗腺上皮细胞逐步生长使创面上皮化，一般需要 18 - 24 天愈合，可遗留瘢痕增生及挛缩畸形。

（3）Ⅲ度烧伤：又称焦痂性烧伤。皮肤表皮及真皮全层被毁，深达皮下组织，甚至肌肉、骨骼亦损伤。创面上形成的一层坏死组织称为焦痂，呈苍白色、黄白色、焦黄或焦黑色，干燥坚硬的焦痂可呈皮革样，焦痂上可见到已栓塞的皮下静脉网呈树枝状，创面痛觉消失，拔毛试验易拔出而不感疼痛。烫伤的Ⅲ度创面可苍白而潮湿。在伤后 2 ~ 4 周焦痂溶解脱落，形成肉芽创面，面积较大的多需植皮方可愈合，且常遗留瘢痕挛缩畸形。

3. 烧伤严重程度

（1）轻度：总面积 10% 以下的Ⅱ度烧伤。

（2）中度：总面积 11% ~ 30% 或Ⅲ度烧伤面积在 10% 以下。

（3）重度：总面积 31% ~ 50% 或Ⅲ度面积在 11% ~ 20%，或烧伤面积不足 31%，但有下列情况之一者也属于重度：①全身情况严重或有休克；②复合伤（严重创伤、冲击伤、放射伤、化学中毒等）；③中、重度吸入性损伤（波及喉以下者）。

（4）特重烧伤：总面积 50% 以上或Ⅲ度烧伤面积达 20% 以上者。

4. 吸入性损伤 吸入性损伤是热力、烟雾或化学物质等吸入呼吸道，引起鼻咽部、气管、支气管甚至肺实质的损伤，发病率和病死率都很高。吸入性损伤以往称为"呼吸道烧伤"，认为损伤只限于呼吸道，而且对烟雾的危害也未给予足够重视。现代观点认为，吸入烟雾的危害重于热力，损害也不仅限于呼吸道，而是可能引起全身性中毒，故呼吸道烧伤的名称已不再应用了。

（二）中医辨证要点

1. 气虚血滞（休克期） 烧伤后大痛伤心，惊恐伤神，心神受损，致使心气骤虚；皮毛损伤必及于肺，肺主气，主血，"气为血帅，气行则血行，血为气母，血至气亦至"。心肺两伤，导致气虚血滞，再加皮毛不存，经脉灼伤，伤处剧痛，肿胀渗液，耗气夺津，烦渴引饮，致心悸脉数，气息急促，甚至神昏厥逆，唇甲紫绀。

2. 火毒伤阴（回吸收毒血症期）　伤后48h组织液逐渐回收，大量毒素吸收入血或因休克期组织缺氧时间过长，往往使多数内脏器官受损害，出现许多临床症状。此时的主要矛盾是毒素吸收火毒伤阴，燔灼脏腑。

3. 邪正交争（创面演变期、感染期）

（1）邪正交争，邪盛正盛（相当于脓毒症及高温败血症）：此期大体上经历邪在气分，邪在营分，邪入血分三个阶段。但这个发展过程不是固定不变的，其可以正传，也可以逆传。有时一开始就出现热毒入血的直中现象。

（2）正虚邪陷（相当于低温败血症，感染性休克）：低温败血症病情凶险，死亡率甚高。

（3）邪去正虚（恢复期）：严重烧伤患者由于大量蛋白质损耗和红细胞破坏以及长期发热，创面排脓，使体内蛋白质消耗过甚，再加毒素吸收、感染、贫血等因素，使患者胃肠道机能紊乱，影响患者对各种营养物质的摄取和吸收。所以营养不良，耗气伤阴而致邪去正虚，气血两亏。如果处理不当，将会延长病程，甚至前功尽弃，招致衰竭而死亡。此期的主要矛盾是长期耗气伤阴而造成的胃阴不足，不欲饮食，营养不良或气血两虚，甚至阴损及阳，机体衰竭。

五、急救处理

（一）治疗原则

小面积浅度烧伤按照外科一般原则，及时给予清创，大多能自行愈合；大面积深度烧伤的全身反应重、并发症多、死亡率和伤残率高，治疗原则如下：

1. 早期及时补液，迅速纠正低血容量休克，维持呼吸道通畅。

2. 合理使用有效抗生素，防治全身性感染。

3. 尽早切除深度烧伤组织，用自、异体皮移植覆盖，促进创面修复，减少感染来源。

4. 积极治疗严重吸入性损伤，采取有效措施防治脏器功能障碍。

5. 实施早期救治与功能恢复重建一体化理念，早期重视心理、外观和功能的恢复。

（二）现场急救、转运与初期处理

1. 迅速脱离热源，切忌慌乱奔跑。避免双手扑打火焰。热液浸渍的衣服冷水冲淋后剪下，中小面积的四肢烧伤创面可以在自来水下淋洗或者浸入水中（15～20℃）直至剧痛消失。

2. 妥善保护受伤部位，切忌再污染、再损伤。在现场可用干净的敷料或者布类保护，或行简单包扎后送医院处理。切忌用有色药物涂抹，以免影响创面的判断。

3. 维持呼吸道通畅：火灾现场常有烟雾，可能伴有吸入性损伤，应注意保持呼吸道通畅。合并CO中毒者应迅速移至通风处，必要时吸氧。

4. 避免长途转送，及早补液纠正休克。对于中重度烧伤患者，要保持"三管"通畅，包括呼吸道、尿道（导尿管）和静脉通道，以保证生命安全。安慰和鼓励患者，使其情绪稳定，必要时给予地西泮等。

5. 对于有心跳呼吸骤停、复合伤、大出血、开放性气胸、严重骨折、严重中毒等危及生命的情形应优先处置。

6. 入院后处理。

（1）轻度创面处理，清除异物，浅Ⅱ度水疱保留，可抽取水疱液；深Ⅱ度应清除水疱皮；面、颈、会阴部不宜包扎；包扎处内层用油质纱布，外层用吸水敷料均匀包扎。

（2）中重度烧伤维持呼吸道通畅，呼吸道烧伤者气管切开；立即建立静脉通道，纠正休克；留置导尿管观察尿量；清创；切开焦痂减压；暴露疗法。

（3）创面污染、重度烧伤者注射破伤风抗毒血清，并用抗生素治疗。

（4）做好记录，包括出入量、治疗措施、病情发展等。

（三）烧伤休克

烧伤休克患者给予液体复苏治疗，包括口服补液和静脉补液。

成人烧伤面积在20%以下、小儿在10%以下的轻、中度烧伤，且无休克表现和胃肠功能障碍者，伤后可给予口服补液治疗。一般口服含盐饮料如盐茶、盐豆浆等。切忌大量饮用白开水，以防招致细胞外液低渗，并发水中毒和急性胃扩张。口服补液采取少量多次的方法，成人每次不宜超过200mL，小儿不超过50mL，过多过急可引起呕吐、腹胀，甚至急性胃扩张。伤员已发生休克或出现频繁呕吐或并发胃潴留时，应停止口服补液，改用静脉输液治疗。

目前，国内外计算烧伤后静脉输液量的公式很多，其基本原理大致相仿，即用烧伤面积和体重这两个变量因素来计算伤后48h内的输入量。目前临床上应用较多的静脉补液公式要求伤后第1个24h内，成人每1%二度、三度烧伤面积，每公斤体重补充胶体0.5mL，电解质1mL，基础水分2000mL，伤后8h内补入估计量的一半，后16h补入另一半；伤后第2个24h，电解质和胶体液减半，基础水分不变。由于影响烧伤休克发生和发展的因素很多，如烧伤的深浅度、部位等，加上患者的个体差异大，因此应用任何烧伤输液公式，都只能当作预算估计量，不能机械执行。

应密切观察伤员对治疗的反应，根据临床监护指标随时修改调整输入液体的质与量，这样才能较好地治疗烧伤休克。以下为静脉补液适宜的表现：①尿量适宜。肾功能正常时，尿量大都能反映循环情况。一般要求成人均匀地维持每小时尿量30～40mL。低于20mL应加快补液，高于50mL则应减慢补液。有血红蛋白尿者，尿量要求偏多；有心血管疾患、复合脑外伤或老年患者，则要求偏低。②患者安静、神志清楚、合作，为循环良好的表现。若患者烦躁不安，多为血容量不足，脑缺氧所致，应加快补液。如果补液量已达到或超过一般水平，而出现烦躁不安，应警惕脑水肿的可能。③末梢循环良好、脉搏心跳有力。④无明显口渴。如有烦渴，应加快补液。⑤血压与心率维持在适当水平。一般要求维持收缩压在90mmHg以上，脉压在20mmHg以上，心率120/min次以下。⑥无明显血液浓缩。但在严重大面积烧伤时，早期血液浓缩常难以完全纠正。如果血液浓缩不明显，循环情况良好，不可强行纠正至正常，以免输液过量。⑦呼吸平稳。如果出现呼吸增快，应查明原因，如缺氧、代谢性酸中毒、肺水肿、急性肺功能不全等，及时调整输液量。⑧中心静脉压维持在正常水平。一般而言，血压低、尿量少、中心静脉压低，表明回心血量不足，应加快补液；中心静脉压高，血压仍低，且无其他原因解释时，多表明心输出能力差，此时补液宜慎重，并需研究其原因。由于影响中心静脉压的因素较多，特别是补液量较多者，可考虑测量肺动脉压和肺动脉楔入压以进一步了解心功能情况，采取相应措施。

（四）烧伤感染

1. 积极治疗创面 烧伤创面的坏死组织为细菌提供了良好的培养基。创面是感染的主要来源，而且烧伤后免疫功能的损害也随着创面愈合或经切痂、植皮覆盖后，大多恢复正常。所以积极处理创面（包括切痂、植皮、局部外用药物，促进创面愈合）是预防感染的关键。

2. 局部用药 由于深度烧伤，局部血管阻塞，全身应用抗生素难以达到局部控制创面细菌繁殖的作用，单靠静脉应用疗效较差。而早期局部应用抗菌制剂却是一种有效的措施。

3. 全身性感染的治疗

（1）免疫疗法：为了防治绿脓杆菌感染，应采用主动免疫和被动免疫。

（2）经验性应用抗生素：烧伤患者应用抗生素时应足量、足疗程，果断用药、大胆撤药。经验性应用抗生素，指根据烧伤感染常见病原菌和该时期的烧伤创面细菌的一般资料，并参考细菌耐药现状，根据细菌耐药机制，选用可能敏感的抗生素。

（3）针对性应用抗生素：已明确病原菌时，应根据药物敏感试验合理选用抗生素。

（4）积极防治并发症：具体见烧伤后并发症的防治。

（5）尽早切（削）痂、植皮覆盖创面：近年来抢救大面积烧伤患者成功的经验主要是早期切（削）痂植皮术。因为坏死组织是细菌的良好培养基，切痂就是去除病灶和感染源，患者免疫功能常随之改善，侵袭性感染得以控制。当然选择合适的时机可以提高植皮的成活率，一般主张在休克平稳或其他合并症基本控制后行植皮术，不易导致手术失败和感染扩散。

（6）营养支持：合理的营养支持和代谢调理是防治侵袭性感染的重要措施。烧伤后由于创面渗出，丢失大量蛋白质，机体超高代谢，消耗增加，创面修复需要大量蛋白及能量的供给。因此烧伤患者需要摄入高蛋白、高热量的营养物质以维持氮平衡。

（五）创面处理

1. 烧伤清创术 烧伤清创术一般指烧伤早期清创，是患者经过现场处置或抢救后转送到医疗单位后的首次烧伤专科处理。主要目的是去除受污染的组织，包括细菌感染、外来异物、坏死细胞或表面结焦；创造一个整洁的伤口边缘减少瘢痕；帮助非常严重的烧伤或压疮的愈合；切取相应组织样本进行细菌学等的检测和诊断。

（1）烧伤清创术的方法和步骤

1）清创前：判断烧伤创面的面积、深度、严重程度及患者一般情况；处理清创术敷料前适当镇静镇痛以减轻疼痛和患者焦虑感；需麻醉患者术前 6～8h 要禁食水。

2）中小面积烧伤未并发休克和合并伤者：修剪创面处毛发和过长的指（趾）甲，必要时剃去创面周围毛发，在良好镇痛条件下（杜冷丁），用温度适中（37℃左右）的生理盐水清洗创面后，再用 1∶2000 新洁尔灭液或 0.05% 洗必泰溶液等清洗创面及周围皮肤，周围皮肤用 75% 酒精或碘伏消毒。最后创面用无菌纱布轻轻擦拭干净，视创面部位行包扎或暴露疗法。

3）大面积重症烧伤患者：无论有无休克均应先建立静脉通道，在患者生命体征平稳、无休克的情况下再行清创。清创方法同中小面积受伤处理方式，但要简单分批次有计划处理，以清洁创面和减少对患者二次打击为目的。清洁后多采用暴露疗法或包扎疗法。

4）水疱：浅Ⅱ度烧伤水疱视创面污染情况处理，污染明显者需清除；清洁或污染较轻者可做低位剪开引流，让积液排完后，表皮仍可保护创面，剪除已剥脱之表皮，但未剥脱者严禁撕去，水疱皮是良好生物辅料，有利于创面愈合。

5）深Ⅱ度和Ⅲ度创面：表皮应该全部去除，否则影响水分蒸发，痂皮不易干燥，导致渗出液积聚引起创面过早感染、溶痂。也可在痂皮表面涂抹外用药（硝酸银粉或碘酊等）保痂治疗，待时机合适时切痂植皮。

6）预防破伤风：深度烧伤患者清创后肌注破伤风抗毒素 1500～3000IU，必要时 2 周后再注射 1 次。

7）创面外用药：清创后一般使用创面外用药预防控制感染，各类外用药均存在一定缺陷，因此需要根据药物的性能，把握好用药时机和方法，扬长避短，也要根据烧伤面积、深度、创面感染情况和患者一般状况而异。现在主要的外用抗菌药有磺胺嘧啶银、磺胺米隆、硝酸银、碘酊、普朗特凝胶等，近年来，陆续出现了促进创面愈合的药物，如生长因子等。

（2）清创术并发症及注意事项

1）清创术并发症不常见，但是任何操作都存在一定风险，主要可能存在的并发症如下：疼痛、出血、感染、延迟愈合、过多损伤活力组织等。

2）加重并发症发生的因素有：感染、过往病史、吸烟、糖尿病、长期服用激素、营养不良、血液循环障碍、免疫紊乱等。

3）清创时注意保暖，对大面积烧伤患者尤其重要。低体温可以诱发和加重休克，加重患者酸中毒和凝血功能紊乱，诱发肺炎等并发症。一般烧伤患者清创后需要用温水清洗，室温一般维持在 30～32℃。

4）清创时动作应轻柔，避免动作过大刺激患者。

5）对于一次难以清除干净的创面异物不可勉强一次性清除，以免造成严重的"二次损伤"，可以在治疗过程中分批有计划地清除。

2. 包扎疗法、暴露疗法和半暴露疗法 包扎疗法是用灭菌吸水的厚敷料包扎创面，使之与外界隔离；同时创面渗液被敷料吸收，使创面渗出得到充分引流。主要适应证为中小面积的烧伤、Ⅱ度烧伤、创面污染轻、创面位于肢体及躯干、需要转运的烧伤患者，以及儿童、不合作的烧伤患者。操作方法为清创后，先用油纱布覆盖创面，再用 3～5cm 厚的纱布或脱脂棉垫覆盖创面。包扎范围要超过创缘 5cm，各层敷料要铺平，包扎时压力均匀，不能太松以免包扎后袖套状脱落，也不能太紧以免影响肢体血液循环。四肢、关节部位的包扎注意固定在防止挛缩的功能位置。包扎后仍需定时翻身，以确保创面不常期受压。外层敷料浸透后可在外层再添加敷料，以防止敷料浸透交叉感染。一般在伤后 48 小时创面渗出达到高峰后，交换外层敷料。交换敷料时，可检查创面情况，如创面渗出增加伴恶臭、有明显创周炎，或伴有创面疼痛加剧、发热、白细胞增高，需去除全部敷料，重新清理创面，之后多改用暴露疗法。在创面无感染的情况下，伤后 5 天可去除外层敷料，仅保留紧贴创面的油纱。创面持续进行红外线治疗仪治疗，可促使创面痂下愈合。

烧伤暴露疗法是指将烧伤创面暴露于干热空气中，使创面迅速干燥成痂，以防止细菌的生长繁殖。主要适应证是大面积烧伤，成批烧伤；污染重或已感染创面；头面、颈、臀、会阴部烧伤创面；能合作的儿童；炎热季节，尤其在湿热环境中。操作方法为创面清创后直接暴露创面于温暖、干燥的空气中，不覆盖任何敷料，经 48～72h 后可结痂，可达到保护创面防止感染的目的。为促使创面迅速形成干痂，可涂擦磺胺嘧啶银或具有收敛作用的中药（如虎杖、四季青、酸枣树皮等）制剂。暴露疗法时要注意维持室内温度在 28～36℃，相对湿度在 50% 左右。要注意检查痂壳，发现痂下感染应及时去痂引流。暴露要充分、彻底，防止受压创面潮湿。防止受损真皮脱水及血管栓塞。

烧伤半暴露疗法是用单层的抗菌药液纱布或凡士林纱布黏附于创面，任其暴露变干，用以保护去痂后的 Ⅱ 度创面，固定所植皮片，保护供皮区，控制创面感染等。主要适用于腐皮脱落或溶痂后较清洁的 Ⅱ 度烧伤创面，后期肉芽创面以及位于不适合包扎部位的创面，如面、颈、臀和会阴部。

3. Ⅱ度烧伤创面的处理 浅Ⅱ度烧伤多采用包扎疗法。水疱皮未破者用75%酒精纱布包扎，水疱皮应予保存，只需抽取水疱液，消毒包扎。水疱皮已破者，清创后创面可用无菌油性敷料包扎，如凡士林纱布，各类中药制剂（如地白忍合剂，紫草油，虎杖煎剂等），磺胺嘧啶银（铈、锌）霜剂，糊剂涂布包扎。1～2天首次更换敷料，继续包扎数天，多可愈合，除非敷料浸湿、有异味或有其他感染迹象，否则不必经常换药，以免损伤新生上皮。如出现创面感染，需及时去除水疱皮，清洗创面，取半暴露或包扎疗法。

深Ⅱ度烧伤由于坏死组织多，组织液化、细菌定植很难避免，宜取暴露疗法，外涂磺胺嘧啶银，每日1～2次，使坏死组织变成干痂，可最大程度保留皮肤附件上皮，经3周左右可获痂下愈合。积极削痂植皮，病程短，瘢痕少，功能恢复好。深Ⅱ度创面感染时，应及时去除痂皮，创面取半暴露或包扎疗法。最好用异体皮、异种皮、冻干皮等覆盖。超过3～4周不能自愈的深Ⅱ度烧伤，应将创面坏死组织切除或消除，在新的基础上植皮，以缩短愈合时间并获得良好的功能恢复。

4. Ⅲ度烧伤创面的处理 Ⅲ度烧伤患者的健康皮肤所剩无几，面积较大的需要移植自体皮片才能消灭创面。伤后即取暴露疗法，涂磺胺嘧啶银或碘酊，每日3～4次，烤干焦痂使之干透，干燥的焦痂可暂时保护创面，减少渗出，减轻细菌侵入。然后按计划分期分批地切除焦痂（切痂术），植皮。已分离的坏死组织可剪去，如有残存的坏死组织，继续涂磺胺嘧啶银；如为肉芽创面，可用生理盐水、抗菌药液湿敷，感染一经控制即行植皮，消灭创面；如遇自体皮供应不足的困难，则可分期分批进行手术。

5. 感染创面的处理 感染创面应充分引流，尽可能及早去除坏死组织，及时完整地予以覆盖，对血液循环可以达到的创面，感染如创周蜂窝织炎，可考虑全身应用敏感的抗生素。对于血液循环不易达到的焦痂下坏死组织与坏死肉芽创面等，除加强患者抵抗力及全身应用抗生素外，可考虑局部用药，如磺胺嘧啶银霜等以降低菌量。同时，严格的消毒、隔离和换药制度，以及营养支持等也非常重要。

6. 自体皮移植术 由身体某一部位取皮片移植于另一部位，称为皮片移植术。供皮的部位称为供皮区，受皮的部位称为受皮区。按移植皮肤来源可分为自体、同种异体和异种移植；按皮片的厚薄分为刃厚皮片、中厚皮片、全厚皮片、真皮下血管网皮片和细胞皮片；按皮片大小可分为点状皮片、邮票状皮片、大张皮片、网状皮片以及微粒皮等。自体皮片移植是治疗（深度）烧伤的最基本方法之一。

（六）烧伤后主要并发症的防治

1. 急性肾功能衰竭 烧伤后肾功能衰竭或者不全多属肾前性，主要是血容量不足引起缺血、缺氧性损害和肾脏以外因素或毒性物质损害所致。多见于大面积烧伤延迟复苏和严重高压电烧伤、挤压伤、黄磷烧伤的患者。主要防治措施有：①补液和利尿：尽早足量恢复血容量，改善肾血流灌注。有（血）肌红蛋白尿者，应适当增加补液量并补碱以碱化尿液，同时使用利尿剂以减轻肾损害。②创面处理，减少诸如黄磷、酚、苯胺等毒物的吸收。③在出现肾功能不全或者衰竭后应注意或者限制出入量以免出现水中毒等情况发生。④防治高钾血症。⑤透析疗法。血钾6mmol/L以上，血尿素氮超过21.4mmol/L，血钠低于130mmol/L，酸中毒或者水中毒者，应考虑血液透析疗法。

2. 急性肺水肿 急性肺水肿是烧伤后常见并发症之一。休克期发生的主要原因是吸入性损伤、心功能不全和补液复苏不当，也有一部分肺水肿是由于全身性感染所致。根据临床表现、影像学检查、血液气体分析，诊断不难。烧伤后急性肺水肿重在于防，及时纠正休克，减少肺组织缺氧，合理的液体复苏是预防肺水肿的重要措施。一旦发生肺水肿，其治疗原则是：降低肺毛细血管通透性，降低肺毛细血管静水压，提高血浆胶体渗透压，增加肺泡内压，降低肺泡表面张力。具体措施有：取头高脚低位或半卧位；给予强心、利尿、血管扩张剂；氧疗法或机械通气；给予激素等。

3. 应激性溃疡 1842 年 Curling 首先报道了严重烧伤合并十二指肠溃疡，并科学地描述了两者的关系，后定名为 Curling 溃疡。Curling 溃疡大多发生于严重烧伤患者，尤其是重度休克、延迟复苏、严重感染者。烧伤后应激性溃疡的发生与多种因素有关，如损伤的胃黏膜灌流、继发于胃黏膜血流量下降的黏膜保护机制障碍等。临床上除早期偶有腹部隐痛和黑便外，其他症状较少，多在发生大出血或穿孔后被发现。最常见的症状是胃肠道出血，部分患者以呕血和持续腹胀起病。纤维胃镜可以明确诊断。烧伤后应激性溃疡以预防为主，包括平稳度过休克期、抗酸剂的使用、尽早开始肠内营养等。一旦发生出血或穿孔，非手术疗法包括胃管内注入冰盐水加凝血酶、云南白药等；经鼻胃管灌入含去甲肾上腺素 4～8mg 的 4℃生理盐水 100mL；使用质子泵抑制剂和止血药物等。内科止血无效或者穿孔患者应及时行手术治疗。

除此之外，烧伤后常见并发症还有急性心功能不全、ARDS、肺部感染、急性胃扩张、肠系膜上动脉综合征以及 MODS 等。

（七）电烧伤的救治

1. 现场急救：立即切断电源，或用不导电的物体将触电者拨离电源；呼吸心脏骤停者进行心肺复苏；复苏后还应注意心电监护。

2. 液体复苏：补液量不能根据其表面烧伤面积计算，对深部组织损伤应充分估计。此外，电烧伤后释放大量血红蛋白及肌红蛋白，在酸血症时易沉积和阻塞肾小管，会加重休克期肾脏的损害，导致急性肾功能损害，应对此进行针对性治疗。

3. 高压电烧伤后深部组织坏死，体液大量渗出，造成筋膜下水肿，静脉回流障碍，会加重和促进组织坏死。因此，清创时应注意切开减张，包括筋膜切开减压。

4. 早期全身应用较大剂量的抗生素（如青霉素等）。因深部组织坏死供氧障碍，应特别警惕厌氧菌感染，局部应暴露，用过氧化氢溶液冲洗、湿敷。注射破伤风抗毒素是必要的。

5. 电弧或电火花烧伤的创面处理与一般火焰烧伤相同。电接触烧伤既要积极清除坏死组织以防止感染和大出血，又要尽可能保留健康组织以修复功能。电接触烧伤的创面宜采用暴露疗法，在病情稳定后尽早进行探查和扩创。

6. 电烧伤后常见并发症有急性肾功能不全或衰竭、继发性出血、气性坏疽及白内障等。其防治方法与一般烧伤患者相同。

（八）化学烧伤的救治

1. 迅速脱离污染物，并立即用流动冷水冲洗 20～30 分钟以上。有时应先拭去创面上的化学物质（如干石灰粉），再用流动水冲洗，以避免与水接触后产生大量热，造成创面热力烧伤等进一步损害。冲洗完后可再用相应的中和剂，中和时间不宜过久，片刻之后再用流动水冲洗。

2. 及时确认是否伴有化学物质中毒，并按其救治原则及时治疗。如一时无法获得解毒剂或肯定致毒物质，可先用大量高渗葡萄糖和维生素 C 静脉滴注、给氧、输新鲜血液等。如无禁忌证，应及早应用利尿剂，然后根据情况选用解毒剂。

3. 化学烧伤按烧伤的治疗方法进行休克复苏及创面处理。早期切除Ⅲ度焦痂，消除深Ⅱ度创面坏死组织，以切断毒物来源。

4. 及时处理合并症及并发症，必要时请相关科室协助诊治。

六、中医治疗

（一）治疗原则

烧伤早期和中期，主要矛盾是热毒炽盛，燔灼脏腑，耗气伤阴。因此，治疗中要注意清热解毒，益气养阴，托里生肌；根据邪正虚实、标本缓急辨证论治。邪盛者以祛邪为主，正虚者扶正祛邪，标本兼顾；正虚邪陷者以扶正为先。气血双亏、创面不长者益气补血，化腐解毒，托里生肌。脾胃为后天之本，生化之源。大面积严重烧伤患者，由于渗液、发烧、手术打击，全身消耗极大，因此在整个治疗过程中要始终注意调理脾胃，以维持足够的营养，使生化有源，肌肉自生。

（二）治疗方法

1. 气虚血滞厥逆期（休克期）

（1）益气养阴，活血安神，以阻断神经体液系统的强烈反应，改善气血循环。

（2）强心复脉，增加心脏排出量，口服生脉散或参附汤。

（3）补气健脾，和血利水，防止并发症，以减少回收期毒血症和创面感染的机会。

（4）适量补液以纠正水、电解质和酸碱之紊乱。

2. 火毒伤阴（回吸收毒血症期）　治疗应以清热解毒，滋阴降火，促进排毒为主。

（1）利水消肿，促进排泄。

（2）清热解毒，预防感染，适当应用抗生素，注意水电紊乱。

（3）滋阴降火，减轻症状。

（4）对各个脏腑的损害，辨证论治。

3. 邪正交争（创面演变期、感染期）

（1）邪正交争，邪盛正盛（相当于脓毒症及高温败血症）：此期应按不同情况分别给予清热解毒，清营凉血或凉血解毒，清心开窍之治疗。

（2）正虚邪陷（相当于低温败血症，感染性休克）：低温败血症病情凶险，死亡率甚高。可以尝试用生脉散和参附汤治疗，有一定效果。

（3）邪去正虚（恢复期）：酸甘敛阴法健脾养胃，气血双补，使生化有源，气血自充。

第十八章

儿科急症

第一节　小儿心搏呼吸骤停

心搏、呼吸骤停是临床中最紧急的危重情况，需争分夺秒地实施心肺复苏。心肺复苏（cardiopulmonary resuscitation，CPR）是指在心跳呼吸骤停的情况下对患儿实施的心肺功能抢救措施，包括儿童基本生命支持（pediatric basic life support，PBLS），儿童高级生命支持（pediatric advanced life support，PALS）和延续生命支持（prolonged life support，PLS），使生命得以维持的技术和方法，是急救技术最重要而关键的组成部分。本病相当于中医猝死之病，猝者，突然也；死者，丧失活力。《素问·调经论》曰："气复返则生，不返则死。"猝死是各种内外因素导致心脏受损，阴阳之气突然离决，气机不能复返，心搏接近停止跳动或刚刚停止跳动而表现为发病疾速，忽然神志散失，脉搏消失，呼吸微弱或绝，全身青紫，瞳仁散大，四肢厥冷等一系列临床病象的危重疾病。

一、病因与发病机制

引起小儿心搏呼吸骤停的原因与成人有所不同。成人以原发心脏病导致心律失常、心力衰竭为心搏骤停的首要原因。小儿则以进行性呼吸衰竭或休克为主，另外有很多其他病因，如低钙性喉痉挛、新生儿窒息、婴儿猝死综合征、先天代谢性疾病等成人不存在的因素。新生儿和婴儿死亡的主要原因是先天性畸形、早产的并发症和婴儿猝死症等。意外伤害逐渐成为导致年长儿童死亡的主要原因。

（一）呼吸骤停的原因

1. 严重呼吸系统疾病　严重哮喘、喉炎、重症肺炎、肺透明膜病等。

2. 急性气道梗阻　痰堵、气管异物、胃食管反流、哮喘持续状态、喉头水肿、喉痉挛、化学物质导致气道烧伤等。近年小婴儿呼吸道感染所致气道高反应性诱发的呼吸暂停病例有增多趋势。

3. 意外伤害　溺水、胸外伤、双侧张力性气胸、药物中毒（安眠药、氰化物等）。

4. 中枢神经系统疾病　颅内感染、肿瘤、脑水肿、脑疝、颅脑外伤等。

5. 神经肌肉疾病　格林-巴利综合征、肌炎、肌无力、进行性肌营养不良等。

6. 代谢性疾病　低钙血症、低血糖、甲状腺功能低下等。

（二）心搏骤停的原因

1. 心血管不稳定 严重心律失常、心肌炎、心肌病、心力衰竭等。大出血导致严重低血压所致机体缺血缺氧、酸中毒，最终造成心脏骤停。

2. 外伤及意外 电击、烧伤、颅脑外伤、药物中毒（氯化钾、洋地黄、灭鼠药等）。

3. 电解质紊乱 高钾血症、低钾血症、低钙血症等。

（三）其他

某些临床诊疗操作能加重或触发心跳呼吸骤停，包括气道的吸引能引起低氧、肺泡萎陷及反射性心动过缓；不适当的拍背、翻身、吸痰等可使更多的分泌物溢出，阻塞气道；患儿气管插管发生阻塞或脱开；外科手术麻醉剂以及镇静剂和止咳药使用不当所致的呼吸抑制；各种临床操作如腰椎穿刺、心包穿刺、鼻胃管的放置、气管插管、心血管介入治疗操作等均可引起心跳呼吸骤停。

二、中医病因病机

中医认为本病因宗气外泄，心脏藏真逆乱外现，真气耗散；或邪实气机闭阻，升降否隔，气血暴不周流，阴阳偏竭不交，气机离决，神散而成。

三、临床表现

临床表现为突然昏迷，随即呼吸停止、面色发绀、瞳孔散大、对光反射消失、大动脉（颈动脉、股动脉、肱动脉）搏动消失、听诊心音消失，心电图检查呈等电位线、电机械分离或心室颤动等。

四、诊治要点

（一）西医诊断

根据临床表现确诊心跳呼吸骤停并不困难。一般患儿突然昏迷、大血管搏动消失即可诊断。在紧急情况下，若触诊不能确定有无大血管搏动（10 秒内），可拟诊为心脏骤停，不必反复触摸脉搏或听心音，以免延误抢救时机。初生婴儿 1 分钟无自主呼吸即为复苏指征。

（二）中医辨证要点

突然神昏不语，气粗息涌，喉间痰鸣，或息微不调，或点头样呼吸，面色晦暗或面赤，口唇、爪甲暗红或青紫，四肢厥冷，大汗淋漓，脉虚极，或微，或伏不出，即可诊断为猝死。应立即进行心肺复苏，待自主循环恢复后，患者生命体征稳定，根据病史、发病原因、舌脉等进行辨证论治。

五、急救处理

对于心搏呼吸骤停，现场抢救十分必要，应争分夺秒地进行，争取在 4 分钟内进行 PBLS，并在 8 分钟内进行 PALS。

（一）儿童基本生命支持

尽早进行心肺复苏，迅速启动急救医疗服务系统。任何一个受过训练的医务人员或非医务人员都可以实施 BLS，是自主循环恢复（return of spontaneous circulation，ROSC）、挽救心跳呼吸骤停患者生命的基础。同时启动急救医疗服务系统，迅速将患儿送到能进行高级生命支持的医疗机构。

1. 检查反应及呼吸　迅速评估环境对抢救者和患儿是否安全。评估患儿的反应性和呼吸（5～10 秒之内做出判断），轻拍患儿双肩，大声问："喂！你怎么了？"对于婴儿，轻拍足底。如患儿无反应，快速检查是否有呼吸，如没有自主呼吸，或呼吸不正常，应大声呼救，并启动急救医疗服务系统，获得自动体外除颤仪或手动除颤仪，准备开始进行 CPR。

2. 迅速启动急救医疗服务系统　如果有两个人参与急救，则一人在实施 CPR 的同时，另一人迅速启动急救医疗服务系统（emergency medical service，EMS），如电话联系"120"或附近医院，获取自动体外除颤仪（automated external defibrillator，AED）或手动除颤仪。如果只有一人实施 CPR，则在实施 5 个循环的 CPR（30∶2 的胸外按压和人工呼吸）后，联络 EMS，获取 AED或手动除颤仪，之后尽快恢复 CPR，直至急救医务人员抵达或患儿开始自主呼吸。

3. 评估脉搏　医务人员需在 10 秒之内触摸脉搏做出判断（婴儿触摸肱动脉、儿童触摸颈动脉或股动脉），如果 10 秒内无法确认触摸到脉搏或脉搏明显缓慢（<60 次/分），需开始胸外按压。非医疗人员可不评估脉搏。脉搏 >60 次/分而没有正常呼吸者，给予人工呼吸，每 3～5 秒 1次呼吸，或每分钟 12～20 次呼吸。

4. 心肺复苏术　小儿 CPR 程序为 C－A－B 方法，即胸外按压（chest compressions/circula-tion，C）、开放气道（airway，A）和建立呼吸（breathing，B）。新生儿心脏骤停主要为呼吸因素所致，其 CPR 程序可根据病因改为 A－B－C 方法。

（1）胸外心脏按压：将患儿放置于硬板床上以保证按压效果。对于新生儿或婴儿，单人使用双指按压法，将两手指置于双乳头连线下方按压胸骨；或使用双手环抱拇指按压法，双手围绕患儿胸部，四手指重叠位居后背，用双拇指按压胸骨下 1/3 处。对于儿童，可用单掌或双手按压胸骨下半部。单掌胸外按压时，一手固定患儿头部，另一手的手掌根部置于胸骨下半段，手掌根的长轴与胸骨的长轴一致。青少年同成人采用双手胸外按压，将手掌根部重叠置于胸骨中、下 1/3处，十指相扣，下面手的手指抬起，手掌根部垂直按压胸骨下半部。操作者肘关节伸直，凭借体重，肩、臂之力垂直向患儿脊柱方向按压，注意不要按压到剑突和肋骨。按压深度至少为胸部前后径的 1/3（婴儿大约 4cm，儿童大约为 5cm），进入青春期后按压深度同成年人，为 5～6cm。按压频率为 100～120 次/分，每一次按压后让胸廓充分回弹以保障心脏血流的充盈。应保持胸外按压的连续性，尽量减少胸外按压的中断（少于 10 秒）。

（2）开放气道：窒息性心脏骤停常为低龄儿童的首要病因，故开放气道和实施有效的人工通气是儿童心肺复苏成功的关键措施之一。首先应清理口、咽、鼻分泌物、异物或呕吐物，可配合口、鼻等上气道吸引。多采用仰头抬颏法：用一只手的手掌外侧置于患儿前额，另一手的食指、中指将下颌上提，使下颌角与耳垂的连线和地面垂直，可防止舌根后坠阻塞咽部。疑有颈椎损伤者可使用托颏法：将双手放置在患儿头部两侧，握住下颌角向上托下颌，使头部后仰程度为下颌角与耳垂连线和地面呈 60°（儿童）或 30°（婴儿）。

（3）人工呼吸：口对口或口对口鼻人工呼吸。操作者先吸一口气，如患儿是 1 岁以下婴儿，可将嘴覆盖患儿口和鼻；如果是较大的婴儿或儿童，用口对口封住，拇指和食指紧捏住患儿的鼻子，保持其头后倾，将气吹入后可见患儿的胸廓抬起。停止吹气后，放开鼻孔，利用胸部及肺弹性回缩出现呼气动作排出肺内气体。注意吹气要均匀，每次通气持续约 1 秒钟，避免过度通气，同时避免用力过猛，以免肺泡破裂及胃胀气。

如果条件允许或是医院内的急救，应尽快采取球囊 – 面罩通气辅助呼吸的方法。球囊 – 面罩通气可采取"CE"方式进行：拇指和食指呈"C"字形将面罩紧紧扣在面部，中指、无名指、小指呈"E"字形向面罩方向托颌。常用的气囊通气装置为自膨胀气囊（婴儿和低龄儿童容积至少是450～500mL，年长儿容积为1000mL），可输入氧气，在氧气流量为10L/min 时，递送的氧浓度为30%～80%。配有贮氧装置的气囊可以提供 60%～95% 高浓度氧气，氧气流量应维持在10～15L/min。在上述操作时应观察患儿的胸廓起伏以了解辅助通气的效果。

（4）胸外按压与人工呼吸的比例：单人复苏婴儿和儿童时，在胸外按压 30 次和开放气道后，立即给予 2 次有效的人工呼吸，即胸外按压和人工呼吸比为 30∶2，若为双人复苏则为15∶2。建立高级气道后，胸外按压持续不间断进行，频率为100～120 次/分，呼吸频率为 10 次/分（即每 6 秒给予 1 次呼吸），注意避免过度通气。若有 2 名或 2 名以上施救者，于每 2 分钟交换操作，以防止胸外按压质量及效率降低。约两分钟评估一次脉搏，以决定是否继续行 CPR。

（5）除颤：在能够获取自动体外除颤器或手动除颤仪的条件下进行。提倡尽早除颤，1～8 岁儿童使用儿科剂量衰减型 AED，婴儿应首选手动型除颤仪，次选儿科剂量衰减型 AED，也可使用不带儿科剂量衰减器的 AED。初始除颤能量用2J/kg，难治性室颤可增至4J/kg，之后的能量可考虑 4J/kg 或更高，但不超过 10J/kg。除颤后应立即恢复 CPR，尽可能缩短电击前后的胸外按压中断时间（<10 秒），2 分钟后重新评估心跳节律。

（二）高级生命支持

PALS 为心肺复苏的第二阶段，在 PBLS 基础上应用辅助设备和特殊技术，对症处理复苏之后的症状等，以促进自主循环的恢复，稳定心肺功能，最大程度改善预后。包括建立血管通路、气管插管、机械通气、电除颤、心电监护、药物复苏及必要的记录。

1. 气管插管　当需要持久通气，或面罩吸氧不能提供足够通气时，就需要用气管内插管代替面罩吸氧。无囊气管导管和有囊气管导管均可用于婴儿和儿童。气管导管内径大小可根据患儿年龄进行选择。若用无囊气管导管（uncuffed endotracheal tube，UETT），导管内径的选择为：<1 岁 3.5mm，1～2 岁4mm，>2 岁可用公式进行估算：［4 +（年龄/4）］mm。若用有囊气管导管（cuffed endotracheal tube，CETT），导管内径的选择为：<1 岁 3mm，1～2 岁 3.5mm，>2 岁可用公式进行估算：［3.5 +（年龄/4）］mm。插管深度可用公式估算：2 岁以上的计算公式为：［年龄（岁）/2 + 12］cm 或［导管内径（mm）×3］cm；新生儿的计算公式为：［6 + 体重（kg）］cm；体重 <750g 的，仅需插入 6cm。插管后可继续进行球囊加压通气，或连接人工呼吸机进行机械通气。

2. 动态检测动脉血氧饱和度　供氧 ROSC 后，动态检测动脉血氧饱和度，应逐步调整供氧，以保证动脉血氧饱和度维持在正常目标值范围内，将其控制在≥94%，但低于 100%。

3. 机械通气　可有效提供肺泡通气，减少呼吸肌做功，改善低氧血症，以利于自主呼吸恢复。一般多采用间歇正压通气法，病情需要时可加用呼气末正压，以提高功能残气量，防止肺泡萎陷，减少肺内分流，避免高浓度氧吸入。患儿出现自主呼吸后，可根据其呼吸能力采取间歇指令通气、压力支持等方法逐步脱离机器。

4. 给药途径　由于建立中心静脉通路耗时较多，周围静脉通路常为首选。若静脉通路（IV）

不能迅速建立（＞90秒），应建立骨内通路（IO）。骨内通路适用于任何年龄，是一种安全、可靠，并能快速建立的给药途径。如果静脉通路和骨内通路均未能及时建立，利用利多卡因、肾上腺素、阿托品、纳洛酮等脂溶性药物可经气管通路（ET）给药。气管内途径给药的药物最佳剂量尚未确定，一般是静脉剂量的5～10倍。如果在CPR过程中进行气管内给药，可短暂停止胸外按压后注入药物，用至少5mL的生理盐水冲洗气道，然后立即给予连续5次的正压通气。

5. 药物治疗 药物治疗的主要作用包括抗心律失常、纠正休克、纠正电解质和酸碱失衡、维持心排血量和复苏后稳定等，有条件应尽快给予。常用急救药物有以下几种：

（1）肾上腺素：儿科患者最常见的心律失常是心脏停搏和心动过缓，肾上腺素有正性肌力和正性频率作用，能升高主动脉舒张压和冠状动脉灌注压。IV或IO给药剂量为0.01mg/kg（1∶10000溶液0.1mg/kg），最大剂量为1mg；ET给药剂量为0.1mg/kg，最大剂量为2.5mg；必要时间隔3～5分钟重复一次，注意不能与碱性液体于同一管道输注。

（2）胺碘酮：用于多种心律失常，尤其是室性心动过速，对于室颤，经CPR、2～3次电除颤、注射肾上腺素无效者，可使用胺碘酮。剂量为5mg/kg，IV或IO给药，可重复给药2次至总量达15mg/kg，单次最大剂量为300mg。

（3）利多卡因：用于复发性室性心动过速、室颤和频发性室性期前收缩。除颤无法纠正的室颤或无脉性室速，胺碘酮或利多卡因均可考虑使用。利多卡因经IV或IO途径给药，负荷剂量为1mg/kg，维持剂量为20～50μg/（kg·min）。

（4）碳酸氢钠：由于心脏骤停后出现的酸中毒多为呼吸性酸中毒合并高乳酸性代谢性酸中毒，因此不主张常规给予碳酸氢钠。心脏骤停或严重休克时，血气分析可能无法准确反映机体酸中毒的程度，碳酸氢钠过量使用可影响组织内氧的输送，引起低血钾、低血钙和高钠血症，降低室颤阈值，导致心肌功能不全。在抢救中毒、高钾血症所致的心脏骤停，以及较长时间心脏骤停时，需要使用碳酸氢钠。首次剂量为1mmol/kg，IV或IO缓慢注入。当自主循环建立及抗休克液体输入后，碳酸氢钠的用量可依血气分析的结果而定。

（5）阿托品：阿托品可提高心率，改善心动过缓，以往用于预防和治疗气管插管时刺激迷走神经所致的心动过缓、房室传导阻滞。然而最新国际指南并不支持危重婴儿和儿童在气管插管前常规使用阿托品，对于存在心动过缓高危风险（例如为便于插管而给予神经阻滞剂琥珀胆碱等）的病例，紧急气管插管可使用阿托品作为前期用药，仅适用于婴儿和儿童，IV或IO剂量为0.02mg/kg，ET剂量为0.04～0.06mg/kg，无最小剂量要求。

（6）葡萄糖：糖的给予在CPR时易被忽视。儿童糖原储备有限，当机体能量需要增加时，可导致低血糖，危重患儿应重视血糖浓度的监测。当发生低血糖时，应给予葡萄糖0.5～1.0g/kg，IV或IO给药。CPR后常出现应激性高血糖，伴高血糖的患儿预后差，当血糖高于10mmol/L时要控制。

（7）钙剂：不作为常规应用药物，仅在已证实的低钙血症、钙拮抗剂过量、高镁血症或高钾血症时才给予钙剂。剂量为10%葡萄糖酸钙100～200mg/kg（1～2mL/kg）或10%氯化钙20mg/kg（0.2mL/kg），单次最大剂量为2g。

（8）其他治疗：如纳洛酮、腺苷等，对复苏后患儿出现的低血压、心律失常、颅内高压等应分别给予预防及处理。

（三）延续生命支持

ROSC后的患儿易出现脑缺氧、心律不齐、低血压、电解质紊乱、继发感染等情况，将患儿转运至具有心肺复苏系统治疗能力的医院或重症监护中心，明确导致心跳呼吸骤停的病因防止复发，控制体温以利于脑复苏，优化机械通气，减少肺损伤，降低多器官衰竭的风险，提供必要的复苏后康复训练等。复苏后的综合治疗需多学科联合，对提高患儿的生存率及生存质量均有重要意义。

六、中医治疗

（一）治疗原则

及早使用中医药治疗，以益气救阴、回阳固脱、涤痰开窍为法。复苏成功后以扶正祛邪，调理脏腑阴阳，恢复五脏元真为法。

（二）辨证论治

1. 元阳暴脱证

主要证候：神志不清，面色苍白，四肢厥冷，舌质淡暗，脉微欲绝或伏而难寻，或六脉全无。

治法：回阳固脱。

方药：通脉四逆汤加减，或静脉滴注参附注射液。

2. 气阴两脱证

主要证候：神昏不语，面白肢冷，大汗淋漓，尿少或无尿，舌质深红或淡，少苔，脉虚极，或微，或伏而不出。

治法：益气救阴。

方药：生脉散加减，或静脉滴注参麦注射液或口服生脉饮。

3. 痰瘀蒙窍证

主要证候：神志恍惚，气粗息涌，喉间痰鸣，或息微不调，面晦暗或面赤，口唇、爪甲暗红，舌质隐青，苔厚浊或白或黄，脉沉实，或沉伏。

治法：豁痰化瘀，开窍醒神。

方药：菖蒲郁金汤，或静脉滴注醒脑静、血必净或清开灵注射液。

七、调护

1. 保持气道通畅及氧气供给，保持静脉通路通畅。

2. 病情监护，密切注意呼吸、脉搏、体温、血压、神志、瞳孔、舌脉、色泽、心电图、血气改变等，并做好相应记录。

3. 调节水、电解质平衡及脂肪、蛋白质等营养物质平衡，注重预防性护理。

4. 调节情志，保持情绪稳定，避免恼怒，加强食疗，防寒保暖，防止外邪入侵。

第二节　小儿惊厥

惊厥是小儿时期常见的急症，主要表现为突然的全身或局部肌群呈强直性或阵挛性抽搐，常伴有意识障碍。惊厥可以是急性疾病过程中伴发的症状，也可以是慢性疾病的表现之一。小儿时期急性疾病中惊厥发作有以下特征：①儿童期发病率为4%～6%，较成人高10～15倍，年龄越小发病率越高；②易有频繁或严重发作，甚至惊厥持续状态；③新生儿和婴儿惊厥表现常不典型；④引起惊厥的病因众多、复杂。

小儿惊厥中医学称为惊风。惊风一证在宋代以前多与痫证混称，宋代《太平圣惠方》始将惊风与痫证区别开来，并创急惊风、慢惊风之病名。此如《阎氏小儿方论·治法·治小儿急慢惊》所言："小儿急慢惊，古书无之，惟曰阴阳痫。所谓急慢惊者，后世名之耳。"《婴童类萃·急慢惊风论》在此基础上又提出"慢脾风""马脾风"之名。后世医家亦有称之为"痉"，吴瑭《温病条辨·解儿难·湿痉或问》云："且俗名痉为惊风，原有急慢二条。所谓急者，一感即痉，先痉而后病；所谓慢者，病久而致病者也。"古代医家认为惊风是一种恶候，并把惊风的证候概括分为抽、搦、掣、颤、反、引、窜、视八候。如《东医宝鉴·小儿惊风》云："小儿疾之最危者，无越惊风之症。"《幼科释谜·惊风》云："小儿之病，最重惟惊。"在惊风的治疗中，钱乙明确提出"急惊合凉泻""慢惊合温补"的治疗原则。并对急、慢惊风的病因病机、脉证治法做了详细论述。

一、病因与发病机制

（一）病因

1. 感染性病因

（1）颅内感染：各种病原体如细菌、病毒、真菌、寄生虫等引起的脑炎或脑膜炎，如乙脑、病毒性脑炎、流脑、化脑、结核性脑炎、脑脓肿、新型隐球菌脑膜炎、弓形体病等。除反复而严重的惊厥发作外，常伴不同程度的意识障碍和颅内压增高的表现。脑脊液检查因病原体不同而表现各异，对鉴别诊断帮助较大。

（2）*颅外感染*

1）热性惊厥：是儿科最常见的惊厥发作。常见于呼吸道感染、中耳炎、出疹性疾病等发热性疾病的体温骤升期。

2）感染中毒性脑病：多并发于重症肺炎、细菌性痢疾、败血症、百日咳等严重细菌感染性疾病。

2. 非感染性病因

（1）*颅内疾病*

1）颅脑损伤与出血：如产伤、颅脑外伤和脑血管畸形等原因引起的颅内出血。伤后立即起病，反复惊厥伴意识障碍和颅内压增高，颅脑 CT 对诊断有重要价值。

2）先天发育畸形：先天性脑发育畸形、脑穿通、脑积水等。大多表现为反复惊厥发作，常伴有智力及运动发育落后。头颅影像学检查可帮助诊断。

3）颅内占位性病变：如颅内的肿瘤、囊肿或血肿。除反复发作惊厥外，常伴有颅内压增高和定位体征，病情进行性加重，头颅影像学检查对诊断起决定作用。

4）癫痫：具有发作性、反复性和自然缓解的特点。临床有多种发作类型，无论惊厥性发作和非惊厥性发作都指的是一组临床症状。根据临床和脑电图资料可加以分类。

（2）*颅外疾病*

1）缺氧缺血性脑病：如胎儿宫内窘迫、生后窒息、溺水、心肺严重疾病等。惊厥常反复发作并伴意识障碍和颅内压增高。头颅影像学检查对诊断起重要作用。

2）代谢性疾病：①水电解质紊乱：如重度脱水、水中毒、低血钙、低血镁、低血钠、低血糖、高血钠等均可引起惊厥。②遗传代谢性疾病：先天性糖、脂肪、氨基酸代谢异常均可有惊厥，如半乳糖血症、尼曼匹克氏病（Nimann - Pick）、苯丙酮尿症等。常有异常代谢相关的特异性体征，血、尿中代谢不全产物含量增高。③肝、肾衰竭和瑞氏综合征：顽固性惊厥伴严重肝肾功能异常及电解质紊乱。

3）中毒：小儿误服药物、毒物，药物过量等。除顽固性惊厥伴意识障碍外，常有肝、肾功能损害等。病史的询问常有重要意义。

（二）发病机制

惊厥是大脑神经元兴奋性过高，阵发性大量异常放电的结果。小儿大脑皮层发育不完善，神经细胞兴奋性较高，分析鉴别及抑制功能较差；神经髓鞘形成不良，受刺激后，兴奋冲动易于扩散和泛化至整个大脑，形成惊厥。凡能造成神经元兴奋性增高的因素，诸如脑缺氧、缺血、低血糖、炎症、水肿、中毒、变性等，均可导致惊厥。

二、中医病因病机

（一）病因

1. 急惊风　急惊风的病因主要包括外感时邪、饮食内伤、暴受惊恐等。由于急惊风多见于外感热病，所以外感时邪，尤其是外感风邪、暑邪及疫疠之邪为其主要因素。

（1）外感时邪：时邪包括六淫之邪和疫疠之气。小儿肌肤薄弱，卫外不固，若冬春之季，寒温不调，气候骤变，感受风寒或风热之邪，邪袭肌表或从口鼻而入，易于传变，郁而化热，热极生风；小儿元气薄弱，真阴不足，易受暑邪，暑为阳邪，化火最速，传变急骤，内陷厥阴，引动肝风；暑多夹湿，湿蕴热蒸，化为痰浊，蒙蔽心窍，痰动则生风；若感受疫疠之气，则起病急骤，化热化火，逆传心包，火急动风。

（2）内蕴湿热：饮食不洁，误食污秽或毒物，湿热疫毒蕴结肠腑，内陷心肝，扰乱神明，而致利下秽浊，高热昏厥，抽风不止。甚者肢冷脉伏，口鼻气凉，皮肤花斑。

（3）暴受惊恐：小儿元气未充，神气怯弱，若猝见异物，乍闻异声，或不慎跌仆，暴受惊恐，惊则气乱，恐则气下，致使心失守舍，神无所依，轻者神志不宁，惊惕不安；重者心神失主，痰涎上壅，引动肝风，发为惊厥。

2. 慢惊风　慢惊风多见于大病久病之后，气血阴阳俱伤；或因急惊未愈，正虚邪恋，虚风内动；或先天不足，后天失调，脾肾两虚，筋脉失养，风邪入络。

（1）脾胃虚弱：由于暴吐暴泻，或他病妄用汗、下之法，导致中焦受损，脾胃虚弱。脾土既虚，则脾虚肝旺，肝亢化风，致成慢惊之证。

（2）脾肾阳衰：若胎禀不足，脾胃素虚，复因吐泻日久，或误服寒凉，伐伤阳气，以致脾阳式微，阴寒内盛，不能温煦筋脉，而致时时瘛疭之慢惊风证。

（3）阴虚风动：急惊风迁延失治，或温热病后期，阴液亏耗，肝肾精血不足，水不涵木，筋脉失养，以致虚风内动而成慢惊。

（二）病机

急惊风的主要病机是热、痰、惊、风的相互影响，互为因果。病变性质属热、属实、属阳；主要病位在心、肝两经。小儿外感时邪，易从热化，热盛生痰，热极生风，痰盛发惊，惊盛生风,则发为急惊风。

慢惊风患儿体质多羸弱,素有脾胃虚弱或脾肾阳虚,而致脾虚肝亢;或脾肾阳虚,虚极生风。此外,也有急惊风后驱邪未尽,而致肝肾阴虚,筋脉失养生风。病位在肝、脾、肾,病理性质以虚为主,也可见虚中夹实证。

三、临床表现

惊厥发作多数为骤然发作,少数发作前可有先兆。如在问诊或体检时,见到下列临床征象的任何一项,应警惕惊厥的发作:体温骤升,极度烦躁或不时有肢体"惊跳",精神紧张;神情惊恐,四肢肌张力突然增加;呼吸突然急促,面色剧变。典型的全身性发作为突然意识丧失或跌倒,两眼上翻或凝视、斜视,头向后仰或转向一侧,口吐白沫,牙关紧闭,四肢呈强直-阵挛发作伴有呼吸屏气,紫绀,大小便失禁,经数秒、数分或数十分钟后惊厥停止,进入昏睡状态。发作停止后不久意识恢复。某些疾病如低钙血症抽搐时,患儿可意识清楚。若意识尚未恢复前再次抽搐或抽搐反复发作呈持续状态者,常提示病情严重。如局限性惊厥发作部位恒定,常有定位意义。

新生儿和婴儿惊厥表现不典型,如表现为面部、肢体局灶或多灶抽动、局部或全身性肌阵挛,或表现为呼吸节律不整或暂停,阵发性青紫或苍白,两眼凝视,眨眼动作或吸吮、咀嚼动作等。发作持续时间不一,有时很短暂,须仔细观察才能做出正确诊断。

四、诊治要点

惊厥的诊断,关键在于寻找病因。因此在进行急救的同时,应详细采集病史,观察临床表现并进行细致的体格检查。根据线索再选做必要的辅助检查,多可做出病因诊断。

(一) 常见疾病的诊断

1. 热性惊厥 是小儿时期最常见的惊厥性疾病,儿童期患病率在2%~5%,多在上呼吸道感染、急性扁桃体炎、中耳炎、下呼吸道感染、出疹性疾病及传染病初期等体温骤然升高时突然出现,不伴有颅内感染和其他导致惊厥的器质性及代谢性疾病。恢复后一般情况好。好发年龄为6月至5岁,29%~55%的患儿会在以后发热时再次或多次发生惊厥,绝大多数患儿5岁以上不再发作。患儿常有热性惊厥家族史。惊厥出现的时间多在发热后12小时内,其严重程度并不与体温成正比。临床分为单纯型热性惊厥和复杂型热性惊厥。其鉴别要点见表18-1。

表18-1 单纯型热性惊厥和复杂型热性惊厥的临床特点

	单纯型热性惊厥	复杂型热性惊厥
占热性惊厥的比例	70%	30%
起病年龄	6个月~5岁	任何年龄
惊厥发作形式	全面性发作	局灶性或全面性发作
惊厥持续时间	多短暂,很少超过10分钟	可超过10分钟
一次热程惊厥次数	大多仅一次,偶有两次	可反复发作多次
神经系统检查	正常	可有异常
惊厥持续状态	少有	较常见
预后	约2%发生癫痫	4%~12%发生癫痫

一般认为热性惊厥患儿发生癫痫的高危因素有：①有癫痫家族史。②发病前有神经系统异常或发育迟缓。③复杂型热性惊厥。

2. 中枢神经系统感染　各种病原体如细菌、病毒、真菌、寄生虫等引起的脑炎或脑膜炎，中枢神经系统感染患儿常有发热、头痛、呕吐、意识障碍、精神情绪异常、惊厥及昏迷等症状，常有脑膜刺激征和锥体束病理征出现，有或无神经系统定位体征。脑脊液检查对区分化脓性脑膜炎、病毒性脑炎、结核性脑膜炎、新型隐球菌脑膜炎等具有诊断价值。结合脑部影像学检查可提高诊断率。

3. 感染中毒性脑病　某些严重的非中枢神经系统急性感染性疾病，如重症肺炎、细菌性痢疾、败血症等，均可伴有高热和惊厥，脑部病变不是病原体直接侵入中枢神经系统所致。可由高热、毒素、脑部微循环障碍所引起的脑细胞缺血、组织水肿所致。临床上常在原发病加剧的基础上，出现急性脑损害，表现酷似脑炎。脑脊液检查除压力稍高，有时蛋白稍增高外，无其他异常。

4. 水电解质紊乱　如低钠血症可引起脑细胞水肿，高钠血症可引起脑细胞脱水，代谢性或呼吸性碱中毒等均可引起惊厥。低钙和低镁血症可引起婴幼儿手足搐搦症或惊厥。结合原发病及惊厥临床表现和相关检查明确诊断尤为重要，病因治疗常能迅速缓解。

5. 癫痫　多种病因引起的慢性脑功能障碍性疾病。是大脑神经元过度异常放电引起的突然的、短暂的症状或体征，临床可有多种发作表现，包括运动、意识、感觉异常，精神及自主神经功能障碍。癫痫发作可表现为惊厥发作和非惊厥发作。可有全面性发作及局灶性发作。具有发作性、反复性和自然缓解的特点。多为无热惊厥，少数癫痫持续状态可有体温增高。发作期间脑电图检查是癫痫最有价值的诊断方法，有助于癫痫的确诊及分类。

（二）诊疗思路

1. 年龄　由于不同年龄发生惊厥原因不同，故寻找病因时要考虑到年龄。

（1）新生儿期：产伤、窒息、颅内出血、败血症、颅内感染、胆红素脑病多见。有时也应考虑到脑发育缺陷、遗传代谢性疾病、宫内巨细胞病毒及弓形体感染等。

（2）婴幼儿期：热性惊厥、手足口病、秋季腹泻、中毒性脑病、颅内感染、低钙惊厥、婴儿痉挛症多见。有时也应注意到脑发育缺陷、脑损伤后遗症、药物中毒、低血糖症等。

（3）年长儿：颅内感染、癫痫、中毒性脑病、中毒多见。有时须注意颅内占位性病变等。

2. 季节　某些传染病的发生具有明显的季节性。冬春季应注意流行性脑脊髓膜炎及其他呼吸道传染病，夏秋季应多考虑乙型脑炎、手足口病及肠道传染病，如菌痢、轮状病毒肠炎等，冬末春初时易发生维生素 D 缺乏性手足搐搦症及 CO 中毒。

3. 病史　如有热惊厥多为感染所致，应详细询问传染病接触史及当地的流行情况。个别非感染惊厥有时亦可发热，如持续癫痫状态等。无热惊厥大多为非感染性，应详询出生史、喂养史、智力与体格发育情况，既往类似发作史和误服有毒物史及或脑外伤史。但严重感染在反应性差的小儿（尤其新生儿）可无发热，有时甚至体温不升。同时应注意其他伴随症状如头痛、呕吐、咳嗽、胸痛、腹泻、大小便情况、意识障碍等。

4. 体征　惊厥发作时，应注意观察抽搐情况及重点查体，同时进行紧急止惊。待惊厥停止后进行全面体检。注意神志、瞳孔大小、面色、呼吸、脉搏、血压、肌张力，皮疹和淤点，有无神经系统定位体征、脑膜刺激征和病理反射等。此外，应注意心音、心律、杂音及肺部啰音，肝脾大小。婴幼儿应检查前囟门、颅骨缝。

5. 辅助检查 血、尿、便常规，血生化、电解质，血气分析，脑脊液，脑电图及颅脑 CT、MRI 检查等。

（三）中医辨证要点

本病的辨证要点首先是区分急惊风与慢惊风。一般来讲，神昏、抽搐伴有发热，急性发作者多为急惊风；神昏、抽风不伴有发热，慢性反复发作者多为慢惊风。

1. 急惊风辨证要点

（1）辨表热、里热：昏迷、抽搐为一过性，热退后抽搐自止为表热；高热持续，反复抽搐、昏迷为里热。

（2）辨痰热、痰火、痰浊：神志昏迷，高热，痰鸣，为痰热上蒙清窍；妄言谵语，狂躁不宁，为痰火上扰清空；深度昏迷，嗜睡不动，为痰浊内陷心包，蒙蔽心神。

（3）辨外风、内风：外风邪在肌表，清透宣解即愈，如高热惊厥，为一过性证候，热退惊风可止；内风病在心肝，热、痰、风三证俱见，反复抽搐，神志不清，病情严重。

（4）辨外感惊风，区别时令、季节与原发疾病：六淫致病，春季以春温为主，兼夹火热，症见高热、抽风、昏迷、呕吐、发斑；夏季以暑热为主，暑必夹湿，暑喜归心，其症以高热、昏迷为主，兼见抽风，常热、痰、风三证俱见；若夏季高热、抽风、昏迷，伴下痢脓血，则为湿热疫毒，内陷厥阴。

（5）辨轻症、重症：一般说来，抽风发作次数少（仅1次），持续时间较短（5分钟以内），发作后无神志障碍者为轻症；若发作次数较多（2次以上），或抽搐时间较长（10分钟以上），发作后神志不清者为重症。尤其高热持续不退，并有抽风反复发作时，应积极查明原发病，尽快早期治疗，控制发作，否则可危及生命。

2. 慢惊风辨证要点 慢惊风主要辨别寒热虚实和病变伤及脏腑。慢惊风病程较长，起病缓慢，神昏、抽搐症状相对较轻，有时仅见手指蠕动，辨证多属虚证，再辨脾、肝、肾及阴、阳。脾胃虚弱者，症见精神萎靡，嗜睡露睛，不欲饮食，大便稀溏，抽搐无力，时作时止；脾肾阳衰者，症见神萎昏睡，面白无华，四肢厥冷，手足震颤；肝肾阴虚者，症见低热虚烦，手足心热，肢体拘挛或强直，抽搐时轻时重，舌绛少津。

五、急救处理

（一）一般治疗

1. 保持呼吸道通畅，防止患儿因吸入呕吐物窒息。防止意外损伤如舌咬伤及坠床。
2. 吸氧，监护生命体征，建立静脉通道，留取静脉血样。

（二）控制惊厥

惊厥在5分钟之内有自行停止的可能，惊厥时间大于5分钟应给予药物止惊，首选地西泮0.3～0.5mg/kg 缓慢静脉推注，必要时15～20分钟后重复用一次，一般不超过2次。需要注意的是儿童一次最大量不超过10mg，其中5岁以下不超过5mg，地西泮有抑制呼吸、心跳和降低血压之弊，应密切监护。也可用10%水合氯醛0.5mg/kg 保留灌肠，或咪达唑仑0.1～0.3mg/kg 肌肉注射1次。惊厥超过20分钟应按癫痫持续状态处理。

（三）对症处理

1. 降温：高热者应物理及应用药物等积极降温。

2. 治疗脑水肿：每次给予20%甘露醇1～2g/kg快速静滴，每6～8小时1次。也可用地塞米松0.2～0.4mg/kg，静注每6小时1次。必要时可同时选用呋塞米，增强脱水效果。

3. 维持水和电解质平衡。

（四）病因治疗

明确病因的患儿除抢救惊厥外应进行病因治疗。如感染性疾病依据原发病不同选用有效抗生素。低钙血症患儿给予5%葡萄糖酸钙5～10mL静脉缓推，低血糖症每次予50%葡萄糖液2～4mL/kg静注，并以10%葡萄糖液静滴，直至症状完全缓解等。

六、中医治疗

（一）治疗原则

急惊风的主要症状是热、痰、惊、风，因此，治疗应以清热、豁痰、镇惊、息风为基本法则。热甚者应先清热，痰壅者给予豁痰，惊重者治以镇惊，风盛者急以息风。在急惊风的治则中既要顾及息风镇惊的作用，又不可忽视原发病的治疗，分清主次，辨证结合辨病施治，治标与治本并举。

慢惊风一般属于虚证，有虚寒和虚热的区别，其治疗大法应以补虚治本为主，常用的治法有温中健脾，温阳逐寒，育阴潜阳，柔肝息风。

（二）辨证论治

1. 急惊风

（1）风热动风证

主要证候：起病急骤，发热，头痛，鼻塞，流涕，咳嗽，咽痛，随即出现烦躁、神昏、惊风，舌苔薄白或薄黄，脉浮数。本证多发于5岁以下小儿，尤以3岁以下小儿更为常见。

治法：疏风清热，息风定惊。

方药：银翘散加减。高热不退者加生石膏、羚羊角粉；喉间痰鸣者加天竺黄、瓜蒌皮；咽喉肿痛、大便秘结者，加生大黄、黄芩，中成药可选用六神丸（胶囊）、羚珠散；神昏抽搐较重者，加服小儿回春丹、柴芩清宁胶囊。

（2）气营两燔证

主要证候：多见于盛夏之季，起病较急，壮热多汗，头痛项强，恶心呕吐，烦躁嗜睡，抽搐，口渴便秘，舌红苔黄，脉弦数。病情严重者高热不退，反复抽搐，神志昏迷，舌红苔黄腻，脉滑数。暑热重者高热、多汗而热不退、烦躁口渴；暑湿重者嗜睡神昏、呕恶，苔腻。

治法：清气凉营，息风开窍。

方药：清瘟败毒饮加减。昏迷较深者，可选用牛黄清心丸或紫雪丹；大便秘结加大黄、玄明粉；呕吐加半夏、玉枢散。

（3）邪陷心肝证

主要证候：起病急骤，高热不退，烦躁口渴，谵语，神志昏迷，反复抽搐，迅速见到发热、神昏、抽搐是本证特征。其证候陷心为主者谵语、神昏；陷肝为主者反复抽风。本证以惊、风二证为主，痰、热二证则可轻可重。

治法：清心开窍，平肝息风。

方药：羚角钩藤汤加减。神昏抽搐较甚者加服安宫牛黄丸；便秘者加大黄、芦荟；头痛剧烈加石决明、龙胆草。中成药可选用紫雪丹、柴芩清宁胶囊。

（4）湿热疫毒证

主要证候：持续高热，频繁抽风，神志昏迷，谵语，腹痛呕吐，大便黏腻或夹脓血，舌质红，苔黄腻，脉滑数。

治法：清热化湿，解毒息风。

方药：黄连解毒汤合白头翁汤加减。呕吐腹痛明显者，加用玉枢丹；大便脓血较重者，可暂用生大黄水煎灌肠。若本证出现内闭外脱，症见面色苍白，精神淡漠，呼吸浅促，四肢厥冷，脉微细欲绝者，改用参附龙牡救逆汤。

（5）惊恐惊风证

主要证候：暴受惊恐后惊惕不安，身体战栗，喜投母怀，夜间惊啼，甚至惊厥、抽风，神志不清，大便色青，脉律不整，指纹紫滞。本病患儿常有惊吓史，平素情绪紧张，胆小易惊，或在原有惊风病变基础上因惊吓而诱使发作、加重。

治法：镇惊安神，平肝息风。

方药：琥珀抱龙丸加减。呕吐者加竹茹、姜半夏；寐中肢体颤动，惊啼不安者，加用磁朱丸；气虚血少者，加黄芪、当归、炒枣仁。

2. 慢惊风

（1）脾虚肝亢证

主要证候：精神萎靡，嗜睡露睛，面色萎黄，不欲饮食，大便稀溏、色带青绿，时有肠鸣，四肢不温，抽搐无力，时作时止，舌淡苔白，脉沉弱。本病以脾胃虚弱为主，常发生于婴幼儿。

治法：温中健脾，缓肝理脾。

方药：缓肝理脾汤加减。抽搐频发者，加天麻、蜈蚣；腹泻日久，将干姜改为炮姜，加山楂炭、葛根；纳呆食少者，加焦神曲、焦山楂、砂仁；四肢不温，大便稀溏者，改用附子理中汤。

（2）脾肾阳衰证

主要证候：精神萎靡，昏睡露睛，面色无华或灰滞，口鼻气冷，额汗不温，四肢厥冷，溲清便溏，手足蠕蠕震颤，舌质淡，苔薄白，脉沉微。本病多发生在暴病久病之后。

治法：温补脾肾，回阳救逆。

方药：固真汤合逐寒荡惊汤加减。汗多者加龙骨、牡蛎、五味子；恶心呕吐者，加吴茱萸、胡椒、半夏。

（3）阴虚风动证

主要证候：精神疲惫，形容憔悴，面色萎黄或时有潮红，虚烦低热，手足心热，易出汗，大便干结，肢体拘挛或强直，抽搐时轻时重，舌绛少津，苔少或无苔，脉细数。

治法：育阴潜阳，滋肾养肝。

方药：大定风珠加减。日晡潮热者，加地骨皮、银柴胡、青蒿；抽搐不止者，加天麻、乌梢蛇；汗出较多者，加黄芪、浮小麦；肢体麻木，活动障碍者，加赤芍、川芎、地龙；筋脉拘急，屈伸不利者，加黄芪、党参、鸡血藤、桑枝。

（三）其他疗法

1. 针灸疗法

（1）体针

1）急惊风

外感惊风：取穴人中、合谷、太冲、手十二井（少商、商阳、中冲、关冲、少冲、少泽），或十宣、大椎。

湿热惊风：取穴人中、中脘、丰隆、合谷、内关、神门、太冲、曲池。

2）慢惊风

脾虚肝亢证：取穴脾俞、胃俞、中脘、天枢、气海、足三里、太冲。

脾肾阳虚证：取穴脾俞、胃俞、章门、关元、印堂、三阴交。

阴虚风动证：取穴关元、百会、肝俞、肾俞、曲泉、三阴交、太溪、太冲。

（2）灸治：取穴大椎、脾俞、命门、关元、气海、百会、足三里。用于脾虚肝亢证、脾肾阳虚证。

2. 推拿疗法

（1）急惊风

急惊风欲作时：大敦穴上拿之，或鞋带穴拿之。

惊风发作时：身向前屈者，将委中穴掐住；身向后仰着，掐膝眼穴；牙关不利，神昏窍闭，掐合谷穴。

（2）慢惊风

运五经：五经纹即五指第二节下之纹，用大拇指在患儿五经纹往来搓之100～300次。

推脾土：脾经位于拇指桡侧，将患儿拇指屈曲，循拇指桡侧自指尖向指根直推100～300次。

运内八卦：穴位在手掌面，掌心的周边。以右手食、中二指夹住患儿拇指，用运法顺运或逆运内八卦100～300次。

推上三关：前臂桡侧自腕关节向肘，成直线上推100～300次。

揉足三里：髌骨下小儿食、中、无名、小指四指的宽度，胫骨外一指宽，用拇指揉50～100次。

第一节　异位妊娠

异位妊娠（ectopic pregnancy，EP）是指受精卵在子宫体腔以外着床发育，以往被称为"宫外孕"（extrauterine pregnancy），但两者含义有所不同。异位妊娠包括输卵管妊娠、卵巢妊娠、腹腔妊娠、阔韧带妊娠、宫颈妊娠及子宫残角妊娠。宫外孕则不包括宫颈妊娠和子宫残角妊娠，仅指子宫以外的妊娠。故而，异位妊娠的含义较广。异位妊娠是妇产科常见急腹症，近年来其发病率有所升高，最常见部位为输卵管妊娠，约为95%。本节重点论述输卵管妊娠。

中医学古籍中无异位妊娠的病名，但在"胎动不安""妊娠腹痛""癥瘕"等病证中可见类似症状的描述。

一、病因与发病机制

（一）病因

引起 EP 的原因有很多，主要原因为输卵管因素，如输卵管异常（包括输卵管黏膜炎和输卵管周围炎等）、放置宫内节育器、受精卵游走及肿瘤压迫等。

（二）发病机制

1. 输卵管异常　输卵管黏膜炎病情较轻者管腔未完全堵塞，但黏膜皱褶发生粘连可使管腔变窄，或纤毛缺损影响受精卵在输卵管内正常运行，严重者可引起宫腔完全堵塞而致不孕。输卵管周围炎病变主要在输卵管的浆膜层或浆肌层，常造成输卵管周围粘连、输卵管扭曲、宫腔狭窄、管壁肌蠕动减弱，影响受精卵运行而致输卵管妊娠。衣原体、支原体、淋球菌感染、宫腔操作后感染等均可引起输卵管周围炎。另外输卵管发育异常、输卵管过长、输卵管功能调节失败、输卵管妊娠病史、输卵管结扎再通后亦可导致本病的发生。

2. 放置宫内节育器　使用含孕激素的宫内节育器后可造成输卵管炎，若避孕失败后受孕，常发生异位妊娠。

3. 受精卵游走　卵子在一侧输卵管受精，受精卵进入另一侧输卵管，由于移行时间过长，受精卵发育增大，在对侧输卵管着床，故而导致本病。

4. 肿瘤压迫　子宫肌瘤或卵巢囊肿等可压迫输卵管，使输卵管管腔变窄或堵塞，影响受精卵的运行，从而使受精卵着床于输卵管内。

二、中医病因病机

（一）病因

1. 胎元阻络　经期产后，余血未净，房事不节，或外感邪毒，血与外邪相搏；或七情内伤，忧思抑郁，气滞血瘀，阻滞冲任、胞宫、胞脉，孕卵运行受阻；或先天肾气不足，或房事不节，或多胎多产，或饮食劳倦，或素体虚弱，气虚运卵无力，使胎元停滞于脉络，不能运送至子宫腔内，故而着床于输卵管。

2. 胎瘀阻滞　胎元阻于脉络，胞脉、胞络受阻，气滞血瘀，胎元失养，冲任不固而自殒。

3. 气血亏脱　胎元逐渐发育，损伤脉络，脉络破损，血不循经，溢出脉道，致气随血脱。

4. 气虚血瘀　胎元停滞脉络，使脉络损伤，血溢脉外，气随血泄，气血相搏而成瘀。

5. 瘀结成癥　胎元阻于脉络，日久成癥；或脉络损伤，血不循经，胎元与血搏结成瘀，积聚少腹而为癥。

（二）病机

异位妊娠的基本病机为少腹宿有瘀滞，冲任、胞脉、胞络不畅，孕卵运行受阻；或先天肾气不足，后期脾气亏虚，气虚运卵无力，不能将孕卵送至宫腔内，停滞于输卵管内，使胞脉胞络受损，血溢脉外而为瘀，终至气虚血瘀或气滞血瘀。其病机本质为少腹血瘀实证。

三、临床表现

（一）症状

异位妊娠的典型症状为停经、腹痛及阴道不规则出血。

1. 停经　输卵管壶腹部妊娠常有6～8周停经史，间质部妊娠停经可达3个月。另有25%左右患者无明显停经史，常把延迟的不规则阴道出血误认为月经来潮。

2. 腹痛　约95%的患者有腹痛症状。当输卵管妊娠未破裂时，常表现为一侧下腹部隐痛或胀痛。当输卵管妊娠破裂时，可突发患侧下腹部撕裂样剧痛，甚至全腹疼痛，常伴恶心、呕吐，血液积聚在子宫直肠窝时常有肛门坠胀、里急后重感。腹腔内出血量多时，横膈受到刺激，可出现胸痛及肩胛放射痛。

3. 不规则阴道流血　可表现为停经后少量阴道出血，色暗红或呈深褐色；约有5%的患者出血量较多，如月经量。

4. 晕厥和休克　部分患者因腹腔内急性出血及剧烈腹痛，轻者表现为晕厥，严重者可发为失血性休克，面色苍白，肢冷汗出，血压下降，脉微欲绝等，与阴道出血量不成正比。

（二）体征

1. 一般情况　腹腔出血不多时，血压可正常；腹腔出血量较多时，可出现面色苍白、手足冰冷、脉搏增快而微弱、心率加快和血压下降等休克表现。

2. 腹部检查　患侧下腹有明显压痛及反跳痛，轻度肌紧张。腹腔内出血量多时，可见腹部膨隆，全腹压痛及反跳痛，腹部叩诊移动性浊音阳性。有些患者下腹可触及包块，若反复出血并积聚，包块可不断增大变硬。

3. 妇科检查 可见阴道少量积血，后穹隆饱满、触痛；宫颈举痛或摇摆痛，有血液自宫颈口流出；子宫略增大、变软，但比停经天数小，腹腔内出血量多时可有子宫漂浮感；子宫后方或患侧附件区可触及包块，伴有压痛，边界欠清。包块过大时可将子宫推向对侧，陈旧性宫外孕包块形成时间过久，机化变硬，边界稍清楚，但不易与子宫分开。

四、诊治要点

（一）诊断

结合病史、临床表现及妇科检查，有停经史、腹痛、不规则阴道出血、妊娠试验阳性，B 超检查宫腔内未见孕囊、附件区见混合性回声区、腹腔内存在无回声暗区或直肠子宫窝处积液暗区，可诊断为异位妊娠。

（二）辅助检查

1. 妊娠试验测定 输卵管妊娠时尿或血 β – HCG 阳性或弱阳性。血 β – HCG 常低于同期正常宫内妊娠水平。异位妊娠保守治疗应动态观察血 β – HCG 的变化。

2. 孕酮测定 输卵管妊娠血清孕酮水平偏低，若孕酮 <5ng/mL，可提示宫内妊娠流产或异位妊娠。

3. B 超检查 B 超提示宫内未见孕囊，若输卵管妊娠未破损时，一侧附件区可见回声不均匀混合型包块，或包块内可见胎心搏动；破损时腹腔内存在无回声暗区或子宫直肠窝有液性暗区。B 超诊断异位妊娠准确性高，可明确异位妊娠的部位及包块大小。

4. 后穹隆穿刺 对腹腔内出血量多的患者有诊断意义，是一种简单可靠的诊断方法，经后穹隆穿刺可抽出暗红色不凝血；陈旧性宫外孕时，可抽出小块或不凝固的陈旧血液。如腹腔内无内出血或出血量很少、血肿位置较高或因盆腔炎、输卵管炎使子宫直肠窝消失时，可能抽不出血液，但不能排除异位妊娠的存在。

5. 腹腔镜检查 异位妊娠的诊断金标准，适用于输卵管妊娠未破裂或未流产时早期诊断及治疗，可同时行腹腔镜下异位妊娠灶切除术。

6. 诊断性刮宫 主要适用于未破裂型异位妊娠患者，将刮出物送病理检查，以排除宫内妊娠流产可能。

（三）中医辨证要点

根据患者腹痛程度，阴道出血量，有无晕厥、休克等临床症状，血压情况，B 超检查包块大小等辨别有无破损；根据血 β – HCG 的变化、胎血管搏动情况判断胚胎的存殒；根据全身症状、舌脉等辨气血虚实。

五、急救处理

（一）期待疗法

适用于较早期的异位妊娠，在治疗不明确异位妊娠部位的患者中具有重要意义。

治疗指征：①患者病情稳定，无明显症状或症状轻微；②B 超示包块直径≤3cm，未见胎血管搏动；③腹腔内无明显出血或出血量 <1000mL；④血 β – HCG <1000IU/L 且滴度 48 小时下降 >15%。

（二）药物治疗

临床常用药物为氨甲蝶呤（MTX），可干扰 DNA 合成，使胚胎停止发育。另外还有米非司酮、前列腺素、氯化钾、高渗葡萄糖及天花粉等。

1. MTX 不良反应 轻者恶心、呕吐、腹泻、口腔炎、胃脘不适、头晕等，重者骨髓抑制、皮炎、胸膜炎、肺炎、脱发等。

2. MTX 适应证 ①患者症情平稳，无明显腹痛，无活动性腹腔出血；②未破裂或未流产的早期输卵管妊娠；③血 β–HCG < 5000IU/L，连续两次检测血 β–HCG 呈上升趋势或滴度 48 小时下降 < 15%；④B 超示包块直径小于 3.5～4 cm；⑤部分输卵管妊娠患者保守手术治疗后可疑绒毛残留者；⑥宫颈、卵巢、间质或宫角等其他部位的异位妊娠；⑦血常规、肝肾功能、凝血功能正常。

3. MTX 禁忌证 ①绝对禁忌证：宫内妊娠、免疫缺陷、中重度贫血、白细胞或血小板减少、MTX 过敏、活动性肺部疾病、活动性消化道溃疡、肝肾功能不全、哺乳期、酗酒者。②相对禁忌证：B 超示胎血管搏动、血 β–HCG 初始值 > 5000IU/L、盆腔包块 > 4cm、拒绝接受输血及不能定期随访者。

4. MTX 用药方法 ①单次肌注给药：MTX 50mg/m² 肌注，用药后 4～7 天复查血 β–HCG，若下降 < 15% 或继续升高，第 7 天再次肌注。②多次给药：MTX–CF 方案：MTX 1mg/kg 肌注，隔日一次，第 1、3、5、7 天使用；同时使用甲酰四氢叶酸（CF）0.1mg/kg 肌注，隔日一次，第 2、4、6、8 天使用。用药后 48 小时，查血 β–HCG 若下降 > 15% 可停药观察，若 < 15% 继续用药。MTX 小剂量分次肌注方案：0.4mg/（kg·d）肌注，5 天为一疗程，若第一疗程后血 β–HCG 未见明显下降，间隔 1 周后继续给药。③静脉注射：MTX 1mg/kg 或 50mg/m²，现临床较少用。④局部用药：适用于宫颈妊娠、宫角妊娠、宫内外同时妊娠者，将 MTX 直接注射于孕囊内。临床较少用。

（三）手术治疗

1. 根治性手术 患侧输卵管切除术为最常用术式。适用于无生育要求或有子女、对侧输卵管正常、患侧输卵管破损严重、出血量多、无法保留输卵管者或同侧输卵管复发性异位妊娠及绝育患者，尤其适合间质部妊娠、严重内出血休克者。

2. 保守性手术 适用于输卵管早期妊娠未破裂者或破裂直径 ≤3cm，术后输卵管长 ≥5cm，异位妊娠病灶直径 <5cm，对侧输卵管缺如或阻塞、有生育要求者。

（1）开腹手术：①输卵管线性切开取胚术，适用于输卵管壶腹部妊娠者；②输卵管伞端妊娠囊挤出术，适用于输卵管伞端妊娠者；③输卵管部分切除–端端吻合术，临床较少用。

（2）腹腔镜下手术：①输卵管线性切开或造口术，适用于输卵管壶腹部妊娠未破裂者；②输卵管伞部挤出或吸出或切开术，适用于输卵管伞部妊娠者。

3. 术后随访 术后每周监测血 β–HCG 直至恢复正常。

（四）急诊处理

异位妊娠一旦破裂，造成患者短时间内大量腹腔内出血、休克，应紧急处理如下：

1. 患者平卧位，立即测血压、脉搏、呼吸、体温及观察患者神志。

2. 急查血常规、血型及交叉配血，或自身血回收准备。

3. 快速建立静脉通道、快速补液、输血、吸氧等抗休克治疗，尽快手术。

六、中医治疗

（一）治疗原则

以活血化瘀，杀胚消癥为基本治疗原则。

（二）辨证论治

1. 未破损期

（1）胎元阻络证

主要证候：停经，或不规则阴道出血，量少淋漓，可有早孕反应，一侧下腹隐痛；妊娠试验阳性或弱阳性，B超示输卵管囊性块物，未破裂，或宫内无妊娠囊、宫外有妊娠囊；可有宫颈抬举痛，单侧附件轻度压痛；舌苔薄白，脉弦滑。

治法：活血化瘀，杀胚消癥。

方药：宫外孕Ⅰ号方加减。

（2）胎瘀阻滞证

主要证候：停经，不规则阴道出血，下腹坠胀不适；妊娠试验阳性转为阴性；B超示一侧附件区包块，伴有压痛；舌暗，脉弦细或涩。

治法：活血化瘀消癥。

方药：宫外孕Ⅱ号方加减。若神疲乏力，头晕心悸，加黄芪、党参；腹胀加川楝子、枳壳。

2. 已破损期

（1）气血亏脱证

主要证候：停经，阴道不规则出血，突发下腹撕裂样剧痛，拒按，面色苍白，四肢厥冷，冷汗淋漓，恶心呕吐，烦躁不安，甚或昏厥；血压下降或不稳定；脉微欲绝或细数无力；妊娠试验阳性或弱阳性；后穹隆饱满，触痛或宫颈抬举痛，子宫正常大小或稍大，宫旁可触及包块，触痛明显，后穹隆穿刺抽出暗红色不凝血。

治法：益气止血固脱。

方药：生脉散合宫外孕Ⅰ号方。

（2）气虚血瘀证

主要证候：停经，下腹一侧疼痛拒按，逐渐减轻，少量阴道出血，一侧附件区触及包块，伴有压痛；妊娠试验阳性；神疲乏力，头晕；舌暗，脉细弦。

治法：益气养血，活血化瘀杀胚。

方药：宫外孕Ⅰ号方加减。

（3）瘀结成癥证

主要证候：输卵管破损已久，腹痛减轻或逐渐消失，下腹坠胀不适，或便意感，盆腔内形成血肿，阴道出血逐渐停止；附件区触及包块，压痛；妊娠试验阳性转为阴性；舌暗，脉弦细涩。

治法：祛瘀消癥。

方药：宫外孕Ⅱ号方加减。伴神疲懒言、气短心悸者加黄芪、党参；腹胀明显者加川楝子、枳壳。

（三）其他疗法

1. 中药敷贴 ①消癥散（经验方）：千年健、续断、追地风、花椒、五加皮、白芷、桑寄生、赤芍、当归尾、血竭、乳香、没药、艾叶、羌活、独活、透骨草。②双柏散（经验方）：侧柏叶、大黄、黄柏、薄荷、泽兰。适用于未破损型患者或瘀结成癥者。

2. 中药保留灌肠 毛冬青、大黄、败酱草、金银花等浓煎100mL，睡前保留灌肠。适用于血β-HCG<100mIU/mL，内出血停止，病情稳定的瘀结成癥患者。

3. 中成药 大黄䗪虫丸、散结镇痛胶囊或丹参注射液。

第二节　先兆子痫

先兆子痫是指妇人妊娠期发生头晕目眩，状若眩冒，甚或眩晕欲厥，中医称为"妊娠眩晕"，亦称"子晕"。子晕病情有轻重之分，若发生在妊娠中后期，往往为危急重症，常伴有视物模糊、恶心呕吐、头痛等，为子痫先兆。病情进一步发展则为子痫。西医将妊娠期高血压（gestational hypertension）、子痫前期（preeclampsia）、子痫（eclampsia）、慢性高血压并发子痫前期和慢性高血压合并妊娠（chronic hypertension complicating pregnancy）统称为妊娠期高血压疾病（hypertensive disorders complicating pregnancy）。初产妇无慢性高血压和糖尿病患者妊娠期高血压疾病发病率为5%～9%，子痫前期发病率为5%～7%，随着孕龄的增加，该病发生率也逐渐增高，50%以上患者发生在孕37周以后。该病为产科危急重症，可严重威胁母婴生命安全，是孕产妇及围生儿发病和死亡的主要原因之一。

先兆子痫，中医学古籍在明清以前尚未单独论述，常与子痫一并论述。清代叶天士在《女科证治秘方》中指出："妊娠七、八月，突然猝倒僵仆，不省人事，顷刻即醒，名曰子晕，宜葛根汤。亦有血虚，阴火炎上，鼓动其痰而眩晕者，宜葛根四物汤。亦有气血虚而眩晕者，宜八珍汤。"《女科证治约旨》进一步明确本病病因为"肝火上升，内风扰动或"或"痰涎上涌"。

一、病因与发病机制

（一）病因

引起先兆子痫的原因有很多，其高危因素有初产妇、孕妇年龄小于18岁或大于40岁、多胎妊娠、妊娠期高血压病史及家族史、慢性肾炎、抗磷脂综合征、糖尿病、血管紧张素基因T235阳性、营养不良、低社会经济状况等。

（二）发病机制

1. 免疫机制 妊娠被认为是同种异体移植，妊娠期间胎盘的免疫屏障作用及胎膜细胞可抑制NK细胞对胎儿的损伤，加之母体内免疫抑制细胞及免疫抑制物的作用，故胎儿不被母体排斥。若同种异体抗原，如滋养细胞叶细胞抗原超负荷，影响子宫胎盘血管床发育和重铸过程；或母体免疫平衡失调、封闭抗体产生不足，使局部免疫反应与滋养细胞表达的TCX抗原形成的保护性作用减弱；或补体活化，激活白细胞，破坏血管内皮，以致脏器损伤；或细胞、体液免疫系统异常，刺激细胞毒性因子增多，影响前列环素和一氧化氮合成，同时也可造成毛细血管高凝状态，使其通透性增加。

2. 胎盘前着床　先兆子痫常见于子宫张力过高合并全身血管病变的孕妇。HLA－G 表达下降或缺失，可使 HLA－G 表达缺陷的滋养细胞易受到母体免疫系统的攻击，不能侵入母体螺旋动脉，影响血管重铸，形成胎盘浅着床，胎盘缺血缺氧。亦可见患者血管壁上免疫球蛋白 IgM 和补体 C3 沉积。

3. 血管内皮细胞　受损胎盘及蜕膜的细胞毒性物质和炎性介质可引起血管内皮细胞损伤，血管内皮源性舒张因子、一氧化氮、血管舒张因子、前列环素分泌减少，血管内皮收缩因子血栓素 A 产生增加，使舒张因子与收缩因子比例失调，从而使血压升高。

4. 遗传因素　目前发现的具有遗传因素的基因主要有一氧化氮合成酶基因、肾素－血管紧张素－醛固酮系统基因等。

5. 胰岛素抵抗　先兆子痫及子痫患者常存在胰岛素抵抗，高胰岛素血症可使一氧化氮合成下降及脂质代谢紊乱，影响前列腺素 E2 的合成，增加外周血管阻力，进而使血压升高。

二、中医病因病机

（一）病因

1. 阴虚肝旺　患者阴虚体质，受孕后血聚下焦胞宫，蓄养胎元，阴血更加虚少，阴不潜阳，肝阳上亢，上扰清窍，故而发生眩晕。

2. 脾虚肝旺　患者素体脾气虚弱，脾虚运化失职，水饮内停，精血运行不畅，又因孕后血养胎元，肝失濡养，肝阳旺盛，夹痰浊上扰清窍，故而眩晕。

3. 气血亏虚　患者素体气血亏虚，孕后气以载胎，血以养胎，气血更虚，气虚清阳不升，血虚清窍失养，故而眩晕。

（二）病机

先兆子痫的主要病机为阴血不足，肝阳上亢或痰浊上扰。《素问·至真要大论》有云"诸风掉眩，皆属于肝"，故后世有"无风不作眩"。朱丹溪在《丹溪心法·头眩》中指出："头眩，痰夹气虚并火……无痰则不作眩。"张仲景认为发生眩晕的病因为"……或胃阳虚，清阳不升；或阴液已竭，阳亡于上"。巢元方在《诸病源候论》中提出"风头眩者，由血气亏虚，风邪入脑"。《景岳全书》载："眩晕一证，虚者居八九，兼火兼痰者不过十之一二耳"，"无虚不能作眩"。

三、临床表现

（一）一般表现

典型临床表现为妊娠 20 周后出现高血压、水肿、蛋白尿。病情轻者可无症状，或轻度头晕，血压轻度升高，收缩压≥140 mmHg 和（或）舒张压≥90 mmHg，伴水肿或轻微蛋白尿，尿蛋白≥0.3g/24h，或随机尿蛋白（＋）。病情重者可发生头痛、视物模糊、恶心、呕吐、持续性右上腹疼痛，血压和尿蛋白持续升高，收缩压≥160mmHg 和（或）舒张压≥110mmHg，蛋白尿≥5.0g/24h 或随机尿蛋白≥（＋＋＋），水肿明显，少尿（24 小时尿量＜400mL 或每小时尿量＜17mL）或血肌酐＞1.2mg/dL，甚至昏迷、抽搐。

（二）体征

1. 高血压　血压升高，收缩压≥140 mmHg 和（或）舒张压≥90 mmHg。

2. 水肿 自踝部逐渐向上延伸的凹陷性水肿，经休息后未见明显缓解。水肿局限于膝以下为"+"，延及大腿为"++"，延及外阴及腹壁为"+++"，全身水肿或伴有腹水为"++++"。

3. 右上腹疼痛 病情甚者伴有右侧上腹部疼痛。

四、诊治要点

（一）诊断

有本病高危因素或相关病史者，结合临床表现、体征及辅助检查，妊娠20周后出现高血压、水肿、蛋白尿。轻者可无症状或轻度头晕，血压轻度升高，收缩压≥140 mmHg和（或）舒张压≥90 mmHg，伴水肿或轻微蛋白尿，尿蛋白≥0.3g/24h，或随机尿蛋白（+）；重者出现头痛、视物模糊、恶心、呕吐、持续性右上腹疼痛等，血压及尿蛋白明显升高，水肿明显，甚至昏迷、抽搐。

（二）辅助检查

1. 血液检查 包括全血细胞计数、血红蛋白含量、血小板计数、血细胞比容、血黏度。血浓缩支持先兆子痫的诊断，合并溶血，血红蛋白含量减少，涂片见破损红细胞，血小板降低，均提示先兆子痫。

2. 凝血功能

（1）凝血酶原时间（PT）：正常值为12～16秒，超出3秒以上为异常。

（2）部分凝血酶原时间（APTT）：正常值为24～36秒，超过10秒以上为异常。

（3）凝血酶时间（TT）：正常值为16～18秒，超出3秒以上为异常。

（4）纤维蛋白原（FIB）：正常值为2～4g，FIB减少可提示DIC。

（5）D-二聚体（D-D）：D-D升高提示血栓形成，DIC时明显升高。

（6）3P试验：正常值为阴性，DIC早期3P试验阳性，DIC晚期则为阴性。

3. 肝功能 肝细胞功能受损可致ALT、AST升高；直接胆红素、间接胆红素均升高，提示肝细胞损害程度；乳酸脱氢酶升高提示溶血；血清白蛋白降低。

4. 肾功能 肾功能受损时血清肌酐、尿素氮、尿酸均升高。

5. 血清电解质、二氧化碳结合力 重度子痫前期与子痫应检测血清电解质与二氧化碳结合力，以便及早发现并纠正酸中毒。

6. 尿液检查 包括尿常规、尿比重。尿比重≥1.020提示尿液浓缩，尿蛋白定性阳性时，尿蛋白含量≥0.3g/24h，24小时尿蛋白定量比较客观、准确。尿蛋白在病情严重时应每2日一次或每日检查。

7. 眼底检查 先兆子痫患者可见视网膜小动静脉比值为1:2或3:1，反光增强，视乳头水肿、絮状渗出或出血，甚者可发生视网膜剥离，视力模糊或视盲。

8. 损伤性血流动力学监测 当子痫前期-子痫患者伴有严重心脏病、肾脏疾病、难以控制的高血压、肺水肿以及不能解释的少尿时，可以监测孕妇的中心静脉压或肺毛细血管楔压。

9. 心电图、超声心动图 可了解心功能，有无心肌损害、传导异常，发现高血钾、低血钾的心电图的表现。

10. 胎儿监护 监测胎动、胎心，胎儿超声评价胎儿生长发育情况，检查胎盘功能及胎儿宫内缺氧状况等。

（三）中医辨证要点

辨病性：本病以眩晕为主，属本虚标实证。根据患者临床症状、舌苔脉象等辨证气血虚实。阴虚肝旺，头晕目眩，或脾虚湿阻，痰浊上扰，四肢浮肿，胸闷呕恶，均为实证；气血两虚，神疲乏力，气短懒言，为虚证。

五、急救处理

（一）一般治疗

先兆子痫及子痫患者均应住院治疗。

1. 休息　保证充足睡眠，取左侧卧位。

2. 密切监护母儿状态　注意孕妇头晕头痛及右上腹疼痛状况，每日监测体重，测量血压，定期复查尿常规、尿蛋白、血常规、凝血功能、肝肾功能，监测胎儿生长发育状况及胎盘功能。

3. 饮食　保证充足的蛋白质和热量的摄入，不限制盐和液体的摄入，但水肿明显者应当限盐。

4. 间断吸氧　增加血氧含量，改善全身主要脏器和胎盘供氧。

（二）镇静

对于精神紧张、焦虑、失眠的患者可给予镇静治疗。

1. 地西泮　可镇静、抗惊厥、松弛肌肉。口服地西泮（安定）2.5～5mg，每日3次；10mg肌内注射或缓慢静推（>2分钟）。

2. 冬眠药物　可抑制神经系统，解痉降压。哌替啶50mg、异丙嗪25mg肌注，间隔12小时可重复使用。哌替啶100mg、异丙嗪50mg、氯丙嗪50mg加入10%葡萄糖500mL静滴。

3. 其他　苯巴比妥钠、异戊巴比妥钠、吗啡等亦可抗惊厥、抗抽搐。

（三）解痉

首选药物硫酸镁，可使骨骼肌松弛，缓解血管痉挛，减少血管内皮损伤，提高孕妇和胎儿血红蛋白亲和力，改善氧代谢。美国推荐于分娩期使用，持续到产后12～48小时，监测血镁浓度，若血镁浓度超过5mmol/L易发生镁中毒。镁中毒时应停用硫酸镁并静脉缓慢推注（5～10分钟）10%葡萄糖酸钙10mL。如患者同时合并肾功能不全、心肌病、重症肌无力等，则硫酸镁应慎用或减量使用。

1. 用药指征　①控制子痫抽搐，防止再抽搐；②预防重度先兆子痫发展成为子痫；③先兆子痫临产前用药预防抽搐。

2. 用药方法　静脉给药结合肌肉注射。静脉给药：①首次25%硫酸镁20mL加入10%葡萄糖注射液20mL中，缓慢静脉注入，5～10分钟推完；②继之，25%硫酸镁60mL加入5%葡萄糖注射液500mL中静滴，1～1.5g/h。根据血压情况决定是否加用肌肉注射，用法为25%硫酸镁20mL加入2%利多卡因2mL，臀肌深部注射，每日1～2次。每日总量25～30 g。

（四）降压

目的为预防子痫、心脑血管意外和胎盘早剥等严重母胎并发症，延长孕周，改变围生期结局。对于收缩压≥160mmHg 和（或）舒张压≥110mmHg 或平均动脉压≥140mmHg 者必须应用降压药。理想降压至收缩压在 140～155mmHg，舒张压在 90～105mmHg。

1. 应用降压药的选择原则 对胎儿无毒副作用，不影响心搏输出量、肾血浆流量及子宫胎盘灌注，不致血压急剧下降或下降过低。

2. 常用降压药物

（1）肼屈嗪：周围血管扩张剂。每15～20分钟给药5～10mg，直至出现满意反应（舒张压90～100mmHg）；或10～20 mg，每日2～3次口服；或40mg 加入5%葡萄糖500mL 内静滴。妊娠期高血压疾病性心脏病心力衰竭者不宜，妊娠早期慎用。

（2）拉贝洛尔：α、β 受体阻滞剂。100mg 口服，每日2次；或盐酸拉贝洛尔20mg 静脉注射，10分钟后剂量加倍，最大单次剂量80mg，直至血压被控制。每日最大总剂量220～300mg。房室传导阻滞、脑出血者慎用，哮喘、充血性心力衰竭者忌用。

（3）硝苯地平：钙离子通道阻滞剂。10mg 口服，每日3次，24 小时总量不超过60mg。

（4）尼卡地平：钙离子通道阻滞剂。20mg 口服，每日2～3次，以0.01%～0.02%溶液静滴，以2～10μg/（kg·min）为起始剂量，根据血压调整。

（5）酚妥拉明（立其丁）：强效α受体阻滞剂。20mg 加入5%葡萄糖500mL 静滴，密切观察血压变化；或口服50mg，每日4次。

（6）硝酸甘油：速效动脉扩张剂。0.5mg 舌下含服；或20mg 加入5%葡萄糖中静滴。青光眼、颅内高压者禁用。

（7）甲基多巴：兴奋血管运动中枢α受体，抑制外周交感神经。250mg 口服，每日3次。

（8）硝普钠：强有力速效血管扩张剂。避光，首次使用按0.5～1.0μg/（kg·min），以后每5分钟测血压一次，按血压下降情况，每15～30分钟以0.5～1.0μg/（kg·min）递增调整剂量，直至达到满意降压效果。

（9）肾素-血管紧张素类药物：妊娠期慎用。

（五）利尿

1. 适应证 利尿剂仅适用于急性心力衰竭、肺水肿、脑水肿、全身水肿和血容量过高者。

2. 常用药

（1）呋塞米（速尿）：20～40mg 加入50%葡萄糖液20mL 静脉注射，如1小时未见效可加倍剂量。或单剂量注射液500～600mL，24 小时累积可达1g。用药同时监测电解质，必要时同时补钾。

（2）甘露醇：肺水肿、心力衰竭患者禁用。20%甘露醇250mL 快速静脉滴注，15～20分钟内滴完。

（3）氢氯噻嗪：25mg 口服，每日2次。

（六）扩容

一般不主张应用扩容剂，仅用于严重的低蛋白血症、贫血。可选用人血白蛋白、血浆和全血，同时利尿治疗。

（七）适时终止妊娠

1. 终止妊娠指征

（1）先兆子痫患者经积极治疗24～48小时仍无明显好转者。

（2）重度先兆子痫患者孕周已超过 34 周。

（3）先兆子痫患者孕周不足 34 周，胎盘功能减退，胎儿已成熟。

（4）先兆子痫患者孕周不足 34 周，胎盘功能减退，胎儿尚未成熟，可促胎肺成熟（地塞米松 5mg，肌肉注射，每 12 小时 1 次，连续 2 天）后终止妊娠。

（5）子痫控制后 2 小时可考虑终止妊娠。

2. 终止妊娠方式

（1）引产：适用于病情控制后，宫颈条件成熟者。产程中应注意加强母儿安危状况及血压监测，一旦出现头晕、眼花、恶心呕吐等症状，应立即剖宫产结束分娩。

（2）剖宫产：适用于有产科指征，宫颈条件不成熟，不能在短时间内经阴道分娩，引产失败，胎盘功能明显减退，或已有胎儿窘迫征象者。

（八）子痫的处理

子痫的处理原则为控制抽搐，纠正缺氧和酸中毒，控制血压，抽搐控制后终止妊娠。

1. 一般急诊处理 避免声光刺激，保持安静；防止口舌咬伤，放置压舌板，防止跌落；保持气道通畅，防窒息，吸氧；密切观察生命体征、尿量（留置导尿管）。

2. 控制抽搐 硫酸镁是治疗子痫及预防复发的首选药物。

用药方案：①25% 硫酸镁 20mL 加入 25% 葡萄糖液 20mL 静脉推注（>5 分钟），继之以 2g/h 静脉滴注，维持血药浓度，同时应用有效镇静药物控制抽搐；②20% 甘露醇 250mL 快速静脉滴注，降低颅内压。

3. 降压 血压过高时使用降压药。

4. 纠正缺氧和酸中毒 面罩和气囊给氧，根据二氧化碳结合力及尿素氮值给予适量的 4% 碳酸氢钠纠正酸中毒。

5. 终止妊娠 抽搐控制 2 小时后可考虑终止妊娠。

6. 其他 密切观察病情，及早发现心力衰竭、脑出血、肺水肿、HELLP 综合征、肾衰竭、DIC 等并发症，并积极处理。

六、中医治疗

（一）治疗原则

以育阴潜阳为基本治疗原则，随症加入滋阴、化痰、补血、益气之品，慎用温阳助火之剂。

（二）辨证论治

1. 阴虚肝旺证

主要证候：妊娠中后期，头晕目眩，头痛耳鸣，视物模糊，颜面潮红，心烦失眠，口干咽燥，手足心热；舌质红或绛，少苔，脉弦数。

治法：滋阴潜阳。

方药：杞菊地黄丸加减。若热象明显加知母、黄柏；口苦、烦躁加竹茹、黄芩；水肿甚者加茯苓、防己、泽泻；抽搐者加羚羊角。

2. 脾虚肝旺证

主要证候：妊娠中晚期，头晕目眩，头重如裹，胸闷呕恶，心烦，呃逆，面浮肢肿，倦怠嗜睡，食欲减退；舌苔白腻，脉弦滑。

治法：健脾利湿，平肝潜阳。

方药：半夏白术天麻汤加减。

3. 气血虚弱证

主要证候：妊娠后期，头晕目眩，神疲乏力，气短懒言，心悸失眠，眼前发黑，面色萎黄或苍白，舌质淡，脉细弱。

治法：益气养血。

方药：八珍汤加减。

第二十章
急诊危重症监测及管理

第一节　血流动力学监测

一、基础生命体征监测

基础生命体征包括体温、呼吸、脉搏（心率）、血压、氧饱和度等，本节重点介绍心电、血压及脉搏血氧饱和度监测。

（一）心电监测

心电监测是指通过心电监护仪持续监测患者心电活动，临床医生可以连续观察患者心电变化，及时处理可能发生危及患者生命的恶性事件。

观察指标与心电图指标相同，主要有以下几种：

1. 心率快慢，节律齐与不齐。
2. 是否有 P 波，P 波是否规则出现，高度、宽度、形态是否有异常。
3. QRS 波群是否出现，波形是否正常。
4. ST 段有无抬高或压低。
5. T 波是否正常，有无倒置。
6. 有无异常波形出现，如坏死性 Q 波等。

（二）血压监测

1. 无创血压监测

（1）监测方法：目前常用人工袖带测压法和电子自动测压法，重症患者多采用电子自动测压法。

（2）临床意义

1）动脉血压组成

收缩压：心脏收缩时，动脉血管内壁的最大压力。收缩压大于 140mmHg 为高血压，小于 90mmHg 为低血压，小于 70mmHg 器官灌注明显减少，小于 50mmHg 易发生心脏停搏。

舒张压：心脏舒张时，动脉血管弹性回缩产生的压力。大于 90mmHg 为舒张高压。

脉压：收缩压减去舒张压，正常值为 30～40mmHg。

平均动脉压：等于舒张压加上三分之一脉压。维持器官功能灌注。

2）临床意义：动脉血压可反映心脏后负荷、心肌耗氧和做功、器官组织血流灌注，是判断循环功能的重要指标之一。

2. 有创血压监测　重症监护室患者常规监测无创血压，但有些血流动力学不稳定的患者，无创血压监测不能连续准确地反映患者的血压情况，必须进行有创血压监测。

（1）操作方法：动脉监测最常选用的是桡动脉，也可选用足背动脉、股动脉。掌握动脉的解剖位置，判断动脉的充盈度，是穿刺成功与否的关键。

1）工具：包括套管针、冲洗装置（压力换能器、三通开关、延伸连接管、输液器、加压带）、电子测压系统。

2）操作方法：①患者取平卧位，前臂伸直，掌心向上并固定，腕部垫一小枕，手背屈曲60°角。②摸清桡动脉搏动，常规消毒皮肤，术者戴无菌手套，铺无菌巾，在桡动脉搏动最清楚的远端用1%普鲁卡因做浸润局麻至桡动脉两侧，以免穿刺时引起桡动脉痉挛。③用带有注射器的套管针从针孔处进针，套管针与皮肤呈30°角，与桡动脉走行相平行进针，当针头穿过桡动脉壁时有突破坚韧组织的脱空感，并有血液呈搏动状涌出，证明穿刺成功。此时即将套管针放低，与皮肤呈10°角，再将其向前推进2mm，使外套管的圆锥口全部进入血管腔内，用手固定针芯，将外套管送入桡动脉内并推至所需深度，拔出针芯。连接上连接管，贴好敷料。

（2）临床意义

1）适应证：各类危重患者和复杂大手术及有大出血的手术。①体外循环直视手术；②低温治疗或需控制性降压的手术；③严重低血压、休克需反复测量血压的患者；④需反复采取动脉血标本做血气分析的患者；⑤需要应用血管活性药物的患者；⑥心肺复苏术后的患者。

2）临床意义：①直接动脉压力监测为持续的动态变化过程，不受人工加压、袖带宽度及松紧度影响，准确可靠，随时取值，动脉压力波形的节律反映心脏的节律，动脉压力波形的变化也在一定程度上反映呼吸对循环的影响；②一般来讲，收缩压主要反映心脏的心肌收缩力，舒张压主要反映外周血管阻力；③患者在应用血管活性药物时可及早发现动脉压的突然变化；④反复采集动脉血气标本减少患者痛苦。

（3）并发症：常见并发症有血栓形成及动脉栓塞，渗血、出血、血肿，局部或全身感染等。必须要防患于未然，注意消毒及护理，置管保留最长1周。

（三）脉搏血氧饱和度监测

常用血氧饱和度监测方法为光学检测法，与动脉血氧饱和度相关性好，且具有快速、连续、动态检测的优点。血氧饱和度正常值为95%～100%，可间接反映组织的缺氧程度，是重症常用监护之一。

1. 操作方法

（1）打开监护仪，连接传感线。

（2）固定传感器，常用皮肤部位指（趾）端。

（3）识别正常脉搏信号，注意波形是否正常。

2. 临床意义

（1）经皮脉搏血氧饱和度监测数值降低可提示肺通气、肺换气功能降低及循环功能障碍（组织低灌注）。

（2）影响监测准确性的因素：休克、体温过低、使用血管活性药物等影响局部循环血流而影响SpO_2监测的准确性。周围环境光照太强、电磁波干扰及涂指甲油等外部因素影响信号的接受也可影响监测的结果。一氧化碳中毒、高铁血红蛋白血症、贫血等血液因素均可影响SpO_2监测的准确性。

二、血流动力学监测

血流动力学监测是危重症患者经常使用的监测，包括无创血流动力学监测和有创血流动力学监测方法。血流动力学监测可帮助临床医生提供诊断及治疗的信息。有创动脉血压监测已在基础生命体征监测中介绍，下面主要介绍有创血流动力学监测技术。

（一）中心静脉压监测

中心静脉压（CVP）监测需要放置中心静脉置管，连接中心静脉监测换能器及监护仪就可以监测 CVP。

1. 监测 CVP 的装置　CVP 监测可以通过换能器连接心电监护仪记录 CVP 波形及数值，也可以手工测量中心静脉压。

2. 中心静脉置管术　中心静脉置管常用的静脉有颈内静脉、锁骨下静脉、股静脉。

（1）适应证及禁忌证：中心静脉置管适用于外周静脉置管困难患者；长期输液的患者；大量、快速输液扩容的患者；肠外营养治疗者；血液透析、血浆置换术者；药物治疗（化疗、高渗、刺激性）；危重患者抢救及大手术行 CVP 监测；放置起搏器电极等。中心静脉置管一般无绝对的禁忌证。

（2）穿刺置管方法

1）颈内静脉穿刺：①体位：去枕平卧，头转向对侧。②穿刺点定位：找出胸锁乳突肌的锁骨头、胸骨头和锁骨三者形成的三角区，该区顶点为穿刺点。③消毒、铺巾、局麻。④穿刺针接上盛有肝素生理盐水的注射器，左手食指定穿刺点，右手持针，针轴与额平面呈 30°～45°，方向为同侧乳头。⑤进针深度一般为 2.5～3.0cm，边进针边回抽，当见回血时，将导丝插入注射器尾端，退出穿刺针，沿导丝植入扩皮器扩皮，退出扩皮器，植入深静脉导管，退出导丝，一般导管插入深度为 10～15cm。⑥确认导管回血通畅，排气。⑦固定。

2）锁骨下静脉及股静脉穿刺：锁骨下静脉及股静脉穿刺方法与颈内静脉穿刺一样，只是穿刺点及穿刺方向不同。锁骨下静脉穿刺点为锁骨中 1/3 与内 1/3 交界处，锁骨下缘 1～2cm 处，进针方向为喉结。股静脉穿刺点为腹股沟中，股动脉搏动最强处的内侧 0.5～1.0cm，进针方向为肚脐。

3. 监测 CVP 的临床意义　测定中心静脉压对于了解容量负荷、右心功能等有重大意义。CVP 参考范围是 5～10mmHg。具体见表 20-1。

表 20-1　监测 CVP 的临床意义

	CVP 增高	CVP 降低
病理因素	心力衰竭、心源性休克；心包填塞、缩窄性心包炎；肺循环阻力升高，如右心室流出道狭窄、肺动脉高压、肺水肿等；腹内压增高的各种疾病及先天性心脏病	血容量不足，大量出血、渗血、脱水、利尿而未及时补充；周围血管扩张，如神经性和过敏性休克等
药物因素	使用较强的收缩血管药物时，小静脉收缩，回心血量相对增加，导致 CVP 升高；输液、输血速度过快，量过多	应用血管扩张药物或心功能不全患者用洋地黄等强心药后，血管张力降低，血容量相对不足，使 CVP 下降；应用镇静药物
其他因素	胸腔内压升高，如使用呼吸机正压呼吸、张力性气胸、血胸等；患者安静状态测量静脉压，如气管内吸痰、躁动、寒战、咳嗽等均可使 CVP 升高	麻醉过深或椎管内麻醉时血管扩张，使 CVP 下降

4. 注意事项　CVP 监测易导致感染、脱管、出血等并发症，应每天护理，更换肝素生理盐水冲洗导管；注意防止意外拔管。

（二）肺动脉漂浮导管（PAC，Swan-Ganz 导管）

1. 适应证　漂浮导管适用于血流动力学不稳定的患者，包括：①复杂心肌梗死的处理：如严重心力衰竭、低心排综合征等；②各种类型休克的鉴别和处理；③肺水肿的鉴别诊断；④指导不稳定患者的液体治疗等。

2. 禁忌证　漂浮导管的绝对禁忌证是在导管经过的通道上有严重的解剖畸形，导管无法通过或导管本身可使原发病加重，如右心室流出道梗阻、肺动脉瓣或三尖瓣狭窄，PA 严重畸形、法洛四联症等。相对禁忌证包括：①严重出血倾向或凝血功能障碍；②肝素过敏；③细菌性心内膜炎、活动性风湿病；④严重心律失常，尤其是室性心律失常；⑤严重肺动脉高压；⑥心脏及大血管内有附壁血栓；⑦完全性左束支传导阻滞；⑧室壁瘤患者。

3. 操作方法

（1）肺动脉导管介绍：最常用的 PAC 导管为 7F 四腔漂浮导管，长约 1m，导管上每 10cm 有细黑线标记，作为插管深度的标记。主腔开口在管端，用于测量肺动脉压和肺动脉楔压，以及采取肺动脉血标本；第二腔开口于距管端 30cm 处，用于测量右房压以及测量心排出量时注射生理盐水；第三腔与导管的乳胶小气囊相通，并带有一个气囊阀，气囊充盈后可漂于血液中，带动导管按照血流方向推进；第四腔是热敏电极，终止于近导管端处 3.5～4cm，用于测量局部温度变化，以计算 CO 值。有部分漂浮导管能连续监测混合静脉氧饱和度。

（2）操作准备

1）心电监护仪、冲洗导管的肝素盐水袋、压力检测换能器、导管腔穿刺包、肺动脉导管包、X 线透视或彩色多普勒超声。

2）插管途径。插管首选右颈内静脉，也可以选择锁骨下静脉。

3）插管方法。暴露穿刺点，消毒，铺巾，置入导管鞘；检查漂浮导管气囊是否完整、对称，各管腔是否通畅，预注肝素水，连接测压系统；边观察压力波形，边进导管，置入 15～20cm 后开始气囊打气，顺血流方向漂浮，依次看到右房压、右室压、肺动脉压波形，直至肺动脉楔压出现，停止进管；气囊放气后消毒固定，连接温度探头及心排测量导线。

4. 并发症　PAC 置管常见并发症有心律失常、导管打结、导管移位、气囊破裂、心脏瓣膜损害、血栓形成及栓塞、心内膜炎、感染等并发症。操作必须遵循无菌操作原则，遵守操作流程，尽量避免并发症发生。

5. PAC 参数范围　PAC 参数主要包括压力参数、流量参数和氧代谢参数，常用参数及正常参考值见表 20-2。

表 20-2　PAC 参数及正常参考值

参数	英文缩写	单位	计算方法	正常参考值
右房压	RAP	mmHg	直接测量	0～8
平均右室压	MRVP	mmHg	直接测量	10～18
平均肺动脉压	MPAP	mmHg	直接测量	9～16
肺动脉楔压	PAWP	mmHg	直接测量	2～10

参数	英文缩写	单位	计算方法	正常参考值
心排出量	CO	L/min	直接测量	4～6
心排指数	CI	L/(min·m²)	CO/BSA	2.5～4.2
每搏输出量	SV	mL	1000×CO/HR	60～90
每搏指数	SVI	mL/m²	SV/BSA	30～50
外周血管阻力	SVR	dyn·s/cm⁵	80×(MAP－CVP)/CO	900～1500
体循环阻力指数	SVRI	dyn·s·m²/cm⁵	80×(MAP－CVP)/CI	1760～2600
肺循环阻力	PVR	dyn·s/cm⁵	80×(PAP－PAWP)/CO	20～130
肺循环阻力指数	PVRI	dyn·s·m²/cm⁵	80×(PAP－PAWP)/CI	45～225
左室每搏功指数	LVSWI	g·m/m²	SV×(MAP－PAWP)×0.0136	45～60
右室每搏功指数	RVSWI	g·m/m²	SV×(MAP－PAWP)×0.0136	5～10
混合静脉氧饱和度	SvO₂	%	SaO₂×VO₂/(CO×1.39×Hb)	60～80
氧输送	DO₂	mL/(min·m²)	CI·CaO₂·10	520～720
氧耗量	VO₂	mL/(min·m²)	CI·(CaO₂－CvO₂)·10	100～180
氧摄取量	O₂ER	%	(CaO₂－CvO₂)/Ca₂	22～30

注：BSA，体表面积；SaO₂，动脉血氧饱和度；Hb，血红蛋白含量；CaO₂，动脉血氧含量。

（三）脉搏轮廓温度稀释连续心排血量测定

脉搏轮廓温度稀释连续心排血量测定（PiCCO）是一种利用经肺热稀释技术和脉搏波形轮廓分析技术，对重症患者主要血流动力学参数进行检测的工具。

1. 适应证及禁忌证　PiCCO 适用于血流动力学不稳定的患者，如各种类型休克、严重心衰、液体治疗复杂的患者等。一般 PiCCO 无绝对禁忌证，对于凝血功能障碍等患者需慎重考虑，综合评估利弊。

2. 操作方法

（1）首先安置一根中心静脉导管，最好选择颈内静脉、锁骨下静脉。

（2）股动脉置管：暴露腹股沟部位，消毒铺巾，以股动脉搏动最强点为穿刺点，穿刺方向为肚脐，穿刺方法与中心静脉置管方法相同，连接压力换能器、心排测量导线及温度探测仪。

3. PiCCO 的参数及临床意义　PiCCO 参数包括热稀释参数（单次）和脉搏轮廓参数（连续），具体参数及参考范围见表20-3。

表 20-3　PiCCO 参数及参考范围

参数	英文缩写	单位	参考范围
心排指数	CI	L/(min·m²)	3.0～5.0
血管外肺水指数	EVWI	mL/kg	3.0～7.0
心功能指数	CFI	L/min	4.5～6.5
全心射血分数	GEF	%	25～35
每搏量	SV	mL	—

续表

参数	英文缩写	单位	参考范围
每搏指数	SVI	mL/m^2	40～60
每搏量变化	SVV	%	<10
外周血管阻力	SVR	dyn·s/cm^5	—
外周血管阻力指数	SVRI	dyn·s·m^2/cm^5	1200～2000
胸腔内血容量	ITBV	—	—
胸腔内血容量指数	ITBVI	mL/m^2	850～1000
全心舒张末期容积	GEDV	—	—
全心舒张末期容积指数	GEDVI	mL/m^2	680～800
肺血管通透性指数	PVPI	—	1.0～3.0
脉压变异	PPV	%	<10

　　PiCCO 参数在临床中应用较为广泛，可以帮助我们诊断及鉴别诊断，又可为临床提供容量及心功能指标，帮助临床更好地管理液体等。其具体应用方法见图 20 - 1。

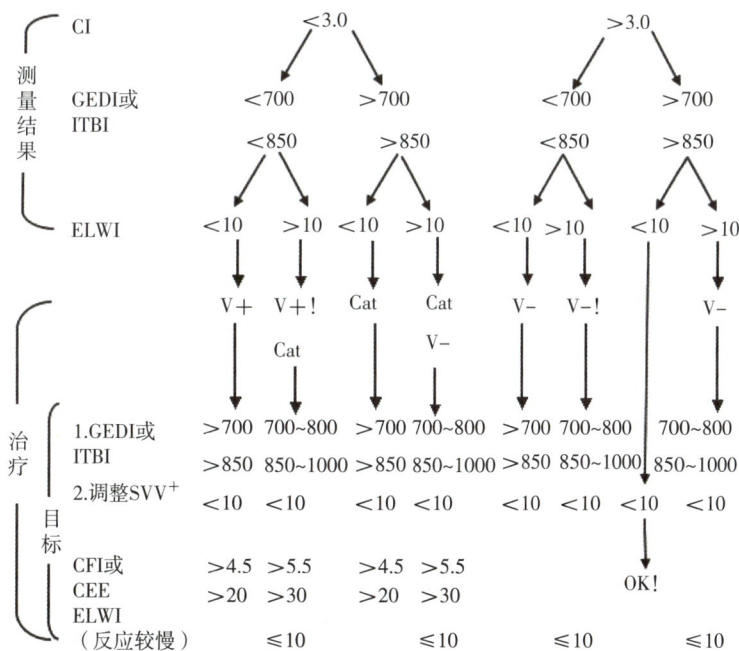

注：V + = 增加容量；V - = 减少容量；Cat = 儿茶酚胺/血管活性药物。
SVV$^+$只能用于没有心律失常的机械通气患者。

图 20 - 1　PiCCO 治疗树

（四）唯捷流（Vigileo）

　　Vigileo 是由美国爱德华公司研发生产的一款经外周动脉连续性监测心排量的产品。其产品除能监测心排量外，还可以监测每搏量，计算每搏变异度、外周血管阻力等。直接与已有的外周动脉导管连接，减少监测过程并发症的发生，更加快速地设置并应用，提供更多的方法手段，对危重患者进行监测。无须人工校正，使用方便。输入患者年龄、性别、身高和体重即可开始连续心排血量监测，自动计算主要的血流动力学参数，对于患者血管的生理学改变进行连续校准。其优点为简便、快捷、微创，可快速评估液体容量负荷。

（五）混合静脉氧饱和度监测

心导管监测系统可持续监测混合静脉氧饱和度，作为监测氧输送和氧消耗以及患者对治疗反应的指标，混合静脉氧饱和度的变化趋势是反映氧供需关系变化的早期警号，氧输送减少或氧消耗增加都可导致混合静脉氧饱和度降低。在其他因素相对稳定的情况下，混合静脉氧饱和度的变化可反映心输出量的变化。但在疾病的早期阶段，混合静脉氧饱和度的变化与多个因素有关，因此不能准确反映心输出量的变化。具体见表 20 – 4。

表 20 – 4　影响混和静脉氧饱和度的因素

混合静脉氧饱和度（SvO$_2$）	生理变化	临床常见原因
升高（85%～95%）	氧耗降低；氧输送增加；机械干扰	低温、麻醉、肌松、严重全身感染或 ARDS；吸入氧浓度升高；导管嵌入，左向右分流型先心病
正常（60%～80%）	氧供与氧耗平衡；氧摄取降低	机体组织灌注良好；严重全身感染或 ARDS
降低（<60%）	氧耗增加；氧输送降低	寒战、疼痛、抽搐、高热、焦虑；吸痰；机体组织灌注不足、贫血、低氧血症

（六）超声多普勒技术

心脏超声在重症医学科的应用越来越多，不仅可以评估患者心脏结构及功能情况，还可以评估者容量负荷等，在床旁就很容易得到临床医生希望得到的信息，但对操作者的技术要求较高。

1. 心脏超声评估心功能及结构的作用　心脏超声可以评估患者心脏各房室大小、瓣膜情况，对于重症患者来说，功能的评估更为重要。患者心功能如何，可以接受大剂量容量复苏吗？这才是我们关心的问题。心功能的测定包括心脏的收缩功能及舒张功能，以左心室功能评价为最重要。

射血分数（EF）是目前临床常用于评价左心收缩功能的指标，具有容易获得、可重复性好的优点，有研究发现 EF 与预后有关。EF 测量方法很多，美国超声学会推荐 Simpson，其测量要求对心内膜边缘的确认水平足够高。另外组织多普勒成像（TDI）可通过测量心肌收缩的速度来反映心脏的收缩功能，研究表示其与 EF 有较好的相关性。目前实时三维超声能够更全面、快速、准确地测定心功能，是一种新的方向。EF 参考值为≥50%。若 EF <50% 就提示患者左心室收缩功能下降。

2. 心脏超声在评价容量负荷的作用　ICU 患者血流动力学不稳定，临床医生常常通过调节患者的前负荷以提高心排血量从而保证器官灌注，其关键是评估患者的容量状态。心脏超声在评估容量负荷方面具有准确、快捷、无创等优点。

心脏超声评估容量状态的指标有静态指标和动态指标，静态指标包括测量心脏内径大小，血流速度快慢，下腔静脉内径；动态指标包括下腔静脉内径变异度（包括内径和流量的动态变化，可用来判断液体反应性），以及常用的下腔静脉塌陷度（自主或机械通气时呼吸负荷的变化、被动抬腿试验、容量负荷试验等）。总之，心脏超声在评估容量状态具有较好的前景。

心脏超声也可用于外周阻力、脱机困难的评估，但应用较少。心脏超声在重症医学科临床工作中应用较为广泛。

第二节　呼吸功能监测

人的呼吸过程包括三个互相联系的环节：外呼吸，包括肺通气和肺换气；气体在血液中的运输；内呼吸，指组织细胞与血液间的气体交换。现在我们着重讲外呼吸功能。近年来，由于对呼吸病学病理生理认识的深入，呼吸监测技术不断革新，并在临床上发挥越来越重要的作用。呼吸功能监测可帮助临床医师了解患者的呼吸功能状况，及时掌握救治机会，预防呼吸衰竭的发生。对于急重症患者，及时、精确的呼吸功能监测是帮助医师做出临床决策的必要前提。

呼吸功能监测项目繁多，大致上可分为气体交换监测、呼吸力学监测、呼吸功能监测及呼吸驱动监测等。

一、气体交换监测

（一）血氧饱和度监测

血氧饱和度是反映组织的供氧量和耗氧量的重要指标，常用的方法是经皮血氧饱和度（SpO_2）监测、动脉血氧饱和度（SaO_2）监测和混合静脉氧饱和度（SvO_2）监测。

1. 经皮血氧饱和度监测　经皮血氧饱和度监测仪探头，监测到患者指端小动脉搏动时的氧合血红蛋白占血红蛋白的百分数，为经皮血氧饱和度监测。

发生原理：红外线探头放置患者指端，根据血红蛋白和氧合血红蛋白对光吸收特性的不同特点，用可以穿透血液的红光（波长 $660\mu m$）和红外光（$940\mu m$）分别照射组织，并以光敏二极管接受照射后的光信号，为了排除动脉血以外其他组织的影响，只取搏动的信号，经计算机采样分析处理氧合血红蛋白占总血红蛋白的百分数。同时，还可测出脉率。

适应证：①具有氧合功能障碍的患者或潜在氧合功能障碍的患者；②手术麻醉或诊疗过程中（如支气管镜检查、吸痰、重症监护室）需连续监测血氧变化的患者。

局限性：无明显局限性。

2. 动脉血氧饱和度监测　动脉血氧饱和度是指动脉血氧与血红蛋白结合的程度，是单位血红蛋白含氧的百分数，可利用血气分析仪进行电化学分析获得，其正常范围在 95%～98%。

适应证：①对代谢性或呼吸性疾病的性质、严重程度、预后进行评估。②判断有无低氧血症、缺氧的严重程度，监测氧疗效果。③是进行机械通气前的重要监测指标，为通气过程中通气指标的调整、脱机及插管、拔管提供重要依据。

局限性：若患者凝血功能异常，在动脉穿刺后适当延长局部压迫时间以防止出血的发生。

3. 混合静脉氧饱和度监测　混合静脉氧饱和度是指来自上腔静脉和下腔静脉的静脉血混合之后的血氧饱和度。临床上通过肺动脉漂浮导管（Swan－Ganz 导管）抽取混合静脉血进行血气分析间接测定。

适应证：①各种原因的休克（如心源性休克、分布性休克、梗阻性休克和低血容量性休克）；②多器官功能衰竭；③严重缺血性心脏病；④严重低氧血症；⑤心脏手术围手术期。

局限性：以下情况慎用：①三尖瓣或肺动脉瓣狭窄；②法洛四联症；③严重心律失常、凝血功能障碍及近期出现导管相关性感染等。

（二）血气分析

血气分析是测定血液中的氧分压、二氧化碳分压和氢离子浓度的监测方法。其中氧分压、二氧化碳分压是反映患者换气功能和通气功能的指标，而二氧化碳分压和氢离子浓度是判断酸碱平衡紊乱的重要参数。

1. 判断呼吸功能 动脉血气分析是判断呼吸功能的客观指标，根据动脉血气分析结果可以将呼吸衰竭分为 I 型呼吸衰竭和 II 型呼吸衰竭。

2. 监测组织氧合状态 组织氧合的测定包括氧输送、氧耗量、氧摄取率、动脉血氧分压、混合静脉血氧分压、动脉血氧饱和度、混合静脉氧饱和度和动脉血乳酸水平等。通过动静脉血气分析及心排血量和血红蛋白浓度及氧饱和度可计算出氧输送、氧耗量和氧摄取率。

3. 判断酸碱平衡紊乱 依据血气分析可判断酸碱平衡紊乱状态。

4. 检测电解质 部分血气分析仪直接测量出血液中的电解质水平（如钠、钾、氯、钙等），可判断出有无电解质紊乱存在。

局限性：该操作属于有创性，使用起来仍有局限性，如动脉损伤、感染、并发假性动脉瘤；且多次抽血可丢失可观的血容量，对危重患者、严重贫血者或婴幼儿增加了一定危险性。

近年来根据荧光学原理研制出更细微的电极，置于动脉内可持续、定时监测氧分压、二氧化碳分压和酸碱度的变化，能及时了解病情的瞬息改变，但仍未普及。

二、呼吸力学监测

（一）呼吸系统的力学特征

呼吸力学的内容包括呼吸压力、呼吸阻力、顺应性和时间常数等，以下简单介绍呼吸系统的力学特征。

1. 呼吸压力 呼吸运动过程中必须克服压力的变化。呼吸肌收缩和舒张，产生呼吸运动，导致肺通气，从物理学角度，乃是一系列压力变化的结果（如图 20 - 2）。自主呼吸时，呼吸肌收缩导致胸腔内压力低于气道开口处压力，患者开始吸气。控制通气时，当气道开口处压力高于胸腔内压时，吸气开始。机械通气时可为患者提供部分或全部的呼吸所需的压力，因此，可减轻患者的呼吸做功。为了确保呼吸机应用的有效性，就必须对压力进行监测。

（1）胸内压（Ppl）：又称胸膜内压或胸膜腔内压，是指脏层胸膜与壁层胸膜之间的潜在腔（即胸膜腔）内的压力。胸内负压由胸廓的弹性扩张和肺的弹性回缩这两种对抗力量作用于胸膜腔而形成，它使肺维持扩张状态，并有助于静脉血的回流。胸膜腔内压力正常呼气时为 $-5 \sim -3$ mmHg，吸气时为 $-10 \sim -5$ mmHg，临床上常以食管内压力估计胸内压。

（2）肺泡压：指肺泡内的压力，肺内压是不停改变的，不是一成不变的。呼气时，肺内压 > 大气压；呼气末，肺内压 = 大气压；吸气时，肺内压 < 大气压；吸气末，肺内压 = 大气压。

（3）气道压（Paw）：指气道内的压力。吸气时，肺泡压为负压，气道内压由呼吸道开口向肺泡递减，呼吸时则相反，在平静呼气末，气道内压与大气压相等。

（4）食管压：胸内食管壁顺应性良好，食管内压能较好地反映胸腔内压，虽然二者绝对值有一定差异，但变化幅度和趋势是一样的。

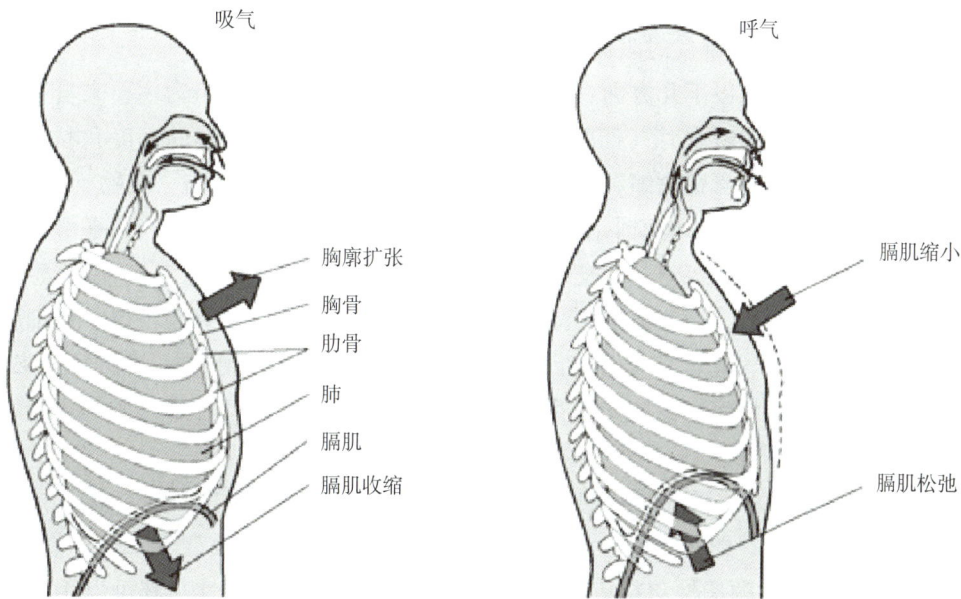

图 20 - 2 呼吸运动的变化

（5）跨肺压（Pl）：肺泡压与胸内压之差，是使肺扩张和收缩的力量。在呼吸周期中，由于跨肺压存在区域性差异，肺各部分容积变化不一，使吸入气体分布不均。它反映在相应的肺容量时需要克服肺的阻力，也是产生相应的肺容量变化消耗于肺的驱动压力。

（6）跨胸壁压（Pw）：Pw 是指胸内压（Ppl）与体表压力（Pb）的差值，即 Pw = Ppl - Pb，它反映在相应的容量时胸廓的阻力，也是产生相应的胸廓容量变化所消耗的驱动压力。Pb 为大气压（参照零点），所以，Pw = Ppl。由于呼吸肌肉直接附着并作用在胸壁上，呼吸肌肉的活动会直接导致胸廓的运动，从而影响 Pw 的测定。因此，只有在呼吸肌肉完全放松，气道阻断的条件下，Ppl 才能反映 Pw。

（7）跨胸廓压：肺泡压与大气压之差，是扩张和压缩胸壁与肺的总压力。

（8）内源性呼气末正压（PEEPi）：在正常情况下，呼气末肺容量处于功能残气位时，肺脏和胸壁的弹性回缩力大小相等、方向相反，呼吸系统的静态弹性回缩压为 0，肺泡压也为 0；在病理情况下，呼气末肺容量位高于功能残气容量位，此时呼吸系统的静态弹性回缩压升高，肺泡压也升高，这种升高的肺泡压称为 PEEPi。由于肺内病变的不均一性，不同区域的 PEEPi 是不一致的。PEEPi 根据测定的方法分为静态内源性呼气末正压（PEEPi，stat）和动态内源性呼气末正压（PEEPi，dyn）。PEEPi，stat 通常在充分镇静麻醉的前提下采用呼气末气道阻断法测定；PEEPi，dyn 检测采用食管囊管法测定吸气流量始动前吸气肌肉产生的食管负压的变化值。从理论上讲，PEEPi，dyn 比 PEEPi，stat 低，PEEPi，stat 代表 PEEPi 平均水平；PEEPi，dyn 代表气体进入肺泡前所需克服的最低值 PEEPi，stat。

2. 呼吸阻力 呼吸运动要克服阻力，按照物理特性阻力可分为黏性阻力、弹性阻力和惯性阻力。按阻力存在部位可分为气道阻力、肺组织阻力和胸廓阻力。

（1）黏性阻力：来自气道和肺组织，绝大部分来自气道，即通常所说的气道阻力。

（2）弹性阻力：主要分布于肺组织和可扩张的细支气管，它是顺应性的倒数。肺弹性阻力越大，顺应性就越小。

（3）惯性阻力：主要分布于大气道和胸廓。临床上阻力的测定主要是为了反映气道阻力。气道阻力的定义为单位流量所需要的压力差，即：气道阻力 = （气道口腔压 − 肺泡压）/流量。正常值为每秒 $1 \sim 3cmH_2O/L$，呼气时阻力为每秒 $2 \sim 5cmH_2O/L$。

影响气道阻力的因素有以下几方面：①呼吸道的长度与半径，气道阻力主要来自大气道和中等气道。②肺容积：肺实质减少时（如肺气肿），气道阻力增加。③气体的密度和黏滞度。④支气管管壁受外压。⑤支气管管壁收缩和舒张：某些因素如副交感神经兴奋、药物（如乙酰胆碱、胆碱酯酶抑制剂、组胺等）、肺栓塞时动脉血二氧化碳分压过低等可导致支气管平滑肌收缩，阻力增加；某些因素如交感神经兴奋、拟交感药物（肾上腺素、去甲肾上腺素）、副交感神经阻断剂等可以舒张支气管平滑肌，使气道阻力减少；某些病理因素如支气管黏膜增厚、炎细胞浸润和纤维化等可增加阻力。⑥气管、支气管腔内阻塞使气道阻力增加：如水肿、渗出及分泌物增多、腔内异物等。⑦慢性阻塞性疾病：如支气管哮喘、慢性支气管炎、阻塞性肺气肿等可使气道阻力增加。

3. 顺应性 由胸廓和肺组织弹性组成，是表示胸廓和肺扩张程度的一个指标。指单位压力改变时所引起的容积改变，即：顺应性 = 容积的改变（ΔV）/压力的改变（ΔP），单位是L/KPa或 L/cmH_2O。呼吸系统的顺应性包括肺顺应性、胸壁顺应性和总顺应性。其可以用以下公式表示，具体见图 20 − 3。

肺顺应性（CL）＝肺容积的改变（ΔV）/跨肺压

胸壁顺应性（Ccw）＝肺容积的改变（ΔV）/跨胸壁压

总顺应性（Crs）＝肺容积的改变（ΔV）/跨胸廓压

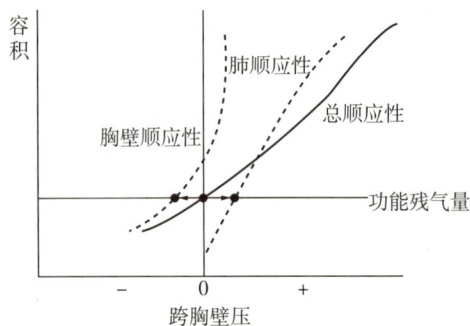

图 20 − 3　顺应性公式

呼吸系统顺应性三者的关系如下：

1/总顺应性 ＝1/肺顺应性 +1/胸壁顺应性

顺应性又分为静态顺应性和动态顺应性。静态顺应性指呼吸周期中气流暂时阻断所测得的顺应性，与呼吸系统的弹性有关，正常值为 $1.7 \sim 2.5L/KPa$。动态顺应性指呼吸周期中气流未阻断所测得的顺应性，与呼吸系统的弹性、气道阻力及呼吸频率有关，正常值为 $1.5 \sim 3.5\ L/KPa$。在屏气时气道内没有气体流动，不产生阻力，平台压完全用于克服肺弹性阻力，顺应性可用以下公式计算：

总静态顺应性 ＝潮气量/（平台压 − PEEP − PEEPi）

总动态顺应性 ＝潮气量/（气道峰压 − PEEP − PEEPi）

影响顺应性的因素很多，除了年龄、性别、身高、体重等生理因素，胸壁或（和）肺部疾病也会导致顺应性改变。具体见表 20 −5。

表 20-5　顺应性降低的原因

胸壁顺应性降低的原因	肺顺应性降低的原因
肥胖	张力性气胸
腹水	主支气管插管
神经肌肉无力	动态充气过度
连枷胸	肺水肿
脊柱后凸侧弯	弥漫性肺间质纤维化
纤维胸	ARDS
漏斗胸	过敏性肺炎
胸壁肿瘤	结缔组织病
硬皮病	结节病
	原因不明的机化性肺炎
	肿瘤淋巴道播散

4. 时间常数　是气体在肺泡内充盈与排空的时间，为呼吸阻力与顺应性的乘积，正常值为 0.4s。在一个时间常数内，肺泡可充气至最大容积的 63%，2 倍时间常数可充盈 95%，3 倍可充盈 100%。时间常数反映了肺泡充满和排空气体所需的时间，是重要的肺力学参数。

肺是由大小不等的肺泡组成，各部分肺泡的顺应性和阻力不尽相同，因此各部分肺的时间常数也不一致，这是肺泡通气不均匀的原因之一，也是动态和静态肺顺应性不同的基础。由于肺局部病变的影响，不同肺区的充盈和排空速度有所不同，充盈和排空速度较快的区域为快肺区，充盈和排空速度较慢的区域为慢肺区。

（二）呼吸力学监测

目前一些监测功能较强的呼吸机，能及时反映许多重要呼吸力学参数的变化，不仅可以帮助临床医生随时了解患者呼吸功能变化，而且可以指导机械通气，避免通气所引起的肺损伤。

1. 气道压力监测　机械通气的主要目的是通过提供一定的驱动压以克服呼吸系统的阻力和呼吸机管路的阻力，把一定潮气量的气体按一定频率送入肺内。监测气道压力的变化可以及时了解潮气量和呼吸阻力的变化。当潮气量和吸气流速维持不变时，气道压力直接反映呼吸阻力和顺应性。气道压力升高，说明呼吸道梗阻、顺应性下降以及肌张力增加（如人机对抗）等；气道压力降低，说明管道漏气。另一方面，气道阻力和顺应性无变化时，气道压力下降说明潮气量减少。气道压力可通过呼吸机来监测，临床主要监测以下压力（见图 20-4）：

气道峰压：呼吸机送气过程中的最高压力，用于克服肺和胸廓的弹性阻力和黏滞阻力，与吸气流速、潮气量、气道阻力、胸肺顺应性和呼气末压力有关。机械通气时应保持气道峰压低于 $40cmH_2O$，过高会增加气压伤的风险。

平台压：吸气末屏气时的气道压力，用于克服肺和胸廓的弹性压力。与潮气量、胸肺顺应性和呼气末压力有关。若吸入气体在体内有足够的平衡时间，可代表肺泡压。机械通气时，平台压高于 $30cmH_2O$，发生气压伤的可能性增加，监测平台压比气道峰压更能反映气压伤的危险性，因

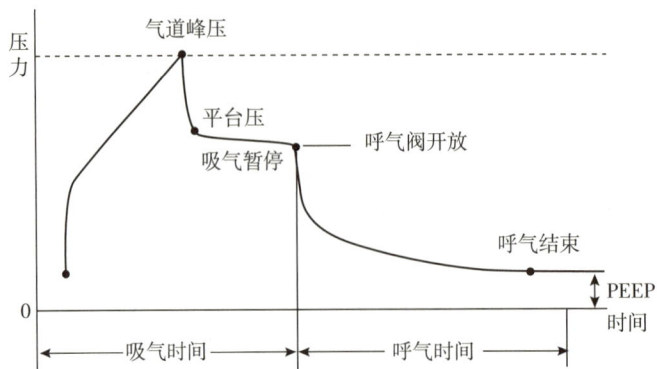

图 20 - 4 气道压力监测

为气道峰压主要作用于气道，而平台压才真正反映肺泡内的最大压力。过高的平台压和过长的吸气时间也增加肺内血循环的负荷。

平均气道压：为单个呼吸周期中气道压的平均值。与影响气道峰压的因素及吸气时间长短有关，能预计平均肺泡压力。

呼气末压力：呼气即将结束时的压力，等于大气压或呼气末正压（PEEP）。

内源性 PEEP（PEEPi）：指呼气末气体陷闭在肺泡内而产生的正压。主要与呼气阻力增加、呼吸系统顺应性增高、呼气时间不足、呼气气流受限和通气参数设置不当等因素有关。PEEPi 可引起气压伤、增加呼吸功、使患者发生人机对抗，影响血流动力学并可能导致顺应性计算的误差。控制通气时的流速 - 时间波形有助于监测 PEEPi。正常情况下，呼气末流速接近零。当呼气时有持续的气流存在，呼气末气流不能降至零时，提示存在 PEEPi。具体见图 20 - 5。

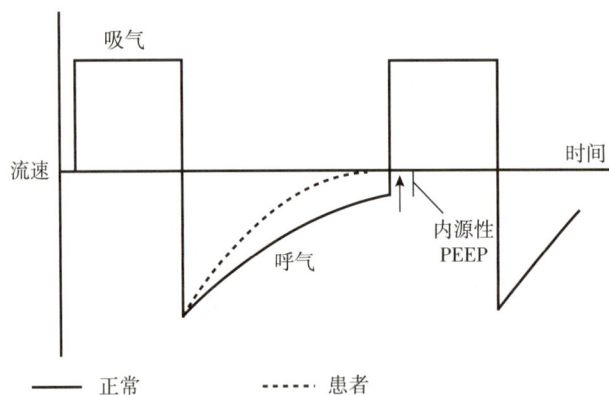

图 20 - 5 容量控制通气时的流速 - 时间波形

2. 肺容量监测 肺容量监测对动态观察病情、指导机械通气治疗有重要意义，主要包括对潮气量、肺活量、分钟通气量和功能残气量等的监测。

潮气量：指平静呼吸时，每次吸入或呼出的气量，正常人为 10mL/kg，气管插管和气管切开后可减少约 150mL。急性呼吸窘迫综合征（ARDS）、肺水肿、肥胖和腹水患者因呼吸浅快而潮气量减少；药物引起呼吸中枢抑制、肺实质病变、重症肌无力和阻塞性肺疾病导致通气不足时，潮气量显著减少；代谢性酸中毒、高通气综合征时，潮气量增加。

肺活量：指最大吸气后能呼出的最大气量，正常人为 65 ~ 75mL/kg。当低于 10 ~ 15mL/kg 时，患者多不能维持自主呼吸，需进行机械通气。

分钟通气量：潮气量与呼吸频率的乘积，正常人为 6 ~ 10L/min，分钟通气量大于 10L/min，提示通气过度；分钟通气量小于4L/min，提示通气不足，可造成低氧血症和二氧化碳潴留。

功能残气量：指平静呼气后肺内残留的气量，正常人约40mL/kg，急性呼吸衰竭时，功能残气量减少。机械通气时可使用PEEP或持续气道正压（CPAP）增加功能残气量。

3. 气道阻力的监测 机械通气时的气道阻力为患者的气道阻力和气管插管、呼吸机管道的阻力之和。监测气道阻力可以直接了解患者气道阻塞的情况。临床上可以通过呼吸机波形监测气道阻力的变化。

容量控制通气：吸气时，气道峰压与平台压之间的压力差用于克服非弹性阻力，利用压力－时间波形可以测定气道阻力，即：吸气气道阻力=（气道峰压－平台压）/流速。

容量控制通气时，许多呼吸波形可以反映气道阻力的变化。①流速－时间波形：呼气时波形回到基线的快慢反映了气道阻塞的情况，阻力增加时，呼气时间延长，呼气末流速不能到零，提示存在PEEPi。见图20－6。②压力－时间波形：平台压不变，气道峰压增加，提示气道阻力增加。见图20－7。③容积－时间波形：气道阻力增加时，呼吸波形回到基线更慢。④压力－容积波形：气道阻力增加时，吸气支的弯曲增加，即随压力增加而容积增加较少。⑤流速－容积波形：呼气阻力增加时，呼气波形凸向容积轴。

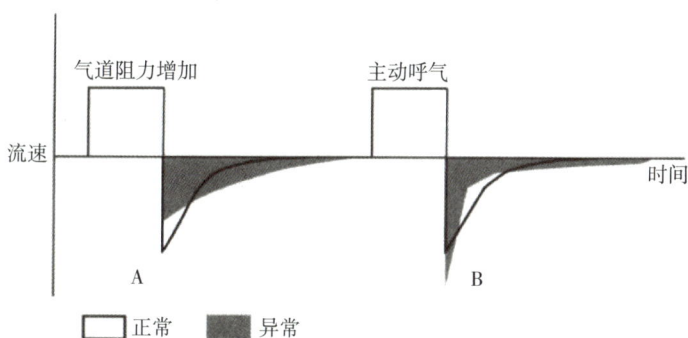

图 20－6 流速－时间波形1

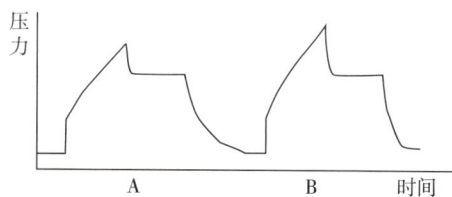

图 20－7 压力－时间波形1

压力控制通气：①流速－时间波形：吸气阻力增加时，表现为吸气过程变慢，在达到基线前即停止吸气；呼气阻力增加时，呼气波形呈直线回到基线。见图20－8。②压力－时间波形：当吸气波形呈直线回到基线而不是逐渐回到基线时，提示吸气阻力增加。见图20－9。③容积－时间波形：呼气阻力增加时，表现为潮气量明显减少。④压力－容积波形：阻力增加时，吸气波形无改变，迅速达到气道峰压，呼气时气道压骤降点低于正常。⑤流速－容积波形：气流在设置的吸气时间结束时才快速回到基线，提示吸气阻力增加。

监测气道阻力的意义：①了解在各种病理情况下，特别是阻塞性肺疾病时，气道功能的变化。②估计人工气道、加热湿化器和细菌滤网等对气道阻力的影响。③观察支气管舒张剂的疗效。④选择合理的机械通气方式。如气道阻力增加明显，气道压力上升过高，可改变呼吸频率、流速和流速模式，以降低气道压及改善肺内气体分布。⑤判断患者是否可以停用呼吸机。

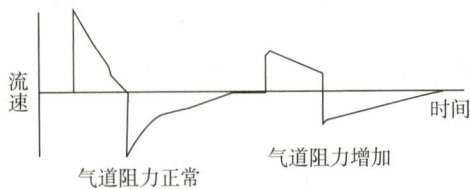

图 20 – 8 流速 – 时间波形 2

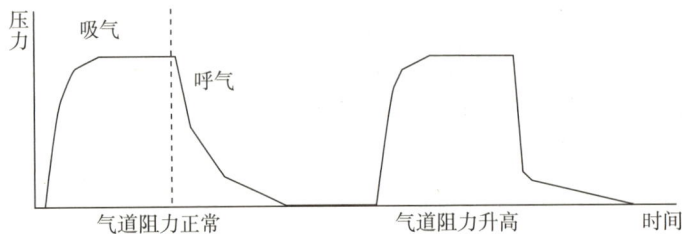

图 20 – 9 压力 – 时间波形 2

4. 顺应性监测 机械通气时，监测顺应性对于明确急性呼吸衰竭的病因和指导机械通气有重要意义。

容量控制通气时顺应性监测：利用呼吸机的吸气屏气功能监测。压力 – 容积曲线（P – V 曲线）的斜率也可以检测顺应性。静态 P – V 曲线吸气末对应的压力为平台压，动态 P – V 曲线吸气末对应的压力为气道峰压。P – V 曲线斜率减小提示顺应性降低，斜率增大提示顺应性增加。容量控制通气时，监测呼吸波形也可以反映顺应性的变化。见图 20 – 10。

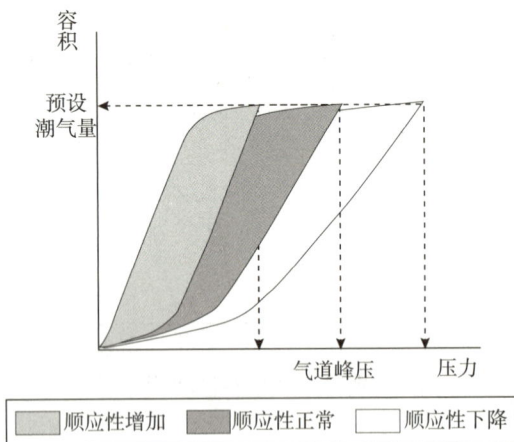

图 20 – 10 容量控制通气时顺应性监测

压力控制通气时顺应性监测：①流速 – 时间波形：如果吸气流速在设置的吸气时间前到零，提示顺应性降低。②压力 – 时间波形：如果吸气时间足够长，吸气末流速为零时，静态顺应性 = 潮气量/（呼吸机设置的压力 – PEEP）。顺应性降低时，压力 – 时间波形表现为呼气开始时压力迅速下降，然后呈线性回到基线，而不是逐渐回到基线。③容积 – 时间波形：顺应性降低时，表现为潮气量下降，可出现平台。见图 20 – 11。

监测顺应性的意义：①监测病情变化。②判断肺疾病的严重性。③观察治疗效果。④判断是否可以停用呼吸机：顺应性小于 $25mL/cmH_2O$ 时，常提示不能撤机。

5. 呼吸驱动监测 呼吸中枢驱动力（$P_{0.1}$）是指吸气开始后 0.1s 时的口腔闭合压，与呼气

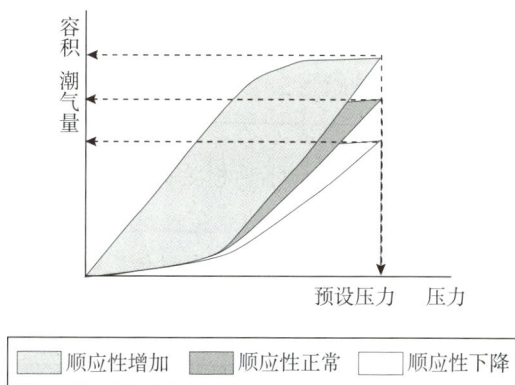

图 20 - 11　压力控制通气时顺应性监测

阻力无关，是反映呼吸中枢兴奋性和呼吸驱动力的指标。$P_{0.1}$ 已成为评估呼吸中枢功能的常用方法，正常值为 $2 \sim 4cmH_2O$。见图 20 - 12。

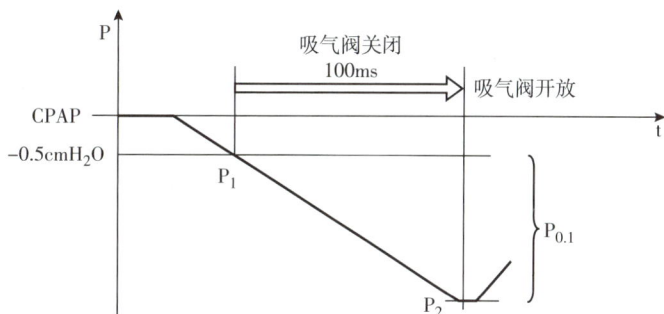

图 20 - 12　呼吸驱动监测

适应证：①了解呼吸中枢驱动力。②了解呼吸机支持程度，以便选择适宜的支持水平，防止支持不足或过度。③预测并监测脱机。

注意事项：①测定 $P_{0.1}$ 时，患者需有相对稳定的自主呼吸。②体位可影响 $P_{0.1}$ 的测定结果。③$P_{0.1}$ 的测定不应在流速触发或存在基础气流的情况下测定，否则会明显干扰测定值。

第三节　肝功能监测

肝脏是人体最大的实质性腺体器官，在人体蛋白质、糖、脂质和胆红素等物质代谢过程中起重要作用，同时也是重要的生物转化和解毒器官。发现肝脏损伤及了解、评估肝脏各种功能的众多试验统称为"肝功能试验"，主要包括蛋白质代谢功能检测、酶学指标、排泄功能等试验。

一、蛋白质代谢功能检测

（一）血清总蛋白、白蛋白、球蛋白和白蛋白/球蛋白比值测定

血清总蛋白（total protein，TP）为血清所含各种蛋白质的总称，包括球蛋白和白蛋白，超过 90% 以上的血清总蛋白均由肝脏合成。

白蛋白（albumin，ALB）是主要的血浆蛋白，在维持胶体渗透压、体内代谢物质转运和营养等方面起着重要作用。肝脏每天合成 $150 \sim 250mg/kg$ 白蛋白，半衰期为 $15 \sim 19$ 天，为非急性时

相反应蛋白。

球蛋白（globulin，GLB）含量为血清总蛋白量减去白蛋白总量，是多种蛋白质的混合物，包括免疫球蛋白、补体、各种糖蛋白、各种脂蛋白、金属结合蛋白及酶类等，与机体免疫功能和血浆黏度密切相关。

1. 参考范围　血清总蛋白和白蛋白含量与年龄相关，新生儿及幼儿以及 60 岁以上老人稍低。激烈运动后总蛋白可升高 4～8g/L，卧位比直立位总蛋白低 3～5g/L；溶血标本中血红蛋白破坏可引起总蛋白量升高，含脂类较多的标本需进行预处理以免影响准确性。具体见表 20 - 6。

表 20 - 6　血清总蛋白、白蛋白、球蛋白参考范围

检测项目	年龄	参考范围
TP	新生儿	46～70g/L
	7 个月～1 岁	51～73g/L
	1～2 岁	56～75g/L
	3～14 岁	62～76g/L
	>14 岁	60～80g/L
ALB	新生儿	28～44g/L
	<14 岁	38～54g/L
	14～60 岁	35～50g/L
	>60 岁	34～48g/L
A/G	—	(1.5～2.5)∶1

2. 临床意义　由于肝脏有很强的代偿能力，并且白蛋白半衰期较长，因此只有当肝脏损害达到一定程度和一定病程后才能出现血清总蛋白的改变，常用于检测慢性肝损伤和肝实质细胞的储存功能。血清总蛋白减低常与白蛋白减低平行，升高常伴有球蛋白升高。

血清总蛋白减低常见于蛋白合成减少（中毒、坏死等严重肝损害）；蛋白丢失过多（肾病综合征、肾炎、大面积烧伤等）；营养不良；慢性消耗性疾病（COPD 等）；血液稀释等。当血清总蛋白 <60g/L 为低蛋白血症。总蛋白增高常见于蛋白合成增多（多发性骨髓瘤、巨球蛋白血症）；肝硬化；慢性感染性疾病（自身免疫性肝炎、脓毒症、梅毒等）；血液浓缩。当总蛋白 >80g/L 为高蛋白血症。

白蛋白减低常见于蛋白摄入不足（营养不良）；白蛋白合成减少（肝细胞损害）；蛋白丢失过多（肾病综合征、大面积烧伤、蛋白丢失性肠病等）；慢性消耗性疾病（恶性肿瘤、甲状腺功能亢进等）；血液稀释。当白蛋白 <25g/L 为低蛋白血症。白蛋白增高常见于血液浓缩（脱水、休克等）；艾迪生病。

球蛋白增高常见于慢性肝脏疾病（自身免疫性肝炎、慢性活动性肝炎、慢性酒精性肝病等）、M 球蛋白血症（多发性骨髓瘤、淋巴瘤等）；自身免疫性疾病（系统性红斑狼疮、类风湿关节炎等）；肝外慢性炎症和感染（结核等）。球蛋白减低常见于免疫功能抑制（抗肿瘤治疗等）；先天性低 γ 球蛋白血症；<3 岁婴幼儿。

白蛋白降低和（或）球蛋白增高可引起 A/G 倒置，见于严重肝功能损伤及 M 蛋白血症。

（二）血清蛋白电泳

蛋白质在溶液中为具有两性的胶体，在碱性环境中血清蛋白均带负电荷，在电场中会向阳极

泳动。但因各种蛋白质粒子大小、等电点及所带电荷的多少不同,他们在电场中的泳动速度不同,白蛋白分子量小,所带负电荷较多,泳动速度最快,γ 球蛋白分子量大,泳动速度最慢。经过光密度计扫描后,即可对电泳区带进行相对定量,分出从阳极开始依次为白蛋白、α1 球蛋白、α2 球蛋白、β 球蛋白和 γ 球蛋白五个区间带。

1. 参考范围 醋酸纤维膜法:具体见表 20 - 7。

表 20 - 7 白蛋白、α1 球蛋白、α2 球蛋白、β 球蛋白和 γ 球蛋白参考范围

检测项目	参考范围
白蛋白	0.62～0.71
α1 球蛋白	0.03～0.04
α2 球蛋白	0.06～0.10
β 球蛋白	0.07～0.11
γ 球蛋白	0.09～0.18

2. 临床意义 各种常见疾病的血清蛋白电泳扫描图变化如图 20 - 13。

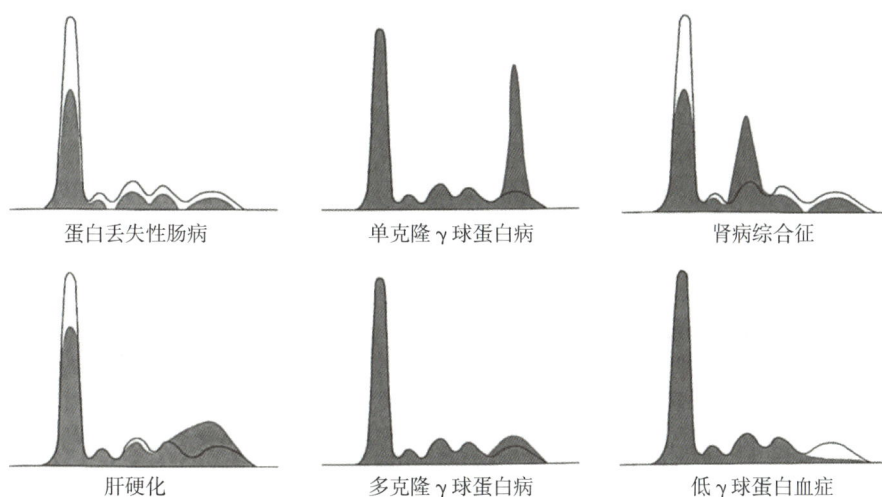

图 20 - 13 各种常见疾病的血清蛋白电泳扫描图变化

（1）肝病型:急性及轻症肝炎时电泳结果常无异常。表现为白蛋白减低,α1、α2 和 β 球蛋白有减低倾向,γ 球蛋白增高,见于慢性肝炎、肝硬化、肝细胞癌等。

（2）M 蛋白血症型:表现为白蛋白轻度减低,单克隆 γ 球蛋白明显增高,亦有 β 球蛋白增高,偶有 α 球蛋白增高。在 γ 区带、β 区带或 β 与 γ 区带之间会出现致密浓集、基底窄、峰高尖的 M 蛋白区带,见于多发性骨髓瘤、原发性巨球蛋白血症等。

（3）肾病型:表现为白蛋白及 γ 球蛋白减低,α2 和 β 球蛋白增高,见于肾病综合征、糖尿病肾病等。

（4）炎症型:表现为 α1、α2 和 β 球蛋白均增高,见于各种炎症和应激反应。

（5）其他型:结缔组织病伴有 γ 球蛋白增高;先天性低 γ 球蛋白血症时 γ 球蛋白减低;蛋白丢失性肠病伴有白蛋白及 γ 球蛋白减低,α2 球蛋白增高。

（三）血清前白蛋白测定

血清前白蛋白（prealbumin,PAB）由肝细胞合成,分子量比白蛋白小,电泳时向阳极泳动

的速度比白蛋白快，在白蛋白前方形成一染色很浅的区带。PAB 为载体蛋白，能运输维生素 A，与甲状腺素结合，又叫甲状腺素结合前白蛋白。

1. 参考范围 1 岁 100mg/L；1～3 岁 168～281mg/L；成人 280～360mg/L。

2. 临床意义 血清前白蛋白半衰期比其他血浆蛋白短，更能反映早期肝细胞损害。营养状况能明显影响血清前白蛋白浓度。

PAB 减低常见于营养不良、慢性感染、恶性肿瘤晚期；肝胆系统疾病（肝炎、肝硬化、肝癌及阻塞性黄疸等）。对早期肝炎、重症肝炎有特殊诊断价值。PAB 增高常见于霍奇金病。

（四）血浆凝血因子测定

血浆凝血因子除组织因子和钙离子外均在肝脏产生，血浆凝血因子水平能反映出肝脏蛋白质合成功能，详见"凝血功能监测"章节。

（五）血氨测定

氨对中枢神经系统有高度毒性，肝脏将氨合成尿素，是解氨毒的重要器官，当 80% 以上肝细胞破坏时，氨不能被解毒，引起肝性脑病。

1. 参考范围 18～72μmol/L。血氨测定的标本要在 15min 内分离出血浆，以避免细胞代谢导致的假性升高。

2. 临床意义 血氨升高见于严重肝损害（肝炎、肝癌等），尿毒症，上消化道大出血，肝外门脉系统分流，进食过多高蛋白饮食和运动后。血氨减低见于低蛋白饮食和严重贫血。

二、酶学检测

（一）血清氨基转移酶测定

血清氨基转移酶（aminotransferase）简称转氨酶（transaminase），是一组催化氨基酸与 α - 酮酸之间的氨基转移反应的酶类，用于肝功能检查主要是丙氨酸氨基转移酶（alanine aminotransferase，ALT，旧称谷氨酸丙酮酸转移酶，GPT）和天门冬氨酸氨基转移酶（aspartate aminotransferase，AST，旧称谷氨酸草酰乙酸转移酶，GOT）。ALT 主要分布在肝脏，其次是骨骼肌、肾脏、心肌等组织中；AST 主要分布在心肌，其次在肝脏、骨骼肌和肾脏组织中。在肝细胞中，ALT 主要存在于非线粒体中，而大约 80% 的 AST 存在于线粒体内。ALT 与 AST 均为非特异性细胞内功能酶，当肝细胞受损时，肝细胞膜通透性增加，胞浆内的 ALT 与 AST 释放入血浆，导致血清 ALT 与 AST 的酶活性升高，在中等程度肝细胞损伤时，ALT 漏出率远大于 AST；此外 ALT 与 AST 的血浆半衰期分别为 47h 和 17h，因此 ALT 测定反映肝细胞损伤的灵敏度较 AST 高。但在严重肝细胞损伤时，线粒体膜亦损伤，可导致线粒体内 AST 的释放，血清中 AST/ALT 比值升高。

1. 参考范围 连续检测法（37℃）：ALT 8～40U/L；AST 5～40U/L；ALT/AST≤1。

2. 临床意义

（1）急性病毒性肝炎：ALT 与 AST 均显著升高，但 ALT 升高更明显。在肝炎病毒感染后 1～2 周，转氨酶达高峰，在第 3 周到第 5 周逐渐下降，ALT/AST 比值逐渐恢复正常。但转氨酶的升高程度与肝脏损伤的严重程度无关。在急性肝炎恢复期，如转氨酶活性不能降至正常或再上升，提示急性病毒性肝炎转为慢性。急性重症肝炎时，病程初期转氨酶升高，以 AST 升高显著，如在症状恶化时，黄疸进行性加深，酶活性反而降低，即出现"胆酶分离"现象，提示肝细胞严重坏死，预后不佳。

（2）慢性病毒性肝炎：转氨酶轻度上升或正常，ALT/AST > 1。若 AST 升高较 ALT 显著，即 ALT/AST < 1，提示慢性肝炎可能进入活动期。

（3）非病毒性肝炎：如酒精性肝病、药物性肝炎、脂肪肝、肝癌等非病毒性肝病，转氨酶轻度升高或正常，且 ALT/AST < 1。酒精性肝病 AST 显著升高，ALT 接近正常。肝素治疗引起的肝病，ALT、AST 均增高。

（4）肝硬化：转氨酶活性取决于肝细胞进行性坏死程度，肝硬化静止期转氨酶正常或轻度升高，病毒引起的肝硬化活动期转氨酶常轻度或中度升高，终末期肝硬化转氨酶活性正常或降低。

（5）胆汁淤积：转氨酶活性通常正常或轻度上升。

（6）肝细胞癌：出现肝细胞坏死时 AST、ALT 显著增高，少数患者病程初始即转氨酶明显升高，常病程进展很快。

（7）急性心肌梗死：发病后 6～8h，AST 增高，18～24h 达高峰，4～5 天后恢复，若再次增高提示梗死范围扩大或新的梗死发生。

（8）其他疾病：如骨骼肌疾病（皮肌炎、进行性肌萎缩）、肺梗死、肾梗死、胰梗死、休克及传染性单核细胞增多症时，转氨酶可轻度升高。

（二）谷氨酸脱氢酶测定

血清谷氨酸脱氢酶（glutamine dehydrogenase，GLDH 或 GDH）是仅存在于细胞线粒体内的酶，以肝脏含量最高。在肝脏中，GDH 主要分布于肝小叶中央区肝细胞线粒体中，其活性测定是反映肝实质（线粒体）损害的敏感指标。

1. 参考范围　连续检测法（37℃）：男性 0～8U/L；女性 0～7U/L。

2. 临床意义　正常人血清 GDH 活力很低，肝细胞线粒体受损害时其活性显著升高。当肝实质细胞大量死亡、缺氧性肝病或中毒性肝损害时，GDH 大量释放入血。

（1）肝细胞坏死：如卤烷致肝细胞中毒坏死时 GDH 升高最明显（可达参考值上限 10～20 倍）；酒精中毒伴肝细胞坏死时，GDH 增高比其他指标敏感。

（2）慢性肝炎：慢性肝炎时 GDH 升高可达参考值上限 4～5 倍。

（3）急性肝炎：急性肝炎弥漫性炎症期无并发症时，GDH 向细胞外释放较少，其升高程度不如 ALT 明显。

（4）肝硬化：GDH 升高可达参考值上限 2 倍以上。

（5）肝癌及肿瘤转移：GDH 活力正常。

（6）其他疾病：脂肪肝、慢性酒精中毒等均可有 GDH 升高。

（三）碱性磷酸酶测定

碱性磷酸酶（alkaline phosphatase，ALP）在碱性环境中能水解磷酸酯产生磷酸，血清中大部分 ALP 来源于肝脏与骨骼，因此常作为肝脏疾病的检查指标之一。胆道疾病时可能由于 ALP 生成增加而排泄减少，引起血清中 ALP 升高。

1. 参考范围　磷酸硝基苯酚连续监测法（37℃）：成人 40～110U/L；儿童 < 350U/L。

2. 临床意义

（1）肝胆疾病：各种肝内、外胆管阻塞性疾病，如胰头癌、胆道结石引起的胆管阻塞、原发性胆汁性肝硬化、肝内胆汁淤积等，ALP 明显升高，且与血清胆红素升高相平行；累及肝实质细胞的肝胆疾病（如肝炎、肝硬化），ALP 轻度升高。

（2）黄疸的鉴别诊断：ALP 和血清胆红素、转氨酶同时测定有助于黄疸鉴别诊断。①胆汁淤积性黄疸，ALP 和血清胆红素明显升高，转氨酶仅轻度增高；②肝细胞性黄疸，血清胆红素中度增加，转氨酶活性很高，ALP 正常或稍高；③肝内局限性胆道阻塞（如原发性肝癌、转移性肝癌、肝脓肿等），ALP 明显增高，ALT 无明显增高，血清胆红素大多正常。

（3）骨骼疾病：如纤维性骨炎、佝偻病、骨软化症、成骨细胞瘤及骨折愈合期，血清 ALP 升高。

（4）生长期儿童、妊娠中晚期：血清 ALP 生理性增高。

（四）γ-谷氨酰转移酶测定

γ-谷氨酰转移酶（γ-glutamyltransferase，GGT）主要存在于肾脏、肝脏和胰腺的细胞膜和微粒体上，参与谷胱甘肽的代谢，血清中 GGT 主要来自肝胆系统。GGT 在肝脏中广泛分布于肝细胞的毛细胆管一侧和整个胆管系统，因此当肝内合成亢进或胆汁排出受阻时，血清中 GGT 增高。

1. 参考范围　硝基苯胺连续监测法（37℃）：<50U/L。

2. 临床意义

（1）胆道阻塞性疾病：原发性胆汁性肝硬化、硬化性胆管炎等所致的慢性胆汁淤积，肝癌时由于肝内阻塞，GGT 可达参考值上限的 10 倍以上。临床资料显示，GGT 升高幅度为恶性阻塞 > 良性阻塞，肝外阻塞 > 肝内阻塞，黄疸型阻塞 > 非黄疸型阻塞。

（2）急性和慢性病毒性肝炎、肝硬化：急性肝炎时，GGT 呈中等程度升高；慢性肝炎、肝硬化的非活动期，酶活性正常，若 GGT 持续升高，提示病变活动或病情恶化。

（3）急性和慢性酒精性肝炎、药物性肝炎：GGT 呈明显或中度以上升高（300～1000 U/L），ALT 和 AST 仅轻度增高，甚至正常。酗酒者当其戒酒后 GGT 可随之下降。

（4）肝占位性病变：原发性肝癌和转移性肝肿瘤时 GGT 均升高，肿瘤切除后可下降，如下降后再次升高，提示复发。

（5）其他：脂肪肝、胰腺炎、胰腺肿瘤、前列腺肿瘤等 GGT 亦可轻度增高。

（五）5′-核苷酸酶测定

5′-核苷酸酶（5′-nucleotidase，5′-NT）是一种碱性单磷酸酯酶，广泛存在于肝、胆、胰腺等组织细胞膜上。

1. 参考范围　连续检测法（37℃）：0～11U/L。

2. 临床意义　与 ALP 类似。5′-NT 与胆道梗阻、肝内占位性病变或浸润性病变有很高的相关性。如 5′-NT 活性大于正常的 2～3 倍时，对鉴别肝细胞性黄疸、胆汁淤积性黄疸（肝外或肝内性）有一定的参考价值。妊娠时 5′-NT 升高，可能是因为胎盘释放 5′-NT。

（六）α-L-岩藻糖苷酶测定

α-L-岩藻糖苷酶（α-L-fucosidase，AFU）为溶酶体酸性水解酶，存在于肝脏等人体组织细胞溶酶体中，血清和尿液中也含有一定量的 AFU。

1. 参考范围　比色法：3～11U/L。

2. 临床意义

（1）岩藻糖苷蓄积病的诊断：如遗传性岩藻糖苷酶缺乏症时 AFU 降低，出现岩藻糖蓄积，患儿多于 5～6 岁死亡。

（2）肝细胞癌与其他肝占位病变：肝癌时 AFU 显著增高，其他肝占位性病变时 AFU 增高阳性率远低于肝癌；肝细胞癌手术切除后 AFU 降低，复发时又升高。

（3）肝炎、肝硬化：也可见 AFU 升高，但升高程度不及肝癌时，与 ALT 升高呈正相关。

（4）妊娠：AFU 可升高，分娩后下降。

（七）单胺氧化酶测定

单胺氧化酶（monoamine oxidase，MAO）为一种含铜的酶，分布在肝、肾、胰、心等器官，MAO 可加速胶原纤维的交联，血清 MAO 活性与体内结缔组织增生呈正相关，因此临床上常用 MAO 活性测定来观察肝脏纤维化程度。

1. 参考范围　比色法：12000～40000U/L。

2. 临床意义

（1）肝脏病变：80% 以上的重症肝硬化患者及伴有肝硬化的肝癌患者 MAO 活性增高，但对早期肝硬化反应不敏感。急性肝炎时 MAO 大多正常，但若伴有急性肝坏死时，MAO 从坏死的肝细胞逸出使血清中 MAO 增高。轻度慢性肝炎时 MAO 大多正常，中、重度慢性肝炎有 50% 患者血清 MAO 增高，表明有肝细胞坏死和纤维化形成。

（2）肝外疾病：慢性充血性心力衰竭、糖尿病、甲状腺功能亢进症、系统硬化症等，或因这些器官中含有 MAO，或因心功能不全引起心源性肝硬化或肝窦长期高压，MAO 也可升高。

（八）脯氨酰羟化酶测定

脯氨酰羟化酶（prolylhydroxylase，PH）是胶原纤维合成酶。当肝纤维化时，肝脏胶原纤维合成亢进，血清中 PH 增高，因此测定血中 PH 活性可作为肝纤维化的指标。

1. 参考范围　39.5±11.87μg/L。

2. 临床意义

（1）肝脏纤维化的诊断：肝硬化及血吸虫性肝纤维化，PH 活性明显增高；原发性肝癌因大多伴有肝硬化，PH 活性亦增高；而转移性肝癌、急性肝炎、轻型慢性肝炎，PH 大多正常，当肝细胞坏死加重伴胶原纤维合成亢进时，PH 活性增加；慢性中、重度肝炎因伴有明显肝细胞坏死及假小叶形成，PH 活性增高。

（2）肝脏病变随访及预后诊断：慢性肝炎、肝硬化患者，其 PH 活性进行性增高，提示肝细胞坏死及纤维化状态加重，若治疗后 PH 活性逐渐下降，提示治疗有效，疾病在康复过程中。

三、胆红素和胆汁酸代谢检测

（一）血清总胆红素、结合胆红素、非结合胆红素测定

胆红素是胆汁的重要组成部分，是血红蛋白中血红素在一系列酶的作用下的降解产物。首先生成胆绿素，再生成非结合胆红素（unconjugated bilirubin，UCB）。在循环血中 UCB 与白蛋白结合转运，因 UCB 不溶于水，不能从肾小球中滤出，故尿液中无 UCB。UCB 被运至肝脏中与白蛋白分离并被肝细胞摄取，在肝细胞内一系列酶的作用下与胆红素尿苷二磷酸葡萄糖醛酸作用，形

成单葡萄糖醛酸胆红素和双葡萄糖醛酸胆红素，即结合胆红素（conjugated bilirubin，CB）。CB 被转运到与小胆管相连的肝窦状隙的肝细胞膜表面，直接被排入小胆管，而 UCB 不能穿过肝细胞膜。一旦胆红素进入胆小管，便随胆汁排入肠道，在肠道细菌作用下进行水解、还原反应，脱去葡萄糖醛酸和加氢，生成尿胆素原（urobilinogen）和尿胆素（urobilin），大部分随粪便排出，约20%的尿胆原被肠道重吸收，经门脉入肝，重新转变为结合胆红素，再随胆汁排入肠腔，这就是胆红素的肠肝循环，在肠肝循环过程中仅有极少量尿胆原逸入体循环，从尿中排出。血清总胆红素（serum total bilirubin，STB）为 CB 和 UCB 的总量。

1. 参考范围 具体见表20 - 8。

表20 - 8 血清总胆红素、结合胆红素、非结合胆红素参考范围

检测指标	年龄	参考范围
STB	新生儿0～1d	34～103μmol/L
	新生儿1～2d	103～171μmol/L
	新生儿3～5d	68～137μmol/L
	成人	3.4～17.1μmol/L
CB	—	0.6～0.8μmol/L
UCB	—	1.7～10.2μmol/L
CB/STB	—	0.2～0.4

2. 临床意义

（1）判断有无黄疸及黄疸程度：当 STB > 17.1μmol/L，但 < 34.2μmol/L 时为隐性黄疸或亚临床黄疸；STB 34.2～171μmol/L 为轻度黄疸，STB 171～342 μmol/L 为中度黄疸，> 342μmol/L 为重度黄疸。

（2）根据黄疸程度推断黄疸病因：溶血性黄疸通常 STB < 85.5μmol/L，肝细胞黄疸为 STB 17.1～171μmol/L，不完全性梗阻性黄疸为 STB 171～265μmol/L，完全性梗阻性黄疸通常STB > 342μmol/L。

（3）根据总胆红素，结合及非结合胆红素升高程度判断黄疸类型：若 STB 增高伴非结合胆红素明显增高提示为溶血性黄疸，STB 增高伴结合胆红素明显升高为胆汁淤积性黄疸，三者均增高为肝细胞性黄疸。

（二）尿内胆红素测定

尿胆红素是 CB，尿胆红素阳性表示血清 CB 升高。当血中胆红素浓度超过肾脏阈值（> 34μmol/L）时，CB 可从尿中排出。

1. 参考范围 定性试验阴性；定量≤2mg/L。

2. 临床意义 尿胆红素试验阳性提示血中结合胆红素增加，见于以下几种情况：

（1）胆汁排泄受阻：肝外胆管阻塞，如胆石症、胆管肿瘤、胰头癌等；肝内小胆管压力升高，如门脉周围炎症、纤维化，或因肝细胞肿胀等。

（2）肝细胞损害：如病毒性肝炎，药物或中毒性肝炎，急性酒精性肝炎。

（3）黄疸：肝细胞性及梗阻性黄疸时尿内胆红素阳性，而溶血性黄疸则为阴性。先天性黄疸中杜宾－约翰逊综合征和罗托综合征时尿内胆红素阳性，而吉尔伯特综合征和克里格勒－纳贾尔

综合征则为阴性。

（4）碱中毒：胆红素分泌增加，可出现尿胆红素试验阳性。

（三）尿液尿胆原测定

在胆红素肠肝循环过程中，仅有极少量尿胆原逸入血液循环从肾脏排出。

1. 参考范围　定量 24 小时尿，$0.84 \sim 4.2 \mu mol/L$；定性，阴性或弱阳性。

2. 临床意义　尿内尿胆原在生理情况下仅有微量，但受进食和尿液酸碱度的影响，在餐后或碱性尿中，由于肾小管对尿胆原重吸收减少和肠道尿胆原生成增加，故尿中尿胆原稍增加；相反在酸性尿中则减少。若晨尿稀释 40 倍以上仍呈阳性，则为尿胆原增多。

（1）尿胆原增多：①肝细胞受损，如病毒性肝炎、药物或中毒性肝损害及某些门脉性肝硬化患者。②循环中红细胞破坏增加及红细胞前体细胞在骨髓内破坏增加，如溶血性贫血及巨幼细胞贫血。③内出血时由于胆红素生成增加，尿胆原排出随之增加；充血性心力衰竭伴肝淤血时，影响胆汁中尿胆原转运及再分泌，进入血中的尿胆原增加。④其他，如肠梗阻、顽固性便秘，使肠道对尿胆原重吸收增加，使尿中尿胆原排出增加。

（2）尿胆原减少或缺如：①胆道梗阻，如胆石症、胆管肿瘤、胰头癌、Vater 壶腹癌等，完全梗阻时尿胆原缺如，不完全梗阻时则减少，同时伴有尿胆红素增加。②新生儿及长期服用广谱抗生素时，由于肠道细菌缺乏或受到药物抑制，使尿胆原生成减少。

（四）胆汁酸代谢功能测定

胆汁酸（bile acid，BA）在肝脏中由胆固醇合成，随胆汁分泌入肠道，经肠道细菌分解后由小肠重吸收，经门静脉入肝，被肝细胞摄取，少量进入血液循环，因此胆汁酸测定能反映肝细胞合成、摄取及分泌功能，并与胆道排泄功能有关。它对肝胆系统疾病诊断的灵敏度和特异性高于其他指标。可进行空腹或餐后 2 小时胆汁酸测定，后者更灵敏。

1. 参考范围　总胆汁酸（酶法）：$0 \sim 10 \mu mol/L$。

2. 临床意义　胆汁酸增高见于：肝细胞损害（急性肝炎、慢性活动性肝炎、肝硬化、肝癌、乙醇肝及中毒性肝病）；胆道梗阻（肝内、肝外的胆管梗阻）；门脉分流，肠道中次级胆汁酸经分流的门脉系统直接进入体循环；进食后血清胆汁酸可一过性增高，此为生理现象。

四、摄取、排泄功能检测

肝脏具有摄取、排泄和解毒功能。临床上常运用静脉注射靛氰绿、利多卡因或磺溴酞钠等来了解肝脏的摄取与排泄功能。

靛氰绿滞留率试验

靛氰绿（indocyanine green，ICG）是一种感光染料，注入血液后迅速与清蛋白及 α1 - 脂蛋白结合，随血液经过肝脏时，90% 以上被肝细胞摄取，再以原形从胆道排泄，不经过肝脏外组织清除。清除率主要取决于肝血流量、正常的肝细胞数量以及胆道排泄的通畅程度。上述功能障碍时，ICG 在血中滞留增加。

1. 参考范围　15min 血内 ICG 滞留率 $0 \sim 10\%$，随年龄增加 ICG 滞留率增加，增加幅度为（$0.2\% \sim 0.6\%$）/5 岁。

2. 临床意义

（1）ICG 滞留率增加：见于肝功能损害，如慢性肝炎时 ICG 滞留率多在 15%～20%，慢性活动性肝炎则更高，肝硬化时平均滞留率为 35% 左右，肝炎恢复期 ICG 滞留率常较早恢复正常；还可见于胆道阻塞。

（2）先天性黄疸的鉴别诊断：杜宾 - 约翰逊综合征 ICG 滞留率正常；吉尔伯特综合征正常，有时可轻、中度升高；而罗托综合征患者 ICG 滞留率多 >50%。

第四节　肾功能监测

正常的肾脏参与维持细胞外环境稳定，这对于细胞充分发挥功能是必要的。肾脏实现这一功能是通过排泄一些代谢废物（如尿素、肌酐和尿酸），特别是调节尿液中水和电解质的排泄，使其与净摄入量和内源性产生量相平衡。肾脏能够个体化调节水和溶质（如钠、钾和氢）的排泄，这主要依靠肾小管重吸收或分泌的变化。肾脏所分泌的激素参与调节全身及肾脏的血流动力学（肾素、前列腺素和缓激肽），红细胞的生成（促红细胞生成素），以及钙、磷和骨的代谢（$1,25$ - 二羟维生素 D_3 或骨化三醇）。

在健康人，肾脏排泄代谢废物并保持机体体液容量和成分的内环境稳定。在重症患者，急性肾损伤（AKI）仍是较常见的并发症。原有慢性肾衰（CRF）患者在危重时增加进一步丧失肾功能的危险。约 20% 的 ICU 患者会发生 AKI，ICU 中与肾衰相关的病死率达到 30%～50%。因此，在 ICU 中对于危重患者的肾功能监测尤为重要。

一、肾脏灌注指标监测

肾脏灌注不足是肾前性 AKI 的主要发病机制，如何对肾脏的灌注水平进行检测，并在早期发现肾脏的灌注不足从而进行干预，对肾功能的恢复乃至患者的预后都至关重要。目前，尽管评价肾功能的参数有很多，对于肾灌注的监测指标仍以血流动力学监测为主。

尿量：尿量是反应内脏灌注的敏感指标，尿量 $>1.0mL/(kg \cdot h)$，提示内脏灌注正常；尿量 $0.5～1.0mL/(kg \cdot h)$，提示内脏灌注减少；$<0.5mL/(kg \cdot h)$，提示内脏灌注明显减少。因此，对于尿量的持续观察非常重要。

BP、MAP、CVP：尿液的生成依赖肾小球有效滤过压的存在，一般来讲，BP 在 80～160mmHg 提示肾血管自身调节功能正常，肾血流量（RPF）、肾小球滤过率（GFR）保持稳定；BP 在 50～70mmHg 提示肾血管自身调节减弱，RBF、GFR 降低 1/2～2/3；BP≤40mmHg 提示 RBF、GFR 几乎为零。但血压正常或偏高时肾灌注不一定充足，有效循环血容量充足不一定肾灌注充足，还需要判断患者处于高动力循环状态还是低动力循环状态。肾脏的灌注压 = MAP - CVP。CVP 作为肾脏的后负荷，其值越高，肾脏的阻力也越大。过高的 CVP 可使脓毒症性 AKI 发生率和病死率升高。

心排出量和心脏指数：判断患者到底处于高动力循环状态还是处于低动力循环状态的因素主要有心排出量等指标。心输出量与肾血流存在明显相关性，心输出量增加肾血流增加；但肾血流增加不一定肾灌注增加，还取决于入球小动脉与出球小动脉扩张的程度。从这一层面来讲，只有肾灌注压增加，尿量才会增加。

二、实验室指标监测

一旦发现肾脏疾病，应评估是否存在肾功能障碍或其严重程度以及疾病进展的速度，并对基础疾病进行诊断。临床上，对于肾功能的监测指标有很多种，常见的监测指标如下。

（一）血尿素氮（BUN）

1. 参考范围　二乙酰-肟显色法 1.8～6.8mmol/L；尿素酶-钠氏显色法 3.2～6.1mmol/L。

2. 临床意义　增高见于急慢性肾炎、重症肾盂肾炎、各种原因所致的急慢性肾功能障碍、心衰、休克、烧伤、失水、大量内出血、肾上腺皮质功能减退症、前列腺肥大、慢性尿路梗阻等。

（二）血肌酐（Scr）

1. 参考范围　男性（成人）79.6～132.6μmol/L，女性（成人）70.7～106.1μmol/L，小儿 26.5～62.0μmol/L，全血 88.4～159.1μmol/L。

2. 临床意义　增加见于肾衰、尿毒症、心衰、巨人症、肢端肥大症、水杨酸盐类治疗等。减少见于进行性肌萎缩、白血病、贫血等。

（三）血尿素

1. 参考范围　3.2～7.0mmol/L。

2. 临床意义　升高见于急慢性肾炎、重症肾盂肾炎、各种原因所致的急慢性肾功能障碍、心衰、休克、烧伤、失水、大量内出血、肾上腺皮质功能减退症、前列腺肥大、慢性尿路梗阻等。

（四）血尿酸

1. 参考范围　成人：男性 149～417μmol/L，女性 89～357μmol/L。60 岁以上：男性 250～476μmol/L，女性 190～434μmol/L。

2. 临床意义　血尿酸增加见于痛风、急慢性白血病、多发性骨髓瘤、恶性贫血、肾衰、肝衰、红细胞增多症、妊娠反应、剧烈活动及高脂肪餐后等。

（五）尿肌酐（Cr）

1. 参考范围　婴儿 88～176μmmol/（kg·d）；儿童 44～352μmol/（kg·d）；成人 7～8mmol/d。

2. 临床意义　增高见于饥饿、发热、急慢性消耗等疾病，剧烈运动后等。减低见于肾衰、肌萎缩、贫血、白血病等。

（六）尿蛋白

1. 参考范围　定性为阴性。

2. 临床意义　正常人每日自尿中排出 40～80mg，上限不超过 150mg，其中主要为白蛋白，其次为糖蛋白和糖肽。

这些蛋白 60% 左右来自血浆，其余的来源于肾、泌尿道、前列腺的分泌物和组织分解产物，包括尿酶、激素、抗体及其降解物等。生理性增加：体位性蛋白尿、运动性蛋白尿、发热、情绪激动、过冷过热的气候等。

（七）选择性蛋白尿指数（SPI）

1. 参考范围 SPI≤0.1 表示选择性好；SPI 0.1～0.2 表示选择性一般；SPI≥0.2 表示选择性差。

2. 临床意义 当尿中排出大分子 IgG 的量少时，表示选择性好。相反，表示选择性差。

（八）β_2-微球蛋白清除试验

1. 参考范围 23～62μL/min。

2. 临床意义 增高见于肾小管损害。本试验是了解肾小管损害程度的可靠指标，特别有助于发现轻型患者。

（九）尿素清除率

1. 参考范围 标准清除 0.7～1.1mL/s·1.73m^2（0.39～0.63mL/s·m^2）；最大清除值 1.0～1.6mL/s·1.73m^2（0.58～0.91mL/s·m^2）。

2. 其他 儿童体表面积与成人相差甚大，纠正公式为：最大清除值 = 1.73/儿童体表面积 × 实得清除值。

（十）血内生肌酐清除率

1. 参考范围

血浆：一般情况下成人 0.80～1.20mL/s·m^2。

尿液：成年男性 0.45～1.32mL/s·m^2，成年女性 0.85～1.29mL/s·m^2；50 岁以上，每年下降 0.006mL/s·m^2。

2. 临床意义 内生肌酐清除率降至 0.5～0.6mL/s·m^2（52～63mL/min·1.73m^2）时为肾小球滤过功能减退，如<0.3mL/s·m^2（31mL/min·1.73m^2）为肾小球滤过功能严重减退。

需要注意的是，在慢性肾炎或其他肾小球病变的晚期，由于肾小管对肌酐的排泌相应增加，使其测定结果较实际者高。同样，慢性肾炎者，由于肾小管基膜通透性增加，更多的内生肌酐从肾小管排出，其测得值也相应增高。

（十一）尿素氮/肌酐比值

1. 参考范围 12:1～20:1。

2. 临床意义 增高见于肾灌注减少（失水、低血容量性休克、充血性心衰等）、尿路阻塞性病变、高蛋白餐、分解代谢亢进状态、肾小球病变、应用糖皮质激素等。降低见于急性肾小管坏死。

（十二）酚红（酚磺酞）排泄试验（PSP）

1. 参考范围 15min 0.25～0.51（0.53）；30min 0.13～0.24（0.17）；60min 0.09～0.17（0.12）；120min 0.03～0.10（0.06）；120min 总量 0.63～0.84（0.70）。

2. 临床意义 肾小管功能损害 50% 时，开始表现有 PSP 排泄率的下降。降低见于慢性肾小球肾炎、慢性肾盂肾炎、肾血管硬化症、范可尼综合征、心衰、休克、重症水肿、妊娠后期、尿路梗阻、膀胱排尿功能不全等。

三、肾脏多普勒超声在肾功能监测中的应用

肾阻力指数（RRI），主要反映血管床的阻力状态。目前主要通过肾血管多普勒波形分析，间接获知肾脏血流动力学特征。其理论基础为肾动脉多普勒波形由逆向和顺向的循环要素组成，通过波形分析得出肾血流阻力的逆流信息。

测量方法上，大多数研究用 RRI 表达肾内多普勒波形特征，将获得的 3～5 个重复波形进行计算，得到平均值，即每个肾脏的 RI，肾动脉阻力指数（RRI）=（收缩期最高速率 – 舒张期最低速率）/收缩期最高速率，其范围在 0～1，正常值 <0.7，双肾 RI 的差异 <5%。因为 RRI 部分依赖舒张期最低速率，所以受到心率的影响，此外还受到肾血管顺应性、患者特征（年龄、肾脏疾病、动脉疾病）、腹内压和肾间质压的影响。

肾脏多普勒超声检查是一项快速、无创、可重复技术，因此可能在重症患者肾灌注或肾功能监测方面有一定前景。多普勒超声检查所得的肾阻力指数，近年来可以评估重症患者肾灌注，可以预测重症感染患者发生急性肾损伤。

第五节　胃肠功能监测

胃肠功能的检查包括胃肠动力功能检查、胃肠消化吸收功能检测、胃肠激素检测、肠屏障功能检测、胃肠黏膜 pH 值（pHi）的监测以及腹内压的监测等，在急危重症患者的监测中，临床中常用的为症状与体征观察、肠屏障功能检测、影像学检测、胃肠黏膜 pHi 的监测以及腹内压的监测，我们重点介绍肠屏障功能检测、胃肠黏膜 pHi 的监测以及腹内压的监测。

一、症状与体征观察

临床上，患者发生胃肠功能障碍时，可在原发病的基础上出现腹痛、腹胀、腹泻或便秘、下消化道大量出血、肛门排便排气停止和（或）减少等，同时常伴有消化、吸收功能的障碍，可出现不能耐受食物等症状。

二、肠屏障功能监测

（一）肠通透性监测

1. 糖分子探针　尿乳果糖与甘露醇比值（L/M）。乳果糖和甘露醇在体内不代谢，受肠腔内渗透压影响较小，乳果糖和甘露醇从肠腔入血后由尿中排除，故可在尿中进行准确的定量测定。

2. 血浆内毒素水平　血浆内毒素水平可在一定程度上反映肠通透性的改变。内毒素是 G – 细菌细胞壁的脂多糖成分，肠黏膜屏障功能下降，肠道内细菌或内毒素向肠腔外迁移，血液中可出现一段时间内的增高。

3. 血浆二胺氧化酶活性（DAO）　DAO 是人类和所有哺乳动物肠黏膜绒毛上皮细胞中具有高度活性的细胞内酶，以空、回肠活性最高。血浆 DAO 增高提示存在肠屏障的破坏。目前有较多学者应用此指标来判断患者的肠屏障功能。

（二）肠黏膜损伤检查

测定外周血 D – 乳酸水平。D – 乳酸是细菌代谢、裂解的产物。肠缺血等原因致肠黏膜细胞

损伤，细胞间紧密连接破坏、肠通透性增加后，肠腔中的 D - 乳酸经受损黏膜入血，故测定血中 D - 乳酸含量可反映肠黏膜损伤程度和肠通透性的改变。常见体征监测包括肠鸣音、腹围等。

三、胃肠黏膜 pHi 的监测

（一）pHi 测定原理

1982 年，Fiddian - Green 等在前人工作基础上提出了用液体分压计测定胃肠 pHi 的想法。该设想基于以下两种假设。假设一是液体分压计测到的 PCO_2 接近黏膜 PCO_2（$PiCO_2$）。这是基于组织内的 CO_2 能自由弥散的假说，即胃肠腔内液体的 PCO_2 与其黏膜内的 PCO_2 相一致。假设二是动脉血 HCO_3^- 的浓度与胃肠黏膜内的 HCO_3^- 浓度相似。这样只要测得胃肠腔内液体的 PCO_2 和动脉血 HCO_3^- 的浓度，就可以利用修改的 Henderson - Hasselbalch 公式计算出 pHi：

$$pHi = 6.1 + log10 \left[HCO_3^- \, lart \right] / \left[F \times 0.03 \times PtonCO_2 \right]$$

其中 6.1 为 HCO_3^-/PCO_2 系统中的 PK，HCO_3^- lart 为动脉血 HCO_3^- 浓度。F 为制造商提供的标本不完全均衡化的时间依赖因子，用于校正 $PtonCO_2$。0.03 为 CO_2 在血浆中的溶解度。$PtonCO_2$ 为液体分压计内的 PCO_2。液体分压计是依上述原理制成的。可以按测定部位不同分为胃液体分压计和肠液体分压计，但基本结构是一个可透过气体的硅酮球囊连接一根不透气体的取样管。使用时将硅酮球囊置于胃腔内，胃肠腔内的气体充分弥散到囊内，测得其 CO_2 分压（$PtonCO_2$）代表黏膜内分压（$PiCO_2$），同时测动脉血 HCO_3^- 浓度代表黏膜内 HCO_3^- 浓度，然后将两值代入上述公式即可计算出 pHi。

（二）测定部位与方法

pHi 最常用的测量部位是胃，其次是乙状结肠，也有采用回肠和空肠的。何部位最佳尚无定论。基于测胃 pHi 的方法易受诸多因素的影响，且患者不舒服感明显，故有被乙状结肠或更好方法取代之可能。测定方法为采用 TONOCAP 监测仪测定法，将 TONOCAP 仪与 Trip 管的取样管连接。仪器将直接测出 $PvCO_2$（局部胃肠道 CO_2，相当于 $PtonCO_2XF$），在输入动脉血气值后能自动测出 pHi 及衍生指标如 PCO_2gap（$PvCO_2 - PaCO_2$ 的差值）。

（三）影响胃 pHi 测定准确性及对策

临床应用胃液体分压测定胃 pHi 时，有些因素可影响其结果的准确性。如胃内 CO_2 的变化与黏膜氧化还原状态不相关。当胃酸与十二指肠碳酸氢盐在胃内产生 CO_2 可用 H_2 受体或质子泵抑制剂，呼吸性酸中毒或碱中毒时应与纠正，并注意避免摄入碳酸盐饮料并禁食。当动脉血 HCO_3^- 可能与黏膜的 HCO_3^- 不一致时，可给予碳酸氢盐（$pHa > 7.2$ 时可暂不给）。肾衰或糖尿病酸中毒时动脉血 HCO_3^- 下降，可参照 pHgap。保证测定准确性才具有诊断意义。这也是其临床推广有局限性的重要因素之一。

（四）胃肠黏膜低灌流的诊断标准

一般认为 pHi 大于等于 7.35 为正常，临床上以 pHi 小于 7.32 作为黏膜酸中毒的诊断标准，也有以小于 7.30 作为诊断标准。

四、腹内压的监测

腹内压（intra - abdominal pressure，IAP）即腹腔内稳态压力。腹内压监测是通过直接或间接测量的手段对腹腔内压力进行监测，以早期发现腹腔高压（intra - abdominal hypertension，IAH），让患者得到规范化治疗，降低或减轻腹腔间室综合征（abdominal compartment syndrome，ACS）的发病率和死亡率的技术。

（一）适应证

各种能引起腹内压增高的常见病因：①创伤和腹腔出血；②腹部手术；③后腹腔出血；④腹膜炎，通常为继发性或复发性（如胰腺炎、复发脓肿）；⑤腹腔镜和气腹；⑥巨大切口疝修复；⑦为预防术后切口疝而用尼龙腹带腹部包扎；⑧需用大量液体复苏时，通常液体量＞5L/24h；⑨麻痹性、机械性或假性肠梗阻、病情危重的患者，如休克、心肺复苏后、体外循环心脏手术后、严重高血压及外科手术后。

（二）常见的腹内压监测方法

常用的腹内压监测法有直接穿刺腹腔测压和经胃、结肠、膀胱、子宫、下腔静脉等间接测压。本节着重讲最简单和重复性最好的间接膀胱压测定。膀胱是一个腹腔内结构，膀胱壁顺应性良好，冲入 50～100mL 液体可使膀胱成为一个被动蓄水池，膀胱内压力变化可以反映腹内压的变化。

膀胱内压测量方法：患者体位取完全平卧位，经尿道插入双腔 Foley 尿管，排空膀胱后 10 分钟，再注入生理盐水 25mL，接压力传感器，以腋中线处为调零平面，在呼气末读数，测得压力即为膀胱内压力，单位以 mmHg 表示。一般每隔 2～8 小时测定一次，但在膀胱挛缩、神经源性膀胱患者中其价值会降低。

（三）腹内压监测的临床意义

世界腹腔间隔室综合征联合会（World Society of Abdominal Compartment Syndrome，WSACS）分别于 2006 年和 2007 年发布关于腹腔高压和腹腔间隔室综合征的专家共识和诊疗指南，于 2013 年进行了更新，将相关概念和标准进行统一。

1. 腹腔内高压（IAH）　持续或反复的腹腔压力 IAP 病理性升高≥12mmHg。

2. 腹腔间室综合征（ACS）　持续的腹内压大于 20mmHg（伴或不伴腹腔灌注压＜60mmHg）并有 IAH 相关的新的器官功能不全或衰竭。

3. 腹腔高压的分级　Ⅰ级，IAP 12～15mmHg；Ⅱ级，IAP 16～20mmHg；Ⅲ级，IAP 21～25mmHg；Ⅳ级，IAP＞25mmHg。

对 ACS 的诊断，主要是通过临床检查和腹腔压力测量获得。触诊时腹肌张力增大是腹内压升高的早期表现，心动过速、吸气末压增高、少尿、低血压为较晚期的体征。由于 ACS 发病早期临床症状隐匿，临床上更为重要的是对 ACS 必须要有足够的重视和认识。对所有有怀疑的患者、特别是触诊腹壁张力大的患者应密切监视腹内压。此外，腹内压监测对于 IAH 和 ACS 患者的液体复苏具有一定的指导意义。

第六节　脑功能监测

脑功能监测的主要目标是提供合适的细胞环境来保存神经功能和掌握最佳的恢复时机。脑功能监测的目的则在于及早发现缺血缺氧的迹象。最基本的脑功能监测是床旁体格检查，定时严密观察患者的神志、肢体运动、语言和瞳孔情况，及时发现病情变化，给予相应处理。但是，体格检查在重症神经疾病中存在明显局限性，如对使用镇静剂或处于癫痫持续状态的患者，往往无法实施常规体格检查。同时，体格检查所提供的往往是定性资料，在脑血流和代谢变化的早期，灵敏度不足。这就促使着人们开发各种各样的监测手段，以期及早提供定量的监测数据。随着生物医学工程技术的进步，近年来临床引入了多种先进监测手段，可大致分为脑灌注压（颅内压）监测、脑血流监测、脑氧和代谢监测以及神经电生理（脑电图）监测。

一、神经系统体检

虽然重症医学科（ICU）可利用的监测设备越来越多，但临床医师仍不能忽视基本的体格检查，体检所提供的信息也绝非一两项监测参数所能替代。对于神经危重患者，最常用的体检方法为格拉斯哥昏迷评分量表。

格拉斯哥昏迷评分量表（Glasgow Coma Scale，GCS）包括 3 部分内容，分别对睁眼（E）、体动（M）和语言（V）功能进行判断，每部分内容分为不同等级，记录为不同评分，GCS 最低为 3 分，代表最差，最高为 15 分，代表最佳。具体见表 20 – 9。

GCS 简单、可重复性好，被广泛应用于脑损伤程度的评价。由于早期发现继发脑损伤是防止出现永久性神经损伤的最佳手段，并能为后续治疗提供指导，因此，对神经系统功能的评估应反复定时进行。有文献报道，将 GCS 评分做成曲线图定时监测有利于及时发现病情变化，改善患者转归。

表 20 – 9　格拉斯哥昏迷评分量表

体动项目	评分	语言项目	评分	睁眼项目	评分
遵嘱运动	6	回答切题	5	自主睁眼	4
疼痛定位	5	回答错误	4	呼唤睁眼	3
疼痛躲避	4	言语混乱	3	疼痛刺激睁眼	2
刺激后反常屈曲	3	仅能发声	2	无反应	1
刺激后四肢过伸	2	无反应	1	无法评价	C
无反应	1	无法评价	T		

根据患者的 GCS 评分，可将昏迷分为轻、中、重三个程度。

轻度昏迷：GCS 为 14～15 分，这类患者意识障碍的时间较短，仅需要密切观察患者病情变化，通常不需要进入 ICU。

中度昏迷：GCS 为 9～13 分，这类患者的临床转归存在较大差异。

重度昏迷：GCS≤8 分。这类患者几乎全部需要 ICU 收治，并应进行相应的神经系统特殊监测。

GCS 属于主观评价系统，评估的准确性有赖于评估者的操作水平。因此，进行恰当的培训非常重要。有研究表明，对神经外科护士进行为期 1 个月的强化培训，可使 GCS 的正确率由 62% 提升至 96%。

二、颅内压监测

多种类型的颅脑损伤可导致颅内压（ICP）升高，如颅内占位（肿瘤、创伤、出血）、脑脊液循环失调以及弥漫性脑水肿。颅腔为一半封闭、刚性腔隙，内容物包括脑组织、血液和脑脊液。脑组织的可压缩性很小，当 ICP 升高时，血液和脑脊液被挤压出颅腔，作为代偿机制，脑血流量降低造成缺血性损害，是发生继发脑损伤的主要原因。早在 1960 年，Lundberg 就建议对脑损伤患者进行持续 ICP 监测，以作为早期发现继发损伤的手段。近年来的非随机研究表明，ICP 监测可能改善脑创伤、脑出血和蛛网膜下腔出血患者的转归。

（一）颅内压力容积曲线

ICP 与颅内容积之间并非线性关系（图 20 - 14）。当颅内容积开始增加时，ICP 升高并不明显，表现为平坦阶段，代偿机制（颅内血容量和脑脊液容量降低）尚能发挥作用。随着颅内容积的进一步增加，代偿机制逐渐耗竭。这时即使小幅度的颅内容积增加，都将导致 ICP 快速升高，表现为陡峭阶段。最后，当 ICP 升高达一定水平时（临界压力），曲线再次出现平坦的形状，ICP 与平均动脉压（MAP）几乎相等，提示颅内动脉的可扩张性达到了极限，脑灌注压（CPP）几乎为 0，脑动脉受到周围脑组织的压力开始闭塞。这种颅内压力 - 容积曲线再次出现平坦形状称为代偿耗竭阶段，可见于 ICP 极度升高的颅脑损伤患者，图中还同时显示了 ICP 波形随动脉搏动的变化幅度。起始平坦阶段时，ICP 波形的幅度很小，说明脑动脉的弹性和自身调节机制正常，动脉搏动未影响到 ICP。进入陡峭阶段后，随着 ICP 的升高，ICP 波形的波动幅度越来越大，说明脑动脉的自身调节机制受损的程度越来越重。当达到代偿耗竭阶段后，ICP 的波动幅度再次减小，提示脑动脉受压几乎闭塞，颅内几乎无血流灌注，动脉搏动无法传导到颅腔内。

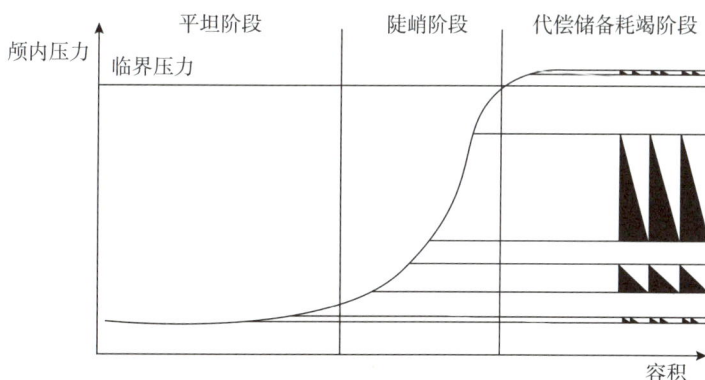

图 20 - 14　ICP 与颅内容积的关系

从以上颅内压力 - 容积曲线的变化趋势可见，从代偿到失代偿之间的转化是非常迅速的。在代偿阶段，临床表现可能不明显；而一旦进入失代偿阶段，ICP 迅速升高，脑血流灌注将在短时间内极度降低，临床常常表现为脑疝症状。这时再采取处理措施，可能挽救脑组织的机会已经丧失。因此进行 ICP 监测的临床意义在于及时发现 ICP 升高的趋势，在进入失代偿期之前采取措施。

（二）颅内压监测的技术特点

ICP 监测的类型：根据所采用的技术不同，ICP 监测可分为多种类型，如脑室引流测压、脑实质探头、蛛网膜下腔探头、硬膜外探头、腰穿测压以及经颅多普勒等。表 20 - 10 列出了常用监测手段的优缺点。

1. 脑室内测压　脑室穿刺置管测压被认为是 ICP 监测的"金标准"，置管位置多选择一侧侧脑室前角。通常在颅骨钻孔处和头皮穿刺处之间建立皮下隧道，目的是降低感染发生率，并便于固定。以往多选择颅外水柱压力传感器，测压管路中充满生理盐水。

2. 尖端整合压力传感器的 ICP 监测导管　顾名思义，这类监测导管的尖端配有传感器，有光纤和电 - 张力传感器两种。探头尖端可放置到脑室、脑实质、蛛网膜下腔、硬膜外等部位，扩大了监测适应证，操作也变得相对简单。目前欧美等国家多选择这类导管进行 ICP 监测。但价格昂贵可能是限制国内使用的主要因素。

3. 间接 ICP 监测　对于存在 ICP 监测禁忌证的患者，如凝血功能异常，人们一直希望能寻找到一种无创方法。但是，到目前为止，尚未开发出能够准确实时反映 ICP 的无创手段。近年来研究较多的包括鼓膜移位、经颅多普勒和视觉诱发电位技术。但这些技术的准确性尚有待验证，临床应用尚处于摸索阶段。

表 20 - 10　常用监测手段的优缺点

监测手段	优点	缺点
脑室内置管	①被认为是 ICP 监测的"金标准"；②可作为脑脊液引流和采样的途径；③可作为局部给药途径；④可校正零点	①创伤性操作；②感染发生率较其他方法高；③并非所有患者均可穿刺到脑室；④导管可能被血凝块或组织堵塞；⑤头部位置变化时，需要重新校正零点
蛛网膜下腔空心注水螺栓或导管探头	①感染发生率较低；②操作简单快速；③不损伤脑实质	①准确性有限；②管路堵塞，或肿胀的脑组织堵塞螺栓内表面，监测失败率较高；③需要反复冲洗管路
硬膜外或硬膜下导管	①创伤性小；②导管容易放置	准确性有限
光纤或电 - 张力探头	①可放置到脑室、脑实质、硬膜外、硬膜下、蛛网膜下腔等部位；②易于固定和患者转运；③ICP 波形显示良好；④刺激性小，感染发生率低；⑤无须校正零点，便于患者体位改变	①监测参数随时间漂移；②探头置入后无法校正零点；③有导管断裂的报道；④价格昂贵
间接检测手段（包括鼓膜移位、经颅多普勒和视觉诱发电位）	无创监测	准确性有待进一步验证

（三）颅内压监测的临床应用

需要指出的是，目前尚缺乏 ICP 监测与脑损伤患者转归间关系的随机对照研究，临床应用 ICP 监测的依据多来自非随机研究或观察性研究。由于 ICP 几乎已经成为脑损伤患者的常规监测指标，开展 ICP 监测对转归影响的随机研究也几乎失去了可能性。各单位应用 ICP 监测的情况存在差异。2007 年欧洲的一项针对重度脑创伤患者的流行病学调查显示，ICP 监测比例为 64%，其中脑实质探头的应用最多，占 77%，其次为脑室置管测压，占 10%。

有文献报道 ICP 监测群体包括重度脑创伤、脑出血、蛛网膜下腔出血、缺血性卒中后并发严重脑水肿、缺氧性脑损伤、中枢神经系统感染以及暴发性肝功能衰竭。有指南明确推荐的是创伤和出血患者，分别是美国神经外科医师协会（AANS）2000 年创伤指南（BIF2003）、美国心脏学会（AHA）1999 年脑出血指南和欧洲卒中促进委员会（EUSD）2006 年指南（表 20 - 11）。

表 20 – 11　指南推荐的 ICP 监测适应证

学会（年代）	适应证
AANS 2000 年创伤指南	GCS 评分为 3～8 分，CT 异常 GCS 评分为 3～8 分，CT 未见异常时 · 年龄≥40 岁 · 单侧或双侧肢体瘫痪 · 动脉收缩压 <90mmHg 对于具有脑内占位的轻中度脑损伤患者，医师可根据习惯决定是否进行 ICP 监测
AHA 1999 年脑出血指南	GCS 评分 <9 分 病情恶化考虑继发于 ICP 增高者
EUSD 2006 年脑出血指南	对需要接受机械通气的患者应用持续 ICP 监测

　　需要临床干预的 ICP 界值，因患者病种和年龄的不同而有所区别，对于脑创伤患者，目前公认的界值是 20～25mmHg。在多数 ICU 患者，ICP 超过 25mmHg 时会给予积极处理。对于儿科患者，近期有文献推荐婴幼儿 ICP 界值为 15mmHg，8 岁以下儿童为 18mmHg，8 岁以上为 20mmHg。ICP 监测的实际意义在于维持脑灌注。因此，越来越多的单位采用脑灌注压（CPP = MAP – ICP）作为干预措施的目标参数。2000 年 AANS 指南推荐维持 CPP 在 70mmHg 以上，在此之前的研究结果提示 CPP 应维持在更高水平（80mmHg）。CPP 的维持水平与患者脑血管自身调节机制的受损程度相关。正常情况下，CPP 在 50～150mmHg 间变化时，脑血流不会发生明显改变（图 20 – 15）。

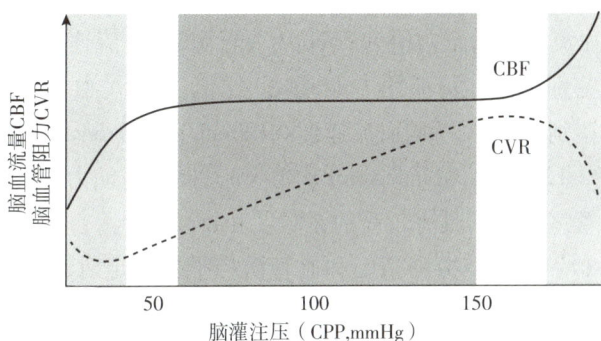

图 20 – 15　脑灌注压与脑血流和血管阻力之间的关系

　　脑损伤使自身调节曲线右移，使得引起脑血流减少的 CPP 阈值升高，理应适当提高 CPP 才能保证脑灌注。但是近期的两项研究提示，过分强调将 CPP 维持在过高水平可能造成脑损伤患者的不良转归。2003 年，AANS 在其指南更新中也将推荐的 CPP 界值更改为 60mmHg，并指出若患者不存在脑缺血情况，不必将 CPP 维持在 70mmHg 水平以上，否则增加发生急性呼吸窘迫综合征的危险。由于脑损伤患者脑血管自身调节机制受损程度存在个体差异，因此维持 CPP 应采取个体化原则。但是目前临床很难确切判断脑血管对 CPP 变化的反应，整合其他脑功能监测手段可能会有所帮助，如对脑血流和代谢的监测。

三、脑血流监测

　　脑血流量（CBF）一直是临床渴望获得的监测指标。床旁脑血流监测可追溯到 1945 年，Kety 和 Schmidt 两位医师首次介绍了以 N_2O 作为惰性追踪剂，应用 Fick 原理测定全脑血流量。到了 1960 年，又出现了 Xenon – 133 脑血流测定方法，采用的是相同的原理。Xenon – 133 具有较高的脂溶性，吸入或注射后迅速穿过血－脑屏障，且代谢率极低，基本以原型经肺排出。根据 Xenon－133 的洗出曲线，可计算出 CBF。Xenon－133 测定法是实验研究中最常采用的脑血流测定方法，其他新型测定方法多以其作为比照。但是就临床应用而言，Xenon－133 法也存在较多局限性，包括：①这种方法测定的主要是大脑中动脉供应的皮质和皮质下血流；②仪器庞大、操作复杂；③患者暴露于离子辐射；④不可能持续监测。正是由于这些局限性，使 Xenon－133 多应用于实验室或临床研究，限制了作为常规监测手术用于临床。

目前，适合于 ICU 床旁监测脑血流的手段主要包括三种：经颅多普勒血流测定、激光多普勒血流测定和热弥散血流测定。

1. 经颅多普勒脑血流测定　经颅多普勒测定（transcranial doppler，TCD）脑血流技术于 1982 年引入临床应用，具有无创、便于使用、可反复操作等优点。TCD 将脉冲多普勒技术和低发射频率相结合，从而使超声波能够穿透颅骨较薄的部位进入颅内，根据多普勒位移原理检测红细胞移动速度，直接获得颅底动脉血流速度，无创动态连续监测血流动力学。TCD 所监测到的是颅底动脉血流速度（测量单位为 cm/s），而非 CBF。TCD 测量的血流信号以音频和频谱两种方式表达。多普勒频谱显示包括多普勒信号的振幅、频率和时间，图像的纵轴为频移数值——代表血流速度，频谱的灰度反映信号的强弱。频移数据包括收缩峰值血流速度，舒张末期血流速度，平均血流速度。

TCD 在脑损伤患者中的应用主要包括三个方面：

（1）诊断脑血管痉挛：脑血管痉挛是蛛网膜下腔出血的严重并发症之一，是导致迟发性缺血性脑损害的重要危险因素。应用 TCD 可对脑血管痉挛做出快速诊断，监测部位常选择大脑中动脉（MCA）。MCA 平均血流速度的正常值为 55cm/s。当 MCA 血流速度增快时，应进行脑血管痉挛和高动力循环状态的鉴别诊断。可应用 Lindegaard 比值（MCA 血流速度/颅外动脉血流速度，多选择颈内动脉）协助鉴别，MCA 平均血流速度 >120cm/s，Lindegaard 比值 >3，提示脑血管痉挛；MCA 平均血流速度 >120cm/s，Lindegaard 比值 <3，提示高动力循环状态。以脑血管造影为标准，TCD 在诊断脑血管痉挛方面具有较高的灵敏度和特异度。

（2）CBF 的间接评估：当超声探测角度和血管内径维持稳定时，MCA 平均血流速度的变化程度与 CBF 的变化程度显著相关。这时可应用下列公式估算 CBF：

$$CBF = FVmean \times AV \times CosAI$$

公式中 FVmean 为平均血流速度；AV 为 MCA 截面积；AI 为超声束与血管间的夹角。

当无血管硬化和血管痉挛、动脉压和血液流变学状况无变化时，可应用该公式估算 CBF。

（3）评价脑血管自身调节功能：正常情况下，当脑灌注压发生变化时，脑血管阻力随之改变，以维持脑血流量稳定。因此，脑血管阻力的变化是其自身调节功能的核心。TCD 监测时，搏动指数（PI，也称 Gosling 指数）可反映探测部位远端的血管阻力。

$$PI = \frac{FVsys - FVdias}{FVmean}$$

公式中 FVsys 为收缩流速，FVdias 为舒张流速；FVmean 为平均流速。

PI 的正常范围为 0.6～1.1。初步研究显示，同时应用 ICP、CPP 和 TCD 计算 MCA 的搏动指数，可能对判断脑血管自身调节能力有所帮助。

2. 激光多普勒血流测定　激光多普勒（laser Doppler flowmetry，LDF）可以测定多种部位的微循环血流，脑组织是其中之一。探头需放置于颅内（通常选择脑白质区域），发射单色激光束，通过测量红细胞的数量和运动速度，整合得出表示血流量的相对数值——PU。LDF 测定范围很小，仅约 1mm³，是一种局部血流量监测手段。连续和简便是这种监测手段的优点，而局部和只能获得反映 CBF 的相对变化则是其主要缺点。目前 LDF 主要应用于术中 CBF 监测。

3. 热弥散血流测定　热弥散血流测定（thermal diffusion flowmetry，TDF）是另一项近年来引入临床的新型脑血流监测技术，TDF 的原理基于组织的散热特性。监测探头也需放置于颅内脑组织中，探头具有两个温度传感器，之间保持一定距离，一个传感器对脑组织加温（39℃），另一个传感器探测温度变化，脑血流量越高，两传感器温度差越大，以此通过微处理器计算出脑血流量。TDF 与 LDF 的相同之处在于其监测的连续性和局部性，不同之处在于 LDF 所获得的是 CBF 的绝对值 $[mL/(100g \cdot min)]$。近来 TDF 技术的发展趋势是探头体积缩小，但监测的脑组织范围增大。

4. 其他监测技术　其他可床旁实施的 CBF 监测技术还包括：颈静脉热稀释血流测定（Jugular blood flow，JBF）、经脑双示踪剂稀释技术（transcerebral double – indicator dilution technique，TCID）和对比增强超声技术（contrast – enhanced ultrasonography，CEU）。其中 CEU 可提供无创、实时的 CBF 测定，目前正在进行临床试验。

5. 脑血流监测的临床应用　如前所述，脑缺血可能是导致脑损伤患者不良转归的重要因素，然而临床上有个问题难以回答：究竟应将 CBF 维持在什么水平？针对狒狒的相关研究提示，造成脑缺血的 CBF 阈值为 15mL/（100g · min）。随后，该试验研究组（Symon 等）提出了缺血"半暗带"（penumbra）的概念，即梗死灶周围尚能挽救的脑组织。应用 PET 手段提示，人脑梗死的 CBF 阈值为 8 mL/（100g · min），半暗带为 20mL/（100g · min）。目前，相关专家的共识是应尽快挽救半暗带。对于现有的床旁 CBF 监测手段，多数尚处于临床摸索阶段，尚无绝对监测值的推荐指标。临床实践中多是观察动态趋势和对治疗的反应性。许多单位将 ICP、CPP、CBF 和脑代谢监测相结合，确定救治方案。

四、脑氧及脑代谢监测

大脑具有极高的代谢率。虽然脑的重量只占体重的 2%，但静息脑血流量却占到心输出量的 15%，耗氧量是全身的 20%。因此，大脑需要持续稳定的血流灌注。当存在缺氧或灌注不足时，大脑将发生一系列生物化学异常。脑氧和代谢监测的目的就是尽早发现这些异常情况。脑氧监测包括多种，其中临床最常应用的是颈静脉氧饱和度监测，其他还有近红外光谱仪经颅脑氧饱和度监测和脑组织氧分压监测。近年来逐渐成熟的脑组织微透析技术则是脑代谢监测的主要进展。

（一）颈静脉氧饱和度监测

颈静脉氧饱和度（$SjvO_2$）监测是最早出现的脑代谢相关监测手段，早在 1900 年就有经颈静脉采血测定氧饱和度的报道。1990 年出现了置管持续监测 $SjvO_2$ 的报道。与体循环的肺动脉血相似，颈静脉血中包含了未被脑组织利用的氧。$SjvO_2$ 监测可提示脑氧供给和消耗之间的平衡，并间接反映脑血流的情况。

1. $SjvO_2$ 的决定因素和参数判读

（1）$SjvO_2$ 的决定因素：脑的氧耗量（$CMRO_2$）等于单位时间内进入和流出脑的氧量之差：

$$CMRO_2 = CBF \times (CaO_2 - CjvO_2)$$
$$= CBF \times [(Hb \times 1.34 \times SaO_2 + PaO_2 \times 0.0031) - (Hb \times 1.34 \times SjvO_2 + PjvO_2 \times 0.0031)]$$

公式中 CaO_2、SaO_2 和 PaO_2 分别为动脉血氧含量、氧饱和度和氧分压；$CjvO_2$、$SjvO_2$ 和 $PjvO_2$ 分别为颈静脉血氧含量、氧饱和度和氧分压；Hb 为血红蛋白浓度。

血液中物理溶解的氧量很少，可忽略不计。公式可表示为：

$$CMRO_2 = CBF \times Hb \times 1.34 \times (SaO_2 - SjvO_2)$$

公式可变形为：

$$SjvO_2 = SaO_2 - \frac{CMRO_2}{CBF \times Hb \times 1.34}$$

可简化为：

$$SjvO_2 \propto SaO_2 - \frac{CMRO_2}{CBF \times Hb}$$

由该公式可见，$SjvO_2$ 由动脉血氧饱和度、脑氧耗量、脑血流量和血红蛋白浓度共同决定。在临床实际中，血红蛋白浓度一般不会在短时间内发生剧烈变化，公式可再次简化为：

$$SaO_2 - SjvO_2 \propto \frac{CMRO_2}{CBF}$$

正常情况下，当脑氧耗量升高时，脑血流量随之升高；脑血流量降低时，脑耗氧量也随之降低，称为脑代谢 - 血流耦联。这时 $SjvO_2$ 维持不变，脑氧提取率也维持不变。病理情况下，脑代谢 - 血流耦联受损，将导致脑氧提取的变化，表现为 $SjvO_2$ 降低或升高。$SjvO_2$ 监测的主要目的也就是提早发现 $SjvO_2$ 的变化，反映出的问题是脑血流与脑代谢之间的平衡失调。因此，许多文献也将 $SjvO_2$ 监测归入脑血流监测的范畴。

（2）参数判读：导致 $SjvO_2$ 降低的因素主要包括以下几种：

1）脑氧输送降低，原因可以是全身缺氧，也可以是由低血压、血管痉挛和颅高压导致的脑灌注压降低。

2）脑氧耗增加，原因多是癫痫和发热。

$SjvO_2$ 升高的临床情况更具挑战性，也有研究提示 $SjvO_2$ 升高与不良转归相关。导致 $SjvO_2$ 升高的可能因素包括：①脑血流高动力循环状态，自身调节机制受损时则表现为 $SjvO_2$ 升高；②脑氧耗显著降低，如低温；③脑组织失去提取氧的机会，如 ICP 明显升高达到 MAP 水平，此时若不给予紧急处理，将很快导致死亡；④脑细胞失去提取氧的能力，有研究监测到脑死亡患者的 $SjvO_2$ 呈升高趋势。

2. $SjvO_2$ 监测的技术特点　$SjvO_2$ 经历了单次采血、导管置入间断采血和光纤导管持续监测几个阶段。由于深静脉导管的广泛使用，现已不再采用单次采血方法。目前可供临床选择的 $SjvO_2$ 持续监测仪主要包括两种：Abbott Laboratories 的 Oximetrix3 系统和 Baxter Healthcare 的 Edslab 系统。这两种仪器的基本原理相同，差别在于 Oximetrix3 系统采用三波长技术，可同时测定血红蛋白浓度和氧饱和度。

在进行 $SjvO_2$ 监测时应注意的技术细节是导管的置入位置。从测定原理可见，$SjvO_2$ 提示全脑氧利用情况，那么左右颈静脉的氧饱和度的一致性会影响到监测结果的准确性。尸体解剖发现，皮质下区域的静脉多回流至左侧静脉窦，而皮质区域多回流至右侧。对于弥漫性脑损伤患者的研究提示双侧 $SjvO_2$ 的数值无限制性差异。目前倾向于选择优势侧颈静脉作为监测部位，临床确定方法包括三种：

（1）对于实施 ICP 监测的患者，交替按压双侧颈静脉，ICP 升高幅度较大的一侧为优势侧。

（2）观察 CT 显示的颈静脉孔，较大的一侧为优势侧。

（3）超声扫描血流量较多的一侧为优势侧。

当缺乏上述确定方法时，由于大多数个体的右侧静脉窦较大，可首先选择右侧作为监测部位。有些研究建议选择病变侧作为监测部位，但尚存在争论。

对于间断采血（进行血气分析）监测，采血速度也是影响因素之一。若抽血速度过快，将因为血液回流导致掺杂。现推荐采血速度应小于 2mL/min。对于持续监测导管，置入后应定期校正（推荐至少每日一次，或当对监测结果存在疑问时校正），否则也会影响准确性。

颈内静脉逆向置管的技术相对简单，标准方法为在环状软骨水平，沿胸锁乳突肌锁骨头内侧，针尖指向头部穿刺置管。置管成功后颈导管放置深度是影响监测结果的关键问题。颈内静脉出颅后还汇集面静脉血流，因此应将导管尖端置入颈静脉球部（图 20 – 16），此处约掺杂 3% 的面静脉血流。应将导管尖端尽量靠近颈静脉球部顶端，导管后撤 2cm 将使面静脉血流掺杂升高到 10%。临床测量时可应用乳突作为颈静脉球部的体表标志。但是放置导管后应常规进行 X 线定位。颈部侧位片要求导管尖端超过第 1～2 颈椎，并尽可能靠近颅底。在后前位片，导管尖端应超过寰枕关节与眶底连线，并超过双侧乳突连线。

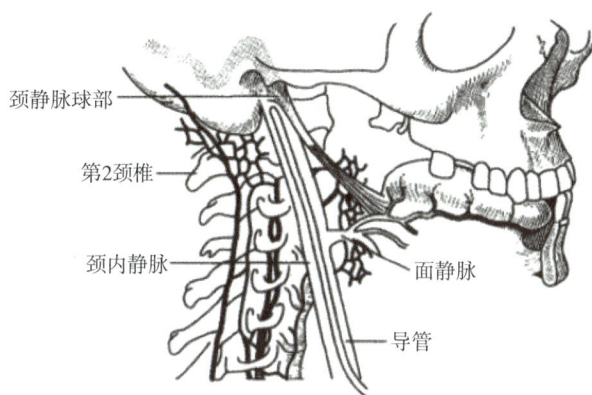

图 20 – 16　颈静脉球部解剖示意图

3. SjvO$_2$ 监测的临床应用　健康人采样显示，SjvO$_2$ 的正常范围在 55%～71%，平均为 62%。该范围是否适用于脑损伤患者还存在疑问。SjvO$_2$ 监测是目前 ICP 之外的另一种常用脑功能监测。队列研究提示，SjvO$_2$ 低于 50%，脑损伤患者的死亡率增加 1 倍。对接受心血管手术的患者，SjvO$_2$ 低于 50% 将导致术后神经系统并发症的发生率明显增多。文献报道的应用群体包括了脑创伤、蛛网膜下腔出血、弥漫性脑缺氧损伤以及心血管围术期。尽管如此，目前尚缺乏有关 SjvO$_2$ 监测参数和转归的确定证据。对于究竟应将脑损伤患者的 SjvO$_2$ 维持在何种水平，也缺乏相应的推荐意见。多数单位选择 55%～75% 为 SjvO$_2$ 的目标界限。另一方面，由于 SjvO$_2$ 监测的是全脑氧利用情况，对于局灶性病变，其监测灵敏度可能存在问题。与其他脑代谢监测手段相同，单独应用 SjvO$_2$ 进行脑功能监测的价值是有限的。成功的临床报道几乎全部是整合了多种监测手段，并动态观察参数的变化趋势，及时调整处理策略。

（二）经颅脑氧饱和度监测

光线穿过色基（chromophore）时被散射和吸收，光纤衰减的程度与色基的浓度相关（Beer – Lambert 定律）。波长为 700～1000nm 的近红外光具有良好的组织穿透力，且其衰减程度与血红蛋白中的铁及细胞色素 aa3 中的铜含量呈正比。氧合血红蛋白与去氧血红蛋白的光吸收波长不同，由此可计算出组织氧饱和度。近红外光谱仪（NIRS）正是利用这一原理进行脑氧饱和度测定。NIRS 的优点在于无创和连续。与脉搏血氧饱和度不同，NIRS 测定的脑氧饱和度不能区分动静脉血，所监测的是整个脑组织血管床的氧饱和度，包括动脉、静脉和毛细血管，其中约 70% 的成分来自静脉血。此外，由于很难排除颅外组织对光线的吸收和散射，使

NIRS 测定结果的可靠性受到质疑。现已开发出多种 NIRS 装置，临床主要应用的是美国的 IN-VOS 系列和日本的 NIRO 系列。总的来看，作为床旁脑氧监测手段，NIRS 仍需要进一步摸索。

（三）脑组织氧分压监测

脑组织氧分压（partial pressure of brain oxygen，$PbrO_2$）是近年来开发出的脑组织局部氧监测技术，将微电极放置于脑组织，可持续监测脑实质氧分压和局部温度。有些监测设备还可同时监测脑组织二氧化碳分压和 pH 值。

1. $PbrO_2$ 监测的技术特点　$PbrO_2$ 的监测导管具有弹性，监测探头细小（直径 < 0.5mm），可在 ICU 床旁行颅骨钻孔放置，并由专门的螺栓固定于颅骨。目前有两种市售 $PbrO_2$ 监测仪。

（1）Licox 监测仪：采用极谱分析技术（Clarke 电极），监测 $PbrO_2$ 和脑温，采样范围约为 $14mm^2$。

（2）Neurotrend 监测仪：采用光纤电极，除 $PbrO_2$ 和温度外，还可监测脑组织二氧化碳分压和 pH 值，采样范围约为 $2mm^2$。

$PbrO_2$ 监测引入临床的时间还不是很长，目前尚处于摸索阶段，需要回答的问题主要有：$PbrO_2$ 监测结果究竟代表什么？$PbrO_2$ 监测探头应当放置在什么部位？

综合多项研究结果提示，$PbrO_2$ 与吸入氧浓度、脑灌注压、脑血流量和血红蛋白成正相关，与脑氧提取率成负相关。但是，$PbrO_2$ 并不能直接代替这些参数，它应该是反映脑氧代谢的综合指标，也可以理解为监测当时的脑组织氧储备。$PbrO_2$ 升高并非仅代表脑血流灌注的增加，发热（使脑氧摄取增加）和高动力循环状态也可使 $PbrO_2$ 升高。$PbrO_2$ 降低也并非仅代表脑缺血，脑组织氧需要减少（如治疗性低温）也可使 $PbrO_2$ 降低。因此，目前尚不能单独依靠 $PbrO_2$ 监测提示脑代谢和血流改变。

与其他监测手段相同，人们也希望将 $PbrO_2$ 用作一种脑缺血的预警指标。应用不同的比照手段和不同的 $PbrO_2$ 监测方法，提示脑缺血的 $PbrO_2$ 下限指标也略有差异（表 20-12）。虽然仍存在争议，目前普遍认为 $PbrO_2$ 降低至 10～15 mmHg 时应引起重视。

表 20-12　有关预示脑缺血的 $PbrO_2$ 下限

	$PbrO_2$ 下限	$PbrO_2$ 监测技术	比照手段
Doppenberg 1998	22mmHg	Neurotrend	Xe-CT 显示，CBF = 18mL/（100g·min）
Kiening 1996	8.5mmHg	Licox	$SjvO_2$ < 50%
Menon 2004	10mmHg	Neurotrend	PET 显示脑平均氧提取率明显升高
Johnston 2005	14mmHg	Neurotrend	PET 显示脑平均氧提取率明显升高

文献报道最多的监测部位是额叶白质，弥漫性脑损伤患者多选择右侧，局部脑损伤患者多选择病变侧。对于同时应用脑实质 ICP 监测的患者，也常选择相同的探头部位。理论上讲，将脑氧探头放置在半暗带区域的临床指导意义最佳，但实际操作中很难准确到位。探头放置的深度多为硬膜下 2～3cm。由于 $PbrO_2$ 监测的是局部脑组织氧分压，探头与脑动脉的相邻关系、局部脑血流速度和探头的监测半径均会导致监测结果的差异。因此，$PbrO_2$ 连续监测的临床意义大于单一读数。

2. $PbrO_2$ 的临床应用　虽然有观察性研究显示发生低 $PbrO_2$ 事件的次数和持续时间与不良神经系统转归相关，但是目前尚缺乏确定的证据证明。有些单位建议了以 $PbrO_2$ 为目标的诊治流程，也进行了对转归影响的研究，但病例数均较少。这些诊疗流程中均配合了其他监测评估手段，如 ICP 和 $SjvO_2$ 等，也说明脑损伤的多元化监测理念的流行。

从患者群体看，$PbrO_2$ 主要应用于脑创伤和蛛网膜下腔出血。从全世界范围来看，应用 $PbrO_2$ 最多的国家依次是德国、意大利、西班牙、荷兰、英国、美国。总的来说，$PbrO_2$ 是一种新型脑氧代谢监测手段，其临床应用价值有待进一步探索。

（四）脑组织微透析监测

葡萄糖为细胞代谢的能量底物，氧则是高能释放所必需。有氧条件下，每分子葡萄糖代谢生产 38 分子 ATP，而糖的无氧酵解仅生成 2 分子 ATP。脑的能量储备很低，因此依赖于持续的血液（氧）供应。缺氧缺血时，能量储备在短时间内耗竭，造成一系列病理生理学损害。组织的代谢监测反映了供血供氧情况，以期在出现生化异常的早起给予积极处理。通过监测细胞外液的生化指标，微透析技术（microdialysis）代表了组织代谢监测的重要进展。肝脏是最早应用微透析监测的组织，已经有近三十年的历史。人体脑组织微透析监测始于 1990 年。随着市售微透析监测仪的出现和改进，微透析成为一种床旁持续监测手段，越来越多的临床单位将该技术应用于脑损伤患者的代谢监测。

微透析监测的应用范围广泛，包括脑创伤、蛛网膜下腔出血、癫痫、缺血性脑卒中、肿瘤和神经外科术中监测。反映脑缺血的敏感指标是乳酸/丙酮酸比值和葡萄糖浓度，预警界限分别为 >30mmol/L 和 <0.8mmol/L。小样本病例对照研究提示，该界值是不良转归的危险因素。与其他监测手段相同，目前也缺乏微透析监测的随机对照研究，将微透析整合到多元化监测，可能为改善脑损伤患者的转归提供良好前景。

五、脑电图监测

脑电图是诊治癫痫的重要手段，能为癫痫的诊断、分型，确定局部病灶和观察治疗反应提供帮助。近年来，随着计算机技术引入脑电监测装置，使床旁持续监测和数据分析有了较大的改进，也推动了脑电图在其他神经重症患者的应用。ICU 可利用的神经电生理监测还包括诱发电位技术，主要应用于脑干、脊髓和视神经病变的患者。

脑电图（electroencephalography，EEG）记录了大脑皮质神经元自发而又有节律的电活动，为兴奋性和抑制性突触后电位的总和。脑电波由振幅、周期、位相等特征组成（表 20-13）。正常脑电波的波幅在 $10 \sim 200\mu V$，癫痫发作时可高达 $750 \sim 1000\mu V$。锥体细胞排列方向一致，又同步放电，兴奋通过神经元回路循环产生节律性 α 波。放电失去同步性，兴奋通过皮质内小神经元回路循环，则出现快波。神经细胞代谢速度减慢或形态改变，则出现各种慢波。神经细胞兴奋性异常增高，引起超同步放电，则出现棘波、棘慢波。

表 20-13 基本 EEG 波形频率

波形名称	频率（Hz）	提示的状态
δ	<4	深睡眠、麻醉或脑缺血
θ	4～7	早产儿或儿童深睡眠的正常波形
α	8～13	正常成人清醒、安静（闭眼）
β	>13	清醒、警觉，或浅麻醉

　　EEG 是监测大脑癫痫放电的最佳方法。无抽搐样发作性癫痫在顽固性癫痫、脑外伤、脑卒中、颅内感染、脑肿瘤和代谢性昏迷患者中具有较高的发病率，而且影响转归。应用动态 EEG 监测可以及时发现病情变化并及时处理，降低癫痫持续状态的死亡率和并发症发生率。

　　EEG 主要由脑皮质锥体细胞产生，椎体细胞对缺血具有相对易损性。因此，EEG 对脑缺血也十分敏感。CBF < 25mL/（100g·min）时，脑电活动开始减慢；16 ～ 17mL/（100g·min）时，自发脑电活动衰竭，诱发脑电波幅进行性降低；< 15mL/（100g·min）时，诱发脑电消失，能量衰竭则在 CBF < 10mL/（100g·min）时才发生，而在脑皮质发生不可逆损害之前，EEG 已经变成等电位。

　　各种原因造成的昏迷患者，EEG 监测有助于了解中枢神经系统功能。体外循环、颅内手术、低温麻醉、控制性降压以及心肺复苏后，进行 EEG 监测有助于判断中枢神经系统的情况。对深度昏迷患者，EEG 常表现为慢波。若病情好转可恢复到正常波；若病情变化，则逐渐进入平坦波形。对怀疑脑死亡患者，其脑电活动消失，呈等电位改变，若持续 30 分钟以上，结合临床可协助脑死亡诊断。由于 EEG 受麻醉药的影响，因此判断脑功能状态时，必须排除麻醉药的作用。

　　EEG 波形是大脑皮质的突触后兴奋与抑制电位在时间和空间上的综合表现，而突触后电位又受到来自间脑投射的网状系统活动的影响。这些成分中任何一个或多个具有较高的敏感性。这也同时说明了 EEG 的弱点，即特异性相对不足。因此，EEG 监测应有明确的目的和针对性，并配合其他监测手段。此外，由于 EEG 也同时记录了头皮上两点和头皮与无关电极之间的电位差，因此其波形受到机体多种生理和病理因素的影响，各种干扰都可能使记录出现伪差，例如同时使用其他仪器、患者的肌肉活动、肢体的动作等。这些因素在 ICU 的表现尤为突出，在判读监测结果时应给予充分注意。

六、脑功能的多元化监测

　　从以上讨论可见，各种脑功能监测手段都具有各自的优点和局限性，目前尚缺乏任何单一准确有效的监测手段。以 ICP 监测为例，2005 年发表了一项非随机研究，比较了两个创伤中心重度脑创伤患者的治疗程序和转归。其中一个中心以灌注压为目标（ICP < 20mmHg 或 CPP > 70mmHg），另一个以临床经验 CT 结果为目标。结果显示，单纯以灌注压指导临床救治，并不能改善转归，却明显增加住院时间和费用。正是在这种背景下，近年来越来越多的研究推荐，脑功能的监测应该采取多种手段、综合评价，逐渐形成了多元化的监测理念（multimodal monitoring）。脑灌注、血流、代谢以及脑电活动之间相互联系、互为因果，监测指标也具有互补性。图 20 - 17 显示了一种以 ICP、SjvO₂ 为主的脑损伤多元化监测处理程序。

　　多元化监测并不是指应用的监测手段越多越好。盲目采用多种监测手段势必会增加操作并发症的发生概率，且增加患者的医疗费用。另一方面，由于单位时间内所获得的信息量增加，数据处理又成为瓶颈问题。近期发表的有关多元化监测的研究表明，临床获得的微透析监测数据庞大，且具有明显的个体差异，与 ICP、CPP 和 GCS 组成具有不同特征的组合。面对这种庞大的数据资源，临床研究迫切需要可靠的分析系统。从 20 世纪 70 年代开始，就已有计算机进行资料整合的研究。1994 年，剑桥大学的研究组开发出利用 RS232 接口进行数据收集的计算机集成监测分析系统，用于神经危重患者的监测。近期，一种称为"Global Care Quest"的资料传输系统，可将诸如影像、脑电和生理数据无线传输到护士站或医师办公室的终端机上，甚至可发送到手机，大大提高临床信息的整合效率，缩短做出反应的时间。但是，任何资料的最终判读者仍然是人，对医护人员进行基础知识和操作技能的培训，也是一个关系到患者转归的关键问题。

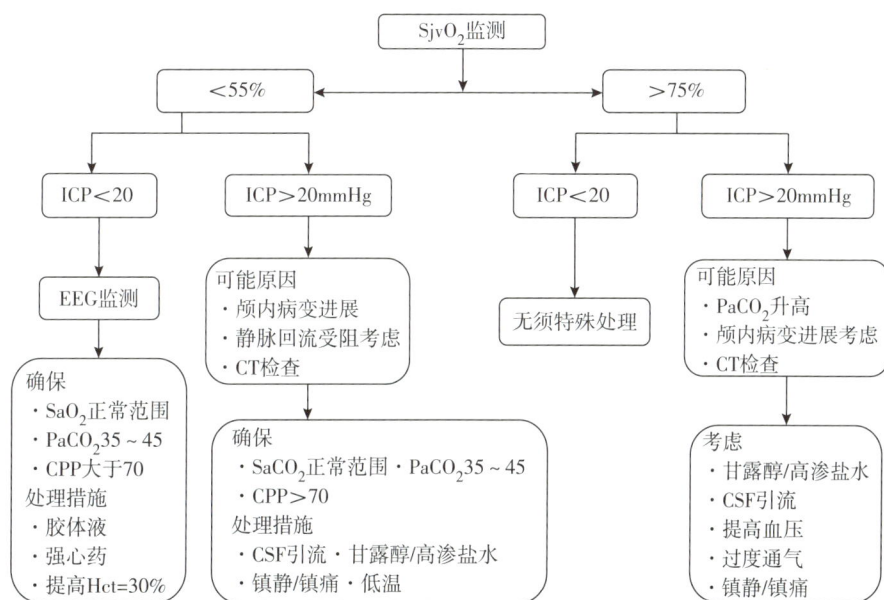

图 20-17　基于 ICP 和 SjvO$_2$ 监测等手段的脑功能多元化监测治疗程序

第七节　凝血功能监测

凝血功能是人体一项非常重要的生理功能，是指无活性的凝血因子被有序逐渐放大激活，逐渐转变为有蛋白降解活性的凝血因子的系列酶反应的过程。整个凝血过程包括内源性、外源性和共同路径，它又被分为三个阶段：凝血活酶生成、凝血酶生成和纤维蛋白生成。近年来研究发现，凝血还有血管内皮细胞和血小板等细胞成分的参与。在生理状态下，血液在血管中不断地流动循环，有赖于完整的血管壁、有效血小板，以及凝血与纤溶维持着动态的平衡。危重症患者往往合并凝血功能的异常。

一、凝血机制

（一）凝血过程

凝血因子通过内源性和外源性凝血途径逐级活化，进入共同途径，即形成活化的因子 Xa 因子，它与因子 Va 和 PF-3 形成酶活性复合体，即凝血活酶，完成第一阶段的凝血；当凝血酶原被转变为凝血酶后，它对纤维蛋白原进行蛋白酶性水解的作用，生成纤维蛋白单体，后者在因子 XIIIa 的作用下，形成稳定交联纤维蛋白，为凝血的终产物，见图 20-18。凝血酶促进因子 XIII 的活化，加速终产物的产生，并反馈性激活上游阶段的凝血因子（因子 Va、因子 VIIIa、因子 XIa），大大加速了自身产生的过程；此外凝血酶激活血小板和内皮细胞，前者通过释放、聚集和黏附反应，后者通过表达组织因子（TF）又促进了凝血的过程。外源性和内源性途径相互交叉，如此凝血机制一旦启动，凝血因子"瀑布式"序贯的活化立即开始。在体内，内源性和外源性途径对启动凝血都非常重要，但主要是经外源性途径。

内源性凝血途径是指启动凝血的相关因子存在血管内，启动部分称为接触系统，包括高分子量激肽原（HMWK）、前激肽释放酶（PK）、因子 XII 和因子 XI。因子 XII 在负电荷表面（胶原、玻

内凝系统   外凝系统

胶原   K ◄──── PK   FⅫa

FⅫ ──HK──► FⅫa   ┌─────────┐   FXa等
                                  │ TF   │
FⅪ ─────────► FⅪa   │ FⅦa   │◄──── FⅦ
                                  │ Ca²⁺   │
        Ca²⁺   └─────────┘
FⅨ ─────────► ┌─────────┐ ◄──── FⅨ
              │ FⅨa   │
              │ FⅧ   │
              │ PL+Ca²⁺ │
              └─────────┘
FX ─────────► ┌─────────┐ ◄──── FX   F XIII
              │ FXa   │
              │ FVa   │   Ca²⁺
              │ PL+Ca²⁺ │
              └─────────┘   FXIIIa

   凝血酶原 ──────► 凝血酶   Ca²⁺

      纤维蛋白原 ──────► 纤维蛋白 ──────► 稳定的纤维蛋白

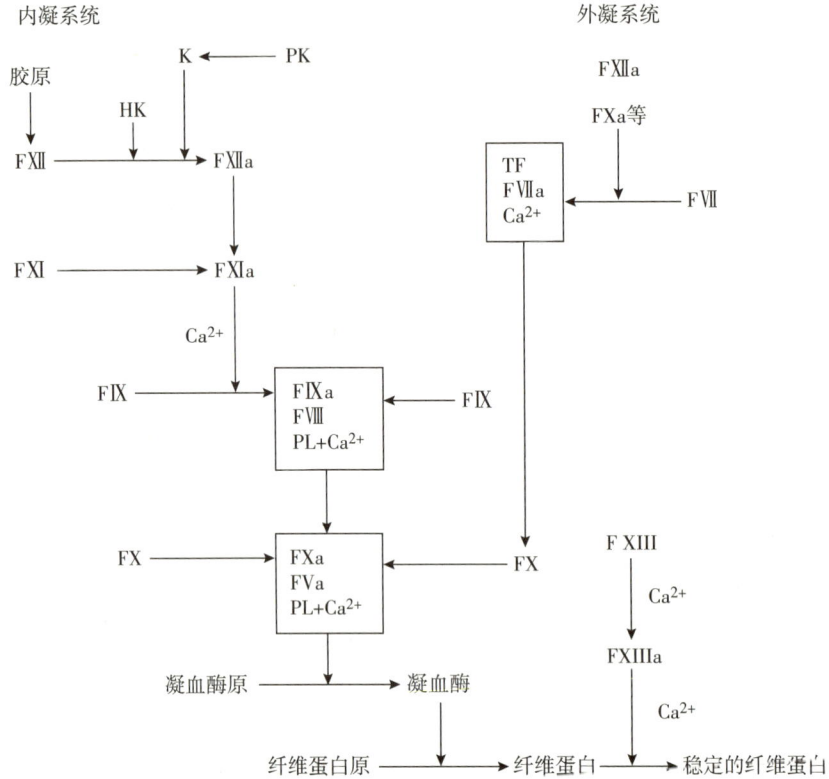

注：TF，组织因子；PK，激肽释放酶原；K，激肽释放酶；PL，细胞膜磷脂酶；HK，高分子激肽原。

图 20 - 18　凝血机制

璃等）被激肽释放酶激活形成活化的因子Ⅻa。高分子量激肽原大大促进上述过程，少量的因子Ⅻa 与高分子量激肽原将前激肽释放酶转变为激肽释放酶，激肽释放酶与高分子量激肽原一起迅速大量激活Ⅻ变为Ⅻa。进而Ⅻa 转变酶原形式的因子Ⅺ为活化的Ⅺa，又在 Ca^{2+} 存在下激活因子Ⅸ为Ⅸa。因子Ⅺa、Ⅷ、PF3 在 Ca^{2+} 的参与下形成酶活性复合体，激活因子 X 为因子 Xa。

外源性凝血途径，又称为组织因子（TF）途径，是由细胞表面或微颗粒上的 TF 和血浆中因子Ⅶ形成的复合体启动，TF - 因子Ⅶa 复合体从而激活因子 X 成为因子 Xa。

共同凝血途径，即在 Ca^{2+} 存在环境下，因子 Xa、因子 V 与 PF3 形成复合体凝血活酶，其将凝血酶原转化为凝血酶。在凝血酶的作用下，纤维蛋白原依次裂解，释放出肽 A、肽 B，形成纤维蛋白单体，自动聚拢，形成不稳定纤维蛋白，在因子Ⅻa 的作用下，形成稳定的交联的纤维蛋白。

（二）血小板和内皮细胞的作用

凝血"瀑布"反应是在膜表面进行的。在膜表面上 TF 结合因子Ⅶ/Ⅶa、因子Ⅸa/Ⅷa、因子Xa/Va，它们在膜表面滑动、碰撞，形成酶活性复合体，凝血酶原在膜上转变为凝血酶。磷脂酰丝氨酸也是在膜表面聚拢组装凝血蛋白。

血小板是出血止血过程中非常重要成分之一。当血管损伤，内皮内膜下基质成分暴露，通过膜糖蛋白受体（GP Ⅰa～Ⅱa、Ⅰc～Ⅱc、Ⅱb～Ⅲb）的介导，血小板发生黏附、释放、集聚的反应，迅速形成血小板血栓，修复血管损伤处。血小板活化过程中会释放 ADP、5 - 羟色胺、血小板活化因子（PAF）和花生烯酸代谢产物诱导加强血小板的聚集反应；还释放黏附蛋白分子，如纤维蛋白原、血管性血友病因子（vWF）、纤黏蛋白、凝血酶敏感蛋白（TSP）等加强血小板与内膜下基质和血小板之间的相互作用。

正常的血管内皮细胞（VEC）具有强烈的抗血管作用。血管内皮细胞可以分泌前列腺素（PGI$_2$）和一氧化氮（NO），具有预防血栓形成作用。ECs表达的凝血酶调节蛋白（TM）与凝血酶结合，使蛋白C转化为活化的蛋白C，在辅因子蛋白S作用下，水解灭活因子Va、Ⅷa；ECs分泌的组织型纤溶酶原激活剂可激活纤溶酶原为纤溶酶，降解已形成的纤维蛋白凝块；ECs分泌的ADP酶降解血小板释放的ADP，抑制继发性血小板激活聚集。当内皮细胞受损，内皮细胞由抗凝血表型转变为促凝血表型，其表达黏附分子（E-选择素、P-选择素、β$_1$整合素、β整合素、血小板-内皮黏附分子-1和vWF），它们可定位和促进血小板黏附并调节白细胞向组织间移行，可产生炎性介质和血管活性物质。内膜下基质暴露促进凝血和血小板活化。

（三）纤维蛋白降解系统

纤溶系统在溶解凝血块和维持一个开放的血管系统中起重要作用。其包括纤溶酶原和2个生理性纤溶酶激活物：组织纤溶酶原激活物（tPA）、尿激酶纤溶酶原激活物（uPA）。纤溶酶原在激活物作用下，转变为有活性的纤溶酶。它作为一种丝氨酸蛋白酶，降解纤维蛋白为可溶性的降解产物。组织纤溶酶原激活物介导的纤溶酶原的激活参与循环中纤维蛋白的溶解，尿激酶纤溶酶原激活物与特殊的细胞受体结合，导致与细胞结合的纤溶酶原活化，其主要在组织重构与修复、吞噬功能、排卵、胚胎种植和肿瘤侵袭中起细胞周围蛋白溶解作用。

二、凝血功能监测

（一）实验室监测

目前比较常用的凝血纤溶功能的实验检测如下：

1. 凝血酶原时间（PT）和国际标准化比值（INR）　用于监测外源性凝血途径的功能。

（1）参考范围：PT参考值，男性11～13.7s，女性11～14.3s。INR参考值，等于国际敏感指数（ISI），正常值为0.8～1.2。

（2）临床意义

异常：PT较正常延迟3s。

延长见于：先天性因子Ⅱ、Ⅴ、Ⅶ、Ⅹ缺乏，纤维蛋白原缺乏血症；后天性DIC，维生素K缺乏症，肝脏疾病，抗凝物质（肝素、FDP和抗因子Ⅱ、Ⅴ、Ⅶ、Ⅹ的抗体等）增多等。

缩短见于：因子Ⅴ增多症，高凝状态，血栓性疾病，口服避孕药等。

2. 活化的部分凝血活酶时间（APTT）　用于监测内源性凝血途径的功能。

（1）参考范围：男性37±3.3s，女性37.5±2.8s。

（2）临床意义

异常：较正常相差10s。

延长见于：先天性因子Ⅷ、Ⅸ、Ⅺ、Ⅻ血浆水平减低，如血友病A或B，血管性血友病（vWF）；后天性DIC，严重肝脏疾病。

缩短见于：高凝状态，如DIC的高凝期；血栓性疾病，如心肌梗死、不稳定性心绞痛、脑血管疾病、肺动脉血栓栓塞、深静脉血栓；妊娠高血压综合征；肾病综合征；严重烧伤。

3. 凝血酶时间（TT）　用于监测血浆中抗凝血物质。

（1）参考范围：16～18s。

（2）临床意义

异常：TT 较正常延迟 3s。

延长见于：血液中存在肝素或类肝素抗凝血物质，如 DIC 继发性纤溶亢进期、原发性纤溶亢进、SLE，严重肝病，低纤维蛋白血症。

4. 活化凝血时间（ACT） 用于监测内源性凝血途径的功能，常用于监测体外循环和肾替代治疗时肝素的用量。

5. 纤维蛋白原（Fg）

（1）参考范围：2～4 g/L。

（2）临床意义

增高见于：血液浓缩，急性心肌梗死，急性感染，创伤，高凝状态，系统性自身免疫性疾病如 SLE，糖尿病酸中毒，妊娠晚期，妊娠高血压综合征等。

减低见于：DIC，原发性纤溶亢进症，严重肝脏疾病，血液稀释等。

6. 纤维蛋白（原）降解产物（FDP） 用于监测体内纤溶状态。

（1）参考范围：<10mg/L。

（2）临床意义

升高见于：原发性纤溶亢进，DIC，恶性肿瘤，血栓性疾病等。

7. D - 二聚体（D - Dimer） 用于监测体内高凝状态和纤溶状态。

（1）参考范围：450±300ng/mL。

（2）临床意义

增高见于：血栓性疾病，如脑梗死、心肌梗死、静脉血栓、出血性疾病等。

8. 血浆鱼精蛋白副凝试验（3P） 监测血浆纤维蛋白及纤溶状态。

临床意义：

阳性：DIC 早期和中期。

阴性：DIC 晚期，原发性纤溶。

9. 优球蛋白溶解时间（ELT） 监测血浆的纤维蛋白溶解活性。

（1）参考范围：加钙法，130±41min；加凝血酶法，157±59min。

（2）临床意义

延长见于：血栓性疾病，血栓形成早期。

缩短见于：原发性纤溶亢进症，继发性纤溶亢进症。

10. 可溶性纤维蛋白单体复合物（SFM） 监测未交联的纤维蛋白单体复合物。

（1）参考范围：ELISA 法，48.5±15.6mg/L。

（2）临床意义

增高见于：DIC。

11. 纤溶酶原（PLG） 监测纤溶状态。

（1）参考范围：抗原 220±30mg/L；活性 75%～140%。

（2）临床意义

降低见于：原发性纤溶亢进症，DIC，严重肝病，严重感染。

12. 血小板计数（PLc）

（1）参考范围：100000～300000/μL。

（2）临床意义

PLc 降低 <20000/μL，有自发性出血的危险。

13. 血小板黏附试验（PAdT）　监测血小板黏附功能。

（1）参考范围玻璃球法（12mL），男性，34.9%±6.0%，女性39.4%±5.2%；玻璃珠柱法，62.5%±8.6%；玻璃滤器法，31.9%±10.9%。

（2）临床意义

增高见于：糖尿病，心肌梗死，脑血管病，DVT，肾小球肾炎，妊娠高血压综合征。

降低见于：血管性血友病，巨大血小板综合征，尿毒症，抗血小板药物。

14. 血小板聚集试验（PAgT）　监测血小板聚集功能。

（1）参考范围（比浊法）：最大聚集率，具体见表20-14。

表 20-14　血小板聚集试验参考范围

诱导剂	参考范围
ADP	70%±17%
肾上腺素	65%±20%
胶原	60%±13%
瑞斯托霉素	67%±9%

（2）临床意义

增高见于：糖尿病，心肌梗死，高脂血症，DVT，自身免疫性疾病，人工瓣膜，口服避孕药，吸烟等。

降低见于：血小板无力症，血小板贮存池病，巨大血小板综合征，低纤维蛋白原血症，严重肝病，尿毒症，细菌性心内膜炎，抗血小板药物等。

15. 血小板聚集率　监测血小板聚集功能。

（1）参考范围：小于20%。

（2）临床意义

增高见于：脑梗死，周围性血管栓塞症，骨髓增生异常综合征，SLE，血小板疾病等。

16. 血浆 β-血小板球蛋白（β-TG）　监测血小板释放功能。

（1）参考范围：$25.3 \pm 3.0 \mu g/L$。

（2）临床意义

增高见于：血栓栓塞性疾病，如心肌梗死、脑梗死、DVT、DIC，糖尿病，尿毒症，肾病综合征等。

减少见于：血小板 α 颗粒缺乏症。

17. 血小板第4因子（platelet factor 4）　监测血小板释放功能。

（1）参考范围：$3.2 \pm 0.8 \mu g/L$。

（2）临床意义

增高见于：血栓栓塞性疾病，如心肌梗死、脑梗死、DVT、DIC，糖尿病，尿毒症，肾病综合征等。

减少见于：血小板 α 颗粒缺乏症。

18. 血栓烷 B_2 测定（TXB_2）　监测血小板花生烯酸代谢产物。

（1）参考范围（放免法）：男性 $132 \pm 55 ng/L$；女性 $116 \pm 30 ng/L$。

（2）临床意义

增高见于：心肌梗死，糖尿病，DIC 等。

减少见于：先天性血小板环氧化酶缺陷，阿司匹林类非甾体抗炎药应用。

（二）其他监测——血栓弹力图（TEG）

血液凝固过程的最终结果是形成血凝块，血凝块的物理性质（速度、硬度、稳定性）将决定患者是否具有正常的凝血功能，是否会出血或形成血栓。血栓弹力图就是通过对血样凝血成血凝块这个过程进行监控、测度、分析，记录血凝块的形成、回缩和（或）溶解动力学变化，绘制出血栓弹力图，对凝血功能做出定量和定性分析，见图 20 - 19。血栓弹力图仪是对凝血全过程进行动态、完整、连续、真实再现的一种检测手段。

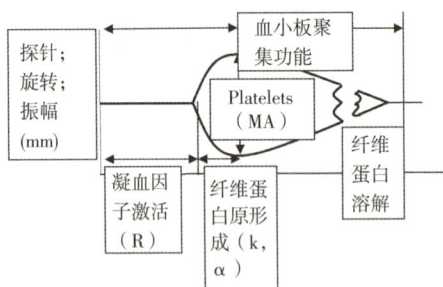

图 20 - 19　血栓弹力图

1. 血栓弹力图相关参数解读

R：凝血因子反应时间，反映参加凝血启动过程的凝血因子的综合作用，代表凝血因子的总体活性。参考值：4.0 ～ 9.2min。

MA：最大振幅，反映已形成的血凝块的最大强度或硬度，主要代表血小板的聚集功能。参考值：48.6 ～ 70.1mm。

K 和 α 角：二者均是血凝块聚合速度参数，反映血凝块形成的速率，代表纤维蛋白原的功能与水平。K 参考值：0.7 ～ 3.4 min。α 角：45.8° ～ 77.1°。

LY30：MA 值出现后 30 分钟内血凝块溶解百分比，反映纤溶活性。LY30 参考值 0 ～ 8%。

EPL：预测 MA 值出现后 30 分钟内血凝块溶解百分比，反映纤溶活性。EPL 参考值为 0 ～ 15%。

CI：综合凝血指数，反映不同条件下凝血的综合状态。CI 参考值：-3% ～ 3%。

AA 抑制率（花生四烯酸抑制率）：反映服用阿司匹林等药物后患者血小板抑制的百分率，大于等于 50% 药物起效。

ADP 抑制率（二磷酸腺苷抑制率）：反映服用氯吡格雷等药物后患者血小板抑制的百分率，大于等于 30% 药物起效。

2. 血栓弹力图异常表现　具体见图 20 - 20。

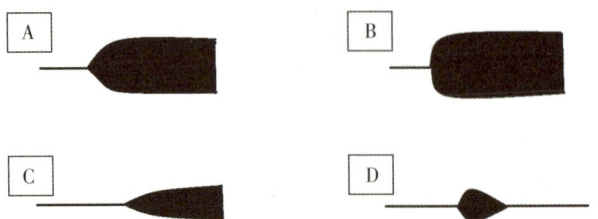

A图：正常　　　　　　　　　　B图：高凝状态
C图：低凝状态　　　　　　　　D图：原发性纤溶亢进状态

图 20 - 20　血栓弹力图异常表现

3. 临床意义　血栓弹力图具有快速、准确的特点，广泛应用于临床指导出血疾病止血治疗、成分输血、创伤患者的抢救等，还可指导一些体外治疗抗凝方案。其还可以评估抗血小板药物的疗效，指导需要抗血小板药物治疗疾病的治疗，可减低出血风险。

（1）血栓性疾病：肾病综合征、尿毒症、冠状动脉粥样硬化性心脏病（冠心病）、心绞痛、心肌梗死、脑梗死、动静脉血栓形成等，R 值及 K 值明显减少，而 MA 值增大。

（2）血小板异常性疾病：原发性和继发性血小板减少症，R 和 K 值增大，而 MA 值降低。血小板功能异常性疾病则 MA 值明显降低。

（3）凝血因子缺陷性疾病：血友病类出血性疾病，R 值及 K 值显著增加，而 MA 值降低。

（4）纤溶亢进性疾病：原发性纤溶症、播散性血管内凝血（弥散性血管内凝血）的继发性纤溶亢进，在突发纤溶时，TEG 可显示纤溶的强度和速度。

第一节　气管内插管

气管内插管可在短时间内建立人工气道，改善患者的呼吸衰竭同时实施气道保护，是最常见的创伤性机械通气连接方法。常用于急诊、ICU以及手术麻醉时。

一、适应证

1. 气道保护　某些情况下患者没有气道保护能力时，需要行气管插管进行气道保护。最常见的是接受全麻进行手术的患者；其次是颅脑外伤、镇静药物过量时；其他情况包括急慢性肺部炎症导致气道及肺产生大量的分泌物。气管插管可以有效建立人工气道，避免误吸，同时对气道内分泌物进行吸引。

2. 机械通气　气管插管最常见的适应证。任何病因引起患者出现呼吸衰竭，需要进行有创机械通气时，都是气管插管治疗的指征。最常见的病因包括肺部急性炎症，慢性阻塞性肺病，哮喘急性发作，急性左心衰等。

3. 解除上气道梗阻　对于某些病因引起的上气道梗阻，如舌根后坠及其相邻软组织后移，咽喉或甲状腺肿瘤压迫，以及喉水肿和痉挛等，气管插管可以保障气道的通畅，解除上气道梗阻和避免窒息。

二、禁忌证

气管插管没有绝对禁忌证。但需要注意的是，对于喉水肿的患者，虽然气管插管可以改善上气道梗阻的症状，但是如果在插管的过程中，反复多次尝试后仍无法成功插管，水肿的喉部会因为受到刺激引起水肿加剧，导致气道梗阻的症状加重，由此可能引起上气道的完全阻塞。因此对于喉水肿导致上气道梗阻严重的患者，评估其存在较大插管难度时，可先进行环甲膜穿刺或切开，避免因为医源性操作导致的气道梗阻加重。

三、插管方法

常见的气管内插管方法包括经口插管与经鼻插管。

1. 经口插管　优点包括插入容易，适用于急救；管腔相对较大，气流阻力小，吸痰容易。缺点是耐受性差，容易脱出移位，口腔护理困难，口咽部、声门、牙齿等易损伤。在插管前应选择适当的气管内导管，亚洲人体型一般成年女性选择7～8号，成年男性选择8～9号。插管前可给予适当的口咽部局部麻醉，但目前较常见的方法是使用静脉麻醉与肌松药物，这样可以更好地缓解患者的不适感，增加操作时患者的配合度，减少损伤发生的可能性。对于昏迷或配合度好的患者可以直接进行气管插管的操作。

操作时患者取仰卧位，保持颈部前倾。喉镜应从口腔右边放入，将舌推向左侧，见到悬雍垂后换用左手持喉镜，提起喉镜进入直至见到会厌，显露声门。切记不可以上门齿为支点。右手将气管导管送入声门后充气固定。一般女性患者经口插管深度应为21cm，男性应为23cm。气管导管置管时如有困难，可用管芯并调整至合适的角度方便置管。

现今大部分急诊、监护室或麻醉科均配备可视喉镜，其喉镜前端配有摄像装置，可将口咽部图像传送至屏幕，医生可在直视下进行操作，增加了气管插管的成功率，减少误伤周围器官组织的概率。其操作步骤与普通喉镜类似。但需要注意的是，喉镜前端进入口咽部后即可显示声门，无须再进一步向内进入。其次，使用电子喉镜时必须同时使用其配套的管芯。

插管完成后应即刻检查气管导管的位置是否位于气道内。常用的方法包括连接简易呼吸器辅助呼吸时听诊两侧呼吸音，条件允许时也可选用呼末CO_2监测，有时也可通过胸片来判断气管导管的位置。使用可视喉镜操作时，其气管导管位于气道内的概率要高于普通喉镜的操作，但也需要通过其他方法确定导管的位置。

2. 经鼻插管　优点是易耐受，保留时间长；便于口腔护理。缺点包括管腔较小，气流阻力较大，管腔易阻塞；不适用于急救；易引起鼻出血、鼻窦炎、中耳炎等。经鼻插管的原则与经口插管类似。选定鼻孔后进行表面麻醉且滴入血管收缩药物。润滑导管表面后将导管垂直插入鼻孔，后沿鼻通过鼻后孔达咽腔，再用喉镜或插管钳调整导管的位置，对准声门送入。

四、并发症

1. 插管过程中造成的口咽喉部损伤　使用可视喉镜可以大大降低口咽喉部损伤发生的概率。但即便如此，在气管插管的过程中，周围组织的损伤也是不可避免的。特别是紧急气管插管的情况，患者的不配合，操作者的不熟练等都会增加损伤发生的概率。

2. 导管相关并发症　导管可能出现扭折、阻塞，误入一侧支气管或食管。其他常见的并发症包括导管破裂，导管弯折等。

五、拔管

拔管前需对患者进行气管插管的病因进行评估，如患者的气道保护能力是否恢复，气道梗阻是否解除等。对进行机械通气的患者，需进行呼吸功能等方面的评估，具体内容可见本章的相关内容。值得一提的是，所有气管插管拔管前需评估上气道是否存在水肿。对于有发生上气道水肿高危因素的患者，可以在拔管前注射肾上腺皮质激素，促进水肿的吸收。声嘶是拔管后最常见的并发症，通常是短时间且可自愈的。

第二节　气管切开

气管切开在临床上可作为气管插管的替代治疗。两者各有优势与不足：相比气管插管，气管切开具有耐受性好，套管阻塞可能小，气流阻力低，口腔护理方便以及患者可吞咽、经口进食等优点；但气管切开同时也有创伤大与操作繁琐的缺点。两者在临床上如何选择目前尚没有统一的意见。

一、适应证

气管切开最常用于以下两个方面：

1. 需要较长时间有创机械通气 对于需要长时间有创机械通气的患者，或气管插管一周以上且暂时无法拔管的患者，可考虑进行气管切开。此时，气管切开可以缩小导管的无效腔，减少镇静药物的用量，降低呼吸机相关肺炎的发生概率，提高撤机的可能性。

2. 急性气道梗阻 急性上气道梗阻，包括异物阻塞、颈部肿块以及喉部水肿等情况，在气管插管失败后或评估存在较大气管插管困难时，可通过气管切开来改善梗阻症状。急性下气道梗阻时，如由痰液窒息或气管肿瘤引起，可先行气管切开，再进入气道进行吸引或肿瘤切除来缓解梗阻症状。

二、手术方法

临床常用的手术方法包括常规气管切开与经皮扩张气管切开。

1. 常规气管切开 对已有气管插管的患者，进行气管切开可不常规使用镇静药物，但为增加患者的配合度与舒适度，可在操作过程中使用全身镇静药物。对于没有人工气道的患者，因镇静药物易引起呼吸抑制，因此需酌情使用。

操作时患者取仰卧位，头后仰，使气管突前。切口一般采用纵向，由环状软骨弓平面下缘至胸骨上窝，正中切开，逐层分离肌肉与筋膜，直至甲状腺峡部显露。将甲状腺峡部向上或下推移，暴露气管前壁。可使用注射针筒穿刺气管，回抽出空气可确认结构为气管。一般切开位置应是第 3、4 环。用尖刀自下向上切开两个气管环，酌情切除少许气管软骨，形成瘘口，再用气管扩张器撑开气管切开处，置入气管套管，最后用纱带将气管套管固定在患者的颈部。如切口较长可在套管上方进行适当缝合。

2. 经皮扩张气管切开 相比常规气管切开，经皮扩张气管切开的方法具有简便、出血少、气管狭窄和瘢痕概率少的优点，现今在监护室内已大量开展。

进行操作前需准备 Portex 气切套装。操作时体位与常规气切一致。有气管插管的患者在开始操作前需将气管导管适当退出，以气囊在声门下最合适。首先在胸骨上窝 2cm 处横向切开皮肤，切口约 2cm 即可。选择第 1、2 软骨环或 2、3 软骨环间隙作为穿刺点，使用带套管的穿刺针进行穿刺，穿刺时针筒不停进行抽吸动作。在有明显突破感且抽出空气时，即证明已进入气管。将套管留置在穿刺处，拔除针筒，置入导丝，沿导丝置入扩皮器进行扩皮，再使用扩张钳进行扩张。最后沿导丝置入气切套管即可。

三、术后并发症

1. 气胸 气胸是气切最常见的并发症，主要是气切过程中的气管贯通伤导致，有时也可表现为皮下气肿、纵隔气肿以及纵隔积气等。有时轻微的气管损伤会自愈，但是对于需要连接机械通气的患者，持续正压会导致破口增大，引起气胸症状加剧。

2. 出血 颈部组织，特别是甲状腺附近血管分布很丰富，操作不当即会引起出血。常规切开时创面较大，引起的出血概率要高于经皮扩张气管切开术。严重出血时如不及时止血，会形成皮下血肿，较大时会压迫气道或套管，影响患者的通气。

3. 气管食管瘘 早期气管食管瘘多由于气管贯通伤并切破食管导致。部分患者长期留置气切导管后也会因为导管气囊长时间压迫及局部低灌注引起气管食管瘘。

四、拔管

需要进行气管切开的病因解除后可考虑是否拔管。对于需要机械通气的患者，一般常规先换成金属套管，如患者脱机后呼吸与排痰功能尚可，且封管 24～48 小时后患者也可耐受时，才考虑拔管。一般拔管后颈部伤口使用蝶形胶布拉拢封闭后会自愈，但如切口较长时也可适当进行缝合。

第三节　机械通气

机械通气是最常用于临床的器官功能替代治疗手段。一般来说，由于各种病因导致患者不能保持气道开放或足够的氧合与通气时，都需要考虑进行机械通气。临床上需要进行机械通气的情况主要是循环与呼吸系统疾病。此外，在进行麻醉手术时，也需要机械通气支持，维持患者的正常通气。

一、概论

1. 人工气道　是进行机械通气的先决条件。根据人工气道的建立模式不同可将机械通气分为两种模式：无创通气（noninvasive ventilation）与有创通气（invasive ventilation）。无创通气是指人工气道的建立是通过各种面罩或者喉罩完成的。有创通气则是通过各种气管内置管完成人工气道的建立，包括经鼻气管插管、经口气管插管以及气管切开等方式，其中经口气管插管是最常见的方式。无创通气具有简易、耐受性好、创伤小的优点，适用于神志清楚、可配合的患者。但是通气效率较低、易漏气、气道管理难。有创通气直接将通气导管置入气管内，提高了通气效率，且方便吸痰，易于气道管理。但是其创伤较大，易引起置管处机械损伤；且患者耐受性差，通常需要合并使用镇静剂；同时有创通气相关感染的风险也要大于无创通气。临床上选择有创或者无创时，主要基于患者的基础疾病与自身情况而决定。一般来说，对于神志清楚且能配合呼吸机使用的患者，通常首先选择无创通气模式；如患者出现不能耐受的情况或病情恶化需要更高的呼吸机支持力度时，可从无创通气改为有创通气；当然，如果患者病情改善，不需要再进行有创通气治疗，也可以改为向无创通气进行过渡。

2. 机械通气常用模式　在开始机械通气前需要对呼吸机主机进行模式设定。常用的呼吸机模式有容量控制和压力控制两种模式，最新的模式可以做到两者兼顾。气体的特性决定压力和容量存在直接关联，因此无论哪种模式，两者的参数必然存在一定的联系。

（1）控制通气、辅助通气和辅助 - 控制通气：控制通气（controlled ventilation，CV）是指呼吸机决定通气方式，并输送预定潮气量，与患者的自主呼吸无关。辅助通气（assisted ventilation，AV）是由患者自主呼吸触发，触发后呼吸机即按预设潮气量（或压力）、频率、吸气和呼气时间将气体输送给患者。辅助 - 控制通气（assist - control ventilation，A/CV）是将 AV 和 CV 的特点结合应用。自主呼吸能力超过预设呼吸频率为辅助通气，等于预设呼吸频率则为控制通气。以上三种模式统称为持续指令通气（continuous mandatory ventilation，CMV）。间歇正压通气（intermittent positive pressure ventilation，IPPV）是临床上最常用的 CMV 模式的一种。

（2）间歇指令通气和同步间歇指令通气：间歇指令通气（intermittent mandatory ventilation，IMV）指呼吸机根据预设呼吸频率给予 IPPV 通气。两次指令通气之间允许自主呼吸，此时呼吸机只提供气量。同步间歇指令通气（synchronized intermittent mandatory ventilation，SIMV）指呼吸机按预设的呼吸参数进行指令通气，在触发窗内出现自主呼吸时，便触发 IPPV 通气，若在触发窗内无自主呼吸，触发窗结束后呼吸机便会自动给予 IPPV 通气。现代呼吸机皆有同步功能，因此 SIMV 模式与 IMV 模式属于同一种模式。

（3）压力支持通气：压力支持通气（pressure support ventilation，PSV）是指自主呼吸触发和维持吸气过程，呼吸机给予一定的压力辅助。呼吸频率和潮气量都由患者吸气力量和胸肺顺应性决定。当患者呼吸不稳定时，单纯 PSV 模式可发生通气不足或过度，因此一般与 SIMV 合用。

（4）持续气道正压：持续气道正压（continuous positive airway pressure，CPAP）是指整个呼吸过程中，均由患者自主触发，呼吸机仅提供维持气道内正压的恒定压力。CPAP 只能用于有自主呼吸、呼吸中枢功能正常的患者。

（5）双相气道正压通气：双相气道正压通气（biphasic positive airway pressure，BIPAP）是压力控制模式的一种，指在患者自主呼吸条件下，分别设置两个气道正压水平和持续时间，两个压力水平交替变化，也就是两个水平的 CPAP。高压和低压水平均允许患者自主呼吸，即自主呼吸和控制呼吸均可应用。若患者没有自主呼吸，则 BIPAP 就为时间切换的压力控制通气。

（6）压力调节容量控制：压力调节容量控制（pressure regulated volume control，PRVC）是指压力控制通气时，呼吸机根据压力 - 容积曲线自动调节压力水平，使潮气量不低于设定的最低水平。实质是将压力控制通气的人工调节改为电脑自动调节。

3. 机械通气参数设定　常见需要设定的机械通气参数包括潮气量，呼吸频率，吸呼比，流速，吸氧浓度，呼气末正压以及触发灵敏度。

（1）潮气量：潮气量（tidal volume，Vt）与呼吸频率的设定决定了分钟通气量的大小。在成年人最常用的范围是 $6 \sim 12mL/kg$。近二十年的研究发现，过大的潮气量容易引起呼吸机相关肺损伤（ventilator - induced lung injury，VILI），特别是对肺顺应性下降的疾病，如急性呼吸窘迫综合征（acute respiratory distress syndrome，ARDS），死亡率会明显升高，而小潮气量对肺有明显保护作用。因此，即使在肺顺应性没有受到损伤的情况下，潮气量的设定也不能过高。

（2）呼吸频率（respiratory rate，RR）：对于成年人机械通气频率可设置到 $16 \sim 20$ 次/分。对 Vt 设定较小的患者可相对增加 RR，以此达到相对稳定的分钟通气量。RR 可以通过监测 PaO_2、$PaCO_2$ 和 pH 的值来进行调整。

（3）吸呼比：呼吸功能基本正常者，吸呼比一般为 $1:(1.5 \sim 2)$；阻塞性通气障碍延长呼气时间，可调至 $1:(2 \sim 2.5)$，限制性通气障碍可调至 $1:(1 \sim 1.5)$。

（4）流速：只有在容量控制通气中才直接设定流速，应结合患者吸气用力水平和每分钟通气量来设置流速，一般成年人选择 $40 \sim 100 L/min$，平均 $60L/min$。对 COPD 患者可选择 $100L/min$。

（5）吸氧浓度：吸氧浓度（FiO_2）设置范围 $21\% \sim 100\%$，其设置主要考虑 PaO_2 目标水平，PaO_2 目标为 $60mmHg$ 或 SaO_2 90%。对严重氧合障碍的患者，设定吸氧浓度时还需要结合 PEEP 的数值。

（6）呼气末正压：呼气末正压（positive end expiratory pressure，PEEP）的调节原则为从小渐增。最佳 PEEP 应满足对循环影响小，而又能达到最大肺顺应性、最小肺内分流、最低 FiO_2 时的最小 PEEP 值。一般从 $2.5cmH_2O$ 开始，逐渐增加至能有效改善氧合，而血压无明显下降。

（7）触发灵敏度：吸气触发分压力触发和流速触发两种，即压力触发灵敏度设置在 $-0.5 \sim -1.5cmH_2O$，流速触发灵敏度设置在 $1 \sim 3 L/min$。过高会增加呼吸肌做功，导致呼吸肌疲劳；过低会出现误触发，导致人机对抗。呼气触发灵敏度指从吸气相进入呼气相时的吸气峰流速下降的百分比，一般为 25%。

二、适应证与禁忌证

机械通气主要为保持气道持续开放以及维持正常的通气。因此临床上一旦出现影响气道开放和通气的情况，都是急性机械通气的适应证。

1. 适应证

（1）机械性因素导致气道梗阻或开放不全：常见的疾病如上气道梗阻、痰液窒息或胸廓疾病压迫气道，表现为通气不足，可发生缺氧和二氧化碳潴留，需用呼吸机辅助通气纠正。

（2）各种原因导致的呼吸肌无力：常见于神经肌肉疾病如格林-巴利综合征、重症肌无力等，呼吸肌无力导致外周呼吸驱动力不足。

（3）中枢性呼吸衰竭：主要由于呼吸中枢受抑制引起，见于脑外伤、脑水肿、颅脑感染或镇静药使用过量等。

（4）换气功能障碍：见于充血性心力衰竭、ARDS、严重的肺部感染、肺间质纤维化、急性肺水肿、哮喘持续状态等。

（5）通气功能障碍：主要见于慢性阻塞性肺疾病导致的呼吸衰竭，主要表现为通气不足，二氧化碳潴留。

（6）呼吸支持：外科手术患者接受麻醉后，或是严重创伤以及心肺复苏术后患者，需要呼吸机支持维持通气与气体交换。

2. 禁忌证 机械通气没有绝对禁忌证。临床上只要患者出现呼吸衰竭，都可以进行机械通气。但在某些特殊情况下，仅仅使用机械通气对疾病的恢复会产生负面影响，因此需要先采取必要的处理后再给予机械通气。此种情况视为相对禁忌证。

（1）休克或心脏功能衰竭：两种疾病最终病理生理改变都是循环容量绝对或相对不足，临床表现为血压下降。如使用正压通气会进一步减少回心血量和心排量，可能加重低血压的症状。因此该类患者如出现严重的缺氧和呼吸衰竭，必须使用机械通气时，应选择适当的通气模式和PEEP，并密切监测血流动力学变化。

（2）张力性气胸：必须首先进行胸腔闭式引流并保证引流通畅后再给予机械通气，否则会加重病情甚至导致死亡。

（3）大咯血：咯血量较大且不能及时排出体外时，会阻塞气道，因此大咯血的患者如病情需要进行机械通气，必须选择有创通气模式，这样有利于呼吸道清理与气道管理。

（4）肺大疱：肺大疱不是机械通气的禁忌证，但是压力过高时容易引起肺大疱破裂，发生气胸。因此存在巨大肺大疱的患者，应慎用呼吸机。若必须机械通气，可尝试给予小潮气量、低压通气，避免使用过高的PEEP。出现气胸时应及时行胸腔闭式引流。

三、并发症

机械通气的并发症可分为三个部分。

1. 人工气道的并发症

（1）气道损伤：是气管插管和气管切开最常见并发症，导管经过的区域，包括口唇或鼻腔至气管各个部位都有可能出现损伤。

（2）面部或颈部皮肤溃疡：无创通气使用时，皮肤与面罩接触时间过长可能导致皮肤溃疡，尤其是戴面罩的患者特别容易发生。使用头罩接呼吸机时相对面罩时溃疡发生概率有所下降。

（3）气管食管瘘：气管插管与气管切开的患者都可能出现气管食管瘘。气囊长时间压迫及局部低灌注引起气管后壁和食管破裂。

（4）气道梗阻：是人工气道最严重的并发症，常危及生命。原因包括导管扭曲、痰栓或异物阻塞管道、管道塌陷等。

2. 机械通气直接引起的并发症

（1）气压伤：平均气道压升高或出现部分肺泡过度膨胀，可造成呼吸道或肺泡壁损伤，表现为气胸、纵隔气肿、皮下气肿、肺间质积气、气腹等。

（2）呼吸机相关性肺炎：主要病因包括呼吸道分泌物的清除能力和病原菌侵袭的防御能力下降；胃肠道反流和误吸增加肺部感染的机会等。

（3）呼吸机相关肺损伤：呼吸机使用过程中参数设定不当引起受损肺组织损伤加重或正常肺组织出现损伤，表现为炎性细胞浸润、血管通透性增加、透明膜形成以及肺水肿等，称为呼吸机相关肺损伤。使用小潮气量、低平台压的肺保护性通气策略可以减少 VILI 发生的概率。

（4）心血管系统并发症：正压通气时，胸腔内压升高，回心血量减少，心排量下降，从而引起血压下降和休克。在开始机械通气前即应补足血容量，并降低压力支持力度，必要时应用血管活性药物。

3. 长时间不活动以及不能正常饮食导致的并发症

（1）皮肤溃疡：长时间不活动易引起皮肤接触面溃疡，尤其是重力承受面如骶尾部发生的概率较大。

（2）消化系统并发症：长时间无法正常进食易引起应激性溃疡或急性胃黏膜病变，导致上消化道出血。

（3）其他：营养不良和肌肉萎缩。

四、呼吸机的脱机

机械通气是器官功能支持治疗，因此积极治疗原发疾病是脱机的首要原则。当原发疾病基本纠正，呼吸衰竭症状改善时，需要对患者进行充分评估，包括血流动力学是否稳定，呼吸驱动力是否正常，营养与电解质酸碱平衡等。如机体一般状态允许，可以尝试通过 T 形管或 CPAP 模式进行自主呼吸实验。如果患者可以维持较好的氧合（吸氧浓度 <50% 而氧合指数 >150），且快浅呼吸指数，即患者自主呼吸频率（次/分）/潮气量（L）<105 时，提示自主呼吸有望成功，可尝试脱机。需要注意的是，部分患者脱机后存在再次插管的可能，而脱机后再插管是预后不佳的独立危险因素。因此对于呼吸机治疗的患者，不宜过早尝试脱机。需保证其基础疾病治疗与一般情况都达到理想状态时再进行脱机尝试。

五、机械通气中气管插管或气切插管的气囊压监测

气囊测压表（见图 21-1）用于有创机械通气中气管插管或气切插管的气囊压监测。插管的气囊主要作用是防止上气道分泌物倒流，以及防止机械通气时漏气。气囊压的范围一般在 20～30cmH_2O，过高的压力会导致气管内相应部位黏膜缺血，过低的气囊压则起不到预期的作用，甚至会引起食管反流导致吸入性肺炎等并发症，使用无任何禁忌证。

1. 作用原理 气囊测压表采用压力传感器将压力信号转换为电信号，使用低功耗单片机将电信号转换为数字信号显示在屏幕上。同时单片机会分析压力的大小，当不在合理的范围内时，产生声、光（红色）提示信息。

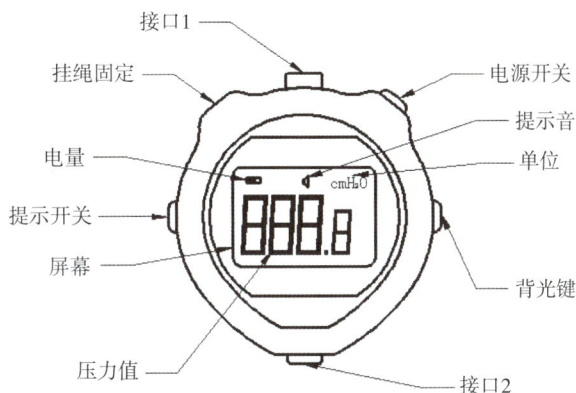

图 21-1 气囊测压表

2. 操作流程

（1）启动气囊测压表：按"电源开关"键可以使测压表退出低功耗状态进入唤醒状态，并点亮屏幕。在唤醒状态下，测压表可持续测量并显示 1 分钟，然后自动进入低功耗状态。

（2）打开背光：在唤醒状态下按"背光"键打开屏幕背光。

（3）使用前连接：使用前压力表"接口 1"预先连接至气管插管的气囊充气口；如果气管插管的气囊接头软管太短，先将压力表"接口 1"连接至延长管的"压力表接头"，再将延长管的"充气管接头"连接至气囊充气口。

（4）在线监测模式：①唤醒状态下，屏幕点亮，实时测量并显示此时气压值。此时若提示音是打开状态，如发生欠压或过压将会有声、光（红色）提示。若提示音是关闭状态，则不会有声音提示。②低功耗状态下，屏幕不点亮，此时若提示音是打开状态，则测压表以每分钟 1 次的频率监测当前气压，如发生欠压或过压将会有声音提示。若提示音是关闭状态，则测压表不再测量气压，也不会有声音提示。

3. 气囊充气时实时监测气囊压 首先按照"使用前连接"方法将测压表与插管气囊连接，然后使用针筒等充气设备连接至气囊测压表的"接口 2"。这时对气囊充气，测压表就可以实时显示气囊内压力。

第四节　电除颤与电复律

心脏电复律是用较强的脉冲电流，通过心肌，使心肌各部分在瞬间同时除极，以终止异位心律，使之恢复窦性心律的一种方法。心脏电复律是药物与人工心脏起搏以外的治疗异位快速性心律失常的另一种方法，具有作用快、疗效好、安全简便等特点，但是它并不能防止心律失常的复发。该方法最早应用于消除心室颤动，故称为电除颤，后来进一步用于纠正房颤、房扑、阵发性室上速等，故称为电复律。

一、电除颤术的发展

1947 年德国的贝克医生首次在开胸手术中，用交流电电击室颤的心脏而使室颤停止。20 世纪 50 年代，德国的佐尔医生发明体外除颤仪。60 年代佐尔又将电除颤的应用范围，由室颤扩大至其他一些严重的心律失常。1962 年，Lawn 等证实直流电复律的效果比交流电更好，此后直流电复律成为电复律技术的主流。20 世纪 80 年代以来，医学界普遍认为电除颤是治疗室颤的最有效方法，愈早实施成功率愈高，主张进行早期电除颤。

进行心脏电复律时所用的装置，称为心脏电除颤器。根据发放电流的不同，分为交流与直流电复律器两种。直流电复律器是将几千伏的高电压存储在 $16 \sim 32 \mu F$ 的大电容中，然后将电容所存储的电能，在几毫秒的极短时间内，直接（体内复律，电极接触心肌）或间接（体外复律，电极接触胸壁）地向心脏放电，从而达到复律或除颤目的。这种放电方式效果好，所需能量小，对组织损伤亦少。因此，自 1962 年直流电复律被广泛应用以来，交流电复律已罕见使用。

根据电除颤器电脉冲的释放是否与患者心电 R 波同步，心脏电复律又分为同步和非同步心脏电复律。同步电复律是利用患者心电图中 R 波来触发放电，使电流仅在心动周期的绝对不应期中发放，避免诱发心室颤动，可用于转复心室颤动以外的各类异位性快速心律失常，如心房颤动、心房扑动、阵发性室上速和室性心动过速等。非同步心脏电复律又称为心脏电除颤，可在任何时间放电，主要用于治疗心室颤动、心室扑动。

根据电流脉冲通过心脏的方向，除颤仪分为单相波除颤仪和双相波除颤仪。单相波除颤仪释放单向电流脉冲，双相波除颤仪先后释放两个方向相反的电流脉冲。单相波除颤仪主要有两个缺点：①除颤需要的能量水平比较高，电流峰值比较大，对心肌功能可能造成一定程度的损伤。②对人体经胸阻抗的变化没有自动调节功能，特别是对高经胸阻抗者除颤效果不佳。双相波除颤仪具有以下优势：①随经胸阻抗而变化，首次电击成功率较高。②选择的能量较小，电流峰值较低或相对"恒定"，对心肌功能的损伤轻微。由于具有上述优势，双相波取代单相波是除颤仪与电除颤技术的发展趋势。

20 世纪 90 年代中后期以来，一种携带方便、操作简单、智能化的自动体外除颤仪（AED）开始在北美与欧洲国家推广普及。凭借微型计算机技术，AED 可以自动分析与判断可除颤性心律（室颤或无脉性室速），并且通过语音提示和（或）屏幕显示的方式，建议操作者实施电击。鉴于双相波的优越性，现代的 AED 一般采用的是双相波除颤技术。AED 的小型化和智能化，不仅使其非常便于在院内特别是院前急救中使用，而且也使除颤仪的使用者，由专业人员延伸至非专业人员。在公众中推广普及 AED 的使用，这些工作被称作"公众启动除颤"计划，即由非专业人员在现场使用 AED，对室颤（或无脉性室速）性心搏骤停实施电除颤。

二、心脏电复律机制

利用电能终止异位快速性心律失常的基础是：①引起异位快速性心律失常的机制最常见是环行或折返现象所致，低能量脉冲电流或恰为足量的电流通过心脏，能使折返环路中的一部分心肌除极，而不再接受从折返环传递过来的冲动，从而中断这一折返途径而终止心动过速。②其次是因异位兴奋灶的自律性增高（包括触发活动）所致的心律失常，在短时间内给心肌通以高能量脉冲电流，可使心肌各部（不论是处于应激或不应激期）在瞬间同时除极，暂时地使各处异位兴奋灶失去自律性能，此时心脏起搏传导系统中具有最高自律性的窦房结，可以恢复其主导功能再行控制整个心动和心律。

心脏电复律过程中所用的高压电流仅能在极短的时间内起作用，复律能否成功取决于下列三种因素：①所用电击能量的大小：过小的电能量不足以使心肌整体除极或参与折返环路心肌除极，将不能消除异位兴奋灶或中断折返环路等机制。②心肌异位起搏点兴奋性的高低：如心肌异位起搏点的兴奋性过高，则即使心肌整体除极后，心搏仍有可能再为异位起搏点所控制。③窦房结起搏功能状况：如窦房结起搏功能低下，则心肌整体除极后，窦房结将仍无控制心搏的能力。

室颤（VF）时，心室肌所处激动位相很不一致，一部分心肌尚在不应期，而另一部分心肌已经复极，故在任何时候通以高压脉冲电流都足以使所有心肌纤维同时除极，称非同步电复律，即电除颤。其他异位快速性心律失常中，心室肌激动位相是一致的，任意通以高压脉冲电流时，如电流在心动周期的兴奋期或相对不应期中（尤其是易损期中）通过，则可诱发 VF 而危及生命。因此 VF 以外的异位快速性心律失常施行电复律时，电流的发放必须与患者的心搏同步，将电流发放在患者 QRS 波群 R 波的降支或 R 波开始后 30 毫秒以内的心室绝对不应期中，才能达到心肌整体除极而不诱发 VF 的目的，称为同步电复律。一般即利用患者自己的 R 波作为同步触发放电。鉴于同步电复律需要患者自己的 R 波来触发放电，在 VF 时由于 R 波消失，因而无从触发放电，只能用非同步电复律。

三、非同步电复律

（一）适应证

适用于室颤、室扑、尖端扭转型室速等无法识别 QRS 波群时。当发生室颤时，患者已失去知觉，电击时无须任何麻醉剂，应在积极行心肺复苏时即刻进行电除颤。单相波除颤用 360J，双相波用 150～200J，以期一次除颤成功。若室颤波幅小，可注射肾上腺素，以增大颤动波，从而提高复苏的成功率。

（二）操作步骤

1. 操作前准备

（1）患者平卧，评估病情：是否意识消失，颈动脉、股动脉搏动消失，呼吸断续或停止，皮肤发绀，心音消失，血压测不出。

（2）准备除颤仪的同时，持续给予心肺复苏。

（3）确认除颤仪处于完好备用状态。

（4）暴露患者胸部，清洁导联部位皮肤，连接导联线。正确开启除颤仪，调至心电监护状态，识别心电图是否需要除颤。如为室颤、室扑，设置为非同步状态。

2. 操作

（1）将电极涂以导电膏，并确认胸部皮肤干燥。

（2）将两个电极分别置于右锁骨中线第 2 肋间及心尖部，两块电极板之间的距离不应 <10cm。电极板应紧贴皮肤并稍微加压，约 5kg。

（3）正确选择除颤能量，单相波除颤用 360J，双相波用 150～200J，按下充电按钮充电完毕，确认本人与旁人未与患者身体接触后开始放电。

（4）放电后立即观察患者心电图。若首次电除颤未成功，继续心肺复苏 2 分钟后再次除颤，除颤能量至少不低于首次除颤能量，直至转复成功或停止抢救。

3. 监测 操作过程中与操作成功后，均须严密监测并记录心律、心率、呼吸、血压、神志等生命体征变化。

4. 操作后 关闭电源，将电极板擦拭干净，擦干患者胸部皮肤，整理物品。

四、同步电复律

（一）适应证

包括心房颤动与扑动、室上性与室性心动过速。但凡上述快速异位性心律失常伴有血流动力学障碍及药物治疗无效者，都是同步电复律的适应证。此时，患者多为清醒状态，需用地西泮20～40mg以5mg/min速度静脉注射，或丙泊酚1～3mg/kg镇静麻醉，以减少患者紧张情绪及疼痛感觉。

（二）能量选择

同步电复律所需能量一般低于电除颤。在使用单相波除颤仪时心房颤动为100～200J，心房扑动为50～100J，室上性心动过速为100～150J，室性心动过速为100～200J。双相波除颤仪同步电复律的最佳能量有待于确定，但一般不超过单相波除颤仪。

放电后随即观察心电图变化，了解复律是否成功，主要是密切观察放电后十余秒的心电图情况，此时即使出现1～2次窦性心律，亦可认为此次电复律有效。此后心律失常再次出现，说明窦性心律不稳定或异位兴奋灶兴奋性过高。如未转复，可增加复律能量，间隔2～3分钟再次电击。用地西泮麻醉的患者，如需再次放电，需给原剂量的1/2～2/3再次麻醉。如反复电击3次或能量达到300J以上仍未转复为窦性，应停止电复律治疗。

五、注意事项

（一）心脏电复律禁忌证

洋地黄中毒所致心律失常；电解质紊乱，尤其是低血钾；风湿活动及感染性心内膜炎；病态窦房结综合征合并心律失常；房扑、房颤或室上性心律失常伴高度及完全性房室传导阻滞；心脏明显扩大及心功能不全；高龄房颤，高血压或动脉硬化性心脏病长期持续房颤，心室率特别缓慢；慢性心脏瓣膜病，房颤已经持续一年以上；风湿性心脏病术后，一个月内的房颤及甲亢症状未控制的房颤；最近发生过栓塞。

（二）心脏电复律并发症

心律失常、心肌损伤、肺循环及大循环的栓塞、低血压、急性肺水肿、心脏停搏、皮肤灼伤等。

（三）操作前

快速证实是否为心脏骤停，心电图是否为室颤、室扑、尖端扭转型室速等。

（四）操作中

因每次除颤而终止胸外心脏外按压的时间要尽可能短，要在呼气末放电除颤，以减少跨胸电阻抗。体重和心脏大小决定电能大小的选择。同时注意应用药物纠正酸碱失衡和电解质紊乱，利于除颤成功。

（五）操作后

除颤成功的定义是除颤后室颤终止至少5秒钟，但即使成功再发概率依然相当高，故自主循环恢复后，立即进行高级心脏生命支持及心脏骤停后的治疗。

六、电除颤与心肺复苏（CPR）

心室颤动是大多数心脏骤停的原因，电除颤术是公认的唯一可靠的治疗手段。心室颤动时，心脏有效收缩已经停止，血液循环处于停顿状态，必须刻不容缓进行处理，只有及时进行电除颤和心肺复苏方可挽救生命。

西医学借助"生存链"的概念来说明对心脏骤停做出迅速反应的重要性，而电除颤在整个"生存链"中是一个承上启下的关键环节。有研究表明，如果未实施 CPR，除颤每耽搁 1min，有目击的室颤性心脏骤停患者的存活率下降 7%～10%。如果目击者立即实施 CPR，尤其在心脏骤停后 5min 内行电除颤，许多成年患者可存活且无神经功能的损害。CPR 可延长室颤除颤的时间窗，提供少量血流，以维持脑和心脏的氧及营养供应，但单独实施 CPR 不能终止室颤和恢复灌注心律。因此，早在 2005 年心肺复苏指南中就特别强调早期除颤和心肺复苏的有机结合，即"关键性联合"。另一方面，在 2015 年最新指南中已明确指出，当可以立即取得 AED 时，对于有目击的成人心脏骤停，应尽快使用电除颤器；若成人在未受监护下发生心脏骤停，或不能及时取得 AED 时，应该在他人前往取得以及准备 AED 的时候开始心肺复苏，而且视患者情况，应在设备可供使用后尽快进行电除颤，即 CPR + AED 模式。总之，在心脏骤停抢救的关键中，及早合理应用电除颤会明显提高心肺复苏的抢救成功率。

第五节　临时心脏起搏术

临时心脏起搏术是指非永久性植入起搏器电极导线的一种临时性人工心脏起搏术，主要用于需要立即起搏的患者，达到治疗或诊断目的即可撤除，需要继续起搏者可换成永久起搏器，临时起搏器的植入时间不应超过 4 周。

一、适应证

（一）治疗性起搏

1. 缓慢心律失常：急性心肌炎、药物中毒、电解质紊乱、电击、雷击、心脏外伤或外科术后等各种原因所导致的一过性的缓慢心律失常（如二度或三度房室传导阻滞、严重窦性心动过缓、窦性停搏、窦房阻滞等）伴心源性脑缺氧综合征（阿 - 斯综合征）发作或近乎晕厥者。

2. 急性心肌梗死：急性心肌梗死伴有症状的窦房结功能障碍（如严重窦性心动过缓、窦房传导阻滞、窦性停搏、慢快综合征），二度Ⅱ型或三度房室传导阻滞伴有心室率过缓、室性心律失常、低血压、低灌注征象或充血性心力衰竭，新近发生的右束支阻滞伴左前或左后分支阻滞、一度房室传导阻滞合并左束支或交替性左右束支阻滞因猝发致命性高度房室传导阻滞的危险性高可作预防性起搏。

3. 各种原因引起 Q - T 间期延长并发尖端扭转型室性心动过速。

4. 不明原因的心脏骤停。

5. 对药物治疗无效或不宜用药物或电复律的快速性心律失常（阵发性室上性心动过速、心房纤颤、心房扑动）患者行超速抑制治疗。

（二）保护性起搏

1. 心脏外科围手术期的有房室传导阻滞、窦性心动过缓、房颤伴长 RR 间期等心律失常的患者。

2. 心动过缓或虽无心动过缓但心电图有双束支阻滞，不完全性三分支阻滞，将要接受全身麻醉及大手术者。

3. 介入手术的保护性临时起搏。

4. 具有永久起搏指征但因感染等原因而暂不能实施的患者。

5. 需要更换永久性起搏器而有起搏器依赖的患者。

6. 快速性心律失常疑有窦房结功能障碍在使用抗心律失常药物或电复律前进行保护。

（三）诊断性起搏

诊断性起搏主要用于临床电生理检查。

二、禁忌证

一般用于抢救，故无绝对禁忌。尽管疑有或确有败血症的患者插管起搏可能加重感染，但为挽救生命仍需临时起搏。

三、临时心脏起搏的途径

临时心脏起搏的途径主要有五种，起搏方式的选择通常取决于当时的情况。

（一）经静脉心内膜起搏

经静脉心脏临时起搏是目前临床上最常用的心脏临时起搏方法。一般在 X 线下选用股静脉、锁骨下静脉或颈内静脉途径进行静脉穿刺，植入普通双极起搏导管或球囊漂浮起搏导管，具有设备简单、操作方便和效果可靠的特点。紧急情况时可在无 X 线条件下应用球囊漂浮起搏导管进行紧急床旁操作，可迅速有效地起搏。

（二）经皮穿刺心内膜、心肌起搏

在心电监护下取普通针头刺入右下胸皮下，与起搏器正极相连，将带有钢丝电极的针头刺入右心室心肌或心腔，拔出针头使钢丝电极钩住心内膜或心肌，沿钢丝退出穿刺针，将钢丝电极的末端与起搏器的负极连接。经皮穿刺心内膜、心肌起搏操作简单，起效迅速但不适合长时间起搏，适用于心脏骤停等紧急的情况下抢救，成功后应改为其他方法。

（三）经心外膜心脏临时起搏

这种起搏方式是在心脏手术过程中将钢丝电极插入心肌或心外膜电极直接缝到心房和（或）心室外膜上，外接临时起搏器进行心外膜心脏起搏。主要用于心脏手术时或术后作为临时的治疗措施。

（四）经皮临时起搏

经皮临时起搏又称为无创伤性临时起搏，将 2 个电极放置在胸壁皮肤上，通常阴极放置在心前区，阳极置于左肩胛下角与脊柱之间，2 个电极与起搏除颤仪连接。此法操作简单方便，无须消毒和 X 线下操作，且无创伤。适用于心脏停搏紧急复苏。但清醒的患者常因较强的电刺激而不能耐受，复苏成功后应改为经静脉临时起搏。

（五）经食管心脏临时起搏

经食管心脏临时起搏是指将食管电极由鼻腔或口腔插入到心房或心室相当的部位，连接体外临时起搏器的起搏方式。因为电极难以稳定并对房室传导阻滞没有保护作用，通常用于临床电生理检查或超速起搏法来终止心动过速。

四、临时心脏起搏方式

（一）心室起搏

临时心脏起搏临床最常用的方法是心室起搏。这种起搏方法简单可靠，效果明显。电极导管顶端理想位置在右心室心尖部肌小梁处，也可在右室流出道或右室其他位置。

（二）心房起搏

心房起搏选择性地用于窦房结功能不全但房室结功能正常的患者。临时心房起搏必须在 X 线下放置，心房电极呈 J 形，电极放置于右心耳内。由于心脏临时起搏主要目的是维持心室率，因此临床工作中极少应用临时心房起搏。

（三）双腔起搏

由于临时起搏多用于抢救急症患者，需要紧急置入，而双腔心脏临时起搏置入过程复杂，所需时间较长，为此应用极少。双腔起搏可以维持最佳血流动力学，降低起搏器综合征及起搏相关的心功能不全的可能性，可选择性地用于有起搏器综合征或心力衰竭的患者。

五、经静脉临时心脏起搏

（一）器械准备

1. 体外脉冲发生器　体外脉冲发生器分心房或心室单腔起搏和临时房室顺序起搏，都带有双重电源保护开关，可调节电流输出、起搏频率及感知灵敏度等参数，最常用的是心室单腔起搏。

2. 起搏电极导管　临时起搏电极导管包括需要借助 X 线透视协助放置的普通双极起搏导管和可不用 X 线定位的球囊漂浮起搏电极导管。临时经静脉起搏电极导管一般都是双极起搏导管，负极位于起搏导管的顶端，正极位于距起搏导管顶端 1～2cm 处，二个电极之间形成一个电刺激场，漂浮导管两极间有一气囊（可装 1.5mL 空气）。

3. 其他术前准备物品　心电图机或心电监护仪、血管穿刺针、比电极导管大一号的穿刺鞘管（带导引钢丝）、已消毒切开缝合包、除颤器、局麻和抢救药品、肝素盐水等。

（二）操作方法

1. 静脉穿刺部位的选择　常用的静脉入路包括锁骨下静脉、颈内静脉和股静脉。

（1）锁骨下静脉：左右锁骨下静脉均可，首选左锁骨下静脉。穿刺点一般选择在锁骨中点偏外锁骨下缘2cm处，穿刺针应紧贴皮肤或与皮肤成30°角，针尖朝向胸骨上凹或喉结之间的部分。锁骨下静脉较粗大，电极导管容易顺利到达心腔并容易固定，不影响患者的日常活动（如下地行走）且不容易感染。操作不当可发生气胸，或穿刺针误入动脉而致出血。对可能需要植入永久性起搏器的患者应尽量避免选择锁骨下静脉入路。

（2）颈内静脉：左右颈内静脉均可，尽量选择右颈内静脉。取胸锁乳突肌锁骨头与胸骨头形成的三角顶点为穿刺点，穿刺针与皮肤呈30°角，针尖指向同侧乳头，一般刺入2～3cm即入颈内静脉。颈内静脉穿刺点体表定位清楚，容易固定，患者肢体活动不受限。床旁漂浮电极植入时多选用此静脉入路。

（3）股静脉：行介入手术时采用股静脉入路。首选右侧股静脉，尽量不选用左股静脉途径，以免导管送入困难。穿刺点一般位于腹股沟韧带下2～3cm，股动脉搏动最明显处内侧0.5～1.0cm，进针方向与股动脉走行平行，进针与皮肤成45°角。股静脉入路穿刺后需下肢制动，容易感染和形成下肢静脉血栓。

2. 静脉穿刺技术 常规消毒皮肤，铺无菌巾，穿刺针穿刺静脉，穿刺回抽血暗红且通畅无阻，左手固定穿刺针避免移位，沿穿刺针进入导引钢丝，撤除穿刺针。沿导引钢丝送入扩张管和导管鞘，退出扩张管和导引钢丝，用肝素盐水冲洗鞘管。与动脉穿刺不同，静脉穿刺需要负压下进针，可先用麻醉针探得静脉，之后穿刺针以与麻醉针同样方向的角度进针。

3. 起搏电极的放置

（1）普通双极电极的放置：通过鞘管推送普通双极电极导管进入右心房，轻微旋转电极，使电极头端弯向三尖瓣环方向稍做推送，最终电极顶端定位于右心室心尖部或其附近，如心尖部无法满足感知和起搏要求，也可以将其放置到右心室流出道。放置妥当之后即将电极远端与临时起搏的脉冲发生器负极相连接，近端电极与正极相连。如在非X线下无法完成，应在导管室内于X线下引导完成。

（2）床旁球囊漂浮电极导管的安置：取出漂浮电极导管，体外应用1mL气体向球囊充气，检查球囊是否漏气。抽空球囊，将正负极与临时起搏器的起搏脉冲输出口相连，打开临时起搏器，选择起搏电压高于5V，感知灵敏度1.0mV，起搏频率高于自主心率10～20次/分。在"带电"状态下经鞘管推送电极导管进入约15cm后向球囊充气1.5mL，继续送入电极并密切观察心电监护仪或体表心电图，当电极头端进入右心室接触心内膜后，起搏脉冲会夺获心室起搏，表现为每个脉冲之后跟随一个宽大的QRS波形。此时将气囊放气，观察Ⅱ导联调整电极导管。Ⅱ导联主波向下时再送入电极导管0.5～1.0cm，心电图呈类左束支阻滞图形，Ⅱ导联呈rS型，提示起搏导管位于右室心尖部；Ⅱ导联主波向上，提示起搏导管位于右室流出道，可在心室起搏状态下边退边旋转导管。电极导管到达理想位置以后连接脉冲发生器。漂浮起搏电极放置完毕后，可以常规行床旁胸片检查以确定电极的位置，也可在床旁心脏超声引导下放置漂浮起搏电极。

4. 临时心脏起搏的基本参数设置

（1）模式：临床最常用的工作模式为VVI模式，即感知自身心脏除极后抑制脉冲发生器发放脉冲（按需起搏）。

（2）起搏阈值：引起心脏有效收缩的最低电脉冲强度，有mA和V两种表示方法，心室起搏要求电流3～5mA，电压3～6V。起搏阈值的确定可先将心室感知的灵敏度值设置为2.5mV左右，然后以60次/分（若患者自身心率此时大于60次/分，则以高于患者自身心率10次/分）的频率起搏，逐渐降低起搏输出，直至起搏不能夺获心室为止，能夺获心室的最低起搏电压即为起搏阈值，通常要求低于1V。在测定出起搏阈值后，为保证起搏安全，一般起搏器输出电压应高于起搏阈值的2～3倍，输出电流应在起搏阈值的5倍以上。

（3）起搏频率：起搏器连续发放脉冲的频率，通常高于自身心率10%～20%，一般取60～80次/分为基本频率，多为60次/分。为预防尖端扭转型室性心动过速进行心脏临时起搏，起搏频率一般设置在 100 次/分左右。

（4）脉宽：是指单个起搏脉冲电流持续的时间，临时起搏器定为 1.5ms。

（5）起搏器感知灵敏度：心室感知灵敏度值一般为 1～3mV。

（6）阻抗：临时起搏时对阻抗要求不是太高。

六、临时心脏起搏常见并发症

（一）导管移位

导管移位为临时起搏最常见并发症，心电图表现为不起搏或间歇性起搏，需要重新调整电极。

（二）心肌穿孔

心肌穿孔常见于股静脉途径起搏或导管质地较硬等情况，若患者心脏大，心肌薄，急性心肌梗死期置入导管过程中可能导致心肌穿孔。临床可见心前区疼痛、呃逆及起搏中断或间歇性等。如确认穿孔时间不长，可备好心包穿刺及抢救药物，在 X 线透视下小心撤回电极，并密切观察有无心包填塞；若穿孔时间长，心肌穿孔处机化，则需开胸做心肌修补。

（三）导管断裂

因导管质地硬，柔韧性差，反复使用，如放置时间长和体位活动，可能发生导管不完全性断裂，需重新更换导管。

（四）膈肌刺激

因导管电极插入位置过深，电极靠近膈神经所致。患者可觉腹部跳动感或引起顽固性呃逆（打嗝），将导管退出少许，症状消失即可。

（五）心律失常

心腔内放置任何导管均可能诱发心律失常，最常见的是室早和室速，一般将导管电极及时撤离心肌壁的接触即可消失。如果导管撤离后仍频繁出现这些心律失常，可静脉给予相应的抗心律失常药物，待心律失常控制后再进行。

（六）穿刺并发症

常见有气胸，血胸，空气栓塞，皮下血肿等，此类并发症直接与术者的经验有关。

1. 皮下血肿　静脉穿刺时有可能误穿毗邻的动脉。局部压迫不当，可发生皮下出血，造成血肿甚至动静脉瘘形成。

2. 气胸　常见于采用锁骨下静脉或颈内静脉途径时进针过深。少量气胸一般严密观察下可不必特殊处置。如气胸在 X 线片上压缩肺的面积 >30%，则需行胸腔穿刺。

3. 血胸　锁骨下或颈内静脉穿刺不当可伤及动脉致血胸，同时刺破肺脏可致血气胸。必要时需做外科紧急处理。

4. 气栓　在颈内静脉或锁骨下静脉插入导管时，因吸气胸腔为负压，从静脉入口处吸入空气所致。此类并发症少见，重者可形成肺栓塞。

（七）感染

穿刺局部处理不妥或电极导管放置时间过长，可引起局部或全身感染。一般程度轻，应用抗生素或拔除导管后感染即可控制。临时起搏导管留置时间最好不超过一周。一旦发生菌血症，应尽快拔出起搏电极导管并做细菌培养，针对病原菌适当应用抗生素治疗。如仍需临时起搏，可在给予抗生素治疗的同时，从另外静脉途径插入新的临时起搏电极导管。

第六节　洗胃术

洗胃术是指将一定成分的液体灌入患者的胃腔内，将其与胃内容物混合后再抽出或呕吐出，如此反复多次，以彻底清除胃内尚未被吸收的毒物或清洁胃腔内杂物，为胃部检查、手术做准备。包括催吐洗胃术和胃管洗胃术。

催吐洗胃术：呕吐是人体排出胃内毒物的本能自卫反应，简便易行，对于服毒物不久，且意识清醒的急性中毒患者（除外服腐蚀性毒物、石油制品及食管静脉曲张、上消化道出血等），是一种现场抢救有效的自救、互救措施。

胃管洗胃术：是将胃管从鼻腔或口腔插入经食管到达胃内，先吸出毒物后注入洗胃液，并将胃内容物排出，以达到消除毒物的目的。口服毒物的患者有条件时应尽早插胃管洗胃，不要受时间限制。对服大量毒物在 4～6 小时之内者，因排毒效果好且并发症较少，故应首选此种洗胃方法。本法又可分为胃管法、洗胃器法和自动洗胃机法等数种方法。前两种方法临床上已经基本不用，而多采用快速有效清除胃内容物、减少毒物吸收的全自动洗胃机洗胃术。

一、催吐洗胃术

（一）适应证

1. 意识清醒、具有呕吐反射，且能配合的急性中毒者，应首先鼓励催吐洗胃。
2. 口服毒物时间不久，2 小时以内效果最好。
3. 在现场自救无胃管时。

（二）禁忌证

1. 意识障碍者。
2. 抽搐、惊厥未控制之前。
3. 患者不合作，拒绝饮水者。
4. 服腐蚀性毒物及石油制品等急性中毒者。
5. 合并有上消化道出血、主动脉瘤、食管静脉曲张等。
6. 孕妇及老年人。

（三）操作方法

1. 首先做好患者思想工作，具体说明要求和方法，以取得配合，有利于操作顺利进行。
2. 患者取坐位，频繁口服大量洗胃液 400～700mL，至患者感胀饱为度。
3. 随即取压舌板或竹筷子（均用纱布包裹）刺激患者咽后壁，即可引起反射性呕吐，排出洗胃液或胃内容物。如此反复多次，直至排出的洗胃液清晰无味为止。

二、胃管洗胃术

（一）适应证

1. 催吐洗胃法无效或有意识障碍、不合作者。
2. 需留取胃液标本送毒物分析者应首选胃管洗胃术。
3. 凡口服毒物中毒、无禁忌证者均应采用胃管洗胃术。

（二）禁忌证

1. 强酸、强碱及其他对消化道有明显腐蚀作用的毒物中毒。
2. 伴有上消化道出血、食管静脉曲张、主动脉瘤、严重心脏疾病等患者。
3. 中毒诱发惊厥未控制者。
4. 乙醇中毒，因呕吐反射亢进，插胃管时容易发生误吸，所以慎用胃管洗胃术。

（三）操作方法

1. 操作前准备

（1）了解患者情况：了解患者中毒毒物种类，是否有腐蚀性毒物。术前充分了解患者有无鼻腔阻塞、上消化道出血、食管静脉曲张、食管和贲门狭窄或梗阻、腐蚀性胃炎等病史。

（2）洗胃器械准备：洗胃管、镊子、液状石蜡、纱布、弯盘、棉签、压舌板、开口器、1%麻黄碱滴鼻液、听诊器等。

（3）洗胃液准备：洗胃液的温度一般为 35～38℃，温度过高可使血管扩张、加速血液循环而促使毒物吸收。常用的洗胃液种类如下：

1）温水或者生理盐水：对毒物性质不明的急性中毒者，应抽出胃内容物送检验，洗胃液选用温开水或生理盐水，待毒物性质确定后，再采用相应特殊的洗胃液。

2）碳酸氢钠溶液：一般用 2%～4% 的溶液洗胃，常用于有机磷农药中毒患者，能促进其分解而失去毒性。但敌百虫中毒时禁用，因敌百虫在碱性环境中能变成毒性更强的敌敌畏。砷（砒霜）中毒也可用碳酸氢钠溶液洗胃。

3）高锰酸钾溶液：为强氧化剂，一般用 1:2000～1:5000 的浓度，常用于急性巴比妥类药物、阿托品及毒蕈中毒。但有机磷农药对硫磷（1605）中毒时，不宜用高锰酸钾，因能使其氧化成毒性更强的对氧磷（1600）。

4）茶叶水：含有丰富鞣酸，具有沉淀重金属及生物碱等毒物的作用，且来源容易。用量一般为 2000～5000mL，重度患者则需 10000mL 或以上，温度为 37～40℃。

2. 自动洗胃机洗胃术操作

（1）患者取左侧卧位。胸前垫以防水布，有活动假牙应取下，盛水桶放于患者头部床下，弯盘放于患者的口角处。

（2）将消毒的胃管前端涂石蜡油后左手用纱布捏着胃管，右手用纱布裹住胃管 5～6cm 处，自鼻腔或口腔缓缓插入，当胃管插入 10～15cm（咽喉部）时，嘱患者做吞咽动作，轻轻将胃管推进。如患者呈昏迷状态，则应轻轻抬起其头部，使咽喉部弧度增大，快速将胃管插入。当插到 45cm 左右时，胃管进入胃内（插入长度以 45～55cm 为宜，从鼻尖经耳垂到剑突的长度）。

（3）有意识障碍，则可用开口器撑开上下牙列，徐徐地送入胃管，切不可勉强用力。

（4）在插入胃管过程中如遇患者剧烈呛咳、呼吸困难、面色发绀，应立即拔出胃管，休息片刻后再插，避免误入气管。

（5）为证实胃管已进入胃内，可一边用注射器快速将空气注入胃管，一边用听诊器在胃部听诊，如能听到气泡响声，即可确定胃管已在胃腔内。

（6）自动洗胃机洗胃，使用前必须接好地线，以防触电，并检查机器各管道衔接是否正确，接牢后检查运转是否正常。打开控制台上的按钮向胃内注入洗胃液的同时观察正压表（一般压力不超过40kPa），并观察洗胃液的出入量。如有水流不畅，进、出液量相差较大，可交替按"手冲"和"手吸"两键进行调整。用毕及时清洗。

全自动洗胃机开机后，机内微电脑自动转换为工作状态：先为出胃状态，抽出高浓度胃内容物；然后进胃一次、出胃一次为一个循环，自动进行洗胃循环完成洗胃，面板显示屏显示循环次数和进出胃时的压力，如此交替循环完成洗胃工作。

（7）洗胃完毕，可根据病情从胃管内注入解毒剂、活性炭、导泻药等，然后反折胃管后迅速拔出，以防管内液体误入气管。

3. 监测　在洗胃过程中应随时观察患者心率、呼吸、神志等生命体征的变化，如患者感觉腹痛、流出血性灌洗液或出现休克现象，应立即停止洗胃。

4. 并发症　洗胃术常见并发症有机械损伤如牙齿松动或脱落，咽喉、食管黏膜损伤等；吸入性肺炎；急性胃扩张；上消化道出血；胃穿孔甚至窒息或心搏骤停等。

（四）注意事项

1. 操作前　充分了解患者中毒毒物种类，选择适当的洗胃液。检查生命体征，如有缺氧或呼吸道分泌物过多，应先吸取痰液、保持呼吸道通畅，再行胃管洗胃术。

（1）洗胃液量：美国临床中毒学会、欧洲中毒中心和临床中毒学家协会推荐使用200～300mL，并提出使用小量液体洗胃的原因是液体量影响胃的排空，目的是减少胃内容物进入十二指肠。全自动洗胃机为容量和压力双控制，进出液量≤500mL，且开机时先为出胃工作状态，可将高浓度的含毒胃内容物吸出，再注入约500mL洗胃液，使胃壁膨隆撑起，露出胃皱襞达到彻底清洗目的，洗胃液总量无硬性规定，但一般至少2～5L，甚至可用到6～8L，必要时还可增多，直至洗出液清澈无味。

（2）洗胃液温度：应与人体温相近，一般在35～38℃。过凉促进肠蠕动，使毒物进入肠腔不利于清除，甚至诱发寒战。过热则促进毒物在胃内吸收。特别是老年人进行大剂量洗胃时，应使用温水，以防止低体温。

（3）洗胃液的选择：洗胃液可根据毒物的种类不同，选用适当的解毒物质。

1）保护剂：吞服腐蚀性毒物后，为了保护胃肠黏膜，可用牛奶、蛋清、植物油等。

2）溶剂：饮入脂溶性毒物如汽油、煤油等有机溶剂时，可先用液体石蜡150～200mL，使其溶解而不被吸收，然后进行洗胃。

3）吸附剂：活性炭是强有力的吸附剂，可吸附很多种毒物。一般可用20～30g加水200mL，由胃管注入。

4）中和剂：吞服强酸时可采用弱碱如镁剂、氢氧化铝凝胶等中和，不要用碳酸氢钠，因其遇酸后可生成二氧化碳，使胃肠充气膨胀，有造成穿孔的危险。强碱可用弱酸类物质如食醋等进行中和。

5）沉淀剂：有些化学物质可与毒物作用，生成溶解度低、毒性小的物质，因而可用作洗胃剂。比如乳酸钙或葡萄糖酸钙与氟化物或草酸盐作用，生成氟化钙或草酸钙沉淀。2%～5%硫酸钠可与可溶性钡盐作用，生成不溶性硫酸钡。

2. 操作中 操作人员必须迅速、准确、轻柔、敏捷地完成洗胃的全过程。在洗胃过程中应随时观察患者生命体征的变化，如患者感觉腹痛、流出血性灌洗液或出现休克现象，应立即停止洗胃。要注意每次灌入量与吸出量的基本平衡。每次灌入量不宜超过500mL。灌入量过多可引起急性胃扩张，使胃内压上升，增加毒物吸收。

3. 操作后 反折胃管，迅速拔出，防止误吸。整理患者衣物、床单，清理物品，洗手。

经口服中毒是急诊科常见的急危重症之一。综合性治疗是抢救成功的重要措施，其中洗胃不仅能及时清除胃内尚未吸收的有毒物质，还能减少解毒药物剂量、对缩短病程起到重要作用，故洗胃术是临床常见诊疗技术，临床医生应熟练掌握。操作者要熟练掌握自动洗胃机操作原理并注意对洗胃机的保养和维修，以免在洗胃中出现故障。插管动作要轻柔，减少不必要损伤或穿孔。在毒物种类不明的情况下，洗胃液以清水为宜。要严格掌握禁忌证，如有禁忌证但又有洗胃必要时，仍须洗胃，但要慎重，并密切观察病情。在洗胃过程中，若发生病情变化且表现为腹痛、呛咳、气喘或排出物淡红，可能为发生了穿孔、窒息或出血，应及时停止洗胃并做好相关处理。洗胃结束后，仍需监测患者生命体征及临床症状，以防并发症的发生。合理洗胃既缩短病程又减轻痛苦，故临床医生必须掌握。

第七节 血液净化技术

血液净化技术（blood purification）是指使用物理或化学方法进行血液中溶质的交换，包括清除血液中内源性或外源性有害物质，如机体代谢产物、毒物、自身抗体等，以及补充机体所需的电解质和碱基，维持正常的水、电解质和酸碱平衡。1854年，现代透析之父Thomas Graham提出"透析"概念之后，新兴的血液净化技术不断出现，其治疗适应证也不断扩大，受益人群不断增加。在现今的医疗工作中，血液净化不仅是肾脏病领域中的常用诊疗技术，在急诊、危重症以及其他领域也已广泛开展。

一、血液透析

血液透析（hemodialysis，HD）是将血液引出体外，通过透析器进行血液与透析液交换溶质的过程。血液透析清除的是机体内多余的水分和小分子溶质，其中清除水的原理是对流机制，即通过在血液侧施加正压或透析液侧施加负压，促使水由血液侧向透析液侧移动，临床上通常称为超滤；而清除溶质的原理是扩散机制，即溶质由化学浓度较高的血液侧向化学浓度较低的透析液侧转运。

血液透析是血液净化疗法的核心，也是最早出现的血液净化疗法。其创新之处在于通过体外循环进行溶质清除。20世纪60年代透析器与血管通路技术革新后，血液透析开始广泛用于临床，是急、慢性肾功能衰竭最有效的治疗方法之一。在这之后，通过对滤过装置的不断革新，演变出了血浆置换、血液灌流等其他血液净化技术。

1. 适应证

（1）急性肾功能衰竭：公认的开始透析指征为：①明显的水潴留、心力衰竭及肺水肿迹象；②血钾在6.0 mmol/L以上或心电图有高钾表现；③无尿2天或少尿2天以上；④高分解代谢状态；⑤血尿素氮 > 17.8 mmol/L（50 mg/dL）；⑥少尿 2 天，并伴有体液潴留或尿毒症症状或血肌酐 442μmol/L 以上或血钾在 5.5 mmol/L 以上。

（2）慢性肾功能衰竭：透析指征为：①肾小球滤过率 < 15mL/（min×1.73m²），糖尿病患者可相对放宽指征至 < 20 mL/（min×1.73m²）；②水潴留、心力衰竭或尿毒症心包炎；③难以控制的高血压、高磷血症或软组织钙化；④尿毒症所致神经系统受损或精神障碍。

（3）急性药物过量或者毒物中毒：如药物或毒物满足分子量小，水溶性高，蛋白结合率低，游离浓度高等特点，可行血液透析治疗。能通过血液透析清除的药物和毒物包括巴比妥类、甲丙氨酯、安眠酮、氯氮平、水合氯醛、异烟肼、砷、汞、铜、氯化物、溴化物、氨、内毒素、硼酸、毒蕈碱、四氯化碳、三氯乙烯和链霉素、卡那霉素、新霉素、万古霉素、多黏菌素等。

（4）其他疾病：如难治性充血性心力衰竭、急性肺水肿和肝肾综合征等。

2. 禁忌证　血液透析没有绝对禁忌证，特别是抢救急性肾功能不全或是急性肺水肿的患者时。但在以下情况时行透析需慎重：休克、低血压或其他原因导致血流动力学不稳定；难以控制的出血或严重出血等抗凝禁忌证；心脑血管并发症；无法配合的患者。

3. 血液透析系统建立

（1）血管通路的建立：临时性血管通路多用于急危重症患者的紧急治疗，通常采用直接动静脉穿刺或者中心静脉置管，常见的血管选择包括颈内静脉、锁骨下静脉、股静脉等。对慢性肾功能衰竭需要长期血液透析替代治疗的患者通常采用的是动静脉内分流或内瘘。

（2）血液透析装置的选择：透析器是血液透析治疗的核心部分，选择透析器的原则是基于溶质清除效能、水清除效能以及生物相容性等多方面因素考虑。虽然经处理后透析器可以反复使用，但因会增加感染概率因此并不建议。透析液中不同离子浓度一般接近正常血浆水平，但仍可根据需要做适当调整。特别对急诊危重症患者来说，血液透析是调整体内水、电解质以及酸碱平衡的重要手段，因此需要根据患者的具体情况进行调整。

（3）血液透析抗凝方法：为了使血液透析顺利完成，必须使用抗凝剂保证血液在体外循环中不凝固。肝素是目前血液透析中最常用的抗凝药。常规肝素抗凝是先以肝素生理盐水（生理盐水 500 mL 加肝素 1250～1875U）浸泡循环透析器和血路管 5～20min，此后在血透开始前 5～15min 一次推注体内首剂肝素 2000U（50U/kg），然后以 500～2000U/h 持续滴注，使凝血指标在相应的目标范围内，透析结束前 0.5～1h 停用。对于有活动性出血或者高危出血倾向患者可采用小剂量肝素（边缘肝素化）以及局部体外肝素抗凝法以减少出血的发生。此外，还可以采用无肝素透析，或者使用低分子肝素抗凝剂局部枸橼酸抗凝法。

4. 并发症

（1）失衡综合征：多见于初次透析、快速透析或透析结束后不久，表现为以神经精神症状为主要表现的临床综合征。轻度者表现为焦虑、烦躁、头痛、恶心、呕吐，有时血压升高；中度者尚有肌阵挛、震颤、失定向、嗜睡；重度者可有癫痫样大发作、昏迷，甚至死亡。目前考虑发病机制与透析过快，脑组织的渗透压过高，引起脑水肿有关。一旦出现失衡综合征，应予吸氧、静注高渗溶液等对症治疗。严重者应停止透析，输注甘露醇，并予生命支持治疗。一般症状会在 24 小时内好转。

（2）低血压等其他心血管并发症：多由超滤过多、过快引起的有效血容量不足所致。由于血液透析时血流动力学持续的变化，也会诱发患者基础心血管疾病加重，导致如心律失常，心肌梗死，心力衰竭等症状发生。一旦出现心血管并发症，应立即停止透析，并积极治疗原发病。对低血压患者可采用头低脚高位，必要时静脉补液。

（3）过敏反应：首次使用综合征，即用新透析器在短时间内出现过敏反应。多数在开始透析后15～30min发生，主要表现为皮肤瘙痒、胸痛和背痛，严重者可出现全身烧灼感、胸腹剧痛、呼吸困难、血压下降，需立即停止透析，给予吸氧、抗过敏治疗。

（4）感染：包括感染性疾病与血液传染病。前者是由于细菌通过透析管路入血引起脓毒症；后者是因为血液传染病病原体通过输血、复用透析器等情况进入患者体内。感染是血液透析患者死亡主要原因之一。严格无菌操作，减少透析器复用次数，充分透析，加强营养等均有利于预防感染。

（5）急性溶血：在血液透析过程中很少出现急性溶血，几乎均与透析液有关，偶见于异型输血、血泵性能差所造成红细胞破裂等。一旦发现应立即停止透析，夹闭血路管，丢弃管路中血液，必要时输新鲜全血。

（6）空气栓塞：非常严重的并发症。由于透析结束时用空气回血，补液结束时未及时停止，管路连接处泄漏，管路破裂等均可导致空气进入。一旦发现应立即阻断静脉回路，左侧卧位并取头胸部低位，从而使空气聚集在右心房。如出现心脏骤停，除维持心肺复苏外，应施心房穿刺抽气术。

（7）其他并发症：如痛性肌肉阵挛、发热、低血糖发作、出血等。

二、其他急救常用血液净化技术

1. 血液灌流　血液灌流（hemoperfusion，HP）是目前临床上一种非常有效地用于治疗药物及毒物中毒的血液净化手段。富含吸附剂的血液灌流器替代了透析器，通过吸附的方式将血液中的有害物质清除。通常的药物或毒物中毒经过2～3次血液灌流治疗即可大部清除。

（1）适应证：与血液透析相比，血液灌流更适用于一些脂溶性的药物或毒物中毒，包括巴比妥类、苯二氮䓬类；非巴比妥类催眠镇静药如氯丙嗪、非那西丁、水合氯醛等；某些抗癌药物如阿霉素、卡莫司汀、氨甲蝶呤等；除草剂和杀虫剂如氯丹、甲基对硫磷、百草枯等；抗生素类如氨苄西林、庆大霉素、氯霉素等，以及地高辛、奎尼丁、氨茶碱、甲醇、氟乙胺、酚类、毒蕈类、四氯化碳等。

（2）血液灌流系统建立：血液灌流的血管通路与血液透析类似，仅透析器由灌流器取代。灌流器内预存吸附剂。目前最常见的吸附剂是活性炭和吸附树脂。与传统血液透析相比，进行血液灌流时需要较多的抗凝药物以及较慢的血液流速。

（3）并发症：最常见的并发症为血小板下降，大部分患者24 h后能回升至正常范围。其次是吸附剂微粒脱落导致的血管栓塞。其余并发症与血液透析相仿，包括心血管并发症等。

2. 血液滤过　血液滤过（hemofiltration，HF）是一种模拟了肾小球滤过作用的血液净化治疗。血液引出体外进入血液滤过器后，在跨膜压作用下，水分及其溶质大量滤出，并依靠输液装置从滤器同步输入与细胞外液成分相仿的等量或低于超滤量的置换液。

（1）适应证：血液滤过的适应证与血液透析类似，主要是急、慢性肾功能不全的肾脏替代治疗以及难治性充血性心力衰竭、急性肺水肿和肝肾综合征等。相比HD，HF时血浆渗透压基本不变，细胞外液容量相对稳定，因此对血流动力学影响较小，适用于HD后出现低血压或是基础疾病存在心血管功能不全的患者。其次，HF对中分子物质的清除能力较强，且能清除炎症介质和细胞因子，因此，可用于重症胰腺炎、急性呼吸窘迫综合征及多器官功能障碍综合征的治疗。

（2）血液滤过系统建立：血液滤过系统建立与血液透析类似。不同的是，在HF过程中，置换液在滤器前输入体内称为前稀释，在滤器后输入称为后稀释。前稀释法的优点是血液在进入滤器前即稀释，血流阻力小，可减少肝素用量，血流量要求相对低，滤过率稳定，不易在膜上形成蛋白覆盖层，但清除率相对低，所需置换液量大，价格高。后稀释法提高了血滤的清除率，减少置换液用量，降低成本，但血流阻力大，抗凝要求高，肝素用量大，而且滤器内易形成蛋白覆盖层，导致滤过率的逐步下降。

（3）并发症：主要并发症是营养丢失、激素丢失以及其他血液净化的常见并发症如出血、血栓和感染等。其中，由于 HF 的超滤量较大，因此营养与微量元素的丢失要多于 HD。

3. 连续性肾脏替代治疗　连续性肾脏替代治疗（continuous renal replacement therapy，CRRT）是采用每天连续 24 h 或接近 24 h 的一种连续性血液净化疗法，用以替代受损的肾脏功能。近年来，CRRT 技术不再局限于肾脏替代治疗，已经演变成为各种危重患者及 MODS 患者的重要支持疗法。常见的 CRRT 种类包括连续性静脉 – 静脉血液滤过（CVVH）、连续性动脉 – 静脉血液透析（CAVHD）、连续性静脉 – 静脉血液透析（CVVHD）、连续性动脉 – 静脉血液透析滤过（CAVHDF）、连续性静脉 – 静脉血液透析滤过（CVVHDF）、缓慢连续性超滤（SCUF）、连续性高流量透析（CHFD）、高容量血液滤过（HVHF）等。相比传统的血液净化治疗方法，CRRT 具有对血流动力学影响小、对水和溶质清除量大的优点，因此适用于伴有血流动力学不稳定，且同时合并严重水钠潴留、严重电解质紊乱或是严重高分解代谢状态的患者。此外，CRRT 对机体的炎症状态也可起到一定的调节作用，严重脓毒症、ARDS 与急性重症胰腺炎等均是 CRRT 最常见的非肾性适应证。CRRT 没有绝对禁忌证，仅对于存在抗凝禁忌证的患者，需要谨慎使用。

4. 体外血浆脂类吸附过滤器技术　"JX—DELP"系统是属于体外血浆净化设备的一种，由DELP 仪器（血液分离机、体外血浆脂类吸附过滤器）及配套一次性的管路耗材构成。

（1）DELP 技术原理：是利用自体血浆在体外循环时，将患者的血浆进行过滤，使其血浆中的部分物质与过滤器的过滤介质产生吸附过滤作用来去除相关成分，再将过滤后的血浆回输入患者体内。

（2）DELP 特异性吸附治疗的主要特点

1）全面降低高切、低切血液黏度 10%～30%，改善血流动力学。

2）红细胞聚集率下降，红细胞功能提升，携氧能力及供氧能力迅速提高，微循环改善。

3）抑制血小板的聚集，改善高凝状态。

4）降低血流剪切力对纤维帽的冲击和血管内皮的损伤，减少微小血栓的形成及脱落。

5）去除氧化 LDL，加强抗氧化能力，抑制粥样斑块发展。

6）大量去除 TC、LDL – C、Lp（a），改善内皮功能，减少血栓形成机会。

7）大量去除内毒素，减少内毒素对半影区神经细胞的毒性作用，起到神经保护作用。

8）大量去除炎性因子，减少炎性因子对血管壁的浸润，减轻炎症反应，稳定斑块，改善缺血性脑卒中的预后。

（3）适应证：适用于颈内动脉系统中度急性脑梗死伴高脂血症患者（18～70 岁）。

（4）具体操作流程：从患者前臂静脉直接穿刺取血，通过血液分离机对患者进行血液采集和血浆分离，血液经过血液分离机进行血浆分离后，血细胞回输体内，分离的血浆经体外血浆脂类过滤器，通过亲和吸附过滤的方式，有效清除血液中胆固醇、甘油三酯、低密度脂蛋白等脂质成分，以及纤维蛋白原，炎性因子，内毒素等成分；降低血液血脂总量和血黏度，去除大量的炎性因子和内毒素，过滤后干净的血浆回输到患者体内。

第八节　胸腔闭式引流术

胸腔闭式引流术是将引流管一端放入胸腔内，而另一端接入比其位置更低的水封瓶，以便排出气体或收集胸腔内的液体，使得肺组织重新张开而恢复功能。它作为一种治疗手段广泛地应用于血胸、气胸、脓胸的引流及开胸术后，对于疾病的治疗起着十分重要的作用。

胸膜腔是由脏胸膜与壁胸膜之间形成的封闭腔隙，正常情况下腔内呈负压，有助于肺组织膨胀，维持肺的通气和换气功能，增加上下腔静脉的回心血量。胸腔闭式引流术以重力引流为原理，当胸膜腔内因积液或积气形成高压时，胸膜腔内的液体或气体可排至引流瓶内。当胸膜腔内恢复负压时，水封瓶内的液体被吸至引流管下端形成负压水柱，阻止空气进入胸膜腔。胸腔闭式引流术是开胸术后重建，维持胸腔负压，引流胸腔内积气、积液，促进肺扩张的重要措施。

一、适应证

1. 各种类型的气胸，经胸穿抽气肺不能复张者。
2. 中等量以上的血胸。
3. 脓胸或支气管胸膜瘘。
4. 乳糜胸。
5. 开胸手术后。

二、禁忌证

1. 无绝对禁忌证。
2. 相对禁忌证
（1）凝血功能障碍有出血倾向者。
（2）肝性胸水，持续引流可导致大量蛋白质和电解质丢失。

三、操作方法

（一）术前准备

1. 认真了解病史，根据 X 线胸片、CT 等影像学资料以及超声检查协助定位，尤其是局限性或包裹性积液的引流。
2. 实验室检查：血常规，凝血功能等。
3. 器材准备：切开缝合手术包，胸腔引流管，水封瓶，利多卡因，生理盐水，5mL 注射器，无菌橡胶手套，无菌纱布，口罩，帽子，碘伏棉球等。
4. 签署知情同意书。

（二）麻醉与体位

1. 麻醉　常规碘伏棉球消毒（直径＞20cm），铺无菌洞巾，用利多卡因局部浸润麻醉，包括皮肤、皮下、肌层以及肋骨骨膜，麻醉至壁层胸膜后，再稍进针试验性抽吸，待抽出液体或气体后即可确诊。

2. 体位　一般取半卧位。气胸引流位置选在第 2～3 肋间锁骨中线，引流液体选在第 6～8 肋间腋中线附近，若为局限性积液应依据 B 超和影像学资料定位。

（三）操作步骤

1. 沿肋间做 2～3cm 的切口，用两把弯血管钳交替钝性分离胸壁肌层达肋骨上缘，于肋间穿破壁层胸膜进入胸腔。此时有明显的突破感，同时切口中有液体溢出或气体喷出。

2. 用止血钳撑开，扩大创口，用另一把血管钳沿长轴夹住引流管前端，顺着撑开的血管钳将引流管送入胸腔，其侧孔应在胸内 3cm 左右。引流管远端接水封瓶，观察水柱波动是否良好，必要时调整引流管的位置。

3. 缝合皮肤，固定引流管，同时检查各接口是否牢固，避免漏气。

（四）拔管

1. 拔管指征

（1）气胸患者引流后胸腔内无气体逸出，水封瓶水柱波动较弱，体格检查及影像学检查证实肺已复张，夹闭胸管 24 小时复查无异常，可拔除引流管。

（2）24 小时胸腔积液、积血引流量小于 100mL，体格检查及影像学检查证实胸腔积液已排尽，肺已复张，可拔除引流管。

2. 拔管方法

（1）拔管时患者应取半卧位或坐在床边，鼓励患者咳嗽，挤压引流管后夹闭，嘱患者深吸一口气后屏住。患者屏气时拔管，拔管后立即用凡士林纱布覆盖伤口。

（2）拔管后，要观察患者有无呼吸困难、气胸和皮下气肿。检查流口覆盖情况，是否继续渗液，拔管后第二天应更换敷料。

四、注意事项

（一）主要并发症

1. 引流不畅或皮下气肿　多由于插管的深度不够或固定不牢致使引流管或其侧孔位于胸壁软组织中。引流管连接不牢，大量漏气也可造成皮下气肿。

2. 出血　多由于引流的位置靠近肋骨下缘以致损伤肋间血管所致。

3. 胸腔感染　长时间留置引流管、引流不充分或切口处污染均可引起。

4. 复张性肺水肿　对于肺萎陷时间较长者，在排放气体或液体时，速度不能过快，交替关闭、开放引流管，可预防纵隔摆动及肺水肿的发生。

5. 其他　膈肌或肺损伤。

（二）注意事项

1. 严格无菌操作，防止逆行感染，引流装置保持无菌。

2. 保持伤口处敷料清洁干燥，一旦浸湿及时更换。

3. 引流瓶位置低于胸腔 60～100cm，防止引流液逆流。

4. 定时更换引流瓶。

（三）保持引流通畅

术后患者血压平稳，应取半卧位。鼓励患者咳嗽及深呼吸运动。避免引流管受压、折曲、阻塞，尤其患者躺向插管侧，注意不要压迫胸腔引流管。

（四）引流管的长度与固定

引流管的长度以能将引流管固定在床缘，且能使它垂直降到引流瓶为宜。过长时易扭曲，还会增大死腔，影响通气。过短时患者翻身或坐起时易牵拉到引流管。固定引流管时，可将引流管两端的床单拉紧形成一凹槽，再用别针固定。

（五）注意观察患者病情

严密观察患者病情变化，监测生命体征，注意观察引流液的性质、颜色、量等情况。

第九节　腰椎穿刺术

腰椎穿刺术是用腰穿针经腰椎间隙刺入椎管内的一种诊疗技术。常用于检查脑脊液的性质，对诊断脑膜炎、脑炎、脑血管病变等有重要意义。也可测定颅内压力和了解蛛网膜下腔是否阻塞等，有时也用于鞘内注射药物。

一、适应证

1. 中枢神经系统感染、变性、脱髓鞘疾病。
2. 怀疑蛛网膜下腔出血而 CT 扫描阴性者。
3. 颅内肿瘤。
4. 测定颅内压力，了解有无颅内压增高或减低。
5. 检查脑脊液动力学，了解椎管内是否阻塞及其程度。
6. 脊髓病变、多发性神经根病变。
7. 原因不明的昏迷、抽搐。
8. 椎管造影。
9. 椎管内注射给药和减压引流。
10. 蛛网膜下腔出血及某些颅内炎症时，引流有刺激性脑脊液以缓解头痛症状。

二、禁忌证

1. 颅内高压有可能形成脑疝者。
2. 怀疑颅窝肿瘤。
3. 有颅底骨折并脑脊液漏者。
4. 穿刺部位皮肤及脊椎有感染者，腰椎畸形或骨质破坏者。
5. 有出血倾向者。
6. 生命体征不稳、休克、躁动不配合者。
7. 全身严重感染多脏衰者。
8. 高位颈段脊髓肿瘤，腰穿后可致脊髓急性受压，出现呼吸麻痹。

三、操作方法

（一）器材准备

腰椎穿刺包 1 个（消毒孔巾、6 号或 7 号腰穿针各一枚、玻璃测压管、消毒纱布、标本容器等）、无菌手套 2 副、弯盘 1 个、利多卡因 100mg 1 支、5mL 及 50mL 注射器各 1 支、碘伏 1 瓶、砂轮 1 枚、油性画线笔 1 支、棉签 1 包、胶布 1 卷。需做细菌培养者准备灭菌试管，需腰穿注射药物者准备好药物及注射器。

（二）术前准备

1. 实验室检查：血常规、DIC、血生化等。

2. 详细询问病史，检查患者血压、心率、脉搏、呼吸、意识、瞳孔，特别注意有无视乳头水肿。

3. 告知患者及家属腰穿的目的、意义、存在风险，取得同意后签署知情同意书。

4. 检查手术器械是否齐全，操作室消毒。

5. 术者及助手常规洗手消毒，戴好口罩和帽子。

（三）操作步骤

1. 体位：患者侧卧于硬板床，脊柱尽量靠近床边，背部和床面垂直，头颈向前胸屈曲，两手抱膝紧贴腹部，尽量使腰椎后凸，拉大椎间隙以利进针。

2. 确定穿刺点，通常以双侧髂后上棘最高点连线与后正中线交会点为穿刺点，此处相当于第 3～4 腰椎棘突间隙，有时也可在上一或下一腰椎进行。用油性笔在皮肤上做标记。

3. 术者戴无菌手套，解开穿刺包，检查穿刺包内器械，注意穿刺针是否通畅。

4. 消毒：用碘伏在穿刺点部位，自内向外进行皮肤消毒，消毒范围直径约 15cm，并铺消毒孔巾。

5. 局部麻醉：持 5mL 注射器抽取利多卡因 5mL，针（针尖斜面向上）从穿刺点斜刺入皮内，注射至形成橘皮样隆起的皮丘，然后用利多卡因自皮肤到椎间韧带做局部麻醉。在拔出针头前注意穿刺的深度。

6. 术者用左手固定穿刺点皮肤，右手持穿刺针以垂直背部、针尖稍斜向头部的方向缓慢刺入，成人进针深度 4～6 cm。当针头穿过韧带与硬脑膜时，有阻力突然消失落空感。此时可将针芯慢慢抽出，可见脑脊液流出。

7. 测压：接上测压管测量颅内压力，要求患者全身放松，双下肢和颈部略伸展，平静呼吸，可见测压管内液面缓缓上升，到一定平面后液平面随呼吸而波动，此读数为脑脊液压力，正常值为 70～180mmH$_2$O。

8. 脑脊液送检：测压后用标本容器收集脑脊液 2～5mL 送检，包括化验及细菌培养等。若颅内压增高时放液需谨慎，仅收集测压管中的脑脊液，或用针芯控制慢慢放出，最好不要超过 2mL。

9. 穿刺结束：将插入的针芯拔出，局部按压 1～2min，消毒穿刺点，覆盖无菌纱布，用胶布固定。

（四）术后处理

1. 术毕嘱患者去枕平卧 4～6h，以免引起术后头痛。
2. 整理用物，医疗垃圾分类处置，标本及时送检，并做详细穿刺记录。

四、注意事项

1. 严格无菌操作。
2. 疑有颅内高压必须先做眼底检查，如有明显视乳头水肿或有脑疝先兆者，禁忌穿刺。
3. 穿刺过程，观察患者意识、瞳孔、脉搏、呼吸的改变，若病情突变，应立即停止操作并进行抢救。发现颅内高压或出现脑疝症状，立即停止放液，快速静脉给予脱水剂或向椎管内注入生理盐水 10～20mL，如脑疝不能复位，迅速行脑室穿刺。
4. 损伤性出血多为穿刺不顺利所致，血性脑脊液数分钟后可自凝。非损伤性出血如蛛网膜下腔出血通常不自凝。

第十节　腹腔穿刺术

腹腔穿刺术（abdominocentesis）是借助穿刺针直接从腹前壁刺入腹膜腔的一项诊疗技术。确切的名称应该是腹膜腔穿刺术。其主要目的在于可以通过本治疗手段：①明确腹腔积液的性质，找出病原，协助诊断；②适量的抽出腹水，以减轻患者腹腔内的压力，减少静脉回流阻力，改善血液循环；③向腹膜腔内注入药物；④注入定量的空气（人工气扳）以增加腹压，使膈肌上升，间接压迫两肺，减小肺活动帽废，促进肺空洞的愈合，在肺结核空洞大出血时，人工气腹可作为一项止血措施；⑤施行腹水浓缩回输术；⑥诊断性（如腹部创伤时）或治疗性（如重症急性胰腺炎时）腹腔灌洗。

一、适应证

1. 诊断性穿刺腹腔积液原因不明，或疑有内出血者，为明确腹腔积液的性质，抽出适量腹腔积液进行相关检测以协助诊断。
2. 治疗性穿刺
（1）大量腹腔积液有压迫症状者，适量的抽出腹水，以减轻患者腹腔内的压力，缓解腹胀、胸闷、气急、呼吸困难等症状。
（2）病情需要向腹腔内注射药物。
（3）进行腹腔积液浓缩回输术。

二、禁忌证

无绝对禁忌证，以下情况慎用，必要时可在超声引导下使用。
1. 妊娠，精神异常或不能配合者。
2. 有肝性脑病先兆者。
3. 有严重肠胀气或既往手术或腹腔内炎症导致广泛粘连者。
4. 结核性腹膜炎粘连包块、包虫病或疑似卵巢囊肿者。
5. 有出血倾向者。

三、操作方法

1. 穿刺前患者准备

（1）穿刺前导尿或排空尿液，使膀胱空虚，以免穿刺时损伤膀胱。

（2）做好患者的思想工作，向患者说明穿刺的目的和大致过程，消除患者顾虑，争取充分合作。在操作过程中若感头晕、恶心、心悸、呼吸困难，应及时告知医护人员，以便及时处理。

2. 穿刺体位准备 根据病情需要采取适当体位，如坐位、半卧位、平卧位，尽量使患者舒适，以便能够耐受较长的操作时间。对疑为腹腔内出血或腹腔少量积液者行实验性穿刺，取侧卧位为宜。

3. 穿刺部位选择

（1）左下腹部穿刺点：脐与左髂前上棘连线的中1/3与外1/3交界处，此处可避免损伤腹壁动脉，肠管较游离不易损伤。放腹水时通常选用左侧穿刺点，此处不易损伤腹壁动脉。

（2）侧卧位穿刺点：脐水平线与腋前线或腋中线延长线交点。此处穿刺多适于腹膜腔内少量积液的诊断性穿刺。

（3）脐与耻骨联合上缘间连线的中点上方1cm、偏左或右1～2cm，此处无重要器官，穿刺较安全。

（4）超声定位穿刺：对于积液量少，或有包裹分隔时，需要在超声引导下定位穿刺。

4. 穿刺前物品准备 准备好腹腔穿刺包、无菌手套、口罩、帽子、消毒用品（碘酊、乙醇或碘伏）、消毒棉块或无菌纱布、弯盘、医用镊子与止血钳、无菌注射器、穿刺针、无菌试管数支（留取常规、生化、细菌、病理标本）、多头腹带、靠背椅、局部麻醉药品（利多卡因、普鲁卡因等）、腹腔内注射所需药品等。

5. 腹腔穿刺术

（1）术者穿工作服，带帽子、口罩，洗手，准备操作。

（2）术前检查腹腔穿刺包物品是否齐全。

（3）穿刺部位常规消毒，戴手套，铺无菌洞巾。

（4）局部麻醉：核对麻药名称及药物浓度，抽取麻药，自皮肤至腹膜壁层做局部麻醉。

（5）穿刺：术者左手固定穿刺部皮肤，右手持针经麻醉处垂直刺入腹壁，待针尖抵抗感突然消失时，提示针尖已穿过壁层腹膜，即可抽取腹腔积液并留样送检。

1）诊断性穿刺时可直接用20mL或50mL注射器进行。

2）大量放液时，可用8号或9号针头，并于针头后端接一橡皮管，助手用消毒止血钳协助固定针头，并协助夹闭胶管。亦可通过穿刺针置入导丝，并在导丝引导下置入细管（如中心静脉导管）连接无菌引流袋。

（6）将抽出的腹腔积液引入容器中，记量并送化验检查。

（7）术毕拔除穿刺针，穿刺点消毒后，覆盖无菌纱布，稍用力压迫穿刺部位数分钟，用胶布固定。大量放液后，需束以多头腹带并收紧，以防腹压骤降、内脏血管扩张引起血压下降或休克。

四、注意事项

1. 术中密切观察患者，如有头晕、心悸、恶心、气短、脉搏增快及面色苍白等，应立即停止操作，并进行适当处理。

2. 放液不宜过快、过多，肝硬化患者一次放液一般不超过 3000mL，过多放液可诱发肝性脑病和电解质紊乱。放液过程中要注意腹水的颜色变化，如为血性腹腔积液，仅留取标本送检，不宜放液。

3. 穿刺时一定要定位准确，左下腹穿刺点不可偏内，避开腹壁下血管，但又不可过于偏外，以免伤及旋髂深血管。进针速度不宜过快，以免刺破漂浮在腹水中的乙状结肠、空肠和回肠，进针深度视患者具体情况而定。

4. 放腹水时若流出不畅，可将穿刺针稍微移动或稍变换体位，必要时 B 超引导下穿刺。

5. 术后嘱患者平卧，并使穿刺孔位于上方以免腹水漏出；对腹水量较多者，为防止漏出，在穿刺时即应注意勿使自皮肤到腹膜壁层的针眼位于一条直线上，如遇穿刺孔继续有腹水渗漏时，可用蝶形胶布或火棉胶粘贴；大量放液后，需束以多头腹带，以防腹压骤降、内脏血管扩张引起血压下降或休克。

6. 注意无菌操作，以防止腹腔感染。

7. 放液前后均应测量腹围、脉搏、血压、检查腹部体征，以视察病情变化。

第十一节　骨髓腔输液技术

骨髓腔输液技术可安全、便捷、可靠地进行输液，是救治急危重症患者的基本要求。输液器械主要有骨髓腔输液装置，类别主要有手动式骨髓腔输液器、电钻式骨输液器等，其中以 ARROW EZIO 电钻式骨输液器较稳定、可靠。

一、适应证

1. 试图建立静脉输液失败者。
2. 批量伤、病员急需建立输液通道者。
3. 心肺复苏的输液通路。骨髓腔穿刺一次成功率可达 80%～97%。

二、常用穿刺点

穿刺部位多为胫骨、髂骨、胸骨等，也可据个人经验选择肱骨、股骨、锁骨和胫骨内侧髁，成人常选用胫骨上端，最常用穿刺点为胫骨平台下 3cm 左右。总之，只要能进入骨髓腔，许多部位均可建立骨髓腔通路。

三、建立通路的时间选择与输液速度

在交通事故院前急救中，骨髓通路建立组平均用时 2.4 min，经静脉组为 11.8 min。对呼吸、心脏骤停患儿建立静脉通路平均用时 7.8 min，10min 以上者占 24%；而建立下肢骨髓腔穿刺则只需要 1～2min，且不干扰复苏操作。建立骨髓腔通路的成功率在急救室约为 80%，由医护人员在院外施行的成功率为 78%；1～2 岁儿童为 85%，3～9 岁为 67%，10 岁以上为 50%，静脉通路最难建立的婴幼儿，骨髓腔通路建立成功率反而高。

输液速度：对成人不同部位骨髓腔穿刺速率研究发现，常压和加压至 39.9 kPa 情况下，肱骨骨髓腔穿刺速度为 11.1 mL/min 和 41.3 mL/min；股骨下端为 9.3 mL/min 和 29.5 mL/min；内外侧髁为 8.2 mL/min 和 24.1 mL/min；胫骨为 4.3 mL/min 和 17.0 mL/min，完全能满足快速扩容需要。

四、输注药物与禁忌

经骨髓腔通路输注的液体、药物包括：基本液体、血管活性药物、呼吸兴奋药、影响心律药物等。其中，具有刺激性药物，不适于、甚至禁止经骨髓腔输入。

五、并发症与禁忌证

发生骨折的骨头、成骨不全患者、严重骨质疏松患者以及在穿刺部位发生蜂窝组织炎者不宜建立骨髓腔输液，再次骨髓腔输液应避免在同一块骨上操作。

第十二节　清创术

一、基本概念

清创术是用外科手术的方法，清除新鲜开放性污染伤口内的异物，切除坏死、失活或严重污染的组织、缝合伤口，使之尽量减少污染，甚至变成清洁伤口，达到一期愈合，有利受伤部位的功能和形态的恢复。清创术是一种外科基本手术操作。伤口初期处理的好坏，对伤口愈合、受伤部位组织的功能和形态的恢复起决定性作用，应予以重视。

二、伤口分类

1. 清洁伤口（Ⅰ类）　无菌手术切口，经缝合后可达一期愈合。

2. 污染伤口（Ⅱ类）　伤口有细菌污染，但未发生感染，如 8 小时内的新鲜开放性损伤、皮肤不易彻底消毒的部位、新缝合的切口再度切开等。一般通过及时、正确的清创处理，可减少污染，使之变为或接近清洁伤口，行一期缝合。

3. 感染伤口（Ⅲ类）　伤口出现红肿、渗液、化脓和组织坏死，需经过换药达到二期愈合；临近感染区或直接暴露于感染物的切口。如延迟处理的开放性损伤，手术切口感染等。

严格地讲，清洁伤口是很少的。意外创伤的伤口难免有程度不同的污染。如污染严重，细菌量多且毒力强，8 小时后即可变为感染伤口。头面部伤口局部血运良好，伤后 12 小时仍可按污染伤口行清创术。

三、适应证

各种类型开放性损伤视为新鲜伤口，具备以下条件者适用：

1. 伤后 6～8 小时以内者。

2. 伤口污染较轻，不超过伤后 24 小时者。

3. 头面部伤口，一般在伤后 24～48 小时以内，争取清创后一期缝合。

4. 若不能满足以上条件，则只清创不缝合。

四、具体操作

1. 术前准备

（1）清创前须对伤员进行全面评估，如有休克，应先抢救，待休克好转后争取时间进行清创。

（2）如颅脑、胸、腹部有严重损伤，应先予处理。如四肢有开放性损伤，应注意是否同时合并骨折，摄 X 线片协助诊断。

（3）应用止痛和术前镇痛药物。

（4）如伤口较大，污染严重，应预防性应用抗生素，在术前 1 小时、术中术毕分别用一定量的抗生素。

（5）注射破伤风抗毒素：轻者用 1500U，重者用 3000U。

2. 麻醉　上肢清创可用臂丛神经或腕部神经阻滞麻醉；下肢可用硬膜外麻醉。较小较浅的伤口可使用局麻；较大复杂严重的则可选用全麻。

3. 清创术步骤　基本步骤为清洗、清理和修复。

（1）清洗去污：分清洗皮肤和清洗伤口两步。

清洗皮肤：用无菌纱布覆盖伤口，再用乙醚等擦去伤口周围皮肤的油污。术者按常规方法洗手、戴手套，更换覆盖伤口的纱布，用软毛刷蘸消毒皂水刷洗皮肤，并用冷开水冲净。然后换另一只毛刷再刷洗一遍，用消毒纱布擦干皮肤。两遍刷洗共约 10 分钟。

清洗伤口：去掉覆盖伤口的纱布，以生理盐水冲洗伤口，用消毒镊子或小纱布球轻轻除去伤口内的污物、血凝块和异物。

（2）清理伤口：施行麻醉，擦干皮肤，用碘酊、酒精消毒皮肤，铺盖消毒手术巾准备手术。术者重新用酒精或新洁尔灭液泡手，穿手术衣，戴手套后即可清理伤口。

1）对浅层伤口，可将伤口周围不整皮肤缘切除 0.2～0.5cm，切面止血，消除血凝块和异物，切除失活组织和明显挫伤的创缘组织（包括皮肤和皮下组织等），并随时用无菌盐水冲洗。

2）对深层伤口，应彻底切除失活的筋膜和肌肉（肌肉切面不出血，或用镊子夹时不收缩者，表示已坏死），但不应将有活力的肌肉切除，以免切除过多影响功能。为了处理较深部伤口，有时可适当扩大伤口和切开筋膜，清理伤口，直至比较清洁和显露血循环较好的组织。如同时有粉碎性骨折，应尽量保留骨折片；已与骨膜游离的小骨片则应予清除。

3）浅部贯通伤的出入口较接近者，可将伤道间的组织桥切开，变两个伤口为一个。如伤道过深，不应从入口处清理深部，而应从侧面切开处清理伤道。

4）伤口如有活动性出血，在清创前可先用止血钳钳夹，或临时结扎止血。待清理伤口时重新结扎，除去污染线头。渗血可用温盐水纱布压迫止血，或用凝血酶等局部止血剂止血。

5）对撕脱伤剥脱的皮瓣，切不可盲目直接缝回原位，因皮瓣失去血供，组织非但不能成活，反而易导致感染，其处理方法应彻底去除皮下组织，仅保留皮肤行全厚植皮覆盖创面。

6）重要组织的清创：血管、神经、肌腱的清创。

血管：仅受污染未断裂的血管切除外膜；完全断裂、挫伤、血栓栓塞的肢体重要血管，需将其切除后吻合或行血管移植，以保证肢体血供。小血管予以切除结扎。

神经清创：污染轻的神经予以清洗，污染重的神经小心切除其外膜，尽可能保留其分支。断裂的重要神经需妥善保护以便神经行吻合术。

肌腱清创：严重挫伤、污染、失活的肌腱予以切除，未受伤的肌腱小心保护。

骨折断端清创：骨皮质污染一般不会超过 0.5～1.0cm，骨松质及骨髓腔渗透可超过 1.0cm。污染的骨折端可以通过刮除、咬除或清洗来达到清创要求。污染进入髓腔的可用刮匙刮除。游离的小骨片可摘除。与周围组织有联系的小骨片有血供，有助于骨折愈合，不可轻易摘除。大块游离骨片在清创后用 1% 新洁尔灭浸泡 5 分钟，再用生理盐水清洗后原位移植。

7）再次清洗：在彻底清创后，用双氧水、无菌生理盐水再次冲洗伤口 2～3 次，再用碘伏盐水浸泡伤口 3～5min，盐水冲净，更换手术器械、手套，伤口周围再铺一层无菌巾。

（3）修复伤口：清创后再次用生理盐水清洗伤口，再根据污染程度、伤口大小和深度等具体情况，决定伤口是开放还是缝合，是一期还是延期缝合。未超过 12 小时的清洁伤口可一期缝合；大而深的伤口，在一期缝合时应放置引流条；污染重的或特殊部位不能彻底清创的伤口，应延期缝合，即在清创后先于伤口内放置凡士林纱布条引流，待 4～7 日后，如伤口组织红润，无感染或水肿时，再做缝合。

头、面部血运丰富，愈合力强，损伤时间虽长，只要无明显感染，仍应争取一期缝合。缝合伤口时，不应留有死腔，张力不能太大。对重要的血管损伤应修补或吻合；对断裂的肌腱和神经干应修整缝合。显露的神经和肌腱应以皮肤覆盖；开放性关节腔损伤应彻底清洗后缝合；胸腹腔的开放性损伤应彻底清创后，放置引流管或引流条。

五、注意事项

1. 伤口清洗是清创术的重要步骤，必须反复用大量生理盐水冲洗，务必使伤口清洁后再做清创术。选用局麻者，只能在清洗伤口后麻醉。

2. 清创时既要彻底切除已失去活力的组织，又要尽量爱护和保留存活的组织，这样才能避免伤口感染，促进愈合，保存功能。

3. 组织缝合必须避免张力太大，以免造成缺血或坏死。

六、术后处置

1. 根据全身情况输液或输血。

2. 合理应用抗生素，防止伤口感染，促使炎症消退。

3. 注射破伤风抗毒素。

4. 抬高伤肢，促使血液回流。

5. 注意伤肢血运、伤口包扎松紧是否合适、伤口有无出血等。

6. 伤口引流条，一般应根据引流物情况，在术后 24～48 小时内拔除。

7. 伤口出血或发生感染时，应立即拆除缝线，检查原因，进行处理。

8. 根据伤口部位视情况拆线，但不宜过早拆线。

9. 术后观察。

（1）伤肢观察：运动感觉血循情况，复查 X 线片了解骨折复位情况。

（2）伤口观察：有无红肿、渗液、压痛、分泌物等感染征象。

（3）其他：观察生命体征变化、尿量等。

第十三节　床旁快速检测技术

床旁快速检测技术（point of care testing，POCT）是指在实验室之外，靠近检测对象，并能及时报告结果的一个微型的移动检验系统，是检验医学的最新概念。POCT 技术现已广泛用于急救医学领域。

一、POCT 的特点

POCT 强调的是即时、即刻的检测，相比传统实验室检测模式，其同时满足实验仪器小型化，操作简单化，结果报告及时化，与急诊的核心理念相符，也因此广泛用于日常的急诊工作中。

二、POCT 常用的分析技术

1. 干化学法测定　如尿液干化学检查蛋白质、葡萄糖等。将多种反应试剂干燥固定在纸片上，加上检验标本后产生颜色反应，用肉眼观察定性或仪器检测（半定量）。

2. 多层涂膜技术　采用多层涂膜技术制成的干片，比干化学纸片平整均匀，用仪器检测，可以准确定量，如目前临床使用的干化学分析系统，可用于大多数血液化学成分，如蛋白质、糖类、脂类、酶、电解质、尿素氮类及一些血药浓度的测定。

3. 免疫标记技术　广泛应用于快速检测蛋白质类或多肽类抗原，如 HCG、cTnI 及一些病毒，如 HBV、HCV、HIV 等的抗原和抗体定性。配合小型检测仪，可做半定量和定量检测。

4. 免疫荧光技术　通过检测板条上激光激发的荧光，可同时定量检测以 pg/mL 为单位的检测板条上单个或多个标志物。

5. 生物传感器技术　使用生物传感器，如离子选择电极，底物特异性电极，电导传感器等特定的生物检测器进行分析检测。同时组合了酶化学、免疫化学、电化学与计算机技术。用它可以对生物体液中的分析物进行超微量的分析，例如电解质、葡萄糖、pH、PCO_2、PO_2等。

6. 生物芯片技术　是最近发展起来的一项新技术，其特点是在小面积的芯片上同时测定多个项目。目前可分为基因芯片、蛋白质芯片和细胞芯片。

三、临床应用

1. 在心、肺血管疾病方面的应用　急性心肌梗死（AMI）发病急，死亡率高。但 25% 的患者早期没有典型临床症状；50% 患者心电图无典型异常。特异性血清早期标志物如肌钙蛋白、肌红蛋白和肌酸激酶同工酶等的检测结果，结合症状和心电图变化，可以及早诊断 AMI。脑钠肽（BNP）是心功能不全最敏感和特异的指标之一，POCT 可将 BNP 检测周期缩短至 15 分钟，对于鉴别诊断心源性和肺源性引起的急性呼吸困难，有很大的临床诊断价值。D-二聚体既可辅助对肺栓塞的筛查和诊断，又可作为溶栓治疗时的观察指标。

2. 在传染性疾病中的应用　可使不具备细菌培养条件的基层医院、社区保健所也能进行微生物的快速检测，例如细菌性阴道炎、衣原体、性病等的 POCT 检测较培养法更为快速和灵敏。

3. 在感染性疾病方面的应用　对发热患者，血常规与 C 反应蛋白联合检测，在鉴别细菌或病毒感染方面比单一检测更具特异性。POCT 检测降钙素原，可初步判断感染微生物的性质和病情的严重程度。

4. 在糖尿病的应用　最常用的 POCT 检测手段。包括快速血糖、糖化血红蛋白与尿微量白蛋白。

5. 优点及存在问题

（1）POCT 的优点：POCT 具有实验仪器体积小，携带方便，容易使用和结果快速等优点。其最主要的特点是结果快速，大大缩短了实验结果周转时间。

（2）POCT 存在的问题：质量控制问题，对 POCT 的质量保证体系和管理规范尚没有做出明确的规定，实验结果质量无法保证；以及检测费用与收费问题，相比常规实验室检验，POCT 单个检验费用较高。

第十四节　常用中医急救诊疗技术

一、三棱针法

刺络疗法是用三棱针刺破络脉，放出少量血液，使内蕴热毒随血液外泄，从而达到治疗疾病目的的一种方法，又称放血疗法。

（一）操作流程

1. 消毒　针刺前在局部皮肤用2%碘酒棉球消毒，再用75%酒精棉球脱碘。

2. 具体方法　针刺方法可分为点刺法、散刺法、刺络法三种。

（1）点刺法：针刺前在预定针刺部位上下用拇指、食指向针刺处推按，使血液积聚在针刺部位；常规消毒后，左手拇、食、中三指夹紧被刺部位或穴位，右手持针，用拇指、食指夹紧针柄对准已消毒的部位或穴位，刺入3～5mm深；随即将针迅速退出，轻轻挤压针孔周围使血液流出，血尽而止，然后用消毒干棉球按压针孔。

（2）散刺法：对病变局部周围进行点刺的一种方法。首先对针刺局部皮肤周围常规消毒，根据病变部位的不同，可刺10～20针以上，由病变外缘环形向中心点刺，刺时速度要快、要浅，待每处点刺点均溢血后，用无菌干棉球分别按压针孔止血。

（3）刺络法：也称血管放血法。选用止血带或橡皮管，结扎在针刺部位上端（近心端），然后常规消毒；持三棱针对准被针刺部位的静脉，斜向上刺入脉中2～3mm，迅速退针，使其流出少量血液，出血停止后，再用消毒干棉球按压针孔止血。

（二）适应证

本方法可以治疗各种实证、热证、瘀血和经络瘀滞、疼痛等病证。

（三）禁忌证

各种虚证、严重心力衰竭、血小板减少症、白血病等患者不宜使用。

（四）注意事项

1. 对患者或家属做好必要的解释工作，以消除思想顾虑，使其乐意接受治疗。
2. 注意无菌操作，以防感染。
3. 点刺、散刺时，手法宜轻、宜浅、宜快，刺络法一般出血不宜过多，注意切勿刺伤深部大血管。若不慎误伤动脉出血，可用消毒干棉球局部加压止血。
4. 体质虚弱者、孕妇、产后及有出血倾向者，均不宜使用本法。

二、针刺疗法

针刺疗法是用不锈钢毫针刺入穴位，通过经络的调节作用而达到治疗疾病目的的一种方法。该疗法包括普通体针针刺、平衡针灸、腹针及火针等不同针刺疗法。

（一）操作流程

1. 针刺部位皮肤常规消毒。

2. 在进行针刺操作时，一般应双手协同操作，右手持针，用拇、食、中三指夹持针柄，其状如持毛笔，故右手称为"刺手"。左手指尖按在穴位旁，辅助进针，故左手成为"押手"。可采用指切进针、夹持进针、舒张进针或提捏进针等方法针刺。

3. 针刺角度与深度的选择方面，直刺（针身与皮肤呈90°左右），适用于肌肉丰满、宜深刺的部位；斜刺（针身与皮肤呈45°左右），适用于肌肉较薄或胸腹近内脏不宜深刺的部位；平刺（针身与皮肤呈15°左右），适用于皮薄肉少的腧穴，如头面部。

4. 进针至一定深度后，使用提插、捻转或刮柄、弹柄、摇柄、震颤针身等方法，使患者有酸、麻、胀、重或触电样感觉，称"得气"。得气后根据病情选择强刺激、中刺激和弱刺激等强弱程度不同的扶正祛邪方法。留针时间根据病情而定，一般情况留针20～30分钟，其间每10分钟行针一次，实证留针时间可适当延长，虚证留针时间宜短，对于意识不清患者，可反复行针直到促醒。

5. 在行针施术或留针后即可出针。出针时一般以左手持消毒干棉球按住针孔周围皮肤，右手持针做轻微捻转，慢慢将针提至皮下，然后将针起出，用消毒干棉球按压针孔，以防出血。出针后患者应休息片刻方可活动，医者应检查针数，以防遗漏，还应注意有无晕针延迟反应征象。

（二）适应证

适用范围广泛，临床各科具有广泛的适应证。对高热、昏迷、厥脱、中风、痛证、痉证等内科急症，常有急救之功。

（三）禁忌证

自发性出血、皮肤感染、溃疡、瘢痕、肿瘤的部位及孕妇的腰骶、腹部均禁针。

（四）注意事项

1. 患者处于饥饿、疲劳、精神过度紧张时，不宜立即针刺。对体弱者进行针刺时手法不宜过强，并应尽量选择卧位，避免晕针。

2. 妇女怀孕3个月以内，不宜针刺小腹部的腧穴；若怀孕3个月以上者，腰骶部腧穴也不宜针刺。对三阴交、合谷、昆仑、至阴等一些活血通络的腧穴，在怀孕期也应予禁刺。如妇女行经时，若非为了调经，也不应针刺。

3. 小儿囟门未闭的头部，或体表有感染、溃疡、瘢痕、肿瘤及出血倾向者，不宜针刺。

4. 针刺胸背部穴位不宜过深，若刺伤肺组织而引起气胸或血气胸，此时应按气胸处理。

三、艾灸法

艾灸是用艾叶制成的艾灸材料产生的艾热刺激体表穴位及特定部位，通过激发经气的活动来调整人体紊乱的生理生化功能，从而达到防病治病目的的一种治疗方法。艾灸分为艾炷灸、艾条灸、温针灸、温灸器灸，其中艾炷灸包括直接灸、间接灸，直接灸可分为瘢痕灸和非瘢痕灸，间接灸有隔姜灸、隔蒜灸等。艾条灸包括悬起灸、实按灸，悬起灸包括温和灸和雀啄灸；实按灸包括太乙针灸和雷火针灸。以下介绍艾条灸。

（一）操作流程

1. 艾条灸　取纯净细软的艾绒24g，平铺在26cm×20cm的细草纸上，将其卷成直径约1.5cm

的圆柱形艾卷，要求卷紧，外裹以质地柔软疏松而又坚韧的桑皮纸，用胶水或糨糊封口而成。也可在每条艾绒中掺入肉桂、干姜、丁香、独活、细辛、白芷、雄黄、苍术、乳香、没药、花椒各等分的细末6g，则形成药艾条。悬起灸施灸的方法分温和灸和雀啄灸。

（1）温和灸：施灸时将艾条一端点燃，对准应灸的腧穴部位或患处，距离皮肤2～3cm进行熏烤，使患者局部有温热感而无灼痛为宜，一般每处灸10～15分钟，至皮肤红晕为度。对于晕厥、局部感觉迟钝的患者，医者可将中、食指分开，置于施灸部位的两侧，这样可以通过医者手指的感觉来测知患者局部的受热程度，以便随时调节施灸的距离，防止烫伤。

（2）雀啄灸：施灸时，将艾条点燃的一端与施灸部位的皮肤不固定在一定距离，而是像鸟雀啄食一样，上下活动或左右方向旋转施灸。

2. 太乙针灸 取纯净细软的艾绒150g平铺在40cm见方的桑皮纸上。将人参125g，穿山甲250g，山羊血90g，千年健500g，钻地风300g，肉桂500g，小茴香500g，苍术500g，甘草1000g，防风2000g，麝香少许，共为细末，取药末24g掺入艾绒内，紧卷成爆竹状，外用鸡蛋清封固，阴干后备用。

施灸时，将太乙针的一端烧着，用布七层包裹其烧着的一端，立即紧按于应灸的腧穴或患处，进行灸熨，熄灭后再燃再熨。如此反复灸熨7～10次为度。

3. 雷火灸 制作方法与"太乙针灸"相同，唯药物处方有异。方用纯净细软的艾绒125g，沉香、木香、乳香、羌活、干姜、穿山甲各9g，共为细末，麝香少许。操作方法同太乙针灸。

（二）适应证

风寒湿痹、痿软无力、半身不遂、口㖞眼斜、哮喘等虚证、寒证。

（三）禁忌证

1. 对热证、阴虚发热者，一般均不适宜艾灸。
2. 对颜面、五官和有大血管的部位，不宜采用瘢痕灸。
3. 孕妇的腹部及腰骶部也不宜施灸。

（四）注意事项

1. 施灸过程中注意保暖，随时询问患者有无灼痛感，及时调整距离；对温热不敏感者尤应注意局部皮肤情况。
2. 施灸中及时将艾灰弹入碗盘内，防止烧伤皮肤及烧坏衣物。
3. 熄灭后的艾条，装入小口瓶内，以防复燃，发生火灾。
4. 艾灸后局部皮肤出现微红灼热，属于正常现象，如出现小水疱，无须处理可自行吸收，如出现大水疱，可用无菌注射器抽去疱内液体，覆盖无菌纱布，保持干燥，防止感染。
5. 施灸时间为每处5～15分钟。
6. 凡实证、热证，阳虚发热及大血管处禁用，孕妇慎用。

四、贴敷疗法

贴敷疗法也称外敷疗法，是以中医基本理论为指导，应用中草药制剂，施于皮肤、孔窍、腧穴及病变局部等部位的治病方法，属于中药外治法，如天灸疗法、中药膏剂或散剂贴敷等。以下介绍具有代表性的天灸疗法、四黄水蜜贴敷疗法及吴茱萸热敷疗法。

（一）天灸疗法

1. 操作流程

（1）准备好天灸膏，辨证取穴，每次取 4～6 个为宜，以背俞、肢体穴位为宜。

（2）将天灸膏置于医用胶布上，然后准确贴敷于所选穴位上。

（3）根据季节、年龄等因素，每次贴敷 30～60 分钟，以皮肤潮红或起水疱为度。必要时可结合中医子午流注规律，先选择时间，如"三伏天""三九天"进行敷药治疗。

2. 适应证　过敏性鼻炎、慢性咳嗽、哮喘、体虚感冒、虚寒胃痛等。

3. 禁忌证　实热证、阴虚发热、昏迷患者、孕妇等。

4. 注意事项

（1）敷药穴位的皮肤不能有破溃或疔疮，颜面部不宜敷药。

（2）敷药时间以患者自觉皮肤灼热，皮肤潮红起小水疱为度，每次 4～6 个穴位为宜。

（3）如皮肤起水疱或瘙痒过甚，可抗过敏、抗感染治疗。

（4）治疗当天戒食易致化脓食物，如鱼、烧鹅等。

（5）天气炎热时注意保持皮肤干燥，防治药膏脱落。

（二）四黄水蜜贴敷疗法

四黄散主要有大黄、黄芩、黄柏、黄连组成，四药混合加蜂蜜调敷成四黄水蜜贴敷治疗，具有凉血通络、清热解毒、消肿止痛之功效。

1. 操作流程

（1）制备四黄水蜜，四黄水蜜以四黄散调配而成。制备过程如下：

第一步：取来器皿，"四黄散"倒入适量。

第二步：加入适量的温开水，温度约为 39℃，切记温度不要过高，避免贴敷后烫伤腹部。

第三步：加入蜂蜜并均匀搅拌，直至糊状。

（2）将搅拌均匀的"四黄散"置于一片双掌般大小的塑料薄膜上，涂抹均匀且厚薄相当。用棉花或者纱条将边缘细细环绕。

（3）让患者平躺于床，撩起衣服露出贴敷部位，将经过以上处理的"四黄散"平敷于患处，持续 4～6 小时。

2. 适应证　非开放性炎症导致的疼痛，红肿热痛者有宜。

3. 禁忌证　虚寒体质及局部阴寒内盛者，不宜使用。皮肤破损处禁用。

4. 注意事项

（1）药量摊制约 1cm 厚，太薄药力不够，效果差；太厚则浪费药物，且受热后容易溢出，污染衣被。

（2）敷药前让患者试温，以能耐受为宜，防止烫伤。

（3）注意敷药后的情况，如有瘙痒、红疹、水疱等皮肤反应，应停止敷药，可以使用皮炎平或皮康霜等涂抹。

（4）每次敷置时间不宜过长，一般 4～6 小时，红、肿、痛症状明显者每日三次效果更明显。

（三）吴茱萸加粗盐热熨疗法

吴茱萸上可暖脾胃，下可温肾阳，有行气活血、散寒止痛、燥湿降逆的作用，可有效促进肠蠕动，减轻肠道胀气及腹痛。

1. 操作流程

（1）将吴茱萸250g与粗盐按相同比例放置于锅中炒热至65～70℃或用微波炉加温装入小布袋中扎好。

（2）将药熨袋放在热熨部位顺时针旋转推熨，力量均匀。开始用力要轻，速度稍快；随着药袋温度的降低，力量可增大，速度减慢。

（3）药物温度过低时可换药袋，每次20～30分钟，每日1～2次。

2. 适应证　中焦虚寒、虚寒气滞型腹胀、腹痛。

3. 禁忌证　机械性肠梗阻及实热证腹痛患者。局部皮肤有破损、溃疡及水疱者禁用；各种湿热证或麻醉未清醒者禁用；孕妇、腹痛性质不明者禁用，身体大血管处、皮肤有破损处及局部无知觉处禁用。

4. 注意事项

（1）药熨前嘱患者排空小便，注意保暖，体位舒适。

（2）药熨温度不宜超过70℃，年老、婴幼儿不宜超过50℃。操作前先让患者试温，以能耐受为宜。

（3）药熨过程中应观察局部皮肤情况、温热度，有无烫伤。药熨后擦净局部皮肤，观察皮肤有无烫伤或起小水疱，及时处理。

（4）药物冷却后应及时更换或加热，中药可连续应用1周。

五、刮痧疗法

刮痧疗法是应用边缘钝滑的器具，如牛角刮板、瓷匙等，在患者体表一定部位反复刮动，使局部皮下出现瘀斑而达到治疗目的的一种治疗方法。可疏通腠理，使脏腑秽浊之气通达于外，促使周身气血流畅，逐邪外出，从而达到治疗疾病的目的。

（一）操作流程

1. 患者取合理体位，暴露刮痧部位，常用部位有头颈部、背部、腰部和四肢。

2. 手持刮具，蘸水或药液，在选定的部位，从上至下刮擦皮肤。要向单一方向，不要来回刮，用力要均匀，禁止暴力。如刮背部，应在脊柱两侧沿肋间隙呈弧线由内向外刮。每次刮8～10条，每条长6～15cm。

3. 刮动数次后，当刮具干涩时，需及时蘸湿后再刮，直至皮下呈现红色或紫红色为度，一般每一部位刮20次左右。

4. 在刮治过程中，随时询问患者有无不适，观察病情及局部皮肤颜色变化。及时调整手法力度。

5. 刮痧完毕，清洁局部皮肤。

（二）适应证

外感时邪所致高热头痛、恶心呕吐、腹痛腹泻等症状。

（三）禁忌证

1. 患者体形过于消瘦。
2. 有出血倾向者。
3. 皮肤病或皮肤高度过敏患者禁用此法。

（四）注意事项

1. 刮痧后 1～2 天局部出现轻微疼痛、痒感属正常现象；出痧后 30 分钟忌洗凉水澡；夏季出痧部位忌风扇或空调直吹；冬季应注意保暖。
2. 刮痧疗法具有严格的方向、时间、手法、强度和适应证、禁忌证等要求。如操作不当易出现不适反应，甚至病情加重，故应严格遵循操作规范或遵医嘱，不应自行在家中随意操作。
3. 刮痧后患者保持情绪稳定，饮食要清淡，忌生冷油腻之品。
4. 使用过的刮具，应消毒后备用。

六、拔罐疗法

拔罐法是以罐为工具，借助热力排除其中空气，造成负压，使之吸附于腧穴或应拔部位的体表，从而产生刺激，使局部皮肤充血、瘀血，以达到防治疾病目的的一种方法。拔罐法能激发和调整人体经气，刺激神经、血管、肌肉，促进血液循环、缓解平滑肌痉挛，具有通经活络、活血化瘀、祛湿驱寒，行气止痛的作用。

（一）操作流程

1. 评估患者，准备用物，检查火罐的完好性。
2. 取合理体位，暴露拔罐部位，注意保暖及患者隐私。
3. 用止血钳夹住酒精棉球，点燃后在罐内中段绕 1～2 圈后，迅速退出，立即将罐扣在相应部位。
4. 留罐 10～15 分钟，或至皮肤呈瘀斑现象。
5. 起罐：一手扶住罐体，另一手以拇指或食指按压罐口皮肤，待空气进入罐内即可起去。
6. 清洁局部皮肤，整理床单，消毒火罐。

（二）适应证

感冒、寒湿或气滞血瘀型颈项腰背酸痛，对于慢性疲劳和失眠患者亦有疗效。

（三）禁忌证

局部皮肤破损及阴虚、实热证患者；凝血机制障碍者。

（四）注意事项

1. 拔罐时宜选肌肉较厚的部位，骨骼凹凸不平和毛发处不宜拔罐，避开有水疱、瘢痕和伤口的位置。
2. 点火用的酒精棉球应用止血钳拧干夹紧，防止棉球滴酒精或脱落烫伤患者的皮肤。用毕酒精棉球放入小口瓶内熄灭。

3. 拔罐过程中，要随时观察火罐吸附情况和皮肤颜色。

4. 使用玻璃罐时随时注意罐内吸附力是否降低，以防火罐松脱打碎。

5. 起罐时切勿强拉，拔罐后皮肤出现潮红或瘀红为正常现象，留罐时间不宜过长，若出现张力性水疱可按外科常规处理。

6. 冬天注意保暖，但拔罐部位不宜覆盖厚重的棉被，必要时用屏风遮挡患者。

第十五节　危重症现代康复诊疗技术

重症医学的进步显著提高了危重患者的生存率，但患者仍不可避免地后遗一些功能的失调，如肌肉无力、呼吸困难、吞咽障碍等，严重影响患者的生活质量。本节将介绍以下五种现代康复诊疗技术，以实现对危重患者减少并发症、提高预后和促进康复的作用。

一、呼吸训练

呼吸训练包括呼吸肌力量训练、腹式呼吸、缩唇呼吸等。

呼吸肌力量训练

呼吸肌训练是为改善呼吸肌力量和耐力，缓解呼吸困难而进行的呼吸训练方法。

（一）训练方式

1. 呼吸机辅助训练　对于危重症患者来说，早期进行吸气肌训练可以让他们更早获益，而利用呼吸机辅助训练可以在机械通气的患者还未脱机前就开始进行康复训练，从而帮助患者更早地脱机。研究表明，使用机械通气超过 7 d 的患者，脱机会更加困难，且脱机后更易出现吸气肌无力和耐力不足等问题，因此通过呼吸机辅助可以尽早帮助患者进行吸气肌训练。

使用呼吸机辅助训练，就是通过调节呼吸机参数、模式、压力支持力度和灵敏度等进行训练。主要方式有：①将通气模式由压力控制调整为辅助或自主模式，甚至可以利用呼吸机的自动插管补偿模式进行训练。②过度通气法。利用呼吸环路保证 CO_2 恒定，从而使患者能够以较高的每分钟通气量进行长时间重复呼吸，进而改善患者的吸气肌耐力。③此外，对于呼吸功能恢复较好的患者，也可以适当利用重物进行加压训练，进一步帮助患者提升吸气肌群的力量。

2. 呼吸阈值负荷训练　阈值负荷训练也是目前危重症患者吸气肌训练中较常用的一种训练方法。主要通过阈值呼吸训练器进行康复训练，康复师通过设置呼吸阈值，使患者的呼吸做功达到所需的值才能进行呼吸。阈值呼吸训练器通过一个连接器与患者的气管套管进行连接，其可调节的压力范围为 $9 \sim 41 cmH_2O$，可以较为精确地控制吸气肌训练的强度。尤其对于痰液较多的患者，可以在训练过程中配合进行气道的清理。

（二）适应证

呼吸肌力量及耐力弱者。

（三）禁忌证

临床病情不稳定，呼吸衰竭，训练时可导致病情恶化的其他临床情况，严重的认知缺陷等。

（四）注意事项

1. 训练环境安静，避免患者受到过多的干扰。
2. 患者穿宽松的衣物，采取舒适放松的体位。
3. 避免憋气和过分减慢呼吸频率，以免诱发呼吸性酸中毒。
4. 持之以恒、循序渐进。运动量要因人而异、逐步增加，以不引起明显疲劳感为度。
5. 除呼吸运动外，患者还可以进行适量的体力训练，如散步、登阶、太极拳，另外还需注意加强营养、戒烟等。

腹式呼吸

腹式呼吸训练是以训练腹式呼吸、强调膈肌运动为主的训练方法。通过改善异常呼吸模式，有效减少辅助呼吸机的使用，达到改善呼吸效率，降低呼吸能耗的目的。

（一）操作方法与步骤

1. 一般方法　患者仰卧位或坐位（前倾倚靠位）。腹部放松，经鼻缓慢深吸气，隆起腹部；呼气时缩唇将气缓慢吹出，同时收缩腹肌，促进横膈上抬。吸气与呼气的时间比为1:2，刚开始练习时，一次练习1～2分钟，逐渐增加至每次10～15分钟，每日锻炼两次。

2. 抬臀呼气法　仰卧位，两足置于床架上，呼气时抬高臀部，利用腹内脏器的重量将膈肌向胸腔推压，迫使横膈上抬；吸气时还原，以增加潮气量。

3. 吹蜡烛法　坐位，蜡烛的火苗与口同高，然后缩嘴用腹式呼吸的方法吹火苗，以火焰倾斜而不熄灭为宜。

（二）适应证

脊髓损伤，慢性支气管炎肺气肿或阻塞性肺疾病，严重的脊柱侧凸或后凸导致的呼吸功能障碍等。

（三）禁忌证

临床病情不稳定，感染未控制，呼吸衰竭，训练时可导致病情恶化的其他临床情况，严重的认知缺陷及影响记忆和依从性的精神疾病。

（四）注意事项

1. 训练环境安静，避免患者受到过多干扰。
2. 教会患者放松的技巧，特别是吸气辅助肌的放松。
3. 避免憋气和过分减慢呼吸频率，以免诱发呼吸性酸中毒。
4. 肺部疾病的康复治疗原则是持之以恒、循序渐进、因人而异。
5. 逐步增加运动量，量力而行，以不引起明显疲劳感为度，否则可能诱发或加重肺部疾病的发作。

缩唇呼吸

缩唇呼吸指的是吸气时用鼻子，呼气时嘴呈缩唇状施加一些抵抗，慢慢呼气的方法。此方法气道的内压高，能防止气道的陷闭，使每次通气量上升，呼吸频率、每分钟通气量降低，可调节呼吸频率。

（一）操作方法与步骤

放松全身肌肉，取舒适体位（坐、卧、站都可），右手放于腹部，左手放于胸部，经鼻缓慢深吸气，吸气时腹部逐渐隆起；用嘴呼气（收缩嘴唇呈吹口哨状），缓慢向外呼气，呼气时置于腹部的手缓慢向下凹陷，呼吸频率8～10次/分，每次15分钟，每天2次。

（二）适应证

COPD患者。

（三）禁忌证

此技术无禁忌证。

（四）注意事项

1. 要求全程放松、缓慢、延长、有控制地呼气。
2. 同时放松颈部、肩部、背部肌肉，尽可能使呼气流速降低，呼气时间延长。
3. 鼻吸气时注意嘴唇紧闭，避免用嘴进行深吸气，练习过程中避免刻意憋气。
4. 若难以放松唇部，可以尝试发出"嘶嘶"的声音，避免口周肌群过度紧张而发生气短。
5. 若实在学不会，也可以先用长吸管练习。

二、气道廓清训练技术

气道廓清（airway clearance therapy，ACT）就是利用物理或机械方式作用于气流，帮助排出气管、支气管内的痰液，或诱发咳嗽使痰液排出。可增加气道清除能力、改善气体交换、预防肺不张和肺部感染。早期诊断以及ACT的尽早实施，结合抗感染、抗炎药物的使用，可以加速患者康复，减少发病率和死亡率。

（一）操作流程

1. 评估 气道廓清方案制定必须基于患者评估，评估包括患者基本病史、一般情况、功能评定（肺通气功能、咳嗽相关肌肉功能等）、需求评估（痰液黏度和量）和禁忌证评估等，机械通气患者还应当考虑患者呼吸支持水平、氧合情况、氧储备功能等。

2. 治疗方法 临床常用的气道廓清技术包括侧卧位声门开放呼气、主动呼吸循环技术、用力呼气技术、高频胸部振荡、有效咳嗽、体位引流、胸部叩击等。

（1）侧卧位声门开放呼气（ELTGOL）：是一种运用侧卧位和肺容积从功能性余气量至余气量之间进行呼气，把声门打开，控制呼吸速度，以控制呼气流速度，避免气道被压扁或诱发镇咳的一种气道廓清技术。具体方法为：患者取侧卧位，缓慢呼气时打开声门，左侧卧位和右侧卧位时各训练15min。

（2）主动呼吸循环技术（ACBT）：是将腹式呼吸、胸廓扩张运动、用力呼气运动三者进行结合，从而松动和清除呼吸道分泌物的一种治疗方法。

具体方法如下：

1）腹式呼吸：也称膈式呼吸，患者处于放松状态，一手平放于胸部，一手放于腹部感觉腹部起伏，经鼻深吸气，用嘴缓慢呼气，吸气时腹部隆起，呼气时嘴唇呈吹口哨状，力度以面前20cm左右燃烧的蜡烛火焰左右摆动，但不至于熄灭为宜，呼气时腹部内陷，控制吸呼比为1:4～1:2。此方法以膈肌运动为主，吸气时膈肌收缩下降，腹肌松弛，吸气量增加；呼气时膈肌上抬，增加呼吸的潮气量，可有效调整呼吸频率，提高每分通气量，减少无效腔，改善患者的肺换气功能。

2）胸廓扩张运动：患者将一手放于胸部感受胸廓的运动，用鼻深吸气，屏气3秒后用嘴缓慢呼气，连续进行3～5次深呼吸。主动深吸气时，吸气量较正常呼吸时大，较大的肺容量既增加了外周气道的气流量，也提高了呼气时的气流量，有助于气道黏液的松动和肺组织的重新扩张。

3）用力呼气运动：患者正常吸气后，声门持续开放，同时收缩胸部和腹部，快速呵气1～2次。通过呵气动作使呼吸道管壁产生内在的振动，同时会产生纵向剪切力而降低痰液的黏稠度，促使气道黏液分泌物的松动和排出。

三种呼吸训练的顺序和次数可根据患者的病情进行动态调整。目前ACBT已广泛运用于呼吸科气道黏液高分泌相关疾病，该方法能在短期内有效清除气道分泌物和增强呼吸肌功能。据相关文献报道，主动呼吸循环技术能有效扩张患者的支气管，调节呼吸道黏液分泌，促进痰液排出，改善患者血气分析的指标及肺功能，降低肺部感染的发生率。

（3）高频胸部振荡（HFCWC）：是通过脉冲主机将少量的气体以一定的频率和幅度，快速交替注入或撤回充气式背心，以此产生的振动均匀地作用于整个胸壁，并通过胸壁传到肺部各级支气管，改变分泌物的流变学特状的一种技术。高频胸部振荡反复产生类似咳嗽的气相流速，使分泌物松解，同时呼吸道纤毛移动速度加快，促使肺部周边细末支气管的分泌物向大气道移动，从而清除大气道和细末支气管的分泌物。

临床常选择振荡频率为10～12Hz，时间15min，每日2次。长期使用HFCWC可增强肺囊性纤维化和支气管扩张患者气道黏液的清除率，亦可增加排痰量，提高患者的血氧饱和度，改善慢性阻塞性肺疾病患者的肺部感染状况。但此法除引起胸壁振荡外，还可作用于其他部位，因此对于心、肺、脑部外伤，肺栓塞，骨质疏松症及胸腔积液等患者禁止使用。

（4）有效咳嗽：有效咳嗽是一种人体防御和保护性的反射动作，可以帮助呼吸道清除外界侵入的异物和过多的分泌物，起到清洁和保护呼吸道的作用。此方法适用于神志清醒、一般状况良好且能够配合的患者。具体步骤包括：患者取坐位，先进行深而慢的呼吸5～6次，后深吸气至膈肌完全下降，屏气3～5s，继而缩唇，缓慢地通过口腔将肺内气体呼出，再深吸气屏气3～5s，身体前倾，进行2～3次短促而有力的咳嗽，咳嗽同时收缩腹肌，或用手按压上腹部，帮助痰液咳出。患者也可取俯卧屈膝位，借助膈肌、腹肌收缩，增加胸腔压力，咳出痰液。每天训练3次，每次10～15min。

（5）体位引流：该方法的原理是根据痰液位置的不同，通过改变体位，利用重力作用促使分泌物向大气道移动，一般取侧卧位或者俯卧位。引流时间：3～15 min/次，每日4～6次，重症患者俯卧位>4 h/次，对于痰量为25～30 mL/d或者更多的患者效果最佳，但应注意在体位引流时及时清理气道内分泌物。

（6）胸部叩击：目前，临床常用的胸部叩击方法有人工叩背和体外振动排痰仪叩击。

1）人工叩背：操作者五指并拢，掌指关节弯曲，呈空心掌状态，指腹与大、小鱼际肌接触患者背部，利用腕关节力量，由外向内、由下向上有节奏地叩击患者背部，避开脊椎部位，叩击频率120～180次/min，力量的强弱以患者能承受为宜。

2）体外振动排痰仪叩击：根据物理定向叩击原理，体外振动排痰仪可同时提供2种不同方向的力，一种是垂直于身体表面的振动，使气道黏液及代谢物松动、液化；另一种是平行于身体表面的振动力，促发定向挤推及震颤，帮助已液化的黏液按照选择的方向排出体外。除此以外，体外振动排痰仪叩击还可以改善肺部血液循环，预防静脉淤滞，松弛呼吸肌，改善全身肌肉张力，有利于机体康复。

具体操作方法：依据胸部正位拍片或CT结果确定炎症部位，同时根据患者病情调节合适的叩击频率（一般在20～30CPS），护士一手持叩击接合器，另一手轻触振动位置，以感受叩击振动的力度，由外向内、由下向上进行叩击和振动排痰，在一个部位叩击振动10～15s后更换下一个部位，每侧背部叩击5～10min，每日2次。

（二）适应证

气道廓清训练技术适用于所有存在黏液纤毛功能受损或咳嗽机制损伤的患者，以及排出气道分泌物困难的患者。

（三）禁忌证

1. 心肺功能严重不全者。
2. 其他影响治疗的病情未稳定者。

（四）注意事项

1. 严密监测生命体征（心率、心律、血压、呼吸、指脉氧）。
2. 危重患者避免各种导管脱落，防止压疮。
3. 注意观察患者有无咯血、发绀、头晕、出汗、疲劳等情况。

三、体位管理

体位管理是根据康复治疗和康复护理的需要对患者所采取并能保持的身体姿势和位置，包括脑损伤患者和脊髓损伤（高位）患者的抗痉挛体位摆放，骨关节疾病患者的功能位摆放，烧伤患者的功能位摆放。

（一）操作流程

1. 操作前准备

（1）评估患者的病情、意识状态及配合能力，确定患者需要摆放的体位。

（2）向患者及家属（护工）解释体位管理的目的及配合要点。

（3）准备大小、数量合适的软枕，必要时准备合适支具，手卫生消毒。

2. 具体操作

（1）脑损伤患者抗痉挛体位摆放——健侧卧位：头部垫枕，患侧在上，健侧在下；患侧上肢呈伸展位置于枕上，使患侧肩胛向前向外伸，前臂呈旋前位，手指伸展，掌心向下；患侧下肢向前屈髋屈膝且完全由枕头支撑负重，足不能内翻位悬于枕头边缘。

（2）脑损伤患者抗痉挛体位摆放——患侧卧位：头部垫枕，患侧在下，健侧在上；患侧上肢呈外展、前伸、旋后位，患侧肩部尽可能前伸，以避免受压和后缩，前臂旋后，肘/腕关节呈伸直位，掌心向上；患侧下肢轻度屈曲置于床面，健侧下肢屈髋屈膝向前置于枕上，健侧上肢放松，置于胸前的枕头上或躯干上。

（3）脑损伤患者抗痉挛体位摆放——仰卧位：头部用软枕良好支撑；患侧肩胛和上肢下垫一软枕，患侧上肢外展，前臂旋后，肘/腕关节呈伸直位，掌心向上，手指伸展位，整个上肢平放于枕上；患侧髋下、臀部、大腿外侧放软枕，防止下肢外展、外旋；腘窝处稍垫起，保持伸展微屈状态。

（4）脑损伤患者抗痉挛体位摆放——床上坐位：用被子或软枕帮助患者脊柱伸展，躯干伸直；头部不要固定，可自由活动；腘窝处稍垫起，保持伸展微屈状态；患侧下肢外下方放软枕，防止下肢外展外旋；在患者前方放一可调节桌子，软枕置于桌面上，上肢放松置于桌面软枕。

（5）脊髓损伤患者抗痉挛体位摆放——仰卧位：头部垫枕，将头两侧固定；肩胛下放软枕，使肩部上抬前挺，肘关节伸直，前臂旋后，腕背伸，手指微屈；髋、膝、踝下垫枕，足保持中立位。

（6）脊髓损伤患者抗痉挛体位摆放——侧卧位：头部垫枕；上侧上肢保持伸展位，下肢屈曲位；下侧肩关节拉出，避免受压和后缩；上臂前伸，前臂旋后，肢体下均垫软枕；背后用软枕靠住，以保持侧卧位。

（7）骨关节疾病患者功能位摆放——上肢功能位：肩关节屈曲45°，外展60°（无内、外旋）；肘关节屈曲90°；前臂中立位；腕背伸30°～45°并稍尺侧屈；各掌指关节和指间关节稍屈曲，由示指至小指屈曲度呈规律递增；拇指在对掌中间位。

（8）骨关节疾病患者功能位摆放——下肢功能位：髋关节伸直，髋及大腿外侧放软枕，防止下肢外展、外旋；膝关节屈曲20°～30°；踝关节处于90°中间位防止足下垂。

（9）骨关节疾病患者功能位摆放——截肢患者体位：为防止残肢屈曲畸形，应尽量保持肢体残端呈伸展位；上肢截肢者应采取健侧卧位休息；平卧位休息时避免残肢垫高，将残肢向外伸展，同时可以将腰垫高以减轻残端肿胀。

（10）烧伤患者抗痉挛体位摆放

头部：仰卧，头居中间位，避免耳部受压；俯卧，头居中间位，吊带悬吊前额以支撑头部重量，颜面悬空；若头侧偏，则每半小时交替一次，避免面颊肌萎缩。

颈部：在颈前部烧伤时，用毛巾圈或过伸垫使颈部保持过伸位或伸展位，必要时应用热塑板制作颈矫形器，防止颈部挛缩。

肩和腋部：胸背部、两侧胸壁、上臂烧伤时，用枕或夹板使肩保持外展90°和外旋位。

肘：肘屈侧烧伤应保持肘伸直位，背侧烧伤则可屈肘70°～90°，前臂保持中立位。

腕与手：腕背伸20°～30°，掌指关节屈曲90°，指间关节均处于伸直位；拇指则应处于外展和对掌（掌指关节外展，指间关节屈曲）位，防止近端指间关节过伸，各指间用无菌纱布隔开。

髋：伸直位和中立位，大腿内侧烧伤时髋外展15°～30°。

膝：处于伸直位，若仅在膝前方烧伤，可轻度屈曲位（屈曲10°～20°）。

踝：背伸位，以防止跟腱挛缩，注意防止足内翻或外翻。

（二）适应证

1. 因发育障碍，疾病或外伤而导致躯体功能障碍患者。
2. 长期卧床且无自我活动能力的患者。
3. 骨科疾病术后功能位。

4. 烧伤后抗挛缩体位。

（三）禁忌证

1. 认知不能配合的患者。
2. 疾病危重期血流动力学不稳定的患者。

（四）注意事项

1. 体位摆放注意事项

（1）体位摆放应经常变换，一般 2 小时变换一次，不要在同一姿势上停留过长时间，以免发生压力性损伤（压疮）。

（2）早期指导患者康复训练，促进患肢静脉血回流，减轻周围组织粘连，降低各类并发症的发生率。

（3）枕头柔软，大小、厚薄合适；使用矫形器时注意选用大小合适的柔软衬垫，避免压力性损伤（压疮）的发生。

（4）注意避免紧张、焦虑、温度过低等，以免引起肌张力增高。

（5）摆放体位时注意保护患者隐私，保证患者安全。

（6）摆放体位时正确用力，避免拖、拉、拽，以防因摩擦力和剪切力造成患者皮肤损伤。

2. 偏瘫患者良肢位摆放注意事项

（1）仰卧位时足不能保持中立位（足下垂）。仰卧位时足摆放成中立位，在床尾放一支被架，把被子支撑起来，避免被子压在足上，或者穿上矫形器预防足下垂。

（2）患侧卧位时肩关节姿势不当易诱发肩关节脱位，肩手综合征。

1）偏瘫患者取患侧卧位时，患肩轻轻向前拉出，避免受压和后缩。患侧腕及手指充分打开放松，不建议在手中抓握物品。

2）给予患侧手及踝足充分的支持，避免处于悬空位，使之处于非抗重力位。

（3）偏瘫患者抗痉挛体位中，患侧卧位是所有体位中最重要体位，可以增加患侧的感觉刺激，促进本体感觉输入、对抗患侧肢体痉挛、利于健侧手的活动；仰卧位应尽可能少用，以免引起异常反射活动；所有时间都应该避免半卧位，它能强化痉挛模式。

3. 脊髓损伤（四肢瘫）患者体位摆放操作注意事项

（1）仰卧位时头部垫枕，将头两侧固定，固定头部，防肩膀后缩，肩胛下垫枕，使肩上抬前挺。

（2）长时间仰卧位和大、小便刺激是压力性损伤的高风险因素。要 1～2 小时变换一次体位，保持床单位平整、干燥，做好大、小便失禁护理。

（3）侧卧位时采取轴线翻身护理技术，3 人同步轴线翻身，在侧卧位时，尽量使头部和脊椎保持正常对线，背后用长枕靠住，保持侧卧位，避免脊柱扭曲。

4. 骨科疾病术后体位摆放注意事项　截肢后坚持合理的残肢姿势，由于肢体失去平衡，如果忽略了训练及早期安装假肢，往往会引起骨盆倾斜和脊柱侧弯。若变形一经固定，其安装假肢后的步态、步行能力会有很大的下降。

5. 烧伤患者抗挛缩体位摆放注意事项　抗挛缩体位原则上取伸展和外展位，不同烧伤部位摆放不同体位，必要时使用矫形器协助。

四、吞咽障碍训练技术

吞咽（swallowing）是指食物进入口腔经咀嚼形成食团再由口腔经咽和食管入胃的过程。吞咽障碍，又称为吞咽困难，可能因各种医疗状况而发生。国内普遍认为，吞咽障碍（dysphagia，deglutition disorders，swallowing disorders）是由于下颌、双唇、舌、软腭、咽喉、食管等器官结构和（或）功能受损，不能安全有效地把食物由口送到胃内的一种临床表现。吞咽障碍训练对危重症患者至关重要，不仅可以尽早恢复其吞咽功能，而且可以有效避免肺部感染，加快患者的康复速度，减轻患者经济压力。

（一）操作流程

1. 精准评估　吞咽障碍的筛查包括量表法和检查法，量表法包括吞咽障碍简易筛查表、EAT-10 吞咽筛查量表等；检查法包括反复唾液吞咽试验、饮水试验、多伦多床旁吞咽筛查试验、容积-黏度吞咽测试等。临床评估包括全面的病史、口颜面功能和喉部功能评估、进食评估三个部分。吞咽障碍仪器检查包括吞咽造影检查（video fluoroscopic swallowing study，VFSS）、软式喉内窥镜吞咽功能检查（flexible endoscopic examination of swallowing，FEES）、测压检查、动态立体 CT 检查、超声检查等。

2. 个性化治疗

（1）口咽部运动训练

1）闭唇运动：用力闭合双唇，也可以让患者嘴唇抿住压舌板并维持 10 秒，10 次/组，1～2 组/天。

2）闭唇抗阻运动：双唇抿住压舌板（提醒患者不可用牙齿咬住压舌板），治疗师轻轻向外拉，嘱患者用力抿住并维持 10 秒，10 次/组，1～2 组/天，也可以利用唇抗阻工具，将双唇用力抿紧，治疗师轻轻向外拉，嘱患者用力抿住，10 次/组，1～2 组/天。

3）展唇运动：用力将唇向两边展开，可同时发"i"音，并将动作维持 10 秒，10 次/组，1～2 组/天，如患者唇角偏向一侧，治疗师可辅助将患侧唇角轻轻拉回。

4）缩唇运动：用力将唇撅起，发"u"音的准备动作，并维持 10 秒，10 次/组，1～2 组/天。

5）缩唇抗阻运动：治疗师用拇指与食指放于患者两侧嘴角，轻轻将唇两侧展开，同时嘱患者用力缩唇，维持 10 秒，10 次/组，1～2 组/天。

6）双颊内缩运动：双唇闭合，微微向前缩起，再将两颊从唇角位置往内吸至凹陷，如"吸吸管"状，并维持 10 秒，10 次/组，1～2 组/天。此动作可改善颊侧的内收控制，对于维持咀嚼时的食团向内控制力和维持吞咽时的口腔负压都有积极作用。

7）闭唇鼓腮运动：双唇闭合，鼓腮直至双颊凸起。每个动作维持 10 秒，10 次/组，1～2 组/天。

8）交替鼓腮：鼓起一侧面颊后放松，再鼓起另一侧面颊，交替重复动作，如"漱口动作"。

（2）舌运动训练

1）舌前伸及后缩运动：舌用力前伸，后用力后缩，维持 5～10 秒。

2）舌前伸抗阻运动：将压舌板横放于舌尖处，舌用力前伸将压舌板往外推，治疗师可施加一定阻力，保持 5～10 秒，也可向左、右、上、下不同方向进行抗阻运动。

3）舌后缩抗阻运动：可借助吸舌器或纱布，将舌拉出后，嘱患者舌后缩，脱离吸舌器或纱布，注意施加阻力大小视患者不同情况而定。

4）舌左右运动：舌尖向左右嘴角方向运动，并各方向维持 5～10 秒，运动能力较好者可将舌尖伸向两侧面颊内侧，顶起面颊，并维持 5～10 秒钟。

5）舌左右抗阻：将压舌板放于舌体左或右侧处，嘱患者舌用力将压舌板往左或右侧推，治疗师施加一定阻力，保持 5～10 秒。

（3）Sharker 训练法（头抬升训练法）：目的是增强颌舌肌、甲状舌骨肌、二腹肌等有助于增加环咽肌开放的肌肉力量，使环咽肌开放的幅度增大。减小下咽腔食团内的压力，使食团通过环咽肌时阻力较小。

方法：患者去枕平卧于床，向上抬起头颈（双肩不可抬离床面），尽力使双眼盯住脚尖，尽量保持 1 分钟（可根据患者情况增减时间），头放松回原位，休息 1 分钟。

（4）Masako 吞咽训练法：又称为舌制动吞咽法，目的是在吞咽时，通过对舌的制动，使咽后壁向前突运动与舌根部相贴近，增加咽部的压力，使食团推进加快。此方法主要用于咽后壁向前运动较弱，或咽腔压力不足的患者。

方法：使用纱布或吸舌器将患者舌体拉出一小部分，然后嘱患者空吞咽，此时舌位置不变，在此过程中患者咽后壁会向前收缩。

（5）口腔感觉训练技术

1）冰刺激训练：冰刺激主要通过寒冷刺激口咽部内壁，提高吞咽反射敏感性，增加感觉输入，同时通过刷擦刺激口咽部相关肌群，使吞咽反射增强，吞咽启动加快，改善口咽部神经肌肉的协调性，增加患者口咽部的感觉，有助于咽反射的恢复，进而改善吞咽功能。相关研究还表明，冰刺激可以显著缩短吞咽反射的延迟时间，触发吞咽运动，使用冰棉棒刺激舌根及软腭等部位，适用于口腔感觉较差、咽反射延迟等患者，刺激患侧面颊处，适用于流涎、夹食等患者。方法：准备冰冻好的棉棒，将棉棒放入舌根部下压后向前划出，或者将棉签在软腭部左右来回刷擦 3～5 下。

2）味觉刺激：舌的味觉是一种特殊的化学性感觉刺激，将不同味道的食物放置于舌部相应味蕾敏感区域，如酸味、甜味、苦味、辣味等可以增强外周感觉的传入，从而兴奋吞咽皮质，改善吞咽功能。方法：将棉签蘸上柠檬汁冻成冰，放置于舌根及软腭处，左右来回刷擦 3～5 下，后嘱患者空吞咽一次，可重复 6～10 次。

3）口面部振动刺激：使用改良的振动按摩棒刷擦口腔内部、舌部、面部等，给予这些部位深感觉刺激，提高口部的运动协调能力。此方法的刺激范围比手动刷擦范围更广、程度更深，振动频率和强度可根据患者不同情况进行调节，适用范围较广。方法：使用振动按摩棒（类似于电动牙刷）依次在患者面颊内侧、舌面、唇周、脸部等部位来回缓慢刷擦，每个部位 10～20 秒。

（6）用力吞咽法：用力吞咽，主要是为了在咽期吞咽时，增加舌根向后的动作以增加食团的压力，多次干吞，少量剩余在咽喉的食物被清除干净，并借此改善会厌软骨清除食团的能力。方法：当吞咽时，所有的咽喉肌肉一起用力挤压，这样可以使舌头在口中沿着硬腭向后的每一点以及舌根部都产生压力。

（7）门德尔松吞咽法：是为了增加喉部上抬的幅度与时间而设计，并借此增加环咽肌开放的时间与宽度的一种呼吸道保护治疗方法。方法如下：①对于喉部可以上抬的患者，当吞咽唾液时，让患者感觉有喉向上提时，同时保持喉上抬位置数秒；或吞咽时让患者以舌尖顶住硬腭、屏住呼吸，以此位置保持数秒，同时让患者食指置于甲状软骨上方，中指置于环状软骨上，感受喉结上抬。②对于上抬无力的患者，治疗师可用手上推其喉部来促进吞咽。即只要喉部开始抬高，治疗师即可用置于环状软骨下方的示指与拇指上推喉部并固定。注意要先让患者感到喉部上抬，上抬逐渐诱发出来后，再让患者借助外力帮助，有意识地保持上抬位置，此法可增加吞咽时喉提升的幅度并延长提升后保持不降的时间，因此也能增加环咽肌开放的宽度和时间，起到治疗作用。

（二）适应证

适用于任何疾病引起的吞咽功能障碍患者。

（三）禁忌证

1. 严重认知障碍无法配合者。
2. 鼻腔、口腔或咽部黏膜不完整或充血严重、出血者。
3. 呕吐反射敏感或亢进者。
4. 未得到有效控制的高血压或心肺功能严重不全者。
5. 其他影响治疗的病情未稳定者。

（四）注意事项

1. 在评估前观察患者生命体征是否稳定。
2. 在进行评估时注意患者整体情况，避免口水或者饮用水造成的呛咳。
3. 在治疗时注意安全，避免棉签、压舌板、纱布造成的隐患。
4. 在治疗过程中注意强度，循序渐进，不可急于求成。

五、物理因子治疗

低频电疗法

医学上把频率范围在 0～1000Hz 的脉冲电流划分为低频电流。应用低频电流来治疗疾病的方法称为低频电疗法（low frequency electrotherapy）。低频电疗的频率之所以定在 1000Hz 以下，是由电流的生理学特征决定的。对于运动神经，1～10Hz 的频率可以引起肌肉的单个收缩，20～30Hz 可以引起肌肉不完全性强直收缩，50Hz 可以引起肌肉完全性强直收缩。对于感觉神经，50Hz 可以引起明显的震颤感，10～200Hz 特别是 100Hz 左右的频率可以产生镇痛和对中枢神经的镇静作用。对于自主神经，1～10Hz 的频率可以兴奋交感神经，10～50Hz 可以兴奋迷走神经。

（一）操作流程（以经皮电刺激神经疗法操作为例）

1. 患者取舒适体位。
2. 治疗前向患者解释治疗中可能出现的麻颤感、震颤或肌肉抽动感等应有的感觉。
3. 将电极固定于相应的部位。
4. 打开电源，选择治疗频率、脉宽、治疗时间，再调节输出的电流强度。
5. 治疗结束，将输出旋钮复位，关闭电源，除去电极。

（二）适应证

1. 失用性肌萎缩、肌张力低下、四肢血液循环障碍。

2. 小儿脑瘫、多发性硬化性瘫痪、脑外伤、脊髓外伤等引起的痉挛性瘫痪、呼吸肌麻痹。

3. 脊柱侧弯、肩关节半脱位、肌肉劳损、神经衰弱、抑郁或焦虑症、自主神经功能紊乱、脑震荡后遗症、偏头痛。

（三）禁忌证

1. 有出血倾向、急性化脓性炎症、严重心功能衰竭、皮肤破损及感觉过敏等患者。

2. 置入心脏起搏器者，意识障碍、癫痫、恶性肿瘤等患者。

3. 严禁刺激孕妇的腰骶部和小孩骨骺部位。

（四）注意事项

1. 治疗前应了解有无皮肤感觉异常，对于感觉减退的患者应避免电流强度过大导致电灼伤。

2. 治疗中电极应避免放置于伤口及瘢痕上，避免电流集中引起灼伤。患者不可移动体位及接触金属物品。

3. 儿童治疗时缓慢开机先以弱电流消除恐惧，再将电流逐步调至治疗量。

4. 综合治疗时先采用温热疗法，再行低频电进行治疗。

高频电疗法

通常我们把频率大于 100000 Hz 的交流电称为高频电流。应用高频电流作用于人体以治疗疾病的方法称为高频电疗法（high frequency electrotherapy）。高频电疗法的作用方式有 5 种：火花放电法、直接接触法、电容场法、电感法、电磁波辐射法。按不同波段分为短波疗法（short wave therapy）、超短波疗法（ultrashort wave therapy）、微波疗法（microwave therapy）。

（一）操作流程（以微波操作为例）

1. 患者取下身上一切金属物品。

2. 患者采取舒适体位，根据治疗部位大小，选择合适的辐射器，调好辐射器与体表的距离。

3. 检查输出调节是否在"0"，接通电源，治疗机预热 1 分钟。

4. 打开治疗开关，调节输出至所需电压，转动定时至所需时间，此时患者已在高压电场作用下。

5. 治疗结束时，关闭输出及电源，移开辐射器，然后再让患者离开。

（二）适应证

胃炎、消化性溃疡、结肠炎、胆囊炎、肝炎、肺炎、支气管哮喘、支气管炎、膀胱炎、肾盂肾炎、前列腺炎、盆腔炎、附件炎、中耳炎、胃肠痉挛、内脏平滑肌痉挛、血管痉挛性疾病、骨性关节病、滑膜炎、扭挫伤肩周炎、颈椎病、腰椎间盘突出、关节积液、骨折延期愈合、风湿性关节炎、类风湿关节炎、神经痛、肌痛、幻痛、外周神经损伤、血肿、烧伤、冻伤、痛经。

（三）禁忌证

恶性肿瘤、出血倾向、结核、严重心肺功能不全、局部金属异物、置入心脏起搏器者、妊娠、颅内压增高、青光眼，眼及睾丸附近照射时应将其屏蔽。

（四）注意事项

1. 治疗室应铺绝缘地板，床、椅采用木制，治疗机应接地线。
2. 患者治疗期间不可触及其他导体，电缆、电极下方垫棉垫或橡胶布。
3. 治疗时两电缆不能交叉或打圈，以免引起短路。
4. 治疗前应检查治疗部位有无皮肤破损或感觉障碍，过热可能引起损伤，故无特殊需要时不宜采用大剂量治疗。
5. 治疗部位有汗液、尿液时应擦干，以免引起皮肤烫伤。
6. 小儿骨骺、眼、睾丸、心脏、神经节、神经丛对超短波过敏，不宜采用大剂量。妇女月经期应避免进行下腹部治疗。
7. 治疗时不必裸露皮肤，但必须去除潮湿的衣物、湿敷料、易燃的衣物、局部油药膏，避免灼伤。
8. 避免微波直接辐射眼部而引起白内障。
9. 严格遵照各辐射器的距离、剂量要求，切勿过量。

正压顺序循环疗法

正压顺序循环疗法（sequential compression therapy）一般采用气袋式加压装置，将肢体组织间隙的过量积液由肢体远端向近端挤压，促进静脉血和淋巴液沿正常生理方向回流，促进肢体血液和淋巴循环。

（一）操作流程

1. 患者取坐位或仰卧位，保证患者处在舒适、安全的体位。
2. 患肢肢体局部若无异常，可选择大小合适的气囊套在患肢上，并拉好拉链。
3. 将导气管按顺序插在气囊接口上。
4. 设定压力及时间，打开电源即开始治疗。其末端压力可设定 13.3 ~ 17.3KPA（100 ~ 130mmHg），其他各节段压力由电脑控制相应递减，或人为手动调节。每次治疗 20 ~ 30 分钟，特殊患者可适当调整但以 <60 分钟为宜。
5. 治疗每日 1 次或 2 次，6 ~ 10 次为一个疗程。

（二）适应证

1. 肢体创伤后水肿。
2. 淋巴回流障碍性水肿或某些手术后的淋巴水肿（如乳腺癌根治后上肢淋巴水肿）。
3. 截肢后残端肿胀。
4. 复杂性区域性疼痛综合征（如神经反射性水肿、脑血管意外后偏瘫肢体水肿）。
5. 静脉淤滞性溃疡。
6. 对长期卧床或手术被动体位者预防下肢深静脉血栓形成。

（三）禁忌证

1. 肢体重症感染未得到有效控制。
2. 近期下肢深静脉血栓形成。

3. 大面积溃疡性皮疹。

（四）注意事项

1. 治疗前应检查设备是否完好和患者有无出血倾向。

2. 每次治疗前应检查患肢，若有尚未结痂的溃疡或压疮应加以隔离保护后再行治疗，若有新鲜出血伤口则应暂缓治疗。

3. 治疗应在患者清醒的状态下进行，患者应无感觉障碍。

4. 治疗过程中，应注意观察患肢的肤色变化情况，并询问患者的感觉，根据情况及时调整治疗剂量。

5. 治疗前应向患者说明治疗作用，解除其顾虑，鼓励患者积极参与并配合治疗。

6. 对老年、血管弹性差者，治疗压力可从低值开始，治疗几次后逐渐增加至所需的治疗压力。

主要参考书目

1. 陈晓松，刘建华. 现场急救学 [M]. 北京：人民卫生出版社，2009.

2. 方邦江. 中医急诊内科学 [M]. 北京：科学出版社，2010.

3. 方药中. 实用中医内科学 [M]. 上海：上海科学技术出版社，1996.

4. 方邦江，周爽. 国医大师朱良春治疗疑难危急重症经验集 [M]. 北京：中国中医药出版社，2013.

5. 陈生弟. 神经病学：第2版 [M]. 北京：科学出版社，2011.

6. 贾建平，陈生弟. 神经病学：第7版 [M]. 北京：人民卫生出版社，2013.

7. 葛均波，徐永健. 内科学：第8版 [M]. 北京：人民卫生出版社，2013.

8. 吕传真，周良辅. 实用神经病学：第4版 [M]. 上海：上海科学技术出版社，2014.

9. 宿英英. 脑损伤后昏迷评估 [M]. 北京：人民卫生出版社，2011.

10. 中国抗癫痫协会药物治疗专业委员会. 终止癫痫持续状态发作的专家共识 [J]. 解放军医学杂志，2022，47（07）：639－646.

11. 潘祥林，王鸿利. 实用诊断学 [M]. 北京：人民卫生出版社，2014.

12. Wyatt, Jonathan P. Oxford handbook of emergency medicine [M]. 4th ed. oxford：Oxford University Press，2012.

13. 陈家旭，邹小娟. 中医诊断学：第3版 [M]. 北京：人民卫生出版社，2016.

14. 张兆波. 高危性胸痛 [M]. 北京：军事医学科学出版社，2011.

15. 陆寿康. 中医症状治疗学：第2版 [M]. 北京：人民卫生出版社，2011.

16. 中华医学会心血管病学分会心力衰竭学组，中国医师协会心力衰竭专业委员会，中华心血管病杂志编辑委员会. 中国心力衰竭诊断和治疗指南2018 [J]. 中华心血管病杂志，2018，46（10）：760－789.

17. 刘大为，邱海波. 中国重症医学专科资质培训教材 [M]. 北京：人民卫生出版社，2016.

18. 张文武. 急诊内科学 [M]. 北京：人民卫生出版社，2016.

19. 王吉耀. 内科学 [M]. 北京：人民卫生出版社，2013.

20. 周仲英. 中医内科急症学 [M]. 北京：中国中医药出版社，2004.

21. 姜良铎. 中医急诊学 [M]. 北京：中国中医药出版社，2007.

22. 黄星垣. 中医急症大成 [M]. 北京：中医古籍出版社，1987.

23. 方邦江，梁群，高培阳. 中医急重症学：第2版 [M]. 北京：科学出版社，2022.

24. 汪道文，曾和松. 心血管内科疾病诊疗指南 [M]. 北京：科学出版社，2013.

25. 中华医学会呼吸病学会肺栓塞与肺血管病学组，中国医师协会呼吸医师分会肺栓塞与肺血管病工作委员会，全国肺栓塞与肺血管病防治协作组. 肺栓塞栓塞症诊治与预防指南［J］. 中华医学杂志，2018，96（14）：1060－1087.

26. 李建生. 中医临床肺脏病学［M］. 北京：人民卫生出版社，2015.

27. 中华医学会心电生理和起搏分会，中国医师协会心律学专业委员会，2020 室性心律失常中国专家共识（2016 共识升级版）［J］. 中国心律失常学杂志，2020，26（2）：21－86.

28. 李春盛. 急诊医学高级教程［M］. 北京：人民军医出版社，2010.

29. 田德禄. 中医内科学［M］. 北京：人民卫生出版社，2008.

30. 宋景春，马林浩，陈淼. 弥散性血管内凝血中西医结合治疗学［M］. 北京：军事医学科学出版社，2015.

31. 方邦江. 朱培庭治疗危急疑难病经验［M］. 北京：中国中医药出版社，2015.

32. 金惠铭，王建枝. 病理生理学：第 7 版［M］. 北京：人民卫生出版社，2008.

33. 崔乃杰，秦英智，傅强. 中西医结合重症医学［M］. 武汉：华中科技大学出版社，2009.

34. Levi M，Toh CH，Thachil J，et al. Guidelines for the diagnosis and management of disseminated intravascular coagulation. British Committee for Standards in Haematology［J］. Br J Haematol. 2009，145（1）：24－33.

35. Di Nisio M，Baudo F，Cosmi B，et al. Diagnosis and treatment of disseminated intravascular coagulation：guidelines of the Italian Society for Haemostasis and Thrombosis（SISET）［J］. Thromb Res. 2012，129（5）：e177－184.

36. 方邦江，刘清泉. 中西医结合急救医学［M］. 北京：人民卫生出版社，2015.

37. 方邦江. 中西医结合急救医学：第三版［M］. 北京：中国中医药出版社，2017.

38. 陈灏珠. 实用内科学［M］. 北京：人民卫生出版社，2013.

39. 罗翌. 急救医学［M］. 北京：人民卫生出版社，2012.

40. 方邦江. 急救医学：第 2 版［M］. 北京：人民卫生出版社，2021.

41. 沈洪，刘中民. 急诊与灾难医学［M］. 北京：人民卫生出版社，2008.

42. 张彧. 急性中毒［M］. 西安：第四军医大学出版社，2008.

43. 刘南. 中西医结合内科急症学［M］. 广州：广东高等教育出版社，2007.

44. 方邦江，裘世轲. 国医大师裘沛然治疗疑难危急重症经验集［M］. 北京：中国中医药出版社，2017.

45. 李志军，王东强. 内科急危重病中西医结合诊疗对策［M］. 北京：人民卫生出版社，2015.

46. 王和鸣，黄桂成. 中医骨伤科学：第九版［M］. 北京：中国中医药出版社，2012.

47. 华克勤，丰有吉. 实用妇产科学［M］. 北京：人民卫生出版社，2013.

48. 罗颂平，谭勇. 中医妇科学［M］. 北京：人民卫生出版社，2012.

49. 刘清泉，方邦江. 中医急诊学［M］. 北京：中国中医药出版社，2021.

50. 王忠诚. 神经外科学［M］. 武汉：湖北科学技术出版社，1998.

51. 朱蕾. 机械通气：第 3 版［M］. 上海：上海科学技术出版社，2012.

52. 俞森洋. 机械通气临床实践［M］. 北京：人民军医出版社，2008.

53. National Kidney Foundation. KDOQI clinical practice guideline for hemodialysis adequacy：2015

update［J］. Am J Kidney Dis. 2015，66（5）：884－930.

54. ESC Guidelines for the management of Acute Coronary Syndromes in Patients Presenting without persistent ST－segment Elevation［J］. Eur Heart J，2011，32：2999.

55. 方邦江，张忠德. 中医内科学：急诊分册［M］. 北京：人民卫生出版社，2021.

56. Konstantinides SV，Torbicki A，Agnelli G，et al. 2014 ESC guidelines on the diagnosis and management of acute pulmonary embolism［J］. Eur Heart J，2014，35（43）：3033－3069.

57. 方邦江，方晓磊. 国医大师危急重症学术经验选［M］. 北京：人民卫生出版社，2017.

全国中医药行业高等教育"十四五"规划教材

全国高等中医药院校规划教材（第十一版）

教材目录

注：凡标☆号者为"核心示范教材"。

（一）中医学类专业

序号	书　名	主　编		主编所在单位	
1	中国医学史	郭宏伟	徐江雁	黑龙江中医药大学	河南中医药大学
2	医古文	王育林	李亚军	北京中医药大学	陕西中医药大学
3	大学语文	黄作阵		北京中医药大学	
4	中医基础理论☆	郑洪新	杨　柱	辽宁中医药大学	贵州中医药大学
5	中医诊断学☆	李灿东	方朝义	福建中医药大学	河北中医药大学
6	中药学☆	钟赣生	杨柏灿	北京中医药大学	上海中医药大学
7	方剂学☆	李　冀	左铮云	黑龙江中医药大学	江西中医药大学
8	内经选读☆	翟双庆	黎敬波	北京中医药大学	广州中医药大学
9	伤寒论选读☆	王庆国	周春祥	北京中医药大学	南京中医药大学
10	金匮要略☆	范永升	姜德友	浙江中医药大学	黑龙江中医药大学
11	温病学☆	谷晓红	马　健	北京中医药大学	南京中医药大学
12	中医内科学☆	吴勉华	石　岩	南京中医药大学	辽宁中医药大学
13	中医外科学☆	陈红风		上海中医药大学	
14	中医妇科学☆	冯晓玲	张婷婷	黑龙江中医药大学	上海中医药大学
15	中医儿科学☆	赵　霞	李新民	南京中医药大学	天津中医药大学
16	中医骨伤科学☆	黄桂成	王拥军	南京中医药大学	上海中医药大学
17	中医眼科学	彭清华		湖南中医药大学	
18	中医耳鼻咽喉科学	刘　蓬		广州中医药大学	
19	中医急诊学☆	刘清泉	方邦江	首都医科大学	上海中医药大学
20	中医各家学说☆	尚　力	戴　铭	上海中医药大学	广西中医药大学
21	针灸学☆	梁繁荣	王　华	成都中医药大学	湖北中医药大学
22	推拿学☆	房　敏	王金贵	上海中医药大学	天津中医药大学
23	中医养生学	马烈光	章德林	成都中医药大学	江西中医药大学
24	中医药膳学	谢梦洲	朱天民	湖南中医药大学	成都中医药大学
25	中医食疗学	施洪飞	方　泓	南京中医药大学	上海中医药大学
26	中医气功学	章文春	魏玉龙	江西中医药大学	北京中医药大学
27	细胞生物学	赵宗江	高碧珍	北京中医药大学	福建中医药大学

序号	书名	主编		主编所在单位	
28	人体解剖学	邵水金		上海中医药大学	
29	组织学与胚胎学	周忠光	汪 涛	黑龙江中医药大学	天津中医药大学
30	生物化学	唐炳华		北京中医药大学	
31	生理学	赵铁建	朱大诚	广西中医药大学	江西中医药大学
32	病理学	刘春英	高维娟	辽宁中医药大学	河北中医药大学
33	免疫学基础与病原生物学	袁嘉丽	刘永琦	云南中医药大学	甘肃中医药大学
34	预防医学	史周华		山东中医药大学	
35	药理学	张硕峰	方晓艳	北京中医药大学	河南中医药大学
36	诊断学	詹华奎		成都中医药大学	
37	医学影像学	侯 键	许茂盛	成都中医药大学	浙江中医药大学
38	内科学	潘 涛	戴爱国	南京中医药大学	湖南中医药大学
39	外科学	谢建兴		广州中医药大学	
40	中西医文献检索	林丹红	孙 玲	福建中医药大学	湖北中医药大学
41	中医疫病学	张伯礼	吕文亮	天津中医药大学	湖北中医药大学
42	中医文化学	张其成	臧守虎	北京中医药大学	山东中医药大学
43	中医文献学	陈仁寿	宋咏梅	南京中医药大学	山东中医药大学
44	医学伦理学	崔瑞兰	赵 丽	山东中医药大学	北京中医药人学
45	医学生物学	詹秀琴	许 勇	南京中医药大学	成都中医药大学
46	中医全科医学概论	郭 栋	严小军	山东中医药大学	江西中医药大学
47	卫生统计学	魏高文	徐 刚	湖南中医药大学	江西中医药大学
48	中医老年病学	王 飞	张学智	成都中医药大学	北京大学医学部
49	医学遗传学	赵丕文	卫爱武	北京中医药大学	河南中医药大学
50	针刀医学	郭长青		北京中医药大学	
51	腧穴解剖学	邵水金		上海中医药大学	
52	神经解剖学	孙红梅	申国明	北京中医药大学	安徽中医药大学
53	医学免疫学	高永翔	刘永琦	成都中医药大学	甘肃中医药大学
54	神经定位诊断学	王东岩		黑龙江中医药大学	
55	中医运气学	苏 颖		长春中医药大学	
56	实验动物学	苗明三	王春田	河南中医药大学	辽宁中医药大学
57	中医医案学	姜德友	方祝元	黑龙江中医药大学	南京中医药大学
58	分子生物学	唐炳华	郑晓珂	北京中医药大学	河南中医药大学

（二）针灸推拿学专业

序号	书名	主编		主编所在单位	
59	局部解剖学	姜国华	李义凯	黑龙江中医药大学	南方医科大学
60	经络腧穴学☆	沈雪勇	刘存志	上海中医药大学	北京中医药大学
61	刺法灸法学☆	王富春	岳增辉	长春中医药大学	湖南中医药大学
62	针灸治疗学☆	高树中	冀来喜	山东中医药大学	山西中医药大学
63	各家针灸学说	高希言	王 威	河南中医药大学	辽宁中医药大学
64	针灸医籍选读	常小荣	张建斌	湖南中医药大学	南京中医药大学
65	实验针灸学	郭 义		天津中医药大学	

序号	书　名	主　编		主编所在单位	
66	推拿手法学☆	周运峰		河南中医药大学	
67	推拿功法学☆	吕立江		浙江中医药大学	
68	推拿治疗学☆	井夫杰	杨永刚	山东中医药大学	长春中医药大学
69	小儿推拿学	刘明军	邰先桃	长春中医药大学	云南中医药大学

（三）中西医临床医学专业

序号	书　名	主　编		主编所在单位	
70	中外医学史	王振国	徐建云	山东中医药大学	南京中医药大学
71	中西医结合内科学	陈志强	杨文明	河北中医药大学	安徽中医药大学
72	中西医结合外科学	何清湖		湖南中医药大学	
73	中西医结合妇产科学	杜惠兰		河北中医药大学	
74	中西医结合儿科学	王雪峰	郑　健	辽宁中医药大学	福建中医药大学
75	中西医结合骨伤科学	詹红生	刘　军	上海中医药大学	广州中医药大学
76	中西医结合眼科学	段俊国	毕宏生	成都中医药大学	山东中医药大学
77	中西医结合耳鼻咽喉科学	张勤修	陈文勇	成都中医药大学	广州中医药大学
78	中西医结合口腔科学	谭　劲		湖南中医药大学	
79	中药学	周祯祥	吴庆光	湖北中医药大学	广州中医药大学
80	中医基础理论	战丽彬	章文春	辽宁中医药大学	江西中医药大学
81	针灸推拿学	梁繁荣	刘明军	成都中医药大学	长春中医药大学
82	方剂学	李　冀	季旭明	黑龙江中医药大学	浙江中医药大学
83	医学心理学	李光英	张　斌	长春中医药大学	湖南中医药大学
84	中西医结合皮肤性病学	李　斌	陈达灿	上海中医药大学	广州中医药大学
85	诊断学	詹华奎	刘　潜	成都中医药大学	江西中医药大学
86	系统解剖学	武煜明	李新华	云南中医药大学	湖南中医药大学
87	生物化学	施　红	贾连群	福建中医药大学	辽宁中医药大学
88	中西医结合急救医学	方邦江	刘清泉	上海中医药大学	首都医科大学
89	中西医结合肛肠病学	何永恒		湖南中医药大学	
90	生理学	朱大诚	徐　颖	江西中医药大学	上海中医药大学
91	病理学	刘春英	姜希娟	辽宁中医药大学	天津中医药大学
92	中西医结合肿瘤学	程海波	贾立群	南京中医药大学	北京中医药大学
93	中西医结合传染病学	李素云	孙克伟	河南中医药大学	湖南中医药大学

（四）中药学类专业

序号	书　名	主　编		主编所在单位	
94	中医学基础	陈　晶	程海波	黑龙江中医药大学	南京中医药大学
95	高等数学	李秀昌	邵建华	长春中医药大学	上海中医药大学
96	中医药统计学	何　雁		江西中医药大学	
97	物理学	章新友	侯俊玲	江西中医药大学	北京中医药大学
98	无机化学	杨怀霞	吴培云	河南中医药大学	安徽中医药大学
99	有机化学	林　辉		广州中医药大学	
100	分析化学（上）（化学分析）	张　凌		江西中医药大学	

序号	书 名	主 编		主编所在单位	
101	分析化学（下）（仪器分析）	王淑美		广东药科大学	
102	物理化学	刘 雄	王颖莉	甘肃中医药大学	山西中医药大学
103	临床中药学☆	周祯祥	唐德才	湖北中医药大学	南京中医药大学
104	方剂学	贾 波	许二平	成都中医药大学	河南中医药大学
105	中药药剂学☆	杨 明		江西中医药大学	
106	中药鉴定学☆	康廷国	闫永红	辽宁中医药大学	北京中医药大学
107	中药药理学☆	彭 成		成都中医药大学	
108	中药拉丁语	李 峰	马 琳	山东中医药大学	天津中医药大学
109	药用植物学☆	刘春生	谷 巍	北京中医药大学	南京中医药大学
110	中药炮制学☆	钟凌云		江西中医药大学	
111	中药分析学☆	梁生旺	张 彤	广东药科大学	上海中医药大学
112	中药化学☆	匡海学	冯卫生	黑龙江中医药大学	河南中医药大学
113	中药制药工程原理与设备	周长征		山东中医药大学	
114	药事管理学☆	刘红宁		江西中医药大学	
115	本草典籍选读	彭代银	陈仁寿	安徽中医药大学	南京中医药大学
116	中药制药分离工程	朱卫丰		江西中医药大学	
117	中药制药设备与车间设计	李 正		天津中医药大学	
118	药用植物栽培学	张永清		山东中医药大学	
119	中药资源学	马云桐		成都中医药大学	
120	中药产品与开发	孟宪生		辽宁中医药大学	
121	中药加工与炮制学	王秋红		广东药科大学	
122	人体形态学	武煜明	游言文	云南中医药大学	河南中医药大学
123	生理学基础	于远望		陕西中医药大学	
124	病理学基础	王 谦		北京中医药大学	
125	解剖生理学	李新华	于远望	湖南中医药大学	陕西中医药大学
126	微生物学与免疫学	袁嘉丽	刘永琦	云南中医药大学	甘肃中医药大学
127	线性代数	李秀昌		长春中医药大学	
128	中药新药研发学	张永萍	王利胜	贵州中医药大学	广州中医药大学
129	中药安全与合理应用导论	张 冰		北京中医药大学	
130	中药商品学	闫永红	蒋桂华	北京中医药大学	成都中医药大学

（五）药学类专业

序号	书 名	主 编		主编所在单位	
131	药用高分子材料学	刘 文		贵州医科大学	
132	中成药学	张金莲	陈 军	江西中医药大学	南京中医药大学
133	制药工艺学	王 沛	赵 鹏	长春中医药大学	陕西中医药大学
134	生物药剂学与药物动力学	龚慕辛	贺福元	首都医科大学	湖南中医药大学
135	生药学	王喜军	陈随清	黑龙江中医药大学	河南中医药大学
136	药学文献检索	章新友	黄必胜	江西中医药大学	湖北中医药大学
137	天然药物化学	邱 峰	廖尚高	天津中医药大学	贵州医科大学
138	药物合成反应	李念光	方 方	南京中医药大学	安徽中医药大学

序号	书名	主编		主编所在单位	
139	分子生药学	刘春生	袁 媛	北京中医药大学	中国中医科学院
140	药用辅料学	王世宇	关志宇	成都中医药大学	江西中医药大学
141	物理药剂学	吴 清		北京中医药大学	
142	药剂学	李范珠	冯年平	浙江中医药大学	上海中医药大学
143	药物分析	俞 捷	姚卫峰	云南中医药大学	南京中医药大学

（六）护理学专业

序号	书名	主编		主编所在单位	
144	中医护理学基础	徐桂华	胡 慧	南京中医药大学	湖北中医药大学
145	护理学导论	穆 欣	马小琴	黑龙江中医药大学	浙江中医药大学
146	护理学基础	杨巧菊		河南中医药大学	
147	护理专业英语	刘红霞	刘 娅	北京中医药大学	湖北中医药大学
148	护理美学	余雨枫		成都中医药大学	
149	健康评估	阚丽君	张玉芳	黑龙江中医药大学	山东中医药大学
150	护理心理学	郝玉芳		北京中医药大学	
151	护理伦理学	崔瑞兰		山东中医药大学	
152	内科护理学	陈 燕	孙志岭	湖南中医药大学	南京中医药大学
153	外科护理学	陆静波	蔡恩丽	上海中医药大学	云南中医药大学
154	妇产科护理学	冯 进	王丽芹	湖南中医药大学	黑龙江中医药大学
155	儿科护理学	肖洪玲	陈偶英	安徽中医药大学	湖南中医药大学
156	五官科护理学	喻京生		湖南中医药大学	
157	老年护理学	王 燕	高 静	天津中医药大学	成都中医药大学
158	急救护理学	吕 静	卢根娣	长春中医药大学	上海中医药大学
159	康复护理学	陈锦秀	汤继芹	福建中医药大学	山东中医药大学
160	社区护理学	沈翠珍	王诗源	浙江中医药大学	山东中医药大学
161	中医临床护理学	裘秀月	刘建军	浙江中医药大学	江西中医药大学
162	护理管理学	全小明	柏亚妹	广州中医药大学	南京中医药大学
163	医学营养学	聂 宏	李艳玲	黑龙江中医药大学	天津中医药大学
164	安宁疗护	邸淑珍	陆静波	河北中医药大学	上海中医药大学
165	护理健康教育	王 芳		成都中医药大学	
166	护理教育学	聂 宏	杨巧菊	黑龙江中医药大学	河南中医药大学

（七）公共课

序号	书名	主编		主编所在单位	
167	中医学概论	储全根	胡志希	安徽中医药大学	湖南中医药大学
168	传统体育	吴志坤	邵玉萍	上海中医药大学	湖北中医药大学
169	科研思路与方法	刘 涛	商洪才	南京中医药大学	北京中医药大学
170	大学生职业发展规划	石作荣	李 玮	山东中医药大学	北京中医药大学
171	大学计算机基础教程	叶 青		江西中医药大学	
172	大学生就业指导	曹世奎	张光霁	长春中医药大学	浙江中医药大学

序号	书　名	主　编		主编所在单位	
173	医患沟通技能	王自润	殷越	大同大学	黑龙江中医药大学
174	基础医学概论	刘黎青	朱大诚	山东中医药大学	江西中医药大学
175	国学经典导读	胡真	王明强	湖北中医药大学	南京中医药大学
176	临床医学概论	潘涛	付滨	南京中医药大学	天津中医药大学
177	Visual Basic 程序设计教程	闫朝升	曹慧	黑龙江中医药大学	山东中医药大学
178	SPSS 统计分析教程	刘仁权		北京中医药大学	
179	医学图形图像处理	章新友	孟昭鹏	江西中医药大学	天津中医药大学
180	医药数据库系统原理与应用	杜建强	胡孔法	江西中医药大学	南京中医药大学
181	医药数据管理与可视化分析	马星光		北京中医药大学	
182	中医药统计学与软件应用	史周华	何雁	山东中医药大学	江西中医药大学

（八）中医骨伤科学专业

序号	书　名	主　编		主编所在单位	
183	中医骨伤科学基础	李楠	李刚	福建中医药大学	山东中医药大学
184	骨伤解剖学	侯德才	姜国华	辽宁中医药大学	黑龙江中医药大学
185	骨伤影像学	栾金红	郭会利	黑龙江中医药大学	河南中医药大学洛阳平乐正骨学院
186	中医正骨学	冷向阳	马勇	长春中医药大学	南京中医药大学
187	中医筋伤学	周红海	于栋	广西中医药大学	北京中医药大学
188	中医骨病学	徐展望	郑福增	山东中医药大学	河南中医药大学
189	创伤急救学	毕荣修	李无阴	山东中医药大学	河南中医药大学洛阳平乐正骨学院
190	骨伤手术学	童培建	曾意荣	浙江中医药大学	广州中医药大学

（九）中医养生学专业

序号	书　名	主　编		主编所在单位	
191	中医养生文献学	蒋力生	王平	江西中医药大学	湖北中医药大学
192	中医治未病学概论	陈涤平		南京中医药大学	
193	中医饮食养生学	方泓		上海中医药大学	
194	中医养生方法技术学	顾一煌	王金贵	南京中医药大学	天津中医药大学
195	中医养生学导论	马烈光	樊旭	成都中医药大学	辽宁中医药大学
196	中医运动养生学	章文春	邬建卫	江西中医药大学	成都中医药大学

（十）管理学类专业

序号	书　名	主　编		主编所在单位	
197	卫生法学	田侃	冯秀云	南京中医药大学	山东中医药大学
198	社会医学	王素珍	杨义	江西中医药大学	成都中医药大学
199	管理学基础	徐爱军		南京中医药大学	
200	卫生经济学	陈永成	欧阳静	江西中医药大学	陕西中医药大学
201	医院管理学	王志伟	翟理祥	北京中医药大学	广东药科大学
202	医药人力资源管理	曹世奎		长春中医药大学	
203	公共关系学	关晓光		黑龙江中医药大学	

序号	书 名	主 编		主编所在单位	
204	卫生管理学	乔学斌	王长青	南京中医药大学	南京医科大学
205	管理心理学	刘鲁蓉	曾 智	成都中医药大学	南京中医药大学
206	医药商品学	徐 晶		辽宁中医药大学	

（十一）康复医学类专业

序号	书 名	主 编		主编所在单位	
207	中医康复学	王瑞辉	冯晓东	陕西中医药大学	河南中医药大学
208	康复评定学	张 泓	陶 静	湖南中医药大学	福建中医药大学
209	临床康复学	朱路文	公维军	黑龙江中医药大学	首都医科大学
210	康复医学导论	唐 强	严兴科	黑龙江中医药大学	甘肃中医药大学
211	言语治疗学	汤继芹		山东中医药大学	
212	康复医学	张 宏	苏友新	上海中医药大学	福建中医药大学
213	运动医学	潘华山	王 艳	广东潮州卫生健康职业学院	黑龙江中医药大学
214	作业治疗学	胡 军	艾 坤	上海中医药大学	湖南中医药大学
215	物理治疗学	金荣疆	王 磊	成都中医药大学	南京中医药大学